国家重点学科放射医学系列教材
全国高等院校教材,供特种医学、临床医学类专业用
江苏省优势学科(特种医学)经费资助

# 放射毒理学

## (第四版)

杨占山　主　编
周新文　崔凤梅　副主编
周平坤　审　校

中国原子能出版社

**图书在版编目(CIP)数据**

放射毒理学 / 杨占山主编 .—4 版 . —北京:中国原子能出版社,2016.10(2025.7 重印)

ISBN 978-7-5022-7624-9

Ⅰ. ①放… Ⅱ. ①杨… Ⅲ. ①放射毒理学 Ⅳ. ①R818.03

中国版本图书馆 CIP 数据核字(2016)第 266838 号

## 内 容 简 介

本书在 2004 年苏州大学出版的《放射毒理学》第三版教材基础上,结合近十余年国内外放射医学和防护领域研究的最新进展,并根据本科生和研究生教学的实际需求,对教材结构和内容作了大幅度增补、修改和更新,全面系统地阐述了放射毒理学的基本概念、理论、技能以及最新研究成果。全书分为总论和各论两篇,共 15 章。总论内容包括概论,放射性核素生物动力学,放射性核素内照射作用的机制、特点及影响因素,放射性核素内照射确定性效应和随机性效应,放射性核素内污染的监测、诊断与危害评价,放射性核素内污染的医学处理,放射毒理学在制定辐射防护标准中的应用,放射毒理学的基本研究方法。各论中论述了与环境和人类密切相关的铀及铀系主要核素、钚及超钚核素、钍、裂变产物、氚,以及医用放射性核素的毒理学。

本书作为高等学校放射医学专业系列教材,可供放射生物学、放射医学、辐射防护、核医学、核影像、辐射生物物理以及肿瘤放射治疗学、生物技术等本科生和研究生及其他相关工作者学习、研究和参考。

**放射毒理学(第四版)**

**出版发行** 中国原子能出版社(北京市海淀区阜成路 43 号 100048)
**责任编辑** 肖 萍
**装帧设计** 马世玉
**责任校对** 冯莲凤
**责任印制** 赵 明
**印 刷** 中煤(北京)印务有限公司
**经 销** 全国新华书店
**开 本** 787 mm×1092 mm 1/16
**印 张** 29
**字 数** 723 千字
**版 次** 2016 年 10 月第 1 版 2025 年 7 月第 3 次印刷
**书 号** ISBN 978-7-5022-7624-9 **定 价 86.00 元**

**网址:http://www.aep.com.cn** **E-mail:atomep123@126.com**
**发行电话:010-88828678**

# 放射医学专业系列教材出版序言

自 1895 年伦琴(W. C. Röentgen)发现 X 射线以来，人类对核能和核技术的研究和利用已经历了近 120 年的发展历程。诚如一切事物均具有两面性，核能和核技术也不例外，利用它们在为人类带来巨大裨益的同时，其产生的电离辐射也对人类生物机体产生不同程度的健康危害，同时也对人类的及其生存环境造成一定的负面影响。为了更好地利用核能和核技术为人类造福，又能保护辐射从业人员和公众免受或少受电离辐射照射的影响，放射医学与防护学科应运而生，并随着人类对电离辐射的认识和应用不断深入和扩展应用，放射医学和防护学科获得相应发展。经历一个多世纪后，放射医学和防护现已形成了系统的学科体系，其主要内涵是研究电离辐射对人体的作用、损伤、修复及其机制；发展放射损伤的诊断、治疗和预防技术；为放射性工作人员的卫生防护、医学监督和保健工作提供科学依据和措施；同时，肿瘤放射治疗和核医学诊疗的基础与应用研究也已构成放射医学的重要研究内容。

我国放射医学与防护学科发展和专业的建立与发展，是与我国核技术利用和核能事业的发展，尤其是 20 世纪中叶的核试验，息息相关。起步于 20 世纪 50 年代末，发展于 60 年代中期，因核试验要求，当时放射医学的主要目标是急性放射病诊断和实验治疗研究，到 80 年代，各地放射医学和防护机构和队伍都根据核电发展的需求作了相应调整，主要为临床放射治疗和诊断、放射卫生评价和放射防护监督等方向培养学生和开展相关研究。

苏州大学医学部放射医学与防护学院前身是创建于 1964 年，隶属于原核工业部的苏州医学院放射医学系。虽然由于各种原因，20 世纪 80 至 90 年代我国放射医学和防护学科发展缓慢，但苏州大学仍然坚持进行放射医学和防护本科人才的培养，仍然坚持放射医学的学科建设，并取得了一定的发展，成为国家重点学科，学院已成为我国培养放射医学专业人才和开展放射医学科学研究的主要基地，放射医学专业也已成为国家特色专业建设点、江苏省特色专业和苏州大学品牌专业，为国防、核电、军队、医疗卫生等机构培养了一大批放射医学和防护专业人才。

在放射医学专业 50 年的漫长办学历程中，苏州大学相关教师主编了放射医学领域中大部分全国统编教材，如:《医用核物理》、《放射化学》、《电离辐射剂量学》、《放射卫生学》、《放射毒理学》、《放射医学教程》、《核环境学基础》、《实验核医学》、《核药学教程》、《放射治疗技术学》、《放射治疗物理学》等，多次获得国家和省部级优秀教材奖，相关课程被评为江苏省优秀课程群。但是，近年来，随着物理、化学、核技术、计算机科学、纳米技术、特别是分子生物学等交叉学科的发展，在急性放射病的预防、诊断、治疗，辐射损伤机制研究，辐射防护剂应用，辐射剂量学与生物计量学在医疗诊断上的应用，辐射危害流行病学调查与评价，核事故医学应急处理等方面都取得了迅猛进展。原有的放射医学系列教材已不能反映放射医学学科的最新进展和成果，影响了放射医学专业人才培养的质量。经过各方努力，在放射医学国家特色专业建设项目、江苏高校优势学科建设工程资助项目(PAPD，特种医学)的支持下，苏州大学组织国内高校和其他行业相关教师和专家，在原有教材的基础上，编写一套全新的放射医学专业系列教材，《放射毒理学》（第四版）是系列教材中的一本，其余教材将陆续出版，供国内放射医学及其相关专业本科学生使用。相信这一系列教材的出版，必将促进我国放射医学学科的发展，有利于放射医学专业人才的培养，也必将为我国国家安全、核能建设、人民健康和社会经济的进步发挥积极作用。

此为序。

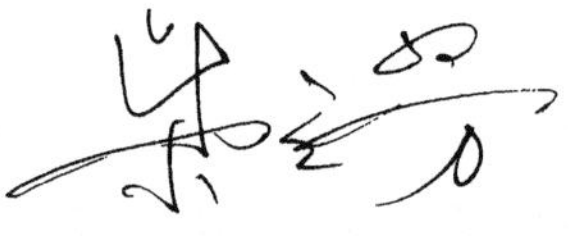

2013.6.1

# 前　言

核能与核科学技术的迅猛发展和广泛应用，给人类和社会带来巨大的裨益，然而，核与辐射突发事件如核武器爆炸、核电站事故、核恐怖事件以及放射核素生产、运输和应用等过程中的意外事故，均可造成严重的环境放射性核素污染和人类健康的危害，备受人们的关注。为了培养我国放射医学与防护领域的专业人才，我们在朱寿彭和李章教授主编第三版《放射毒理学》教材（2004 年苏州大学出版社）的基础上，吸取了近十余年国内外放射医学与防护领域的最新研究进展，大幅度进行了充实和修改，优化和丰富了放射毒理学的结构和内容，深入介绍了放射性核素确定性效应和随机性效应及其防治的基础理论和先进成果，以期提高学生运用基本概念、基本理论和基本技能处理实际问题的能力，促进我国和平利用原子能事业的发展。

本版《放射毒理学》教材分为总论和各论两篇，共 15 章。总论主要介绍了放射毒理学的发展史、放射性核素生物动力学、确定性和随机性效应及其机理和防治、内污染核素阻吸收和促排，以及放射毒理学研究方法。各论主要介绍了与环境和人体污染密切相关的铀系、钚与超钚、钍、裂变产物、氚，以及医用放射性核素的理化和生物学性能、损伤及其防治。

本书由杨占山教授主编，周新文和崔凤梅副教授为副主编。参加编写的人员有杨占山（第一、二、三、四、五、六、九章）；崔凤梅（第七、十、十一章）；周新文（第十二、十三、十四、十五章）；岳凌（第八章）。

军事医学科学院周平坤教授在百忙中认真负责地审阅了全部书稿，在此表示衷心的感谢。

由于我们水平有限，编写和出版时间仓促，书中如有错误和不当之处，敬请读者不吝指正。

编者

2016 年 6 月 12 日于苏州

# 目　录

## 上篇　放射毒理学总论


第一章　概论……………………………………………………………… 3
第一节　放射毒理学的概念和简史……………………………………… 3
一、毒理学的范畴 …………………………………………………… 3
二、放射毒理学概念 ………………………………………………… 6
三、放射毒理学简史 ………………………………………………… 6
第二节　放射毒理学研究内容和意义…………………………………… 9
一、研究对象和内容 ………………………………………………… 9
二、研究的意义 ……………………………………………………… 10
第二章　放射性核素的生物动力学 ……………………………………… 12
第一节　跨膜转运和摄入模式 …………………………………………… 12
一、生物膜特点和跨膜转运方式 …………………………………… 12
二、摄入模式 ………………………………………………………… 14
第二节　生物动力学模型 ………………………………………………… 16
一、隔室模型的概念 ………………………………………………… 16
二、生物动力学模型 ………………………………………………… 18
第三节　放射性核素的吸收 ……………………………………………… 19
一、呼吸道吸收 ……………………………………………………… 19
二、胃肠道吸收 ……………………………………………………… 26
三、皮肤和伤口吸收 ………………………………………………… 29
四、注入 ……………………………………………………………… 30
第四节　放射性核素的分布与滞留 ……………………………………… 31
一、放射性核素在血液中的存在形态 ……………………………… 31
二、放射性核素的体内分布规律 …………………………………… 32
三、滞留模型 ………………………………………………………… 35
第五节　体内放射性核素的排除 ………………………………………… 37
一、排除途径 ………………………………………………………… 37
二、排除速率 ………………………………………………………… 39
三、排除规律 ………………………………………………………… 40
第三章　放射性核素内照射作用机理、特点及影响因素………………… 42
第一节　放射性核素内照射作用的机理及特点 ………………………… 42
一、放射性核素的作用机理 ………………………………………… 42

二、放射性核素的作用特点 …… 46
第二节 影响放射性核素作用的因素 …… 49
一、放射性核素的理化因素 …… 49
二、机体因素 …… 53
三、接触放射性核素的方式与复合因素 …… 58
**第四章 放射性核素内照射确定性效应** …… 62
第一节 放射性核素的毒性与损伤特点 …… 62
一、一般概念 …… 62
二、放射性核素的毒性 …… 62
三、放射性核素毒性分组 …… 64
四、内照射损伤的特点 …… 66
五、内照射损伤的分类 …… 67
第二节 内照射确定性效应 …… 68
一、组织器官反应 …… 68
二、照射死亡 …… 70
三、急性内照射放射病 …… 71
四、放射性复合伤 …… 73
五、组织器官放射病理学 …… 73
六、物质代谢异常 …… 75
七、免疫功能障碍 …… 76
八、体细胞染色体畸变 …… 77
九、致畸效应 …… 78
第三节 内照射损伤的诊断依据 …… 78
一、人体内污染的判断依据 …… 78
二、内照射放射病的诊断标准 …… 80
三、放射性复合伤的临床诊断 …… 81
第四节 内照射损伤的医学处理原则与随访 …… 82
一、放射性核素受照人员的医学处理原则 …… 82
二、放射性复合伤的医学处理原则 …… 82
三、随访观察 …… 84
**第五章 放射性核素内照射随机性效应** …… 90
第一节 辐射致癌效应 …… 90
一、放射性核素诱发癌症的特点 …… 90
二、影响放射性核素致癌效应的因素 …… 93
第二节 辐射危害评价 …… 96
一、评价意义 …… 96
二、评估指标 …… 97
三、评估内容 …… 97
第三节 辐射致癌效应的模型 …… 99

一、剂量效应模型(dose-effect model) …… 99
二、时间响应模型 …… 101
第四节 辐射致癌的危险系数 …… 103
一、危险系数的估计 …… 103
二、年龄和性别对辐射致癌危险系数的影响 …… 104
三、辐射致癌的病因概率 …… 105
第五节 人类辐射致癌的流行病学研究 …… 107
一、镭受照人群的研究 …… 107
二、原爆幸存者的研究 …… 109
三、头癣放疗引起的危害 …… 110
四、$^{131}$I 诱发的甲状腺癌 …… 112
五、强直性脊椎炎 …… 113
六、氡致肺癌的流行病学研究 …… 114
七、辐射致癌的流行病学数据总结 …… 120
第六节 辐射遗传效应 …… 121
一、基因突变 …… 121
二、生殖细胞染色体畸变 …… 121
三、辐射遗传危险系数 …… 123
**第六章 放射性核素内污染的监测、干预与危害评价** …… 126
第一节 放射性核素内污染的监测 …… 126
一、放射性核素内污染的监测目的和计划 …… 126
二、体内放射性核素的测量方法 …… 128
三、对个人测量结果的评价 …… 132
第二节 放射性核素内照射剂量估算 …… 137
一、人体待积器官剂量和待积有效剂量的估算 …… 137
二、摄入量和内照射剂量估算示例 …… 138
第三节 核与辐射事故干预及医学处理原则 …… 140
一、核与辐射事故工作人员与公众的干预水平 …… 140
二、核与辐射事故受照人员的医学处理原则 …… 142
第四节 放射性核素内污染的危害评价 …… 145
一、群体危害评价 …… 145
二、个体危害评价 …… 147
三、ICRP 2007 年建议书简介 …… 148
**第七章 放射性核素内污染的医学处理** …… 176
第一节 内污染的医学处理原则和医学干预水平 …… 176
一、内污染的医学处理原则 …… 176
二、医学干预水平 …… 177
第二节 减少吸收 …… 178
一、阻止胃肠道内吸收 …… 178

二、阻止呼吸道内吸收 …… 180
三、阻止皮肤和伤口吸收 …… 181
第三节 加速排除 …… 182
一、络合剂促排 …… 182
二、影响代谢疗法 …… 191
**第八章 放射毒理学在制定辐射防护标准中的应用** …… 194
第一节 现行内照射防护标准及其制定的依据 …… 194
一、国际标准的历史和现状 …… 194
二、我国现行的内照射防护标准及其依据 …… 196
第二节 放射毒理学在制定内照射防护标准中的应用 …… 198
一、放射性核素生物动力学参数值是计算内照射剂量限值的依据 …… 198
二、放射性核素内照射损伤效应是导出内照射剂量限值的生物学依据 …… 200
三、辐射防护体系的研究展望 …… 200
**第九章 放射毒理学研究的基本方法** …… 202
第一节 研究方法的选择 …… 202
一、实验动物的选择 …… 202
二、染毒方式的选择 …… 203
三、观察指标的选择 …… 205
第二节 整体测量方法 …… 206
一、整体测量装置 …… 206
二、$\gamma$ 能谱分析 …… 206
第三节 液体闪烁测量方法 …… 207
一、基本原理和特点 …… 207
二、液闪测量注意事项 …… 208
第四节 放射自显影方法 …… 208
一、基本原理及特点 …… 209
二、放射自显影的种类 …… 209
三、特殊观察方法 …… 211
第五节 致突、致畸和致癌的试验方法 …… 213
一、致突变试验(mutagenic test) …… 213
二、致畸试验(teratogenicity test) …… 215
三、致癌试验(carcinogenicity test) …… 216
第六节 人体观察方法 …… 216
一、个体临床观察 …… 216
二、群体辐射流行病学调查 …… 217
第七节 比较放射毒理学方法 …… 218
一、生理解剖学比较 …… 218
二、代谢率比较 …… 219
三、生物效应比较 …… 219

第八节　核酸分子示踪方法…… 219
一、核酸探针…… 220
二、核酸探针的制备…… 221
三、核酸分子杂交…… 224

## 下篇　放射毒理学各论

**第十章　铀及铀系主要核素的放射毒理学**…… 229
第一节　铀的放射毒理学…… 229
一、辐射和化学特性…… 229
二、体内代谢…… 230
三、损伤效应…… 236
四、尿铀值在卫生学评价中的应用…… 242
五、职业性工作者天然铀的摄入量限值…… 245
六、加速排除…… 246
第二节　镭的放射毒理学…… 248
一、辐射和化学特性…… 248
二、体内代谢…… 249
三、损伤效应…… 252
四、减少吸收和加速排除…… 256
第三节　氡及其短寿命子体的放射毒理学…… 256
一、辐射和化学特性…… 256
二、在空气中的物理特征…… 257
三、在呼吸道内的转运及衰变…… 260
四、氡子体致肺剂量的估算…… 263
五、损伤效应…… 269
第四节　钋的放射毒理学…… 275
一、辐射和化学特性…… 275
二、体内代谢…… 275
三、损伤效应…… 278
四、加速排除…… 278
**第十一章　钚及超钚核素的放射毒理学**…… 280
第一节　钚的放射毒理学…… 281
一、辐射和化学特性…… 281
二、体内代谢…… 283
三、体内钚含量及照射剂量的估算…… 291
四、损伤效应…… 293
五、加速促排…… 299
六、人体内污染钚的案例…… 301

第二节　锔的放射毒理学……303
一、体内代谢……304
二、损伤效应……309
三、加速排除……311
四、人体内污染锔的案例……311
第三节　锎的放射毒理学……313
一、辐射和化学特性……313
二、体内代谢……314
三、损伤效应……317
四、加速排除……317
第四节　锕的放射毒理学……318
一、辐射和化学特性……318
二、体内代谢……319
三、损伤效应……322
四、加速排除……323
**第十二章　钍的放射毒理学……324**
第一节　辐射、化学和物理特性……325
一、辐射特性……325
二、化学特性……325
三、物理特性……326
第二节　钍的体内代谢……326
一、吸收……326
二、分布……327
三、排除……329
第三节　钍的损伤效应……330
一、确定性效应……330
二、随机性效应……332
第四节　钍内污染的医学监督和加速排除……339
一、医学监督……339
二、加速排除……340
**第十三章　裂变产物的放射毒理学……344**
第一节　混合裂变产物的毒理学……344
一、形成和组分……344
二、辐射特性……345
三、作用方式……346
四、体内代谢……354
五、损伤效应……356
六、减少吸收和加速排除……358
第二节　放射性碘的毒理学……358

一、辐射和化学特性 …… 358
二、体内代谢 …… 359
三、损伤效应 …… 362
四、减少吸收 …… 366
第三节　放射性锶的毒理学 …… 368
一、辐射和化学特性 …… 368
二、体内代谢 …… 369
三、损伤效应 …… 373
四、减少吸收和加速排除 …… 375
第四节　放射性铯的毒理学 …… 378
一、辐射和化学特征 …… 378
二、体内代谢 …… 379
三、损伤效应 …… 382
四、减少吸收和加速排除 …… 383
第五节　放射性钷的毒理学 …… 384
一、辐射和化学特性 …… 384
二、体内代谢 …… 384
三、损伤效应 …… 387
四、加速排除 …… 387
第六节　放射性铈的毒理学 …… 388
一、辐射和化学特性 …… 388
二、体内代谢 …… 388
三、损伤效应 …… 390
四、减少吸收和加速排除 …… 392
第七节　放射性钌的毒理学 …… 392
一、辐射和化学特性 …… 393
二、体内代谢 …… 393
三、损伤效应 …… 396
四、加速排除 …… 396
**第十四章　氚的放射毒理学** …… 398
第一节　氚的辐射和化学特征 …… 398
第二节　环境中氚的来源和循环 …… 399
一、环境中氚的来源 …… 399
二、氚在环境中的循环 …… 399
三、氚在环境中的发生与人类的暴露 …… 400
第三节　氚的体内代谢 …… 402
一、吸收 …… 402
二、分布和滞留 …… 403
三、排除 …… 406

第四节　氚内照射剂量的估算…………………………………………………………… 407
一、氚β粒子的品质因数(Q)和相对生物效能(RBE) ……………………………… 407
二、氚水和氚气在人体内的运转速率常数 ………………………………………… 408
三、摄入氚水内照射剂量的估算 ……………………………………………………… 409
四、氚气的内照射剂量的估算 ………………………………………………………… 410
第五节　氚的损伤效应…………………………………………………………………… 411
一、确定性效应 …………………………………………………………………………… 411
二、随机性效应 …………………………………………………………………………… 415
第六节　氚的加速排出…………………………………………………………………… 418
**第十五章　医用放射性核素毒理学**……………………………………………………… 420
第一节　医用放射性核素的来源………………………………………………………… 420
第二节　放射性核素的临床应用………………………………………………………… 421
一、诊断放射性药物 ……………………………………………………………………… 421
二、治疗放射性药物 ……………………………………………………………………… 421
第三节　放射性氟的毒理学……………………………………………………………… 422
一、辐射和物理化学特性………………………………………………………………… 422
二、$^{18}$F 的医学应用 ………………………………………………………………… 424
三、$^{18}$F 的防护 ……………………………………………………………………… 425
四、$^{18}$F-FDG 的毒性 ………………………………………………………………… 425
第四节　放射性锝的毒理学……………………………………………………………… 425
一、辐射和化学特性……………………………………………………………………… 425
二、体内代谢 ……………………………………………………………………………… 426
三、损伤效应 ……………………………………………………………………………… 428
四、减少吸收和加速排除………………………………………………………………… 430
第五节　放射性铟的毒理学……………………………………………………………… 430
一、辐射和化学特性 ……………………………………………………………………… 430
二、体内代谢 ……………………………………………………………………………… 430
三、损伤效应 ……………………………………………………………………………… 432
第六节　放射性碳的毒理学……………………………………………………………… 433
一、辐射和化学特性 ……………………………………………………………………… 433
二、环境中$^{14}$C 的来源及在人体内的转移 ………………………………………… 433
三、体内代谢 ……………………………………………………………………………… 434
四、损伤效应 ……………………………………………………………………………… 435
第七节　放射性磷的毒理学……………………………………………………………… 436
一、辐射和化学性特性 …………………………………………………………………… 436
二、体内代谢 ……………………………………………………………………………… 436
三、损伤效应 ……………………………………………………………………………… 438
四、减少吸收和加速排除………………………………………………………………… 438
第八节　放射性铁的毒理学 ……………………………………………………………… 439

一、辐射和化学特性 …… 439
二、体内代谢 …… 439
三、损伤效应 …… 441
四、减少吸收和加速排除 …… 442
第九节　放射性钴的毒理学 …… 442
一、辐射和化学性质 …… 442
二、体内代谢 …… 443
三、损伤效应 …… 443
四、加速排除 …… 444
第十节　放射性钐的毒理学 …… 444
一、辐射和化学性质 …… 444
二、体内代谢 …… 445
三、损伤效应 …… 445
四、加速排除 …… 446

# 上篇　放射毒理学总论

# 第一章

# 概　　论

## 第一节　放射毒理学的概念和简史

### 一、毒理学的范畴

#### （一）概念

毒理学(toxicology)是从生物医学的角度研究外源性化学物(external compound)对生物机体的损害作用及其机理的科学。毒理学是随着人类生活与生产的发展而逐渐形成的一门科学。外来化学物是在人类生活的环境中存在，可能与机体接触并进入机体的一些化学物质，它们并非人体的组成成分和所需的营养物质，也不是维持正常生理功能和生命所必需的物质。近年来，随着辐射科学和生物材料研究及应用的发展，放射性核素、微波辐射等物理因素，以及纳米颗粒和新的物理材料对机体的生物学作用及其机理，也属于毒理学的研究范围。

与外来化学物相对的概念是内源性化合物(internal compounds)，这是机体在代谢过程中所产生的中间产物或终产物。尤其是由于疾病或代谢性缺陷而产生的内源性高浓度的代谢中间产物，虽然对机体有毒性作用，但不属于毒理学研究的范围。16 世纪著名医学家瑞士医师帕拉塞尔苏斯(Paracelsus)指出:“物质本身并非毒物，剂量才使一种物质变成毒物。毒物和药物之间的区别在于用量。”他指明了剂量在确认毒物中的重要性。就各种治疗药物而言，如果使用过量，就会引起毒性反应。

#### （二）发展史

在古代医药文献中，就有关于有毒植物和矿物的描述。早在远古时代，人类依靠游猎与采集野生动植物为生时，就注意到识别有毒的动植物，逐渐懂得利用有毒物质(如箭毒、乌头)作狩猎工具和武器。以后又认识到药物的毒性作用，我国素有“神农尝百草”的传说。在中医药古书中亦出现描写有毒药物的记载。如早在公元 1247 年，宋代宋慈著《洗冤集录》，这称得上是世界上第一部“法医毒理学”的著作，书中专载了服毒、解毒和验毒等方法。该书曾先后被译成英、法、德和荷兰文。明代宋应星著《天工开物》(1637 年)一书介绍了职业性汞中毒的预防方法，这是世界上最早的预防医学的萌芽。在国外，古埃及医学及希腊医学实践中已证实砷、锡、汞、金、铜、铅等对人体有毒性作用。

毒理学的研究始于 Paracelsus(1493—1541 年)，他被称为毒理学的始祖和奠基者。他首先指出了实验研究的必要性，强调提出化合物是否具有毒性主要取决于剂量的见解，从而推动了实验毒理学的发展。近代毒理学则是由西班牙人奥尔菲拉（Orfila，1787—1853 年）创始的。他提出了毒理学的概念，较系统地论述了某些化学物质与生物体作用的相关性，发明了毒物检测方法，撰写了第一部论述化学物质毒性作用的专著，奠定了现代毒理学的基础。以后，Lewin（1854—1929 年）、Kobert（1854—1918 年）都曾出版了毒理学教科书。但是，在 20 世纪 50 年代以前，毒理学基本上是法医学或药理学的延伸。

毒理学的发展是伴随着社会生产的需要而发展的。随着工业，特别是化学工业中的医药、农药、化肥、化纤、塑料以及合成橡胶工业的飞速发展，迫使人们以多种方式和途径接触种类繁多、数量庞大的化学物质。职业中毒的案例屡屡发生，以毒物谋杀和自杀的案例也屡见不鲜。更引人注目的是，化学工业生产过程中产生的有毒废气、废水和废渣，严重污染环境所发生的公害事件，如日本的水俣病事件、印度的博帕尔中毒事件，使大量人群发生急性中毒、慢性中毒，有些幸存者在远期患癌症，或其后代发生畸形等。因此，工业生产、农药使用所致的环境污染中所涉及的毒理学问题，日益受到社会和科学界的重视，随着核能、核技术的开发与应用，放射性物质对环境的污染也日益引起人们的关注，从而促进了毒理学的发展，它的研究领域不断扩大。按研究的对象分，有工业毒理学、药物毒理学、农药毒理学、食品毒理学、环境毒理学、军事毒理学、放射毒理学以及法医毒理学、纳米粒子毒理学等。

基础医学和现代科学技术的发展，促使毒理学的研究不断深入。从整体水平、细胞水平和分子水平的研究不断发展，逐渐形成了许多毒理学分支学科。毒理学以研究毒物作用的靶器官或靶部位分类，包括肝毒理学、肺毒理学、肾毒理学、造血组织毒理学、生殖与发育毒理学、神经毒理学、皮肤毒理学、眼毒理学、生化毒理学、免疫毒理学、细胞毒理学、膜毒理学、遗传毒理学、行为毒理学及分子毒理学等；以研究目标分类，包括工业毒理学、环境毒理学、放射毒理学、卫生毒理学、管理毒理学等。毒理学的基本理论和研究成果在化学品危险或安全性评价、毒物管理及卫生立法等方面的应用，促进了新的边缘学科如管理毒理学和卫生毒理学的形成与发展。

应该指出，数百年前，毒理学仅是一门古老的实践科学。如今，毒理学已发展成一门有广阔的研究对象、特有的研究手段、坚实的理论基础以及重要实际意义的独立学科，它是基础医学和预防医学的重要组成部分。它在人类安全利用化学物、控制接触有害的物理因素、保护环境及保障人群健康等方面已经和必将做出重要贡献。毒理学的概念和方法，必将通过生命科学以及其他有关基础科学的渗透，得到不断深入、充实和更新。

### （三）内容

人类在生产、生活中接触或可能接触的外源性化学物质日益增多，每年全世界新增化合物大约有 5 000 多种。毒理学所研究的范围大体包括：药物，农用化学品（农药、化肥、生长调节剂、人工授粉剂等），日用化学品，工业化学品（如各种化工原料、化工产品和各种工业中所使用和生产的化学品），石油产品，重金属及其化合物，食品添加剂（如糖精、食用色素、化学防腐剂等），含毒的动植物，各种放射性核素，军用毒剂以及各种环境污染物等。外源性毒物对机体作用的三个时相过程如图 1-1 所示。

毒理学主要研究内容为：

（1）外源性有害物进入机体后的生物转运、组织分布和生物转化的规律：生物转运的基本方式（被动转运和特殊转运）和机理，各途径的吸收、分布和滞留，生物转化的器官和转化方式（氧化、还原、水解和结合反应等），代谢动力学（隔室模型、动力学参数及其应用）。

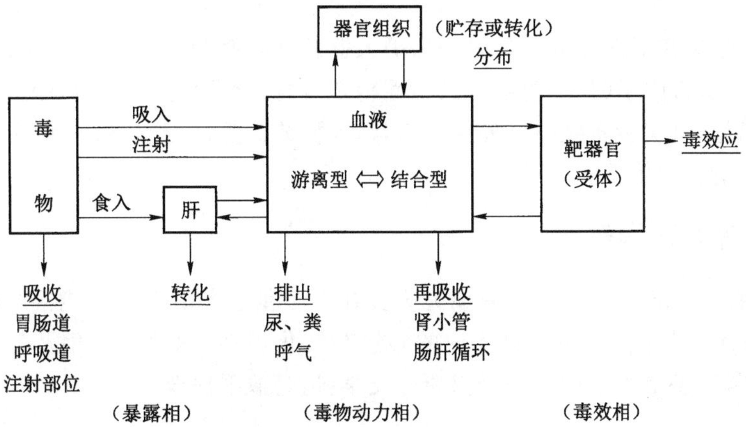


图 1-1　毒物对机体作用的三个时相过程

(2) 外源性毒物的毒作用及其机理：一般毒性作用（急性、亚急性、慢性毒性），对机体各系统或器官的功能、形态的影响，特殊毒性作用（致突变、致癌和致畸）等，毒作用的共价结合、脂质过氧化等机理，以及与机体交互作用、机体响应的生物学过程和分子病理机制。其中尤以剂量效应关系、时间响应关系、化学结构与效应关系等研究更为重要。

(3) 鉴定与评价毒物毒作用的方法：一般毒性测定方法（急性毒性、亚急性毒性、慢性毒性、蓄积毒性和联合作用等），靶器官毒作用检测方法，生殖与发育毒性检测方法，行为毒性测试方法，致突变、致癌、致畸作用的检测方法等。

(4) 毒物的安全性评价：在上述试验研究的基础上对受试物质作出安全性评价。尤其对新研制成的药物、农药、食品添加剂等，在推广应用前，必须有毒理学安全性评价资料。目前国内外都规定有具体的评价程序和要求，目前我国现行的毒理安全性评价程序分为四个阶段：

① 第一阶段：急性毒性试验，局部毒性试验；

② 第二阶段：蓄积试验，遗传毒性试验和致畸试验；

③ 第三阶段：亚急性毒性试验，生殖试验和代谢试验

④ 第四阶段：慢性毒性试验，致癌试验。

(5) 中毒的诊断和救治措施：各种外源性毒物所致损害的诊断指标、预防和急救、治疗，尤其是解毒治疗的研究。

(6) 危险度估计（risk assessment）：危险度是指一种化学物质在具体的接触条件下，对机体造成损害可能性的定量估计。一般根据化合物对机体造成损害的能力和与机体可能接触的程度，以定量的概念进行估计，并用预期频率表示。

对外源化合物的危险度进行估计可从下列四个方面进行：

① 从定性角度阐明外来化合物对机体可能存在的损害作用；

② 从定量的概念确定机体接触外来化合物的数量与其对机体损害作用的相关关系；

③ 从定性和定量概念对外来化合物可能与人类接触的实际情况作出估计，包括可能接触的人群范围，可能受损害的人数和程度；

④ 对外来化合物在实际接触的情况下，可能对人群健康损害的程度用定量的概念作出

估计。

现代毒理学研究对保障环境质量和保护人群及其后裔的健康有着重要作用。它的主要任务是：在阐明有害因子（化学毒物或放射性核素）对机体毒作用性质和机理的基础上，探讨有效的预防措施；将实验研究结果外推于人，对人群的危险进行预测，作为制订卫生法规、标准及管理条例的科学依据。

## 二、放射毒理学概念

放射毒理学（radiotoxicology）是研究人类在生活和生产活动中可能接触的放射性核素（radionuclides）及其化合物在生物体内的转运和转化规律、内照射作用及其机理以及防治措施的一门科学，是毒理学中的一个重要分支学科，是放射医学（radiation medicine）的重要组成部分。

放射毒理学与毒理学其他分支学科之间既有共性，又有其特性：

（1）毒理学分支学科的共性：在学科性质上相同，都是研究外源性有害物对生物体的危害作用，而不是研究其有益于机体的效应如药效和营养作用等；研究内容和任务大体相同，都是在探讨外源性有害物生物转运、生物转化规律和靶器官的基础上，研究其损伤效应和剂量、时间、结构的关系，进而为预防、危险预测提供生物学依据；研究手段和方法上类同，不论是染毒方法，还是整体、器官、细胞、亚细胞、分子和基因水平上的观察指标等都大致相同。

（2）放射毒理学的特性：首先它研究的是放射性核素所释放的射线或粒子等物理因素的内照射危害即辐射毒性，以及潜在的化学毒性对放射毒性施加的复合毒性因素，而非单独化学毒性（当然对少数核素如铀、钍也要研究它们的化学毒性）。它所用的辐射量是放射性活度（activity），其单位为贝可勒尔（becquerel，Bq）和吸收剂量（absorbed dose），其单位戈瑞（gray，Gy），而不是常用的质量单位克（g）。其次在服务对象上，放射毒理学不只限于生物学和健康，而已经渗透到核工业、核科学技术等的多个领域。它的发展和研究内涵往往与核能、核科学技术的发展相互促进。再次，放射毒理学的研究手段和方法离不开放射化学、辐射剂量和辐射测量技术的研究。正因为如此，放射毒理学与放射化学、辐射剂量学、辐射测量技术密切相关，后者的发展促进了放射毒理学由定性研究向定量研究的发展。

## 三、放射毒理学简史

放射毒理学是随着放射性核素的发现、结构和性能的研究以及对生物体伤害的揭示，才逐步形成毒理学的一门分支学科。在天然和人工放射性核素被发现后不久，它们就被应用于工业、医疗等领域。在放射性核素给人类带来巨大利益的同时，也逐渐认识到它们对人类带来的危害性。

1896 年，Becquerel 发现了铀的放射性，在长期从事铀的研究中，由于受到铀释出的射线照射，造成皮肤损伤。居里夫人相继发现了放射性镭、钍和钋，在从事研究放射性核素研究的数十年后，也因受到辐射而发生慢性放射病，不幸死于恶性贫血（pernicious anaemia）。

在 20 世纪初，镭-226 被用作表盘发光涂料（luminous dial paint）的激发能源，描绘表盘的女工因常用舌舔笔尖而摄入镭，10 余年后，这些工人贫血、骨肉瘤（osteosarcoma）的发病率明显增高。1912年,Gulzent报道了用镭-226治疗关节炎的妇女死于急性放射病的事例。在用镭盐治疗骨结核和强直性脊椎炎的病人中,在晚期观察到骨癌发病率显著增高。钍-232作为造影剂用于临床诊断之后的20年来,逐渐观察到钍致肝癌等恶性疾病的健康危害。20世纪80年代发现矿工的肺癌死亡率比对照区居民高数十倍之多,研究证实矿井中氡及其子体是铀矿工肺癌的病因。

人们从这些惨痛的教训中逐渐认识到放射性核素对人体的危害作用,进而开展了相应的研究工作。皮埃尔·居里最先开始进行放射性镭对动物毒性效应的研究,从而最先提出了辐射毒性效应的概念。

从20世纪30年代起,开始研究钍、镭在体内的生物转运及其损伤效应,证实钍造影剂长期滞留于机体的网状内皮系统,并引起机体损伤。根据临床和动物实验资料,1932年,美国医学会提出了临床禁用二氧化钍作为造影剂的建议。1941年,美国X射线和镭防护咨询委员会根据职业性镭中毒病例的资料,提出人体内镭的含量不得超过0.1 μg。随着辐射剂量单位的确定和测量方法的逐步完善,使辐射剂量-效应关系研究得以深入进行,表明辐射生物效应研究已从定性转向定量的研究,促进了放射毒理学研究水平的提高,并进入一个新的研究阶段。

随着放射性核素应用的日益广泛,生产规模也逐渐扩大。特别是第二次世界大战期间,美、英、德、苏竞相开展核武器的研制,美国首先建成核反应堆和核工业,扩大核燃料铀和钚的生产。随着具有巨大威力的原子弹在日本长崎和广岛的爆炸,引起全世界极大的震动,于是放射医学受到国际广泛的重视,研究力度明显增强。国际放射防护委员会(International Commission on Radiological Protection,ICRP)、国际原子能机构(International Atomic Energy Agency,IAEA)、联合国原子辐射效应科学委员会(United Nations Scientific Committee on the Effects of Atomic Radiation,UNSCEAR)和国际辐射单位与测量委员会(The International Commission on Radiation Units and Measurements,ICRU)等国际组织和机构相继成立,总结研究进展,促进学术交流。在此期间对铀、钚和钍的毒性进行了较多的研究,同时对照射剂量和测量方法,人体组织器官的辐射效应和剂量限值,辐射防护基本标准,辐射危害评价等方面提出建议案,为制定相应的法规标准提供重要证据,放射毒理学研究成果在其中起到重要的作用,同时也促进了放射毒理学的发展。在20世纪50～60年代美国和苏联进行大规模的核试验,造成裂变核素的全球性沉降,引起了人们的极大关注。因此,早期裂片碘核素和晚期的$^{90}Sr$与$^{137}Cs$等放射性核素的毒理学研究尤其受到重视。同时,氡及其子体的毒性也由于铀矿较大规模开采而日益受到重视。随着全世界城市建设规模的迅速扩展,居室内氡及其子体对人们的危害已成为放射毒理学值得深入研究的重要课题。

20世纪60年代以后,随着钚及超钚核素用途的逐渐扩大,促进了钚和超钚毒理学的深入研究。世界各国为发展新能源,解决能源短缺问题,纷纷兴建核电站,与此同时裂片核素以及$^{3}H$对环境和人类的潜在危害也越来越受到人们的关切。1986年,苏联发生的切尔诺贝利核电站事故,向外界环境释放了大量放射性核素,导致周围地区严重污染,此地区居民已成为又一个受辐射危害的随访人群,而且已证明儿童甲状腺病变发生率显著增加。2011年,由地震海啸引发的日本福岛核电站事故,产生了严重的核泄漏,导致全球范围内环境的放射性污染,核安全和放射性核素内污染效应引起各国政府和民众的关注。

1982 年 Luckey 等人根据多年来辐射对植物、动物和人体细胞作用的实验结果，在《Nature》杂志首次提出了低剂量电离辐射的兴奋效应（hormesis）。辐射兴奋效应系指低水平电离辐射对生物体或其组成部分的刺激作用（stimulative effect）。由于低剂量辐射与人类的生存、生产和生活密切相关，因此，低剂量辐射生物学效应的研究具有十分重要的理论和实际意义。低剂量辐射兴奋效应涉及许多生物学现象，例如生长加速、体重增加、寿命延长、生育增多、修复功能增强、防御免疫机能加强、适应能力升高和肿瘤发生降低等。这些兴奋效应可能是积极的有益的健康效应。目前已发现许多内外照射诱发的兴奋效应。1984 年德国 Olivier 等人在《Science》杂志首次发表了$^{3}H$诱导人外周血淋巴细胞的适应性反应（adaptive response）。辐射适应性反应是指低剂量辐射可诱导生物或细胞对相继高剂量辐射的损伤有了抵抗力。小剂量辐射可以提高细胞对较大剂量辐射的抗性，低水平辐射可以诱导染色体断裂修复功能的增加。小剂量低剂量率电离辐射有益作用的研究使人们对辐射效应有了更深入和全面的了解和掌握，并已成功地用于肿瘤放疗的临床实践中。然而，低剂量辐射生物学效应比预期的要复杂得多，受剂量、剂量率、辐射类型以及生物体遗传背景和个体敏感性等的多因素影响，其健康风险仍然是学术界关注的焦点。

综上所述可以看出，放射毒理学的学科创立和发展与核能及核科学技术的应用紧密相关，与其他学科一样，经历了经验、实验和理论三个阶段，已成为一门在理论和实验方法及技术上自成体系的毒理学分支学科。

我国放射毒理学专业的发展和学科的建立，是与我国核能事业的发展相关联的。1955 年，我国为了应对核威胁、核讹诈，保卫国家安全，同时也为了适应核能时代的挑战，做出了发展核能的战略决策，开始建立了我国的核工业，并且在 1958 年建成了第一座核反应堆，积极发展核科学技术。1964 年和 1967 年先后成功地进行了原子弹和氢弹试验，与此相应地建立了科研机构，形成了一定规模的科研体系，20 世纪 60 年代初，军事医学科学院吴德昌创建了我国第一个放射毒理学实验室，开展了放射毒理学的系统性研究。其后在我国有多家研究机构和大学组建了放射毒理学研究团队，在放射性铀、氡及其子体、钍、裂片核素、钚及超钚核素以及许多的民用放射性核素（如$^{147}Pm$、$^{3}H$等）的放射毒理学研究中均取得了可喜的进展。在职业性工作者内污染的流行病学调查与评价、医学防护、环境质量的监测与评价、辐射防护标准制定等方面获得了较大的成就，而且从 1960 年开始，国家颁布了《放射性工作卫生防护暂行规定》，随后又颁发了《电离辐射最大容许标准》、《放射性同位素工作的卫生防护细则》和《放射性工作人员健康检查须知》三项标准。到 1974 年，国家有关部委又颁发了《放射防护规定》。同时，根据核工业和核试验的需要，有针对性地开展了辐射效应研究，80 年代颁布了放射病诊断和处理国家标准，提出了辐射危害的防治措施，提供了核安全和卫生保障，这对促进我国核能、核科学技术的发展，发挥了积极的作用。

放射毒理学尚属新兴交叉学科，伴随着核能核事业的发展，许多新的领域和课题有待研究，如小剂量低剂量率放射性核素的致癌效应和遗传效应的研究，剂量效应模型、时间响应模型、微剂量学的研究及放射性核素微剂量学及其效应的探讨等。

# 第二节 放射毒理学研究内容和意义

## 一、研究对象和内容

### (一) 研究对象

放射毒理学研究的对象是可能危害生物体各种状态的放射性核素。职业性工作者所接触的放射性核素种类繁多,可因工种不同而异(表 1-1)。公众所能接触到的放射性核素,亦因所处环境的受污染状况、天然水平、居住生活条件和饮食等情况不同而有差异。

**表 1-1 从事各类放射工作可能接触的主要放射性核素**

| 工作类别 | 主要的放射性核素 |
|---|---|
| Ⅰ 探测或开采放射性金属矿和与其伴生的矿 | 铀系、钍系、锕系放射性核素 |
| Ⅱ 铀的冶炼、精制、浓缩、加工 | $^{235}U$、$^{238}U$、$^{234}U$ |
| Ⅲ 核燃料后处理 | 燃料产品:$^{235}U$、$^{238}U$、$^{239}Pu$<br>裂变产物:$^{89}Sr$、$^{90}Sr$、$^{90}Y$、$^{91}Y$、$^{95}Zr$-$^{95}Nb$、$^{99m}Tc$、$^{106}Ru$-$^{106}Rh$、$^{131}I$、$^{132}I$、$^{133}I$、$^{137}Cs$、$^{140}Ba$-$^{140}La$、$^{144}Ce$-$^{144}Pr$、$^{147}Pm$、$^{237}Np$、$^{241}Am$ 等<br>惰性气体:$^{85}Kr$、$^{87}Kr$、$^{88}Kr$、$^{133}Xe$ |
| Ⅳ 冶金及其他燃料生产 | $^{3}H$、$^{237}Np$、$^{238}Pu$、$^{239}Pu$、$^{235}U$、$^{238}U$、$^{241}Am$ |
| Ⅴ 反应堆 | 燃料:$^{235}U$、$^{238}U$、裂变产物及惰性气体同Ⅲ<br>活化产物:$^{24}Na$、$^{51}Cr$、$^{54}Mn$、$^{56}Mn$、$^{55}Fe$、$^{59}Fe$、$^{58}Co$、$^{59}Co$、$^{60}Co$、$^{65}Zn$、$^{182}Ta$、$^{3}H$ |
| Ⅵ 加速器 | 活化产物同Ⅴ<br>$^{3}H$、$^{7}Be$、$^{63}Ni$、$^{181}W$、$^{183}W$、$^{185}W$ |
| Ⅶ 同位素生产、制备及应用 | $^{3}H$、$^{14}C$、$^{32}P$、$^{35}S$、$^{45}Ca$、$^{51}Cr$、$^{55}Fe$、$^{59}Fe$、$^{60}Co$、$^{65}Zn$、$^{85}Sr$、$^{85}Kr$、$^{90}Sr$-$^{90}Y$、$^{95}Zr$-$^{95}Nb$、$^{99m}Tc$、$^{113m}In$、$^{131}I$、$^{125}I$、$^{137}Cs$、$^{141}Ce$、$^{144}Ce$、$^{147}Pm$、$^{152}Eu$、$^{185}W$、$^{198}Au$、$^{203}Hg$、$^{226}Ra$、$^{232}Th$ |

### (二) 研究内容

(1) 研究放射性核素在体内的生物转运(吸收、分布、转移和排出过程)、某些核素在体内的生物转化及其生物动力学模型。

(2) 研究放射性核素内照射作用的特点及其影响因素。

(3) 研究放射性核素的内照射损伤效应、损伤规律和剂量效应与时间响应关系等。

(4) 研究放射性核素体内污染的监测、诊断及其危害评价。

(5) 研究减少体内放射性核素的医疗措施,包括阻止吸收和加速排除等。

放射毒理学是放射医学的重要组成部分,它与核物理学、放射化学、辐射剂量学、放射生物学、放射卫生学等有密切的关系,彼此间相互渗透,相互促进。尤其是近年来,由于分子生物学的快速发展,有力地促进了放射毒理学研究的进展。

## 二、研究的意义

考虑到核能、核科学技术发展的需要，为了与我国核能事业的发展相适应，放射毒理学面临着有待解决的问题，在难度和深度上日趋加大，它的研究不仅有深远的理论意义，而且有重要的实用价值。

### （一）为放射性核素内照射危害评价和防护提供依据

从辐射防护出发，放射毒理学的实验研究和人群辐射流行病学调查，应以剂量效应关系为基础，提供可被社会接受的危险水平以及与之相应的剂量限值。这些都是评价放射性核素危害程度和制订内照射防护标准的重要依据。例如，根据氡及其子体诱发动物肺癌及大量铀矿工所受内照射剂量与肺癌发生率等资料，综合分析后推导出人吸入氡及其子体诱发肺癌的危险度为 $2\times10^{-3}\ Sv^{-1}$。据此确定年摄入量限值（ALI）为 0.02 J，导出空气浓度（DAC）为 $8\times10^{-6}\ J/m^3$（0.4 WL）。

### （二）为人体内剂量估算和医学处理提供依据

对职业性或意外事故情况下内污染人员的当务之急，是估算其内污染剂量，从而确定其医学处理及预后。在此情况下可利用放射性核素生物转运的动力学参数，结合所测受污染者排泄物里的活度或整体测量数值，估算其初始污染量或当时体内滞留量、吸收剂量，从而为选择适宜的医学处理措施、判断预后等提供依据。

### （三）为临床合理使用放射性核素提供依据

临床的合理用药，必须以药物毒性及药代动力学为依据。同理，放射性核素作为诊断和治疗疾病的手段，也应以放射性核素的辐射毒性和动力学为依据。此外，放射性核素毒性及动力学参数，也是临床选择适宜核素的重要参考。例如，$^{123}I$ 在体内的有效半减期比 $^{131}I$ 短得多，它只发射 159 keV 低能 $\gamma$ 射线，其相对生物效应也比 $^{131}I$ 小，因此可选择 $^{123}I$ 代替 $^{131}I$ 做甲状腺功能检查，以减少照射剂量。

### （四）为探讨放射生物效应的机理提供依据

从整体、器官、细胞及分子水平上研究放射性核素所致剂量与生物效应的关系，结合微剂量学研究放射性核素在亚细胞器及生物大分子中能量损失和沉积规律，尤其是要从分子水平入手，应用先进的高新技术，从而有利于阐明放射生物作用的某些机制，如通过放射性核素内照射对 DNA 大分子的损伤效应及修复过程的研究，来进一步探究辐射致癌、致突变效应的机理极为重要。

## 参考文献

[1] Curtis D. klaassen, John Doull, Louis J Casarett, et al. Casarett and Doull's Toxicology. The Basic Science of Poisons. 4th ed. New York: Pergamom, 1991.

[2] Hayes A W. Principles and Methods of Toxicology. 2nd ed. New York: Raven Press, 1989.

[3] 国际原子能机构．国际电离辐射防护和辐射源安全的基本标准（安全丛书 No. 115）．维也纳：国际原子能机构，1997.

[4] 朱寿彭．放射自显影示踪学．北京：原子能出版社，1994.

[5] 江泉观．基础毒理学．北京:化工出版社,1991.

[6] 朱寿彭,肖东,吴越．浓缩铀诱发细胞凋亡的形态及基因调控．工业卫生与职业病,2003,29:68-71.

[7] Luckey T D. Physiological benefits from low level of ionizing radiation. Health Phys, 1982, 43: 771-789.

[8] Olivieri G, Bodycote S, Wolffs, et al. Adaptive response of human lymphocytes to low concentrations of radioactive thymidine. Science, 1984, 223: 594-597.

[9] 杨占山,涂彧．放射医学教程．北京:原子能出版社,2008.

# ■第二章■

# 放射性核素的生物动力学

放射性核素的生物动力学是研究放射性核素在机体内吸收、分布、滞留和排泄等过程的动态变化，并对其过程应用速率论和数学方程加以定量描述的科学。其目的是确定靶器官（组织）以及对体内核素的剂量进行估算和评价，确定干预措施并预测其危害。这对于放射性核素的和平利用、内照射生物效应与机理的阐明以及内照射防护措施标准的制订和修订具有重要的意义。

放射性核素在机体内的吸收、分布、滞留和排泄过程称为生物转运（biotransport）；放射性核素在机体内的代谢过程称为生物转化（biotransformation）。有些放射性化合物，在体内可发生结构和性质的变化，但是它们无论发生何种变化，都不能改变放射性核素的辐射特征。因此，本章重点阐述放射性核素在体内的生物转运规律及其生物动力学模型。

## 第一节　跨膜转运和摄入模式

核素或外源化合物经口进入胃肠系统称为食入，经鼻腔进入呼吸系统称为吸入。核素经由呼吸道、胃肠道、皮肤或伤口进入体液的过程称为吸收。不论由何种途径吸收，如何转运，都要穿过各种生物膜（biomembrane）屏障，才能进出细胞、组织器官和机体。因此，跨膜转运是化合物生物转运的基础。

### 一、生物膜特点和跨膜转运方式

#### （一）与跨膜转运有关的生物膜特点

细胞膜（质膜）和各种细胞器的膜统称为生物膜。生物膜的液态镶嵌模型（fluid mosaic model）认为，膜是以液态脂质双分子层为基架，其中镶嵌着具有不同生理功能的蛋白质。生物膜有以下三个特点与经膜转运方式密切相关。

（1）以磷脂为主的脂质双分子层：磷脂分子熔点低于正常体温，以保持其流动的液晶态。双层磷脂分子具有双亲媒性，即亲水性的极性“头部”，两层脂质分子的“头部”分向膜的内外表面，与细胞的内液和外液中的许多物质相接触；疏水性的非极性“尾头”。因此，脂质层对水溶性物质具有屏障作用，而脂溶性物质则易于通过。

（2）膜镶嵌蛋白质，有的贯穿全膜，在物质的转运中起“载体”特殊通道和离子泵的作用，可使某些水溶性化合物通过生物膜。有的蛋白质不嵌入脂质层内，而附着于质膜表面，具有伸缩活动，在某些细胞的吞噬或胞饮活动中起重要作用。

(3) 生物膜上分布很多直径 0.2～0.4 nm 的微孔，是某些水溶性小分子化合物的通道。

此外，各种细胞膜都有选择性地使某些物质透过的特性，膜的信息传递、能量转换、细胞识别等功能在跨膜转运中都有一定的作用。

生物膜的这些特点，决定了放射性核素及其化合物等化学物质经膜转运的方式：被动转运(passive transport)，细胞不起主动作用；特殊转运(special transport)，细胞具有一定的主动作用。

### (二) 跨膜转运方式

#### 1. 被动转运

(1) 简单扩散(simple diffusion)：简单扩散又称脂溶扩散或顺流扩散。顾名思义，脂溶性物可经简单扩散方式通过生物膜，膜两侧的物质顺浓度梯度之差扩散。物质总是从高浓度一侧向低浓度一侧扩散，当浓度差逐渐减小以至达到动态平衡时，于是扩散停止。大部分化学物质经简单扩散方式通过生物膜。此方式不消耗能量，不需要载体，不受饱和限速与竞争抑制的影响。

简单扩散的条件是：① 膜两侧存在浓度梯度，因为简单扩散是一级速率过程，扩散速度直接与膜两侧浓度差呈正比。② 化学物质必须具有脂溶性(亲脂性)，通常用脂/水分配系数(lipid/water partition coefficient)表示。分配系数越大，经膜扩散的速率越快，但也有例外情况。③ 化学物质的非解离状态，因为解离物质脂溶性低，不易通过生物膜。化学物质的解离度，除取决于其本身解离常数外，还受体液 pH 的影响。体内不同组织器官的 pH 差异很大(胃为 1.0～2.0，小肠为 5.3，血液为 7.4)，所以核素或化学物质在不同部位的解离度不同，吸收程度也有很大差异。

(2) 滤过(filtration)和水溶扩散(aqueous diffusion)：这是核素或化学物质通过膜的亲水性微孔的过程，在胶体渗透压和液体静压作用下水可经过膜微孔进出而携带小分子物质滤过。凡分子小于微孔的物质均可通过。肾小球滤过即属此种过程。不带电荷的水溶性小分子，可通过水溶扩散而跨膜转运。

#### 2. 特殊转运

(1) 主动转运(active transport)：主动转运最主要的特点是核素或化学物质可逆浓度梯度转运，即可由低浓度部位向高浓度部位转运，因而要消耗能量，需膜的蛋白质(或转运酶系)提供“载体”(或导体)，故亦称载体介导转运(carrier mediated transport)。载体对转运的物质有特异的选择性，并可被转运的物质所饱和。当有结构相近的物质竞争同一“载体”时，可出现竞争性抑制。此外，代谢抑制剂和某些有毒物质可阻断主动转运过程。

“载体”是与水溶性大分子化合物、离子和极性物质形成暂时性结合，发生空间构型变化，以复合物形式将核素或化学物质带到膜的另侧并将其释放，然后又恢复原有构型，重新回到原来的一侧，故呈可逆性结合，可反复执行转运。最著名的主动转运“载体”是钠钾泵(Na-K ATPase)，它是膜上的一种镶嵌蛋白，具有水解 ATP 获得能量的功能，可把 $K^+$ 由细胞膜外泵入膜内，并把 $Na^+$ 由膜内泵出膜外，以维持细胞内高钾、细胞膜外高钠的正常生理状态。

在毒理学上，主动转运方式对被吸收后的化学物质呈不均匀分布及由肾和肝内排出的过程特别重要。已知肾具有排出体内有机酸和有机碱两种主动转运系统，肝脏至少有 3 种主动转运系统，分别负责有机碱、有机酸和中性有机化合物的排出转运，还有排出有毒金属的主动转运系统，因此胆汁中金属元素的浓度远高于血浆中的浓度，有利于它从胆道排出。

(2) 易化扩散(facilitated diffusion)：它又称载体扩散(carrier diffusion)，是顺浓度梯度由高浓度处向低浓度处扩散而透过生物膜的转运过程，似有简单扩散的性质但它又借助于“载体”，其机制又与主动转运相似，因不是逆浓度梯度转运，故不消耗能量。一些不溶于脂质的亲水性化合物分子如葡萄糖在体内的转运，由肠道入血液，由血浆进入红细胞和由血液进入中枢神经系统，都是通过这一转运过程。

(3) 膜动转运(cytosis)：这是生物膜对大分子固态颗粒(如烟、尘)和液滴态蛋白，通过膜的变形运动及收缩，把它包绕起来，最后摄入细胞内的过程。摄入颗粒物质称为吞噬作用(phagocytosis)；摄入液滴态物质称为胞饮作用(pinocytosis)。这是生物膜更为复杂的一种特殊转运方式，与膜表面的糖链的“识别”有关。目前已知，肺泡巨噬细胞(macrophage)，肝和脾脏等网状内皮系统细胞对放射性核素和尘埃颗粒在体内沉积有重要作用。某些大分子物质也可由细胞内转运到细胞外，称为胞吐作用(exocytosis)。

综上所述，放射性核素及其化合物等化学物主要通过跨膜转运方式进出生物机体和细胞。

## 二、摄入模式

放射性核素经过吸入、食入和皮肤或伤口进入人体的量称为摄入量。核素摄入之后，体液或组织内活度、质量或浓度呈现随时间推延而变化的动态过程，可用时量关系来表示。血液或组织的活度(Bq)为纵坐标，时间为横坐标的活度曲线称为时量曲线，它显示了核素在体内变化的趋势。

摄入模式(intake model)对核素在体液、组织内的时量曲线形式及数学方程有很大影响。按摄入(intake)方式对时量关系的影响，分为以下 4 种模式。

### (一) 单次摄入

指持续数小时的一次性摄入，此时血液内吸收率 $I(t)$ 骤升速止[图 2-1(a)]，器官组织内放射性活度 $q(t)$ 迅速上升，而后随时间的延长而逐渐降低[图 2-1(b)]。这种摄入方式发生在放射性工作人员中可能性较大。核装置事故释放的放射性烟云，可使部分居民造成这种摄入，但可能性较小。

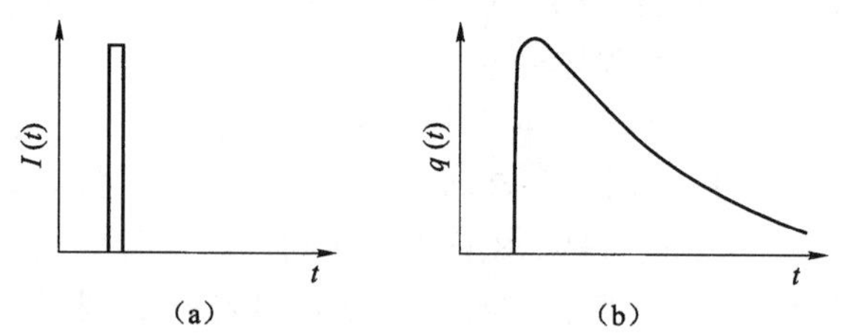


图 2-1　单次摄入模式(放射毒理学，朱寿彭等，2004)

### (二) 短期多次摄入

指短期(如一个季度)发生多次摄入的情况。在此情况下，血液吸收率呈不连续的骤升速止状态[图 2-2(a)]；而器官和组织内放射性核素的含量则连续地速升缓降，犹如锯齿状[图 2-2(b)]。如果放射性核素在器官组织内的有效半减期较短，相邻的两次摄入的间隔时间又长达 3 或 4 个有效半减期，则可把每次摄入视作单次摄入处理。

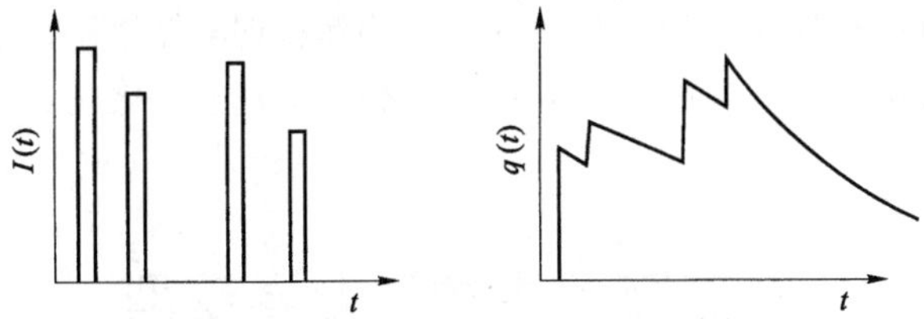

(a)　(b)

图 2-2　短期多次摄入模式(放射毒理学,朱寿彭等,2004)

从事氧化氚、碘、镭、铀和钚的工作比其他作业更易受到反复的体内污染。这是因为所接触的放射性物质的物理性质(氧化氚和碘易挥发成气态),或所从事的工业生产的类型(涂描含镭的发光仪表、氧化钍生产和铀的开采与加工)所造成的。

### (三) 一次摄入后在长时期内递减性吸收

这种模式多发生在难溶性放射性核素的氧化物单次污染伤口或一次吸入而滞留于肺内的情况下。此时,伤口和肺内的放射性核素既难于迅速吸收,又难于迅速排除,故血液内的含量逐渐降低[图 2-3(a)];器官组织内的活度在起初时逐渐增多,当增至一定数值时,因血内含量减少,核素由器官组织内移出的速度大于移入的速率,则使其含量缓缓减少[图 2-3(b)]。这种情况在核企业生产中是常见的。

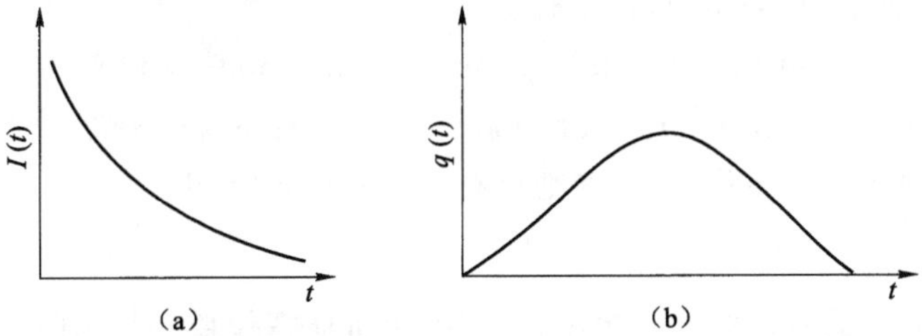

(a)　(b)

图 2-3　一次摄入后长时期内递减性吸收(放射毒理学,朱寿彭等,2004)

### (四) 长期均匀摄入(持续摄入)

这是指在较长的一段时期内,以相当恒定的速率摄入放射性核素。此时,放射性核素的吸收率保持恒定状态[图 2-4(a)];而器官组织内的放射性核素含量则与日俱增[图 2-4(b)]。对于有效半减期较短的放射性核素(如甲状腺内的$^{131}I$),可在不很长的时间内,使进入和移出该器官组织内的核素量达到平衡。然而,对于有效半减期很长的放射性核素,即使终生均匀持续地摄入,也不能使器官组织内活度达到平衡。例如,$^{139}Pu$ 均匀持续地摄入 50 年,其在骨骼的含量仅达平衡值的 29%。

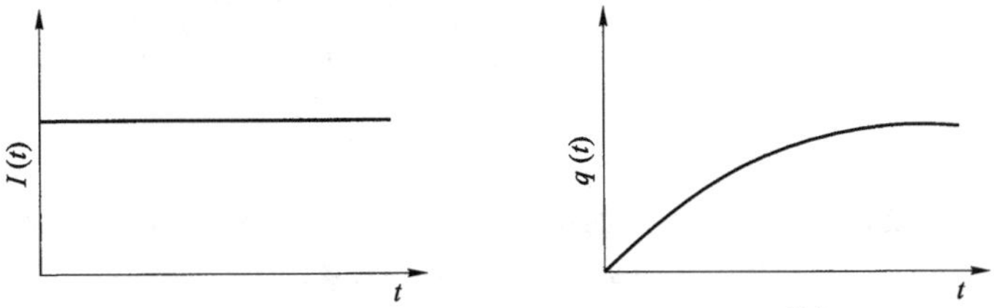

(a)　(b)

图 2-4　长期均匀摄入模式(放射毒理学,朱寿彭等,2004)

由于环境受放射性核素污染而使食品和水受到污染时，或在高本底地区，居民中的某些人员可能以此种模式摄入放射性核素。职业性工作中，接触氧化氚这类物质时也可能发生此种摄入模式。

## 第二节　生物动力学模型

### 一、隔室模型的概念

在缺少辐射暴露具体资料的情况下，ICRP 建议使用隔室模型计算内照射剂量。

#### （一）隔室模型

经典动力学的基本理论是速率论和隔室模型(compartment model)。为便于解析，隔室模型将异常复杂的生物机体假设为一个或几个隔室。以隔室为组成单位，用来描述外源性物质（如药物、毒物或核素）在机体内生物转运和生物转化的过程及其规律，并常以图解和数学方程及各种参数表示，即称为某隔室模型。

隔室的概念不能完全等同于实际生物区间。同类组织在结构、血流速度、对毒物或核素的亲和性都类同，受纳毒物或核素状况与速度又类似的器官或组织，就可视为一个隔室。因此，隔室是个较为抽象（理论）的非实体概念。

隔室系统分为单室模型（single compartment model）和双室或多室模型（two compartment or multiple compartment model）（图 2-5）；还有开放隔室和闭合隔室之分，即前者对核素或毒物有进入和移出，后者则只有“入”而没有“出”。

#### （二）单室模型

单室模型是一种最简单的隔室模型，即把整个机体视作单一均匀的空间，外源性物质进入大循环后能迅速并较均匀地分布到血浆、体液、肝和肾等血流丰富的器官组织，但不意味着任何组织在任何时间外源性物质的含量或浓度都相等（图 2-5）。血浆浓度和组织浓度的比值近似一个常数，各组织间保持动态平衡。

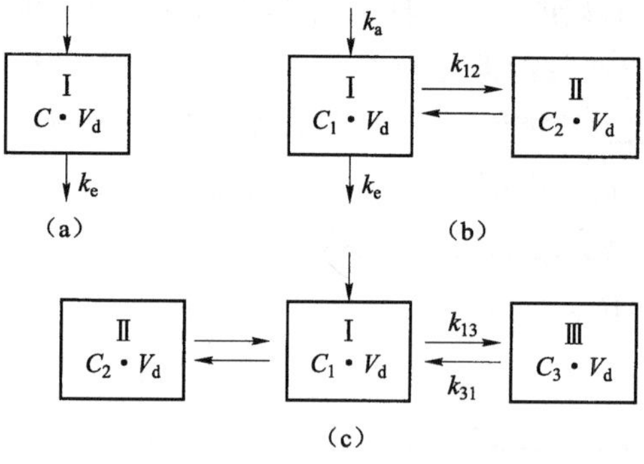


图 2-5　隔室模型示意图

a—单室模型；b—双室模型；c—三室模型；$k_a$—吸收速率常数；$k_e$—消除速率常数；$C$—浓度；$V_d$—分布容积；$C \cdot V_d$—核素量；$k_{12}$、$k_{21}$、$k_{13}$、$k_{31}$—各相应隔室转运速率常数

毒物或核素的消除速率自始至终都与当时的浓度或比活度成正比，即按一级动力学进行：

$$dD/dt = -KD (或\ dC/dt = -KC) \quad (2\text{-}1)$$

式中，$D$ 为毒物的质量；$C$ 为浓度；$t$ 为时间；$K$ 为消除速率常数，负号表示质量或活度随时间减少，在增长过程中则改用正号。

凡符合一级动力学的过程，其消除曲线在半对数坐标纸上（纵轴为浓度或比活度对数值）均为随时间延长而下降的直线（图 2-6）。如果将式(2-1)微分方程求解，则：

$$D = D_0 e^{-kt} (或\ C = C_0 e^{-kt}) \quad (2\text{-}2)$$

式中，$D_0$ 为 $t_0$ 时间的 $D_0$（$C_0$ 为 $t_0$ 零时间的 $C_0$）。两侧取对数，则得：

$$\lg D = \lg D_0 - Kt/2.303 \quad (2\text{-}3)$$

上式即为对数线性回归方程，2.303 是自然对数为常用对数间的转换系数。

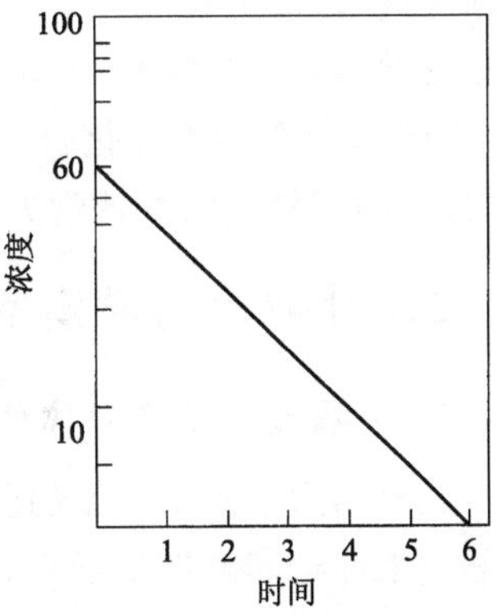


图 2-6 单室模型的时量曲线
（放射毒理学，朱寿彭等，2004）

### （三）双室模型

实际上单室模型较少见。如果毒物在机体并非迅速而较均匀地分布全身，不能迅速达到平衡，而是在血浆、体液与器官组织间有一个逐渐分布、逐渐平衡的过程，则表明不适用单室模型估量其转运状态，而应以双室模型表达。

双室模型是将机体分为中心室和周边室。中心室假定为供血良好的器官和组织（如肝、肾和心脏），室内浓度可迅速达到平衡；而周边室相当于供血少、血流缓慢的器官和组织（如脂肪、肌肉和体积小的组织），室内浓度需较长时间才能达到平衡。若全过程的转运速率按一级动力学方式进行，则中心室的浓度变化方程式为：

$$dC_1/dt = -(k_{12} + k_e)C_1 + k_{21}C_2 \quad (2\text{-}4)$$

周边室浓度随时间变化的方程式为：

$$dC_2/dt = -k_{21}C_2 + k_{21}C_1 \quad (2\text{-}5)$$

式中，$C_1$、$C_2$ 分别为中心室和周边室内毒物的浓度；$k_{12}$ 和 $k_{21}$ 为两室间转运速率常数；$k_e$ 为中心室的消除速率常数。浓度随时间变化绘在半对数坐标纸上，显示出的是斜率不同的（$\alpha/2.303$ 和 $\beta/2.303$，2.303 是自然对数为常用对数间的转换系数）两条直线相叠加，形成凹向上的二项指数曲线（图 2-7）。如果将式(2-4)和式(2-5)的微分方程求解，则简化为：

$$C(t) = Ae^{-\alpha t} + Be^{-\beta t} \quad (2\text{-}6)$$

式中，$\alpha$ 和 $\beta$ 分别为分布相和消除相的速率常数，实际是 $k_{12}$、$k_{21}$ 和 $k_e$ 组成的复合常数，与毒物的分布、消除和转运有关。$B$ 是消除相线段外延至 $t=0$ 时在纵轴上的截距，$A$ 是分布相理论线段延至

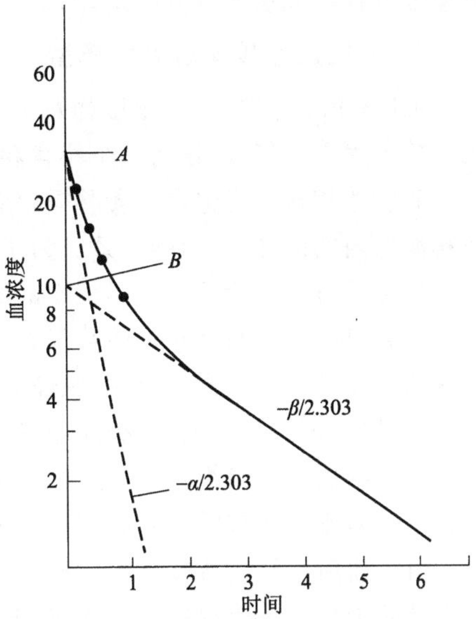


图 2-7 双室模型的时量曲线
（放射毒理学，朱寿彭等，2004）

$t=0$ 时在纵轴上的截距。

毒物吸收入血早期，实际是分布和消除同时进行，以分布为主，反映毒物自中心室向周边室转移称分布相。毒物待分布呈平衡后，血浓度缓慢下降，反映毒物自体内消除称消除相。

应当指出，上述单室、双室模型都是瞬时单次吸收的情况，如果毒物是经口、伤口等静脉外途径进入，应考虑吸收过程，时量曲线出现上升的吸收相。重复多次染毒时，如果半减期比染毒间隔时间短得多，实际上与单次染毒的情况相仿；如果半减期较长，或染毒间隔时间短，则体内会有核素或化合物残留，染毒次数越多，累积的残留量就越多，于是出现蓄积现象，毒物的时量曲线和数学方程就更为复杂。

## 二、生物动力学模型

### （一）隔室模型和实体的结合

经典动力学隔室模型的研究经历多年，目前仍被采用，但是隔室这个抽象的概念，缺乏实际的生理学和解剖学意义。近年来生物动力学模型（biokenetic model）研究有了很大的发展。

生物动力学模型的基点是：决定毒物或核素在生物体内的过程，主要是进入物质的理化性质，机体各部位的形态结构、生理状态及其生理参数，将毒物或核素在体内过程同解剖学结构和一些生理机能的参数之间建立数学联系，将有助于阐明毒物或核素在体内的生物转运过程。生物动力学模型也是由隔室组成，但这种隔室是对应于解剖形态学的生理功能实体。隔室之间经体液联系，通称为转移隔室。

每一隔室可按物质浓度或质量、各种速率及有关参数导出一个微分方程，以描述化学毒物或放射性核素在隔室内的动态变化。设计多少个隔室，就可导出多少个方程，这一套方程即是核素或毒物生物动力学模型的表达方式。放射性核素生物动力学就是解析由各个隔室的微分方程组成的微分方程组。

### （二）放射性核素动力学模型

ICRP1979 年第 30 号出版物及 1991 年第 60 号出版物中所使用的模型，是假设机体由若干单个隔室所组成，任何一个器官和组织可含一个或几个隔室。

放射性核素在机体内的转移需要有数学表达式，以便建立摄入量与被测量的量（即体内或排泄物内的活度）之间的关系。为了得到易于求解的方程组，需用简单的方式来描述实际的生物转移过程。为此可使用较少的隔室，并且不需在细节上对应于生物学过程，使简单的描述所导出的结果与观察到的数据相符合。图 2-8 简示出所用的人体隔室内放射性核素动力学的一般模式。核素吸收后，先经体液为代表的转移隔室（transfer compartment）短暂存留，而后按一定的廓清期、一级动力学，以转移隔室中核素的分数 $\alpha_1$、$\alpha_2$、…，放射性分别转移到不同的器官和组织隔室 1、2、…。核素滞留的器官和组织，可由 1 个或几个隔室组成，而且每个隔室以相应的速率向排泄系统转移。

由于放射性核素所具有的独特的辐射特性，它对进入途径局部组织会授予辐射能量，因此为了便于估算辐射剂量，则把呼吸道和胃肠道分别分成几个隔室。这比通常所泛指的隔室更为具体。

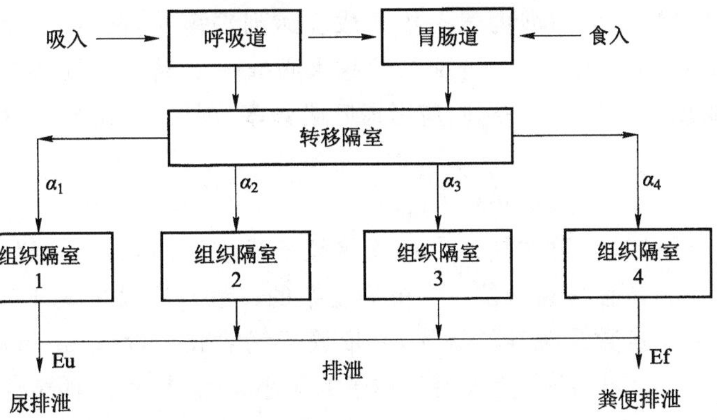


图 2-8　人体隔室内放射性核素动力学的一般模式
（放射毒理学，朱寿彭等，2004）

# 第三节　放射性核素的吸收

吸收(absorption)是指核素由摄入途径通过生物膜进入血液循环的过程。常以吸收速度(快或慢)、吸收量和吸收率表示。吸收量是指摄入体内后进入细胞外液的放射性核素的量。吸收率是吸收入血液的量占摄入量的百分数(%)。

## 一、呼吸道吸收

### (一) 呼吸道吸收是核素进入体内的主要途径

核工业生产和实验研究中不遵守放射操作规程或发生事故时，空气受到放射性核素污染的概率较大，多呈气溶胶和气态存在，防护较为复杂和困难。因为呼吸是不受意识支配的自律性生理运动，人无时无刻不与外环境进行气体交换，人均呼吸量多达 20 $m^3/d$。从此意义上看，呼吸道是放射性核素进入人体内最危险最主要的途径。

由于肺脏的某些解剖学和生理学特点，如肺泡数量 3 亿多，总表面积高达 50～100 $m^2$；肺泡壁非薄，它和毛细血管组成的呼吸膜厚度仅 1.5 $\mu m$ 左右；肺泡遍布毛细血管，血流量大等特点均有助于肺对核素的吸收。核素经呼吸道的吸收，以肺泡吸收为主，吸收速度相当迅速。鼻腔及气管的表面积较小，但其黏膜的通透性很高。因此，核素经鼻腔、气管的吸收亦不容忽视。

肺泡上皮细胞对脂溶性和水溶性分子或离子都具有高度的通透性，故对可溶性核素化合物，或易透过生物膜且易转移的核素，吸入后可迅速地分布到全身；而难溶性化合物，或难透过生物膜且难转移的核素，则难以自肺泡吸收，并且肺泡内气流缓慢，难以清除，甚至长期滞留或沉积，使肺脏成为长期受照射的靶器官。因此，呼吸道尤其肺吸收是核素最危险的途径。

### (二) 呼吸道吸收与核素物态相关

1. 气态(气体和蒸汽态)放射性核素

气态放射性核素如氡、氢、氚和碘等，极易以简单扩散的方式经呼吸道黏膜或肺泡进入血流。当血液核素浓度与肺泡内气态核素浓度达到平衡时，两者之比称为血/气分配系数(blood/air partition coefficient)，分配系数越大吸收率就越高。气态核素的吸收速度与其在血液内的溶解度呈正比。此外，尚应考虑呼吸频率、深度、肺血流量、其他器官的分布和排除速率的影响。

2. 放射性气溶胶(radioactive aerosol)

气溶胶(aerosol)是分散在气体中的固体粒子或液滴所构成的悬浮体系。放射性气溶胶在呼吸道内沉积、转移与廓清是一个极为复杂的过程。它既取决于肺容量、肺活量、潮气量、呼吸频率等生理参数及解剖学特征，又依赖于气溶胶粒度(granularity)、密度和溶解度等。气溶胶粒度(particle size)为气溶胶粒子的大小，又称粒径。对气溶胶而言，它又是粒子大小及分布情况的概称。

气溶胶进入呼吸道并附着其表面，经受3种作用(图 2-9)：① 惯性冲击或离心力作用(inertial impaction or centrifugal force)。气溶胶随气流运行到鼻咽腔弯曲处及气管支气管分支处，由于气流骤变方向，受惯性冲击力作用，使直径＞5 μm 的粒子附着于支气管分叉处表面。这种惯性冲击力的大小与气流速度和粒子质量有关，主要发生在气道上部，至终末细支气管处已不起作用。② 重力或沉降作用(gravitation or sedimentation)。气溶胶粒子运行到支气管下部时，粒子借重力或沉降作用而附着于支气管表面。粒子的质量越重，沉降速度越快。③ 布朗运动或扩散(brownian movement or diffusion)。粒子越小，布朗运动速度越快，平均运行距离越远，越易与肺泡壁碰撞而附着。2 μm 以下的粒子，才具有布朗运动。小于 0.5 μm 的粒子，处于持续运动状态，故易附着肺泡壁上。但是极小的粒子(0.01～0.03 μm)，由于其布朗运动速度极快，主要附着较大的支气管内。概括说来，大于5 μm 的粒子几乎全部沉积于鼻和支气管树；小于 5 μm 的粒子则到达支气管树的外周分支处；小于或等于 1 μm 的粒子主要附着于肺泡内。

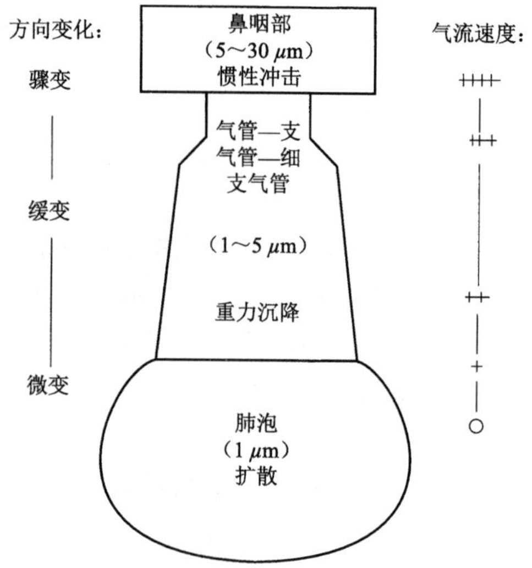


图 2-9 气溶胶粒子在呼吸道内沉积的机理
(据 Klaassen C D, et al; Toxicology, 2001)

分散度(dispersity)在胶体化学上常用粒子表面积与其体积的比值表示粒子的分散程度，是胶体系统的重要性质之一，根据它可大致评定气溶胶在呼吸道内的沉积状况。气溶胶粒子(aeroso particles)大小频率分布，通常是对数概率正态分布。用粒径分布的中位值(中值直径)表示粒径的平均值，再附以其几何标准差($s$)，即可全面反映该气溶胶的分散度。表示气溶胶粒径的参数有计数中值直径(count median diameter, CMD)，即比它大的或小的粒子累计数各占总粒数的 50%；质量中值直径(mass median diameter, MMD)，即比它大的或小的粒子累计质量各占粒子总质量的 50%；活性中值直径(activity median diameter, AMD)，即比它大的或小的粒子累计活度各占粒子总活度的 50%。在毒理学上常以毒物的质量多寡评价其毒性，故多以 MMD 表示气溶胶的大小。在放射毒理学中则以 AMD 表示放射性气溶胶粒子的大小。

由于气溶胶粒子的转运和在呼吸道内的沉积均依赖于其空气动力学特征，故评价其生物效应时，有重要意义的是质量中值空气动力学直径(mass median aerodynamic diameter, MMAD)和活性中值空气动力学直径(activity median aerodynamic diameter, AMAD)，即比 MMAD 或 AMAD 大的和小的粒子的累计质量或累计活度，各占全部粒子总质量或总活度的 50%。为使各种气溶胶有个统一的度量尺度，又引用“空气动力学等效直径”的概念。其含意是一个粒子的空气动力学等效直径，是指和它在相同的空气动力学条件下，具有和它一样的终末沉积速度、密度为 1 g/$cm^3$ 的球形粒子的直径。由密度不足 1 g/$cm^3$ 的球形粒子换算为空气动力学直径的公式是：空气动力学直径＝该粒子的几何直径×该粒子的密度(g/$cm^3$)。不同粒度放射性气溶胶年摄入量限值参见 GB/T 18144—1995。

在呼吸道内表面附着的粒子有以下归宿：① 被吸收入血液。水溶性粒子可在局部溶解后较快地吸收，特别是附着于肺泡壁上的可大部分被吸收。② 随黏液咳出或被咽入胃肠道。附着在气管，支气管直至终末细支气管表面的难溶性固体微粒，可借该部位黏膜上皮细胞的纤毛摆动，将其随黏液向上移动(约 3 mm/min)，被驱至咽喉部后被咳出或被咽下。附着于肺泡表面的难溶性微粒，不管是否被吞噬细吞噬，均可随肺泡表面液膜向上移动(该液体可能是渗出的淋巴液，或是肺泡Ⅱ型上皮细胞的分泌物)经肺泡导管和呼吸细支气管而达终末细支气管，再被气管、支气管清除系统清除。③ 肺泡表面的难溶性微粒，不论被吞噬细胞吞噬与否，可进入肺间质，有的被长期滞留，有的进入淋巴间隙和淋巴结，其中部分微粒还可随淋巴液到达血液内。有些微粒亦可长久地滞留在肺泡内，形成辐射灶。

### (三) 人呼吸道模型(human respiratory tract model, HRTM)

呼吸道模型是用于估算通过呼吸方式摄入放射性核素的数学模式。为了满足辐射防护实践中肺剂量估算及吸入核素所致危害评价的需要，于 1994 年 ICRP 第 66 号出版物提出的新呼吸道模型代替了 1979 年 ICRP 第 30 号出版物的肺模型。

ICRP 建立人新的呼吸道剂量学模型的前提是：呼吸道不同组织的辐射敏感性具有大的差异，它们接受的剂量范围很宽。因此，为了放射防护的目的，更合理的是应当计算肺部特定组织的剂量，而不是计算平均肺剂量。新模型比 1979 年模型更为复杂，因为它描述了吸入放射性核素在呼吸道若干组织和区域内的沉积和廓清，而且是应用于全世界范围的工作人员和公众。新模型既能用于计算摄入量限值，也能回顾性地对气载放射性核素的现实照射进行评估。

新呼吸道模型以解剖学和生理学逼真的模型出现，实际上它是一个更细致具体的多隔室系统，更为完善的生物动力学模型。因为它是建立在形态学、生理学、沉积、廓清和辐射效应等现有资料广泛评议的基础上，具有重大理论和实用价值。这里简要介绍该模型的特点、吸入放射性核素在呼吸道的沉积模式和廓清途径，对辐射敏感的组织和细胞，以及计算靶组织剂量的方法。

#### 1. 呼吸道模型的解剖学区域

形态学上将呼吸道模型分为 4 个解剖区(图 2-10)，这些区的确定是以它们的呼吸功能以及已经知道的或能被预测到的有关吸入放射性核素的沉积和廓清规律为依据的。

(1) 胸腔外区(extra thoracic region,ET)：包括前鼻通道区(Anterior nasal passage, $ET_1$)和后鼻通道(posterior nasal passage)、口腔、咽和喉区($ET_2$)；

(2) 支气管区(bronchial region,BB)：包括气管和支气管(导气管分段 0～8)，沉积物靠纤毛运动由此被廓清出去；

(3) 细支气管区(bronchiolar region,bb)：包括细支气管和终末细支气管(导气管分段 9～15)；

(4) 肺泡-间质区(alveolar interstitial region,AI)：包括呼吸细支气管、肺泡小管、带有小泡的小囊和间质结缔组织(导气管分段 16～26)。所有 4 个区含有淋巴结组织(LN)：$LN_{ET}$负责排出 ET 区物质，$LN_{TH}$负责排出 BB、bb 和 AⅠ区物质。每个区的细胞学、组织学以及形态计量学都实行了模型化。剂量计算中颇为重要的各种尺寸、大小的参考值都作了规定。例如，在支气管区的靶分泌细胞核和靶基底细胞核的平均深度的给定值分别为 10～40 μm 和 35～50 μm。

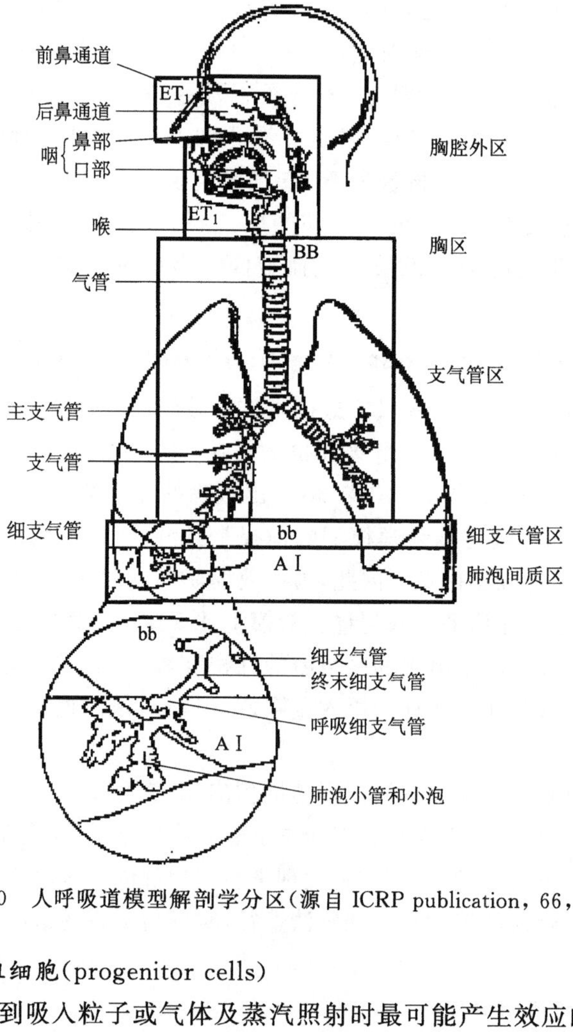


图 2-10　人呼吸道模型解剖学分区(源自 ICRP publication, 66,1994)

2. 呼吸道癌的祖细胞(progenitor cells)

新模型给出了受到吸入粒子或气体及蒸汽照射时最可能产生效应的组织和细胞。对早期效应和远后效应都加以了考虑，重点则放在远后效应，例如癌，因为高水平照射所引起的早期效应很少遇到。胸外组织的大部分细胞是起源于复层鳞状上皮的基底细胞，在上呼吸道，前鼻道的角化上皮和鼻-口咽部以及喉的声门部的复层鳞状上皮看来是最敏感的组织，这些组织和基底细胞都可能是靶细胞。在下呼吸道，支气管的纤毛上皮是动物和人的辐射诱发癌的多发部位。辐射照射引起支气管上皮的肿瘤（以及引起肿瘤的细胞）为：鳞状细胞癌（基底细胞和分泌细胞）和小细胞癌（基底细胞和分泌细胞）。纤毛细支气管上皮也是辐射诱发癌的部位。支气管上皮则由 2 种细胞类型组成，纤毛柱状细胞和非纤毛分泌（clara）细胞，但只有 clara 细胞是癌起源的细胞。在 AⅠ 区，clara 细胞、毛细血管的内皮细胞和呼吸道细支气管上皮的Ⅱ型内皮细胞也都被认为对辐射敏感，而且可能是发生在肺泡组织癌的祖细胞（progenitor cells）。

3. 生理参数

呼吸道各区所受纳的辐射粒子与呼吸道某些生理参数密切相关。因为呼吸率和呼吸容积将决定吸入气载放射性核素的量。因此，对参考人群推荐了重要呼吸参数的参考值。对不同种族的人群也提供了特定的数值。新呼吸道模型给出了一些生理参数摘要列于表 2-1 和表 2-2。

**表 2-1 工作人员参考呼吸数值和不同状态的换气量**

| | 肺体积/L | 活动状态 | 换气量/($m^3 \cdot h^{-1}$)1) |
|---|---|---|---|
| 肺总气量（TLC） | 6.98 | 睡觉 | 0.45(7.5) |
| 功能性剩余容量（FRC） | 3.30 | 休息，坐 | 0.54(9.0) |
| 肺活量（VC） | 5.02 | 轻体力劳动 | 1.5(25) |
| 死腔（VD） | 0.146 | 重体力劳动 | 3.0(50) |

注：资料源自 ICRP publication 66，1994。根据白种人，男性，30 岁，体重 73 kg，身高 176 cm，根据 ICRP 参考人推导而来；1）括号内数据以 $L \cdot min^{-1}$ 为单位。

**表 2-2 工作人员不同情况下吸入空气的体积** $m^3$

| 活动状态 | 轻体力劳动 | 重体力劳动 |
|---|---|---|
| 睡觉时间，8 h | 3.6 | 3.6 |
| 工作时间，8 h | 9.6 1) | 13.5 1) |
| 业余时间 2)，8 h | 9.7 | 9.7 |
| 合计 24 h | 23 | 27 |

注：资料源自 ICRP publication 66，1994。5.5 h 轻体力劳动＋2.5 h 休息，坐；1）7 h 轻体力劳动＋1 h 重体力劳动；2）4 h 休息，坐＋3 h 轻体力劳动＋1 h 重体力劳动。

4. 沉积模型（deposition model）

在人呼吸带存在的气载物质（airborne material）沉积在呼吸道每个区的分数是由粒子的参数，包括粒子大小、形状和密度决定。气道大小，气流率，气载物质的局部通行时间等解剖学和生理学参数也对沉积分数有影响。

沉积模型用于估算暴露于气载放射性物质人员各呼吸道解剖区的沉积分数。该模型能对粒径具有对数正态分布特征的气溶胶在每个区内沉积分数进行估价。凡对大小具有实际意义的气溶胶（0.6 nm～100 μm）都进行了考虑。

为了对粒子吸入能力及其在吸入和呼出时的最终沉积进行模型化，采用了一系列粒子等效过滤器来模拟呼吸道各个区。每个区的沉积效率是根据粒子通过空气动力学和通过热力学两个过程进行沉积。在缺乏粒径具体数据时，对于公众和工作人员的照射，沉积分数分别按活度中值空气动力学直径（AMAD）为 1 μm 和 5 μm 的气溶胶考虑。不同粒子的沉积，依赖于它们的化学性质和机体的呼吸状态。对于暴露于活度中值空气动力学直径（AMAD）为 5 μm 气溶胶的职业工作者（轻体力劳动）来说，粒子在各区的沉积分数如表 2-3 所示。粒子在参考工作者呼吸道各区的沉积分数（吸入空气中放射性活度的百分数）随粒子 AMAD 和 AMTD（活度中值热力学直径）的变化曲线示于图 2-11。

**表 2-3　工作人员职业性曝露和公众环境曝露下吸入气溶胶的沉积份额**

| 呼吸道各区 | | 工作人员/%[1)] | 男性公众/%[2)] |
|---|---|---|---|
| ET | $ET_1$ | 33.9 | 14.2 |
| | $ET_2$ | 39.9 | 17.9 |
| BB | | 1.8 | 1.1 |
| bb | | 1.1 | 2.1 |
| AI | | 5.3 | 11.9 |
| 总计 | | 82.0 | 47.2 |

注：资料源自 ICRP publication, 66, 1994。1) 工作人员职业性曝露 AMAD 为 5 μm($\sigma_g$=2.5)，AMTD=3.5 μm，密度为 3 g·$m^{-3}$，形状因子为 1.5，通过鼻吸入份额为 1；69%为轻体力劳动，31%为坐势，平均换气率 1.2 $m^3 \cdot h^{-1}$；2) 公众环境暴露（住宅内），AMAD=1 μm($\sigma_g$=2.47)，AMTD=0.69 μm，密度为 3 g·$cm^{-3}$，形状因子 1.5，通过鼻吸入份额为 1；55%为睡觉，30%为轻体力劳动，15%为坐势，平均换气率为 0.78 $m^3 \cdot h^{-1}$。

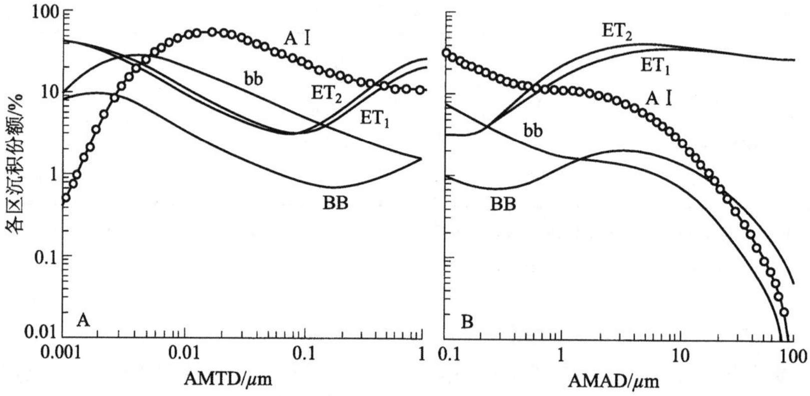


图 2-11　粒子在参考工作者呼吸道各区的沉积份额随粒子 AMAD 和 AMTD 的变化曲线

（源自 ICRP publication, 66, 1994）

5. 廓清模型（clearance model）

沉积呼吸道内的核素粒子主要通过 3 个途径廓清：吸收进入体液/血液；通过输运过程

(例如巨噬细胞的吸收和纤毛运动)进到胃肠道或局部淋巴结;通过机械清除机制转运到其他部位(或隔室)。

粒子转运的廓清率对于所有物质被假设是相同的。廓清率都是在人体上研究后推导出的,在每个过程的廓清率都是残存量的时间-变异因子(time-varying factor)。新呼吸道模型认为气溶胶粒子由呼吸道各区间(或隔室)廓清率 $\lambda(t)$ 为:

$$\lambda(t)=\mathrm{d}R(t)/\mathrm{d}t/R(t)=m(t)+s(t)=8(t)+l(t)+s(t) \tag{2-7}$$

式中,$R(t)$ 为吸入后 $t$ 时刻肺内某区间气溶胶粒子的滞留量,$m(t)$ 和 $s(t)$ 分别为机械清除率和移位率;$8(t)$ 和 $l(t)$ 分别为机械清除向 GI(胃肠道)和 LN(淋巴结)的清除率。

(1) 向血液转移:气溶胶粒子由肺内吸收入血液通常是一个两阶段的生化过程:粒子分解成能被吸收入体液的物质(溶解,液化);可溶性物质以及由粒子溶解成的物质被吸收入体液(吸收),虽然对于高度可溶性物质,吸收能直接发生。吸收入体液的速率是随物质类别而异的,而且在所有区域的吸收入体液的速率都是相同的,前鼻道则例外。

此模型可以采用所观察的人的资料和实验动物的各类化合物的特定吸收率参数。在无这些数据的情况下,则以原有的 ICRP 的 D、W 和 Y 物质分类为依据,将吸收率规定为"快(F)"、"中等(M)"和"慢(S)"。F 类物质(type F material)以快速率从呼吸道吸收入体液的物质,全部物质以 10 min 的生物半减期入体液。M 类物质(type M material)以中等速率从呼吸道吸收入体液的物质,其 10%以 10 min 的生物半减期入体液,90%以 140 d 的生物半减期入体液。S 类物质(type S material)以慢吸收速率从呼吸道吸收入体液的相对不溶解的物质,其 0.1%以 10 min 的生物半减期入体液,99.9%以 7 000 d 的生物半减期入体液。对于在 ICRP 第 30 号出版物中给出的廓清速率属于 D、W 或 Y 类的化合物已分别指定为 F、M 或 S 类。这里必须指出的是,原呼吸道模型的 D、W 和 Y 是指总的廓清,而 F、M 和 S 则仅指吸收入血。

(2) 机械清除为尽量较切合实际的模拟辐射粒子在呼吸道内被机械清除的机制,呼吸道模型进一步将解剖学上的 4 区间分为若干个隔室,即把 AⅠ 区分成 $AⅠ_1$、$AⅠ_2$、$AⅠ_3$ 3 个隔室;BB 区和 bb 区也各分成 3 个隔室,其中 $BB_1$ 和 $bb_1$ 描述气溶胶粒子由支气管细支气管的快清除过程,$BB_2$ 和 $bb_2$ 描述粒子慢清除过程,隔室 $BB_{seg}$ 和 $bb_{seg}$ 描述气溶胶粒子在气道壁的沉积;ET 区分成 3 个隔房,$ET_1$ 隔室表示前鼻道,粒子可由此室移出体外,隔室 $ET_2$ 表示胸外气道,粒子可从该处快速移入胃肠道,$ET_{seg}$ 表示气溶胶粒子在胸外气道壁的沉积。图 2-12 描绘了上述各隔室,每个隔室右下角的数字为隔室序号,箭头旁边的数字为粒子廓清速率常数($d^{-1}$)。

上述内容还有些更详细具体地阐述,并考虑年龄、性别和疾病等因素的影响。此外,对各区间的权重因子和剂量计算及辐射生物效应都给予了阐述。因本章内容的局限,更详细地阐述可参见 ICRP 第 66 号出版物有关人呼吸道模型的介绍。

6. 组织平均剂量的计算

剂量学模型的目的是为了估算呼吸道 6 个组织中每一个的剂量,它们是潜在地处于来自吸入放射性物质所致危险。这 6 个组织所在区域即前面已介绍过的 $ET_1$ 区,$ET_2$ 区,BB 区,bb 区,AⅠ 区以及 $LN_{TH}$ 和 $LN_{ET}$。

剂量计算采用 ICRP 推荐的方法,对每个区的靶组织所吸收的能量按该组织质量加以平均。用相对辐射敏感性或相对辐射危害对上述各区的剂量进行加权。对整个胸外区和胸

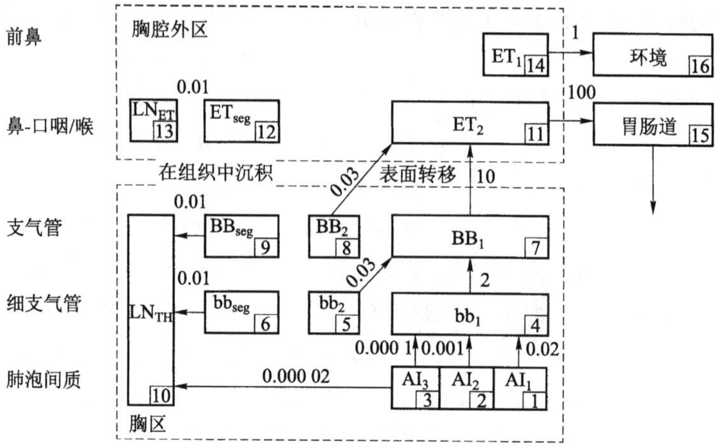


图 2-12 气溶胶粒子在呼吸道内的沉积和廓清模型

区的修正值分别相加在一起。然后再将 ICRP 的组织权重因子应用于这两个组织的当量剂量。对急性效应和如同癌那样的远后效应而言，虽然人们已普遍认为呼吸道各区的辐射敏感性差别很大，从而导致它们对总的辐射危害的贡献不相同。然而，缺乏有关胸部不同呼吸道组织相对敏感度的合适的定量资料，在得到这类定量数据以前，目前只能确定 BB、bb 和 AⅠ区各占总危险的 1/3。

## 二、胃肠道吸收

### （一）胃肠道吸收是核素进入体内的重要途径

放射性核素污染环境后，它可由大气、水和土壤进入食物链（food chain）而自胃肠道吸收进入体内。由于胃肠道各段的 pH 不同，故放射性核素的酸性或碱性盐可分别在胃和小肠内并主要由小肠通过被动扩散方式吸收，通常采用一级动力学方程来描述。

哺乳动物胃肠是吸收营养物质和电解质的具有多种特殊功能的转运系统。有些放射性化合物可通过主动转运系统而吸收。肠道上皮细胞还可通过吞噬和胞饮作用吸收或固着某些固体微粒。难以吸收的放射性核素，可沉积于肠黏膜的皱褶内，短寿命核素可产生有害的首过效应（first-pass effect）。

### （二）核素由胃肠道吸收的份额

概括地讲，各种放射性核素在胃肠道内的吸收份额为：碱族元素（alkaline elements）如 Na、K、Rb、Cs 等和卤族元素（haloid elements）吸收容易而完全，可达 100%；碱土族元素（alkaline earth elements）如 Ca、Sr、Ba、Ra 等，易于吸收，吸收率较高，为 10%～30%；大部分稀土族元素（rare earths elements）如 La、Ce、Pr、Pm、Ce 等及钚和超钚元素（transplutonium elements）如 Pu、Am、Cm、Cf 等，难于吸收，吸收率甚低，为 $10^{-3}$～$10^{-5}$。以 $f_1$表示放射性核素由胃肠道吸收到体液的分数（$f_1$），ICRP 第 30 号出版物给出 91 元素的吸收分数列于表 2-4。可以看出，各族元素的主族元素大部分吸收份额高或较高，而其副族元素则绝大部分是吸收较低或极低。同种元素可因其化合物不同而吸收率有很大差异。例如钚的氧化物和氢氧化物吸收率约为 $10^{-6}$～$10^{-5}$，而其他化合物则为 $10^{-4}$。

表 2-4 各元素的 $f_1$ 值(放射毒理学,朱寿彭等,2004)

| $f_1$ | 元 素 |
|---|---|
| 1.0 | H、Na、K、Rb、Cs、Fr、Hg、T1、C、Ge、F、C1、Br、I、At |
| 0.5～0.8 | Mg、Mo、Tc、Re、Cu、Zn、P、As、S、Se |
| 0.1～0.3 | Ca、Sr、Ba、Ra、Cr、W、Mn、Fe、Au、Pb、Sb、Te、Po |
| $10^{-2}$ | U、Np、Ti、V、Nb、Ru、Os、Co、Rh、Ir、Ni、Pt、Ag、Cd、A1、In、Si、Sn、Bi |
| $10^{-3}$ | Be、La、Eu、Ac、Pa、Zr、Hf、Ta、Rd、Ga |
| $10^{-5}$～$10^{-4}$ | Sc、Y、Ce、Pr、Nd、Pm、Sm、Gd、Tb、Dy、Ho、Er、Tm、Yb、Lu、Th、Pu、Am、Cm、Bk、Ck、Es、Fm、Md |

各种元素自胃肠道的吸收率如此悬殊,主要取决于其溶解度和水解度。碱族、碱土族及卤素族元素均易溶于水,不被水解,阳离子($Me^{n+}$)和 $OH^-$ 相遇时,形成易溶解且完全解离的盐:$Me^{n+}+nOH^- \rightarrow Me(OH)_n$,因此吸收率高或较高。而稀土族和锕及超锕元素溶解度低,在 pH>3.5 条件下即可发生水解,和 $OH^-$ 基生成难溶且不解离的氢氧化物:$Me^{n+}+nOH^- \rightarrow Me(OH)_n \downarrow$,故吸收率极低。

放射性核素由胃肠道的吸收率,还受胃肠道的功能状态、肠内容物多寡及其性质等因素的影响。一般认为,减少小肠蠕动可延长放射性核素与肠黏膜接触的时间,因而增加吸收率,反之则不利于吸收。小肠近端 1/4 约占全小肠表面积的一半,故放射性核素在小肠近端停留时间长,则会增加核素的吸收。便秘或腹泻将影响核素的吸收。钙、镁盐类及其离子在肠内可与某些放射性核素形成难溶性沉淀物而减少吸收。氨羧络合剂(如 EDTA)可增加某些核素的吸收,这可能与络合剂螯合膜上的钙而增加肠黏膜的通透性有关。放射性核素的吸收亦与年龄有关,但对年龄大于 1 岁的人来说,其 $f_1$ 值同成年人的数值。在年幼机体的吸收率比成年人高,如硝酸钚或柠檬酸钚经由幼年大鼠胃肠道的吸收率为成年大鼠的 10～20 倍。但对于年龄大于 1 岁的儿童来说,其 $f_1$ 值与成人相同。

### (三) 人消化道模型(human alimentary tract mode,HATM)

消化道模型是用于估算通过食入方式摄入放射性核素的数学模式。ICRP 于 2005 年第 100 号出版物提供了一个新的人消化道模型(HATM),该模型结构示于图 2-13,以便替代 1979 年 ICRP 第 30 号出版物的四区段模型。这种替代主要根据一些发展,包括物质在肠道运输的新的可靠的资料以及我们对敏感细胞定位理解的发展,这个新模型的主要要求是它应当是年龄依赖的,并且应当允许对肠道所有区域的剂量计算,包括食管、胃和结肠。它们与辐射致癌有关的组织权重因子相见 ICRP 第 60 号出版物。

这篇报告描述了这个新的生物动力学模型的特征,包括放射性核素的摄入、吸收、滞留、沉积和排除。对于放射性核素的血液吸收,HATM 指定作为进入消化道总量的分数,总吸收表示为 $f_A$。在多数情况下,没有区域性吸收的资料可以利用,因此默认假定所有的放射性同位素吸收来自小肠,即 $f_{SI}=f_A$。但当有资料可用时,模型会考虑到其他部位的吸收和消化道组织的滞留。新的 HATM 可用于所有照射情况下的儿童和成人。它提供了年龄依赖性的消化道各区域尺寸的参数值和内容物通过各区域运输时间,以及对于成人性别依赖性的消化道各区域尺寸的参数值和内容物通过各区域运输时间。婴儿和儿童腔内运输时间一般短于成人。对于成人，在胃和结肠的平均运输时间女性比男性多 1/3。它考虑了放射性核素在消化道吸收和滞留的任何可能的场所。HATM 允许使用放射性核素在不同消化道滞留和吸收的数据。

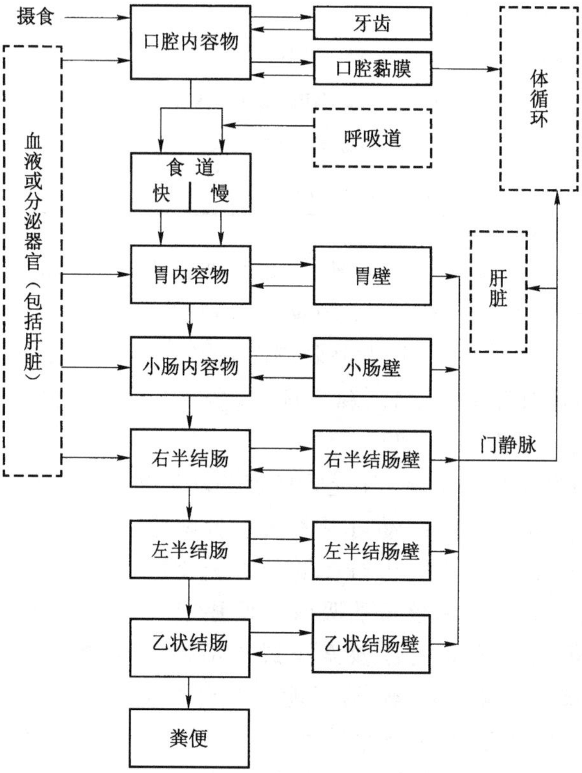


图 2-13　人消化道模型（HATM）结构图

（源自 2005 年 ICRP 第 100 号出版物）

其中，图中所含的虚线框内容表明了消化道模型和呼吸道模型的关系，或者与全身生物动力学模型的关系。

HATM 提供了在口腔、食管、胃、小肠、右结肠、左结肠和直肠乙状结肠的癌症诱发的靶（干细胞）的清晰的剂量计算，这是一项重要的发展，在计算时考虑了放射性核素在各区黏膜中滞留的影响。$^{238}$Pu 的放射自显影研究表明，硝酸钚摄入后肠内滞留的高水平主要局限于新生大鼠和豚鼠小肠微毛上皮细胞（图 2-14）。辐射诱导癌症的靶细胞采用上皮干细胞，它们定位于口腔和食道复层上皮的基底层以及胃、小肠和大肠的隐窝基底层细胞。这些用于剂量学的形态测定资料，包括不同区域靶细胞的定位，靶层的尺寸和深度，并且证明消化道各部位采用剂量平均的方法是正当的，说明了在这些区域采用剂量均值的方法，以及为剂量学模型所做的简化假定，讨论了剂量学的方法和在靶区辐射能量沉积的特定吸收分数（specific absorbed fraction，SAFs）的计算。由于 HATM 采取了清晰的靶区剂量计算，对于电子，使得能量依赖性的 SAFs 一般低于在第 30 号出版物中的能量依赖性守恒值。对于 α 粒子，在消化道腔内的放射性核素没有剂量释放到靶区。该报告也考虑了模型假设中的不确定性，以及他们对剂量的影响，包括消化道尺寸、物质通过时间、放射性核素吸收值以及诱导癌症靶部位定位等的不确定性。

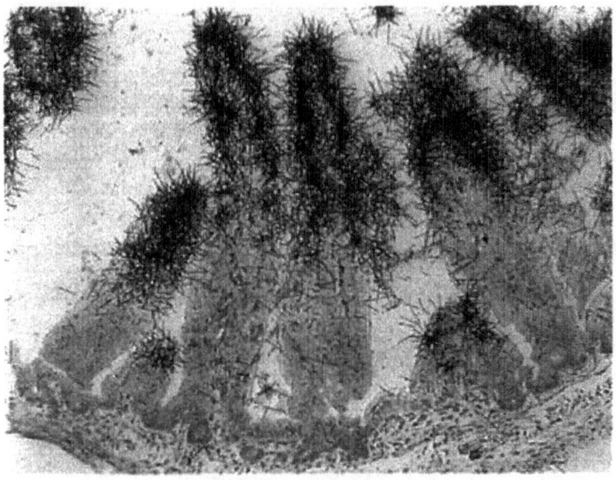

(a)

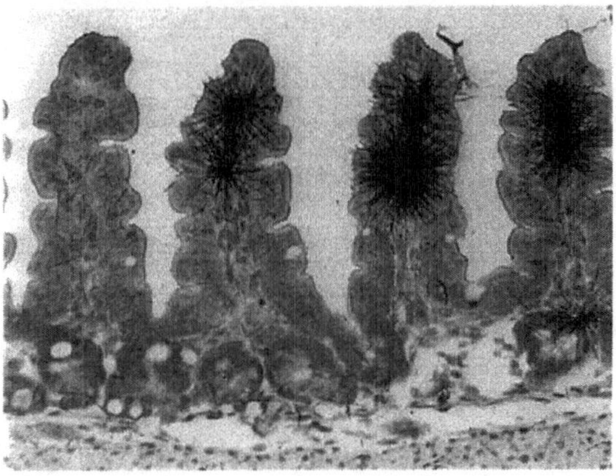

(b)

图 2-14　$^{238}$Pu 的放射自显影显示硝酸钚摄入后肠内滞留主要局限于新生大鼠(a)和豚鼠(b)小肠绒毛上皮细胞
(源自 2005 年 ICRP 第 100 号出版物)

HATM 与人呼吸道模型(HRTM;ICRP 1994)将会一起用于 ICRP 即将出版的职业人员和公众摄入放射性核素的剂量计算。

## 三、皮肤和伤口吸收

### (一) 放射性核素通过完整皮肤的吸收

完好皮肤对大部分放射性核素是有效的屏障,能阻挡核素的侵入。但是有些放射性核素不但能吸收而且吸收率较高,如气态或蒸汽态的放射性碘核素和 HTO,溶于有机溶剂和酸性溶液的化合物,都能透过皮肤而吸收。在含 HTO 的环境中工作,HTO 经皮肤吸收入血的量与经肺吸收的量几乎相等。实验发现,硝酸钚溶液 10 mol/L 污染皮肤后,1 h 内吸收 0.05%,5 d 内吸收 1%～2%。放射性核素经人体完好皮肤的吸收率见表 2-5。

表 2-5 几种放射性核素经人体完整皮肤的吸收率

| 放射性核素 | 化合物 | 状态(溶剂)和浓度 | 沾药部位 | 吸收率或吸收速度 |
|---|---|---|---|---|
| $^{3}H$ | HT | 气体 37 kBq/cm$^3$ | 前臂 | 2.7 Bq/(cm$^2$ · min) |
| | HTO | 蒸气 | 全身 | 18 μg/(cm$^2$ · min) |
| | HTO | 液体 | 前臂 | 18 μg/(cm$^2$ · min) |
| $^{24}Na$ | NaI | (水) | 手掌 | 2 d,<0.1% |
| | NaCl | 155 mmol/ml | 前臂 | 0.16 mmol/(cm$^2$ · min) |
| $^{82}Br$ | NaBr | 蒸汽 155 mmol/ml | 前臂 | 0.11 mmol/(cm$^2$ · min) |
| $^{85}Sr$ | SrCl | | 前臂 | 2 d,0.2%~0.6% |
| $^{131}I$ | KI | (水)无载体 | 前臂 | <0.2%;0.008%/(cm$^2$ · h) |
| | $I_2$ | (水)无载体 | 前臂 | <0.2%;0.008%/(cm$^2$ · h) |
| | NaI | (水) | 手掌 | 2 d,0.1% |
| | $I_2$ | 蒸气 | | 2% |
| | NaI | (水) | 前臂 | 2% |
| $^{137}Cs$ | CsCl | (水) | 手掌 | 1% |
| $^{239}Pu$ | $Pu(NO_3)_4$ | (0.4 mol/L $HNO_3$) | 手掌 | <2×10$^{-4}$%/h |
| | | (9%HCl-EDTA) 37 MBq/L | 手 | 10$^{-4}$ |
| | | (TBP-$CCl_4$) 110 MBq/L | 手 | 2×10$^{-5}$% |

注：引自朱寿彭等．放射毒理学.北京：原子能出版社，2004。

核素经皮肤吸收，主要依赖于简单扩散方式，先透过表皮脂质屏障进入真皮层，再逐渐移入毛细血管。也可经汗腺、皮脂腺和毛囊进入体内，但其量甚微，不占重要位置。

放射性核素经皮肤的吸收率除受核素物理化性质影响外，还受皮肤被污染的面积、皮肤部位、持续污染的时间、温度及湿度等因素的影响。当皮肤涂有有机溶液或皮肤充血时，可使吸收率增高。

### （二）放射性核素通过各种创伤的吸收

放射性核素经创伤的吸收率可数十倍于完好皮肤的吸收率。例如，往大鼠完好皮肤和划破的皮肤涂上$^{60}CoCl_2$盐酸溶液之后 2 d，其吸收率（占污染置%）分别为<5%和 50%。

放射性核素经伤口的吸收率，与受伤部位，受伤面积，伤口深度，伤情以及核素化合物的性质有关。核素易溶性化合物从伤口吸收，转移迅速；而难溶性化合物（如超铀核素和氧化物）或在伤口易形成氢氧化物者，可较长期滞留于污染部位，仅有很少一部分被吸收。高浓度的污染，放射性核素化合物的刺激性反应，也可使吸收率增高。

## 四、注入

根据实验研究的需要，或临床上为了诊断和治疗的目的，有时也采用静脉、腹腔、皮下和肌肉注射，及气管内注入的灌胃等方式将放射性核素引入机体。静注可使核素不需经任何吸收过程即能迅速地把核素分布于全身或某种器官组织内。这种方式能准确地掌握摄入的放射性活度。腹腔注射时，因吸收面积大且血管丰富，核素吸收快而完全，吸收后主要沿门脉循环而先抵肝脏，在这一点上它类似于由胃肠道吸收。皮下和肌肉注射及气管注入时吸收，且受局部供血情况的放射性核素剂型的影响。

## 第四节　放射性核素的分布与滞留

放射性核素随血液循环（或前述的转移隔室）转运到各组织器官的动态过程称为分布(distribution)。核素分布在组织器官内的数量，常以整个器官或组织内含量（放射性活度，Bq）占摄入量或全身滞留量（放射性活度，Bq）的百分数表示。所谓滞留(retention)是器官或组织内放射性核素活度的动态变化程度。摄入核素后的不同时间，滞留在器官、组织或全身内的放射性核素量称为滞留量。被体液摄取的核素量成为系统滞留量。系统滞留量和在呼吸道及胃肠道内的滞留量之和称为全身滞留量。器官或组织内滞留量占初始进入量的份额，称为滞留分数，滞留分数的数学表达式称为滞留函数方程。

### 一、放射性核素在血液中的存在形态

放射性核素在血液内的形式，直接地影响其离开血流的速率，常见的存在形式有下述四种。

#### (一) 离子状态

一些放射性核素的易溶性化合物，可溶解于血浆呈游离的离子状态，如$^{45}Ca^{2+}$、$^{90}Sr^{2+}$、$^{226}Ra^{2+}$和$UO_2{}^{2+}$等。

#### (二) 核素与血浆蛋白结合

核素能与血浆内各种蛋白结合，主要与含量较多的白蛋白结合。这种结合是非特异性的、可逆的非共价键结合，常以氢链联结。例如铀酰离子与血浆白蛋白结合成铀酰白蛋白。

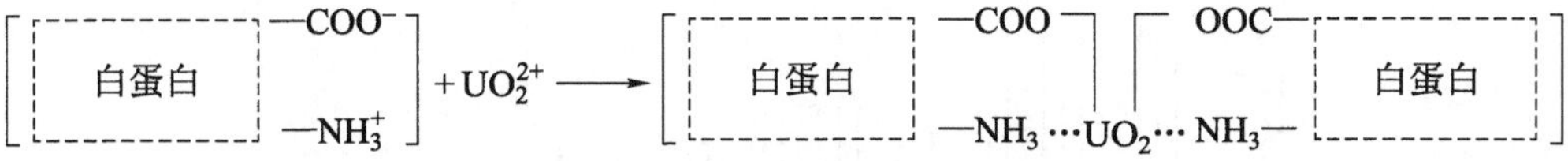


铀酰离子亦可与红细胞膜上的脂蛋白结合成铀酰脂蛋白。有些核素如$^{51}Cr$和$^{59}Fe$能与红细胞内的血红蛋白结合。

#### (三) 形成复合离子或络合离子

一些放射性核素能与血浆中的无机盐阴离子形成可溶性复合离子。例如$UO_2{}^{2+}$与$HCO_3{}^-$复合，形成重碳酸铀酰离子$[UO_2(HCO_3)_4]^{2-}$。也可以体内的有机酸阴离子如柠檬酸形成络合离子。

#### (四) 形成氢氧化物胶体

一些镧系和锕系放射性核素在血液内易发生水解，形成难溶性的氢氧化物胶体如$^{232}Th(OH)_4$和$^{140}La(OH)_3$等。

上述以离子状态和可溶性复合物存在的放射性核素，在体内易于扩散和转移；而与蛋白

质结合的呈胶体氢氧化物的核素，或形成的较大分子，扩散能力差，不能透过生物膜，可在血液内较长时间的滞留或易局部聚集，有的（如钚）与铁转递蛋白（transferrin）结合，被转运至相应的组织部位。

游离的离子状态和与蛋白结合的形式之间，在血浆中维持动态平衡。一般认为，核素与蛋白结合的能力，与阳离子的电荷及离子半径有关，电荷越多及半径越大，则与蛋白的结合就越稳定。因此，稀土和锕系核素到与血浆蛋白结合得较紧，解离较难，扩散与转移进程较缓慢。

放射性核素在血液中也可以两种形式同时存在。如血浆中六价铀既能与白蛋白结合（40%），又能与重碳酸结合（60%），两者之间在一定条件下保持动态平衡。

## 二、放射性核素的体内分布规律

各种放射性核素在体内的分布具有各自不同的特点，这里只能择其相同或类似之处大体归纳为五种分布类型。

### （一）放射性核素的体内分布类型

1. 相对均匀型分布（relative uniformity distribution）

指某些放射性核素比较均匀地分布于全身各器官组织。这种分布最为典型的核素多半是机体内大量存在且均匀分布的稳定元素和放射性核素，如$^{14}C$、$^{24}Na$、$^{42}K$、$^{35}Cl$和$^{3}H$等。此外，$^{137}Cs$、$^{86}Rb$也与其类同。例如静脉注入$^{137}CsCl$后死亡的5例病人（晚期肿瘤患者，肾功能良好，志愿受试）的尸检材料表明，尽管在早期$^{137}Cs$在各器官组织中含量有差异，但在第10 d后，分布则呈均匀状态（图2-15）。

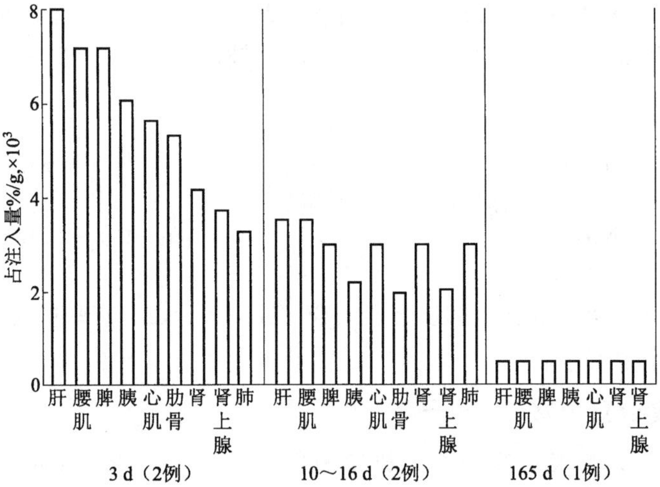


图2-15 人静脉注入$^{137}CsCl$后不同时间在体内的分布

2. 亲肝型分布（liver-seeking distribution）或亲网状内皮系统分布（reticuloendothelial-seeking distribution）

指某些放射性核素离开血液后，主要分布于肝脏或网状内皮系统中。此类型分布的核素主要是一些稀土族和锕系核素，如$^{140}La$、$^{144}Ce$、$^{147}Pm$、$^{232}Th$、$^{227}Ac$和$^{241}Am$等。这些放射性核素在体液 pH 条件下，极易水解成为难溶性氢氧化物胶体颗粒，通过巨噬细胞吞噬而在肝脏和其他网状内皮系统组织或器官滞留。

3. 亲骨型分布(osteo-seeking distribution)

亲骨型分布是放射性核素集中沉积于骨骼。此类型分布的核素有$^{45}$Ca、$^{90}$Sr、$^{140}$Ba、$^{226}$Ra、$^{90}$Y、$^{95}$Zr、钚，及某些超钚核素、重镧系核素等，通常称为亲骨性核素(osteo-seeking distribution)。

骨骼按结构特点可分为皮质骨(即致密骨，cortical bone)和小梁骨(即海绵状骨，trabecular bone)两部分，分别占全骨量的 80%和 20%，而小梁骨单位体积的表面积恰为皮质骨的 4 倍，故两者的表面积相等。骨表面和红骨髓是骨骼中的辐射危险组织，骨表面和骨内膜的上皮细胞及骨髓造血干细胞，则是辐射致癌危险的细胞。因此，研究放射性核素在骨组织内的微细分布具有重要的意义。

微观放射自显影的研究证明，放射性核素在骨组织内的定位可分为两型：① 体积分布型(volume seeker)，即放射性核素置换骨骼无机盐晶格中的钙而较均匀地分布于骨的无机质中，$^{226}$Ra 即属此型分布。② 表面分布型(surface seeker)，是放射性核素沉积于骨内膜表面、骨小梁表面和皮质骨血管表面，$^{239}$Pu 由铁转递蛋白转运到骨内即呈此型分布(图 2-16)。表面分布型放射性核素对骨表面 0～10 μm 处的辐射敏感性较高的成骨细胞及骨髓细胞可形成较大的剂量，因此比体积分布型核素的危害更大。

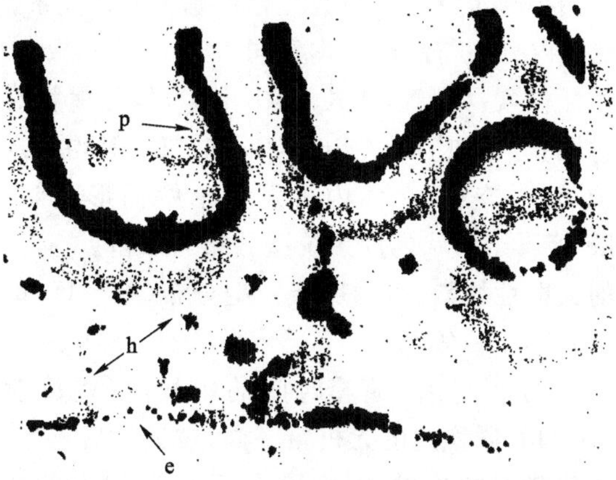


图 2-16 $^{239}$Pu 在狗腰椎沉积的放射自显影

e—骨膜；p—骨小梁的骨内膜；h—骨皮质的哈佛系统

4. 亲肾型分布(kidney-seeking distribution)

某些放射性核素较多的滞留于肾脏。铀中毒时肾组织放射自显影可见肾近曲细管中段出现大量密集的 α 经迹(图 2-17)。某些Ⅴ-Ⅶ价的放射性核素也有这种亲肾性，不过其分布特点不那么突出。

5. 亲其他组织器官型分布

某些放射性核素可选择性地滞留于其他组织或器官。如放射性碘高度选择性地集中于甲状腺，而分布到其他部位的量甚微。$^{65}$Zn 浓集于胰腺。$^{90}$Mo 集中于眼的虹膜。$^{35}$S 主要蓄积在关节、表皮和毛囊内。$^{59}$Fe 较多地分布于红细胞。另外，$^{60}$Co、$^{131}$Te 也具有亲血细胞性分布的特点。

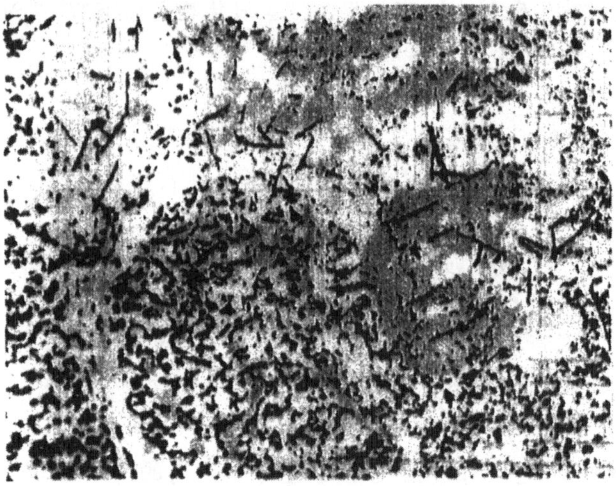

图 2-17 $^{238}U$ 在大白鼠肾脏近曲管中段沉积的放射自显影

有些难溶性放射性核素的化合物，可在肺内 pH 条件下形成难溶性氢氧化物胶体，并大部分滞留于肺内或肺淋巴结内。

### （二）放射性核素分布滞留的规律

放射性核素在机体内的分布与滞留，与其化合价态有密切关系。一般认为，凡化合价态相同的放射性核素，其在体内分布与滞留基本类同。

（1）1 价阳离子放射性核素：如$^{24}Na$、$^{40}K$、$^{87}Rb$、$^{137}Cs$ 等均属相对均匀型分布和滞留。

（2）2 价化合态放射性核素：如$^{45}Ca$、$^{90}Sr$、$^{140}Ba$ 和$^{226}Ra$ 等均属亲骨型分布和滞留。

（3）3 价或 4 价态放射性核素：在体内可发生水解而形成难溶性氢氧化物胶体，如$^{140}La$、$^{144}Ce$、$^{143}Pr$ 和$^{232}Th$ 等属亲网状内皮系统型分布与滞留。

（4）5、6 和 7 价态的放射性核素：有的属亲肾型分布（如$^{238}U$ 和$^{106}Ru$ 等）。有的则属均匀型分布（如 F、Cl、Br、Te、Nb、Po 等）。

（5）放射性核素：初始分布之后，随着时间的延长，有些放射性核素可出现再分布（redistribution）现象。如$^{210}Pb$ 同稳定的无机铅一样，被吸收后迅速分布于红细胞、肝和肾，以后逐渐转移到骨骼，取代骨晶格中的钙，一个月后 90%以上的$^{210}Pb$ 沉积于骨骼内。又如$^{144}Ce$、$^{144}Pr$、$^{91}Y$ 吸收后早期分布于肝脏内最多，骨骼次之，但以后肝内含量逐减，骨沉积增多。同是稀土族核素，可因离子半径不同，分布上具有很大差异。如图 2-18 稀土族放射性核素在肝内的滞留量随离子半径增大而增多，而在骨内的滞留量则随离子半径的减小而增多。

上述分布类型和规律都具有相对性。核素由血液分布到全身，在早期各器官或组织中的含量或浓度，随血液内含量或浓度的逐渐降低反而逐渐增高，但程度（即快慢、多少）有所不同，与此同时，也有一部分核素由器官或组织内移出（廓清），同时衰变掉一部分。核素停止摄入后，或经过一段时间后，各器官或组织内核素的含量或浓度，则呈指数式降低，但程度也依核素的种类、动物种属不同而异（图 2-19）。

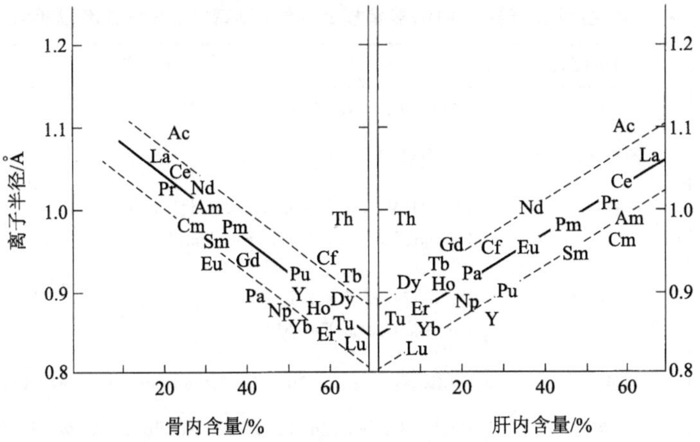


图 2-18　镧系和锕系核素在哺乳动物骨和肝内的含量与其离子半径的关系
（放射毒理学，朱寿彭等，2004）

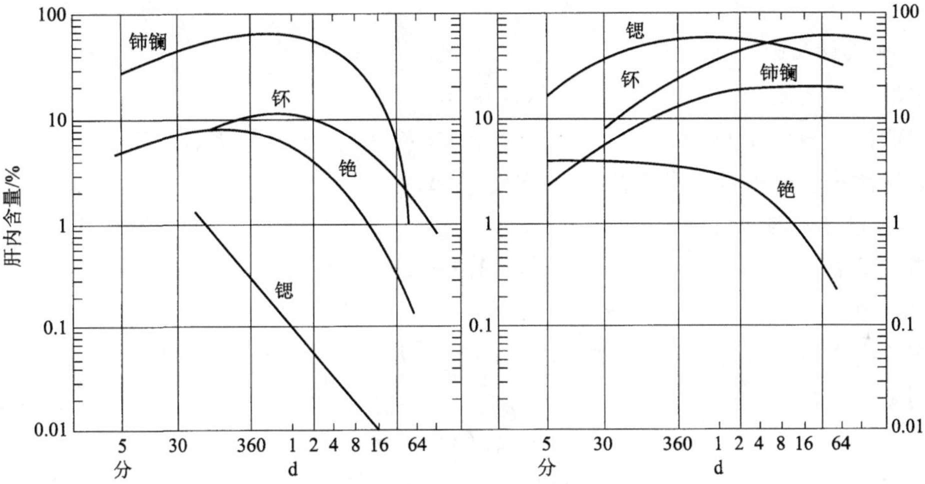


图 2-19　放射性核素一次静注后在肝脏（左）和骨骼（右）内的分布动态

## 三、滞留模型

### （一）滞留模型的意义

要评价放射性核素摄入的危害程度，必须知道初始污染量（初始吸收量）才能估算它对全身或各器官组织授予的内照射剂量。体内初始污染量除可用排除函数方程导出外，还可利用测量得到的体内含量 $q(t)$，应用 $q_0=q(t)/r(t)$ 关系式求出初始污染量（$q_0$），从而估算内照射剂量，为评价其危害程度和确定干预措施的依据。由此可见，探讨滞留模型（retention model）具有重要的应用价值。

### （二）放射性核素的滞留隔室

放射性核素的滞留模型分为单隔室和多隔室。ICRP 第 30 号出版物中，除惰性气体外，其他 91 种元素在体内的滞留模型列于表 2-6。

**表 2-6 各种元素在体内的滞留模式(放射毒理学,朱寿彭等,2004)**

| 分布特点 | 滞留模式 | 元 素 |
|---|---|---|
| 均匀分布 | 单隔室:全身 | H、C①、F、Cl、K、Ti、Br、Au、At、Fr |
| | 多隔室:全身 | C②、Si、S、Ru、Rh、Cs |
| 不均匀分布 | 单隔室:全身 | Mg、Al、V、Cu、Fe、Rb、Y、Pd、Cd、In、La<br>Ce、Nd、Pm、Sm、Ho、Er、Eu、Tm、T1、Po |
| | 器官 | P、Ni、Ge、Zr、Te、I、Pr、Eu、Gd、Tb、Dy、Yd、Lu、Hf、Ac、Th、Np、Pu、Am、Cm、Bk、Cf、Es、Fm、Md |
| | 多隔室:全身 | Sc、Co、Ga、As、Se、Nb、Mo、Ag、Sn、Sb、Os、Ir、Pt、Hg、Bi |
| | 器官 | Be、Na、Cr、Mn、Zn、Te、Ta、W、Re、Pb、Pa、U、Ca、Sr、Ba、Ra |

注:资料源自:朱寿彭等．放射毒理学,2004. ① CO 和标记化合物;② $CO_2$。

滞留模型可用滞留函数方程(retention function equation)表达,通常是指数函数和幂函数。

1. 单次摄入时

单项指数函数: $$R(t)=K\mathrm{e}^{-\lambda bt} \tag{2-8}$$

多项指数函数: $$R(t)=K_1\mathrm{e}^{-\lambda 1t}+K_2\mathrm{e}^{-\lambda 2t}+K_3\mathrm{e}^{-\lambda 3t}\cdots\cdots+K_n\mathrm{e}^{-\lambda nt} \tag{2-9}$$

亲骨性核素可用幂函数式表示: $$R(t)=At^{-n} \tag{2-10}$$

2. 持续多次摄入时

指数函数: $$R(t)=q\cdot 1/\lambda\cdot(1-\mathrm{e}^{-\lambda t}) \tag{2-11}$$

幂函数: $$R(t)=q/(n+1)\cdot r_\lambda t^{-n-1} \tag{2-12}$$

多项指数函数: $$R(t)=K_1\mathrm{e}^{-\lambda b_1 t}+K_2\mathrm{e}^{-\lambda b_2 t}+K_3\mathrm{e}^{-\lambda b_3 t}\cdots\cdots+K_n\mathrm{e}^{-\lambda b_n t}$$

当 $\lambda\to 0$ 时,则

$$R(t)=q/(n+1)\cdot t^{n-1} \tag{2-13}$$

因而 $$r(t)=R(t)\cdot\mathrm{e}^{-\lambda t} \tag{2-14}$$

式中,生物滞留分数 $R(t)$ 为摄入单位活度核素后 t 时刻体内滞留量占初始摄入量的分数;$r(t)$ 为有效滞留分数;$K_1$、$K_2$、…、$K_n$ 代表各相应部位的分数,一般 $K_1+K_2+\cdots+K_n=1$,$\lambda_1$、$\lambda_2$…、$\lambda_n$ 为各相应部位生物廓清的速率常数;$A$ 为经过 1 d 后核素在体内剩余的分数;$q$ 为每天进入体内的活度;$r_\lambda$ 为 $r$ 函数。

碱土族放射性核素在体内的滞留函数以下式表达:

$$Q(t)=(1-p)\mathrm{e}^{-mt}+p\varepsilon^b(t+\varepsilon)^{-b}[\beta\mathrm{e}^{-r\lambda t}+(1-\beta)\mathrm{e}^{-r\sigma\lambda t}] \tag{2-15}$$

式中,$Q(t)$ 为一次进入转移隔室后经 $t$ 天滞留在体内的量占初始进入量的分数;$p$ 为滞留函数中不属早期指数项的分数;$m$ 为滞留函数中早期指数项的速率常数;$t$ 为碱土族元素进入转移隔室后时间;$\varepsilon$ 为一短暂时间,与元素在初始代谢库中的循环有关;$b$ 为幂函数的斜率,与活度由骨向血液内扩散并有一部分排出体外有关;$\beta$ 为沉积在皮质骨中的碱土元素的放射性活度占骨体积活度的分数;$r$ 为碱土族核素进入转移隔室后,长期在再吸收部位上由于新骨中的放射性核素再沉积而引进的一个校正系数;$\sigma$ 为碱土族元素在小梁骨和皮质骨沉积和再吸收速率的比值;$\lambda$ 为碱族元素在皮质骨沉积和再吸收的速率。

### （三）单次和持续摄入$^{131}$I 的滞留量计算实例

图 2-20 中的 $AB$ 曲线为一次吸收 1 kBq $^{131}$I 时内滞留量（不考虑放射性衰变）的动态变化，其滞留分数方程为：$R(t)=0.7e^{-2.07t}+0.3e^{-0.094t}$。图中 $OPQ$ 曲线为 10 d 内均匀吸收总计为 1 kBq $^{131}$I（即连续每天摄入 0.1 kBq）时体内滞留量的动态变化，其滞留分数方程为：

曲线 $OP$ 段：$R(t)=0.7(1-e^{-2.07t})/2.07T+0.3(1-e^{-0.094t})/0.094T$

曲线 $PQ$ 段：$R(t)=0.7[e^{-2.07(t-T)}-e^{-2.07t}]/2.07T+0.3[e^{-0.094(t-T)}-e^{-0.094t}]/0.094T$

式中，$t$ 的意义同前；$T$ 为持续吸收的时间（天）。

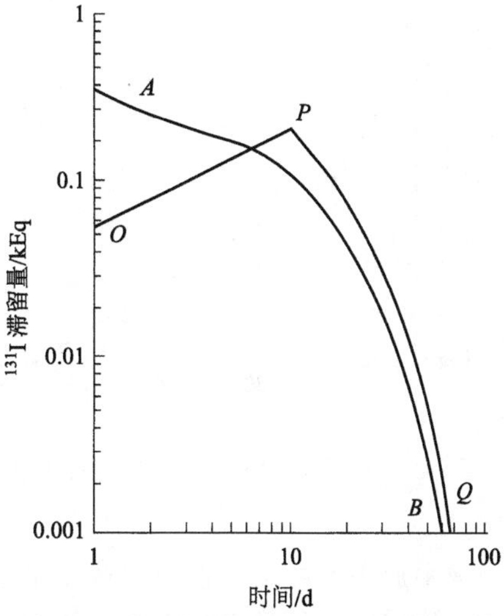


图 2-20　总吸收量为 1 kEq $^{131}$I 单次和持续 10 d 摄入时的滞留曲线

应当指出，上述的滞留函数和排除函数在事故性或职业性核素内污染时，计算体内量和最初污染量，进而估算内照射剂量时都是至关重要的函数。

## 第五节　体内放射性核素的排除

放射性核素自体内排除（excretion）是其在体内转运过程的最后环节。如果吸收的放射性核素较少，它又能较快的排除，则产生的内照射作很小；反之吸收量多，排除速率低在体内长期滞留，则可引起严重的内照射作用。

### 一、排除途径

体内放射性核素可经由肾、肠道、呼吸道、肝-胆系统、乳腺、汗腺、皮肤和黏膜等排出，其中以经肾排除最重要，其次为肠道，其余排除途径（excreted routes）对特定的放射性核素也很重要。例如气态或气溶胶态放射性核素，则主要经呼吸道排除。放射性核素的排除途径及速率与其物理状态、进入途径及转运特点等密切相关。

#### （一）经肾排除

肾脏排除放射性核素与排除一般毒物或正常代谢产物一样，包括肾小球滤过、主动转运和肾小球简单扩散 3 种方式。

凡是吸收入血液的可溶性放射性核素如$^{24}$Na、$^{85}$Sr 和$^{131}$I 等，主要经肾随尿排除，有的呈单项指数规律，有的呈多项指数之和。图 2-21 为人摄入$^{85}SrCl_2$ 后随尿排出$^{85}$Sr 的动态过程。

吸收入血液后易水解的放射性核素，如$^{140}$La、$^{232}$Th 和$^{239}$Pu，其随尿排除率比上述低得多。这种排除曲线用幂函数表示则更符合实际观察的结果。图 2-22 是人体内$^{239}$Pu 经肾缓慢排出的动态过程。

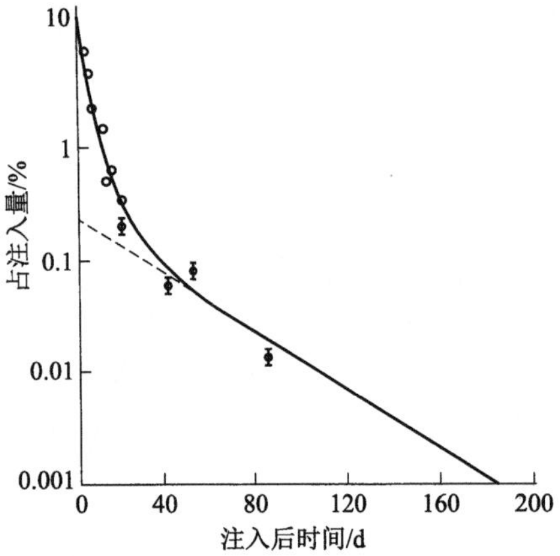


图 2-21　人摄入$^{85}SrCl_2$后的尿锶排出动态

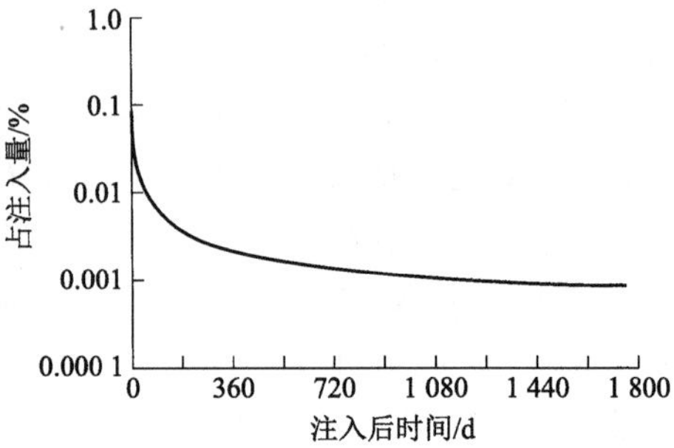


图 2-22　人摄入$^{239}Pu$后尿中钚排出动态

尿中放射性核素与血液内浓度呈正相关，因此可以从尿中放射性核素的浓度测定，间接判定机体对放射性核素的吸收和体内滞留的状况。但是，如已停止接触一段时间或旷日已久，尿液浓度低于测量方法的可探测限值，则无参考意义。

**（二）经肠道排除**

凡进入胃肠而未被吸收的放射性核素经肠道排至体外，称为“无关性”排除。已吸收入血的放射性核素，可随胃肠分泌液（每日约 3 L）进入胃肠道，随粪便排出，但其数量有限，不是主要途径。

有些放射性核素，尤其是进入血液后易水解成为氢氧化物胶体或与蛋白质结合，分子量大于 300 的大分子，滞留于肝脏者，可经肝的主动转运系统将其自肝细胞泌入胆汁，然后再随胆汁转运至肠道。有的放射性核素化合物几乎完全由肠道排出，成为重要的排除途径之一。

经胆道转运至肠内的放射性核素，还可由肠黏膜再吸收沿门脉系统转运至肝脏，如此不断往返，故肠—肝循环（entero-hepatic circulation）具有重要的生理学和毒理学意义。为便于估算肝—胆系统的内照射剂量，研究肝—胆系转运过程用于临床核医学，肝—胆排泄动力学模型可参见 ICRP 第 53 号出版物。

放射性核素随粪便排出的量，是否可作为衡量机体吸收的状况，应视粪便中放射性核素的来源而定。当仅有胃肠外摄入，并且除外由呼吸道转入胃肠道的途径时，可由粪便排出量（称内源性排出）判断放射性核素的吸收情况。

**（三）经呼吸道排除**

吸收到体内气态或挥发性放射性核素，主要通过简单扩散方式要经呼吸道排出，且速度快，排出率高。其速度取决于肺泡壁两侧的气体分压差。血/气分配系数较小的放射性核素排出较快，反之则排较慢。例如氡吸入后最初 30 min 可排出 2/3，2 h 后体内氡几乎全已排出。又如气态氚进入体内后，大部分在最初 1.5 h 内随呼气排出，5～6 h 后体内仅存留痕量氚。

**（四）其他途径排除**

有些放射性核素可经汗腺、乳腺、皮肤黏膜排出。特别值得指出的是，有些放射性核素除可经乳汁转递给婴幼儿外，还可透过胎盘屏障而转移给胎儿。婴幼儿的肝、肾排出功能尚未发育成熟，其对放射性核素的排出较成年人为差。

## 二、排除速率

在放射毒理学中，常用下述参数描述和表达体内放射性核素的排除速率。

### (一) 生物半排期(biological half-life, $T_b$)

指生物机体或特定的器官或组织内的放射性核素的排出速率近似地符合指数规律时，通过自然排出过程使机体内或特定器官或组织内的总活度减少一半所需的时间。

### (二) 有效半减期(effective half-life, $T_e$)

生物机体或特定的器官组织内的放射性核素，由于放射性衰变(radioactive decay)和生物排出的综合作用而近似地按指数规律减少，使其总活度减少一半所需的时间称为有效半减期。机体内放射性核素的实际减少量，是物理衰变和生物排出的总和(图 2-23)。

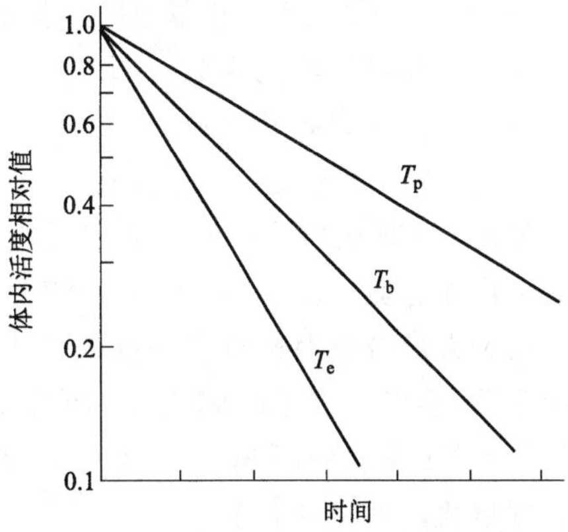


图 2-23　体内放射性核素的递减速度

(源自 Klaasse AD, Toxicology, 1986)

有效衰减常数 $\lambda_e$ 与物理衰减常数 $\lambda_p$ 和生物衰减常数 $\lambda_b$ 的关系是：

$$\lambda_e = \lambda_p + \lambda_b$$

因为 $T = \ln 2/\lambda, \lambda = \ln 2/T$

所以 $\ln 2/T_e = \ln 2/T_p + \ln 2/T_b$

化简得到 $T_e$ 与 $T_p$、$T_b$ 的关系式：

$$T_e = (T_p \times T_b)/(T_p + T_b) \quad (2\text{-}16)$$

例如，$^{131}I$ 的 $T_p = 8.1d, T_b = 138$ d

则 $T_e = (8.1 \times 138)/(8.1 + 138) = 7.6$ d

如果某一放射性核素的物理半衰期(physical half-life, $T_p$)和生物半排期两者相差甚为悬殊，其 $T_e$ 则主要由短者决定(表 2-7)。通常将短寿命放射性核素的 $T_e$，近似或等于其 $T_p$，而长寿命核素的 $T_e$ 则近似或等于 $T_b$。

**表 2-7　不同放射性核素的 $T_p$、$T_b$ 和 $T_e$**

| 放射性核素 | 滞留器官或组织 | 物理半衰期($T_p$) | 生物半排期($T_b$) | 有效半减期($T_e$) |
|---|---|---|---|---|
| $^{131}I$ | 甲状腺 | 8.4 d | 138 d | 7.6 d |
| $^{32}P$ | 骨骼 | 14.3 d | 1 155 d | 14.1 d |
| $^{45}Ca$ | 骨骼 | 63.0 d | 18 000 d | 162.0 d |
| $^{3}H$ | 体液 | 4 500 d | 10 d | 12.0 d |
| $^{137}Cs$ | 肌肉 | 10 917 d | 140 d | 138 d |
| $^{226}Ra$ | 骨骼 | 1 602 a | 45 a | 44 a |
| $^{239}Pu$ | 骨骼 | 24 000 a | 200 a | 197 a |

注：资料源自朱寿彭，李章．放射毒理学．苏州：苏州大学出版社，2004。

## 三、排除规律

排除规律是描述体内放射性核素的排除随时间变化的动态过程。通常是按给定时刻测量核素的排除量，然后拟合排除函数 $Y(t)$ 或 $E(t)$ 的方程。有些放射性核素如 $^{3}H$、$^{210}Po$ 等，可用简单的指数函数方程(exponential function equation)表示，即：

$$Y(t) = k e^{-\lambda t} \tag{2-17}$$

或

$$E(t) = k e^{-\lambda t} \tag{2-18}$$

式中：$Y(t)$——摄入后 $t$ d 单位时间排除量占初始摄入量的分数；

$E(t)$——摄入后 $t$ d 单位时间排泄物中放射活度，Bq/d；

$k$——生物区间的系数；

$\lambda$——生物衰减常数；

$t$——摄入后经过的时间，d。

根据 $t$ d 排泄物的放射性活度 $E(t)$，按 $q_0 = E(t)/y(t)$，即可求出初始摄入量($q_0$)，这里有效排除分数 $y(t) = Y(t) \cdot e^{-\lambda_p t}$。

由于大部分放射性核素是掺入到代谢率不同的各种器官和组织，因此其排除速率不是一个常数，不仅依赖于时间因素，而且受空间因素的制约。故大部分放射性核素如 $^{137}Cs$、$^{131}I$、$^{60}Co$、$^{32}P$ 等的排除速率，呈现出快慢不同的时相，不能用单一的指数函数表示，而必须用几项指数函数之和表示。

例如，给正常人静脉注射 18.5 kBq $^{85}SrCl_2$ 后，连续观测 140 d 内的排除率。$^{85}Sr$ 的排除规律可用三项指数函数之和近似地表示：

$$Y(t) = 16.5e^{-0.693/1.7t} + 4.7e^{-0.693/4.4t} + 0.2e^{-0.693/50t} \tag{2-19}$$

由上式可见，$^{85}Sr$ 的排除动态过程有三个时相，第 1 个时相在注入后 22 d 内，其 $T_b$ 为 1.7 d，属快排除组分，排除注入量的 70%；第 2 个时相在注入后 23～50 d，其 $T_b$4.4 d，可排出注入量的 15%；第 3 个时相在注入 50 d 以后，$T_b$ 为 50 d，排除甚微，属慢排除组分。出现这种时相差别的原因是由于 $^{85}Sr$ 入血液后早期多呈游离状态，或有一部分在骨表层结合松散，因而易于排除，排除率高。然而，随着时间的延长，它参与体内生物转化过程与骨组织牢固结合，或沉积于骨组织晶格内，排除速率显著降低。

一些亲骨性放射性核素如 $^{239}Pu$、$^{226}Ra$ 和 $^{90}Sr$ 等，由体内排除较为缓慢，其排除规律可用幂函数(power function)近似地表示：

$$Y(t) = At^{-n} \tag{2-20}$$

式中：$A$——常数；

$t$——从摄入之日起所经历的天数；

$n$——排除常数，为正值。也可用指数函数与幂函数之和表示：

$$Y(t) = K_1 e^{-t} + K_2 t^{-(n+1)} \quad (n>1) \tag{2-21}$$

指数函数项代表快排除组分，幂函数项代表慢排除组分，即放射性核素从骨骼排除的部分。在幂函数情况下，放射性核素每天从骨骼滞留量中排除的分数，就不是一个常数了。

# 参考文献

[1] Colombetti L G. Biological transport of radiotracers. Boca Raton, 1982.

[2] ICRP Publication 66. Human respiratory tract model for radiological protection. Ann ICRP, 1994.

[3] ICRP Publication 100. Human alimentary tract model for radiological protection. ICRP, 2005.

[4] 张桥. 卫生毒理学基础. 第3版. 北京:人民卫生出版社, 2001.

[5] Klassen C D. Casarett and Doull's. Toxicology. 6th ed. McGraw-Hill, 2001.

[6] Eric J H. Radiobiology for the radiologist. 6th ed. Lippincott Williams & Wilkins, Baltimore, 2011.

[7] ICRP第30号出版物. 工作人员的放射性核素摄入限值. 方军, 董柳灿译. 北京:原子能出版社, 1984.

[8] 陈兴安. 内容十分丰富的ICRP第66号出版物(1994). 中国辐射卫生, 1995, 4(2):125-127.

# 第三章

# 放射性核素内照射作用机理、特点及影响因素

深入阐明放射性核素内照射作用的机理、特点及其影响因素，可使人类更全面地认识和理解放射性核素对生物机体作用的基本规律，旨在针对放射性物质引起人体和环境污染，运用这些规律，尽一切可能减少放射性物质污染对人类的危害。

## 第一节　放射性核素内照射作用的机理及特点

### 一、放射性核素的作用机理

#### (一) 射线与机体作用的过程

阐明放射性核素对生物体的作用过程，对于理解其放射生物学作用的本质以及防治放射损伤，都有重要的意义。放射性核素核衰变释放的α和β带电粒子以及γ射线，对生物机体可产生一系列作用。

1. 带电粒子对生物体的作用

放射性核素释放的α或β带电粒子，与生物体作用时，可发生三种形式的能量转换：

(1) 使生物体中的原子或分子激发或电离，将部分能量转化为激发能和电离能；

(2) 带电粒子在生物体原子核电场的作用下，运动方向发生变化并得到加速度，使一部分动能转化为具有连续能量分布的轫致辐射；

(3) 带电粒子通过与生物体原子和分子发生不断的弹性碰撞，将带电粒子的一部分能量转化为热能。

在以上几种能量转换的比例中，电离能的转换是主要的。

2. γ射线对生物体的作用

放射性核素释放γ射线通过生物体时，主要发生光电效应、康普顿效应和电子对生成这三种作用过程。在机体组织中，低能光子以产生光电效应为主，而中等能量光子以产生康普顿效应为主，至于高能光子则以电子对形成为主。

放射性核素释放的辐射能被生物体吸收以后，辐射作用要经历不同的时相阶段。不同时相阶段的变化彼此相异，又相互影响。辐射作用的时相阶段包括物理、物理化学、化学和生物学四个阶段，如图 3-1 所示。当生物体吸收辐射能之后，首先在分子水平发生变化，引

起分子的电离和激发，尤其是生物大分子(biological macromolecules)的损伤。这种损伤可来自电离辐射的直接作用(direct effect)，更主要的来自辐射诱发的自由基等所致的间接作用(indirect effect)。辐射的直接作用和间接作用所致的生物大分子的变化，有的发生在瞬间，有的需经物理和化学的以及生物的放大过程才能显示出可见的组织器官损伤，需时较久，甚至可延续若干年后才表现出来。

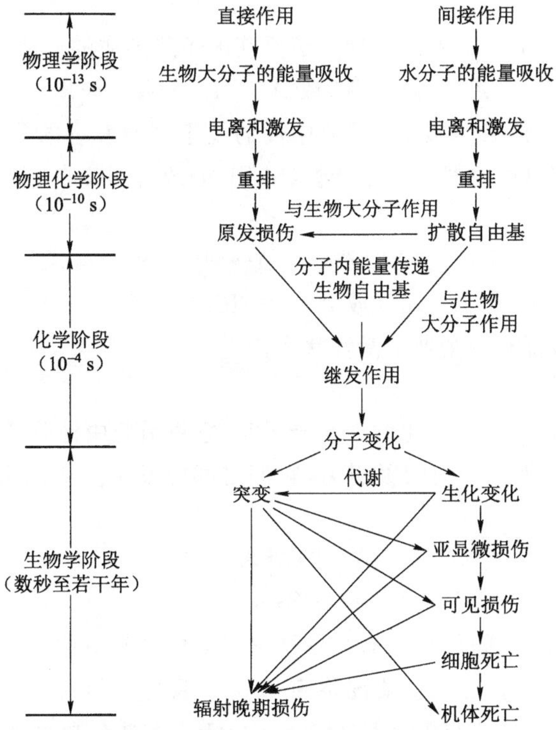


图 3-1　辐射作用的时相阶段

### (二) 生物分子的电离与激发(ionization and excitation)

在电离辐射作用下，生物效应主要起源于组成生物系统的各种分子的电离。由于电离是一种非选择性的过程，任何处在电离粒子径迹上的原子和分子都有可能被电离，因此，组成生物系统主要成分的分子发生电离的机会最大。生物细胞内的分子种类很多，其结构与功能的复杂程度也各不相同。从放射毒理学的角度看来，其中以生物大分子和水分子更具有特别重要的意义。因为蛋白质和核酸等生物大分子是细胞生理功能和遗传信息传递的基础。分子生物学的研究证明，生物大分子的结构决定了它们的功能。结构上的任何改变，都将导致功能的变化，从而对细胞的增殖、变异和遗传产生深远的影响。以 DNA 为例，辐射引起的重要结构改变是多聚核苷酸链的断裂和碱基结构与比例的改变等。前者又分为单链断裂(single strand break)和双链断裂(double strand break)；后者包括嘧啶在 5，6 双链上的羟基过氧化、嘧啶二聚体的形成和其他化学变化。

电离辐射可以使分子跃迁到各种激发态上，甚至可跃迁到能级高于分子电离电位的超激发态。当带电粒子与分子中的电子碰撞而使电子击出，可以造成分子的直接电离。然而更多地却是使分子激发到超激发态而电离。因此，在形式上可以把电离看成是一种强烈的激发，即分子被激发到电离电位以上。

生物分子电离后，产生一个由正离子和电子构成的离子对：

$$A \sim\!\rightarrow A^{+} + e^{-}$$

产生的正离子可以发生多种反应，其中最主要的是正负离子重合反应和离子-分子反应。

1. 正负离子重合

正离子可以与一个电子或者由中性分子俘获电子所形成的负离子发生重合反应：

$$A^{+} + e^{-} \rightarrow A^{*} \text{ 或 } A^{+} + B^{-} \rightarrow A^{**} + B$$

重合形成的中间产物 $A^{*}$（或 $A^{**}$）是中性的处于高激发态的分子，它们除一部分退激外，其余的将发生分解可给出两个分子产物（M 和 N）或者两个自由基（R. 和 .S），且以后一种情况居多，即：

$$A^{*}\text{（或 }A^{**}\text{）} \rightarrow M^{*} + N$$

$$A^{*}\text{（或 }A^{**}\text{）} \rightarrow R\cdot + \cdot S$$

两个产物中，一般都有一个处于激发状态。

2. 离子-分子反应

当一个正离子接近一个未极化的中性分子时，它将引起中性分子的电极化，使它成为偶极子，由于离子与偶极化分子间的吸引力，它们之间将发生反应而引起原子和电荷的重新排列：

$$A^{+} + B \rightarrow A + B^{+}$$

$$A^{+} + B \rightarrow C^{+} + D$$

前一种情况称电荷传递反应，只有当中性分子 B 的电离电位 $I_B$ 低于或等于分子 A 的电离电位 $I_A$ 时，它才能发生。后一种情况称离子-分子反应，反应产物不同于反应物，其中一个仍带着正电荷，如 $H_2O^{+} + H_2O \rightarrow H_3O^{+} + \cdot OH$ 反应就是典型的离子-分子反应。在许多化合物的辐射过程中，离子-分子反应都是一个重要的步骤，其中，氢原子传递是最常见的形式。例如，对一个含氢的有机化合物分子（包括生物大分子）MH，可以发生下列的反应：

$$MH \sim\!\rightarrow MH^{+} + e^{-}$$

$$MH^{+} + MH \rightarrow MH_2^{+} + M^{*}$$

由于细胞内生物大分子存在于细胞内大量水分子的环境中，所以当电离辐射作用于生物大分子和水分子时，均可使它们电离和激发，一方面引起生物大分子的损伤，另一方面引起水分子改变而产生许多活性产物，后者又可进一步引起生物大分子的损伤。

**（三）水的辐解产物（radio-decomposed productions of water）**

放射性核素的辐射能作用于水分子时，可将水分子中的电子击出，引起电离，使水分子变成带正电的离子 $H_2O^{+}$；而被击出的电子称为热电子。$H_2O^{+}$ 为不稳定离子，在水中解离为氢离子（$H^{+}$）和羟自由基（$\cdot OH$）。热电子在其运动途径中又不断和水分子碰撞，击出其他水分子中的电子，引起次级电离。这些电子在其运动和引起电离的过程中逐渐丧失其能量，直至不能再击出其他分子的电子，它们就被水分子捕获，形成带负电的水离子（$H_2O^{-}$）。后者也极不稳定，在水中解离成羟离子（$OH^{-}$）和氢自由基（$H\cdot$）。一部分电子尚可与 $H^{+}$ 作用形成 $H\cdot$。电子在碰撞过程中丧失其大部分能量，当电子能量水平降至 100 eV 以下而未被捕获时，可以吸收若干水分子而形成水合电子(hydrated electron，$e^-_{水合}$)，它可以与氧结合成超氧阴离子($O_2^-$)，这在间接作用中具有重要作用。

当放射性核素发出的辐射对水分子作用时，若水分子所获能量尚不足以使电子击出，亦即不能发生电离作用，而只使水分子的电子跃迁至外层，使其能量水平升高，即称为水分子的激发。激发的水分子($H_2O^*$)很不稳定，释放其能量即解离成为 H · 和 OH · 两种自由基。这些自由基的能量较小，重组合的机率较多。总的说来，自由基虽不稳定，易与其他分子发生反应，但比电离作用的产物——离子如 $H_2O^+$ 要稳定得多。小分子自由基可在介质中扩散，并从与其相遇的分子获取其所需的电子。这是小分子自由基与距其产生部位较远的分子发生反应的一种方式。但应该指出，由于自由基的寿命较短，没有足够的时间扩散到很远的部位，一般在不到 1 μm 的距离内即发生某种变化或反应。自由基尚可将其多余的电子传给邻近的分子，后者又将其传给另外的分子，接受此电子的分子相继变为自由基。这种链式反应可依次在一群分子中发生，从而引起有机分子的改变。

综上所述，电离辐射与水分子相互作用产生的系列辐射分解产物可以表示为：

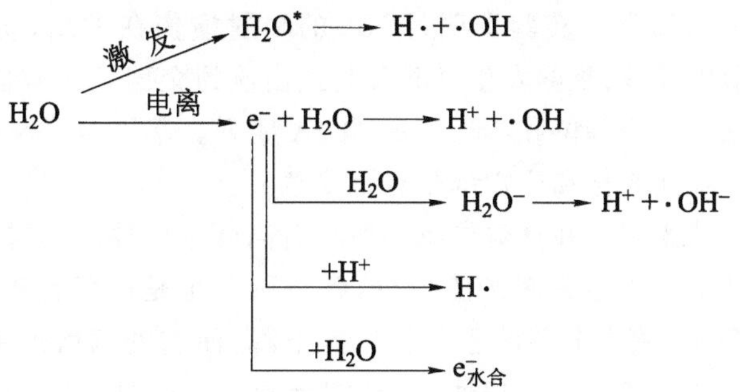


图中：$H_2O^*$ 代表被激发的水分子，H · 代表氢自由基，· OH 代表羟自由基，$e^-_{水合}$为水合电子。这些 · H、· OH 和 $e^-_{水合}$之间可发生重新结合反应，形成 $H_2$、$H_2O_2$和 $H_3O^+$。$H_3O^+$为水化氢离子，是水中 $H^+$ 存在的方式之一，它与 $e^-_{水合}$ 的负电荷相平衡。

生物大分子亦可被电离而产生自由基，这个反应既可迅速消失，又可继续发生反应而导致生物损伤。

应当指出的是，水经辐照后的这些辐射分解产物在生物体内的分布是极不均匀的，它们仅仅存在于两者相互作用部位平均直径约 1.5 nm(15 Å)的小体积内。这在内照射情况下，特别是在高 LET 辐射时，就更为突出。

**(四) 直接作用和间接作用**

在生物机体中，直接作用主要是指放射性核素所释出的粒子或射线直接对生物活性的分子引起激发和电离，从而引起正常功能和代谢障碍的损伤，继而导致具有生物活性的有机化合物分子如核酸、蛋白质等的变化。实验证明，放射性核素的辐射可以引起 DNA 链的断裂、解聚和黏度下降等。某些酶也可受辐射作用而降低或丧失其活性。此外，辐射亦可直接破坏膜系统的分子结构，如线粒体膜、溶酶体膜、内质网、核膜和质膜等的结构损伤，引起酶系释放，从而影响细胞的正常功能状态。

对大分子直接损伤的实验，都是在干燥状态或含水量很少的大分子或细胞上进行的。只有当物质的含水份量极低时，才可以说辐射效应的发生主要是由于直接作用。存在于细胞中一些 DNA 比较密集的部位，可能在辐射作用时直接吸收辐射能而出现结构和功能的变化，但其辐射效应不能单纯以直接作用来解释。

间接作用主要是指放射性核素的辐射通过水的原发辐解产物 ·H，·OH，$e^-_{水合}$，$H_2O_2$ 等作用于生物大分子而引起损伤。鉴于机体的多数细胞的含水量很高，可达 70%以上，而细胞内生物大分子一般是存在于含大量水分子的环境之中，因此间接作用在生物大分子损伤的发生上起着重要作用。详细解释间接作用的问题，如稀释效应、氧效应、防护效应和温度效应等的具体实例，可查阅医学放射生物学的有关章节。

从总体上看来，电离辐射的直接作用和间接作用在细胞内是同时存在的，在放射损伤的发生发展中是相辅相成的。

#### （五）靶分子和靶结构

按照现代分子生物学的观点，DNA 和膜是电离辐射作用的靶，是引起细胞一系列生化、生理和病理变化的关键环节。

DNA 对辐射非常敏感并且具有非常重要的生物功能，细胞 DNA 一旦受到辐射损伤，就会给机体造成严重的后果。实验证明，DNA 的辐射损伤在 DNA 分子上是非随机分布的。嘧啶二聚体的形成，链断裂的发生、DNA 与蛋白质的交链等都是非随机性的，在染色体中也存在对辐射敏感的脆性部位和不稳定的 DNA 序列。基因组 DNA 的非随机性损伤对辐射诱发突变、癌变、细胞老化和死亡都是有重要意义。

膜也具有重要的生物功能并且对电离辐射具有高度敏感性。细胞膜可以看做是一个巨大的分子复合体。其中包含着许多细胞成分，各种脏器也是由膜包裹而成，其靶面积大于 DNA。当细胞受照射后，膜上的鞘磷脂含量迅速下降，而它的酶解产物神经酰胺的含量迅速上升。已经证明神经酰胺是第二信使，介导细胞凋亡。而且 DNA 链必须附着在膜上或形成 DNA 膜复合屋时才能复制。射线一旦破坏了这种附着点，DNA 复制就会停止。

### 二、放射性核素的作用特点

#### （一）不同 LET 的辐射作用

传能线密度①(linear energy transfer，LET)是指直接电离粒子在其单位长度径迹上消耗的平均能量，其状态取决于辐射的类型、各种带电离子的电荷与质量的比值，以及运动速度等。传能线密度不同的辐射源所产生的辐射效应的差别很大，这是因为它们本身的电荷数不同，而这些带电粒子在物质中单位路程上的能量损失与它所带的电荷数有关。电荷数越多，则在单位路程上形成的离子对数就越多，即电离密度(ionization density)越大。如等能量的 α 粒子，通过 1 mm 距离的组织，所形成的离子对数目，要比等能量的 β 粒子，在同样的距离上形成的离子对高 1 000 倍，比 γ 射线高 60 000 倍。电离密度越大的带电粒子，对机体产生的生物效应也就越大，例如小猎犬吸入 $^{239}Pu$ 或 $^{90}Sr$ 标记的煅烧硅酸铝粒子，两者在肺内的有效半减期均为数百天。但由于 $^{239}Pu$ 的 α 粒子在组织中电离密度比 $^{90}Sr$ β 粒子大得

---

① LET($L_\Delta$)是指特定能量的带电粒子在介质中穿行单位长度路程时，由能量转移小于某一特定值 Δ 的历次碰撞所造成的能量损失。用 keV/μm 作单位。由于 α 粒子在组织内引起的电离密度大，在单位长度径迹上消耗的能量高，所以是属于高 LET 辐射(high LET radiation)。而 β 粒子和 γ 光子所致的电离密度小，是属于低 LET 辐射(low LET radiation)。

多，所以引起的肺部损伤比$^{90}Sr$重。在中等致死剂量水平时，$^{239}Pu$的效应约为$^{90}Sr$的 7 倍。

放射性核素中释放的带电粒子相同但能量不同时，能量高者产生的离子对亦较多，因此该放射性核素对机体的损伤效应亦较重。如以相对均匀分布的两种 β 辐射源为例，引起动物死亡的摄入量也有明显差异，如表 3-1 所示。

**表 3-1　不同能量 β 放射性核素的致死量比较**

| 放射性核素 | β 粒子的平均能量/MeV | 空气中电离密度，离子对/mm | 引起大鼠死亡所需活度/(kBq/g,体重) |
|---|---|---|---|
| $^{137}Cs$ | 0.180 | 5 624 | 296 |
| $^{3}H$ | 0.006 | 180 | 14 800 |

带电粒子在通过机体组织时，随着其能量不断地损失，它的速度也就越小。带电粒子在组织中沿着最初入射方向穿行的最大直线距离称为射程。各种放射性核素发射的 α、β 粒子或 γ 光子在机体组织中的射程是不同的，从表 3-2 中可见，γ 光子的射程最大，其次是 β 粒子，射程最小的是 α 粒子。α 粒子的能量几乎全部被机体所吸收；γ 射线的能量可透过机体而部分散失，因此，内照射时，α 粒子对机体的生物效应最大，β 粒子次之，而 γ 射线为最小。

**表 3-2　放射性核素不同辐射在空气和软组织中的射程**

| 射线种类 | 放射性核素 | 物理半衰期 | 射线能量/MeV | 射　程/cm | |
|---|---|---|---|---|---|
| | | | | 空气 | 软组织 |
| α 粒子 | $^{238}U$ | 4.5×10$^{9}$ a | 4.2 | 2.6 | 0.037 |
| | $^{225}Ra$ | 1 602 a | 4.8 | 3.3 | 0.040 |
| | $^{210}Po$ | 138 d | 5.3 | 3.7 | 0.045 |
| | $^{222}Rn$ | 3.8 d | 5.5 | 4.0 | 0.049 |
| β 粒子 | $^{14}C$ | 5 692 a | 0.155 | 21.7 | 0.24 |
| | $^{90}Sr$ | 28.1 a | 0.54 | 141.0 | 2.10 |
| | $^{131}I$ | 8.04 d | 0.81 | 157.0 | 2.46 |
| | $^{32}P$ | 14.3 d | 1.70 | 610.0 | 9.50 |
| γ 粒子 | $^{24}Na$ | 15.02 h | 2.06 | 大于 600 m | 可自由透过躯体 |
| | $^{82}Br$ | 35.5 h | 1.80 | | |
| | $^{60}Co$ | 5.3 a | 1.25 | | |
| | $^{137}Cs$ | 30.17 a | 0.66 | | |

### （二）不同 RBE 的辐射作用

当生物体受到相等剂量辐照时，但由于电离辐射的类型不同，则产生的辐射生物效应(RBE)不同。以前沿用 250 kV 的 X 射线作为比较标准，现在 ICRP 建议采用 γ 射线为标准射线，RBE 公式为：

RBE＝所试辐射产生的生物效能/相同剂量标准射线产生的生物效能

由于 RBE 是一个相对量，可以受多种因素的影响，如辐射品质、照射剂量、分次照射的次数、剂量率等。不同 LET 辐射的 RBE 值不同。如果使用同一种射线，但观察的生物终点不同，则所得的 RBE 值也不同。所以应该用同一生物终点观察来比较 RBE 值。

### （三）持续作用

进入体内的放射性核素，遵循其固有的衰变规律释放出的带电粒子或光子，对机体产生持续照射，直到放射性核素衰变成稳定性核素或全部被排出体外时为止。一般认为，放射性核素的持续作用时间可按 6 个有效半减期计。这种作用不能被“中和”，任何化学反应亦不能改变其放射性活度。表 3-3 中列举出几种常见放射性核素在靶组织中的有效半减期。

**表 3-3　几种常见放射性核素在靶组织中的有效半减期**

| 放射性核素 | 靶 组 织 | 有效半减期/d |
|---|---|---|
| $^{32}P$ | 骨无机质 | 14.5 |
| $^{60}Co$ | 全身 | 560.0 |
| $^{90}Sr$ | 骨无机质 | 6 400.0 |
| $^{131}I$ | 甲状腺 | 7.5 |
| $^{137}Cs$ | 全身 | 110.0 |
| $^{144}Ce$ | 全身 | 270.0 |
| $^{239}Pu$ | 骨 | 18 000.0 |

### （四）辐射作用与化学作用

绝大多数的放射性核素具有很高的比活度，因此，质量上极少量的放射性核素作用于机体，就会引起机体一定的辐射效应。例如，数个 GBq 的 $^{210}Bi$ 可引起辐射效应，但其质量只有 $10^{-7}$ g（表 3-4），就化学毒性而言，这样的质量对机体不会产生明显的作用。

**表 3-4　1 kBq 放射性核素的质量**

| 放射性核素 | 物理半衰期 | 1 kBq 物质的质量/g |
|---|---|---|
| $^{132}I$ | 2.29 h | $2.6\times10^{-15}$ |
| $^{24}Na$ | 15.0 h | $3.2\times10^{-15}$ |
| $^{210}Bi$ | 5.01 d | $2.2\times10^{-13}$ |
| $^{90}Y$ | 2.67 d | $4.9\times10^{-14}$ |
| $^{89}Sr$ | 52.7 d | $1.0\times10^{-12}$ |
| $^{210}Po$ | 138 d | $5.9\times10^{-12}$ |
| $^{226}Ra$ | 1 602 a | $2.7\times10^{-8}$ |
| $^{238}U$ | $4.5\times10^{9}$ a | $8.1\times10^{-2}$ |
| $^{232}Th$ | $1.4\times10^{10}$ a | $2.5\times10^{-1}$ |

值得提出的是，某些物理半衰期极长的天然放射性核素，如 $^{238}U$，它的物理半衰期为 $4.5\times10^{9}$ a，1 kBq $^{238}U$ 的质量为 81 mg。而根据各种实验研究的资料来看，体负荷达 1～2 mg/kg（体重）的铀时，即可引起机体中毒，而其放射性活度是很低的。可见铀急性中毒是它的化学毒性所致。在长期小剂量铀所致的慢性损伤效应中，辐射的作用不容忽视。比活度极低的放射性核素 $^{232}Th$ 也有类似的损伤特性。

### （五）选择性蓄积作用

某些放射性核素进入机体后，常常具有在某一器官或组织中选择性蓄积的特点。例如$^{131}I$进入机体后，甲状腺中$^{131}I$的活度约占体内含量的68.2%，肝中占0.5%，脾中仅占0.05%。可见$^{131}I$在甲状腺中呈高度的选择性蓄积的作用。

## 第二节 影响放射性核素作用的因素

影响放射性核素在体内作用的因素，可以概括为放射性核素本身的理化特性、机体状态、放射与非放射因素的复合作用以及不同类型辐射的混合作用等几个方面。

### 一、放射性核素的理化因素

#### (一) 物态

不同物理状态的放射性核素在体内的转运和转化过程存在着差异，因而其作用亦不同。如气态的放射性核素主要经呼吸道吸收及排除，作用的器官往往为呼吸系统。液态或固态的放射性核素在机体内的吸收、分布及排除不同于气态，因而其作用的特点亦有差异。

在吸入条件下，放射性核素气溶胶的粒度大小对它自呼吸系统的吸收以及由此而致的体内分布及损伤有较大影响。表3-5中 列出了给大白鼠肺内注入不同粒度$UO_2$ 30 mg/kg(体重)的实验结果，表明粒度越小，在肺、肾及股骨处的沉积也越多，肾功能损伤也越严重。

表3-5 肺内注入等量不同粒度的$UO_2$在大鼠体内的分布及对血非蛋白氮含量影响

| 粒度大小/μm | 器官沉积量 | | | 注入后7 d血非蛋白氮含量/mg% |
|---|---|---|---|---|
| | 肺占注入量/% | 肾/μg | 股骨/μg | |
| 0.35 | 62 | 3.5 | 7 | 126 |
| 0.60 | 42 | 3.1 | 7 | 107 |
| 0.98 | 46 | 1.6 | 5 | 56 |
| 2.8 | 63 | 1.4 | 5 | 43 |
| 5.6 | 23 | 1.3 | 1 | 36 |
| 7.6 | 29 | 1.1 | 4 | 38 |
| 11.0 | 8 | 0.5 | 2 | 39 |

#### (二) 水解性质与化合物形式

凡属于镧系和锕系的放射性核素，在生理的pH条件下极易水解。这就直接影响到它们在体内的分布及作用的靶部位。例如镧系和锕系元素的硝酸盐和盐酸盐，在体内的生理pH条件下发生水解后，形成难溶性的氢氧化物胶体，易被网状内皮系统所吞噬，较长期的滞留于肝、脾等网状内皮系统。从图3-2的放射自显影图像中可以观察到放射性钷-147摄入机体5 d后在肝组织内聚集的微观放射自显影径迹。

当同种放射性核素的不同化合物进入体内时，它们在体内的转运规律是不同的。如将放射性活度相等的硝酸钚、柠檬酸钚或硝酸钚酰分别注入机体，它们在肝脏和骨组织中的滞留量有显著的差异(表3-6)。由于柠檬酸钚和硝酸钚酰是稳定的络合物及复合物，溶解度大，其阳离子很快地与骨组织中的胶原成分结合，主要滞留于骨骼中。而硝酸钚在体内被水

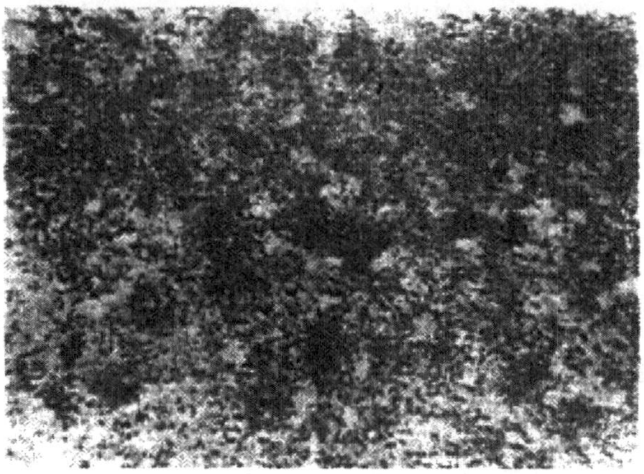

图 3-2　$^{147}Pm$ 在肝脏内滞留的放射自显影图像（×800）

解而形成难溶性胶体颗粒，主要滞留于肝、脾等网状内皮系统，这些分布上的差异，必然影响其对机体的损伤效应。

**表 3-6　不同钚化合物注入大白鼠体内后 96 h 在骨和肝内滞留的比较**

| 钚　盐 | 占注入量/% | |
|---|---|---|
| | 骨 | 肝 |
| 硝酸钚 | 29.3 | 39.7 |
| 柠檬酸钚 | 56.9 | 9.6 |
| 硝酸钚酰 | 56.5 | 9.1 |

## （三）剂量与剂量率

放射性核素引起的近期效应及远后效应，均与其内照射剂量（internal exposure dose）有密切关系。在近期效应中，以引起实验动物 50%死亡所需的时间（$LT_{50}$）作为指标，发现注入量越大，$LT_{50}$就越短；反之，$LT_{50}$则延长。例如，给中国仓鼠腹腔注入不同放射性活度的$^{90}Sr$-柠檬酸盐后，观察到在 111 kBq/g 或 185 kBq/g 体重组动物于注入后两周内均死亡；而 74 kBq/g 体重组的动物在 90 d 时尚活存 50%；注入量为 37、18.5、7.4 kBq/g 体重组的动物，分别于 260 d、700 d 和 900 d 才死亡 50%，而对照组可存活到 1 100 d。又如，大白鼠吸入$^{239}PuO_2$气溶胶后，亦出现类似的结果（表 3-7）。

**表 3-7　大白鼠吸入不同放射性活度$^{239}PuO_2$的 $LT_{50}$ 比较**

| 吸入放射性活度/（kBq/g，体重） | 大白鼠的 $LT_{50}$/d |
|---|---|
| 278 | 14 |
| 185 | 30 |
| 96 | 45 |
| 63 | 60 |
| 30 | 90 |
| 19 | 120 |

剂量率在放射性核素所致的辐射效应中有重要作用。一般说来，对于低 LET 辐射如 $\beta$、$\gamma$ 放射性核素，当剂量率降低时，则效应的发生率及其严重性亦减低，反之则增加。现以动物肺部早期辐射症候群的发生为指标，包括由放射性肺炎和肺纤维化引起的心肺功能不全，最后导致的死亡，观察猎犬吸入 4 种物理半衰期不同的难溶性 β 放射性核素（$^{90}$Y、$^{91}$Y、$^{144}$Ce 及 $^{90}$Sr）的煅烧硅酸铝粒子（FAP）后，诱发的肺症候群累计发生率与肺部剂量的关系，可见 $^{90}$Y 的 β 粒子的剂量率大时，其累计发生率为 50% 所需的剂量就愈小（图 3-3 和表 3-8）。

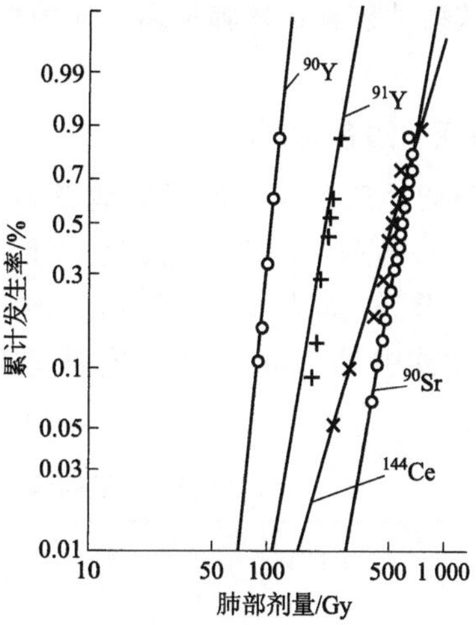


图 3-3　吸入煅烧硅酸铝粒子（FAP）中的 $\beta$ 放射性核素后，猎犬早期肺症候群累计发生率与肺部剂量的关系

放射性核素发出的高 LET 辐射如 α 粒子和中子所致损伤效应，通常呈现相反剂量率效应，即剂量率降低时效应的发生率及其严重程度增加，但剂量率过高时可对细胞产生杀死效应而影响了对效应的观察与分析。如用两种 α 放射性核素 $^{239}PuO_2$ 和 $^{238}PuO_2$ 进行了类似的实验，如图 3-4 所示。两者在猎犬肺内的有效半减期接近。但 $^{239}PuO_2$ 和 $^{238}PuO_2$ 的 $ED_{50}$（引起 50% 肺部辐射症候群所需的剂量）分别为 78.4 Gy 和 215 Gy，即 $^{238}PuO_2$ 的 $ED_{50}$ 要比 $^{239}PuO_2$ 的大几倍。这是因为 $^{238}PuO_2$ 的比活度比 $^{239}PuO_2$ 的高 280 倍，紧邻 $^{238}PuO_2$ 粒子周围的局部剂量率过高，杀死细胞的效应增大所致。应该指出的是，不同放射性核素产生的辐射剂量，对不同种系的动物和不同的生物终点所产生的影响是不相同的，应加以具体分析。从图 3-4 中还可以看到，如以辐射诱发的肺早期效应为生物终点，$^{239}$Pu、$^{238}$Pu 所需的剂量仅为 $^{90}$Sr 的 1/7.2 和 1/2.6，说

**表 3-8　猎犬吸入难溶性 β 放射性核素后发生肺症候群所需剂量及有关参数**

| 放射性核素 | β 粒子平均能量/MeV | 肺内有效半减期/d | 累计发生率为 50% 所需剂量/Gy | 20 Gy 总剂量时 | |
|---|---|---|---|---|---|
| | | | | 肺初始滞留/kBq | 初始计量率/(Gy·d) |
| $^{90}$Y(FAP) | 0.93 | 2.6 | 108 | 48 100 | 5.30 |
| $^{91}$Y(FAP) | 0.62 | 50 | 204 | 3 700 | 0.28 |
| $^{144}$Ce(FAP) | 0.08 | 200 | 514 | 518 | 0.08 |
| $^{90}$Sr(FAP) | 0.20 | 400 | 564 | 263 | 0.04 |

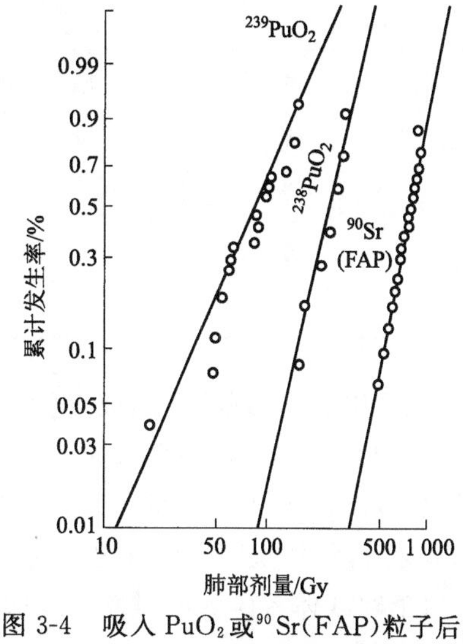


图 3-4　吸入 $PuO_2$ 或 $^{90}$Sr(FAP) 粒子后，肺症候群累积发生率所需剂量的比较

明 α 放射性核素诱发肺早期效应的概率高于$^{90}Sr$，这与 α 粒子所致剂量与剂量率比 β 粒子高有关。

### （四）溶剂性质

不同性质的溶剂可明显地影响放射性核素在体内的吸收和效应。给小白鼠皮下注射溶于不同溶剂中的$^{210}Po$，其放射性活度均为 18.5 kBq/g（体重），观察到动物存活时间有显著的差异，如表 3-9 中所示。溶于生理盐水和甘露醇中的$^{210}Po$毒性明显大于溶于明胶和甘油中的$^{210}Po$毒性。这种差别是由于$^{210}Po$在不同溶剂中经皮下的吸收率不同所致。

**表 3-9　不同溶剂对小白鼠注入$^{210}Po$后死亡时间的影响**

| 溶　剂 | 动物数/只 | 存活数/只 | 死亡数/只 | 动物死亡时间/d | | | | | |
|---|---|---|---|---|---|---|---|---|---|
| | | | | 7～12 | 13～21 | 27～35 | 36～50 | 67～74 | 130～150 |
| 生理盐水 | 24 | 0 | 24 | 13 | 10 | 1 | — | — | — |
| 甘露醇水液 | 25 | 0 | 25 | 24 | — | — | 1 | — | — |
| 明胶 | 20 | 5 | 15 | — | — | — | — | 5 | 10 |
| 甘油 | 20 | 0 | 20 | — | — | — | — | 5 | 15 |

### （五）载体(carrier)

放射性核素是否带有载体，对放射性核素在体内的分布定位有明显的影响。如给大白鼠静脉注入 370 kBq 的无载体$^{90}Y$的氯化物后 48 h，观察到它主要滞留于骨骼中，而加有稳定性钇的$^{90}Y$则主要滞留于肝和脾中（表 3-10）。这是因为载体存在时，更易水解成胶体氢氧化物而滞留于网状内皮系统中。

**表 3-10　载体对$^{90}Y$在大白鼠体内分布的影响**

| 器官和组织 | 占注入量/% | |
|---|---|---|
| | 不含载体$^{90}Y$ | 含载体$^{90}Y$ |
| 肝 | 7.10 | 65.50 |
| 脾 | 0.38 | 6.20 |
| 骨 | 5.35 | 1.24 |
| 肾 | 51.50 | 12.70 |
| 胴体 | 36.00 | 14.20 |

人体甲状腺摄取$^{131}I$的放射性活度，可因服用不同量的载体稳定性碘化钾后而显著降低（表 3-11）。如人在一次口服了 37 kBq 的$^{131}I$后，观察到在甲状腺内活性最大时刻的$^{131}I$滞留量，可占摄入$^{131}I$量的 55%。但如果在人口服$^{131}I$的同时，服用其载体稳定性碘化钾 100 mg 后，则甲状腺内活性最大时刻的$^{131}I$含量降低到仅占摄入量的 9%的水平。与此同时，给予碘载体者体内放射性碘经尿的排出量亦明显增加（表 3-12）。

表 3-11　与$^{131}$I 同时服用的稳定性碘对甲状腺的保护效果

| 稳定性碘用量/mg | 甲状腺内活度最大时刻$^{131}$I 含量，占摄入量% | 甲状腺的总吸收剂量/mGy | 服碘后的吸收剂量相当于对照组的% |
|---|---|---|---|
| 对照 | 55±7 | 23.2 | 100 |
| 10 | 29.5±13.5 | 4.0 | 17.2 |
| 50 | 20.3±8.3 | 0.99 | 4.3 |
| 100 | 9.0±2.0 | 0.46 | 2.0 |
| 200 | 10.3±1.0 | 0.26 | 1.2 |
| 500 | 9.3±1.0 | 0.22 | 0.95 |

表 3-12　人服用载体碘化钾对体内$^{131}$I 排出量的影响

| 载体 KI 用量/mg | 尿中$^{131}$I 的排除量，占摄入量% | | |
|---|---|---|---|
| | 24 h | 48 h | 72 h |
| 1 | 35、49 | 35、81 | — |
| 10 | 60、75、72 | 72、83、83 | 85 |
| 25 | 75 | 97 | — |
| 50 | 70 | 94 | 97 |
| 100 | 88、86 | 97 | 98 |
| 200 | 87、85 | 98 | 99 |
| 500 | 88 | 99 | 99 |
| 对照 | 15、19、38 | 18、21、47、47、40 | 55 |

## 二、机体因素

### (一) 种系差别

放射性核素在不同种系动物体内的代谢规律是不同的。在比较毒理学研究中，曾用幂函数定律来分析放射性核素在体内代谢的种系差异。此定律的表达式为：

$$Y=\alpha\bar{W}\beta$$

式中，$Y$ 为与体重有关的代谢函数，通常以体内平衡水平表示，它是指慢性摄入达到平衡时体内滞留活度相当于日摄入活度的倍数；$W$ 为体重，单位为 kg；$\beta$ 为幂指数，取值 0.75；$\alpha$ 为转换系数，由上式可知：

$$\alpha=Y/\bar{W}^{0.75}$$

关于 14 种放射性核素在不同种系动物(包括人)体内代谢的 $\alpha$ 值列于表 3-13 中。它说明了放射性核素在各种系动物和人体内代谢存在的差别。

放射性核素所致不同种系动物的损伤效应亦有差异。如以 $LD_{50/30}$ 为指标，大动物单位体重所需的放射性核素引入量要比小动物的小。在表 3-14 中列举了几种放射性核素对大白鼠和狗的 $LD_{50/30}$ 值的比较，这种差异可能与动物的解剖、组织学结构、代谢速率、内分泌调节及辐射敏感性等的不同有关。

**表 3-13　5 种种系动物的 α 估算值**

| 放射性核素 | 小　鼠 | 大　鼠 | 狗 | 猴 | 人 |
|---|---|---|---|---|---|
| $^{7}Be$ | 2.4 | 0.9 | 0.09 | 0.12 | — |
| $^{110m}Ag$ | 4.8 | 1.2 | 0.37 | 0.19 | 0.18 |
| $^{113}Sn$ | 5.4 | 1.2 | 0.11 | 0.11 | — |
| $^{54}Mn$ | 10.5 | 2.7 | 0.62 | 0.21 | — |
| $^{192}Ir$ | 25.6 | 2.2 | 0.33 | 0.58 | — |
| $^{40}K$ | 27.0 | 9.0 | — | — | 3.00 |
| $^{131}I$ | 31.5 | 6.3 | 2.00 | 2.40 | 0.97 |
| $^{133}Ba$ | 33.9 | 4.6 | 2.30 | — | — |
| $^{106}Ru$ | 34.9 | 3.4 | 1.74 | 0.36 | — |
| $^{22}Na$ | 41.9 | 16.5 | — | — | 0.73 |
| $^{137}Cs$ | 59.6 | 34.0 | 6.40 | 11.00 | 6.60 |
| $^{86}Rb$ | 87.3 | 40.4 | — | — | 5.16 |
| $^{75}Se$ | 119.8 | — | 5.30 | 4.90 | 5.30 |
| $^{65}Zn$ | 136.0 | 46.0 | 15.00 | — | 12.40 |

**表 3-14　不同放射性核素给大白鼠和狗静脉注入时 $LD_{50/30}$ 值的比较**

| 放射性核素 | $LD_{50/30}$/(kBq/g,体重) | |
|---|---|---|
| | 大 白 鼠 | 狗 |
| $^{137}Cs$ | 777 | 111 |
| $^{90}Y$ | 259 | 37 |
| $^{89,90}Sr$ | 129 | 18.5 |
| $^{144}Ce$ | 125.8 | 7.4 |
| $^{239}Pu$ | 1.85 | 0.1 |

### (二) 年龄因素

年龄的差异是影响放射性核素吸收、分布、滞留、代谢速率和损伤效应的重要因素。

1. 对胃肠道吸收的影响

新生动物小肠的通透性较高，以适应从母乳中获取大分子的免疫球蛋白、营养物质的生理需要。研究结果表明，新生的啮齿动物小肠部位对进入体内的放射性物质的吸收要比成年动物高几个数量级，例如，乳鼠自肠道吸收$^{239}Pu$的量要比成年鼠高 100 倍左右。

2. 对分布的影响

不同年龄机体的生长发育状态对放射性核素在体内的分布有重要影响。例如，测定不同年龄的人群体内$^{90}Sr$的含量表明，在生长发育旺盛时期，$^{90}Sr$在骨骼内的沉积量最高（表 3-15）。

表 3-15　不同年龄人体骨骼中$^{90}Sr$的含量

| 年　龄 | $^{90}Sr$含量/(Bq/g,Ca) | | |
|---|---|---|---|
| | 脊椎骨 | 肋　骨 | 长　骨 |
| 成年人 | 0.004 1 | 0.002 6 | 0.001 1 |
| 13 岁 | 0.005 6 | 0.008 1 | 0.004 8 |
| 2 月～6 岁 | 0.034 8 | 0.038 5 | 0.021 4 |
| 新生儿 | 0.019 2 | 0.022 2 | 0.019 9 |

3. 对代谢速率的影响

在生长发育阶段的机体，其代谢速率明显加快。由表 3-16 可以看出，婴儿和少年体内的$^{137}Cs$生物半排期均短于成年者。

表 3-16　$^{137}Cs$在不同年龄人体内的生物半排期

| 不同组别的人体 | 年　龄/岁 | 生物半排期/d |
|---|---|---|
| 正常男性(26)* | 23～55 | 105±25 |
| 正常女性(15) | 20～51 | 84±20 |
| 少年(7) | 5～17 | 57±20 |
| 婴儿(5) | 17～143 d | 19±8 |

注：* 观察例数。

不同年龄人群甲状腺的质量、功能状态及其代谢速率明显不同，引用各年龄组的有关生物参数所估算的甲状腺的剂量列于表 3-17。表内结果反映了年龄因素对放射性碘致甲状腺剂量的重要影响。

表 3-17　不同年龄的人群甲状腺某些生物参数与单位$^{131}I$活度致甲状腺的剂量

| 不同年龄的人群 | 甲状腺质量/g | 甲状腺摄入$^{131}I$的份额 | 生物半排期/d | 摄入单位$^{131}I$活度所致甲状腺剂量/(Sv/MBq) |
|---|---|---|---|---|
| 新生儿 | 1.4(89)* | 0.47(67)* | 16(4)* | 6.8±5.1 |
| 0.5～2 岁 | 2.3(124) | 0.39(25) | 13(9) | 3.8±2.8 |
| 6～16 岁 | 6.7(108) | 0.47(114) | 50(17) | 2.3±1.5 |
| >18 岁成年人 | 18.3(890) | 0.19(565) | 85(47) | 0.37±0.24 |

注：* 观察例数。

放射性锶在骨骼内的代谢随年龄而变化，由此导致骨骼的剂量也有明显差异，如不同年龄人群食入相等活度的放射性锶致红骨髓的剂量有显著不同（表 3-18）。

表 3-18　不同年龄人群食入 1 kBq$^{89}$Sr 和$^{90}$Sr 所致红骨髓的剂量

| 不同年龄人群 | 剂　量/μGy | |
|---|---|---|
| | $^{89}$Sr | $^{90}$Sr |
| 新生儿 | 90 | 1 200 |
| 5 岁 | 6 | 240 |
| 20 岁 | 2 | 140～270 |
| 21～65 岁 | 2 | 120～190 |

综上所述可见，在估算放射性核素所致的内剂量时，一定要重视年龄因素。

4. 对损伤效应的影响

不同年龄的个体对放射性核素诱发辐射效应的敏感性亦有差别。如对多次接受$^{224}$Ra 治疗的人群调查表明，儿童时期接受治疗的 212 名患者，治疗后 20 年骨肉瘤发生率高于 642 名成年患者(图 3-5)。他们的骨肉瘤发生率随骨平均剂量增大而增加，但儿童更为明显。儿童组骨肉瘤的相对危险度为 150/($10^4$ 人 · Gy)，而成年组则为 90/($10^4$ 人 · Gy)。

### (三) 性别因素

性别对某些放射性核素在人体内的分布和滞留量有一定影响。如用整体测量装置测量人全身中$^{137}$Cs 的含量，发现成年男性的$^{137}$Cs 含量高于成年女性，如图 3-6 中所示，这可能是由于男性肌肉组织较女性发达的缘故。

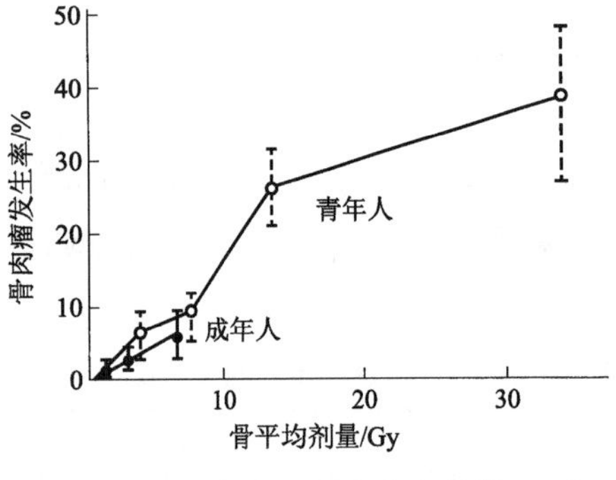


图 3-5　不同年龄患者多次注射$^{224}$Ra 后骨肉瘤发生率与剂量的关系

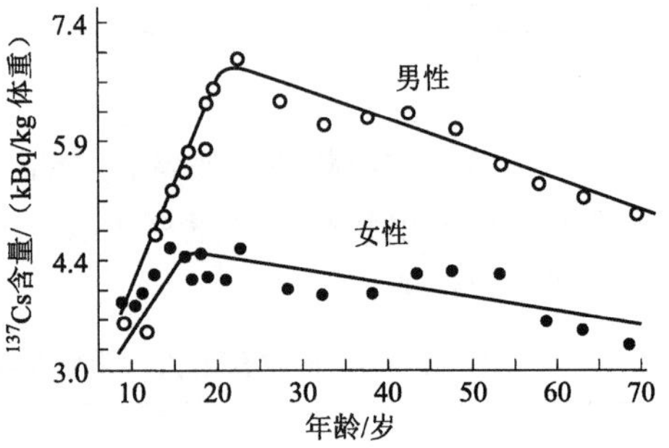


图 3-6　人体内$^{137}$Cs 含量与性别的关系

又如小白鼠实验证实，无论是一次注入或多次反复注入，由$^{224}$Ra 引起骨肉瘤的发生率，雌鼠比雄鼠高，如表 3-19 中所示。较大剂量 185 kBq/kg 体重的$^{228}$Th 注入小白鼠体内后 13～18 个月，雌鼠骨肉瘤发生率大于 15%，而雄鼠则低于 10%。这可能与内分泌有关。

表 3-19　$^{224}$Ra 注入 NMRI 小白鼠体内引起的骨肉瘤

| 注入方式 | 骨剂量/Gy | 小白鼠性别 | 发生数 | 发生率/% | 95%可信限/% |
|---|---|---|---|---|---|
| 1次,444 kBq/kg(体重) | 3 | 雄 | 4/50 | 8.0 | 2～19 |
| | | 雌 | 11/49 | 22.5 | 12～36.5 |
| 4周,2×55.5 kBq/kg(体重)/周 | 3 | 雄 | 6/50 | 12.0 | 4.5～24 |
| | | 雌 | 19/50 | 38.0 | 24.5～53 |

## (四) 机体状态

1. 妊娠与泌乳

当机体处于妊娠和泌乳时期,对某些放射性核素的生物转运过程都有影响。例如,摄入$^{239}$Pu 后 21 d 时,观察到在妊娠和泌乳鼠的乳腺内的$^{239}$Pu 含量要比一般母鼠乳腺$^{239}$Pu 含量分别高出 2.5 倍和 10 倍,并且妊娠鼠的尿中$^{239}$Pu 排除量亦高于一般母鼠。

给分娩当天的母鼠静脉注入$^{45}CaCl_2$,直到泌乳结束时,测得$^{45}$Ca 的全身总含量和骨骼的滞留量分别为一般母鼠的 42%和 39%。这表明泌乳能明显减少$^{45}$Ca 在体内的滞留。

当放射性核素进入母体后,其向胎儿转运的程度随妊娠的不同时期而异。例如,给怀孕大白鼠静脉注入$^{241}$Am 后,据放射自显影的观察表明,妊娠晚期转运到胎儿中的$^{241}$Am 量就明显增高。并且发现,在胎儿中的$^{241}$Am 主要滞留于肝和骨中,在卵黄囊和胎膜上也浓集了$^{241}$Am。又如,给母体注射的$^{239}$Pu 量相差 2～3 个数量级时,其相应转移到胎儿中的$^{239}$Pu 量可相差 2～3 倍之多。因此,在考虑放射性核素对胎儿和孕妇的危害时,这样一个规律是值得重视并加以注意的。

环境中的放射性核素进入母体后,观察到其通过乳汁转移至子体的放射性活度,远比通过胎盘的转移为大,要多达 10 倍左右。这可能与乳腺中不存在屏障结构,而且新生机体的小肠通透性高有直接关联,因而要重视放射性核素通过哺乳对后代的影响。

2. 营养状况

放射性核素的代谢过程,可受机体营养状况的影响。例如,食物成分中 Ca、P、Zn 和维生素等的含量对体内放射性核素的生物转运有很大影响。从表 3-20 中可见,当成年大白鼠饲料中缺乏 Zn 和 Vit D 时,观察到可使$^{238}$Pu 经胃肠道的吸收总量分别增加 3～10 倍之多。

表 3-20　饲料中缺 Zn、VitD 时对$^{238}$Pu 经胃肠道吸收的影响

| 标　本 | 饲入量/(%±SE) | | |
|---|---|---|---|
| | 对照组 | 缺 VitD 组 | 缺 Zn 组 |
| 尸体 | 0.007 | 0.07 | 0.017 |
| 肝 | 0.001 | 0.01 | 0.002 |
| 尿 | 0.006 | 0.007 | 0.01 |
| 吸收总量 | 0.01±0.001 | 0.1±0.01 | 0.03±0.004 |

3. 病理因素

当机体中的一些器官或组织的正常生理功能或结构遭受破坏，而呈现炎症病灶或病理性增生时，可使摄入体内的放射性核素选择性的浓集于病灶组织中。例如，甲状腺功能亢进时，其摄取$^{131}I$的程度就要比正常时既快且多。又如$^{57}Co$标记的争光霉素被肿瘤患者摄入后，表现出高度浓集的亲肿瘤特性，在肿瘤部位的放射性活度可比正常肌肉和血内含量高达20～41倍。这种现象，与体内吞噬细胞吞噬放射性核素后向病灶处集结，以及病灶处的血管通透性增高等因素有关。

## 三、接触放射性核素的方式与复合因素

### （一）进入体内方式

放射性核素进入体内的总活度相同，但进入的次数不同，即放射性核素由一次或分次进入机体时，对机体的损伤效应有明显的影响。例如给两组大白鼠注入$^{131}I$的总活度都为29.6 MBq，一组为一次注入，另一组则分成6次注入，每次为4.93 MBq/d。到52 d时，如以对照组的体重增长值为100%计，则分次注入$^{131}I$组的体重平均增长值为63.5%，而一次大量注入组的体重平均只增长22.3%。

### （二）摄入途径

放射性核素的摄入途径对其内照射损伤效应有重大的影响。当放射性核素直接进入血液并迅速分布到各器官组织时，其损伤效应发生得快而严重；皮下注入时的损伤效应发生得缓慢；而经口摄入时的损伤效应发生得更缓慢。例如，混合裂变产物经不同途径使大鼠中毒时，以静脉注入时死亡最早；气管内注入或皮下注入时次之；而口服时不仅可死于晚期，且有部分动物存活，如表3-21所示。

**表3-21 混合裂变产物经不同途径摄入时对大鼠的损伤效应**

| 摄入途径 | 剂量/(kBq/g) | 动物数/只 | 存活数/只 | 死亡数/只 | 死亡时间/d及死亡数/只 | | | | | | |
|---|---|---|---|---|---|---|---|---|---|---|---|
| | | | | | 5～7 | 8～10 | 11～20 | 21～30 | 31～90 | 91～180 | 180～300 |
| 口服 | 185 | 10 | 0 | 10 | — | — | — | — | — | 4 | 6 |
| 静注 | 185 | 5 | 0 | 5 | — | 5 | — | — | — | — | — |
| 皮下 | 185 | 10 | 0 | 10 | 1 | 5 | 4 | — | — | — | — |
| 气管 | 185 | 10 | 0 | 10 | 2 | 3 | 4 | 1 | — | — | — |
| 口服 | 37 | 10 | 7 | 3 | — | — | — | — | — | 1 | 2 |
| 静注 | 37 | 5 | 0 | 5 | 1 | 2 | 2 | — | — | — | — |
| 皮下 | 37 | 10 | 0 | 10 | — | — | — | 1 | 4 | 5 | — |
| 气管 | 37 | 10 | 2 | 8 | — | — | 1 | 1 | 4 | 2 | — |

### （三）放射与非放射因素复合作用

在日常生活和生产过程中，人们将会受到各种因素的作用。当人员受到放射性核素的内污染或内照射损伤的情况下，也可能同时或先后又遭受到其他有害因素的危害。因此，研究环境中某些因素与放射性核素的复合作用具有重要意义。结合生产实际的需要，许多学

者进行了环境中化学因素与放射性核素对机体的复合作用观察。

鉴于快中子增殖堆用液体金属钠作为冷却剂，因此在事故时释出的 Pu 往往以 $Na_2O$-$PuO_2$ 的形式存在。观察狗吸入 $Na_2O$-$PuO_2$ 的结果表明，与 $PuO_2$ 气溶胶相比，$Na_2O$-$PuO_2$ 的混合气溶胶在孕鼠肺内的滞留增多，但移出加快，这与 Pu-Na 气溶胶的溶解度较高有关。孕鼠血中的观察表明，吸入 Pu-Na 气溶胶后的滞留量明显高于吸入 Pu 气溶胶的数值，如表 3-22 中所示；血中的 Pu 可很快转移至胎儿，并观察到以在胎膜中 Pu 滞留量为最高，胎盘中次之，而胎儿中最低。可是 Pu-Na 气溶胶在胎儿中的沉积量较 Pu 气溶胶的滞留量要高出 60～80 倍之多。这表明在妊娠期吸入 Pu-Na 气溶胶的危害更大。

**表 3-22 孕鼠吸入 Pu 或 Pu-Na 气溶胶后在肺、血中的滞留量比较**

| 器官组织 | 吸入后时间/d | 吸入不同气溶胶的滞留量 | |
|---|---|---|---|
| | | Pu | Pu-Na |
| 肺/(Bq/g) | 0 | 1.22±0.08 | 1.68±0.21 |
| | 1 | 1.27±0.11 | 1.54±0.16 |
| | 5 | 1.03±0.08 | 0.79±0.08 |
| 血/($10^{-5}$ Bq/ml) | 0 | 0.92±0.021 | 4.62±0.08 |
| | 1 | 0.40±0.001 | 1.56±0.02 |
| | 5 | 0.43±0.002 | 1.56±0.02 |

关于吸烟对 Rn、Pu 的致癌影响已有较多的报道。实验观察了不同年龄猎犬吸烟对 Pu 自肺中廓清的影响(图 3-7)。可以看出，年轻猎犬吸烟对肺中 Pu 的廓清影响较大，可显著减缓 $PuO_2$ 自肺中的廓清。而年老吸烟猎犬与非吸烟猎犬对肺 Pu 的廓清差别不显著。

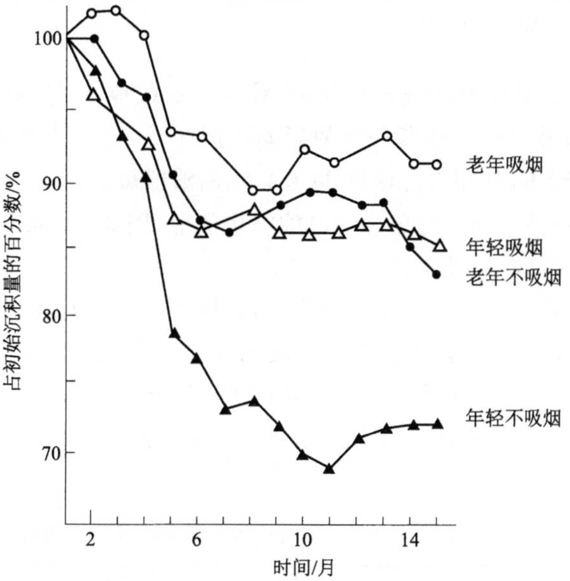


图 3-7 不同年龄猎犬吸烟对 Pu 在体内沉积量的影响

### （四）不同类型辐射因子的混合照射

在核反应堆事故释放的现场，人员会受到不同类型辐射的混合照射。尤其是在受混合裂变产物的内照射时，往往要受到多种不同核素的混合照射。因此，研究不同辐射体核素混合照射所诱发的生物效应，对于辐射防护、内照射放射治疗以及核事故应急处理等，具有重要的现实意义。

观察表明，不同放射性核素单独照射及混合照射（其放射性活度均为各自单独照射时的一半）时，在受照 12 h 及 24 h 阶段，均对骨肉瘤细胞有明显的增殖抑制作用，且混合照射的增殖抑制率大于各核素单独照射时的增殖抑制率（表 3-23）。

**表 3-23　不同核素单独与混合照射对骨肉瘤细胞的增殖抑制作用（$n=5$）**

| 组　别 | 不同辐射体核素 | 剂　量/×10⁵ | 6 h | | 12 h | | 24 h | |
|---|---|---|---|---|---|---|---|---|
| | | | 570 nm *A* 值 | 增殖抑制率/% | 570 nm *A* 值 | 增殖抑制率/% | 570 nm *A* 值 | 增殖抑制率/% |
| 对照组 | — | — | 0.70±0.13 | — | 1.38±0.23 | — | 1.83±0.14 | — |
| 单独照射组 | $^{235}U$ | 128.4 Bq | 0.66±0.05 | 5.7 | 1.10±0.18* | 20.3 | 1.24±0.09** | 32.2 |
| | $^{147}Pm$ | $7.4\times10^5$ Bq | 0.63±0.05 | 10.0 | 1.13±0.13* | 18.1 | 1.05±0.05** | 42.6 |
| | $^{153}Sm$ | $7.4\times10^5$ Bq | 0.60±0.13 | 14.3 | 1.08±0.27* | 21.7 | 0.96±0.10** | 47.5 |
| 混合照射组 | $^{235}U$+$^{147}Pm$ | 64.2 Bq+$3.7\times10^5$ Bq | 0.62±0.14 | 11.4 | 0.99±0.06** | 28.3 | 0.94±0.13** | 48.6 |
| | $^{235}U$+$^{153}Sm$ | 64.2 Bq+$3.7\times10^5$ Bq | 0.63±0.13 | 10.0 | 0.81±0.09** | 41.3 | 0.95±0.19** | 48.1 |
| | $^{147}Pm$+$^{153}Sm$ | $3.7\times10^5$ Bq+$3.7\times10^5$ Bq | 0.61±0.06 | 9.0 | 0.84±0.19* | 39.1 | 0.85±0.05** | 53.6 |

注：* 表示 $P<0.05$，** 表示 $P<0.01$。

当放射性核素进入机体前或进入机体后，受到 γ 射线或 X 线复合照射时，观察到后者对前者的生物转运和辐射作用都有一定的影响。例如，从受$^{60}Co$ γ 射线 4 Gy 照射下吸入$^{239}PuO_2$ 的研究结果看出，外照射可使$^{239}Pu$ 在体内的滞留量增高，外照射和内污染复合作用时，可出现比同剂量单因素作用时更为明显的损伤效应，因此，在辐射防护措施上对内外照射联合作用的情况，需要严格控制。

观察不同放射性核素的内照射复合作用，两种以上分布特点不同的放射性核素进入体内，其各自的毒性剂量要小于单独进入时引起同样毒理效应所需要的剂量。从表 3-24 可见，主要滞留于肝的$^{198}Au$，与主要滞留于骨骼的$^{32}P$ 或$^{89}Sr$、$^{90}Sr$ 进入体内后，动物的死亡率比它们单独注入时大，而所需剂量却小。关于各种放射性核素的这种类似作用，值得引起注意。

**表 3-24　$^{198}Au$ 与$^{89,90}Sr$ 同时静脉注入时对小白鼠的毒性作用**

| 放射性核素 | 注入放射性活度/(MBq/g)(体重) | 死 亡 率/% |
|---|---|---|
| $^{198}Au$ | 111 | 8 |

续表

| 放射性核素 | 注入放射性活度/(MBq/g)(体重) | 死亡率/% |
|---|---|---|
| $^{32}P$ | 0.12 | 25 |
| $^{198}Au+^{32}P$ | 0.56+0.06 | 92 |
| $^{198}Au$ | 0.81 | 0 |
| $^{89,90}Sr$ | 0.06 | 35 |
| $^{198}Au+^{89,90}Sr$ | 0.41+0.03 | 85 |

# 参考文献

[1] Tubiana M, Dutreix J, Wambersie A. Introduction to Radiobiology. London: Burgess Science Press, 1990.

[2] Glass W A, Varma M N. Physical and Chemical Mechanisms in Molecular Radiation Biology、New York: Plenum Press, 1991.

[3] Ward J F. The complexity of DNA damage: relevance to biological consequences. Int J Radiat Biol, 1994, 66: 427-432.

[4] Hacket P L. Toxicology of Plutonium-Sodium. PNL-4100, 1982, (1): 98.

[5] 朱寿彭，肖东，韩晓枫，等．$^{235}U$、$^{147}Pm$、$^{153}Sm$ 单独及混合照射时对骨肉瘤细胞的增殖抑制作用．辐射防护，1999，19：449-451.

[6] 朱寿彭，肖东，吴越，等．浓缩铀诱发人白血病细胞凋亡及相关基因调控研究．中华放射医学与防护杂志，2003，23：17-19.

[7] 程天民．军事预防医学概论．北京：人民军医出版社，1999.

# 第四章

# 放射性核素内照射确定性效应

## 第一节　放射性核素的毒性与损伤特点

### 一、一般概念

在放射性核素的生产、实验研究、核医学应用以及核电站运行时，有可能因防护措施不利或操作失误而使过量放射性核素进入体内。特别是在核武器爆炸及核电站事故情况下，有大量放射性核素释放于环境中，这些核素可通过各种环节和多种途径进入人体，引起放射性核素内污染（internal contamination of radionuclides）。放射性核素内污染是体内放射性核素超过其自然存在量，它是一种状态，而不是一种疾病。内污染的放射性核素作为辐射源（radiation source）对人体产生的照射，称为内照射（internal exposure）。内照射有可能引发某些生物指标的变化如染色体畸变等，称为内照射生物效应（biological effects of internal exposure）。内照射也可能引起内照射损伤（injury of internal exposure），即放射性核素通过内照射导致机体产生具有临床意义的病理学损伤的总称，它包括内照射引起的器官或组织损伤、内照射放射病（radiation sickness from internal exposure）和内照射诱发的恶性肿瘤及遗传危害。

### 二、放射性核素的毒性

毒性是指毒物造成机体损伤的性能。在一般毒理学中，常以一定时间内引起实验动物50％死亡所需的剂量或浓度（即半数致死剂量 median lethal dose，$LD_{50}$ 或半数致死浓度 median lethal concentration，$LC_{50}$）作为衡量化学物质急性毒性的尺度。在实验研究中，也常以 $LD_{50}$ 表达放射性核素的急性毒性，以全身或靶器官与靶组织的吸收剂量或单位体重的放射性比活度（specific radioactivity，$Bq \cdot g^{-1}$ 或 $Bq \cdot kg^{-1}$）来表示。α 放射性核素的毒性大于 $\beta$ 放射性核素；就 $\beta$ 放射性核素而言，它们的毒性大小依 $\beta$ 粒子的能量高低、衰变速率的快慢及核素滞留靶器官或组织的不同等因素而异。因为不同放射性核素的辐射类型、辐射能量、衰变速率、微观分布等都制约着它的生物学作用，所以仅用放射性活度的数值反映它的毒性是不妥的。因此，评价放射性核素的生物效应使用吸收剂量。

某些放射性核素静脉注入时大白鼠的 $LD_{50/30}$ 列于表 4-1。结果表明，α 放射性核素的毒性大于 β 放射性核素；就 β 放射性核素而论，它们的毒性大小依 β 粒子的能量高低、衰变速率的快慢、及核素滞留靶器官或组织的不同等因素而异。表 4-2 所列几种放射性核素致急性损伤的放射性活度和和损伤特点大致与表 4-1 相似。主要损伤特征与动物死因与各放射性核素辐射特性滞留器官及密切相关。这两表的数据差异不能作为评价放射核素毒性等级重要依据。因为不同放射性核素的辐射类型、辐射能量、衰变速率、微观分布等都制约着它的生物学作用,所以仅用放射性活度的数值反映它的毒性是不恰当的。例如,比较$^{210}$Po 和$^{3}$H 的毒性,其 $LD_{50/30}$d 分别为 1.11 kEq/g 体重和 37 000 kBq/g 体重,两者相差极为悬殊,但它们对机体所致相同生物效应的组织剂量却相差不大。因此,评价放射性核素的生物效应宜用吸收剂量为准。

**表 4-1 某些放射性核素静脉注入时大鼠的 $LD_{50/30}$**

| 放射性核素 | 辐射类型 | $LD_{50/30}$/(kBq·g$^{-1}$) | 毒性级 | 放射性核素 | 辐射类型 | $LD_{50/30}$/(kBq·g$^{-1}$) | 毒性级 |
|---|---|---|---|---|---|---|---|
| $^{3}$H | β | 37 000.0 | 低毒 | $^{140}$La | β | 536.6 | 中毒 |
| $^{89}$Sr | β | 166.5 | 中毒 | $^{144}$Ce | β | 125.8 | 高毒 |
| $^{90}$Sr | β | 55.5 | 高毒 | $^{147}$Pm | β | 259.0 | 中毒 |
| $^{90}$Y | β | 259.0 | 中毒 | $^{210}$Po | α | 1.11 | 极毒 |
| $^{91}$Y | β | 136.9 | 中毒 | $^{226}$Ra | α | 55.5 | 极毒 |
| $^{95}$Zr | β | 273.8 | 中毒 | $^{233}$U | α | 1.48 | 极毒 |
| $^{95}$Nb | β | 316.8 | 中毒 | $^{239}$Pu | α | 1.85 | 极毒 |
| $^{106}$Ru | β | 136.9 | 中毒 | $^{241}$Am | α | 4.07 | 极毒 |
| $^{140}$Ba | β | 74.0 | 中毒 | $^{244}$Cm | α | 4.07 | 极毒 |
| $^{252}$Cf | α | 0.44 | 极毒 | | | | |

注:毒性级由文献引用,并非由 $LD_{50/30}$判定。

**表 4-2 放射性核素引起的动物内照射急性损伤**

| 核素 | 动物种属 | 途径 | 放射性活度/(MBq·kg$^{-1}$) | 损伤特点及结果 |
|---|---|---|---|---|
| $^{3}$H | 家兔 | 口服 | 11 000 | 轻度放射病,出血感染死亡 |
| $^{3}$H | 家兔 | 口服 | 14 000 | 重度放射病,出血感染 |
| $^{90}$Sr | 猴 | 静注 | 74 | 造血组织严重损伤,死于严重贫血,出血 |
| $^{226}$Ra | 大鼠 | 静注 | 0.63~11 | 中性粒细胞、淋巴细胞明显减少,感染死亡 |
| $^{131}$I | 羊 | 口服 | 555 | 甲状腺机能低下,对外界反应淡漠,嗜睡 |
| $^{137}$Cs | 狗 | 静注 | 111~300 | 类似外照射急性放射病 |
| $^{147}$Pm | 大鼠 | 静注 | 259 | 胃肠功能紊乱,出血,坏死,贫血,粒细胞和淋巴细胞减少血小板减少 |
| $^{210}$Po | 狗 | 皮下 | 3.7~18 | 各器官出血,感染出血死亡,骨髓、脾,淋巴结严重坏死,肝肾出血 |
| $^{239}$Pu | 大鼠 | 静注 | 2.4 | 胃肠功能紊乱,造血严重破坏,胃肠功能紊乱,死于出血感染 |
| $^{239}$Pu | 狗 | 静注 | (3.5~10)×10$^{-3}$ | 骨髓淋巴结广泛坏死和纤维化,死于出血感染 |
| $^{241}$Am | 狗 | 静注 | (0.37~2.2)×10$^{-3}$ | 同上,严重出血综合征,死于出血感染 |
| $^{252}$Cf | 大鼠 | 静注 | 0.1 | 典型急性放射病的症状和病理变化,死于出血感染 |

## 三、放射性核素毒性分组

放射性核素的毒性分组，一般是以年摄入量限值(AIL)为基准，综合考虑引起一定危害所需的放射性核素的活度和相应的质量，既要考虑核素对人体的相对危险，又要考虑核素被吸收的难易程度。一般将核素分为极毒，高毒，中毒和低毒四组(表 4-3)。这种分组是辐射防护管理工作所必需的参考资料，如开放型放射性工作单位的级别、工作场所的分区、相应核素的操作量限制、监测结果的评估等都要以核素毒性分组作为依据。

放射性核素的毒性分组(GB 18871—2002 附录 D)如下：

极毒组：

$^{148}$Gd、$^{210}$Po、$^{223}$Ra、$^{224}$Ra、$^{225}$Ra、$^{226}$Ra、$^{225}$Ac、$^{227}$Ac、$^{227}$Th、$^{228}$Th、$^{229}$Th、$^{230}$Th、$^{231}$Pa、$^{230}$U、$^{232}$U、$^{233}$U、$^{234}$U、$^{236}$Np($T_{P1}=1.15\times10^5$ a)、$^{236}$Pu、$^{238}$Pu、$^{239}$Pu、$^{240}$Pu、$^{242}$Pu、$^{241}$Am、$^{242}$Am、$^{243}$Am、$^{240}$Cm、$^{242}$Cm、$^{243}$Cm、$^{244}$Cm、$^{245}$Cm、$^{246}$Cm、$^{248}$Cm、$^{250}$Cm、$^{247}$Bk、$^{248}$Cf、$^{249}$Cf、$^{250}$Cf、$^{251}$Cf、$^{252}$Cf、$^{254}$Cf、$^{253}$Es、$^{254}$Es、$^{257}$Fm、$^{258}$Md。

高毒组：

$^{10}$Be、$^{32}$Si、$^{44}$Ti、$^{60}$Fe、$^{60}$Co、$^{90}$Sr、$^{94}$Nb、$^{106}$Ru、$^{108m}$Ag、$^{113m}$Cd、$^{126}$Sn、$^{144}$Ce、$^{146}$Sm、$^{150}$Eu、($T_{P1}=34.2$ a)、$^{152}$Eu、$^{154}$Eu、$^{158}$Tb、$^{166m}$Ho、$^{172}$Hf、$^{178m}$Hf、$^{194}$Os、$^{192m}$Ir、$^{210}$Pb、$^{210}$Bi、$^{210m}$Bi、$^{212}$Bi、$^{213}$Bi、$^{211}$At、$^{224}$Ac、$^{226}$Ac、$^{228}$Ac、$^{226}$Th、$^{227}$Pa、$^{228}$Pa、$^{230}$Pa、$^{236}$U、$^{237}$Np、$^{241}$Pu、$^{244}$Pu、$^{241}$Cm、$^{247}$Cm、$^{249}$Bk、$^{246}$Cf、$^{253}$Cf、$^{254m}$Es、$^{252}$Fm、$^{253}$Fm、$^{254}$Fm、$^{255}$Fm、$^{257}$Md。

属于这一毒性组的还有如下的气态或蒸汽放射性核素：

$^{126}$I、$^{193m}$Hg、$^{194}$Hg。

中毒组：

$^{22}$Na、$^{24}$Na、$^{28}$Mg、$^{26}$Al、$^{32}$P、$^{33}$P、$^{35}$S(无机)、$^{36}$Cl、$^{45}$Ca、$^{47}$Ca、$^{44m}$Sc、$^{46}$Sc、$^{47}$Sc、$^{48}$Sc、$^{48}$V、$^{52}$Mn、$^{54}$Mn、$^{52}$Fe、$^{55}$Fe、$^{59}$Fe、$^{55}$Co、$^{56}$Co、$^{57}$Co、$^{58}$Co、$^{56}$Ni、$^{57}$Ni、$^{63}$Ni、$^{66}$Ni、$^{67}$Cu、$^{62}$Zn、$^{65}$Zn、$^{69m}$Zn、$^{72}$Zn、$^{66}$Ga、$^{67}$Ga、$^{72}$Ga、$^{68}$Ge、$^{69}$Ge、$^{77}$Ge、$^{71}$As、$^{72}$As、$^{73}$As、$^{74}$As、$^{76}$As、$^{77}$As、$^{75}$Se、$^{76}$Br、$^{82}$Br、$^{83}$Rb、$^{84}$Rb、$^{86}$Rb、$^{82}$Sr、$^{83}$Sr、$^{85}$Sr、$^{89}$Sr、$^{91}$Sr、$^{92}$Sr、$^{86}$Y、$^{87}$Y、$^{88}$Y、$^{90}$Y、$^{91}$Y、$^{93}$Y、$^{86}$Zr、$^{88}$Zr、$^{89}$Zr、$^{95}$Zr、$^{97}$Zr、$^{90}$Nb、$^{93m}$Nb、$^{95}$Nb、$^{95m}$Nb、$^{96}$Nb、$^{90}$Mo、$^{93}$Mo、$^{99}$Mo、$^{95m}$Tc、$^{96}$Tc、$^{97m}$Tc、$^{103}$Ru、$^{99}$Rh、$^{100}$Rh、$^{101}$Rh、$^{102}$Rh、$^{102m}$Rh、$^{105}$Rh、$^{100}$Pd、$^{103}$Pd、$^{109}$Pd、$^{105}$Ag、$^{106m}$Ag、$^{110m}$Ag、$^{111}$Ag、$^{109}$Cd、$^{115}$Cd、$^{115m}$Cd、$^{111}$In、$^{114m}$In、$^{113}$Sn、$^{117m}$Sn、$^{119m}$Sn、$^{121m}$Sn、$^{123}$Sn、$^{125}$Sn、$^{120}$Sb($T_{P1}=5.76$ d)、$^{122}$Sb、$^{124}$Sb、$^{125}$Sb、$^{126}$Sb、$^{127}$Sb、$^{128}$Sb($T_{P1}=9.01$ h)、$^{129}$Sb、$^{121}$Te、$^{121m}$Te、$^{123m}$Te、$^{125m}$Te、$^{127m}$Te、$^{129m}$Te、$^{131m}$Te、$^{132}$Te、$^{124}$I、$^{125}$I、$^{126}$I、$^{130}$I、$^{131}$I、$^{133}$I、$^{135}$I、$^{132}$Cs、$^{134}$Cs、$^{136}$Cs、$^{137}$Cs、$^{128}$Ba、$^{131}$Ba、$^{133}$Ba、$^{140}$Ba、$^{137}$La、$^{140}$La、$^{134}$Ce、$^{135}$Ce、$^{137m}$Ce、$^{139}$Ce、$^{141}$Ce、$^{143}$Ce、$^{142}$Pr、$^{143}$Pr、$^{137}$Nd、$^{138}$Nd、$^{143}$Pm、$^{144}$Pm、$^{145}$Pm、$^{146}$Pm、$^{147}$Pm、$^{148}$Pm、$^{148m}$Pm、$^{149}$Pm、$^{151}$Pm、$^{145}$Sm、$^{151}$Sm、$^{153}$Sm、$^{145}$Eu、$^{146}$Eu、$^{147}$Eu、$^{148}$Eu、$^{149}$Eu、$^{155}$Eu、$^{156}$Eu、$^{157}$Eu、$^{146}$Gd、$^{147}$Gd、$^{149}$Gd、$^{151}$Gd、$^{153}$Gd、$^{159}$Gd、$^{149}$Tb、$^{141}$Tb、$^{154}$Tb、$^{156}$Tb、$^{157}$Tb、$^{160}$Tb、$^{161}$Tb、$^{159}$Dy、$^{166}$Dy、$^{166}$Ho、$^{169}$Er、$^{172}$Er、$^{167}$Tm、$^{170}$Tm、$^{171}$Tm、$^{172}$Tm、$^{166}$Yb、$^{169}$Yb、$^{175}$Yb、$^{169}$Lu、$^{170}$Lu、$^{171}$Lu、$^{172}$Lu、$^{173}$Lu、$^{174}$Lu、$^{174m}$Lu、$^{177}$Lu、$^{177m}$Lu、$^{170}$Hf、$^{175}$Hf、$^{179m}$Hf、$^{181}$Hf、$^{184}$Hf、$^{179}$Ta、$^{182}$Ta、$^{183}$Ta、$^{184}$Ta、$^{188}$w、$^{181}$Re、$^{182}$Re、($T_{P1}=2.67$ d)、$^{184}$Re、$^{184m}$Re、$^{186}$Re、$^{188}$Re、$^{189}$Re、$^{182}$Os、$^{185}$Os、$^{191}$Os、$^{193}$Os、$^{186}$Ir($T_{P1}=15.8$ h)、$^{188}$Ir、$^{189}$Ir、$^{190}$Ir、$^{192}$Ir、$^{193m}$Ir、$^{194}$Ir、$^{194m}$Ir、$^{188}$Pt、$^{200}$Pt、$^{194}$Au、$^{195}$Au、$^{198}$Au、$^{198m}$Au、$^{199}$Au、$^{200m}$Au、$^{193m}$Hg(无机)、$^{194}$Hg、$^{195m}$Hg(无

机)、$^{197}$Hg(无机)、$^{197m}$Hg(无机)、$^{203}$Hg、$^{204}$Tl、$^{211}$Pb、$^{212}$Pb、$^{214}$Pb、$^{203}$Bi、$^{205}$Bi、$^{206}$Bi、$^{207}$Bi、$^{214}$Bi、$^{207}$At、$^{222}$Fr、$^{223}$Fr、$^{227}$Ra、$^{231}$Th、$^{234}$Th、Th$_{天然}$、$^{232}$Pa、$^{233}$Pa、$^{234}$Pa、$^{231}$U、$^{237}$U、$^{240}$U、U$_{天然}$、$^{234}$Np、$^{235}$Np、$^{236}$Np($T_{P1}$ = 22.5 h)、$^{238}$Np、$^{239}$Np、$^{234}$Pu、$^{237}$Pu、$^{245}$Pu、$^{246}$Pu、$^{240}$Am、$^{242}$Am、$^{244}$Am、$^{238}$Cm、$^{245}$Bk、$^{246}$Bk、$^{250}$Bk、$^{244}$Cf、$^{250}$Es、$^{251}$Es。

属于这一毒素组的还有如下气态或蒸汽态放射性核素：

$^{14}$C、$^{35}$S$_2$、$^{56}$Ni(羰基)、$^{57}$Ni(羰基)、$^{63}$Ni(羰基)、$^{65}$Ni(羰基)、$^{66}$Ni(羰基)、$^{103}$RuO$_4$、$^{106}$RuO$_4$、$^{121}$Te、$^{121m}$Te、$^{123m}$Te、$^{125m}$Te、$^{127m}$Te、$^{129m}$Te、$^{131m}$Te、$^{132}$Te、$^{120}$I、$^{124}$I、$^{124}$I(甲基)、$^{125}$I(甲基)、$^{126}$I(甲基)、$^{130}$I、$^{130}$I(甲基)、$^{131}$I、$^{131}$I(甲基)、$^{132}$I、$^{132m}$I、$^{133}$I、$^{133}$I(甲基)、$^{135}$I、$^{135}$I(甲基)、$^{193}$Hg、$^{195}$Hg、$^{195m}$Hg、$^{197}$Hg、$^{197m}$Hg、$^{203}$Hg。

低毒组：

$^{7}$Be、$^{18}$F、$^{31}$Si、$^{38}$Cl、$^{39}$Cl、$^{40}$K、$^{42}$K、$^{43}$K、$^{44}$K、$^{45}$K、$^{41}$Ca、$^{43}$Sc、$^{44}$Sc、$^{49}$Sc、$^{45}$Ti、$^{47}$V、$^{49}$V、$^{48}$Cr、$^{49}$Cr、$^{51}$Cr、$^{51}$Mn、$^{52m}$Mn、$^{53}$Mn、$^{56}$Mn、$^{58m}$Co、$^{60m}$Co、$^{61}$Co、$^{62m}$Co、$^{59}$Ni、$^{65}$Ni、$^{60}$Cu、$^{61}$Cu、$^{64}$Cu、$^{63}$Zn、$^{69}$Zn、$^{71m}$Zn、$^{65}$Ga、$^{68}$Ga、$^{70}$Ga、$^{73}$Ga、$^{66}$Ge、$^{67}$Ge、$^{71}$Ge、$^{75}$Ge、$^{78}$Ge、$^{69}$As、$^{70}$As、$^{78}$As、$^{70}$Se、$^{73}$Se、$^{73m}$Se、$^{79}$Se、$^{81}$Se、$^{81m}$Se、$^{83}$Se、$^{74}$Br、$^{74m}$Br、$^{75}$Br、$^{77}$Br、$^{80}$Br、$^{80m}$Br、$^{83}$Br、$^{84}$Br、$^{79}$Rb、$^{81}$Rb、$^{81m}$Rb、$^{82m}$Rb、$^{87}$Rb、$^{88}$Rb、$^{89}$Rb、$^{80}$Sr、$^{81}$Sr、$^{85m}$Sr、$^{87m}$Sr、$^{86m}$Y、$^{90m}$Y、$^{92}$Y、$^{94}$Y、$^{95}$Y、$^{93}$Zr、$^{88}$Nb、$^{89}$Nb($T_{P1}$ = 2.03 h)、$^{89}$Nb($T_{P1}$ $T_{P2}$ = 1.10 h)、$^{97}$Nb、$^{98}$Nb、$^{93m}$Mo、$^{101}$Mo、$^{93}$Tc、$^{93m}$Tc、$^{94}$Tc、$^{94m}$Tc、$^{95}$Tc、$^{96m}$Tc、$^{97}$Tc、$^{98}$Tc、$^{99}$Tc、$^{99m}$Tc、$^{101}$Tc、$^{104}$Tc、$^{94}$Ru、$^{97}$RU、$^{105}$Ru、$^{99m}$Rh、$^{101m}$Rh、$^{103m}$Rh、$^{106m}$Rh、$^{107}$Rh、$^{101}$Pd、$^{107}$Pd、$^{102}$Ag、$^{103}$Ag、$^{104}$Ag、$^{104m}$Ag、$^{106}$Ag、$^{112AG}$、$^{115}$Ag、$^{104}$Cd、$^{107}$Cd、$^{113}$Cd、$^{117}$Cd、$^{117m}$Cd、$^{109}$In、$^{110}$In($T_{P1}$ = 4.90 h)、$^{110}$In($T_{P2}$ = 1.15 h)、$^{112}$In、$^{113m}$In、$^{115}$In、$^{115m}$In、$^{116m}$In、$^{117}$In、$^{117m}$In、$^{119m}$In、$^{110}$Sn、$^{111}$Sn、$^{121}$Sn、$^{123m}$Sn、$^{127}$Sn、$^{128}$Sn、$^{115}$Sb、$^{116}$Sb、$^{116m}$Sb、$^{117}$Sb、$^{118m}$Sb、$^{119}$Sb、$^{120}$Sb($T_{P2}$ = 0.265 h)、$^{124m}$Sb、$^{126m}$Sb、$^{128}$Sb($T_{P2}$ = 0.173 h)、$^{130}$Sb、$^{131}$Sb、$^{116}$Te、$^{123}$Te、$^{127}$Te、$^{129}$Te、$^{131}$Te、$^{133}$Te、$^{133m}$Te、$^{134}$Te、$^{120}$I、$^{120m}$I、$^{121}$I、$^{123}$I、$^{128}$I、$^{129}$I、$^{132}$I、$^{132m}$I、$^{134}$I、$^{125}$Cs、$^{127}$Cs、$^{129}$Cs、$^{130}$Cs、$^{131}$Cs、$^{134m}$Cs、$^{135}$Cs、$^{135m}$Cs、$^{138}$Cs、$^{126}$Ba、$^{131m}$Ba、$^{132m}$Ba、$^{135m}$Ba、$^{139}$Ba、$^{141}$Ba、$^{142}$Ba、$^{131}$La、$^{132}$La、$^{135}$La、$^{138}$La、$^{141}$La、$^{142}$La、$^{143}$La、$^{137}$Ce、$^{136}$Pr、$^{137}$Pr、$^{138m}$Pr、$^{139}$Pr、$^{142m}$Pr、$^{144}$Pr、$^{145}$Pr、$^{147}$Pr、$^{136}$Nd、$^{139}$Nd、$^{139m}$Nd、$^{141}$Nd、$^{149}$Nd、$^{151}$Nd、$^{141}$Pm、$^{150}$Pm、$^{141}$Sm、$^{141m}$Sm、$^{142}$Sm、$^{147}$Sm、$^{155}$Sm、$^{156}$Sm、$^{150}$Eu($T_{P2}$ = 12.6 h)、$^{152m}$Eu、$^{158}$Eu、$^{145}$Gd、$^{152}$Gd、$^{147}$Tb、$^{150}$Tb、$^{153}$Tb、$^{155}$Tb、$^{156m}$Tb($T_{P1}$ = 1.02 h)、$^{156m}$Tb($T_{P2}$ = 5.00 h)、$^{155}$Dy、$^{157}$Dy、$^{165}$Dy、$^{155}$Ho、$^{157}$Ho、$^{159}$Ho、$^{161}$Ho、$^{162}$Ho、$^{162m}$Ho、$^{164}$Ho、$^{164m}$Ho、$^{167}$Ho、$^{161}$Er、$^{165}$Er、$^{171}$Er、$^{162}$Tm、$^{166}$Tm、$^{173}$Tm、$^{175}$Tm、$^{162}$Yb、$^{167}$Yb、$^{177}$Yb、$^{178}$Yb、$^{176}$Lu、$^{176m}$Lu、$^{178}$Lu、$^{178m}$Lu、$^{179}$Lu、$^{173}$Hf、$^{177m}$Hf、$^{180m}$Hf、$^{182}$Hf、$^{182m}$Hf、$^{183}$Hf、$^{172}$Ta、$^{173}$Ta、$^{174}$Ta、$^{175}$Ta、$^{176}$Ta、$^{177}$Ta、$^{178}$Ta、$^{180}$Ta、$^{180m}$Ta、$^{182m}$Ta、$^{185}$Ta、$^{186}$Ta、$^{176}$W、$^{177}$W、$^{178}$W、$^{179}$W、$^{181}$W、$^{185}$W、$^{187}$W、$^{177}$Re、$^{178}$Re、$^{182}$Re($T_{P2}$ = 12.7 h)、$^{186m}$Re、$^{187}$Re、$^{188m}$Re、$^{180}$Os、$^{181}$Os、$^{189m}$Os、$^{191m}$Os、$^{182}$Ir、$^{184}$Ir、$^{185}$Ir、$^{186}$Ir($T_{P2}$ = 1.75)、$^{187}$Ir、$^{190m}$Ir($T_{P1}$ = 3.10 h)、$^{190m}$Ir($T_{P2}$ = 1.20 h)、$^{195}$Ir、$^{195m}$Ir、$^{186}$Pt、$^{189}$Pt、$^{191}$Pt、$^{193}$Pt、$^{193m}$Pt、$^{195m}$Pt、$^{197}$Pt、$^{197m}$Pt、$^{199}$Pt、$^{193}$Au、$^{200}$Au、$^{201}$Au、$^{193}$Hg、$^{193m}$Hg(有机)、$^{195}$Hg、$^{195m}$Hg(有机)、$^{197}$Hg(有机)、$^{197m}$Hg(有机)、$^{199m}$Hg、$^{194}$Tl、$^{194m}$Tl、$^{195}$Tl、$^{197}$Tl、$^{198}$Tl、$^{198m}$Tl、$^{199}$Tl、$^{200}$Tl、$^{201}$Tl、$^{202}$Tl、$^{195m}$Pb、$^{198}$Pb、$^{199}$Pb、$^{200}$Pb、$^{201}$Pb、$^{202}$Pb、$^{202m}$Pb、$^{203}$Pb、$^{204}$Pb、$^{205}$Pb、$^{200}$Bi、$^{201}$Bi、$^{202}$Bi、$^{203}$Po、$^{205}$Po、$^{207}$Po、$^{232}$Th、$^{235}$U、$^{238}$U、$^{239}$U、$^{232}$Np、$^{233}$Np、$^{240}$Np、$^{235}$Pu、$^{243}$Pu、$^{237}$Am、$^{238}$Am、$^{239}$Am、$^{244m}$Am、$^{245}$Am、$^{246}$Am、$^{246m}$Am、$^{249}$Cm。

属于这一毒性组的还有如下气态或蒸汽态放射性核素：

$^{3}$H(元素)、$^{3}$H(氚水)、$^{3}$H(有机结合氚)、$^{3}$H(甲烷氚)、$^{11}$C、$^{11}$CO$_2$、$^{14}$CO$_2$、$^{11}$CO、$^{14}$CO、$^{35}$SO$_2$、$^{37}$Ar、$^{39}$Ar、$^{41}$Ar、$^{59}$Ni、$^{74}$Kr、$^{76}$Kr、$^{77}$Kr、$^{79}$Kr、$^{81}$Kr、$^{83m}$Kr、$^{85}$Kr、$^{87}$Kr、$^{88}$Kr、$^{94}$RuO$_4$、

$^{97}RuO_4$、$^{105}RuO_4$、$^{116}Te$、$^{123}Te$、$^{127}Te$、$^{129}Te$、$^{131}Te$、$^{133}Te$、$^{133m}Te$、$^{134}Te$、$^{120}I$(甲基)、$^{120m}I$、$^{120m}I$(甲基)、$^{121}I$、$^{121}I$(甲基)、$^{123}I$、$^{123}I$(甲基)、$^{128}I$、$^{128}I$(甲基)、$^{129}I$、$^{129}I$(甲基)、$^{132}I$(甲基)、$^{132m}I$(甲基)、$^{134}I$、$^{134}I$(甲基)、$^{120}Xe$、$^{121}Xe$、$^{122}Xe$、$^{123}Xe$、$^{125}Xe$、$^{127}Xe$、$^{129m}Xe$、$^{131m}Xe$、$^{133m}Xe$、$^{133}Xe$、$^{135m}Xe$、$^{135}Xe$、$^{138}Xe$、$^{199m}Hg$。

注：本核素毒性分组清单中有 10 个核素具有两个半衰期。其中 6 个因其两个半衰期（$T_{P_1}$、$T_{P_2}$）相差悬殊而被分别列入不同的毒性组别；另有 4 个具有两个半衰期的核素，因其半衰期相差不大而被列在同一毒性组别，它们是 $^{89}Nb$、$^{110}In$、$^{156m}Tb$、$^{190m}Ir$。汞分为无机汞和有机汞，共有 9 个核素。其中 5 个（$^{193}Hg$、$^{194}Hg$、$^{195}Hg$、$^{199m}Hg$、$^{203}Hg$），其无机和有机形态属同一毒性组别；另外 4 个（$^{193m}Hg$、$^{195m}Hg$、$^{197}Hg$、$^{197m}Hg$）则不同。

## 四、内照射损伤的特点

放射性核素引起内照射损伤的机理与外照射相似，所不同的是内照射损伤受核素的辐射与化学特性、摄入途径与方式、体内生物转运、靶器官和组织种类、剂量在时间和空间的滞留等因素的影响，因此放射性核素引起的内照射损伤具有以下特点。

### （一）病程分期不明显

急性全身性外照射损伤一般具有明显的病程分期，包括初期、假愈期、极期和恢复期。内照射损伤的病程分期不明显，一般无初期反应或初期反应不明显，潜伏期长短不一，出现症状的时间依剂量大小而定，一般较晚，持续时间较长，极期后延，且症状不典型。从极期进入恢复期的患者，多迁延成慢性损伤或诱发肿瘤。如 $^{134}Cs$ 和 $^{137}Cs$ 急性内照射损伤病例，其病程发展过程基本如此，转成慢性则出现植物神经功能紊乱。又如口服 $^{226}Ra$ 病人，在照后 2.5 a 时骨髓功能仍处低下状态，成为慢性损伤过程。

### （二）损伤部位的选择性

在体内呈非均匀性分布的放射性核素，常选择性地分布、滞留或沉积于某器官或组织内。对有大量放射核素滞留或沉积的器官或组织，称为源器官或源组织（source organ or source tissue）。对受辐照剂量较大且对机体健康影响较重要器官或组织，则称为靶器官或靶组织（target organ or target tissue）。因此，放射性核素内照射损伤具有一定的部位特异性。

（1）亲骨内分布与滞留的核素（如 Ca、Sr、Ba、Ra、Y 和 Pu 等）：对骨髓造血功能和骨髓的损伤严重，常引起持续性的中性粒细胞减少，贫血和骨坏死症状很突出，还可引起关节病变和骨肿瘤等。

（2）亲网状内皮系统分布与滞留的核素（如 Ac、Th、Am、La 和 Ce 等）：对肝、脾和淋巴结等损伤严重，故淋巴细胞减少明显，可发生急性弥漫性中毒性肝炎及肝坏死，晚期可引起肝肿瘤。

（3）亲肾性分布与滞留的核素（如 U、Ru）：可引起严重的肾损伤，如中毒性肾炎，肾功能不全，肾硬化等。

（4）亲甲状腺的放射性碘核素：浓集于甲状腺内引起该腺体的严重损伤。

### （三）进入和排出途径的局部损伤

有些内照射损伤的早期症状与进出途径有关。一些放射性核素尤其难溶性或颗粒状核素常在进入或排出途径滞留或沉积较长时间，故可引起明显的局部损伤，称为首过效应(first-pass effect)。例如，较大量放射性核素由呼吸道进出过程中，可引起咽喉炎、鼻炎、支气管炎和肺炎；经口摄入和肠道排出时，常引胃肠功能失调，黏膜出血，炎症，溃疡和坏死性病变；核素污染伤口可延缓伤口愈合，伤口易并发感染和出血，严重时可形成长期不愈的顽固性溃疡和皮下组织肿瘤。

### (四) 放射性复合伤

放射性核素内照射损伤的同时或先后，常常受到其他不同性质致伤因素的伤害，由此发生的复合性损伤称为放射性复合伤(combined radiation injury)。放射性核素内照射复合伤常发生于核爆炸与核反应堆事故严重的核辐射和核泄漏情况下。多种不同性质致伤因素造成的放射性复合伤往往病情严重，而且不同创伤之间相互影响，比单一放射性核素内照射损伤的得伤情更加复杂。

## 五、内照射损伤的分类

放射性核素内照射损伤效应的分类如下：

(1) 按发生时间的早晚，可分为近期效应，在摄入后数周内发生；远期效应在摄入后数月、数年或数十年后出现。

(2) 按受照后效应发生的个体，可分为躯体效应和遗传效应。躯体效应是显现在受照射者自身的辐射效应；遗传效应是发生在受照射者后裔的效应。怀孕期间来自母体的放射性核素而引起胚胎和胎儿的损伤，是躯体损伤的特殊情况。躯体效应(somatic effects)又可分为急性，亚急性和慢性损伤。

(3) ICRP 第 26 号出版物从辐射防护角度出度，将内照射损伤效应分为随机性效应(stochastic effects)和非随机性效应(non-stochastic effects)，第 60 号出版物修订的建议书将后者称为确定性效应(deterministic effects)。随机性效应是指发生概率(而非严重程度)与剂量大小有关的效应，并假定不存在剂量阈值。确定性效应是指严重程度随剂量而变化的效应并且可能存在剂量阈值。遗传效应和某些躯体效应如恶性肿瘤为随机效应，其生物学本质是与个别细胞损伤有关，小于剂量限值的照射也不能排除发生的可能性。确定性效应是受照射组织中大量细胞被杀死或严重损伤所致，它的发生需要接受超阈剂量的照射。ICRP 更新和概括出成人全身γ射线照射 1%死亡率和发病率所涉及器官和组织的急性吸收剂量的估计阈值。这些 1%发生率估计值是出版物中利用剂量-响应数据数学预测模型的推算值，连同响应发展时间估计值一并在表 4-3 中给出。

**表 4-3　成人受全身γ射线照射后 1%死亡率和发病率的急性吸收剂量的估计阈值**

| 效　应 | 器官/组织 | 发生效应时间 | 吸收剂量/Gy[e] |
|---|---|---|---|
| 发病率： | | | 1%发生率 |
| 暂时不育 | 睾丸 | 3～9 周 | ≈0.1[a,b] |
| 永久不育 | 睾丸 | 3 周 | ≈6[a,b] |
| 永久不育 | 卵巢 | <1 周 | ≈3[a,b] |
| 血液形成抑制 | 骨髓 | 3～7 d | ≈0.5[a,b] |

续表

| 效　应 | 器官/组织 | 发生效应时间 | 吸收剂量/Gy[e] |
|---|---|---|---|
| 皮肤潮红 | 皮肤(大面积) | 1～4 周 | <3～6[b] |
| 皮肤烧伤 | 皮肤(大面积) | 2～3 周 | 5～10[b] |
| 暂时脱发 | 皮肤 | 2～3 周 | ≈4[b] |
| 青光眼 | 眼 | 几年 | ≈1.5[a,c] |
| 死亡率: | | | |
| 骨髓综合征: | | | |
| 未进行医学治疗 | 骨髓 | 30～60 d | ≈1[b] |
| 良好医学治疗 | 骨髓 | 30～60 d | 2～3[b,d] |
| 胃肠道综合征: | | | |
| 未进行医学治疗 | 小肠 | 6～9 d | ≈6[d] |
| 良好医学治疗 | 小肠 | 6～9 d | >6[b,c,d] |
| 肺炎 | 肺 | 1～7 个月 | 6[b,c,d] |

注：a ICRP(1994)；

b UNSCEAR(1998)；

c Edwards 和 Lloyd(1996)；

d Scott 和 Hahn(1989)，Scott(1993)；

e 大多数值舍入到最近的 Gy，范围对皮肤来说表示依赖于面积、对骨髓来说表示依赖于不同的医学支持疗法。

# 第二节　内照射确定性效应

随着辐射剂量的加大，大量的细胞可能被杀死，足以产生可检测到的组织反应。这些反应可发生在照射后的早期或晚期，受基质因素(细胞因子和生长因子)调节的更新性实质细胞群的剔除，在早期组织反应的病理过程中发挥关键作用。要达到可检测到的组织损伤水平，必须有一定比例的细胞被剔除掉，这就引申出一个有赖于特定损伤水平的阈值。确定性效应的生物学本质，是较大剂量辐射对群体细胞损伤引起的效应，即以细胞生存和增殖能力的丧失程度表达辐射损伤效应的严重性。当细胞群体中被损伤的细胞达一定份额时，即表现为结构与功能的改变，出现具有临床意义的病理学损伤、可觉察的客观体征及化验指标的异常变化。各个组织和器官病变的共同特征为炎性变化、出血和坏死等破坏性改变以及代偿性修复如纤维化等，导致器官功能低下。由于各器官组织的功能不同，它们对特定放射性核素的敏感性有差异，其临床表现也各不相同。如造血器官表现为造血再生障碍，性腺损伤表现生育能力低下，血管损伤引起继发性损伤，某些器官与组织被纤维组织代替从而使器官功能降低，如某些内分泌腺功能低下等。

## 一、组织器官反应

通常将组织和器官反应分为早期反应和晚期反应。早期组织反应(发生在受照后数小时到几星期)可以是由于细胞通透性改变和组胺释放导致的炎症性反应如红斑，以及后来因细胞丢失导致的反应，如黏膜炎，上皮组织的脱皮反应等。晚期组织反应（发生在受照后数月到多年）的发生，如果是靶组织上直接损伤的结果，如迁移性照射后血管闭塞导致的深部组织坏死，就被称之为原生性（generic）；如果是辐射早期反应导致的后果，如严重表皮脱落或慢性感染所导致的皮肤坏死、严重黏膜溃疡导致的小肠狭窄等，就被称之为继发性（consequential）。

上皮组织的早期脱皮反应和造血系统的抑制，是由于组织中祖细胞被清除引起的，导致成熟细胞的暂时性或永久性缺失，其与剂量相关。这些组织反应体现出了自我更新细胞谱系的特征性辐射反应，如表皮、黏膜、造血和生精细胞等。组织成分的表达和恢复时间过程，一般依赖于其正常的更新率，在低剂量而非高剂量下有剂量依赖关系。高剂量下这些组织的完全剥脱的发生时间，相当于新生成熟细胞加上任何辐射抗性祖细胞生成细胞的寿命。组织基质产生各种生长因子，这些因子诱发恢复特殊组织成分所需要的再生细胞群体和分化。应用能刺激修复过程的外源生长因子，可促使组织成分的恢复进程加速和恢复更完全。

晚期组织反应的部分原因是组织成分细胞群体的更新速率慢和死亡，在此的细胞是功能细胞和具有分裂能力的细胞。细胞间通讯的复杂系统能调节不同组织和器官的功能，这一复杂系统的失调也可导致晚期组织反应。有些组织在不同潜伏期可出现不同类型的损伤。如脊髓组织，在照后几个月内可发生早期脱髓鞘反应，然后是在照后6～18个月发生第二期白质脱髓鞘和坏死，照后1～4年大多是晚期血管病变。

大多数组织受照体积越大，组织反应越强烈。皮肤早期反应的体积效应主要是因为照射面积大，源自周边正常细胞向伤口增殖移行愈合有限。晚期反应的体积效应与器官结构有很大的关系。脊髓组织的关键性系列组织单元纵横排列有序，因此受照射的组织越多，功能失活致麻痹症的概率越大。当照射体积增大，来自照射野边缘的细胞移行愈合效益可能会有限。相反，像肾脏和肺脏，其组织功能亚单元（FSU，肾小体和肺泡）是平行排列，部分组织功能亚单元的失活并不影响器官功能，直到达到关键数量FSU的失活。晚期组织损伤是进行性的，并有很强的剂量依赖关系。有报道指出放疗病人的后期发病率随时间持续增加，直到照后10年甚至更长时间。实验动物系统的研究结果显示，有不同的措施和步骤能延缓晚期放射性病变的发生与发展。

组织的暂时性反应程度各不相同，而且它们的放射敏感性也有差异。最为敏感的组织有卵巢、睾丸、骨髓和眼晶体等。表4-4给出了人体内较敏感组织的某些组织/器官反应的剂量阈值。这些值是从不同放射治疗实验和事故性照射数据中推出来的。总的来说，分割照射或低剂量率迁延性照射的损伤程度要低于急性照射损伤。

**表4-4　成人睾丸、卵巢、眼晶体和骨髓组织反应的估计阈值**

| 组织与效应 | 阈值 | | |
|---|---|---|---|
| | 单次短暂照射的总剂量/Gy | 分割多次照射或迁延照射的总剂量/Gy | 多年中每年以分割多次照射或迁延照射的年剂量率/($Gy \cdot a^{-1}$) |
| 睾丸 | | | |
| 暂时不育 | 0.15 | NA[1] | 0.4 |
| 永久不育 | 3.5～6.0[2] | NA | 2.0 |

续表

| 组织与效应 | 阈值 | | |
|---|---|---|---|
| | 单次短暂照射的总剂量/Gy | 分割多次照射或迁延照射的总剂量/Gy | 多年中每年以分割多次照射或迁延照射的年剂量率/(Gy·$a^{-1}$) |
| 卵巢 | | | |
| 不育 | 2.5～6.0 | 6.0 | >0.2 |
| 晶体 | | | |
| 可查出混浊 | 0.5～2.0[3] | 5 | >0.1 |
| 视力障碍(白内障)[4] | 5.0[5] | >8 | >0.15 |
| 骨髓 | | | |
| 造血机能低下 | 0.5 | NA | >0.4 |

注：资料源自 ICRP 第 41 号出版物，1984；更详细内容可查阅 ICRP 第 41 号出版物(1984)。

1. NA 表示不适用，由于该阈值取决于剂量率而不是总剂量；
2. 参见 UNSCEAR(1988)；
3. 参见参考文献 Otake 和 Schull(1990)；
4. 给出 2～10 Sv 的急性剂量阈值(NCRP 1989)。

## 二、照射死亡

照射死亡的原因通常是身体内一个或多个重要生命器官的组织中细胞严重丢失，或者是功能障碍。身体部分照射或全身不均匀照射的致死性，取决于何种器官受照射、照射体积以及剂量水平。以约 1 MeV 以上能量的贯穿性光子束全身照射为例，死因可能是几个不同综合征的其中之一，综合征的特点是有特定的诱发剂量范围，和导致了特殊的器官系统损伤。

对于一个正常健康成人来说，$LD_{50/60}$ 即 60 d 内死亡一半的剂量的中位值为 4 Gy，但有报告估算的剂量范围为 3～5 Gy。估算的 $LD_{10}$ 为 1～2 Gy、$LD_{90}$ 为 5～7 Gy。死亡原因是生产功能性短寿命粒细胞的祖细胞缺失而导致造血衰竭，和因得不到辐射抗性红细胞的补充而出血死亡。通过适当的医学处理，如输液、使用抗生素、抗真菌药物、隔离护理(UNSCEAR 1988 Annex G)、输注血小板和浓缩同源血液干细胞、注射粒细胞巨噬细胞集落刺激因子等生长因子等措施，有可能改善在 $LD_{50/60}$ 剂量甚至更大剂量照射个体的存活机会。尽管在照后早期使用生长因子被认为是有益的，但肺炎等器官反应仍然是处于治疗中个体死亡的原因。

照射剂量超过 5 Gy 时，则产生另外的效应，包括严重胃肠道(干细胞和毛细血管内皮细胞)损伤，且并发造血损伤，处于这种伤情的受照者就会在 1～2 星期内死亡。用于精确估算这种综合征的 $LD_{50}$ 的人体数据很少，但它有可能达到 10 Gy 的急性剂量，支持性医学治疗和生长因子有望适当提高此值。如果是非均匀照射，有部分骨髓和大部分肠道幸免的话，那么肺部急性剂量超过 10 Gy 时，急性肺炎可能是致死原因。如果肾脏受到照射，同样的剂量范围也有可能导致肾脏损伤。在照射剂量接近甚至超过 50 Gy 时，就会造成神经系统和心血管系统的急性损伤，受照个体将在照后几天内死于休克。表 4-5 给出了发生在不同时间的大约致死剂量，其适应于几分钟内受到的低 LET 高剂量照射。

**表 4-5 人受急性低 LET 全身不均匀照射发生特定综合征和死亡的剂量范围**

| 全身吸收剂量①/Gy | 主要致死效应 | 照射后死亡时间/d |
|---|---|---|
| 3～5 | 骨髓损伤($LD_{50/60}$) | 30～60 |
| 5～15 | 胃肠道损伤 | 7～20 |
| 5～15 | 肺和肾脏损伤 | 60～150 |
| >15 | 神经系统损伤 | <5，剂量依赖性 |

注：① 某些剂量范围数据包括含根据部分身体受照所作判断。

如果辐射剂量是在数小时甚至更长时间段照射给予的，发生上述效应则需要更大的全身剂量。例如，剂量率如果是每小时 0.2 Gy，$LD_{50}$有可能提高 50%；如果剂量是在一个月时间段照射给予的，$LD_{50}$就有可能加倍。有证据表明低辐射剂量率或慢性照射会引起慢性放射综合征，特别是对造血、免疫和神经系统方面的影响。抑制免疫系统的阈剂量约为每年 0.3～0.5 Gy。其他器官效应的估算阈剂量见表 4-4。以年剂量低于 0.1 Gy 的多年照射，成人和儿童身体组织并未发生严重反应。红骨髓、增殖细胞和眼晶体辐射敏感性最高。

高 LET 辐射产生的组织和器官反应类似于低 LET 辐射，但其单位吸收剂量诱发的频率(发生率)和严重性更大。这种差别是用所考虑效应的相对生物效能(RBE)术语来表示的。高 LET 对低 LET 辐射的 RBE 的定义是低 LET 辐射与高 LET 辐射产生相同生物效应的吸收剂量的比值。

## 三、急性内照射放射病

放射性核素滞留在靶器官或靶组织对机体内照射引起的急性全身性疾病，称为内照射急性放射病。从内照射剂量学上看，一次或短期内数次摄入放射性核素的量超过几十至几百个年摄入量限值(ALI)，才有可能达到引起内照射急性放射病的内照射剂量。实际上，在生产、研究和应用放射性核素过程中，造成人体内污染的事例时有发生，但严重污染者较少，酿成内照射急性放射病者更少。

据报道 1955—1977 年世界范围内曾发生过 16 起重大的内污染事故，23 人受到内污染照射，其中 15 人为职业工作者，8 人为误服放射性药物患者，有两人死亡。这些事故涉及的放射性核素有：$^{238}$Pu、$^{239}$Pu、$^{226}$Ra、$^{210}$Po、$^{241}$Am、$^{235}$U、$^{198}$Au、$^{35}$S、$^{32}$P 和$^{137}$Cs 10 种。以后又报道了$^{3}$H 和$^{170}$Tm 引起的内照射损伤的病例。这些病例的污染途径有吸入、伤口、口服、静脉注入和经皮肤吸收。以下仅举两例详细说明，并把 8 例典型内照射急性放射病的病情简介于表 4-6。

例 1，女性患者，73 岁。当给她静脉注射放射性胶体(radiocolloid)$^{198}$Au 做肝扫描时，本应注入 7.4 MBq 活度的制剂，但误注入 7.4 GBq，造成重大事故。经全身扫描证实，放射性胶体$^{198}$Au 被机体网状内皮系统及骨髓摄取，上腹部显示出清晰的肝、脾外形。内照射剂量估算结果为：肝、脾各 73 Gy，肝脾附近的肠为 6 Gy，红骨髓为 4.4 Gy。

事故后患者无明显的初期反应，于第 1 周末，患者粒细胞绝对值降至 $5\times10^8$/L 以下，以淋巴细胞绝对值下降最快。事故后第 3 周血小板降至最低值，尽管输血小板浓缩液，也仅升到 $8\times10^9$/L。虽经间断地注射雄激素刺激骨髓功能，并应用皮质类固醇降低毛细血管脆性，延长血小板寿命，但病人仍然出现持续明显的血小板减少症，出血性瘀斑、间断性血尿和结膜下出血。事故后第 68 天，病人散步时突然头晕摔倒，以后剧烈头痛、感觉迟钝，不断加剧，意识未能恢复，次日死亡。尸检发现硬脑膜下腔和蜘蛛膜下腔出血。从该例急性内照射放射病可以看出，病程分期不明显，极期迁延，骨髓受到选择性损伤，造血功能严重障碍。

例 2，两名成年男性自杀者，分别口服 $^{137}Cs$ 148 MBq 和 $^{226}Ra$ 75.1 MBq，都发生内照急性放射病。$^{137}Cs$ 损伤使原有的多发性神经炎症状加重，肝肿大，白细胞减少。$^{226}Ra$ 损伤者突出表现为造血功能障碍和骨组织的病变，发生白细胞减少（leukopenia）、贫血、骨组织破坏，虽经洗胃、催吐和利尿及给予促排剂、输血等对症治疗，但效果不显著，最后死于再生障碍性贫血，放射性骨炎和骨肉瘤。

表 4-6　8 例病人的内照射急性放射病病情简介

| 患者情况 | 污染核素 | 污染途径 | 摄入量/MBq | 内剂量估算/Gy | 病情摘要 |
|---|---|---|---|---|---|
| 男<br>25 岁 | $^{134}Cs+$<br>$^{137}Cs$ | 吸入 | 185+37 | 2 d　0.2<br>44 d　1.3<br>365 d　20 | 无明显初期反应 3 d，肝肿大，鼻炎，白细胞减少 $2.2\times10^9$/L，淋巴细胞 $0.8\times10^9$/L，诊断轻度急性放射病，对症治疗，较为慢性 |
| 男<br>25 岁 | $^{137}Cs$ | 伤口<br>+吸入 | 18 500 | | 10 d 后外周血白细胞减少（$1.5\times10^9$/L）血小板降低（$7\times10^9$/L）伴有出血症候群；9 月后肝功能异常，黄疸；植物神经功能紊乱，诊断为中度急性放射病，对症治疗，转为慢性 |
| 男<br>31 岁 | $^{137}Cs$ | 口服 | 148 | 2.4 | 3 d 后不适无力，14 d 脱发，心前区痛，半年后外周血白细胞减少，并伴多发性神经炎，诊断经度急性放射病，对症治疗，转为慢性 |
| 男<br>23 岁 | $^{226}Ra$ | 口服 | 75 | 胃　0.55<br>小肠 0.5 大肠<br>8.1～16.4<br>骨髓 30 | 3 d 入院，恶心呕吐，腹泻，头痛，头晕，白细胞增多，淋巴细胞减少；7 d 后血小板降至 $10\times10^{10}$/L；9 个月后血小板降为 $7.0\times10^{10}$/L；1 年后白细胞降至 $2.0\times10^9$/L，诊断为中度急性放射病，对症治疗，促排，转为慢性骨髓增生低下，骨炎，骨肉症，事故后 4.8 a 死亡 |
| 男<br>26 岁 | $^{170}Tm$ | 吸入 | 18.5 | | 第 1 天头痛，食物丧失；3 d 恶心，上呼吸道炎症有脓性血分泌物；13 d 肝痛，肝功能异常；44 d 肝大，黄疸，诊断为中度急性放射性病，对症治疗，转为慢性 |
| 男<br>37 岁 | $^3H$ | 吸入 | 351 500 | 12 | 事故后 2 d 衰弱，食欲减退；24 d 口腔黏膜，胸，腹，前臂有出血疹 26 d 出现极期症状，骨髓再生障碍，诊断为重度急性放射病，转为慢性 |
| 女<br>73 岁 | $^{198}Au$ | 静注 | 7 400 | 肝、脾<br>各 73<br>骨髓 4.4 肠 6 | 无明显初期反应，事故后者 5 d 白细胞 $0.5\times10^9$/L，淋巴细胞绝对值降低；3 周时血小板减少，有出血症候群。诊断重度放射病，事故后 68 d 死于脑膜下腔出血 |

续表

| 患者情况 | 污染核素 | 污染途径 | 摄入量/MBq | 内剂量估算/Gy | 病情摘要 |
|---|---|---|---|---|---|
| 女 6岁 | $^{137}Cs$ | 食入和经皮肤吸收 | | 全身 4～6 | 2 d 左手掌，左足趾红斑；6 d 白细胞、血小板降低，舌溃疡，严重的口腔串珠菌，伴鼻出血，呕吐和便血；第 9 d 发烧 38 ℃，第 36 天体温 39 ℃。诊断内外照射极重度放射病。促排，抗感染，注射 GM-CSF；事故后 29 d 死亡 |

## 四、放射性复合伤

放射性核素辐射损伤的同时或先后受到一种或一种以上不同性质致伤因素的伤害而发生的复合性损伤称为放射性复合伤。不同致伤因素相互作用，伤情复杂并且严重，通常具有下述几种重要的生物效应。

(1) 休克：放射损伤在复合其他损伤后可发生休克。如放射损伤合并烧伤时，常发生早期体克，成为早期死亡的重要原因。

(2) 炎症和免疫低下：放射复合伤使免疫功能主要是细胞免疫低下，常早期发生严重感染，甚至导致早期毒血症。

(3) 代谢失调：血浆蛋白减少、电解质紊乱、体重减轻等较单一伤更为严重。

(4) 造血组织受损：造血系统功能受损贯穿于全过程，复合伤加重了造血组织的破坏。

(5) 组织修复延迟：损伤组织修复延迟，伤口愈合不良。

## 五、组织器官放射病理学

### (一) 骨髓损伤

放射性核素引起骨髓损伤的严重程度和特点与它的辐射特征和分布密切相关。亲骨性核素损伤的早期，骨髓充血，出现灶性出血和浆细胞浸润，分叶粒细胞减少，以中幼粒细胞、晚幼粒细胞和杆状核细胞为主，部分造血细胞坏死，出现核浓缩与核溶解。以后，由于造血功能受抑制及部分细胞坏死，骨髓内有形成分进行性减少，脂肪组织增多。再严重时，发展为再生障碍性贫血(aplastic anemia)和骨髓衰竭(bone marrow failure)，这与造血干细胞增殖分化受到严重抑制或破坏有关。非亲骨性核素如放射性碘，铯和铷等对骨髓亦有破坏作用，不过比亲骨性核素作用小。例如，当给猴注射$^{90}Sr$ 74 MBq/kg 体重时，骨髓中造血细胞急剧减少，80%以上是网状细胞，猴在 1～2 周后死亡；$^{90}Sr$ 注入量为 37 MBq/kg 体重时，骨髓中还能见到少数原粒细胞和原红细胞，猴在 3～4 周内死亡；$^{90}Sr$ 注入量为 18 MBq/kg 体重时，骨髓细胞成分较多，可见有丝分裂细胞，但形态异常，猴于 1～2 月后死亡。病理解剖证实为再生障碍性贫血和多器官广泛性出血病变。可溶性钚主要滞留于骨骼和肝脏，它引起骨髓细胞减少和肝细胞坏死等变化。

骨髓损伤的同时，外周血出现相应的变化。损伤初期出现以中性粒细胞为主的白细胞增多或波动，随即出现淋巴细胞减少(lymphocytopenia)，中性粒细胞减少，血小板减少。以后可见粒细胞分叶过多，细胞溶解，核碎裂，空泡形成等。红细胞也出现一定变化，如红细胞减少及大小不等。

### （二）骨骼损伤

初期骨质更新过程增强，出现含大量破骨细胞的成骨组织，骨髓腔内小静脉及毛细血管扩张。继而成骨组织减少，成骨细胞和破骨细胞几乎消失，骨髓及成骨组织被黏液样组织代替，小血管高度扩张，并有出血。后期，可出现骨质疏松，病理性骨折，特别是管状骨多见。骨折愈合缓慢，有时可出现异常骨痂，又不被吸收，并会有不成熟的骨组织。

### （三）肺损伤

难溶性放射性核素气溶胶，可滞留于肺泡壁上和肺淋巴结内，当累积剂量达 10 Gy 以上时能引起放射性肺损伤。放射性肺损伤也是乳腺癌、肺癌、食管癌、淋巴瘤或其他胸腔肿瘤放疗的潜在并发症。

放射性肺损伤有两个明显的临床阶段，早期暂短的放射性肺炎和晚期慢性放射性纤维化。肺急性综合征现在被称为放射性肺炎(radiation pneumonia)，通常发生于放疗后 4～12 周。症状包括呼吸困难、咳嗽、低温和胸部不适，这些症状通常过几周后自然减轻。在有些病例，病程可能是暴发性的，虽然这经常是致命的，但经治疗可能得到痊愈。放射性纤维化开始表现为逐渐增加的持续干咳或轻微肺炎症状和体征。然而这个阶段常常无临床症状，仅仅当摄片发现畸形或继发感染、支气管扩张、自发性气胸时才认识到。临床或放射学证据常常提示放射纤维化，而没有任何清晰的先前的放射性肺炎。

放射性肺炎病理学显示为急性渗出阶段，组织增生阶段和放射纤维化阶段。前两个阶段相当于临床和放射学的放射性肺炎阶段，第三阶段相当于放射性纤维化阶段。在急性期，血管内皮和滤泡上皮发生水肿、空泡和脱落。微管损伤引起毛细血管充血和血栓。间质蛋白体液渗出，通过损伤的滤泡上皮进入肺气泡。在某些气泡内，由脱落的上皮细胞、纤维蛋白渗出物和巨噬细胞可形成透明膜。肺泡上皮细胞特别是Ⅱ型肺上皮细胞增殖，替代脱落的上皮细胞，常常伴有增大的高染色质核和多核形成。炎性细胞浸润，肺水肿，肺泡间隔增厚，晚期出现肺纤维化(pulmonary fibrosis)。严重者可因呼吸功能不全，循环衰竭或窒息而死亡。由肺泡内转移到气管支气管淋巴结的核素，可引起淋巴结炎，淋巴结纤维化和萎缩。

胸部摄片可通过 CT、高分辨率 CT 或镓-67 扫描，早期放射性肺炎的发现对于及时治疗是非常重要的。

### （四）胃肠道损伤

急性损伤常出现胃肠功能紊乱、溃疡性胃炎、放射性肠炎及溃疡、便血和黏液、里急后重等。严重时出现水电解质平衡紊乱和菌血症。有人称这些变化为胃肠道损伤症候群。例如，狗食入早期铀裂变混合物 260～330 MBq/kg 体重后，1 d 开始食欲减退，4 d 后拒食，出现混有少量血的粪便，后变为鲜红血样粪便，便次频数，并有里急后重现象；1 周后交替出现，并常混有脓性黏液；4 周后逐渐恢复正常。

### （五）肾脏损伤

摄入可溶性铀的靶器官为肾脏。铀引起肾脏的主要病变是肾小管上皮细胞变性，坏死和脱落。剂量大时可引起肾小球坏死，动物死于急性肾功能衰竭。一般早期间质水肿，晚期肾曲管上皮萎缩，间质纤维增生。上述变化通常由皮质向髓质扩展，最终引起肾硬化。铀致肾功能损伤可导致一系列临床生化学变化，如尿蛋白出现和增高；尿过氧化氢酶增高；尿氨基酸与肌酐比值升高，尿碱性磷酸酶增高；血清非蛋白氮增高，进而引起酸中毒。

### （六）肝脏损伤

亲网状内皮系统分布的放射性核素（如 Th 等）可引起肝损伤，其特点是灶性营养不良和坏死。一般先出现肝索解离，肝细胞退行性变，空泡形成和内皮细胞肿胀；随后发展为脂肪变性和急性坏死；晚期出现间质纤维增生和肝硬化。放射自显影证明，上述病变处的吞噬细胞内有活性胶体颗粒，形成的辐射灶为射线径迹聚集的"星"状体。

### （七）甲状腺和其他内分泌腺损伤

放射性碘核素损伤甲状腺，在组织学上可见到滤泡上皮细胞空泡形成，细胞肿胀和胞核崩解，继而出现滤泡上皮不规则生长，间质纤维增生，滤泡内胶质减少，甲状腺体萎缩。甲状腺功能表现为吸碘率降低，$^{131}I$ 在甲状腺内的有效半减期缩短。

放射碘损伤甲状腺的同时，可波及甲状旁腺，使之肿大。亲骨性核素的慢性损伤，可因磷、钙代谢异常伴有甲状旁腺肿大。

放射性核素内照射时，也可因出现垂体—甲状腺系统的功能障碍，导致其他内分泌腺的变化，垂体可出现萎缩及营养不良性改变，腺体结构不规则，嗜酸粒细胞增多等。

## 六、物质代谢异常

内照射损伤，可导致机体的物质代谢异常。实验研究表明，$^{32}P$ 和 $^{90}Sr$ 能迅速抑制骨髓和淋巴细胞的氧化磷酸化过程，细胞的 ATP 生物合成被抑制。

在内照射作用下，核酸与核蛋白分解代谢增强。如机体受 $^{239}Pu$、$^{90}Sr$、$^{210}Po$ 及 $^{222}Rn$ 内污染时，可见组织内 DNA 和 RNA 因解聚而含量降低。这种解聚效应可随放射性核素摄入量的增加而增强。例如，给大鼠注入 $^{32}P$ 的量为 74、110、148 $kBq \cdot g^{-1}$，可使大鼠骨髓细胞内 DNA 含量依次分别降低 46%、44% 和 72%，使 RNA 含量也相应地降低 32%、50% 和 62%。

较大剂量的内照射，可使蛋白质分解代谢加强，合成代谢抑制，体内氮代谢负平衡。许多组织内的磷酸酶、胆碱酯酶和透明质酸酶等的合成功能遭到破坏。血清蛋白中白蛋白含量明显减少，$A/G$ 比值倒置。血清蛋白分解产物如尿素、肌酐等的含量均增高，尤其是牛胱氨酸的代谢产物牛磺酸由尿中的排出量显著增高。

内照射损伤可使糖代谢发生障碍。在早期由于组织蛋白质大量分解，提供了大量的生糖氨基酸，此时肝脏仍保持合成糖原的作用，故出现肝糖原增高和高血糖症。随着病程发展，肝脏合成糖原的功能被破坏，糖原合成减少，糖分解和氧化过程发生障碍。通过 $^{14}C$-葡萄糖示踪试验发现，呼出的 $^{14}CO_2$ 量比正常机体大为降低，同时肝内 $^{14}C$ 标记的脂肪含量迅速增多，说明 $^{14}C$-葡萄糖已转化脂肪。

内照射损伤亦可使脂肪代谢失常。如机体受 $^{144}Ce$ 内污染后，随着损伤的发展，肝糖原严重降低，于是动用脂肪库以补充能量来源之不足，故血液内类脂物质增多，甚至形成脂血症。与此同时，肝、肾器官出现脂肪浸润。由于脂肪代谢程序失常，导致血液内酮体含量增高，严重时可引起碱储减少和酸中毒，出现酮血症和酮尿症。

内照射损伤还可引起水、盐代谢障碍。水代谢的变化，表现为首先尿量增多，然后尿量减少。由于毛细血管通透性增强，部分白蛋白渗透至组织间，引起水肿。无机盐的变化主要是血中Cl、K、Ca和Na离子含量的变化，以及骨组织中Ca和P代谢失常。如$^{32}P$内照射使血内Cl、Ca离子含量降低；$^{239}Pu$、$^{32}P$等使P、Ca离子参与骨质代谢过程受阻。

## 七、免疫功能障碍

机体免疫功能最主要的效应细胞是具有各种不同功能的淋巴细胞。一些放射性核素长期滞留于免疫器官如淋巴结及脾脏内，会使其中的淋巴细胞长期受持续的照射，引起免疫功能的变化。电离辐射作为一种危险信号，由免疫系统中发挥监测作用的抗原递呈细胞(antigen presenting cells，APCs)识别和接收，进而激活APCs，为T细胞提供第二信号，引起T细胞和(或)B细胞的活化和增殖，使细胞内外生物学特性出现一系列改变。

实验研究表明，内照射损伤时免疫反应具有时相性，刺激相或正常与抑制相交替出现。低剂量电离辐射的免疫兴奋效应已被众多研究学者所证实。低剂量电离辐射可促使胸腺细胞更新加速，$CD4^+/CD8^+$细胞的百分率增高，CD25分子高表达；促使T细胞上调T细胞受体(T cell receptor，TCR)/CD3表达；促进白细胞介素-1(interleukin，IL-1)，IL-2、集落刺激因子(colony stimulating factor，CSF)和干扰素γ(gamma-interferon，IFN-γ)等细胞因子的分泌。

高剂量电离辐射通常引起淋巴细胞减少，免疫功能受抑制。例如，犬吸入$^{239}PuO_2$、$^{238}PuO_2$气溶胶，或$^{144}Ce$硅酸铝颗粒($^{144}CeFAP$)的气溶胶，滞留于肺和淋巴结内，引起淋巴细胞减少，免疫功能抑制。滞留在淋巴器官内的其他放射性核素，如$^{226}Ra$、$^{210}Po$、$^{137}Cs$、$^{90}Sr$、$^{131}I$、$^{45}Ca$、$^{65}Zn$、$^{32}P$和$^{3}H$等，都能引起免疫功能的变化，包括非特异性抗感染保护功能，细胞免疫及体液免疫功能的降低。调查研究发现，镭作业的职工细胞免疫功能降低，外周血淋巴细胞转化(lymphocyte transformation)率下降，并且与工作场所空气中放射性核素的浓度和工龄有直接关系。动物受$^{144}Ce$中毒后，即使肝、骨髓和脾吸收剂量较低时，也能抑制抗体形成。$^{45}Ca$、$^{90}Sr$、$^{137}Cs$在体内的吸收剂量达2～3 Gy时，就出现抗体形成抑制。

高剂量电离辐射对免疫细胞是一种很强的致损伤因子。在胸腺细胞各亚群中$CD4^+CD8^+$细胞对辐射最为敏感，而$CD4^+CD8^-$和$CD4^-CD8^+$细胞则具有相对的辐射抗性。因此，0.5～4 Gy X射线全身照射后，胸腺细胞中的$CD4^+CD8^+$细胞随着剂量增加而迅速下降，而$CD4^+CD8^-$和$CD4^-CD8^+$细胞的比例随剂量增加而迅速上升；CD3表达上升幅度小于$CD4^+CD8^-$和$CD4^-CD8^+$细胞比例之和的上升幅度。100 Gy X射线辐照后，小鼠B细胞、A20-HL细胞均上调表达CD80分子，同时TNF-α、CD40配体分子的表达增加。

高剂量电离辐射对淋巴细胞分泌细胞因子具有下调作用。6 MeV的X射线照射小鼠胸部后可检测到低水平表达的IL-1和TNF-α的mRNA，其他细胞因子IL-2、IL-3、IL-4和IFN-α，等则很难检测到；20 Gy X射线照射后6～12 h，IL-1β mRNA表达显著升高；20 Gy局部受照后，伤口液中TNF-α和IL-1的表达在伤后第3日、第5日明显升高，转化生长因子-β(transforming growth factor-β，TGF-β)的活性在第13日明显升高。

免疫功能障碍是产生并发症、影响损伤转归和远期病变发展的一个重要因素。内照射损伤达高峰时，对内源性和外源性感染的易感性增高，动物往往死于合并感染。

内照射和外照射一样，也能产生自身免疫现象，如用放射性碘治疗甲状腺疾病的人体和接受放射性碘的犬，可产生抗甲状腺的自身抗体，引起自身免疫性甲状腺炎。

## 八、体细胞染色体畸变

体细胞染色体(chromosome aberration)在生物进化和遗传信息传递中起着重要作用。目前在辐射细胞遗传学研究中,外周血淋巴细胞或骨髓细胞染色体畸变是国际公认的评价机体辐射损伤的生物剂量计。其中,双着丝粒体(dicentrics)和着丝粒环(rings)可作为判定急性放射损伤程度生物学指标;易位(translations)可作为回顾性辐射剂量重建的生物学指标,应用 FISH 方法检测。一些放射性核素如$^{220}$Ra、$^{234}$Th、$^{239}$Pu、$^{131}$I、$^{222}$Rn、$^{241}$Am、$^{252}$Cf 和$^{144}$Ce 都能引起体细胞染色体畸变。

从事钚工作者体内$^{239}$Pu 的滞留量达 390 Bq 以上时,染色体畸变率随之相应增高(图 4-1)。

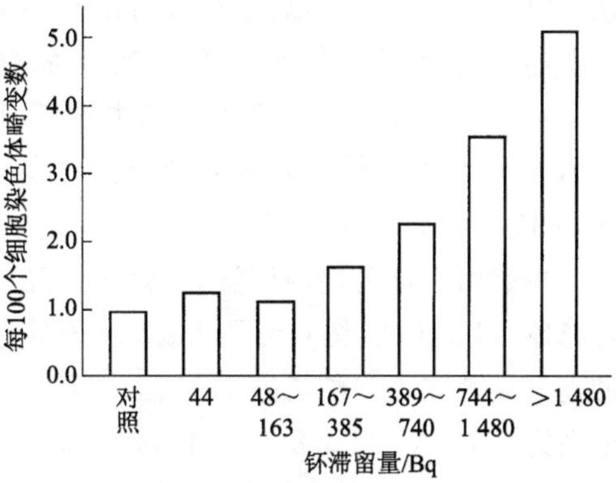


图 4-1　钚工作者体内$^{239}$Pu 的滞留量与外周血淋巴细胞染色体畸变率的关系

在随访观察 19～27 年前曾按受静脉注射$^{232}$Th 造影剂 20 名的病人中,有 19 例染色体有改变,畸变细胞率达 1%～20%,断裂率 3%～70%,多倍体占 1%～6%。

从事镭夜光表盘描绘工作连续 5～7 a 的 62 名女工,停止接触 17～19 a 后,镭滞留量小于 3.7 kBq 组,外周血细胞的畸变率无明显变化,而超过 3.7 kBq 者则畸变率明显高于对照组,说明畸变细胞的发生率与体内镭滞留量有关。

对铀矿工、医疗照射病人的观察证实,氡及其子体,$^{131}$I、$^{198}$Au、$^{90}$Y 等均能使淋巴细胞染色体畸变率和畸变细胞数显著增加。

国内研究证明,低剂量率的氚水和氚化合物如$^{3}$H-TdR、$^{3}$H-UdR、$^{3}$H-赖氨酸等在体外均诱发人淋巴细胞染色体畸变,并以染色单体型畸变为主;在细胞接受相同剂量时,这些氚化合物致染色体畸变的强弱排序为$^{3}$H-TdR>$^{3}$H-UdR>$^{3}$H-胸腺嘧啶>HTO,这可能与氚化合物参入 DNA 与否及与 DNA 结合的程度有关。

高 LET 放射性核素损伤机体时,外周血淋巴细胞染色体畸变在细胞中分布不均匀。如一例伤口受草酸钚污染者,初始污染量为 525 kBq,扩创后剩余 3.7～55.5 kBq,事后 360 d 检查时发现,畸变细胞率为 4.2%,畸变类型有 14 个双着丝点体,4 个环,22 个断片;21 个畸变细胞中除 10 个含有 1 个畸变外,其余细胞含有 2 个或多个畸变,其中 1 个细胞竟有 4 个畸变发生。这与放射性核素在体内分布高度不均匀有关。这种不均匀照射不仅影响畸变的分布,同时使 2 次击中畸变的产额增高。

染色体畸变的生物学意义,主要取决于辐射作用的靶细胞。如果辐射作用于体细胞引起细胞突变,它只能影响受照射的个体,不影响其后裔,与受照个体的致癌,致畸(胚胎接受照射)有密切关系。如果辐射作用于生殖细胞,引起生殖细胞突变,可影响后代的正常发育和健康。

### 九、致畸效应

放射性核素内照射致畸效应(teratogenesis)是妊娠母体摄入放射核素使胚胎受到内照射作用，干扰了胚胎的正常发育所致。由于胎儿的组织器官处于高度分化阶段，故其辐射敏感性较成人为高。

辐射致畸效应的表达，可因辐射作用于胚胎发育的不同阶段而异。在受精卵（配子）植入前或植入后最初阶段受到放射性核素的内照射作用，吸收剂量达 0.1 Gy 即可使实验动物胚胎死亡或不能植入。在器官形成期受照射，则可能使主要器官发育异常，易发生畸形。胎儿期受照射，易发生出生后生长发育障碍和畸形，严重者可使儿童随机性效应发生的概率增高。动物实验表明，胎儿期受照畸形的阈剂量为 100 mSv；人类小脑症的阈剂量为 300 mSv；智力障碍常在妊娠 8～15 周达高峰，以 0.4/Sv 比例增加；在妊娠 16～25 周，以 0.1/Sv 比例增加。精神迟钝的剂量大约在 100 mSv 以下。胎儿期辐射致癌危险与幼儿期相同，危险系数为 $2.8\times10^{-2}$/Sv。

人在妊娠后遭受镭内污染，子宫内的胚胎受镭的作用，胎儿出现脑小畸形，并伴有智力发育障碍。用 HTO 饲养怀孕大鼠，发现体水氚为 370 MBq/L 组的胎鼠发育停滞，性腺和脑的重量显著减轻。给妊娠 13 d 的大鼠注射一定剂量氚水，造成各组仔鼠氚的累积吸收剂量分别为 0、0.044、0.088、0.264 Gy，结果表明，仔鼠在上述剂量作用后，仔鼠的生长发育延缓，神经行为异常和学习记忆功能降低。给妊娠 13 d 的小鼠注射 $^{239}$Pu 30 Bq/g，由母鼠转移到仔鼠体内的 $^{239}$Pu 主要沉积在肝脏，在宫内受照剂量为 10～14 mGy，以子代出生后 8 周造血干细胞数(CFU-S 和 CFU-F)为指标，评价宫内照射对子代造血功能的影响。结果表明 $^{239}$Pu 宫内照射对子代造血功能损伤的程度与相似方式的 $^{60}$Co γ 射线连续照射的总剂量为 3.6 Gy 的效应相同。由此计算的相对生物效应(RBE 值)为 130～180。可见胎儿造血系统对高 LET 辐射的照射是非常敏感的。

## 第三节　内照射损伤的诊断依据

### 一、人体内污染的判断依据

#### (一) 接触史

(1) 人员所接触的放射性核素种类及特性。

(2) 人员从事放射性核素工作的工龄。

(3) 人员的工作条件、工作性质和接触放射性核素数量，工作场所放射性气溶胶的浓度及粒度。

(4) 工作场所表面放射性沾染情况，平时沾染检查登记资料以及个人防护情况。

(5) 事故情况下则需了解发生事故的经过及有关事故现场的调查资料。

(6) 战时需了解所在地点离核武器爆心投影点的距离，当时的气象条件及患者所处环境。在沾染区停留的时间，体表的放射性沾染情况，个人防护情况，是否饮用污染的水和食物等。

### （二）病史

（1）既往健康状况。

（2）出现症状的时间。

（3）症状的特点。

### （三）体格检查

应该指出，体内有关器官功能检查出现的改变，一般都是非特异性的。所以应在体内放射性核素污染量测定的基础上，进行综合判断。

针对内污染放射性核素在体内选择性蓄积的特点，以及由此而进行的器官功能检查，对疾病的早期诊断、医学处理和预后的判断，都是非常重要的。

（1）对铀接触者，应作肾脏和肝功能检查，如氨基酸氮和肌酐的比值、过氧化氢酶等指标。早期测定尿铀具有特异性诊断意义。

（2）对亲骨性核素$^{90}$Sr、$^{226}$Ra 和$^{239}$Pu 等的接触者，可做骨髓检查及骨骼 X 射线照片。

（3）对亲网状内皮系统性核素$^{144}$Ce、$^{147}$Pm 和$^{232}$Th 等的接触者，可做肝功能及血象检查。

### （四）生物剂量估算

生物剂量测定的目的在于及时准确估算病人的内外受照剂量，以便采取及时正确的医学处理。评估给定吸收剂量电离辐射的生物效应对判定预后十分重要，吸收剂量的差别可以导致临床表现的明显差异，应当精确地估算身体受照部位的吸收剂量。物理剂量计在战时和核事故时有时是难以做到的。临床表现和测定活跃增殖细胞体系对辐射反应的程度可以粗略估计吸收剂量，剂量估计的不准确主要来自个体之间的高度差异性及感染等其他因素。生物剂量测定是一项重要的剂量评估工具，可靠的生物剂量测定能证实职业辐射防护情况中的低剂量照射，建议采用生物剂量测定来支持医疗方案的确定。外周血淋巴细胞染色体畸变分析已广泛用于评定辐射剂量，即使局部照射，染色体的损伤也是估算吸收剂量的良好指标。与物理剂量联合应用，对估计局部受照很有用，也适用于事故受照时未带个人剂量仪的情况。

淋巴细胞受照后出现多种类型的染色体畸变，双着丝粒染色体是电离辐射的生物标志物。正常人淋巴细胞双着丝粒的发生率为千分之一，人 T 细胞半寿期较长，一小部分甚至可以存活数十年。照后双着丝粒的发生率可以稳定保持数周，局部急性照射后，受照的淋巴细胞迅速与未受照的血液混合，24 h 内达到平衡。在照射事故发生后尽快用肝素化的采血管收集 10～15 ml 外周血，分离淋巴细胞进行培养，制备中期染色体标本，镜下计数双着丝粒。随后按照建立的剂量-效应校准曲线，可以从受照个体的双着丝粒测定水平推算受照剂量（详见第六章）。

### （五）临床检验项目

现将美国陆军医院对于放射性核素内污染引起的急性放射病人的临床检验项目列于表 4-7，以供参考。

表 4-7　急性放射病人的临床检验项目

| 检验项目 | 洗消站 | 医疗队 | 医院 | 专科救治 |
|---|---|---|---|---|
| 鼻腔吸入污染物 | + | | | |
| 体外沾染 | + | + | + | |

续表

| 检验项目 | 洗消站 | 医疗队 | 医院 | 专科救治 |
| --- | --- | --- | --- | --- |
| 尿、便标本检测体内污染 | | 本底样本 | 24 h 取样 | + |
| 全血细胞/血小板计数 | | 每天 | 每天，连续一周 | 每天，连续 1 周 |
| 淋巴细胞计数 | | 每天 | 每天，连续 3 d | |
| 人白细胞抗原（HLA）亚型 | | 取样 | 淋巴细胞数降低前取样 | 淋巴细胞数降低前取样 |
| 巨细胞病毒 | | | + | + |
| 血红蛋白凝集素 | | | + | + |
| 人多核细胞病毒抗体 | | | | + |
| 人免疫病毒 | | | + | + |
| 疱疹病毒 | | | | + |
| 淋巴细胞细胞遗传学检查 | | 取样并后送 | 淋巴细胞数降低前取样 | |

## 二、内照射放射病的诊断标准

### 1. 诊断原则

放射性核素一次或较短时间（数日）内进入人体，或在相当长的时间内，放射性核素多次、大量进入人体，体外直接测量（全身计数器）器官、组织或间接测量（由测量尿、粪、空气和其他环境样品分析推算）证实，放射性核素摄入量达到或超过阈值摄入量（见表 4-8 和附录 A）。

**表 4-8　放射性核素摄入导致严重确定性健康效应的剂量阈值**

| 效　应 | 靶器官 | 照射类型 | RBE | 30 d 待积 RBE-加权吸收剂量 $AD_{T,05}(\Delta^b)$/Gy-Eq |
| --- | --- | --- | --- | --- |
| 造血损伤 | 红骨髓 | α 辐射体吸入或食入 | 2 | 0.5～8 |
| | | β/γ 辐射体吸入或食入 | 1 | |
| 肺炎 | 肺（肺泡） | α 辐射体（S 或 M 型）吸入 | 7 | 30～100 |
| | | β/γ 辐射体（S 或 M 型）吸入 | 1 | |
| 消化道损伤 | 结肠 | α 辐射体吸入或食入 | — | — |
| | | β/γ 辐射体吸入或食入 | 1 | 20～24 |
| 急性甲状腺损伤 | 甲状腺[a] | 吸入或食入放射性核素 | 0.2～1 | 60 |
| 甲状腺功能衰退 | | | | 2 |

注：资料引自 GBZ 96—2011。

a　甲状腺产生确定性效应，外照射的效能比 $^{131}$I 内照射高出 5 倍，所以 $^{131}$I 的 RBE 为 0.2，而其他放射性核素的 RBE 为 1。

b　Δ 为待积 RBE-加权吸收剂量的时间段。表中 Δ＝30 d。

### 2. 临床表现

内照射放射病的临床表现，以与外照射急性或亚急性放射病相似的全身性表现为主；因放射性核素动力学特征不同而往往伴有以该放射性核素靶器官和源器官的损害，并具有放射性核素初始人体部位和经过的代谢途径(如肺、肠道和肾脏)的损伤表现。

(1) 内照射放射病初期反应症状不明显或延迟,恶心、呕吐和腹泻仍为其主要临床表现。但放射性核素以吸入途径人体时,一般无腹泻出现。呕吐出现时间和严重程度与放射性核素摄入量密切相关。

(2) 均匀或比较均匀地分布于全身的放射性核素(如$^{3}H$,$^{137}Cs$)引起的内照射放射病,其临床表现和实验室检查所见与急性或亚急性外照射放射病相似,以造血障碍、骨髓功能低下为主要临床表现。极期发生较晚,病程迁延。

(3) 选择性分布的放射性核素引起的内照射放射病呈现造血功能障碍等急性或亚急性外照射放射病相似的全身性表现,还伴有以靶器官及(或)源器官的损害为特征性临床表现。源器官和靶器官的损害因放射性核素种类、廓清速率和入体途径而异。

① 吸入 M 和 S 类放射性核素多出现放射性肺炎的症状。食入 M 和 S 类放射性核素多出现肠道损伤的症状。

② 稀土类放射性核素以及在体内形成胶体的核素(如钋),易诱发网状内皮系统(如肝、脾和肾等器官)的损伤。

③ 镭和锶是碱土族元素的代表,均匀沉积于骨骼,导致骨质疏松、骨坏死、病理性骨折、贫血和骨髓功能障碍。

④ 因放射性碘甲状腺的高度选择性分布,引起甲状腺功能低下、甲状腺炎等甲状腺病变。

⑤ 吸入钚、镅、镎等锕系放射性核素可出现肺部损伤的症状。核素吸收入血,则主要沉积于骨表面,引起骨质改变和造血功能障碍。

⑥ 放射性锌则主要聚集于胰腺,易引起胰腺损伤。

3. 鉴别诊断

以全血细胞减少、胃肠紊乱、脱发、多器官损伤和全身衰弱为主征的其他疾病应除外。如急性传染病、胃肠道感染、药物、重金属和细胞毒剂中毒,系统性红斑狼疮、再生障碍性贫血等。

4. 实验室检查

(1) 常规检查,包括血常规、淋巴细胞微核率和染色体畸变率检查等。

(2) 放射性核素检测,包括体外测量和生物样品分析。

(3) 针对放射性核素在体内选择性蓄积的脏器,做相应的脏器功能检查。

## 三、放射性复合伤的临床诊断

(1) 诊断放射复合伤可分别或同时复合有烧伤、冲击伤、挤压伤、火器伤等。这些损伤大多有明确的症状和体征,比较容易察觉。

(2) 诊断的重点是明确有无放射损伤及其程度。首先应调查核爆炸的方式、当量、伤员当时所处的状况(距爆心的距离,防护情况等),或核反应堆事故的核素污染情况;其次是根据伤员的表现判断损伤部位。

(3) 辅助试验室检查。可发现白细胞总数、中性粒细胞和淋巴细胞三项数值均降低。淋巴细胞染色体畸变检测可估计放射伤程度。

# 第四节　内照射损伤的医学处理原则与随访

## 一、放射性核素受照人员的医学处理原则

(1) 过量放射性核素摄入人员，参见 GB/T 18197 进行处理。特别是要在第一时间进行鼻咽腔含漱、催吐、洗胃和及时服用放射性核素阻吸收药物。

(2) 怀疑超过放射性核素阈值摄入量的人员，主动征得辐射防护人员的配合，及时留取用于放射性核素摄入量估算的生物样品，并尽快做出内污染放射性核素种类和受照剂量的初步估算，以指导医疗救治工作。可参见 GB/T 16148。

(3) 参见 GBZ/T 217 对受照人员进行特殊护理；加强营养，注意休息，注意心理护理。参见 GBZ 99 和 GBZ 104。注意观察病情，特别要注意是否有恶心、呕吐和腹泻的症状和出现时间，综合对症治疗。

(4) 对怀疑放射性核素摄入可能达到阈值摄入量的人员，除短寿命放射性核素外，要尽早开始放射性核素加速排出治疗。

(5) 内照射放射病患者康复后，参见 GBZ/T 163 和 GBZ 97，进行长期的医学追踪检查。

(6) 放射性核素内污染和内照射放射病的处理，在应急计划中，应根据各单位具体情况，针对放射性核素（见附录 B）写入技术的、设备的和药物的储备。

## 二、放射性复合伤的医学处理原则

1. 早期救治

复合伤的全身性损伤反应与其他严重创伤类似，也经历应激反应紊乱、休克、全身性炎症反应综合征(SIRS)、脓毒症、多脏器功能失常综合征（MODS）等，必须加强早期救治，防止恶化转归，避免早期死亡，为后续治疗创造条件。为调控整体反应，维护机体内稳态，运用颈交感神经阻滞术，取得明显效果，仅此单一措施，就能使严重复合伤动物的死亡率降低 35%。

复合伤休克发生早、多、重，除有效循环血量降低外，心功能障碍也起重要作用。研究发现，严重烧伤和烧伤复合伤时心功能障碍有多方面多层次的原因，如毛细血管通透性增高，血流动力学障碍，心肌能量代谢（生成和利用）障碍，心肌线粒体钙超载，以及心肌超微病变基础等。在防治休克时，一方面有效补液，另一方面给予钙拮抗剂如维拉帕米，相互协同，提高了疗效，显著优于单一措施。

2. 造血重建

放射复合伤时造血损伤严重，贯穿于病程全过程。烧伤或创伤复合伤伤情较轻时对造血有刺激作用，伤情严重时也起抑制作用。

现有文献对粒系、红系研究报道和措施相对较多，而对巨核细胞血小板系研究尚少，有效措施不多。研究发现，严重烧伤、创伤及其复合伤时，骨髓巨核细胞被中性粒细胞吞噬，严重影响巨核细胞产生血小板的功能，此现象被命名为骨髓“巨核细胞被噬现象”。这是严重烧伤、创伤（复合伤）时血小板数量减少、功能降低的主要原因之一，而血小板持续这种变化

多标志预后险恶。研究进而发现，损伤巨核细胞表达的 IL-8 对中性粒细胞具有的趋化作用，可能在“被噬现象”的发生中起重要作用。因此，更加需要重视保护骨髓巨核细胞提升血小板的药物研究。目前常用的措施有：中性粒细胞或血小板提取液静脉输注，细胞因子如重组人粒细胞集落刺激因子(recombinant human granulocyte-colony stimulating factor，rhG-CSF)和粒细胞-巨噬细胞集落刺激因子(recombinant human granulocyte-macrophage colony stimutaing factor，rhGM-CSF)静脉或皮下注射，具有明显的疗效。

3. 免疫调控

严重复合伤的免疫功能紊乱是多方面、多层次的，免疫功能受抑制体现于免疫器官体积缩小、重量减轻到免疫分子基因水平不同层次的变化。

肠道黏膜免疫构成机体的重要屏障，研究表明，肠上皮因放射损伤等原因而发生损伤后，高血糖素样肽 2(GLP-2)不仅能促进肠上皮增殖修复，还能增强再生肠上皮的吸收分泌功能，作用优于其他多肽生长因子。

调控 IL-4 后，血浆内毒素水平，肝、脾、肠系膜淋巴细胞菌检出率明显下降，减轻并减少了肠源性感染的发生。

肠抗菌肽-防御素-5(HD-5)抗菌谱广，并能抗真菌，中和内毒素，而不影响肠道微生态菌群，不被肠道消化酶水解，是一种重要的抗肠源性感染的生物活性物质。

4. 创伤的促愈措施

创伤愈合是多种因素参与的综合复杂过程。复合伤的伤口、创面愈合面临的主要困难包括：全身性严重损害对局部创伤愈合的影响；造血功能受抑使炎细胞反应减轻，影响修复过程的启动；愈合诸因素的失调；创面与伤口的叠加；治疗中矛盾的增多。不同类复合伤影响创伤愈合的主要因素有所不同。

深度烧伤创面的处理，尽管在单纯烧伤已有成功经验，但合并放射损伤后则远为困难，尚无有效解决办法。对放烧复合伤的烧伤创面植自体皮易于成功，但自体取皮增加新的创面又难以愈合。所合并的放射损伤抑制免疫功能，对机体不利，化弊为利，以此抑制排异反应，于伤后 24 h 对 15％Ⅲ度烧伤创面做一次性切痂植异体皮，取得成功。异体皮生长良好，及时消除了烧伤创面，极有利于全身治疗。单纯烧伤移植异体皮 10 d 后全部排异坏死。

创伤合并放射损伤后成为难愈性创伤。研究愈合诸因素的变化，明确其难愈机制是“细胞损害为关键环节的愈合诸因素失调”。因此需研究在造血受抑外周血白细胞减少情况下，如何吸引中性粒细胞和巨噬细胞向伤部趋化，增加数量，增强功能，启动修复，实现促愈。

5. 干细胞移植

干细胞研究方兴未艾，干细胞移植有望用于复合伤修复。鉴于干细胞具有增殖和分化为其他细胞的潜能，可望在损伤修复中发挥作用。不少实验研究和少数临床病例应用已说明，某些干细胞对一些特定损伤或病变显示出治疗效果。

以皮肤全层创伤或切割伤合并放射损伤(放射复合伤)为模型，人们研究了骨髓间充质干细胞和皮肤真皮多能干细胞的促愈作用，发现两种干细胞局部移植对皮肤全层创伤合并局部 20 Gy 照射所致的难愈创伤均有促愈作用。创伤合并全身照射，全身移植真皮多能干细胞，不仅促进创面愈合，而且同时还促进了受损骨髓造血的重建。

皮肤创面是机械力所致，骨髓损伤是射线所致，两者致伤因素和损伤部位不同，输一种干细胞却同时对两个部位、两种不同损伤发挥促愈作用。因此，干细胞移植可望为治疗有多处不同损伤的复合伤提供新的策略与措施。

## 三、随访观察

1. 随访对象及目的

随访的对象限于一些内污染事故的受害人员。为了对从事内照射工作人员本人的健康负责，以及积累目前受照水平是否会引起放射性工作人员辐射危害的资料，必须进行医学观察。目前认为，辐射所致随机性效应发生的概率和确定性效应发生与否及其严重程度，都直接取决于辐射类型、受照剂量大小、受照方式和部位等因素。职业性照射所涉及的剂量范围，主要是年剂量当量限值水平的照射，即属小剂量或低水平照射范畴。因此，评价的重点应放在恶性疾病的发病率是否有增加，这需用辐射流行病学调查回答这些问题。鉴于辐射致癌效应的发生率低、潜伏期长以及影响因素复杂，所以必须做长期大群体的统计分析。为此，对职业性放射工作人员必须及时建立剂量和健康检查档案，为进行辐射流行病学长期调查累积资料。

2. 随访项目和频度

对内污染人员的随访观察项目和频度，应根据放射性核素在体内的蓄积和引起选择性损伤的特点加以考虑。例如，人员在 1 次或多次吸入钚后，体内（或肺内）滞留量达到 1/10 摄入量限值时，应每半年查一次血象，每年查一次肝功能和尿钚。如为不溶性的 $PuO_2$，应每年做一次 X 射线胸片检查，如为可溶性钚如 $Pu(NO_3)_4$，则酌情进行胸片检查。体检时，应详细记录人员的自觉症状等。

**附录 A**

**（规范性附录）**

**关于放射性核素内照射致严重确定性效应的剂量阈值**

**A.1** 为规范制定通用的参考水平的需要，IAEA 和 WHO 联合编写出版物，依据放射性核素内照射致严重确定性效应的危险模型，计算出 750 种放射性核素的阈值摄入量（$I_{05}$）和 35 种器官和组织的待积 RBE-加权吸收剂量值 $AD_{T,05}(\Delta)$，在此基础上给出放射性核素内照射致严重确定性效应的剂量阀值。

本标准引用其作为放射性核素致内照射放射病的受照剂量下限值。

**A.2** 放射性核素内照射致严重确定性效应指致死性的效应，如骨髓造血障碍（靶组织为红骨髓）、肺炎（靶器官为肺）和消化系统综合征（靶器官为结肠），和导致降低生活质量的效应，如甲状腺功能低下和甲状腺炎。

**A.3** ICRP 指出：在可以引发确定性效应的事件和事故情况，应对组织或器官的吸收剂量和剂量率进行估算．并考虑剂量-响应关系，以评价超过剂量阈值时可能发生的辐射效应。在涉及高 LET 辐射（如 α 粒子）事故中，适用于随机效应的辐射权重因子（$W_R$）不适用于确定性效应，此时应采用与确定性效应相关的相对生物效能（RBE）值。IAEA 和 WHO 联合编写出版物遵循这一原则，确立了放射性核素内照射致严重确定性效应剂量估算和评价程序。

**A.4**　IAEA 和 WHO 推荐用器官或组织的待积 RBE-加权吸收剂量评价放射性核素内照射致严重确定性效应，其剂量估算和评价程序示意如下：

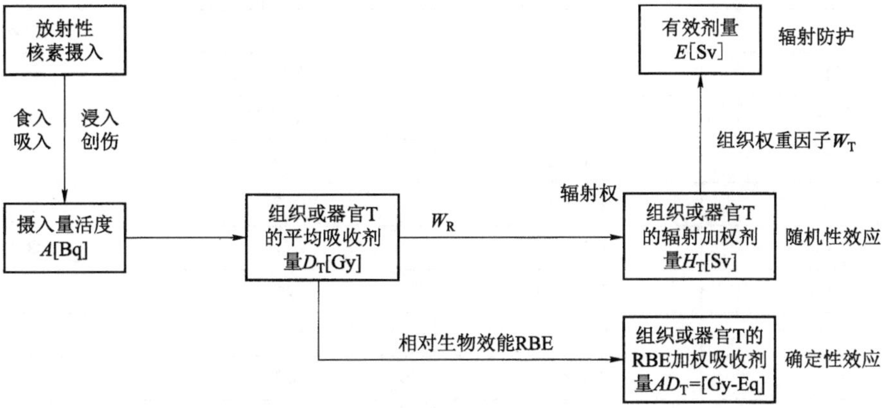


图 A.1　放射性核素内照射剂量估算程序

**A.5**　阈值摄入量($I_{05}$)是根据放射性核素内照射致严重确定性效应的危险模型计算出的，使 5%的受照人员发生严重确定性健康效应，而吸入或食入的放射性核素的量。显而易见，放射性核素阈值摄入量 $I_{05}$ 是作为放射性核素致内照射放射病的受照剂量下限值的理想选择。但是，由于放射性核素的物理化学特性和相应的效应性质的差异，导致同一种放射性核素阈值摄入量 $I_{05}$ 差异甚大，例如，各种放射性核素引起肺炎的值摄入量 $I_{05}$ 有三个数量级的差异。

**A.6**　有必要使用在 Δ 时间内的待积 RBE-加权吸收剂量值 $AD_{T,05}(\Delta)$来代替阈值摄入量 $I$，即根据在 Δ 时间(一般取 Δ 为 30 d)内，摄入任何相关放射性核素的阈值量 $I_{05}$ 计算出来 $AD_{T,05}(\Delta)$，实际计算表明，$AD_{T,05}(\Delta)$范围很窄，例如，各种放射性核素引起肺炎的 $AD_{T,05}(\Delta)$值仅有 3 倍的差异，因此，用待积 RBE-加权吸收剂量值 $AD_{T,05}(\Delta)$作为阈值摄入量 $I_{05}$ 的保守估计值，是理想的选择。

**A.7**　辐射生物效能 RBE 与辐射的性质、照射的器官或组织、累积效应和剂量率等因素有关。在表 A.1 中列出了在本标准中引用阈值摄入量用到的 RBE 值。

**表 A.1　常见辐射的 RBE 值**

| 放射性 | 肺 | 红骨髓 |
|---|---|---|
| 光子(γ线和 X 线) | 1 | 1 |
| 正、负电子，包括 $\beta^-$ 和 $\beta^+$ 粒子 | 1 | 1 |
| α 粒子 | 7 | 2 |

**A.8**　某些放射性核素的年摄入量限值(ALI)、内照射致红骨髓产生造血综合征所需的摄入量($I_{05}$)及其待积 RBE-加权吸收剂量 $AD_{红骨髓,05}(\Delta=30\ d)$示于表 A.2。

**表 A.2　放射性核素内照射致红骨髓产生造血综合征所需的摄入量($I_{05}$)及其待积 RBE-加权吸收剂量 $AD_{红骨髓,05}$($\Delta$=30 d)**

| 放射性核素 | $I_{05}$/MBq | $AD_{红骨髓,05}$($\Delta$=30 d)/Gy-Eq | 摄入途径 |
|---|---|---|---|
| $^{14}C$ | $2.7\times10^{4}$ | 6.2 | 食入 |
| $^{32}P$ | $1.2\times10^{3}$ | 7.7 | 食入 |
| $^{35}S$ | $2.3\times10^{4}$ | 5.6 | 食入 |
| $^{65}Zn$ | $5.6\times10^{6}$ | 4.1 | 食入 |
| $^{75}Se$ | $1.0\times10^{4}$ | 5.9 | 食入 |
| $^{90}Sr$ | $4.4\times10^{2}$ | 1.7 | 食入 |
| $^{99}Mo$ | $9.3\times10^{43}$ | 5.7 | 食入 |
| $^{137}Cs$ | $1.8\times10^{3}$ | 4.2 | 食入 |
| $^{203}Hg$ | $9.3\times10^{3}$ | 6.8 | 食入 |
| $^{210}Po$ | $2.8\times10^{2}$ | 6.4 | 食入 |
| $^{232}U$ | $1.3\times10^{2}$ | 1.5 | 吸入 |
| $^{238}Pu$ | 20 | 0.27 | 吸入 |
| $^{241}Am$ | 23 | 0.17 | 吸入 |
| $^{244}Cm$ | 28 | 0.22 | 吸入 |

**A.9**　有关吸入放射性核素不同空气动力学直径(AMAD)的 S 型和 M 型气溶胶致肺炎的放射性核素阈值摄入量及其待积 RBE-加权吸收剂量示于表 A.3。

**表 A.3　导致成人肺炎所需的 $I_{05}$ 的放射性核素摄入量及其待积 RBE-加权吸收剂量 $AD_{肺,05}$($\Delta$)**

| 放射性核素 $T_{1/2}$ | AMAD/μm | S 型气溶胶 | | | M 型气溶胶 | | |
|---|---|---|---|---|---|---|---|
| | | $I_{05}$/MBq | $AD_{肺,05}$ | | $I_{05}$/MBq | $AD_{肺,05}$ | |
| | | | $\Delta$=30 d | $\Delta$=50 a | | $\Delta$=30 d | $\Delta$=50 a |
| $^{239}Pu$ $2.41\times10^{4}$ a | 1 | 22 | 30 | 1 200 | 55 | 70 | 400 |
| | 5 | 39 | | | 96 | | |
| | 10 | 82 | | | 190 | | |
| $^{90}Sr$ 29.1 a | 1 | 850 | 30 | 1 300 | 2 100 | 70 | 400 |
| | 5 | 1 600 | | | 3 700 | | |
| | 10 | 3 100 | | | 7 300 | | |
| $^{144}Ce$ 284.3 d | 1 | 1 200 | 60 | 500 | 1 900 | 80 | 300 |
| | 5 | 2 100 | | | 3 300 | | |
| | 10 | 1 600 | | | 6 600 | | |
| $^{91}Y$ 58.2 d | 1 | 4 400 | 90 | 300 | 5 600 | 100 | 200 |
| | 5 | 8 100 | | | 9 900 | | |
| | 10 | 1 700 | | | 21 000 | | |

续表

| 放射性核素 $T_{1/2}$ | AMAD/μm | S 型气溶胶 | | | M 型气溶胶 | | |
|---|---|---|---|---|---|---|---|
| | | $I_{05}$/MBq | $AD_{肺,05}$ | | $I_{05}$/MBq | $AD_{肺,05}$ | |
| | | | Δ=30 d | Δ=50 a | | Δ=30 d | Δ=50 a |
| $^{90}$Y 2.67 d | 1 | 12 000 | 60 | 60 | 12 000 | 60 | 60 |
| | 5 | 20 000 | | | 23 000 | | |
| | 10 | 45 000 | | | 49 000 | | |

**A.10**　为避免摄入放射性核素导致严重确定性效应，指导应急行动给出通用参考水平(GRL)，也以待积 RBE-加权吸收剂量值 $AD_{T,05}(\Delta)$表示，示于表 A.4。

**表 A.4　应急行动的通用参考水平(GRL)**

| 器官或组织 | 30 d 待积 RBE-加权吸收剂量 $AD_{T,05}$(Δ=30 d)/Gy-Eq |
|---|---|
| 红骨髓[a] | 锕系放射性核素，0.2<br>其他放射性核素，2 |
| 甲状腺[b] | 2 |
| 肺(肺泡区) | 30 |
| 结肠 | 20 |

注：a　锕系元素内照射造成的红骨髓剂量的动力学特征有别于其他放射性核素，锕系与非锕系放射性核素间的 $AD(\Delta)_{红骨髓}$值，差异会达到 50，而对其他靶组织差别不会超过 3，所以才把放射性核素分为两组。

b　在摄入碲(Te)、碘(I)、锝(Tc)、铼(Re)时，甲状腺是紧要器官。

## 附录 B
## (规范性附录)
## 有关放射性核素的放射毒理学参数

放射性核素的毒理学参数见表 B.1。

**表 B.1　有关放射性核素的放射毒理学参数**

| 序号 | 放射性核素 | 半衰期 | | 单位摄入量所致的待积有效剂量/(SV/Bq) | | | | 毒性分类 | 阻吸收治疗推荐药物 | 加速排出治疗推荐药物 |
|---|---|---|---|---|---|---|---|---|---|---|
| | | 物理半衰期 $T$ | 有效半减期 $T_e$ | 吸入 | | 食入 | | | | |
| | | | | 类别 | e(g)$_{1m}$ | $f_1$ | e(g) | | | |
| 1 | $^{3}$H | 12.26 a | 10 d | — | — | 1.000 | $1.8\times10^{-10}$ | 低毒 | 强制饮水 | 强制饮水，利尿剂 |
| 2 | $^{11}$C | 64 d | 12 d | — | — | 1.000 | $5.8\times10^{-10}$ | 中毒 | | DTPA |
| 3 | $^{32}$P | 14.29 d | 14 d | F<br>M | $8.0\times10^{-10}$<br>$3.2\times10^{-9}$ | 0.800 | $2.4\times10^{-9}$ | 中毒 | 磷酸铝凝胶 | 磷酸钠 |

**续表**

| 序号 | 放射性核素 | 半衰期 | | 单位摄入量所致的待积有效剂量/(SV/Bq) | | | | 毒性分类 | 阻吸收治疗推荐药物 | 加速排出治疗推荐药物 |
|---|---|---|---|---|---|---|---|---|---|---|
| | | 物理半衰期 $T$ | 有效半减期 $T_e$ | 吸入 | | 食入 | | | | |
| | | | | 类别 | $e(g)_{1m}$ | $f_1$ | $e(g)$ | | | |
| 4 | $^{60}Co$ | 5.27 a | 117 d | M<br>S | $9.6\times10^{-9}$<br>$2.9\times10^{-8}$ | 0.100<br>0.050 | $3.4\times10^{-9}$<br>$2.5\times10^{-9}$ | 高毒 | 钴盐 | DTPA，<br>葡萄糖酸钴 |
| 5 | $^{75}Se$ | 120 d | 61 d | F<br>M | $1.0\times10^{-9}$<br>$1.4\times10^{-9}$ | 0.800<br>0.050 | $2.6\times10^{-9}$<br>$4.1\times10^{-10}$ | 中毒 | | DTPA |
| 6 | $^{90}Sr$ | 29.1 a | 29 a | F<br>S | $2.4\times10^{-8}$<br>$1.5\times10^{-7}$ | 0.300<br>0.010 | $2.8\times10^{-8}$<br>$2.7\times10^{-9}$ | 高毒 | 海藻酸钠 | Sr，氯化铵 |
| 7 | $^{99m}Tc$ | 6.02 h | 5 h | F<br>M | $1.2\times10^{-11}$<br>$1.9\times10^{-11}$ | 0.800 | $2.2\times10^{-11}$ | 低毒 | 吸附剂 | 过氯酸盐 |
| 8 | $^{125}I$ | 60.1 d | 41.8 d | F | $5.3\times10^{-9}$ | 1.000 | $1.5\times10^{-8}$ | 中毒 | 碘化钾 | 碘化钾 |
| 9 | $^{131}I$ | 8.04 d | 7.5 d | F | $7.6\times10^{-9}$ | 1.000 | $2.2\times10^{-8}$ | 中毒 | 碘化钾 | 碘化钾 |
| 10 | $^{137}Cs$ | 30 a | 70 d | F | $4.8\times10^{-9}$ | 1.000 | $1.3\times10^{-8}$ | 中毒 | 普鲁士蓝 | 普鲁士蓝 |
| 11 | $^{144}Ce$ | 284.3 d | 243 d | M<br>S | $1\times10^{-8}$<br>$4.9\times10^{-8}$ | $5.9\times10^{-9}$ | $5.2\times10^{-9}$ | 中毒 | 海藻酸钠，<br>吸附剂 | DTPA |
| 12 | $^{192}Ir$ | 74.0 d | 74 d | F<br>M | $1.8\times10^{-9}$<br>$4.9\times10^{-9}$ | 0.010 | $1.4\times10^{-9}$ | 中毒 | — | — |
| 13 | $^{210}Po$ | 138.4 d | 37 d | F<br>M | $6.0\times10^{-7}$<br>$3.0\times10^{-6}$ | 0.010 | $2.4\times10^{-7}$ | 极毒 | 抗酸剂，<br>吸附剂 | 二巯基丙<br>磺酸钠 |
| 14 | $^{226}Ra$ | 1.60E+<br>03 a | 44 a | M | $3.2\times10^{-6}$ | 0.200 | $2.8\times10^{-7}$ | 极毒 | 海藻酸钠，<br>硫酸盐 | Ca 盐，<br>氯化铵 |
| 15 | $^{235}U$ | 7.04E+<br>08 a | 15 d | F<br>M<br>S | $5.1\times10^{-7}$<br>$2.8\times10^{-6}$<br>$7.7\times10^{-6}$ | 0.020<br>0.002 | $4.6\times10^{-8}$<br>$8.3\times10^{-9}$ | 低毒 | 吸附剂 | 碳酸氢钠，<br>噻胺酸 |
| 16 | $^{239}Pu$ | 2 406.6 a | 50 a | M<br>S | $4.3\times10^{-5}$<br>$1.5\times10^{-5}$ | $5.0\times10^{-4}$<br>$1.0\times10^{-5}$<br>$1.0\times10^{-4}$ | $2.3\times10^{-7}$<br>$8.4\times10^{-9}$<br>$4.9\times10^{-8}$ | 极毒 | 抗酸剂，<br>吸附剂 | DTPA |
| 17 | $^{241}Am$ | 4.32E+<br>02 a | 45 a | M | $3.9\times10^{-5}$ | $5.0\times10^{-4}$ | $2.0\times10^{-7}$ | 极毒 | 抗酸剂，<br>吸附剂 | DTPA |
| 18 | $^{252}Cf$ | 2.64 a | 2.5 a | M | $1.8\times10^{-5}$ | $5.0\times10^{-4}$ | $9.0\times10^{-8}$ | 极毒 | 抗酸剂，<br>吸附剂 | DTPA |

# 参考文献


[1] ICRP Report No. 65. Menagement of Person Accidentally Contaminated with radionuclides, Washington, 1980.

[2] Mays C W, L loyd R D, Jones C W, et al. Decorporation of Pu and Am from beagles with delayed daily

in jections of 3,4,3-LI CAM(C) or Zn-DTPA. Health Physics,1986,50(4):530-540.

[3] ICRP. ICRP 第 28 号出版物,对应急和事故受照工作人员处理原则和一般性程序．刘增鼎,白光译．北京:原子能出版社,1982.

[4] 李章．吸入 $^{233}PuO_2$-$ZrO_2$ 粒子引起叙利亚仓鼠肺细胞的染色体畸变．国外医学:放射医学分册,1979,1:15-19.

[5] 中华人民共和国卫生部发布．中华人民共和国国家职业卫生标准,GBZ 96—2011,2011-11-13.

[6] 罗梅初,陈红红．放射性核素内污染促排药物研究．中华放射医学与防护杂志,2000,20(1):11-13

[7] ICRP 第 96 号出版物．在放射攻击事件中人员辐射照射的防护．潘自强等译．北京:原子能出版社,2005.

[8] ICRP 第 103 号出版物,国际放射防护委员会 2007 年建议书．潘自强,周永增,周平坤 等译．北京:原子能出版社,2008.

# 第五章

# 放射性核素内照射随机性效应

生物机体组织和器官内细胞受到辐射照射而引起辐射生物效应，因细胞及其组分的辐射敏感性不同，辐射损伤的影响也不同。对于生物健康影响最大的生物学基础是辐射诱发的DNA损伤。DNA对细胞各种功能具有遗传学调控作用。放射性核素内照损伤可引起细胞遗传物质的变化。生物细胞能修复辐射引起的大多数DNA损伤。而未修复的或错误修复的损伤可导致细胞死亡或凋亡，或者形成能存活但在遗传学上经修饰而突变的细胞。体细胞基因突变可能导致细胞恶性转化，使细胞不受正常调节机制的调控而异常增殖，出现辐射致癌效应(radiation carcinogenesis)。生殖细胞突变，则可能使后代发生遗传性疾病，即遗传效应(hereditary effects)。随机性效应，即癌症和遗传效应，包括由于体细胞突变而在受照个人体内形成的癌症和由于生殖细胞突变而在其后代身上发生的遗传疾病。电离辐射的能量沉积是一个随机的过程，即使是非常低的剂量也有可能在细胞关键位点沉积足够的能量而诱发细胞改变或死亡。在大多数情况下，单个或少量细胞死亡不会产生组织上的后果。但是，单个细胞的变异，如发生遗传变化或最终导致恶性变化的细胞转化事件，将会产生严重的后果，这些源于单个细胞损伤的辐射效应就被称为随机性效应。即使在很低剂量下，这些随机性效应事件仍然会以有限的概率发生，因此没有剂量阈值，除非所有这些效应事件能被修复直到某个剂量水平。这类效应事件发生的概率随辐射剂量的增加而增加，但在没有其他调节因素的作用下，发生效应的严重程度并不增加。一般通过对受照和未受照人群进行流行病学研究，评价是否有与辐射相关联的超额随机性效应。国际放射防护委员会(ICRP)已将这些流行病学研究用于估计辐射致癌危险。由于辐射诱发的遗传效应危险很低，流行病学研究还不能提供直接信息，所以将动物实验，尤其是小鼠的实验结果用于判断遗传效应的危险。

## 第一节　辐射致癌效应

电离辐射是一种公认的致癌因素，辐射致癌效应是人和动物受照后远期效应(late effect)中最严重的后果。

### 一、放射性核素诱发癌症的特点

1. 辐射致癌效应的证据

辐射致癌效应已被人群的辐射流行病学调查、大量动物实验研究和体外诱发细胞恶性转化研究所证实。

目前已有的人群调查资料为：从事$^{226}Ra$发光涂料作业工人及接受$^{226}Ra$治疗病人发生的骨骼恶性肿瘤；早年接受钍-232造影剂检查后病人发生的各种肿瘤；接受$^{224}Ra$治疗强直性脊椎炎及关节炎病人发生的骨肉瘤；矿工吸入氡及其子体发生的肺癌，居室氡所致的肺癌；原爆幸存者的白血病；日本原爆幸存者寿命研究（LSS）癌症发病率和死亡率调查；受氢弹爆炸释放的裂片碘内污染的马绍尔群岛的居民，受切尔诺贝利核电站事故释放放射性照射的周围居民，经X射线治疗强直性脊椎炎的患者，经X射线治疗头癣（一种癣菌病）的儿童以及临床治疗用$^{131}I$后发生甲状腺癌的病人等。

动物实验研究证实，放射性核素对各种实验动物都有明显的致癌作用，许多器官和组织都可诱发癌瘤。例如，钚和超钚核素释放的α粒子主要是诱发骨肉瘤、肺癌、肝癌等；碱土族核素释放的β粒子可诱发骨肉瘤、白血病、垂体肿瘤等；稀土族核素可引起骨、肝、肾、胃肠和内分腺的癌瘤；$^{137}Cs$、$^{95}Nb$、$^{106}Ru$可使多种器官组织发生肿瘤和白血病；放射性碘核素（$^{131}I$、$^{132}I$、$^{125}I$）可引起甲状腺癌；$^{222}Rn$及其子体能诱发肺癌等。

2. 辐射致癌的部位和类型

肿瘤发生的部位与放射性核素的滞留部位具有相符性，即肿瘤易发部位多是核素主要的滞留部位。骨骼和肺脏是一些核素的重要滞留部位，也是诱发肿癌的常见部位。实验研究可见，放射性核素内照射诱发肿瘤与化学致瘤相比具有多发性和广谱性，即同一机体内可有几个器官或组织同时发生同类型或不同类型的肿瘤，个别实验动物可同时发生4～6种肿瘤。辐射流行病学调查进一步证实，氡及其子体所致剂量高的叶支气管和段支气管基底细胞处，正是矿工肺癌的多发部位。病理研究表明，放射性核素内照射诱发的肿瘤，多是上皮组织的各种癌、间叶组织的肉瘤和造血组织的白血病（leukemia）。

3. 辐射致癌的潜伏期

辐射诱发肿瘤，都要经过从受到照射至发生肿瘤的潜伏期（latency），其长短受许多因素影响，例如辐射剂量、肿瘤组织类型、动物种属、性别、受照年龄和组织器官等。一般认为白血病的潜伏期平均约为5～8年，而实体瘤（如乳腺癌及肺癌）潜伏期要比此值长2～3倍，约相当于动物寿命的1/3时间。成年诱发肿瘤的潜伏期平均约25年左右。但也有短潜伏期的，如急性粒细胞白血病以及由镭-226引起的骨肉瘤仅约2年，其他癌5～10年。

4. 辐射致癌的危险估计

ICRP所建议的放射防护的实际体系将继续建立在如下的假定之上，在剂量低于大约100 mSv的情况下，给定的剂量增量与归因于辐射的癌症或遗传效应概率的增量成正比，这个剂量-响应模型一般称作“线性无阈”，或LNT。UNSCEAR采用剂量和剂量率效能因子（DDREF）把根据高剂量高剂量率情况下确定的癌症危险用于推导小剂量低剂量率情况下的危险。一般来说，根据流行病学、动物和细胞的综合资料，这些小剂量低剂量率情况下的癌症危险是通过除以DDREF值得来的。在1990年建议书中，委员会作了大致的判断，为放射防护的一般目的，DDREF值应取2。委员会用这个危险减少因子2来推导出的所有癌症的标称危险系数（表5-1）。但是委员会指出，实际上对不同的器官/组织用不同的剂量和剂量率效应可能要好。

表 5-1 低剂量率辐射照射后随机性效应的危害调整标称危险系数($10^{-2}$ $Sv^{-1}$)

| 受照人群 | 癌 症 | | 遗传效应 | | 合 计 | |
|---|---|---|---|---|---|---|
| | 103 号出版物 | 60 号出版物 | 103 号出版物 | 60 号出版物 | 103 号出版物 | 60 号出版物 |
| 全部人群 | 5.5 | 6.0 | 0.2 | 1.3 | 5.7 | 7.3 |
| 成年 | 4.1 | 4.8 | 0.1 | 0.8 | 4.2 | 5.6 |

辐射致癌危险系数大小与所采用的剂量-效应预测模型有关。目前多采用相乘模型，但其可靠程度仍有争议。此外这种危险估计主要针对致死性癌症的发生概率，而不同癌症的死亡率相差很大，例如，肺癌预期几乎 100%死亡；甲状腺癌死亡率估计在 2% ～ 9%；而皮肤癌死亡率更低，仅约 0.01%（基底细胞癌）～1%（鳞状细胞癌）。

5. 辐射致癌的机理

辐射致癌的机理比较复杂。自 1990 年以来，生物学技术与学术的发展对我们理解和认识肿瘤发生发展的多阶段复杂过程产生了很大的影响。用简洁的语言可将复杂的多阶段论述分为：① 肿瘤的始动(initiation)。一个正常细胞跨入一个突变细胞的途径（癌前状态），导致癌变；② 肿瘤的促进(promotion)。已启动细胞的癌前期克隆的生长和进展加速；③ 恶性转化(malignant conversion)。细胞从癌前状态转变成可形成癌的细胞；④ 肿瘤的发展(progression)。进入产生肿瘤的后期阶段，细胞获得快速增殖和浸润性特性。

简言之，无论是淋巴-造血肿瘤还是实体瘤，都是起源于所在组织中单个干细胞样细胞。具有组织特异性的一定基因和染色体突变，赋予了这些靶干细胞逃逸正常的生长和发育控制的特性。一方面，由于所谓癌基因的功能性突变，使这些细胞获得新的特性；另一方面，所谓抑癌基因的功能失活性突变，使细胞失去某些正常调控功能。根据目前的假设，这些已肿瘤启动的细胞克隆发生恶性转化的全部潜能，是通过其他基因/染色体突变或某些情况下的关键基因的非突变性沉默以渐进的方式发展。这样，肿瘤的发展过程中通过生长选择和细胞静止规避，增加了恶性转化潜力。在某些情况下，获得性突变会导致细胞 DNA 和染色体的不稳定性，增加了肿瘤发展速率。在许多组织中，加速突变速率过程是肿瘤发生的主要动力，但是考虑到其明确的突变基础，辐射诱发的基因组不稳定性是肿瘤相关基因组不稳定性的独特之处。但是，肿瘤的发展比克隆性突变的逐步积累要复杂得多。有充分的证据表明，在肿瘤和正常细胞之间的微环境相互作用，是癌症发生的关键因素。

用动物模型研究了辐射在多阶段肿瘤发展中的作用点（UNSCEAR，1993，2000；NCRP，2001；NAS/NRC，2006；ICRP，2005 d)，这些研究数据表明辐射只是肿瘤发展的一个弱启动剂，而且更像是在早期（启动阶段）发挥作用。最近的一个研究，观察 *Apc* 缺陷小鼠照射后小肠肿瘤，提供了具有这种启动作用特点的更直接证据(Ellender 等，2005)。这个研究报告指出，辐射的主要作用是增加了显微镜下观察到的小肠癌前损伤数，而不是增加肿瘤的发展；而且，直接的单基因突变事件能说明辐射诱发小肠腺瘤的产生。利用动物模型的分子和细胞遗传研究，提供了辐射通过基因丢失机制在肿瘤发生早期阶段发挥作用的进一步试验依据。原则上，辐射的致突变特征会使其致癌作用贯穿于多阶段肿瘤发生过程。但是，基因组不稳定和损伤的极高自发率往往是启动以后的特征，使肿瘤发生的后期阶段更少地依赖于辐射诱发的突变(UNSCEAR，2000)。

一系列细胞、分子、细胞遗传和组织病理技术已被联合应用到实验性多阶段辐射致癌的研究当中。许多最有信息量的工作是在啮齿类模型中开展的，人类相同肿瘤的研究已为这些模型提供了一些遗传基础。简言之，已有证据表明，对白血病，以及皮肤、骨、脑、肺、乳腺和胃肠道的实体瘤，存在辐射后多阶段肿瘤发生的过程，其中已鉴定了一些关键突变。发现许多这些突变在人的同类肿瘤中，或在啮齿动物自发或受其他致癌剂诱发的相同肿瘤中也存在。总体上，这些研究得出的一个关键信息是，辐射致癌进程似乎是以一种不很显著的多阶段方式进行的，也没有明显的特征能将辐射区别为一种不同寻常的致癌剂。特别是，尽管证据很少，但还没有证据能表明诱导的基因组不稳定性的表观遗传学过程对辐射致癌有一致而且主要的贡献。对辐射相关的人类肺、肝、甲状腺、皮肤和骨髓肿瘤的细胞遗传和分子研究，集中在特定的基因和染色体突变上，这些突变与起始辐射损伤的关系仍然不清楚。

辐射诱发癌症发生的概率至少取决于最早产生的被修饰细胞克隆数，因为后者将影响单一克隆成活的概率。因此，恶性转化概率与辐射剂量有关，而严重程度则受癌症类型及部位的影响。此外，不同个体之间对辐射致癌易感性的遗传差异，病毒激活（辐射直接激活内源性潜在的病毒诱发肿瘤），免疫功能低下和免疫监视失衡（辐射使免疫抑制失去监视作用，导致肿瘤发生）以及内分泌失调等均可能在辐射诱发癌症中起一定作用。实际上任何癌症都是多种因素长期综合作用的结果。

## 二、影响放射性核素致癌效应的因素

影响放射性核素致癌效应的因素有：放射性核素的辐射类型、辐射能量、摄入的放射性活度、摄入途径和方式、分布与滞留的特点、吸收剂量和剂量率、动物种属、性别、年龄以及环境综合因素等，其中最重要的是受照射器官或组织对辐射的敏感性、吸收剂量和剂量率。

1. 辐射剂量的影响

在一定剂量范围内肿瘤的发生率随剂量增大而增加。例如，对 780 例发光涂料工人 $^{226}$Ra 内污染的辐射流行学调查结果表明，当骨骼平均吸收剂量达 7.6 Gy 时骨肉瘤发生率为 2.3%；高于该剂量时则发生率相应增高；而当 $^{226}$Ra 的平均剂量高达 233 Gy 时，反而比相对低剂量的骨肉瘤发生率低（表 5-2）。这可能与大剂量造成对细胞的杀死效应，有更多的细胞死亡或失去分裂增殖功能有关，而低于致癌剂量时还不足以诱发肿瘤。

**表 5-2　$^{226}$Ra 内污染人员的骨平均剂量与骨肉瘤发生率的关系**

| 骨平均剂量/Gy | 观察例数 | 骨肉瘤数 | 发生率/% |
|---|---|---|---|
| 233 | 18 | 3 | 16.7±9.6 |
| 126 | 23 | 12 | 52.3±15.1 |
| 65.9 | 39 | 15 | 38.5±9.9 |
| 29.8 | 72 | 14 | 19.5±5.2 |
| 12.8 | 24 | 6 | 14.3±5.8 |
| 7.6 | 44 | 1 | 2.3±2.3 |
| <7.6 | 542 | 0 | 0 |

注：资料源自 Evans RD, Health Phys, 1974。

2. 辐射剂量率的影响

在致癌剂量范围内，剂量率的变化对不同 LET 辐射致癌效应的影响不一。一般说来，低 LET 辐射内照射诱发肿瘤概率随剂量率降低而相应地减少，低至一定程度则不发生。例如，给 RF 小鼠一次注入$^{90}Sr$的放射性活度为 9.25～18.5 kBq/g(体重)时，骨肉瘤发生率为 24.4％；如将该活度的$^{90}Sr$在 10 d 内（每天 1 次）和 100 d 内（分 10 次）注入，则骨肉瘤发生率分别降低为 18.3％ 和 8.3％；再降低剂量率则不诱发骨肉瘤。剂量率不同，诱发的肿瘤类型也有差别，如$^{90}Sr$、$^{45}Cr$等核素以较高剂量率照射时多诱发骨肉瘤，低剂量率时则以发生白血病为主。高 LEL 的 α 粒子则与上述不同，其致癌概率不随剂量率的降低而减少，这与 α 粒子所致损伤难以修复、剂量率降低对杀死效应减少而恶性转化的概率增多有关。如给大鼠腹腔注入放射性活度为 233 Bq/g（体重）的$^{239}Pu$，剂量率为 0.61 Gy/d，累积剂量 212 Gy 时，骨肉瘤发生率为 23.8％，而分别注入 148 Bq/g（体重）和 70 Bq/g（体重），剂量率分别为 0.46 Gy/d 和 0.014 Gy/d，累积剂量分别为 17.6 Gy 和 7.1 Gy 时，骨肉瘤发生率均增加到 30％。图 5-1 表明，低 LET 单次照射随机效应的 RBE 曲线为凹向上形，分次或低剂量率照射时斜率下降，近似直线。高 LET 与此相反，单次照射时曲线为凹向下形，多次或低剂量率照射时的斜率有时可能反高于单次照射，这称为相反剂量率效应。

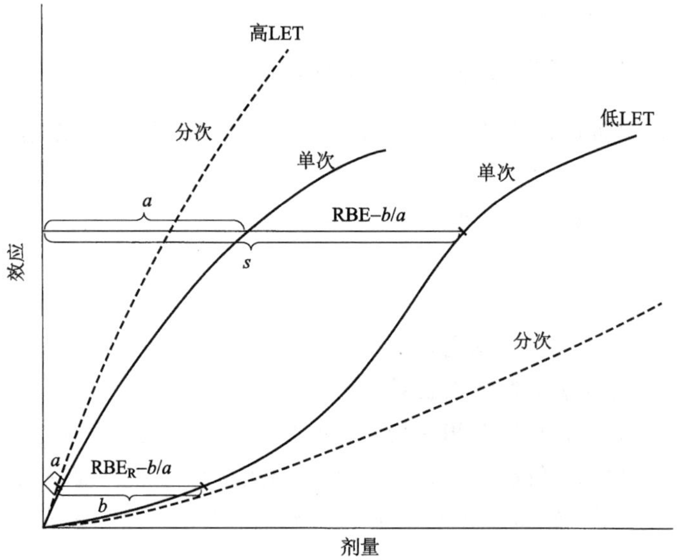


图 5-1　低 LET 和高 LET 辐射剂量效应曲线和 RBE
（源自 ICRP 第 60 号出版物，1991）

3. 不同 LET 辐射的影响

不同 LET 辐射的致癌效应有明显差别。高 LET 辐射（如 α 粒子、中子）比低 LET 辐射（如 γ、β 射线）具有更高的致癌活性，单位剂量诱发癌瘤的概率较高。辐射流行病学调查表明，770 名发光涂料工人因镭的内照射作用发生 51 例骨肉瘤和 21 例筛窦和鼻咽部鳞状上皮癌，局部剂量估计为 5 Gy 以上；昔日德国静脉注入$^{224}Ra$制剂治疗骨结核和强直性脊椎炎患者 900 例，发生 54 例骨肉瘤。低 LET 辐射致人骨肿瘤的效应，按$^{226}Ra$和$^{90}Sr$相对毒性间接推算，β 粒子内照射致癌效应比 α 粒子低得多。实验表明，大鼠摄入最适和最低致骨肉瘤剂量的β辐射源如$^{90}Sr$和$^{144}Ce$后，发生骨肉瘤的危险概率分别为$25\times10^{-4}\ Gy^{-1}$和$2\sim3\times10^{-4}\ Gy^{-1}$；而在摄入α辐射源($^{239}Pu$、$^{241}Am$、$^{237}Np$、$^{252}Cf$)后，大约为$650\times10^{-4}\ Gy^{-1}$，α辐射源的致骨肉瘤效应是β辐射源的26倍(650/26)和216～325倍(650/3～650/2)。它们之间这样大差别，除LET不同外，还与上述一些α辐射源在骨内主要分布于骨表面，靶细胞即骨表面细胞受照射剂量大，而$^{90}Sr$和$^{144}Ce$在骨内相对均匀性分布。因此，上述α辐射源的致癌效应则高于$^{90}Sr$和$^{144}Ce$。

4. *局部吸收剂量和微剂量的影响*

辐射效应不仅取决于敏感部位能量吸收的多寡，而且还依赖于能量的传递，因此在剂量效应关系中不但要给出整个器官或组织的平均吸收剂量，还要给出器官或组织的局部吸收剂量和微细结构的微剂量。

所谓局部吸收剂量，是具有生物学意义的靶器官特定部位的随机宏观剂量。以骨为例，一是骨髓的平均剂量$D_m$，二是骨表面下0～10 mm范围的平均剂量$D_s$。以往骨剂量计算常只给出骨平均剂量$D_b$。为使局部剂量计算结果与骨平均剂量相比较，采用平均剂量因子(mean dose factor)概念。两个骨组织靶部位的剂量平均因子，分别以$D_m/D_b$和$D_s/D_b$表示。为了区别是两类不同沉积分布的核素所致平均剂量因子，分别以$VD_m/D_b$和$VD_s/D_b$表示体积分布型放射性核素所致两上靶部位的平均剂量因子，以$SD_m/D_b$和$SD_s/D_b$分别表示表面分布型放射性核素两个靶部位的平均剂量因子。研究证实，亲骨型β辐射源，在相同骨平均剂量下，无论是表面分布型核素(如$^{171}Tm$、$^{143}Pr$、$^{90}Y$)，还是体积分布型核素($^{45}Ca$、$^{90}Sr$、$^{32}P$)，其骨表面及骨内膜平均剂量总是高于骨髓腔的平均剂量，这就意味着亲骨性β辐射源内照射诱发骨内瘤的效应要高于白血病。亲骨性α辐射源的这种特点更为突出。对照比较$^{239}Pu$和$^{226}Ra$的平均剂量及平均剂量因子，发现$^{239}Pu$显著地高于$^{226}Ra$(表5-3)。如以体内存留37 kBq为基准进行推算，则$^{239}Pu$诱发骨肉瘤约为7.7例/($10^3$人·a)，为$^{226}Ra$的2.5倍。同时可见$^{239}Pu$所致骨表面下7.0～10 mm处的平均剂量较骨髓腔内为高，这也能部分地解释$^{239}Pu$诱发骨肉瘤多于白血病的原因。

**表5-3　$^{239}Pu$、$^{226}Ra$在成人不同骨骼部位的平均剂量因子**

| 骨部位 | 骨表面/骨体积/$cm^{-1}$ | $^{239}Pu$ | | $^{226}Ra$ | |
|---|---|---|---|---|---|
| | | $SD_m/D_b$ | $SD_s/D_b$ | $VD_m/D_b$ | $VD_s/D_b$ |
| 第三腰椎 | 197 | 0.181 | 2.83 | 0.026 3 | 0.402 |
| 第四腰椎 | 166 | | 3.33 | 0.035 5 | 0.416 |
| 髂骨 | 172 | 0.255 | 3.00 | 0.035 8 | 0.405 |
| 股骨头 | 191 | 0.191 | 2.82 | 0.028 1 | 0.396 |
| 股骨颈 | 154 | 0.168 | 3.41 | 0.019 6 | 0.386 |
| 肋骨 | 185 | 0.129 | 2.71 | 0.019 1 | 0.391 |
| 顶骨 | 78 | 1.208 | 6.33 | 0.083 2 | 0.461 |
| 股骨皮质 | 34 | — | 14.4 | — | 0.571 |

注：资料源自Spires F W，et al.，1978。

大量研究证实，氡致肺癌的靶细胞是支气管基底细胞。吸入平衡当量氡浓度

(equilibrium equivalent radon concentration，ECRn)所致最大剂量位置是叶支气管和段及亚段支气管基底细胞层；而吸入非平衡当量氡浓度时，因为RaA的剂量贡献较大，可使最大剂量部位向低级序支气管方向移动，使敏感区段基底细胞受照剂量增大。辐射流行病学调查进一步证实，氡及其子体所致剂量高的叶支气管和段支气管基底细胞处，正是矿工肺癌的多发部位。由此说明局部吸收剂量的研究在解释生物效应上具有实际意义。

随着随机效应研究的深入，令人关注的部位是几微米大小的细胞及细胞核的辐射剂量。为了更准确地阐明剂量效应关系，应用随机微剂量学(microdosimetry)是近年来的发展趋势。微剂量学是根据放射性核素在特定器官或组织中的微观分布模型，测定或计算辐射在数微米范围的靶细胞、细胞组分及生物大分子上的能量损失及沉积规律，以有关微剂量学参数描述与解释辐射所致的生物效应。若深入到细胞或亚细胞水平去观察辐射能量传递时，能量与质量比值 $\varepsilon/m$ 就不再是恒定量，而变为近乎实际的统计变量。描述微剂量的基本物理量是线能(linear energy) $Y$ 和比能(specific energy) $Z$。它们都是以带电粒子径迹周围微小范围内发生的随机事件为基础，按照“击中概率”(或“事件概率”)建立的量，因此都是随机量。线能 $Y$ 是单次能量沉积事件授予某一体积的能量 $\varepsilon$ 除以该体积的平均弦长 $L$ 所得的商，即 $Y=\varepsilon/L$，单位为 $\mathrm{J\cdot m^{-1}}$，常用单位为 $\mathrm{keV\cdot \mu m^{-1}}$。比能 $Z$ 是辐射授予某体积的能量 $\varepsilon$ 除以该体积的质量 m 所得商，即 $Z=\varepsilon/m$，单位为 Gy。

用微剂量学研究猎犬吸入 $^{239}PuO_2$ 在肺内的剂量发现，肺上皮细胞核实际受照射剂量的变化范围很大，可在 0～200 Gy 之间，致癌剂量在 5～25 Gy 范围内。利用图像分析仪测量大鼠肺组织薄片，获得单个 $^{239}PuO_2$ 粒子所照射的肺体积。按 $D_0=1$ Gy 及肺上皮细胞平均寿命为 100 d 计，得到的细胞击中数为粒子活度的函数，并由此导出受 $^{590}$Bq、$^{239}PuO_2$ 照射时，击中及杀死细胞数为 $^{239}PuO_2$ 粒子(或活度)的函数。在相同肺滞留量情况下，击中细胞随粒径增大而迅速减少，尽管大粒子周围的细胞有可能增加击中的次数，不过单位活度杀死细胞的百分数仍是降低趋势。从细胞损伤或变异只有单次击中才具有一定生物学意义的角度看来，所谓的“热粒子”效应就不成立了。

## 第二节 辐射危害评价

### 一、评价意义

从辐射防护的宗旨出发，我们不仅需要了解辐射致癌效应，还要预期辐射遗传效应的发生概率，以及这些效应的严重后果。为此提出辐射危害(detriment)概念。辐射危害包括：全部致死性癌症；非致死性癌症，以一定的加权因数计入，平均为全部致死性癌症危险的20%；平均寿命损失，以一定的加权因数计入，因为不同年龄人患癌和癌的不同潜伏期，导致的寿命损失是不同的；全部后代严重遗传性疾病与寿命损失。根据这些资料，估算单位辐射剂量造成的总集危害(aggregated detriment)，为辐射防护剂量限值的确定和组织器官的权重因子提供生物学依据。

辐射危害评价的对象，是全人群尤其是长期受低剂量/低剂量率照射的职业工作人群所发生的致癌效应和遗传效应。

## 二、评估指标

大量实验研究和辐射流行病学调查资料证实，辐射致癌是人类受低剂量照射引起的唯一得到确认的致命性健康危害，是确定人类辐射防护限值的重要指标，因此辐射致癌效应评价也就成为辐射危害评估的核心内容。

在评价辐射致癌效应时引用了危险(risk)这一概念。危险与危害不同。危险是指特定个人按一定条件在一定时期内接受特定剂量照射所诱发的特定效应的发生概率，例如疾病发生率、损伤发生率、死亡率等。危害是考虑效应发生的概率，也考虑其严重程度；危害的健康影响包括随机性效应和确定性效应。目前认为，对辐射(包括内外照射)的危险进行定量应把它与人类遇到的其他危险置于同一尺度上进行比较，因此把单位照射剂量诱发的危险称为危险度或危险系数(risk coefficient)。

危险度评价(risk assessment)是基于放射毒理学试验资料，化学物接触资料和人群流行病学资料等科学数据的分析，确定接触外源化学物后对公众健康危害的可能性，发生损害效应的性质、强度、概率，确定可接受危险度水平和相应的实际安全剂量，为管理部门制定和修正卫生标准，制定相应法规，确定放射性污染治理的先后次序，评价治理效果提供科学依据的过程称为危险度评价。

为了评价人群的辐射致癌概率的水平，经常使用绝对危险(absolute risk AR)和相对危险(relative risk，RR)两个指标。AR是一定剂量照射引起某种癌症的超额发生率，亦即癌症概率的增加额，由受照射和未受照射人群发生率之差，或观察数(observed cases)与预期数(expected cases)之差($O-E=K$)得出，故又称超额绝对危险(excess absolute risk，EAR)。相对危险(RR)是受照射和未受照射人群癌症发生率(或死亡率)之比或观察数与预期数之比($O/E=$RR)。单位剂量照射引起的相对危险增加额(RR$-1$)又称为超额相对危险(excess relative risk，ERR)。

辐射致癌评价的任务是根据EAR或ERR计算单位剂量照射诱发效应的概率即危险系数。EAR系数为单位剂量增加的例数，用$10^{-6}$人·$a^{-1}$·$Sv^{-1}$或($10^6$人·a·Sv)$^{-1}$，即每百万人每年每Sv(或Gy)增加例数表示；ERR系数为单位剂量增加的%($Sv^{-1}$，或$Gy^{-1}$)。它们是辐射致癌评价与预测的重要参数。EAR系数还可用终生增加例数表示。在实际中如何选用EAR和ERR，主要取决于使用的目的。RR和ERR是相对值，便于揭示和评价辐射致癌的因果关系。假若因果关系已经被确认，为确定辐射防护方案则宜使用EAR，以便给出不同剂量照射后癌症增加的绝对值。

## 三、评估内容

现代毒理学中一个重要的分支是管理毒理学(regulatory toxicology)，它以流行病学调查和实验毒理学的研究成果为基础，对环境和职业性有害因素造成人群危害进行定量估计，结合生产与经济的可行性及其他社会因素综合考虑，为制定预防措施、卫生防护标准和管理决策提供依据。管理毒理学的重要内容是危险评价(图5-2)。

1. 危险的定性评价

主要是危害鉴定(hazard identification)。危害鉴定是危险度评价的定性阶段，目的是

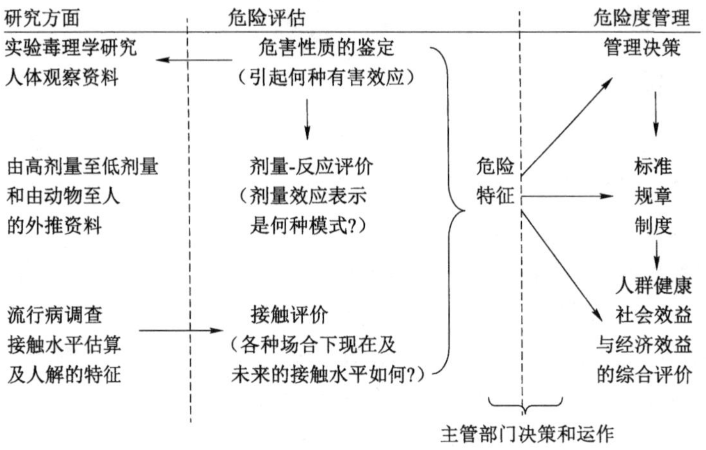


图 5-2　危险评价的内容和危险度管理示意图

（放射毒理学，朱寿彭等，2004）

确定接触外源化学物是否可能产生损害作用、作用性质和强度。评审已有的毒理学研究和流行病学调查资料，研究对人群造成危害的种类和性质，电离辐射的致癌效应。

2. 危险的定量评价

主要是剂量-反应关系评定(dose-response relationship assessment)，这是危险度评定的定量阶段。它包括以下两项内容：

(1) 剂量效应评价：通过剂量-反应关系评定外源化学物接触水平与有害效应发生概率之间的关系，说明不同剂量水平时损伤效应的发生率。可用于危险度评价的人类资料往往很有限，常要用到动物试验的资料，而危险度评价最为关心的是处于低剂量接触的人群，这一接触水平往往低于动物试验观察的范围。这样需要有从高剂量向低剂量外推及从动物毒性资料向人的危险性外推的方法，这也构成了剂量-反应关系评定的主要方面。由于将动物实验的毒理学资料外推到人存在着高剂量向低剂量外推，从短时间向长时间外推，从小样本向大样本外推，特别是存在着种属差异这些不肯定因素，因此将动物实验毒理学资料外推时必须非常慎重，因此在剂量-反应关系评定中，人群流行病学资料就成为更重要、更关键的资料，因此在剂量-反应关系评定中必须重视人群流行病学资料。根据外源化学物毒作用类型不同，剂量-反应关系评定可分为有阈值化学物的剂量-反应关系评定和无阈值化学物的剂量-反应关系评定。尽可能优先选用人群流行病学调研资料。要注意各种剂量效应模型、时间响应模型和有关的参数值。

(2) 接触评价(exposure assessment)：接触评定要确定人体通过不同的途径接触外源化学物的量及接触条件，是危险度评价中很重要的部分。在辐射接触水平的评价中，采用有效剂量、当量剂量和集体当量剂量等指标，表示个人和群体的接触水平。接触评定也是危险度评价中最不确定部分，人体可通过不同途径接触外源化学物，如经口、经皮肤、经呼吸道等，在不同阶段，接触化学物的种类及量也不同，且接触往往是长期的，有许多接触需要靠历史资料来评估。接触评定首先要确定化学物在各种环境介质中的浓度及人群的可能接触途径，然后估算出每种途径的接触量，再得出总的接触量。对于接触量的估算既要有一般人群，也要有特殊人群(高危险人群)的评价，对于不同接触情况的人群经常需要分别进行评定。接触评定主要靠对化学物的监测资料，在缺少足够的监测资料时，需要通过有效的数学模型进行估计。人体生物材料中化学物及其代谢物的监测资料(接触生物学标志)，可用于人群过去及现在接触情况的评定。外源化学物对机体的危害主要取决于吸收进入体内或到靶器官的剂量，在危险度评价中基于生理学的毒代动力学模型可描述接触剂量之间的关系。

3. 危险度特征分析(risk characterization)

亦称危险度判断(risk judgement)，是危险度评价的最后一步。将危害鉴定、剂量-反应关系评定、接触评定中进行的分析和所得结论综合在一起，对人体危险度的性质和大小做出估计，说明并讨论各阶段评价中的不肯定因素及各种证据的优缺点等为管理部门进行外源化学物的危险度管理提供依据。

危险度管理(risk management)是指管理部门根据危险度评价结果，为控制对人体及环境造成的危害所采取的管理措施。管理部门依据危险度评价的结果，综合技术、社会、经济及政治等因素，确定可接受危险度水平，制定允许限量标准，并据此为依据对外源化学物进行管理，如制定有关化学物的管理条例及化学物的各类卫生标准，限制高危险度化学品的生产使用，确定污染物的治理顺序及治理目标，提出治理方案，对治理效果进行评价等。在危险度管理过程中经常进行危险-效益分析，每一个减少危险度的措施都会伴随有经费的增加，必须考虑用增加经费或影响其他方面来求得“过度安全”是否值得。虽然有些化学物对人体可能造成一定的危害，但它们是工业生产和人民生活中必不可少的，没有相应更好的替代物质，在利弊分析基础上，可以容许在严格控制和管理条件下，把损害限制到最小水平下可以使用。对人类危害大又可被替代的化学物，坚决禁止使用。

## 第三节　辐射致癌效应的模型

在辐射防护实践中，为了限制随机性效应的发生率，对既往事件所发生的危险予以科学的评价，或对现在和未来可能发生的危险做出科学的预测，人们就得将剂量效应和时间响应进行数学模式化，予以定量描述。为此提出了各种数学模型。

### 一、剂量效应模型(dose-effect model)

剂量效应模型是描述效应对剂量依赖关系的数学模式。当前人们普遍关注的是慢性职业性照射即小剂量、低剂量率长期照射可能产生的危险。由于迄今为止有关的人类资料较少，只能利用大、中剂量外照射群体的结果进行外推。这种外推结果能否符合实际则主要取决于所选用的剂量效应模型。

#### (一) 剂量效应模型的特征

1. 线性模型(linear model)

此模型是假设超额癌症概率正比于靶器官或组织所吸收的剂量，即辐射致癌的概率随辐射剂量增加呈直线增加。它表示效应是剂量的线性函数，是一种最简单的剂量效应模型，其图形如图 5-3 曲线 $a$ 所示，拟合的数学函数方程式为：

$$E = a + bD \tag{5-1}$$

式中，$E$ 为效应，$a$、$b$ 为常数，$D$ 为吸收剂量。

高 LET 辐射、低剂量率辐照可出现此种模型。低 LET 辐射诱发的甲状腺癌和女性乳腺癌的概率符合此线性模型。ICRP所制订的剂值限值，是以线性无阈模型为基础的。

2. 平方模型(quadratic model)

此模型表示辐射致癌概率与靶器官(组织)受照剂量的成正比。其图形如图5-3曲线 $b$ 所示。拟合的数学函数方程式为：

$$E = aD^2 \tag{5-2}$$

高LET辐射、高剂量率照射时出现此种模型。但一般认为用它预测低剂量及低剂量率照射诱发癌症的概率要比其他模型偏低，用于实验研究和流行病学调查资料的分析不甚适宜。

3. 线性平方模型(linear-quadratic model)

此模型较上述复杂，低剂量时线性项为主，高剂量时以平方项为主。其图形如图5-3曲线 $c$ 所示。拟合的数学函数方程式为：

$$E = aD + bD^2 \tag{5-3}$$

在低LET辐射、低剂量率照射所诱发的癌症概率符合此模型。它可用来描述低LET引起的除甲状腺癌和乳腺癌之外的其他各种癌症的剂量效应关系。

4. S曲线形模型(S curve model)

此模型常在低LET辐射、高剂量率照射时出现。图形如图5-3曲线 $d$ 所示。拟合的数学函数方程式为：

$$E = (aD + bD^2)e^{-KD} \tag{5-4}$$

式中，$E$ 为效应，辐射诱发的癌症概率，$a$、$b$ 为常数；$D$ 为吸收剂量 $e^{-KD}$ 相当于高剂量时被杀死细胞所致下降部分。它表明，低剂量时 $aD$ 项起主要作用；高剂量时 $bD^2$ 项起主要作用，曲线转陡上升；剂量再高时，由于细胞死亡或失去分裂增殖功能，效应反而降低，此时指数项 $e^{-KD}$ 起主导作用。

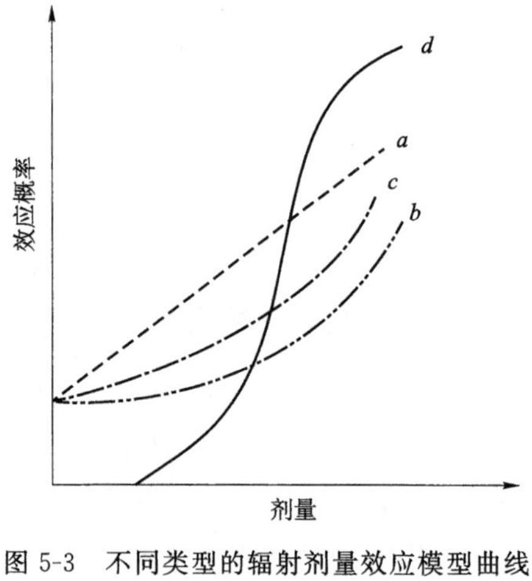


图5-3 不同类型的辐射剂量效应模型曲线
$a$—线性模型；$b$—平方模型；
$c$—线性平方模型；$d$—S曲线模型
(UNSCEAR Report，1986)

由上述看出，辐射致癌的复杂性和多样性。目前学术界最关注且有争议的是低剂量致癌效应曲线的走向。ICRP充分注意到在低剂量范围可能高估了致癌的危害性，但从偏安全考虑，至今仍采用线性无阈模型作为制定辐射防护标准的依据。然而，低剂量辐照的刺激作用(hormesis，又称兴奋效应)对这种线性无阈的观念提出了质疑。因为刺激效应的剂量效应模型，是以剂量的负值直线项和平方项之和表示，即 $E = -aD + bD^2$，显示低剂量照射时，癌症概率比预期值低。有些学者认为某一范围的低剂量照射能激活某些防御机能，抑制照射后诱发的恶性转化细胞的发育成长，使之不能发展为癌症。有人以此来解释高本底地区居民长期受低剂量/率照射，其肿瘤发生率反而低于对照人群的现象。

### (二) 剂量效应模型对辐射危险系数的影响

剂量效应模型对危险概率估计值有重大影响。因为从高、中剂量照射的结果外推低剂量照射的危险概率时,所采用的剂量效应模型不同,其估计值相差甚大。例如,BEIR(1980)报导,低 LET 辐射照射 0.1 Gy 后随访 30 a,用不同的剂量效应模型和预测模型估算终生癌症危险概率的结果表明,可相差 18 倍之多(表 5-4)。

**表 5-4 不同剂量效应模型和预测模型对低 LET 辐射一次 0.1 Gy 照射所致全部癌症超额死亡率估计值(例数/$10^{-6}$ 人 · Gy)**

**(放射毒理学,朱寿彭等 2004)**

| 剂量效应模型 | AB | | RR | | RR/AR |
|---|---|---|---|---|---|
| | 超额例数 | 超额死亡率 | 超额例数 | 超额死亡率 | |
| 线性型 | 1 671 | 1.02 | 5 014 | 3.06 | 3.00 |
| 线性平方型 | 766 | 0.47 | 2 255 | 1.38 | 2.94 |
| 平方型 | 95 | 0.06 | 276 | 0.17 | 2.91 |

注:癌症自然死亡率为 163 800 · $10^{-6}$终生。

不同品质辐射所致不同部位癌症的剂量效应模型是不同的,低 LET 辐射所致甲状腺癌和女性乳腺癌应用线性模型,而对其他癌症(含白血病)则使用线性平方模型,高 LET 辐射所致肺癌和骨癌近似线性模型。

## 二、时间响应模型

为了把有限时间内观察到的结果,向更长时间如终生延伸,以便估计可能出现的危险,即预测观察期外的危险,了解照射后癌症发生的时间性特征,需要建立辐射致癌的时间响应模型(time-response model)。

### (一) 时间响应模型的概念和内容

在放射性核素内照射情况下,辐射剂量是在摄入后长时期内分散授予人体的,这将进一步推迟损伤效应的表达期。时间响应模型,就是描述接受照射后至出现癌瘤的时间间隔(即潜伏期)和其概率的分布,并对观察截止后继续发生的危险进行预测,故又称为癌症危险的预测模型。它所涉及的主要内容有:癌症潜伏期;癌症表达时间,即持续有限的时间还是持续终生;效应的高峰期;发癌年龄;超额危险的时间分布,及与不同年龄对照人群癌瘤发生率的关系等。只有了解这些因素所制约的时相性规律,才能进行辐射致癌的时间外推和预测。

时间响应关系,是近代毒理学中非常关注的又一分支,即时间毒理学研究的重要内容。时间毒理学(chrono-toxicology)主要研究外源性有害因素引发各种损害的时间特征和节律机制。只有综合考虑时间响应关系、剂量效应关系以及时间剂量关系,才能正确估计接受一定剂量照射经不同时间后可能出现的总危险。

### (二) 时间响应模型及其对辐射危险系数的影响

辐射致癌效应时间外推的目的是力图通过适当的危险预测模型(risk projection model),应用在有限时间内没有观察到生命终点的随访结果对今后和终生可能发生的危险进行预测。因为辐射致癌的潜伏期和癌症表达的持续时间，可因癌症类别而异。白血病和骨癌的潜伏期较短，一般为 2～4 年，效应持续时间也较短，大约在 10 年后即发生率降低，30 年后基本降到正常范围，因此如观察时间超过 30 年就无需通过模型对未来危险进行预测。而实体癌与此不同，潜伏期长，癌症表达时间可延续终生，出现的时间与一般人群中出现这种癌症的时间大体一致。因此，BEIR Ⅲ(1980)提出与绝对危险(AR)和相对危险(RR)相对应的两种终生预测模型，后来称为相加(additive)和相乘(multiplicative)预测模型。此后，BEIR Ⅴ(1990)报告的辐射致癌危险估计模型及其计算结果。BEIR Ⅵ(1998)发表了氡暴露的健康效应的报告。最新的报告 BEIR Ⅶ(2006)提供低剂量低 LET 辐射人体暴露的健康危险估计。

应用相加模型预测时，假定经过最短潜伏期，在其后癌症表达期间内癌症增加的例数即超额数(excess，即观察数-预期数)保持恒定，不随年龄和随访时间及基线值(本底值)而变化。该人群发生的全部癌症的相加预值等于根据 EAR(超额绝对危险)系数得到的增加值与基线值之和。如果采用相乘模型预测，观察值/预期值是恒定的，预期值等于 RR 系数与其基线值的乘积，癌症发生数随年龄而增加，其幅度与正常人群中该种癌症随年龄而变化的幅度成正比。

假若对某人群中某种癌症随访观察 30 年，根据观察结果建立的两种预测模型所给出的癌症超额数相近似，但在时间分布上则有所不同。如果利用建立的模型对超过 30 年后继续发生的癌症例数进行预测则将有不同，但终生预测值两者相近。

国际放射防护委员会(ICRP)和联合国原子辐射效应科学委员会(UNSCEAR)在已往的出版物或报告中，对辐射致癌的终生危险采用相加模型预测值。美国 BEIR Ⅲ(1980)报告中则两者兼用，并认为相乘模型更能反映癌症发生的规律。1988 年 UNSCEAR 报告和 1989 年 BEIR VI 报告则主要用相乘模型。因为它更能反映多数癌症发生的时相特征。美国国立卫生研究院(NIH)1984 年建立的辐射致癌病因概率(PC)表，对白血病和骨癌之外的其他癌一律采用相乘预测模型。ICRP 2007 新建议书采用相乘模型，即超额癌症年发生率与年龄有关，且与天然发生率呈正比，它与流行病学资料更符合，但由此预测的辐射危险比相加模型预估的要提高 1～2 倍。目前认为相乘预测模型最符合流行病学的观察结果。1959 年 ICRP 第 26 号出版物采用相加模型，为比较起见，将两种危险度预测模型的差别示例于图 5-4。

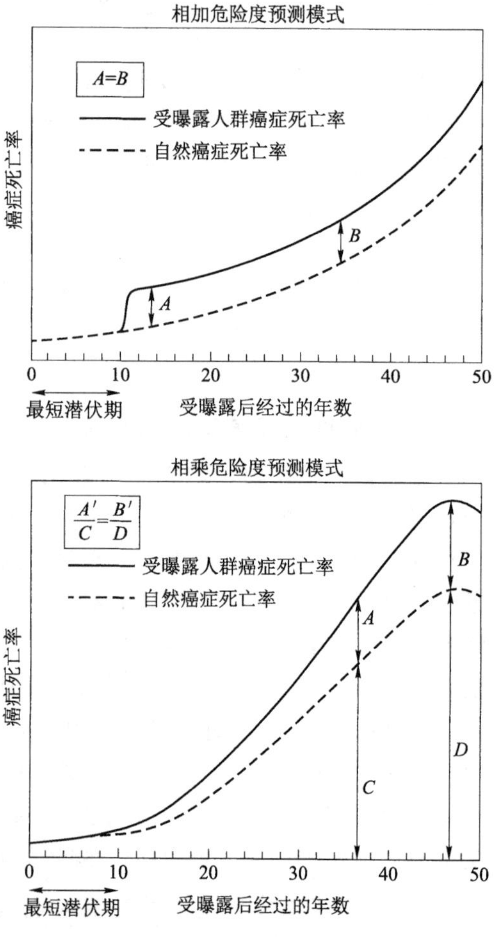


图 5-4　两种危险度预测模型估算的癌症发生率差异的示意图

# 第四节　辐射致癌的危险系数

## 一、危险系数的估计

UNSCEAR 1988 年报告的致癌终生危险估计，应用了线性剂量效应模型、相加和相乘两种预测模型、年龄特异危险系数和年龄平均危险系数预测值以及按预测值算出的寿命损失，如表 5-5 所示。可以看出，不同人群和性别的差异较小，相加和相乘预测模型的差异为 1∶1.2～2.8。在使用年龄别危险系数时，由于低年龄受照射者随时间延长 ERR 降低，故相乘模型预测值被高估。另一方面 AR 值随年龄增加而增加而升高，相加模型预测值被低估。使用年龄平均危险系数时出现相反效果。UNSCEAR 1988 年报告还利用各器官癌症的危险系数计算出其各自的终生危险系数(表 5-6)。但应当指出，这些危险系数值都是低 LET 辐射高剂量率急性照射 1 Gy 时获得的，其中存在最重要的不确定因素是剂量和剂量率效应有效因子(dose and dose rate effectiveness factor，DDREF)，ICPP 建议该系数为 2，即低剂量低剂量率照射时危险系数是上述值 1/2。关于高 LET 放射性核素内照射对人的致癌危险系数估计值列于表 5-7。

**表 5-5　低 LET 辐射高剂量率照射器官吸收量 1 Gy 时 1 000 名日本人的癌症终生危险预测值(据 UNSCEAR，1988，表 59)**

| 预　测 | 预测模型 | 致死性癌症增加倒数 | | 寿命损失/a | |
|---|---|---|---|---|---|
| | | 年龄特异危险系数 | 年龄平均危险系数 | 年龄特异危险系数 | 年龄平均危险系数 |
| 全人口 | 相加 | 40 | 50 | 950 | 1 200 |
| | 相乘 | 110 | 70 | 1 400 | 950 |
| 工作人群 | 相加 | 60 | 48 | 1 330 | 880 |
| (25～26 岁) | 相乘 | 70 | 80 | 820 | 970 |
| 成长 | 相加 | — | 46* | — | 840 |
| (>25 岁) | 相乘 | — | 56 | — | 620 |

注：* 相加模型：男 43，女 49；相乘模型：男 50，女 60。

**表 5-6　低 LET 辐射高剂量率照射 1 Gy 1 000 人的各器官癌症终生超额死亡率值(年龄平均危险系数)(据 UNSCEAR，1988，表 69)**

| 癌　症 | 相乘预测模型 | 相加预测模型 |
|---|---|---|
| 白血病 | 9.7 | 9.3 |
| 全部实体癌 | 61.0 | 36.0 |
| 膀胱癌 | 3.9 | 2.3 |
| 乳腺癌* | 6.0 | 4.3 |
| 结肠癌 | 7.9 | 2.9 |
| 肺癌 | 15.1 | 5.9 |
| 多发性骨髓瘤 | 2.2 | 0.9 |

续表

| 癌　症 | 相乘预测模型 | 相加预测模型 |
|---|---|---|
| 卵巢癌* | 3.1 | 2.6 |
| 食道癌 | 3.4 | 1.6 |
| 胃癌 | 12.6 | 6.5 |
| 其他 | 11.4 | 10.3 |
| 合计 | 70.7 | 45.3 |

注：*计算合计值只限于女性时，乳腺癌和卵巢取其 1/2 值。

**表 5-7　放射性核素内照射对人致癌的危险系数估计值(例数/$10^4$人·Gy)**
**(据 McClellan et al,1986)**

| 组织或器官 | 辐射类型 | 危险度估计值* | 范　围 | 文　献 |
|---|---|---|---|---|
| 气管支气管 | α 慢性，Rn 及其子体 | 1 200 | 400～3 000 | BEIRⅢ(1980) |
| 肺 | γ，n 急性，核爆炸 | 70 | 30～110 | BEIRⅢ(1980) |
| | β 慢性，裂变产物 | 50 | | Cudahy(1982) |
| | α 慢性，$^{239}$Pu $O_2$ | 1 500 | | Cudahy(1982) |
| 骨 | α 慢性，$^{226}$Ra 体积型 | 27 | 6～53 | BEIRⅢ(1980) |
| | α 慢性，$^{224}$Ra 表面型 | 200 | 40～200 | BEIRⅢ(1980) |
| | β 慢性，$^{90}$Sr 体积型 | | 2～20 | McClellan et al(1983) |
| 肝 | α 慢性，$^{232}$Th | 300 | 220～320 | BEIRⅢ(1980) |
| | β 慢性，$^{144}$Ce | 30 | | Mogen? burg et al,(1984) |
| 甲状腺 | β 慢性，$^{131}$I | 30 | 20～40 | NCRP(1984) |
| | 裂变产物，γ、β | | 20～125 | |

注：*下画线数值是由犬的资料外推而来，未画线值为人的资料。

## 二、年龄和性别对辐射致癌危险系数的影响

### 1. 年龄的影响

大量调查资料证实，不同年龄的人群其辐射致癌危险系数有明显的差别，总的趋势是危险系数随年龄的增大而减小(白血病例外)。年轻者较年老者危险系数为大，如 25 岁的妇女比 55 岁者危险系数约高 2 倍(表 5-8)。日本原爆幸存者的资料表明，受照时年龄对癌症的发生率也存在明显的依赖关系。受照年龄不仅影响危险系数的高低，也影响癌症表达期内超额例数的分布。

**表 5-8　不同年龄的人群每年受照 0.1 Gy 持续 10 年致死性癌症的危险系数**

| | 终生发生率/‰ | | | | | | |
|---|---|---|---|---|---|---|---|
| | 年　龄 | 白血病 | 肺　癌 | 乳腺癌 | 甲状腺癌 | 全部癌症 | 危险系数/($10^{-2}$/Sv) |
| 男性 | 25 | 1.72 | 6.15 | …… | 0.32 | 19.0 | 2.0 |
| | 35 | 1.88 | 4.30 | …… | 0.22 | 12.0 | 1.2 |
| | 45 | 2.00 | 3.13 | …… | 0.14 | 9.2 | 0.9 |
| | 55 | 1.83 | 2.18 | …… | 0.08 | 7.5 | 0.8 |

续表

| | 终生发生率/‰ | | | | | | |
|---|---|---|---|---|---|---|---|
| | 年　龄 | 白血病 | 肺　癌 | 乳腺癌 | 甲状腺癌 | 全部癌症 | 危险系数/($10^{-2}$/Sv) |
| 女性 | 25 | 1.07 | 4.80 | 8.14 | 0.57 | 29.3 | 2.9 |
| | 35 | 1.24 | 4.19 | 3.32 | 0.44 | 17.0 | 1.7 |
| | 45 | 1.46 | 3.73 | 0.81 | 0.31 | 11.9 | 1.2 |
| | 55 | 1.45 | 2.92 | 0.35 | 0.20 | 9.9 | 1.0 |

注：资料源自据 Sinclair WK，中华放射医学与防护杂志，1987。

2. 性别的影响

性别也是影响辐射致癌危险系数的一个因素。有些器官或组织的癌症发生率，明显地随性别而变化。例如，乳腺癌的增加仅发生于女性。辐射致肺癌的概率男性显著地高于女性，这也不排除男女吸烟程度有差别的因素。美国的调查资料表明，甲状腺受照剂量在0.06～15 Gy范围内，每万人中发生甲状腺癌的例数，女性明显高于男性（表5-9）。

**表5-9　辐射诱发甲状腺癌的年超额危险系数（YER）和终生超额危险系数（LER）（例 · $10^{-6}$ $Gy^{-1}$）**

| 危险系数($10^{-4}$ $Gy^{-1}$) | 辐射源 | 受照年龄＞18岁 | | 受照年龄≤18岁 | | 合　计 |
|---|---|---|---|---|---|---|
| | | 男 | 女 | 男 | 女 | |
| 第年 | γ及X射线，$^{132}$I、$^{133}$I、 | 0.48 | 1.68 | 1.68 | 3.36 | — |
| | $^{135}$I、$^{131}$I、$^{125}$I | 0.28 | 0.56 | 0.56 | 1.12 | — |
| 终生 | γ及X射线，$^{132}$I、$^{133}$I、 | 8.22 | 20.40 | 14.50 | 31.50 | 74.62 |
| | $^{135}$I、$^{131}$I、$^{125}$I | 2.74 | 6.80 | 4.83 | 10.50 | 24.87 |

注：资料源自ICRP-80，1985。

## 三、辐射致癌的病因概率

1. 概念与意义

病因概率（probability of causation，PC）是指先前受到一定剂量照射后诱发的某种癌症归因于照射的概率，利用PC的方法可对癌症的辐射病因进行定量判断。

辐射诱发的癌症与一般人群发生的同种癌症的临床表现和病理学特征相同，无特异性，因此难以用一般医学检查手段予以判别。为解决辐射致癌病因的判断与赔偿裁决，美国科学家提出病因概率分析方法。1985年NIH编制了放射流行病学表（简称PC表），提供计算PC的方法和所用参数。目前美国、英国和加拿大等国已利用PC作为仲裁辐射致癌赔偿的依据。在我国也利用此方法判断职业性放射性肿瘤（GBZ 97）。

2. PC计算方法及所用参数

根据Bayes统计学原理，已发生事件的某原因$X$的后验概率$P$等于引起该事件原因$X$的先验概率$P_x$与导致该事件的所有先验概率总和之比。如$P_y$是$P_x$之外的引起该事件的全部其他原因的先验概率，则后验概率 $P$ 为：

$$P=P_x/(P_x+P_y) \tag{5-5}$$

这说明我们可以利用从流行病学研究所得到的危险系数即先验概率，计算先前受一定剂量照射发生特定癌症的后验概率，即病因概率(PC)。为便于计算，通常用相对危险超额值 R 求得 PC，即：

$$PC=R/(1+R) \tag{5-6}$$

相对危险超额值 $R$ 由几个独立的量即 $F$、$T$、$K$ 来计算，即：

$$R=F\cdot T\cdot K \tag{5-7}$$

$F=F(D)$：为照射因子，是吸收剂量 $D$ 的函数。甲状腺癌和乳腺癌符合线性剂量效应模型，故 $F=D$，白血病符合线性平方模型，$F=D+D^2/116$。$D$ 取靶器官的平均值，单位为 cGy。计算慢性照射的 PC 时，应给出受照射期间历年的年平均吸收剂量。对氡子体 $F$ 用 WLM 表示，给出历年累积 WLM 值。氡子体兼有 γ 射线照射，可按 6 cGy＝1 WLM，把照射剂量转换成 WLM，与氡子体累积 WLM 相加。

$T=Y(y)$：为潜伏期校正系数，是受照射 $y$ 年后被诊断的可能性。对实体癌，当受照射后 0～4 年诊断时 $T=0$；5～9 年时 $T$ 依次为 0.074、0.025 9、0.500、0.741 和 0.962，10 年以上时 $T=1.0$。对白血病 $T$ 还与受照射时年龄 $A_1$ 有关，$T(A1,y)$ 可以 NIH 编制的辐射流行病表(PC 表)查得。

$K=K(A1,S)$：是性别 $S$ 受照射时年龄 $A_1$ 情况下发生癌症的相对危险超额系数。当 $F=1$，$T=1$ 时 $K=R$。白血病和骨肉瘤的 $K$ 值还与癌症被诊断年龄 A2 有关。$K(A1,A2,S)$ 可从公式 $K=E/I$ 算出。从 PC 表可以查得 $E=E(A1,S)$，即性别 $S$ 在年龄 $A1$ 受 $F=1$ 的照射时的癌症增加概率；$I=I(A2,S)$ 是性别 $S$ 在被诊断时年龄 $A2$ 该癌症的基线发生率。氡子体诱发肺癌的 $K$ 值取恒定值 0.015 $WLM^{-1}$。

接受多次照射，例如两次照射剂量为 $D_1$ 和 $D_2$，则合计两次的相对危险超额值，即 $R(D_1,D_2)=R(D_1)+R(D_2)$。

3. PC 计算举例

例 1：男性，26～40 岁期间从事铀矿井下作业 15 年，累积 73 WLM，井下 γ 外照射年吸收剂量 1.2 cGy，60 岁时诊断肺癌。求来自井下职业照射的病因概率。

经查表求得：

$$F=73+(1.2\times15)/6=76(6\ \text{cGy}=1\ \text{WLM})$$

$$T=T(20)=1.0(\text{诊断距离照射终止的时间}>10\ \text{a})$$

$$K=0.015\ \text{WLM}^{-1}$$

$$R=F\times T\times K=76\times1\times0.015=1.14$$

$$PC=R/(1+R)=1.14/(1+1.14)=0.53=53.3\%$$

举例 2：男性 25 岁时受到 25 cGy γ 射线照射，33 岁时即 8 年后诊断为甲状腺癌，求 PC。

经查表求得：

$$F=(D)=F(25)=25(\text{线性剂量效应模型})$$

$$T(Y)=T(8)=0.741$$

$$K(A1,S)=K(25,M)=0.070\ 718$$

$$R=F\times T\times K=25\times0.741\times0.070\ 718=1.31$$

$$PC=R/(1+R)=1.31/(1+1.31)=0.567=56.7\%$$

4. PC 的病因判断界限

确定 PC 判断界限，应考虑科学技术和社会经济等多方面因素。科学技术方面包括辐射诱发癌症的危险系数，剂量效应与时间响应模型以及群体间和个体间易感性差异等。社会因素方面主要是公众对辐射危害的认识程度和接受能力，社会经济发展的程度和赔偿能力等。

根据我国《放射肿瘤判断标准及处理原则》(GB 16386—1996)(2002 年改为 GBZ 97—2002，标准名改为“放射性肿瘤诊断标准”，基本内容不变。2005 年对 GBZ 97—2002 作了修改，标准名改为“放射性肿瘤病因判断标准”，扩大了可计算 PC 的癌症种类，改进了病因概率取值的规则，引入了计算机方法，告知了工伤认定和工伤保险的有关法规和规定，上述两例 PC 计算均超过 50%，故认为两例的癌症均与先前的受照射有关。一般来说，PC<10%，认为癌症由先前照射诱发的可能性很小，辐射不大可能是癌症的病因；PC 为 10%～50% 时，则认为癌症可能与既往照射有关；PC>50%时，可诊断为放射性肿瘤，即先前所受照射很可能是该癌瘤的病因。

应当指出，病因概率法用于辐射致癌的判断和赔偿仲裁的依据，有一定的科学性、客观性和合理性，便于解决一些放射性工作人员的实际问题。但是它还有些不确定性，特别是用于处理职业性照射和内照射赔偿时还有不少待研究解决的问题。

## 第五节　人类辐射致癌的流行病学研究

关于电离辐射对人类所引起的健康危害，目前主要有六项研究。而其他关于大规模工作人员受到低水平辐射以及环境氡对人类影响的研究仍在进行。对工作人员和环境中人群研究的目的在于确定从已有的较高辐射水平条件下的资料外推至低水平条件下时所获得的数据是否与有关研究结果一致。辐射危害定量计算的研究是建立在以下六项研究基础之上：镭受照人群研究，原爆幸存者研究，核事故受照人群研究，矿井下氡及其子体对矿工的影响，经 X 射线治疗强直性脊椎炎的患者以及经 X 射线治疗头癣的儿童的研究。

### 一、镭受照人群的研究

1. 镭-226/228($^{226,228}Ra$)的辐射效应

镭发现于 20 世纪上叶。受照人员包括经镭治疗的病人、化学家和描绘工。最高水平的镭照射发生在美国的表盘描绘工当中，这些工人总共摄入了活度为 0.4～40 MBq 的镭。对这些人员进行了 60 余年的随访研究，目的在于确定镭的滞留量及其长期负荷对人类健康的影响。

Martland(1931)和 Aub 及其助手(1952)首次完成了关于镭致骨肉瘤的研究，他们发现了 30 例骨肉瘤病例。此外，Evans 和其助手(1969)于马萨诸塞州技术学院对 1 064 名相关人员的研究中发现了 496 例病例。Rowland 等人(1978)从 1 474 名女性表盘描绘工中发现了 61 例病例(Woodard，1980)。因此，$^{226,228}Ra$ 摄入后唯一明确的远期效应是骨肉瘤。目前还没有研究表明，在大剂量摄入镭的情况下，白血病发病率出现有统计学意义的增加。这

说明骨髓中白血病靶细胞不在镭 α 粒子射程(70 μm)之内。

镭摄入后随钙一起分布在无机骨表面，长半衰期的$^{226}Ra$(1 600 a)最终分布于全身无机骨。辐射诱发骨肉瘤的靶细胞位于距骨表面大约 10 μm 的骨内膜表面。未分布在骨表面的镭所释放的 α 粒子对靶细胞的作用随受照时间的延长而逐渐减小。

1978 年 Rowland 等人提出的估算骨肉瘤年危险的方程(包括自然条件下的危险)，分为以镭摄入量或以$^{226,228}Ra$ 剂量进行估算两种形式。

以单位摄入量估算危险的方程如下：

$$I=[0.7\times10^{-5}+(7\times10^{-8})D^2]\exp[-(1.1\times10^{-3})D] \quad (5\text{-}8)$$

式中，$I$ 为每人年发生骨肉瘤的危险，$D$ 为机体总的$^{226}Ra$ 摄入量(μCi,)与 2.5 倍的$^{228}Ra$ 摄入量(μCi)之和。

以单位吸收剂量估算危险的方程如下：

$$I=[10^{-5}+(9.8\times10^{-6})D^2]\exp(-1.5\times10^{-2}D) \quad (5\text{-}9)$$

式中，$I$ 为每人年发生骨肉瘤的危险，$D$ 为全身骨骼$^{226}Ra$ 的平均吸收剂量(Gy)与 1.5 倍的$^{228}Ra$ 平均吸收剂量(Gy)之和。

1980 年 Raabe 等人提出了关于人类、狗及鼠的镭致骨肉瘤模型，同时也提出镭致骨肉瘤发生存在一个实际阈值剂量或剂量率，若镭剂量过低，则人在最长寿命年限内骨肉瘤将表现不出来。骨骼阈值剂量率为每天 0.04 Gy 或阈值剂量为 0.8 Gy。射线致骨肿瘤存在阈值，这个概念的提出对考虑环境照射对健康的影响具有重要意义。

2. 镭-224($^{224}Ra$)的辐射效应

在欧洲，$^{224}Ra$ 曾被用来治疗结核病及强直性脊椎炎将近 40 余年，于 20 世纪 50 年代禁止用于儿童的治疗。由于$^{224}Ra$ 能减轻强直性脊椎炎患者的疼痛，故仍在成人中使用。$^{224}Ra$ 半衰期只有 3.62 d，当$^{224}Ra$ 刚沉积在骨表面时其能量已基本完全释放。

Spiess 和 Mays(1970)以及 Mays(1988)对 899 例接受过$^{224}Ra$ 治疗的德国病人的健康状况进行了研究。这些病人骨累积平均剂量是 30 Gy(0.06～57.5 Gy)，相应的注射间期为 1～45 个月。共有 60 名病人最终发生骨肉瘤(Gossner，1999)，其中 46 例被用作组织学类型的研究。对这组人群进一步的研究表明，男性或女性乳癌、甲状腺癌以及肝癌发病率有统计学意义的提高(Nekolla，1999)。此外，Wick 和其同事对 1 432 名接受了$^{224}Ra$ 治疗强直性脊椎炎的患者进行了研究，这批患者骨平均吸收剂量为 0.65 Gy。其中 4 名患者发生骨肉瘤，1 名属于对照组。

Spiess 和 Mays(1973)发现若一周内分别给予 1、10 或 50 次分次注射，则随注射间期的延长，$^{224}Ra$ 致骨肉瘤的效应会随之增加。他们提出了一个关于估算随注射间期延长癌症危险提高的经验公式：

$$I=\{0.003+0.014[1-\exp(0.09m)]\}D \quad (5\text{-}10)$$

式中，$I$ 为骨肉瘤累积发生率，$m$ 为注射间期(d)，$D$ 为骨平均吸收剂量(Gy)。

Chemelevsky 和助手(1986)在分析了 Spiess 的数据的基础上提出了$^{224}Ra$ 致骨肉瘤总的累积危险公式：

$$R=(0.008\ 5D+0.017D^2)\exp(-0.025D) \quad (5\text{-}11)$$

式中，$R$ 为骨肉瘤累积危险，$D$ 为骨平均吸收剂量(Gy)。

按上述两个公式可预测出在第二组脊椎炎病人中将有 5.7 例和 5.8 例发生骨肉瘤，但实际观察到 2 例。Chemelevsky 和助手(1986)同时指出,Spiess 的研究结果不支持$^{224}Ra$致癌效应存在线性关系即骨肉瘤发生率与剂量成正比。例如,从公式(5-11)可以得出当骨平均吸收剂量为 10 Gy 时,骨肉瘤发生的危险为 0.02 $Gy^{-1}$,而当剂量为 1 Gy 时,骨肉瘤发生的危险为 0.01 $Gy^{-1}$。同样,在青少年和成人两组人群间骨肉瘤发生率并无差异,也没有发现白血病发病率的提高。

## 二、原爆幸存者的研究

1945 年 8 月 6 日,美军在日本广岛投下了一枚$^{235}U$弹,三天后又在长崎投下一枚$^{239}Pu$弹。在这两座城市距爆心投影点地面距离 1 km 范围内总计有 64 000 人死亡。其他位于空爆投影点地面距离 1～2 km 范围内的人员受到总计几个 Gy 的照射。随后对原爆幸存者的健康状况进行了随访研究。1950 年原爆伤亡委员会(Atomic Bomb Casualty Commission, ABCC)和日本放射线影响研究所(RERF)开始了一项关于原爆幸存者预期死亡率的研究,其中一项称为生存期研究(LSS),包括 92 228 名距原爆中心 10 km 内的人员以及 26 850 名爆炸时不在这两座城市中的人员。

有关健康效应的研究迄今未包括广岛、长崎两地落下灰的剂量研究。长崎滞留在落下灰地区超过 1 h 的人员,其接受的 γ 射线吸收剂量为 0.12～0.24 Gy。而在广岛的人员吸收剂量为 0.006～0.02 Gy。估算 40 余年间由于摄入$^{137}Cs$累积所造成的内照射剂量约为 0.000 1 Gy(Harley,1987;RERF,1987)。

RERF 技术报告 5-88(RERF1988)报道了关于死亡率以及剂量估算的完整资料,并被 Pierce 和 Preston(1993)更新,收录在 UNSCEAR(2000)的报告中。UNSCEAR(2000)报道了在 1990 年间随访的 DS86 亚群的预测终生癌症发生率,具体数据如表 5-11 所示。

LSS 研究迄今未发现胆囊、骨、胰腺、子宫或前列腺这些器官癌症发病率或恶性淋巴瘤发生率有统计学意义的提高。

吸烟是评估肺癌发生率的一个最重要的因素。Shimizu 和其助手(1988)的研究结果表明,辐射与吸烟协同作用比这两种因素单独作用诱发肺癌的可能性更大。

如果采用一个预测模型,就有可能建立终生癌症发生的危险。RERF 习惯采用相乘模型。在对原爆幸存者癌症致死率的研究以及其他几个研究中(强直性脊椎炎患者及铀矿工相关研究)发现癌症预测的相乘模型并不完全合适,但危险系数却随照后时间的延长而下降。在大多数情况下这同时说明癌症的绝对危险也随时间延长而下降。这个还不是很确定的生物模型提示了受损干细胞死亡和修复的数目。随时间延长终生癌症危险可能会增加,但考虑到现有人群的年龄因素,实际值不会比表 5-10 的值高出许多。

**表 5-10　应用 DS86 剂量估算原爆幸存者癌症观数和预期数以及 1 Sv 照后终生癌症发生率**

| 癌症类型 | 发生病例数 | 预计病例数 | 平均剂量/Sv | 1 Sv 照后终生癌症发生率/% | |
|---|---|---|---|---|---|
| | | | | 男　性 | 女　性 |
| 食管癌 | 84 | 77.4 | 0.23 | 0.04 | 0.02 |
| 胃癌 | 1 307 | 1 222 | 0.23 | 0.17 | 0.17 |
| 结肠癌 | 223 | 193.7 | 0.23 | 0.13 | 0.19 |

续表

| 癌症类型 | 发生病例数 | 预计病例数 | 平均剂量/Sv | 1 Sv 照后终生癌症发生率/% | |
|---|---|---|---|---|---|
| | | | | 男 性 | 女 性 |
| 肝癌 | 284 | 254.5 | 0.24 | 0.23 | 0.41 |
| 肺癌 | 456 | 364.7 | 0.25 | 0.23 | 0.07 |
| 乳腺癌 | 295 | 200 | 0.27 | 0.0 | 0.52 |
| 甲状腺癌 | 132 | 94.3 | 0.26 | 0.07 | 0.04 |
| 膀胱癌 | 115 | 98.1 | 0.23 | 0.03 | 0.13 |
| 其他的实体癌 | | | | 0.26 | 0.15 |
| 实体癌 | | | | 0.16 | 1.70 |
| 非白血性白血病 | 141 | 67.4 | 0.25 | 0.05 | 0.05 |
| 总计 | | | | 1.21 | 1.75 |

## 三、头癣放疗引起的危害

1905—1960 年间利用 X 射线的脱毛作用来治疗儿童头癣非常普遍。50 多年间世界上大约有 20 万名儿童可能受到照射(Albert 等,1986)。

Alert 和 Omran(1968)报道了 1940—1959 年间在纽约儿童医院皮肤病与癌症科接受 X 射线照射治疗头癣的 2 200 名儿童的情况。关于这组儿童的后续报道每隔一定时间就有所发表(Shore 等,1976,1984,1990)。此后,用 X 射线治疗头癣的 11 000 名以色列儿童的随访研究也随后进行(Ron 和 Modan,1984;Ron 等,1991)。

纽约和以色列相关研究中儿童的平均年龄为 7～8 岁。纽约大学(NYU)研究中用于剂量重建的头体模,是由一个覆盖有组织等效物的 7 岁儿童的头骨构成的(Schulz 和 Albert,1963;Harley 等,1976,1983)。经当时常用的 Adamson-Kienbock 五野头皮治疗后,头颈部器官的吸收剂量见表 5-11,皮肤吸收剂量见图 5-5。

**表 5-11 应用小孩头部模型测量的头部和颈部器官平均剂量**

| 器 官 | 照射距离 25 cm 测量的平均剂量/rad |
|---|---|
| 头皮 | 220～540 |
| 大脑 | 140 |
| 眼睛 | 16 |
| 内耳 | 71 |
| 颅骨骨髓 | 385 |
| 脑垂体 | 49 |
| 腮腺 | 39 |
| 甲状腺 | 6 |
| 皮肤(眼睑) | 16 |
| 皮肤(鼻子) | 11 |
| 皮肤(中颈) | 9 |

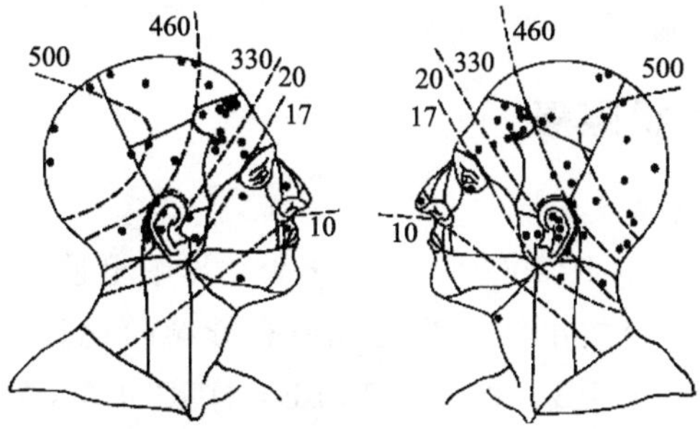


图 5-5　Adamson-Kienbock 五野治疗头癣的 X 射线剂量(rad)和基底细胞损伤区域

NYU 预计所研究的儿童中有 1.4 例甲状腺癌发生，而实际有 2 例发生。以色列所研究的儿童中预计有 10.7 例甲状腺癌发生，而实际有 43 例发生。NYU 预计有 41 名儿童发生基底细胞癌，其中有 24 名发生皮肤损伤，而实际有 83 例发生基底细胞癌。皮肤完整性是影响皮肤癌发生的一个重要因素(Shore 等，1984，1990)。所研究人群 25%是黑人，而皮肤癌只在白种人中发生。这一点以及头发覆盖处的头皮剂量反而比头颈处皮肤低的事实(Harley 等，1983)都表明紫外线的辐射增强作用在皮肤癌的发生中具有重要作用。

以色列的研究中估算发生甲状腺癌的剂量为 0.09 Gy，而 NYU 的研究中相应的估算剂量为 0.06 Gy。癌症危险预测模型被用于估算白种人经 X 射线脱毛治疗后面部皮肤及头发覆盖处头皮基底细胞癌(BBC)终生危险。所用的模型是一个假定受照人群 BBC 发生率不随时间变化的累积危险曲线(Harley 等，1983)。BBC 危险预测模型结果如表 5-12 所示。

**表 5-12　X 射线治疗头癣模型头皮基底细胞癌和甲状腺癌的终生危险预测**

| | 总体发生率/$Gy^{-1}$ | 致死率/$Gy^{-1}$ |
|---|---|---|
| 皮肤癌(NYU 研究) | | |
| BBC(面部皮肤) | 0.32 | |
| BBC(毛发覆盖的头皮) | 0.01 | |
| 甲状腺癌(以色列研究) | | |
| 男性 | 0.01 | 0.001 |
| 女性 | 0.04 | 0.004 |

除皮肤癌外，其他肿瘤尽管发生例数超过基线癌症发生数，但发生的数目太少。由于受照对象是儿童并且属于部分照射，所以这些相关的研究就显得十分重要。同样，有关癌症的时间响应模型也十分重要。由于剂量是在较短时间内给出的(NYU 研究中为数分钟，以色列为 5 d)，故这些终生癌症发生的时间响应模型将会揭示有关致癌的一些潜在机理。

皮肤癌及甲状腺肿瘤并非致命癌症。据 NCRP(1985)报道，只有大约 10%的甲状腺癌是致命的。据估计皮肤癌的致死率为 1%(NCRP，1990)。治疗头癣过程中所受照射引起的甲状腺癌，由 NCRP 所导出的总的终生危险度(18 岁以下人员每 Gy X 射线或 γ 射线外照射，男性为 0.003；女性为 0.001 4)比 Ron 和 Modan 所报道的(1984，1991)低大约 10 倍。

NCRP(1985)同样提出了人种和性别对甲状腺癌发生的影响。犹太籍欧洲人和北美白人其甲状腺癌自然发生率是其他种族的 3～4 倍。在 NYU 和以色列的研究中同样都发现女性更易发生甲状腺癌和腺瘤。

## 四、$^{131}I$诱发的甲状腺癌

1. 切尔诺贝利核电站事故

IAEA(1992)和 UNSCEAR(2000)的有关出版物详细报道了 1986 年 4 月 26 日切尔诺贝利核电站事故。当时所释放出的一些对健康有影响的比较重要的核素有$^{131}I$、$^{137}Cs$ 和$^{90}Sr$，它们的活度分别为 1 800 PBq，85 PBq，10 PBq(UNSCEAR 2000)。

这次事件在数天或数周内引起 30 名核电站工人和消防员死亡，其中 28 例由于辐射引起。1986 年间，22 万居住在核电站周围的人员被疏散。1986 年之后，25 万来自苏联三个加盟国家白俄罗斯、俄罗斯联邦和乌克兰广大被污染地区的人员被重新安置。同时，在当时北半球所有国家均可以测到有裂变核素的沉积。此外，1986 年和 1987 年大约 24 万名所谓的"清除工"被动员去参加核电站及周边 30㎞范围内的抗灾工作，抗灾工作一直持续到 1990 年。在此期间总计大约有 60 万人参加了清除工作。

切尔诺贝利核电站事故早期造成照射的核素主要是$^{131}I$ 和一些短寿命的放射性核素，随后则是通过$^{134}Cs$、$^{137}Cs$ 污染的食物及其外照射所造成的。据 UNSCEAR(1988)估计，在白俄罗斯、俄罗斯联邦和乌克兰以外的欧洲大部分国家中 1 岁儿童甲状腺平均吸收剂量为 25 mGy。然而剂量分布有很大不同。例如在波兰，整个国家的甲状腺平均吸收剂量据估算为 8 mGy，而特殊地区为 0.2～64 mGy，5%儿童个人剂量估算为 200 mGy。据 UNSCEAR(1988)估算，事故后第一年大部分欧洲国家的有效剂量不超过 1 mSv，终生累积有效剂量大约为 2～5 mSv。

苏联切尔诺贝利核电站事故发生时年龄低于 17 岁的儿童迄今大约已有 1 600 人确诊为甲状腺癌，出现有统计学意义的增加。甲状腺癌预期发生数只占观察者中的一小部分。这次事故中除甲状腺癌外未见其他实体瘤。事故时年龄在 14 岁以下的儿童随后每年甲状腺癌发生数如图 5-6 所示。核事故情况下对健康造成危害的主要是$^{131}I$，这一点已得到确认。许多国家在此类事故发生时，都发放稳定性的碘化合物(KI)，阻止甲状腺对放射性碘的吸收。如果当时及时采取上述措施，可能就不会有过多的肿瘤病例发生。

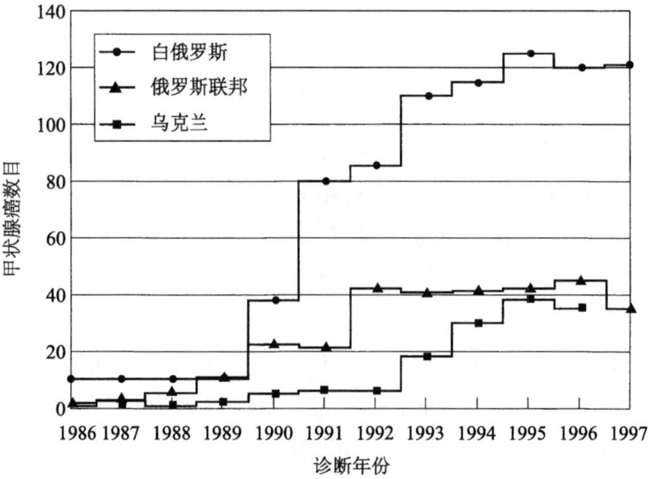


图 5-6　切尔诺贝利事故发生后白俄罗斯、俄罗斯联邦和乌克兰 14 岁以下儿童甲状腺癌发生数
（源自 UNSCEAR，2000）

2. 核武器试验

$^{131}I$ 对人类照射的另一个来源是核武器试验。1954 年美国在太平洋进行了一次热核武器试验，使马绍尔群岛上 243 个居民受到了来自放射性核素碘（$^{131}I$，$^{132}I$，$^{133}I$，$^{134}I$ 和 $^{135}I$）、碲及 γ 射线的大剂量混合照射（Conard，1984）。甲状腺平均吸收剂量据估算儿童为 3～52 Gy，成人为 1.6～12 Gy。此后为期 32 年的随访研究中发现 130 名女性中有 7 人发展成甲状腺癌，113 名男性中有 2 人发展成甲状腺癌。

$^{131}I$ 在核武器试验或核事故情况下主要经摄入途径进入体内。碘可以沉积在可食用植物表面经口摄入，也可通过牧草→奶牛→牛奶→甲状腺的途径被迅速摄取。大部分相关数据的分析是以转移系数为基础的，主要的转移系数有 $P_{24}$（单位面积沉积量所对应的机体摄入量），$P_{45}$（单位摄入量所造成的有效剂量），$P_{25}=P_{24}\times P_{45}$（单位面积沉积量所造成的有效剂量）。UNSCEAR（1993）所报道的 $^{131}I$ 的转移系数分别为：$P_{24}=0.07$ Bq/(Bq · m$^2$)，$P_{45}=61$ nSv/Bq，$P_{25}=P_{24}\times P_{45}=4.22$ nSv/(Bq · m$^2$)。

3. $^{131}I$ 的医学应用

在医学上，$^{131}I$ 主要有三种用途。较大剂量 4 GBq 以上的 $^{131}I$ 用于治疗甲状腺癌，中等量约 0.4 GBq 用于治疗甲亢，较小剂量约 4 MBq 用于诊断目的（UNSCEAR，1993）。

有关 γ 外照射和 $^{131}I$ 内照射之间的关系受到人们的关注。据 NCRP（NCRP，1985）估算，人类分别受到 $^{131}I$ 内照射和 γ 外照射时，其效应比为 0.1～1.0。Shore（1992）在最新的一篇综述中提到，单纯接受 $^{131}I$ 内照射，最终出现 8.3 例超额癌症数，而基于危险估算的外照射出现 37 例病例。这两者效应比值为 0.22。$^{131}I$ 在甲状腺内衰变时不断对该器官产生照射以及 $^{131}I$ 在甲状腺内分布不均匀可能是产生效应比不同的因素（Sinclair 等，1956）。

## 五、强直性脊椎炎

1935—1954 年间，英国和北爱尔兰大约有 11 776 名男性和 2 335 名女性强直性脊椎炎病人，在放射治疗中心接受过 1 或 2 次的 X 射线治疗 X 射线照射，其中大约一半人员再次接受了 X 射线治疗或钍治疗。Court Brown 和 Doll（1957）首先报道这些病人易患白血病。此后的报道不仅提出白血病的时间响应模型，而且也提出了实体瘤的时间响应模型（Court Brown 和 Doll，1959 和 1969；Smith 和 Doll，1978，1982；Smith，1984；Darbey 等，1985，1987；Weiss 等，1994）。

上述研究已证实了白血病超额发生，同时也发现了相应的实体瘤病例。这些病人的实体瘤超额危险随照后时间延长而减小，峰值出现在照后 5 至 20 年。表 5-13 显示的是强直性脊椎炎患者三个部位（造血系统、肺及食管）相应的癌症超额数及估算的终生癌症危险。为计算终生癌症危险，所选择的人员均是只接受过一次 X 射线治疗的患者。这是假定不考虑接受第二次治疗后 18 个月内的患者其所受到的损害。

与原爆幸存者相比，X 射线治疗的患者白血病危险相对要低。这表明受到高剂量照射时，机体造血细胞几乎无存活，同时，骨骼中的红髓只受到部分照射也是可能的原因之一。脊椎、肋骨和骨盆中受照的红髓不会超过全身受照时的 50%。除肿瘤外其他原因引起的死亡数比预计高 30%。

**表 5-13　接受单次 X 射线治疗 6 158 名强直性脊柱炎患者的超额癌症数**

| 部　位 | 观察数 | 预期数 | 剂　量/Gy | 终生危险度/$Gy^{-1}$ |
|---|---|---|---|---|
| 造血系统 | 53 | 17 | 4.8 | 0.001 1 |
| 肺 | 563 | 469 | 2.5 | 0.002 7 |
| 食管 | 74 | 38 | 5.6 | 0.000 7 |

注：源自联合国原子辐射效应科学委员会，2000。

## 六、氡致肺癌的流行病学研究

受氡照射的矿工有发生肺癌的可能，这一点已被确认并且获得了相应的危险估算数据，然而，人们的兴趣在于能否将矿井条件下的危险估算应用于环境中的氡。居室内的氡已肯定会对居民有致癌危险。问题在于矿工是在相对较短时间内受到较高水平的氡照射，而环境中考虑的是终生受到较低水平的氡照射。

1. *铀矿工肺癌危险的估算*

目前已有 11 个较大规模的受到较高水平氡及其子体照射的铀矿工的随访研究，并且氡致肺癌超额发生已被确认（NCRP，1984；NAS，1988；NIH，1994；NAS，1998）。实际起到致癌作用的是氡的短寿命 α 子体 $^{218}Po$ 和 $^{214}Po$。氡的衰变子体都是固态核素，并随呼吸按粒子扩散规律沉积在支气管。由于支气管上皮厚度只有 40 μm，α 粒子大部分能量都可以转移到上皮，这些受照细胞可能发生恶变。

澳大利亚、加拿大、捷克斯洛伐克、法国、瑞典和美国的 11 项大型随访研究表明，矿工受到氡照射后肺癌危险度大约为（1～3）$\times 10^{-4}$ 人 · $WLM^{-1}$。他们认为氡所致的肺癌危险与正常基线危险有一定比例关系，即氡所致的终生肺癌超额危险不同于吸烟者及不吸烟者的危险。图 5-7 所示为 NIH（1994）出版的关于上述 11 项随访研究中相关人员肺癌超额危险的资料。由图 5-7 可见，在相同照射水平条件下，不同国家所得到的肺癌危险在一定范围内波动，但上下不超过 10 倍。不同国家在估算总的受照剂量时存在误差，这可能导致不同结果的发生。捷克矿井下除含有氡外，还存在砷，砷对肺癌超额发生也有一定贡献。据报道

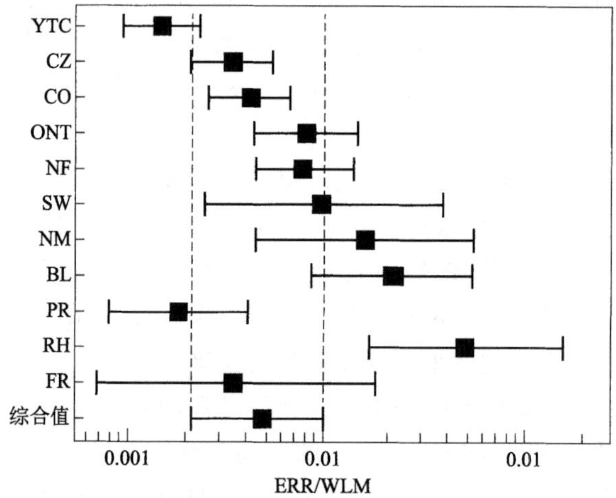


图 5-7　每工作水平月肺癌的超额相对危险（ERR）

19 世纪末 20 世纪初的德国萨克森地区的矿工中肺癌危险大约为 50%，这也是迄今所观察到的肺癌危险的最大值(Muller,1989)。一般认为这些矿工接受了活度大约为 0.1 MBq/m$^3$ 的氡照射。美国也报道过几处居室内的氡浓度也达到了上述高水平，这一点值得关注。如图 5-7 所示：安大略湖地区矿工受到的照射水平最低，平均受到 29 WLM 的氡照射，所致的肺癌超额危险大约为 1%。

国家癌症研究所(National Cancer Institute,NCI)对上述 11 项研究进行了综合分析(NIH,1994)，NAS 又于 1998 进行了更新，这是迄今关于接受高水平$^{222}$Rn 照射的矿工最全面的流行病学资料。室内研究所得的资料不足以估算氡致肺癌危险。因为在生活环境中，氡照射属于低剂量率照射，并且大多数肺癌是由吸烟引起的。矿井下氡平均浓度可达到几千 Bq·m$^{-3}$，而室内环境中氡浓度一般为 100 Bq·m$^{-3}$。环境照射为终生照射，而职业照射时间相对较短，但矿工累积受到的剂量却远远大于环境条件下的照射。

科罗拉多州铀矿工受到不同水平氡照射后，肺癌相对危险度如图 5-8 所示。11 项研究在氡水平低于 400 WLM 条件下的相对危险度如图 5-9 所示。

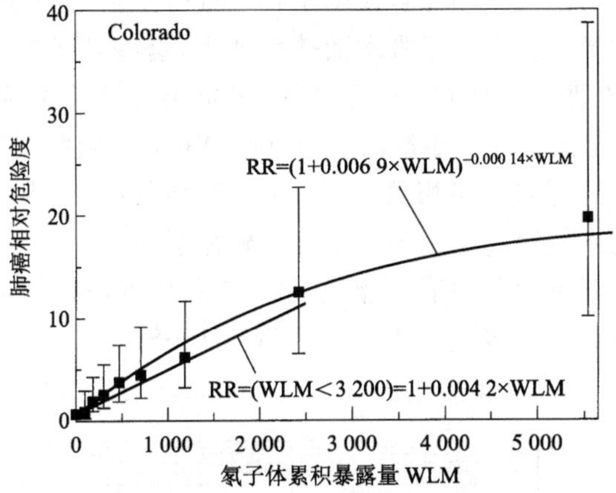


图 5-8　科罗拉多州铀矿工肺癌的超额相对危险度

11 项研究样本例数总计为 60 570 人，其中 2 620 人死于肺癌，危险度为 $1.2\times10^{-6}$ 人·a。如图 5-8 所示肺癌相对危险度与氡子体暴露量(WLM)呈线性关系。但达最高暴露量时，相对危险度有明显的下降。这一现象被称为“相反剂量率效应”。

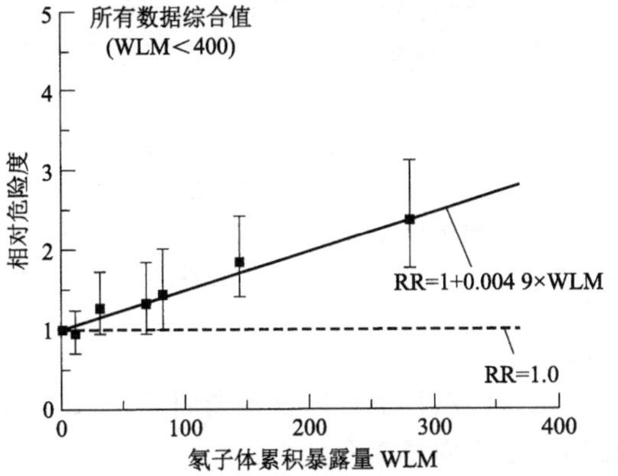


图 5-9　肺癌相对危险度(RR)与氡子体累计暴露量(WLM)呈线性超额相对危险模型

11 项研究中有 6 项获得了吸烟效应的数据。在分析过程中发现，第一次受照时相对危险度(ERR/WLM)与年龄无关。除非危险度符合介于相加和相乘之间的一种关系，否则不能得到一个很好的关于吸烟和$^{222}Rn$ 协同效应的模型。

2. 氡致肺部(支气管)剂量

当氡衰变成子体核素时，大约 8%～15% $^{218}Po$ 未结合态氡子体沉积在上部支气管。矿井下未结合态氡子体由于不断与气溶胶碰撞结合，最终游离原子很少(4%～5%)。其余大多为结合态氡子体，平均直径大约为 100 nm，这些结合态氡子体只有一小部分沉积在上部气道。氡气体本身造成的 α 照射与子体相比微不足道，因为子体主要沉积在气道表面。上部气道是肺癌易发部位，这一点在氡照射的矿工及吸烟者身上情况一样。因此我们必须计算上部气道的氡子体剂量，而不是肺部或气体交换部。尽管肺部剂量也不能忽略，但其大约只占气道剂量的 15%(Saccomanno 等，1995)。已有人计算了氡子体的吸收剂量(NCRP，1984；ICRP，1987；Harley，1987，1989；Harley 等，1996；NRC，1991)。因为不同作者假定的空气及生物学参数不同，不同模型之间可能存在差异。其中最重要的变量有气溶胶粒径、设定的呼吸频率及相应的靶细胞。颗粒直径越小在支气管上皮的沉积效率越高。相反，易吸湿性的粒子在支气管潮湿环境中易于吸水而体积变大，这些粒子的沉积将减少。矿井中的气溶胶直径比环境中的要大一些(矿井为 200～600 nm；环境中为 100 nm)(George 等，1975)。图 5-10 所示为与上述三个变量相关的单位 WLM 的吸收剂量。

吸收剂量与氡子体致肺癌密切相关。图 5-10 所示颗粒直径大小是决定肺癌危险的重要因素。假定普通环境中气溶胶粒径为 100 nm，矿井下为 200～600 nm，图 5-10 也可表示环境条件下的情况。实际室内条件下(气溶胶平均直径为 80～300 nm)，氡致肺癌潜能在 2 倍范围内变化。公众持续照射容许有效剂量限值为 1 mSv/a(NCRP1993)。这一限值相当于活度为 10 Bq · m$^{-3}$的氡或大多数已进行测量的国家室内氡水平。

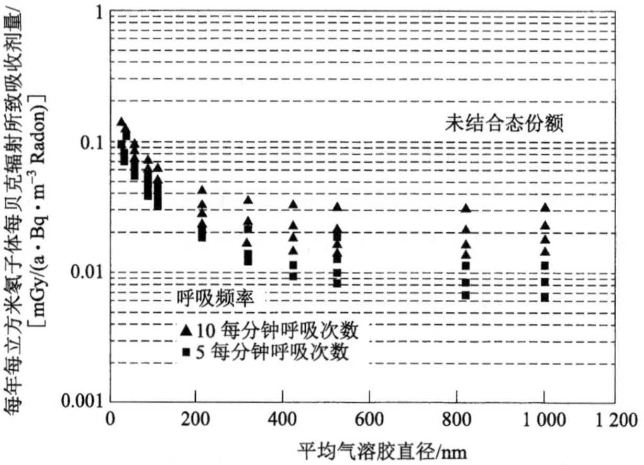


图 5-10　氡子体的支气管剂量与吸入气溶胶直径、呼吸频率(breathing rate)及未结合态份额(unattached radon)的关系(Ruzer, et al,1995)

3. 环境氡致肺癌的危险预测

目前，在矿工流行病学调查所获得的危险预测资料之上，建立了几种估算室内氡子体致肺癌危险的模型，这些模型的主要内容简介如下：

(1) 美国国家辐射防护和测量委员会(NCRP):1984 年 NCRP 基于对矿工相关的研究之上,制定了一个环境肺癌终生危险预测模型。这个修正过的绝对危险模型降低了肺癌危险,相应照射的半衰期为 20 年。受照人员 40 岁后才被考虑相应肺癌危险,此年龄段也是一般情况下肺癌好发阶段。目前还没有研究表明,在较高氡水平下较年轻的矿工会出现有意义的恶性转化。此模型第一次考虑了照射后时间的影响,时间间隔越长,氡子体所致肺癌危险越小。

(2) 美国国家科学委员会(NAS):NAS 于 1988 年报道了一个肺癌预测模型(BEIR Ⅳ),此模型基于对 5 组亚群原始数据的分析之上。相关数据表明,受照后 5 至 15 年最易发生肺癌。15 年之后,肺癌危险度只有照后 5 至 15 年危险的 1/2,并保持终生。同样,发现 40 岁之前未出现有意义的肺癌危险增加。NAS 模型对年龄也进行了修正,65 岁时的危险度只有 55 至 64 岁的 40%。BEIR IV 委员会采用了一个相对危险模型,但仍认为肺癌危险与照后时间有关,这是第一个修正的相对危险模型。这意味着由于吸烟者和不吸烟者基线肺癌发生率不同,其受氡子体照射后肺癌危险也不尽相同。尽管关于矿工的流行病学调查结果并不完全支持相乘模型,NAS 仍然选择了相对危险模型,其结果支持肺癌危险随时间逐渐减小的事实。

BEIR VI(NAS1998)扩展了于 1988 年所建立的 BEIR Ⅳ模型,这个扩展模型研究了 11 个亚群,将在美国吸烟者相应的危险增加为 15 400 人/a 或 21 800 人/a,同时修正了不吸烟者的模型。BEIR Ⅵ根据选取的模型,认为吸烟者最佳年危险为 11 000 人/a;不吸烟者为 2 100 或 2 900 人/a。该扩展模型最初由 NIH 所建立,并由 NAS 所更新。

(3) 国际放射防护委员会(ICRP):ICRP 1987 年建立了两个危险预测模型,即相对危险模型和绝对危险模型。由于随时间变化受氡照射后相应的危险会逐渐降低,所以以上两个模型都不很完善。随后 Kunz 和 Sevc(1988)对捷克铀矿工的随访调查结果显示,在受照后 35 年肺癌超额危险实际上可能会降为 0。如果 NAS 模型中包括此项因子,需要减去大约 2 倍相应数值。不同模型相应的肺癌危险如表 5-14 所示。1993 年,ICRP 简单采用了一个值为 $3\times10^{-4}$/WLM 的终生肺癌致死系数。

**表 5-14　通过各种剂量暴露模型预测持续终生暴露于 4 pCi/L 氡子体(在室内环境下 150 Bq/m³ 或 0.58 WLM/a)条件下的肺癌发生率(源自美国国家科学院,1999)**

| 模　型 | 终生危险度/% | 模型类型 | 注　释 |
|---|---|---|---|
| NCRP(1984) | 0.50 | 修正绝对危险两个参数模型 | 暴露过程中危险度随时间减小 |
| ICRP(1987) | 0.90 | 持续相对危险 | |
| ICRP(1987) | 0.62 | 持续相加危险 | |
| ICRP(1993) | 0.56 | 每 WLM 单值危险 | 采取每 WLM 暴露终生危险 |
| BEIR IV(NRC1988) | 1.1 | 修正相对危险 | 暴露过程中危险度随时间和非常高的暴露量减小 |
| NIH(1994) | 1.8 | 三倍函数、年龄和暴露率三个参数模型 | |
| BEIR IV(NRC1998) | 2.0 | 三倍函数、年龄和暴露率三个参数模型 | 暴露过程中危险度随时间和非常高的暴露量减小 |
| 八个受试模型研究(Lubinand 和 Boice,1997) | 0.7 | 观察死亡率 | 对八个受试模型研究所得数据进行直线回归 |

注:家庭中暴露水平约为 148 Bq/m³(4 pCi/L 或 0.56 WLM)。

(4) NIH对11项矿工亚群的综合分析：NIH根据11项人群有关资料的综合分析，建立了终生危险预测模型(NIH，1994)。NIH的模型与NAS(1988)模型类似，同样考虑时间因素及对年龄进行修正。NIH在研究危险随时间危险减低过程中，进行了3阶段观察取代上述2步观察。此外，还引入了新的参数：一个模型考虑提高照射率时，危险相应降低；另一个模型中考虑减少受照时间时，危险相应降低。NIH没有报道单位剂量照射所致的室内终生肺癌危险。考虑照射持续时间这个参数时，BEIR Ⅳ和NIH模型相应的相对肺癌危险度为0.9(相应氡子体活度为4 pCi/L或1 WLM/a)。NIH估计受到氡照射的美国人中将有15 000死于肺癌：其中10 000人为吸烟者，5 000人不吸烟。

4. 环境流行病学研究

(1) 环境中氡照射的效应：现已公布的至少24项研究成果，试图阐明环境中氡照射的效应。Borak(1988)和Johnson(1989，1992)，Neuberger和Samet及助手(1991)对相应资料进行了总结。美国的一项研究由新泽西卫生局(NJDOH)于1989年完成(Schoenberg和Klotz，1989；Schoenberg等，1990)。这是一项病例对照研究，对象均为女性，其中433名肺癌患者为病例组，402名对照，被常年监测室内氡水平，这些人员至少在同一地点居住了10年。此项研究对于氡暴露测量十分有用。研究结果呈弱阳性，提示氡照射与肺癌发生之间有某种联系，但即使氡水平达到80 Bq/m$^3$，也未发现肺癌发生有统计学意义的增高。另外一项针对密苏里州538名不吸烟女性的研究(1 183名对照)同样未发现肺癌发生有统计学意义的增高，这些女性受到平均水平为70 Bq/m$^3$的氡照射(Alavanja等，1994)。瑞典曾在全国范围内对109个城市的室内$^{222}$Rn水平进行了调查，这也是迄今最大规模的相关的病例对照研究。此项研究对象为1980年1月至1984年12月31日居住在上述109个城市者，年龄在35至74岁之间，并从1947年1月起就居住在瑞典的居民。早先测量表明56个城市的$^{222}$Rn水平有所增加。在上述高氡水平地区进行的大规模研究，以期估算相关人员34年间受到的照射，主要目的是减小肺癌危险估算的不确定性，试图确定室内氡照射相关的肺癌危险是否明确增加。现有的室内研究结果，包括相应的测量草案，都进行了修正(Neuberger，1992，1994；Samet，1989；Samet等，1989，1991；Lubin等，1990)。

Pershagen和助手(1994)进行的一项病例对照研究中包括1 380名女性和1 467名男性，其中于1980至1984年间有586名女性和774名男性分别诊断为肺癌。

曾有人在冬季对8 992间住宅内的氡水平连续测量了3个月，氡浓度几何和算术均值分别为1.6 pCi·L$^{-1}$和2.9 pCi·L$^{-1}$(60 Bq·m$^{-3}$和106 Bq·m$^{-3}$)。个体累积暴露量的估算为自1947年起个体氡照射浓度的积分。数据以相对危险度表示，所处环境氡暴露水平低于50 Bq·m$^{-3}$的非吸烟者标准化RR为1.0。同时，由吸烟引起的肺癌超额也显而易见。吸烟者中日吸烟量少于10支及大于10支其RR分别为6.2(CI：4.2～9.2)和12.6(CI：8.7～18.4)，这些吸烟者所处环境氡水平远远小于50 Bq·m$^{-3}$。

唯一有统计意义的肺癌超额危险只发生在经时间权重的氡水平大于400 Bq·m$^{-3}$日吸烟低于10支的人员中发现，其RR为25.1(CI：7.7～82.4)。与所受氡照射低于50 Bq·m$^{-3}$的非吸烟者相比，日吸烟超过10支的吸烟者其RR为32.5(CI：10.3～23.7)。尽管这一结果表面看起来比日吸烟低于10支的吸烟者的RR高，但两者没有统计学差异。若只考虑氡对吸烟者的影响，氡水平低于50 Bq·m$^{-3}$时与氡水平大于400 Bq·m$^{-3}$时相比，日吸烟低于10支的吸烟者其氡致肺癌RR为3.7(CI：1.1～11.7)；日吸烟超过10支的吸烟者其氡致肺癌

RR 为 2.5(CI:0.8～7.9)(Pershagen 等 1994)。由于可信区间包括 1.0,故无法确定氡致肺癌增加有统计意义,尽管点估计值 RR=2.5 表明危险度至少有所增加。

以上分析相关的人群为混合人群(Pershagen 等,1994),未给出性别与肺癌发生关系的详细资料。但初步的报道(Pershagen 等,1994)显示在相同氡照射水平条件下,女性肺癌发生率实际上可能比男性要低。Pershagen 和助手在研究中按不同组织学类型考虑相应的肺癌危险度是否增加。在氡水平高于 400 $Bq \cdot m^{-3}$ 的亚群中,只发现小细胞肺癌和腺癌的危险度有所增加。

由于吸烟所致的肺癌所造成的高“基线死亡率”,就很难精确和准确地制定一个 $^{222}Rn$ 所致肺癌的室内模型。

已出版的 24 项室内研究报告中,13 项属于生态学研究,另外 11 项属于病例对照研究(Neuberger,1989)。生态学研究主要依赖于测定一个可能的致病因子。通常所得数据并未考虑所有相关变量,故结论并不可靠。生态学研究是流行病学研究中最没有说服力的一种。除非找到一个确切的氡致肺癌的生物学标志物,否则环境流行病学的结论不足以估算肺癌危险度。与吸烟所致的肺癌致死率相比,环境中氡的影响微乎其微。

(2) 环境流行病学荟萃分析:为了确定居室内氡致肺癌是否明确,Lubin 和 Boice (1997)在综合以往研究资料基础上,对 8 个病例对照研究进行了荟萃(Meta)分析。荟萃分析是把以往出版的研究资料整合起来进行分析,但并未得到分次研究的原始数据,结果如图 5-11 所示。结果显示,无一项研究发现与氡有统计意义的相关,但作者声称随氡暴露量增加,RR 总趋势却有统计意义,氡暴露水平为 150 $Bq \cdot m^{-3}$ 时,估算的 RR 为 1.14(95% CI:1.0～1.3)。

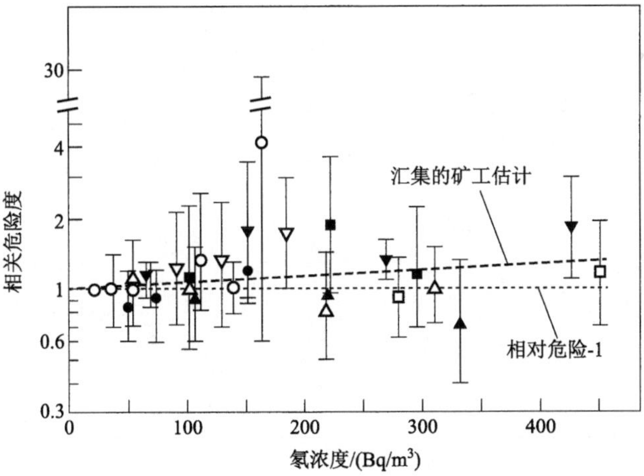


图 5-11　八个地区氡致肺癌病例对照研究的荟萃分析

(引自 Harley et al.,1993)

■—芬兰－Ⅰ;△—沈阳;□—芬兰－Ⅱ;▲—温尼伯;

▼—瑞士;●—密苏里;▽—斯德哥尔摩;○—新泽西

(3) 室内氡效应研究:在氡效应研究中已形成下述 4 个概念。

① 矿井流行病学调查显示,短时间接受氡及其子体照射,肺癌超额会明确发生。

② 氡对支气管组织的作用,取决于氡子体粒径大小,粒径越小,单位水平相应的吸收剂

量越高。使用明火、电动车同样在室内条件下，单位水平相应的吸收剂量较高。

③ 单位氡暴露水平条件下，吸烟者比不吸烟者肺癌危险度高。吸烟者相对危险度大约是不吸烟者的 3 倍，但与年龄相关的肺癌致死率不吸烟者比吸烟者低大约 10 倍。因此吸烟者终生肺癌危险比不吸烟者高 3 倍。

④ 全球范围内，城市地区氡水平基本较低，不用建材的居民所受氡照射水平较低。

有关矿工的研究资料表明，短时间接受较高水平氡照射，肺癌危险肯定增加。相对而言，室内条件下终生肺癌致死率却未出现统计意义的增加（除瑞典一项大规模研究发现吸烟者相应肺癌致死率有统计意义的增加）。氡致肺癌仍存在，但由于其他致癌因素，诸如吸烟、都市化等的干扰，无法进一步对氡致肺癌效应作出结论。

## 七、辐射致癌的流行病学数据总结

五项人类辐射致癌流行病学研究的详细数据资料如前所述，数据总结在表 5-15 中。如表 5-16 所示，白血病、肺癌和女性乳癌发生比较重要。镭照射条件下可发生骨肉瘤，但发生率与 $^{224,226}Ra$ 照射量无线性关系，这是由于存在明显的阈值。在不考虑辐射类型及照射条件（局部或全身）的情况下，不同研究中相应器官癌症危险大体上一致。

**表 5-15　五个主要的流行病学研究发现每 Gy 射线辐射后的终生癌症死亡率***

| 研　究 | 全　身 | 造血系统 | 肺 | 女性乳腺 | 骨 | 甲状腺 | 皮　肤 |
|---|---|---|---|---|---|---|---|
| 原子弹爆炸 | 0.05 | 0.005 | 0.008 5 | 0.002 | 0.000 5 | 0.000 8 | 0.000 2 |
| 全身 γ 射线 | | | | | | | |
| 铀矿工人 | | | (0.04) | | | | |
| 支气管上皮 α 射线 | | | 0.002 0 | | | | |
| 强直性脊椎炎 | 0.001 1 | 0.000 8 | 0.001 5 | | | | |
| 脊髓 X 射线 | | | 0.002 8 | | | | |
| 头癣，头部 X 射线 | | | | | | 0.001 0# | 0.003 0‡ |
| 镭摄入，骨* | | | | | 0.004 | | |
| α 射线（$^{226}Ra$） | | | | | (0.000 2) | | |
| 镭摄入，骨 † | | | | | 0.02 | | |
| γ 射线（$^{224}Ra$） | | | | | (0.001 0) | | |

注：资料源自 Curtis D. Klaassen，毒理学，2002

括号中是每希沃特 α 射线危险度，$W_r=20$；

* 终生危险度是以平均骨骼剂量 10 Gy 来计算的，例如，假定受照射持续 50 年，剂量为 Eq(20)，则危险度是非线性的，在 100 Gy 时危险度大约为 0.01 $Gy^{-1}$。

† 终生危险度是以平均骨骼剂量为 10 Gy 用方程 22 计算出来的。危险度是非线性的，对于骨骼剂量为 1 Gy 时危险度约为 $Gy^{-1}$。

‡ 皮肤癌的死亡率约为 1%，见正文。

# 甲状腺癌的死亡率约为 10%。

# 第六节　辐射遗传效应

在生殖细胞内与遗传有密切关系的重要物质是染色体和基因。基因是在染色体上呈线性排列的储有遗传信息的遗传单位。辐射遗传效应(hereditary or genetic effects)是受照射者生殖细胞遗传物质的损害导致受照者后裔发生的遗传性异常,它是表现于受照者后代的随机性效应。目前没有直接证据能证明双亲受辐射照射导致后代遗传疾病增加,但令人信服的证据表明,辐射在实验动物身上引起遗传效应。遗传效应在后代可表现为:性别比例改变、流产或难产、畸胎、死胎或婴幼儿死亡率增加,以及某些特殊性遗传性疾病增加等。辐射致遗传物质的损伤按其性质可分为基因突变和染色体畸变,二者均可使后代发生畸形、遗传性疾病或使后代死亡。

## 一、基因突变

基因突变(genic mutation)是DNA碱基顺序中基因位点的改变,如基因脱失、增加或移位,从而使其携带的遗传信息发生改变,经过错误的转录和翻译,形成异常,造成遗传缺陷。故又称为点突变(point mutation)。已有足够的证据表明基因组的大片段、多位点缺失突变,是辐射诱发突变的主要类型。各种因素引起的基因突变,都有可能改变遗传特性。基因突变分为单基因和多基因突变,单基因突变可分为显性和隐性两种。能在第一代表现的是显性,它只要有一个突变基因就可表现出效应;而隐性突变要有一对突变基因才能表现出效应,也就是说当某一个体从双亲都接受到相同的突变基因才能表现出效应。在人类中这种机会很少,可能通过几代人才能出现效应,但它常常增加群体的遗传负担。近十余年来,放射性核素的微观分布定位研究的进展,发现某些放射性核素如$^{14}C$和$^{3}H$可嵌入到遗传物质中,通过转换突变而引起基因突变。

当哺乳动物生殖细胞发生突变后,往往不能与异性生殖细胞结合,即失去成为合子的能力,不能使卵受精,或使受精卵在着床前死亡,或使着床后的受精卵不能成活而导致胚胎早期死亡。例如,小鼠连续饮用110 Bq/ml的HTO,性腺剂量率为3～4 mGy·d$^{-1}$,累积剂量约0.3 Gy时,可检出其胚胎生存率显著降低,即显性致死突变(dominant lethal mutation)率明显增高。国内对氚致小鼠遗传效应进行了较系统的研究,氚致雄性生殖细胞的累积剂量为0.07～0.7 Gy(20 d),精细胞显性致死突变和植入丢失的增加与剂量有依赖关系;在照射剂量为0.5 Gy时,初级精母细胞比精原细胞和精细胞对氚更敏感。氚对卵母细胞、精母细胞、精原细胞的显性致死突变的增高效应和初级卵母细胞、精原细胞的活存率的降低都比$^{60}Co$ γ射线的作用强几倍。又如给雄性小鼠注入$^{32}P$ 1.85～18.5 kBq·kg$^{-1}$后也观察到仔鼠的显性致突变明显增加。给雄性小鼠静脉注入$^{147}Pm$ 0.37～185 kBq·g$^{-1}$ 50 d内观察到精子畸形率随剂量增加,同时可见显性致死突变和骨骼畸形率增加。将0.05～1.0 μg浓缩铀注入小鼠睾丸内1～60 d后可见到精子畸形率增高并发生显性致死突变。

## 二、生殖细胞染色体畸变

生殖细胞染色体是遗传信息的主要载体,它的畸变在遗传与变异中起着重要作用。

射线对生殖细胞的作用取决于生殖细胞发育的阶段,雄性细胞受到辐射损伤主要是在精原细胞，雌性细胞主要是处于休止期的卵母细胞。生殖细胞受到照射后产生的遗传效应随所观察的遗传学终点而有所不同，根据美国 BEIR V(1990)的分类，可将遗传学终点分为八类：① 显性致死突变；② 隐性致死突变；③ 显性可见突变；④ 隐性可见突变；⑤ 先天畸形；⑥ 非整倍体；⑦ 相互易位；⑧ 可遗传易位。

生殖细胞染色体对电离辐射有高度的敏感性。放射性核素所致遗传危害研究中，观察到睾丸精原细胞染色体的损伤效应是一项很有意义的指标。实验研究表明，正常大鼠睾丸生殖细胞染色体畸变数平均每个细胞为 0.012；给大鼠注射$^{239}Pu$(柠檬酸盐)22 Bq · $g^{-1}$后，则上升为 0.017，注入量增至 74 Bq · $g^{-1}$后就增加到 0.027。值得注意的是，内照射诱发的生殖细胞染色畸变，可在体内保持相当长的时间。近年的研究认为，最有遗传意义的是染色体稳定性畸变，它主要表现为初级精母细胞染色体相互易位(chromosomal translocation)(简称易位)。这种易位是以链状多价体和环状多价体的形式出现。例如，NIH 纯系品种雄性小鼠摄入小剂量氚水 10 d 后累剂量达 0.05～0.47 Gy 时，诱发初级精母细胞的易位频率与剂量相关，易位类型以链状四价体为主，常染色体二价体及性染色体分离率较高(表5-16)。给雄性小鼠氚化葡萄糖 3.3 MBq · $g^{-1}$，吸收剂量约 1 Gy 时，可在减数分裂后细胞中诱发显性致死和初级精母细胞染色体相互易位，其规律和氚水近似。小鼠腹腔注入$^{239}Pu(NO_3)_4$28 kBq～1.85 MBq · $g^{-1}$，吸收剂量为 0.06～0.47 Gy 时，也诱发显性致死突变和易位。给雄性小鼠静脉注入柠檬酸钚 379 kBq · $kg^{-1}$，然后与雌性小鼠交配，分别在精原干细胞的剂量为 0.54～1.07、0.70～1.41、1.42～2.85 和 1.55～3.09 Gy 时，引起的染色体易位发生率依次为 0.20%、0.23%、0.39%和 0.56%，发生率随累积剂量而增加，估计每 Gy 的诱发率在(1.45～2.91)×$10^{-3}$之间。

**表 5-16　小白鼠摄入氚水 10 d 后诱发的初级精母细胞染色体畸变(%，$\bar{x}$±SE)**

| 10 d 累积剂量/Gy | 易位类型 | | | | 单价体 | 断片 | 二价体分离 | X/Y 分离 | 易位 |
|---|---|---|---|---|---|---|---|---|---|
| | CⅢ | CⅣ | CⅥ | RⅣ | | | | | |
| 0 | | 0.1 | | | | 0.1 | 0.2 | 0.9 | 0.1±0.1 |
| 0.05 | | 1.1 | | | 0.3 | 0.4 | 2.6 | 2.6 | 1.1±0.33 |
| 0.10 | | 1.3 | | | | | 0.4 | 0.6 | 1.3±0.36 |
| 0.16 | 0.1 | 1.8 | | | 0.3 | 0.2 | 2.5 | 2.4 | 1.9±0.43 |
| 0.47 | 0.2 | 2.0 | 0.1 | 0.4 | 0.2 | 0.4 | 2.2 | 2.3 | 2.7±0.51 |

注：资料源自放射毒理学，朱寿彭等，2004。

国内较系统地研究不同辐射类型的$^{235}U$、$^{147}Pm$ 和$^{134}Cs$ 致生殖细胞染色体畸变率等表明，α 辐射的$^{235}U$ 致突变率显著地高于 β 辐射的$^{147}Pm$，而后者又较显著地高于 γ 辐射的$^{134}Cs$(表 5-17)。

**表 5-17　BALB/C 小鼠在核素内照射 30 d 时诱发的生殖细胞不同类型突变发生率(% · $cGy^{-1}$)**

| 核素 | 辐射类型 | 染色体畸变率 | | 精子畸形率 | 精子 DNA 链断裂率 |
|---|---|---|---|---|---|
| | | 精原细胞 | 初级精母细胞 | | |
| $^{235}U$ | α | 3.2 | 3.1 | 55.1 | 65 |

续表

| 核　素 | 辐射类型 | 染色体畸变率 | | 精子畸形率 | 精子 DNA 链断裂率 |
| --- | --- | --- | --- | --- | --- |
| | | 精原细胞 | 初级精母细胞 | | |
| $^{147}Pm$ | β | 0.41 | 0.57 | 5.7 | 31 |
| $^{134}Cs$ | γ | 0.11 | 0.14 | 1.97 | — |

注：资料源自放射毒理学，朱寿彭等，2004。

给妊娠雌性大鼠注入$^{90}Sr$ 14.8 kBq·g$^{-1}$后，其子代的骨肉瘤高于对照组。在动物交配前 5 d 给雌性大鼠腹腔注入$^{239}Pu$ 185 kBq·g$^{-1}$，注入后 300 d 所生子代中，肿瘤发生率显著增高，而对照组动物子代未出现恶性肿瘤（骨肉瘤，肝癌）。给雄性大鼠注射同样放射性活度的$^{239}Pu$，交配后所生子代也发生了肿瘤，但发生率较低。

有关放射性核素诱发人体遗传效应的资料很少。目前只发现接受$^{224}Ra$ 治疗的 92 名男性及 34 名女性的后裔中，出现 2 名缺指畸形，但例数太少，无统计学意义。

## 三、辐射遗传危险系数

迄今为止，在人的辐射流行病调查中尚未发现有统计学意义的遗传效应。但在实验研究中却已观察到辐射能诱发遗传效应，因此不能排除辐射对人类有产生遗传危害的危险。目前主要是根据实验动物（主要是小鼠）的辐射遗传效应研究结果来估计人的遗传效应。

在哺乳动物辐射遗传学研究中积累的大量资料，充分说明电离辐射能引起遗传危害。一般认为，从机制来看辐射遗传效应在动物和人类之间并无本质差别。辐射所致遗传效应发生率取决于辐射引起的染色体和 DNA 结构的变化。一些影响辐射遗传效应的因素及其作用方式和影响程度，在人类和实验动物之间也颇为近似。所以在缺乏人类资料的情况下，用动物实验观察的数据估计人类可能发生的辐射遗传效应是可行的。在估算基线发生率（自然发生率）时，采用人群调查的结果，辐射诱发率则主要依据动物实验数据。辐射遗传危险的估算方法采用直接法（以单位剂量的预期发生率计算）及间接法。直接法亦称为绝对危险度估计法，它是依据在小鼠身上诱发的显性突变（影响骨骼发育和白内障）外推到人，对第一代显性遗传危害进行估计。UNSCEAR 1986 年根据直接法估算，男性精原细胞受到每 0.01 Gy 的小剂量低 LET 辐射照射，在每百万活产儿中发生显性突变的可能为 10～20 例；女性卵母细胞受同样条件照射后每百万活产儿中发生显性遗传病的可能为 0～9 例。间接法是以特定基因（第七基因位点为指标）的自发突变率与诱变突变率之间存在的比例关系为前提，计算使自然突变发生率增加一倍所需要的剂量，故又称倍加剂量法（doubling dose，DD）。它常以小鼠的特定基因位点突变、显性可见突变和相互易位等清晰的遗传终点为依据。ICRP 估算遗传危险的新方法继续建立在 60 号出版物所使用的疾病相关突变的加倍剂量（DD）概念之上。该方法不同之处在于，在估算 DD 时考虑了活产儿突变的可恢复性，另一个区别是结合使用人类自发突变率的直接数据和由小鼠研究结果（UNSCEAR，2001，NAS/NRC，2006）推导出的辐射诱发突变率。ICRP 2007 建议书和 UNSCEAR2001 报告用人类的数据推算自发突变率，用小鼠的数据推算诱发突变率，由两者计算的倍加剂量为 1 Sv，用此估算的辐射遗传概率系数为全体人群小剂量和/或低剂量率低 LET 辐射照射后全部后代遗传性疾病的增加为 $2\times10^{-3}$ Sv$^{-1}$，对寿命损失计权后为 $1.33\times10^{-2}$ Sv$^{-1}$。

UNSCEAR 2001 年报告中给出的遗传危险系数估算值列于表 5-18。

**表 5-18 一代暴露于低 LET、小剂量或慢性照射、假定加倍剂量为 1 Gy 的遗传危险系数当前估计值(UNSCEAR,2001)**

| 疾病类别 | 基线频率（每百万活产儿） | 每 Gy 每百万后代危险 | |
|---|---|---|---|
| | | 第一代 | 第二代 |
| 孟德尔疾病 | | | |
| 常染色体显性和 X 连锁 | 16 500 | ≈750～1 500[a] | ≈500～1 000 |
| 常染色体隐性 | 7 500 | 0 | 0 |
| 染色体疾病 | 4 000 | [b] | [b] |
| 多因素疾病 | | | |
| 慢性疾病 | 650 000[c] | ≈250～1 200 | ≈250～1 200 |
| 先天性异常 | 60 000 | ≈2 000[d] | ≈400～1 000[e] |
| 总数 | 738 000 | ≈3 000～4 700 | ≈1 150～3 200 |
| 每 Gy 总数，表示为基线频率的百分数 | | ≈0.41～0.64 | ≈0.16～0.43 |

注：a 第二代比第一代危险低是因为假定放射性暴露仅仅发生在一代，随时间(用代表示)推移危险逐渐减低。

b 假定部分包含在常染色体显性和 X 连锁疾病，还有部分包含在先天性异常。

c 人群中的频率。

d 不用加倍剂量方法从小鼠发育异常数据估计的。

e 假定第一代受影响者中的 20%～50%将损伤传递给下一代。

ICRP 第 103 号出版物(2007)提出了新的辐射遗传危险系数(表 5-19)，与 ICRP 第 60 号出版物(1991b)中的值(分别为 0.53 和 0.19)非常相近。

**表 5-19 世代受照人群直到两代的生殖人群和总人群的遗传危险系数（所有数值以 $10^{-2}\ Sv^{-1}$ 表示）**

| 疾病类别 | 生殖人群 | | 全部人群平均值[b] |
|---|---|---|---|
| | 范 围 | 平 均 值[a] | |
| (a)孟德尔疾病 | 0.13 至 0.25 | 0.19 | 0.08 |
| (b)慢性疾病 | 0.03 至 0.12 | 0.08 | 0.03 |
| (c)先天异常 | 0.24 至 0.30 | 0.27 | 0.11 |
| 所有类别总数 | | 0.54 | 0.22 |

注：a 所指范围限值的平均值。

b 生殖人群危险系数的 40%。

# 参考文献

[1] ICRP 第 103 号出版物．2007 年建议书．潘自强等译．北京：原子能出版社，2008.

[2] 从慧玲．实用辐射安全手册．北京：原子能出版社，2006.

[3] ICRP 第 96 号出版物．在放射攻击事件中人员辐射照射的防护．潘自强等译．北京:原子能出版社,2005.
[4] 吴德昌．放射医学．北京:军事医学科学出版社,2001.
[5] 毛秉智,陈家佩．急性放射病基础与临床．北京:军事医学科学出版社,2002.
[6] Curtis D Klaassen. Toxicology. 6th ed. 北京:人民卫生出版社,2002.
[7] UNSCEAR1993. 电离辐射源与效应．北京:原子能出版社,1996.
[8] ICRP1990 年建议书．李德平译．北京:原子能出版社,1993.
[9] 孙世荃．人类辐射危害评价．北京:原子能出版社,1996.
[10] 叶常青．ICRP 1990 年建议书关于辐射危险评估的新进展．辐射防护,1991,11(6):415-425.

# ■ 第六章 ■

# 放射性核素内污染的监测、干预与危害评价

## 第一节 放射性核素内污染的监测

放射性核素内污染个人监测(individual monitoring for internal exposure)是对体内或排泄物中放射性核素的种类和活度进行的监测,以及利用工作人员所佩戴的个人空气采样器对吸入放射性核素的种类和活度进行的监测。体内放射性核素监测(radionuclide monitoring)的目的,是要了解放射性核素在体内的滞留量及其动态变化,估算内照射剂量,对机体和环境进行评价,根据放射防护标准和相应的规则对内污染人员进行必要的医学处理,监测资料可为制订和修改防护规定提供依据。

一般说来,急性内照射损伤多数是由于核事故所引起,病因较明确,诊断比较容易。但随着工作场所防护措施的改善和放射防护知识的普及,事故发生的概率是很小的,而大量的问题是职业性小剂量长期摄入放射性核素引起的内污染。正确判断这种内照射损伤比较困难,因为它的早期症状较少,且又无特异性,鉴别诊断亦比较困难,在受到放射性核素污染的同时,还可能受到其他有害理化因子的作用。因此需要作综合的判断,从而对人体内污染的危害做出相应的评价并进行必要的医学处理,以保障工作人员的健康。

### 一、放射性核素内污染的监测目的和计划

#### (一) 职业性人员放射性核素摄入量的监测目的

职业性放射防护的主要目的,是达到并维持可以接受的安全的和令人满意的工作条件。监测是为此目的而采取的一种技术措施。内照射个人监测的主要目的是:

(1) 估算待积有效剂量,需要时估算受照器官或组织待积当量剂量,以验证是否符合管理和审管要求;

(2) 为设施的设计和运行控制提供支持性监测资料;

(3) 在事故照射情况下,为启动和支持任何适宜的健康监督和治疗提供有价值的资料。

监测包括测量和测量结果解释两层含意。为此,使用一个可估算全身待积有效剂量

[committed effective dose, $E(\tau)$]或器官待积当量剂量[committed equivalent dose, $H_T(\tau)$]的年摄入量限值(annual limit of intake, ALI)。摄入量(intake)是通过吸入、食入、或经由完好皮肤或伤口进入体内的放射性核素的量。ALI是在一年时间内摄入体内的某一种放射性核素的活度,对具有参考人特征的个人所接受的照射达到ICRP对职业性照射规定的年剂量限值。后者是由公认为可以接受的危险(包括随机性效应和确定性效应的危险)所决定的。通过ALI这个次级限值,可以计算出待积当量剂量或待积有效剂量,以便与其剂量限值进行比较,衡量监测结果,以达到防止确定性效应和限制随机性效应的目的。

## (二) 职业性人员体内污染量的监测计划

对所有可能受到职业内照射的人员一般应进行内照射个人监测。根据监测目的,职业性照射(occupational exposure)的个人监测计划可分为常规监测、操作监测、特殊监测和验证性监测。其中常规监测有监测频度的要求。

1. 常规监测(routine monitoring)

常规监测是对职业性工作人员以规定的时间表定期进行的辐射监测(radiation monitoring),旨在证明工作条件是否令人满意,或确认是否发生异常情况。常规个人监测只有在工作场所的正常操作有导致连续污染的危险情况下才是需要的;对于可能有放射性核素显著摄入的工作人员,应进行常规内照射个人监测。下列作业条件下应考虑对工作人员的内照射进行常规监测:① 在重水反应堆运行中以及在发光涂料生产中操作大量的气体和蒸气态物质,例如氚及其化合物;② 加工钚及其他超铀元素;③ 开采、加工和处理钍矿石及利用钍及其化合物;④ 粉碎和冶炼高品位铀矿石;⑤ 天然和低丰度浓缩铀加工以及反应堆燃料生产;⑥ 放射性核素生产;⑦ 氡浓度超过行动水平的铀矿或其他工作场所;⑧ 操作治疗量$^{131}I$;⑨ 可能受到裂变和活化产物照射的反应堆维修。

在常规监测计划中,应选择适当监测周期,以减少由于设定摄入时间不确切而产生的误差。常规监测的频率与放射性核素的滞留及排出特性、测量技术的灵敏度、辐射类型以及在摄入量和待积当量剂量估算中所能接受的误差有关。这些误差主要来自摄入时间的不确切性及受检个体与所采用的参考人代谢模式的差异程度。一般来说,监测周期的选择,不应使得与大于7%年剂量限值相应的摄入量被遗漏。由于常规监测是在事先安排好的间隔时间进行的,所以可以在设定合适的摄入模式的前提下,由监测结果估计受检者摄入量及其待积当量剂量。一般可假设摄入发生在监测周期的中点,这样不会导致对摄入量体系的低估或高估。确定监测频率时,由于摄入时刻未知而采用摄入发生在每个监测周期中间一天的假定所造成的摄入量低估不应大于3倍。

2. 操作监测(operational monitoring)

操作监测亦称任务相关监测(task-related monitoring),是与某一特定操作相关的监测,旨在提供某一特定操作情况的相关资料,或有时为了给某项操作的开展提供依据而进行的非常规监测。它可能提供比常规监测更具体的资料,提供有关潜在污染物的理化特性、可能的摄入途径和摄入时间等信息。操作监测根据特定操作的需要而定。

3. 特殊监测(special monitoring)

特殊监测是为了解决某一特殊问题，对实际发生或怀疑发生异常情况所进行的监测，旨在提供异常情况的数据资料。例如，自动空气采样器出现报警，在常规个人监测获得不正常的结果时，则可改用特殊监测。在事故情况下，或在处理事故或设备检修情况下，发生或怀疑发生放射性核素显著摄入时，应进行内照射个人特殊监测。特殊监测也常因常规排泄物测量结果超过导出调查水平以及鼻涕、鼻拭等临时采集的样品和其他监测结果发现异常而进行。此外，伤口监测和医学干预后监测均属特殊监测。

在发生事故或异常事件后，放射性核素摄入量产生的待积有效剂量接近或超过剂量限值的情况下，一般需要了解与受照个体和污染物有关的具体数据，包括有关放射性物质的理化特性、粒子大小、空气浓度、表面污染水平、核素在受照个体内滞留特点、鼻涕样、面部擦拭样及其他皮肤污染水平和外照射剂量测定结果等资料。综合分析这些数据，以得出合理的剂量估算结果。事故或异常事件发生后，一般应进行随访监测。

伤口监测属特殊监测。在这种情况下，应确定伤口部位放射性核素的种类及其数量。如已做切除手术，则应对切除组织和留在伤口部位放射性物质进行测量。然后根据需要再作直接测量、尿或粪排泄监测。

医学干预后的监测属特殊监测。如果采用了阻吸收或促排药物，则不能直接采用本章附录 A 中推荐的有关数据推算待积有效剂量。事故摄入后若进行了这种治疗，则应制定特殊监测计划，对污染物在事故摄入者体内的分布、滞留和排泄进行追踪监测，并根据这些数据对待积有效剂量做出专门估计。

4. 验证性监测(confirmatory monitoring)

验证性监测是在工作人员极少可能遇到显著摄入量的场合下偶然施行的个人监测。其目的是要定性地说明工作情况是否良好。如果出现意外的测量结果，则表明有理由做出进一步的调查，需要设计一种监测计划，来估算个人剂量或摄入量。

## 二、体内放射性核素的测量方法

为了弄清人体受放射性核素污染的情况，对常规监测要求按计划的频度和间隔时间进行。对事故性特殊监测，必须做到及时，以便尽快采取适当的措施。如一旦发现超过记录水平，调查水平或年摄入量限值，以及估计要超过干预水平时，应根据不同要求，详细记录测量结果，收集并分析受污染的情况，估算内照射量，采取医疗措施或干预措施。

内照射个人监测中所测量的量为放射性核素在全身或器官（组织）中的含量，或在排泄物中的含量，或放射性核素的空气浓度。全身或器官（组织）中放射性核素含量的测量结果 $M(t)$ 是指摄入后第 $t$ 天的测量结果；放射性物质排泄速率的测量结果 $M(t)$ 是指摄入后第 $t$ 天内的排泄活度（对放射性衰变已进行修正）。内照射剂量评价的量是放射性核素的摄入量、待积有效剂量或待积组织或器官剂量。

放射性核素摄入量的个人监测方法及其选择的顺序是：体外直接活体测量、排泄物及其他生物样品分析、个人呼吸气取样分析。

监测技术的选择取决于以下因素：放射性核素的辐射类型，污染物在体内的生物动力学行为，体内滞留量，所需测量频度及有关测量装置的灵敏度，是否易于获得和使用上的方便。

对于常规监测计划，如果方法技术上能达到足够的灵敏度，通常只用一种类型的测量技术。对某些放射性核素，实际上只用一种测量技术即可，如对氚摄入量的监测仅用尿氚液闪计数即可满足需要。而对于诸如钚等放射性核素，测量和解释却会遇到困难，就不得不联合使用几种测量技术。当摄入量超过或怀疑超过年摄入量限值，应尽可能地联合使用几种技术。需要指出的是，由于测量方法灵敏度的限制，以及有些放射性核素经一定时间在体内已基本衰变或排出，所以即使测量结果低于探测限，也应考虑以往体内是否有受到污染的可能，并结合既往史慎重判断。原则上应尽量采用灵敏的测量技术，但是在选定前应对利用最灵敏的探测技术和尽可能短的取样周期所需费用与因利用灵敏度较差的探测技术或较长监测周期而把剂量低估或遗漏产生的辐射危害进行权衡。

某些放射性核素人体内污染量的测量方法及其探测限如表 6-1 所示。

**表 6-1 某些放射性核素人体内污染量的测量方法及其探测限**

| 放射性核素 | 测量方法 | 测量的器官或样品 | 典型探测限 |
|---|---|---|---|
| $^{3}H^{a}$ | 液体闪烁计数 | 尿 | 100 Bq · $L^{-1}$ |
| $^{58}Co^{a}$、$^{60}Co^{a}$ | γ能谱法 体内<br>γ能谱法 生物样品 | 全身<br>肺<br>尿<br>粪 | 50 Bq<br>100 Bq<br>1 Bq · $L^{-1}$<br>1 Bq/样品 |
| $^{90}Sr^{b}$ | 化学分离后 β 计数 | 尿 | 1 Bq · $L^{-1}$ |
| $^{106}Ru^{c}$ | γ能谱法 体内<br>γ能谱法 生物样品 | 全身<br>尿 | 200 Bq<br>5 Bq · $L^{-1}$ |
| $^{125}I^{d}$ | 光子能谱法 体内<br>液体闪烁计数 | 甲状腺<br>尿 | 100 Bq<br>1 Bq · $L^{-1}$ |
| $^{131}I^{d}$ | γ能谱法 体内<br>γ能谱法 生物样品 | 甲状腺<br>尿 | 100 Bq<br>1 Bq · $L^{-1}$ |
| $^{137}Cs^{a}$ | γ能谱法 体内<br>γ能谱法 生物样品 | 全身<br>尿 | 50 Bq<br>1 Bq · $L^{-1}$ |
| $^{226}Ra^{e}$ | γ能谱法 体内<br>放化分离后α能谱法 生物样品 | 全身<br>尿 | 1 000 Bq<br>10 mBq · $L^{-1}$ |
| $^{232}Th^{f}$ | 放化分离后α能谱法 生物样品 | 尿<br>粪 | 10 mBq · $L^{-1}$<br>10 mBq |
| $^{234}U^{g}$、$^{236}U^{g}$、$^{238}U^{g}$ | γ能谱法 体内<br>放化分离后α能谱法 生物样品 | 肺(只适用于$^{236}U$)<br>尿<br>粪 | 200 Bq<br>10 mBq · $L^{-1}$<br>10 mBq |
| $^{239}Pu^{h}$、$^{246}Pu^{h}$ | γ能谱法 体内<br>放化分离后α能谱法 生物样品 | 肺<br>尿<br>粪 | $2\times10^{3}$ Bq(取决于胸壁厚)[k]<br>$10^{-3}$ Bq · $L^{-1}$<br>$10^{3}$ Bq |
| $^{241}Am^{i}$ | γ能谱法 体内<br>放化分离后α能谱法 生物样品 | 肺<br>骨骼<br>尿<br>粪 | 20 Bq<br>20 Bq<br>$10^{-3}$ Bq · $L^{-1}$<br>$10^{3}$ Bq |

续表

| 放射性核素 | 测量方法 | 测量的器官或样品 | 典型探测限 |
|---|---|---|---|
| $^{252}Cf^{j}$ | X能谱法　体内<br>放化分离后α能谱法　生物样品 | 肺<br>尿<br>粪 | $2\times10^{3}$ Bq<br>$10^{3}$ Bq·$L^{-1}$<br>$10^{3}$ Bq |

注：

a　不存在探测问题。

b　推荐的探测限适用于特殊监测，对于$^{90}Sr$ S类物质的常规监测，其探测限要低于表中给出的数值。

c　在体内探测方面不存在问题，因此是首先的方法。对于$^{106}Ru$ S类物质的常规监测，其探测限要低于表中给出的数值。

d　不存在探测问题。尿碘排泄速率随摄入后时间迅速下降，因此当具体摄入时间未知时应首先选用甲状腺测量。在甲状腺吸收被阻滞的情况下要用尿分析技术监测。

e　表中给出的尿分析探测限适用于特殊监测，常规监测的探测限要低于表中推荐的数值。表中给出的全身测量探测限是针对$^{236}Ra$ 186 keV γ射线测量的。用高效、屏蔽良好的全身计数器测量衰变产物$^{214}Pb$和$^{214}Bi$的方法可使探测限达到约200 Bq。

f　表中给出的尿分析监测的探测限，对于与年剂量限值相应水平的$^{232}Th$ M类物质吸入的特殊监测是适用的，它不适用于S类物质吸入的特殊监测。对于常规监测该技术是不够灵敏的。表中给出的粪分析监测的探测限对于M类和S类特殊监测和常规监测都是适用的。

g　表中给出的探测限适用于特殊监测。对于常规监测生物分析的探测限是适用的，但是关于肺部测量的探测限可能探测不到与年限值水平相当的摄入量。

h　尿或粪样的放化分离和α能谱法，对M类物质的特殊监测和常规监测均能提供足够的灵敏度；粪样监测对S类物质的特殊监测和常规监测均能提供足够的灵敏度。但是表中给出的探测限只能于摄入后几天内探测到相当于年限值水平的单次摄入。如果选用尿监测方法，则需要更为灵敏的如裂变径迹分析技术或质谱分析法。

i　尿或粪样的放化分离和α能谱法，对特殊监测和常规监测均能提供足够的灵敏度。肺中$^{241}Am$的测量能探测到与年限值水平相当的单次摄入。肺或骨内$^{241}Am$的测量不能对常规监测提供足够的灵敏度。

j　体内测量的灵敏度对于监测来说是不够的。表中给出尿和粪的探测限对于特殊监测和常规监测均适用。

k　ICRP第78号出版物原文为$2\times10^{-3}$ Bq。

## （一）直接测量(direct measurements)

全身或器官(组织)中放射性核素(物质)含量的体外直接测量技术。直接测量包括全身监测和体外局部监测(器官测量)。主要用于发射特征X射线、γ射线、正电子和高能β粒子的放射性核素，也可用于某些发射特征X射线的α辐射体。直接测量设备由一个或多个安装在低本底屏蔽体内的高效率探测器组成。探测器的几何位置应符合测量目的。测量一般由探测器、屏蔽装置和记录系统组成的测量装置来完成。

1. 人整体测量

人整体测量是利用全身计数器(whole body counter)测量人体内放射性核素种类和活度的一种方法。它是运用探测器测定放射性核素衰变时发射的γ射线或X射线，探测元件常用具有较高的探测效率的NaI晶体，闪烁液体或塑料闪烁体。分析此装置测得的γ谱，可以对体内滞留的放射性核素进行定性和定量分析。

用全身测量装置进行体外直接测量，能很快得到体内是否受γ辐射源污染及污染程度的数据，而且灵敏度较高。国内现有的全身测量装置，对人体内污染$^{137}Cs$、$^{131}I$和$^{226}Ra$等放射性核素的可测下限为180 Bq，相当于各该放射性核素年摄入量限值的0.1%～1%。

如果使用一些特殊技术来测量高能β辐射体产生的韧致辐射，则整体γ测量装置亦能

用于测量体内 $^{90}Sr$、$^{32}P$ 这类核素，其精确度较测量 γ 辐射体时差，但可与生物样品监测结果作比较。

为了降低人整体测量装置的本底，一般采用良好的全屏蔽的形式，将探测器及病人置入其内进行测量。探测效率的提高可通过增加探测元件的体积而实现，例如使用 300 mm×200 mm 的 NaI(T1)晶体，数目为 1～4 个，或者使用 400 mm×500 mm×200 mm 的截圆锥形塑料闪烁体，数目为 4～8 个。整体测量装置应具有合适的能量分辨能力和响应，以使体内存在的各种放射性核素能被识别，达到监测的目的。

对于常见的大多数发射 γ 射线的裂变产物和活化产物，如 $^{131}I$、$^{137}Cs$ 和 $^{60}Co$，可用能在工作场所使用的较简单的探测器进行测量。对少数较难测量的放射性核素，如钚和铀的同位素，则需要采用低能量高灵敏度探测技术。

在进行直接测量前应淋浴、摘下眼镜、手表及其他饰物，穿上清洁衣服。如果皮肤、伤口、其他器官或组织的放射性物质对肺部测量有干扰，应予以扣除，必要时可采取适当的准直或局部屏蔽等措施。

2. 器官测量

(1) 肺部测量：可以用大面积正比计数器，单一 NaI 晶体或组合的 NaI—CsI 晶体来测量肺内钚释出的低能 X 射线(平均能量 17 keV)或 $^{241}Am$ 释出的 γ 射线(60 keV)，由此估算肺钚或镅的含量。但是由于人体胸壁厚度对低能 X 射线或 γ 射线的吸收程度影响较大，故欲获得肺部钚滞留量的定量结果，必须精确测定胸壁的厚度，以便对测量结果进行修正。胸壁厚度可用超声波技术来确定。

(2) 甲状腺测量：用铅准直的 NaI 晶体探头可测定甲状腺内放射性核素释出的 γ 射线。

(3) 伤口测量：伤口中能发射高能量 γ 射线的放射性核素，通常可用 β-γ 探测器加以探测。在污染物为某些能发射特征 X 射线的 α 辐射体的情况下，可用 X 射线探测器探测。当伤口受到多种放射性核素污染时，应采用具有能量甄别本领的探测器。伤口探测器应配有良好的准直器，以便对放射性污染物进行定位。

**(二) 间接测量(indirect measurements)**

间接测量是监测人体排泄物和其他生物样品的测量技术。对于不发射 γ 射线或只发射低能光子的某些放射性核素、发射高能 β、γ 射线的辐射体，间接测量是合适的测量技术。

1. 排泄物的监测

在常规监测中，排泄物的监测一般只包括尿的分析测量。收集、储存、处理和分析尿样时应注意下述事项：

(1) 尿样的收集、储存、处理及分析应避免外来或交叉污染和待测核素的损失；

(2) 对于大多数常规分析，应收集 24 h 尿。在常规监测情况下，如收集不到 24 h 尿，也应尽可能收集多次尿样，再把收集到的尿量用肌酐量或其他量修正到 24 h 尿；氚是一个例外，一般只取少量尿即可由所测尿氚浓度推算出一天内的氚排出量和摄入量；

(3) 要求分析的体积与分析技术的灵敏度有关。对于某些放射性核素，只有分析累积几天的尿样才能达到所要求的灵敏度；

(4) 应按有关标准方法进行样品处理和分析；

(5) 在某些情况下(如特殊监测)，为减少核素经尿排出的日排量涨落对监测结果的影响，应分别分析连续 3 d 的尿样，其平均值作为中间一天的日排量，或分析连续 3 d

的混合样。

在某些情况下如核素选择性地由粪排泄时，或者为了评价吸入S类物质自肺部的廓清时，也需要粪便的分析测量。由于核素日粪排量涨落较大，使得粪样常规监测数据的解释含有较大不确定性，因此，应连续收集几天的粪样。粪样监测常用于特殊调查，尤其是已知吸入或怀疑吸入M或S类物质后的调查。在这些情况下，核素日粪排量的测量对于评价从肺中的廓清和估算摄入量是很有益的。上述尿样注意事项同样适用于粪样。

2. 其他生物样品的检测

分析其他生物样品是为了作一些特殊调查，例如，作为常规筛选技术可分析鼻涕或鼻拭样；怀疑有高水平污染时，视情况可分析血样；在$^{14}C$、$^{226}Ra$和$^{228}Th$的内污染情况下，呼出气活度测量是一项有用的监测技术，测量呼出气中氡、钍射气的浓度，以便推算体内镭或钍的滞留量。在极毒放射性核素（如超铀元素）污染伤口的情况下，应对伤口进行直接测量，进行切除手术后，应对已切除的组织样做原样和/或制样测量。

生物样品中γ辐射体可用闪烁探测器或半导体探测器直接测定。对α和β辐射体则要求先化学分离，然后采用合适的测量技术进行测量。样品中总α或总β活度的测量，作为一项简单的筛选技术有时是有用的，但不能用来定量估算摄入量或待积有效剂量，除非放射性核素的组成是已知的。

关于毛发样品分析作为对内污染人员的监测方法的依据是，因为毛发的新陈代谢很缓慢，人体中的某些金属元素在头发中沉积固定后，就不易被再吸收，从而能显示这些金属放射性核素在体内的滞留情况。对头发中的某些金属的放射性核素如$^{210}Po$和$^{210}Pb$的测量，只要采集受检者的少量头发样品，一般取0.1 g即可供分析用。这种活体检查材料既便于贮存，也易于传递，可用来判断职业性的某些金属放射性核素的内污染状况。

### （三）个人空气采样分析

当放射性核素用体内活度直接测量或尿分析技术进行测量引起某些困难时，如对于不发射强贯穿辐射且在排泄物中浓度很低的钚和铀的大多数同位素，可用个人空气采样器、便携式采样器和/或固定空气采样器予以监测。但根据个人空气样品的分析估算摄入量带有很大不确定度。

个人空气采样器的采样头应位于个人呼吸带内（一般可佩戴在衣领上），采样速率最好能代表工作人员的典型吸气速率（约$1.2\ m^3 \cdot h^{-1}$）。可在取样周期终了时对滤膜上的放射性活度用非破坏性技术进行测量，以及时发现不正常的高水平照射。然后将滤膜保留下来，把较长时间积累的滤膜合并在一起，用放射化学分离提取方法和高灵敏度的测量技术进行测量。

## 三、对个人测量结果的评价

了解放射性核素在人体内的生物动力学行为对于用摄入量或待积有效剂量来解释体内或排泄物中活度测量结果是非常重要的。本章附录A中所给出的数据是基于ICRP推荐的生物动力学模型得到的，适用于正常情况，如用于评价常规监测计划中的测量结果。事故情况下的剂量评价需要采用关于摄入模式、污染物及受照个体的特点等更详细、具体的特殊资料。本章附录A中所用的呼吸道模型为ICRP 1994年发表的“用于辐射防护的人呼吸道模型”。根据入血速率的快慢，该模型将沉积在呼吸道内的放射性物质分为F、M和S类，工作场所的活度中值空气动力学直径取为 5um。所用胃肠道模型是 ICRP 2005 年推荐的模型。

在进行辐射防护评价时可将摄入量直接与年摄入量限值($ALI$)比较。摄入量与剂量系数相乘,可求得待积有效剂量。将剂量估算结果与年剂量限值比较,即可实现对剂量的评价。

**(一) 常规监测结果估算摄入量**

对于常规监测,在摄入时间不清楚的情况下,假定摄入发生在监测周期 T (d)的中点,则可根据在该监测周期末获得的测量值 $M(t)$ (Bq 或 $Bq \cdot d^{-1}$),按下式(6-1)计算摄入量 $I$ (Bq):

$$I = M(t)/m(T/2) \tag{6-1}$$

式中,$m(T/2)$为摄入单位活度后第 $T/2$ 天时体内或器官内含量(Bq)或日排泄量($Bq \cdot d^{-1}$)的预期值,即摄入滞留分数或摄入排泄分数(氚水除外)。某些常用放射性核素 $m(T/2)$值参见本章附录 A。

在发生多次或连续摄入后只有一次测量结果的情况下,摄入量估算可按单次摄入的叠加处理。

以前监测周期中产生的摄入可能影响当前监测周期的测量结果,如果此测量值的约 10%以上来自以前监测周期中的摄入,并已估算了其摄入量和剂量,就应对当前监测周期的测量结果进行校正。对常规监测计划中的一系列测量,可遵从下列步骤:

1) 确定第一个监测周期内的摄入量;

2) 预计该摄入量对以后各监测周期测量结果的贡献;

3) 从以后各监测周期的数据中扣除这次摄入的贡献;

4) 对于下一个监测周期,重复作 1)至 3)。

在常规监测计划中,如果监测结果超过了事先确定的导出调查水平,则应进行进一步调查。调查的性质将取决于具体情况和监测结果超过调查水平的程度。在调查中,应考虑以下几点:

1) 重复测量,以证实或改进初始评价;

2) 采用另外的监测技术;

3) 评价工作条件和照射情况;

4) 在初始评价中若采用了缺省参数值,则应根据需要对实际污染物的粒子大小及其化学形态进行调查,并选择更合适的数值;

5) 在大量摄入的情况下,将受污染者调离放射工作,并对污染物在摄入者体内滞留和排泄特点进行监测,以改进剂量评价。

**(二) 特殊监测和操作性监测结果估算摄入量**

在这种情况下摄入时刻是知道的。如果只作一次测量,摄入量 $I$(Bq)可由式(6-2)计算:

$$I = M(t)/m(t) \tag{6-2}$$

式中:

$M(t)$——摄入后第 $t$ 天所测得的体内或器官内放射性核素的含量(Bq)或日排泄量($Bq \cdot d^{-1}$);

$m(t)$——摄入单位活度后第 $t$ 天体内或器官内含量或日排泄量的预期值，即摄入滞留分数或摄入排泄分数（氚水除外）。

吸入情况下某些常用放射性核素的 $m(t)$ 值参见本章附录 A，$t>10$ d 时的相应值可根据附录 A 中有关的图查出。在单次、多次或连续摄入后，如果取得了多次测量结果，则可应用最小二乘法处理。

### （三）个人空气采样分析结果估算摄入量

由个人空气采样器获得的空气活度浓度与工作人员摄入期间吸入的空气体积相乘，可求得放射性核素的摄入量。当用个人空气采样方法估算通过呼吸道的摄入量时，应用下式进行估算：

$$A_{j吸} = C_{j空} B_{空} \tag{6-3}$$

式中：

$A_{j吸}$——摄入量的时间积分值；

$C_{j空}$——核素 $j$ 在空气中的时间积分浓度，$Bq \cdot s/m^3$；

$B_{空}$——人员呼吸率，$m^3/s$。

应用个人空气采样方法测量 $C_{j空}$；使用 UNSCEAR 建议的 $B_{空}$ 值，成人数据为 0.83 $m^3/h$，1 岁以下、1 岁、5 岁、10 岁和 15 岁的值分别取为 0.13、0.23、0.37、0.60、0.77 $m^3/h$。

### （四）参考水平与导出参考水平

为了评价测量结果，并采取相应的处理对策，在辐射监测工作中引入了参考水平（reference level）。它不是一种限值，而是当摄入量或待积当量剂量已超过或预计要超过此水平时，应该采取与此水平相对应的某一对策，例如记录有关资料、调查出现此结果的原因或者估计它的后果。依据采取措施的不同，在职业性人员体内污染监测中，参考水平包括记录水平（recording level，RL）、调查水平（investigation level，IL）和干预水平（intervention level）。

当个人的放射性核素摄入量或待积当量剂量大于 RL 时，说明此情况应引起人们足够的注意，对测量结果应予以记录保存和加以解释。调查水平系指诸如有效剂量、摄入量或单位面积或单位体积的污染水平等量的规定值达到或超过 IL 值时，应作进一步调查。

RL、IL 与 ALI 的关系视监测类型不同而异，一般仅考虑常规监测和特殊监测。

在常规监测时

$$RL_R = 1/10 \times ALI/N = 1/10 \times ALI \times T/365 \tag{6-4}$$

$$IL_R = 3/10 \times ALI/N = 3/10 \times ALI \times T/365 \tag{6-5}$$

在特殊监测时

$$RL_S = 1/30 \times ALI \tag{6-6}$$

$$IL_S = 1/10 \times ALI \tag{6-7}$$

式中，下标 R、S 分别指常规监测和特殊监测，$N$ 为 1 年内监测周期数，$T$ 为监测周期（d）；RL、IL 和 ALI 定义同前（Bq）。

为了评价测量结果，估算工作人员的放射性核素摄入量，引入了导出参考水平的概念。导出参考水平的计算需要关于摄入时间和摄入形式的假设，并且使用摄入、沉积、代谢和滞留的模式。导出参考水平包括：导出记录水平（derived recording level，DRL）和导出调查水平(derived investigation level,DIL)。导出调查水平是对应于调查水平的体内或器官内的含量或排出速率的数值,这些数值是根据摄入、沉积、吸收、滞留和排出的一定模式计算出来的。

在常规监测时

$$DRL_R = RL_R \times m(T/2) \tag{6-8}$$

$$DIL_R = IL_R \times m(T/2) \tag{6-9}$$

在特殊监测时

$$DRL_S = RLs \times m(t) \tag{6-10}$$

$$DILs = IL_S \times m(t) \tag{6-11}$$

在常规监测时,此给定时间取监测周期的中点,即 $T/2$,在特殊监测时,此给定时间指一次摄入后 $t$ 时间,两者均以天数计。

DRL 和 DIL 都是对应于放射性核素年摄入量限制(ALI)的某一份额而制定的。当以一次摄入模式为基础的特殊监测时,DRL 和 DIL 分别基于一次摄入量相当于 ALI 的 1/30 和 1/10 而导出的;当以长期均匀摄入模式为基础的常规监测时,DRL 和 DIL 分别基于一个监测周期内摄入量相当于 0.1 ALI/$N$ 和 0.3 ALI/$N$ 而导出的;$N$ 是 1 年内监测周期数。

现以吸入 AMAD=1 μm 的 $^{131}$I 气溶胶为例,上述各式中的有关参数值列于表 6-2 和表 6-3 中,此处,ALI=$2\times10^6$ Bq。

**表 6-2　评价 $^{131}$I 吸入量的 $DIL_R$**

| 监测周期($T$)/d | 甲状腺活度 | | 尿日排出活度 | |
|---|---|---|---|---|
| | $m(T/2)$ | DIL/Bq | $m(T/2)$ | DIL/Bq |
| 30 | — | — | $1.5\times10^{-4}$ | 6.5 |
| 14 | $1.1\times10^{-1}$ | $2.2\times10^{3}$ | $2.4\times10^{-4}$ | 5.0 |
| 7 | $1.4\times10^{-1}$ | $1.4\times10^{3}$ | $4.3\times10^{-3}$ | $4.3\times10^{1}$ |

注:—表示此监测周期不能满足测量精度的要求。

**表 6-3　评价 $^{131}$I 吸入量的 $DIL_S$**

| 摄入后时间($t$)/d | 甲状腺活度 | | 尿日排出活度 | |
|---|---|---|---|---|
| | $M(t)$ | DIL/Bq | $M(t)$ | DIL/Bq |
| 1 | $1.4\times10^{-1}$ | $2.4\times10^{4}$ | $2.9\times10^{-1}$ | $5.0\times10^{4}$ |
| 2 | $1.6\times10^{-1}$ | $2.7\times10^{4}$ | $6.0\times10^{-2}$ | $1.0\times10^{4}$ |
| 3 | $1.5\times10^{-1}$ | $2.6\times10^{4}$ | $1.6\times10^{-2}$ | $2.7\times10^{3}$ |
| 4 | $1.4\times10^{-1}$ | $2.4\times10^{4}$ | $4.3\times10^{-3}$ | $7.4\times10^{2}$ |
| 5 | $1.3\times10^{-1}$ | $2.2\times10^{4}$ | $1.3\times10^{-3}$ | $2.2\times10^{2}$ |
| 6 | $1.2\times10^{-1}$ | $2.0\times10^{4}$ | $4.5\times10^{-4}$ | $7.6\times10^{1}$ |
| 7 | $1.1\times10^{-1}$ | $1.8\times10^{4}$ | $2.4\times10^{-4}$ | $4.0\times10^{1}$ |

由此,对测量结果($M$)可用导出参考水平予以评价,并决定相应的措施。

体内测量结果($M$)在不同情况下的处理原则为:

1) 若 $M$ 低于 DRL 时,则不必估算摄入量($I$)和待积有效剂量 $E(\tau)$和组织待积当量剂

量 $H_T(\tau)$，仅需把测量结果 $M$ 记录下来。

2）若 $M$ 超过了 DRL，但低于 DIL 时，则应基于参考人的代谢模式，将 $M$ 换算成 $I$、$E(\tau)$ 和 $H_T(\tau)$。

3）倘若 $M$ 超过了 DIL，除了根据参考人的标准代谢模式将 $M$ 换算成 $I$、$E(\tau)$ 和 $H_T(\tau)$ 进行初步评价外，还应进一步调查，包括：① 重复测量，以验证或改进最初出的评价；② 使用另外的测量技术；③ 审查工作情况和受照射的环境；④ 对受污染的个人进行一系列测量，以确定该放射性核素在受检者体内的滞留和排除特性，然后用这些数据来改进剂量的估算；⑤ 重新考虑常规监测的频率。

由 $M$ 与导出参考水平相比估算摄入量（$I$）的公式是：

在常规监测时

$$I = M/\mathrm{DRL_R} \times 0.1\ \mathrm{ALI}/N \tag{6-12}$$

$$I = M/\mathrm{DIL_R} \times 0.3\ \mathrm{ALI}/N \tag{6-13}$$

在特殊检测时

$$I = M/\mathrm{DRL_R} \times \mathrm{ALI}/30 \tag{6-14}$$

$$I = M/\mathrm{DIL_R} \times \mathrm{ALI}/10 \tag{6-15}$$

式中，单一放射性核素的 ALI 取由下列两式求得的 $I$ 值中的较小值：

$$I(\text{随机}) = \frac{H_{E,L}}{\sum_T W_T h_{50,T}} \tag{6-16}$$

$$I(\text{非随机}) = \frac{H_{T,L}}{h_{50,T}} \tag{6-17}$$

式中：$I$（随机）——依随机性效应的约束条件求得的年摄入量，Bq；

$I$（非随机）——依非随机性效应的约束条件求得的对应于各个有关器官或组织（T）的年摄入量最小值，Bq；

$H_{E,L}$——随机性效应的年有效剂量当量限值，mSv/a；

$H_{T,L}$——非随机性效应的年剂量当量限值，mSv/a；

$h_{50,T}$——吸入单位活度放射性核素后 T 器官或组织受到的待积剂量当量换算因子，Sv/Bq。

### （五）工作人员事故摄入 $^{131}$I 后的剂量估算示例

常规监测周期 $T$ 为 14 d，男性，甲状腺测量结果 $M_{甲}$ 为 3 000 Bq，甲状腺直接测量后立即留 24 h 尿样，24 h 尿样分析结果 $M_{尿}$ 为 30 Bq。计算该工作人员 $^{131}$I 的摄入量及产生的待积有效剂量。

假定事故吸入放射性气溶胶 F 类，AMAD＝5 μm。根据甲状腺直接测量结果推算：查附录 A 中 $^{131}$I 特殊监测表可知，$m_{甲}\left(\frac{14}{2}\right)=0.074$，由公式（6-1）得 $I_{甲}=M_{甲}/m_{甲}\left(\frac{T}{2}\right)=\frac{3\ 000}{0.074}=40\ 500\ \mathrm{Bq}=41\ \mathrm{kBq}$。

摄入量与剂量系数（$1.1\times10^{-8}$ Sv · Bq$^{-1}$）相乘，可求得待积有效剂量 $E$，所以 $E=41\ 000\ \mathrm{Bq}\times1.1\times10^{-8}\ \mathrm{Sv/Bq}=450\ \mu\mathrm{Sv}$。

根据尿分析结果用同样方法求得摄入量 $I_{尿}$，$I_{尿}=\dfrac{M_{尿}}{m_{尿}(8)}=\dfrac{30}{1.1\times10^{-4}}=270\ \text{kBq}$，待积有效剂量为 3 mSv。

根据工作场所空气浓度测量结果推算：对可能发生事故摄入的设施内的空气浓度的测量结果指出，一般情况下$^{131}$I 的浓度低，但易变。在监测周期内，其最高浓度在短时间内曾几次在 10～20 kBq/m$^3$之间。根据呼吸速率的缺省值 1.2 m$^3$/h 来计算，当工作人员在 20 kBq/m$^3$的浓度下不用任何呼吸保护器工作 1 h，摄入量为 20 kBq/m$^3$×1.2 m$^3$/h×1 h=24 kBq。如果事故的情况确实如上所述，或者在带有呼吸保护器的情况下工作较长的时间，根据空气浓度测量结果也可能得到与其他方法相一致的结果。

尽管在甲状腺的吸收和代谢方面，个体之间存在着一定的差异，但是上面依据甲状腺直接测量和尿分析所得结果接近一个数量级的差别是不能用这种差异解释的。从本章附录 A 中$^{131}$I 的特殊监测数据可知，在整个监测周期中排泄速率随时间的增加而减少约 1 000 倍，因此认为，关于摄入发生在监测周期中间 1 d 的假定可能是误差的主要来源。如果假定摄入发生在提供尿样的前 3 d(即监测周期结束前 2 d)，据附录 A 中$^{131}$I F 类急性吸入后的 $m(t)$值，得 $m_{尿}(3)=1.4\times10^{-3}$，$m_{甲}(2)=0.12$，而不是监测周期的中间 1 d(取尿样前 8 d)，那么由尿样测量结果所得摄入量为 $\dfrac{30}{m_{尿}(3)}=\dfrac{30}{1.4\times10^{-3}}=21\ \text{kBq}$，由甲状腺直接测量结果所得摄入量为 $\dfrac{3\ 000}{m_{甲}(2)}=\dfrac{3\ 000}{0.12}=25\ \text{kBq}$。在整个监测周期中，滞留在甲状腺中$^{131}$I 的量减少大约 3 倍，在没有更好的关于事故照射具体情况的资料时，认为这个修正的假定可以提供较可信的估算结果。该工作人员的摄入量取为 25 kBq，所受待积有效剂量约为 275 μSv。过几天后应留取第二份尿样，以校对该估算结果。

## 第二节　放射性核素内照射剂量估算

根据 ICRP 1990 年和 2007 年建议书，评价随机效应采用有效剂量。在内照射方面，采用待积有效剂量 $E(\tau)$取代有效剂量，它是在放射性核素滞留于体内后受到危险的各组织 50 年期间获得的累积当量剂量，即各组织或器官待积当量剂量 $H_T(\tau)$与各组织随机效应的权重因子($W_T$)乘积之和。内照射呼吸道模型是基于 ICRP 第 66 号出版物提出的模型。上节所述放射性核素摄入量的估算方法替代了应用摄入滞留函数值和摄入排泄函数值进行估算的方法。在用摄入量进行内照射剂量估算时，采用了 ICRP 第 67、69、71 和 72 号出版物推荐的待积组织或器官剂量系数[$h_T(\tau)$]和待积有效剂量系数[$e(\tau)$]。有关放射性核素摄入量和内照射剂量的估算适用于职业性照射和公众照射情况。

### 一、人体待积器官剂量和待积有效剂量的估算

待积器官剂量 $H_T(\tau)$和待积有效剂量 $E(\tau)$的估算分别应用式(6-18)和式(6-19)计算：

$$E(\tau)=A_0e(\tau) \tag{6-18}$$

$$H_T(\tau)=A_0(\tau)h_T(\tau) \tag{6-19}$$

式中：$A_0$——放射性核素的摄入量，Bq；

$h_T(\tau)$——每单位摄入量的待积组织或器官的辐射权重剂量，Sv/Bq；

$e(\tau)$——每单位摄入量引起的待积有效剂量，Sv/Bq。

$h_T(\tau)$和 $e(\tau)$值参见本章附录 B。

在低于剂量限制的 1/10 的小剂量情况下，才可用工作场所的监测数据粗略估算内照射剂量，但应至少要有以下信息，如核素或化合物的化学形态、气溶胶粒子大小(1 $\mu$m 或 5 $\mu$m)、摄入方式和路径等。

当待积有效剂量估计值低于 1 mSv 时，不必用内照射个人剂量监测的方法进行内照射剂量估算，这时可用场所监测数据粗略计算；当待积有效剂量估计值高于 5 mSv 时，需要应用个体的特定照射时间和途径等信息，这时可得到更为真实的剂量估算结果。

测量和估算时应对不同核素($j$)分别测量，用式(6-2)估算摄入量，用式(6-18)和式(6-19)进行待积器官剂量 $H_T(\tau)$和待积有效剂量 $E(\tau)$的估算后，按式(6-20)和式(6-21)估算总剂量：

$$H_T(\tau) = \sum_i A_{j,0}(\tau) h_{j,T}(\tau) \tag{6-20}$$

$$E(\tau) = \sum_i A_{j,0} e_j(\tau) \tag{6-21}$$

## 二、摄入量和内照射剂量估算示例

1. 生物样品检测估算内照射剂量示例

一个工作人员在日常工作中受到 UF 和 $UO_2F_2$ 的照射，它们属 F 类吸收，在完成一项特殊任务后的 1 d，他提供了 24 h 的尿样和粪样，分别测得$^{238}$U 的值为 360 Bq/24 h 和 140 Bq/24 h，尿样和粪样的体积和质量与 24 h 的排泄量一致，在第一次采样后，第二天、第四天(在假定摄入后的第三天和第五天)也进行了尿样和粪样的采样，并进行了生物样品检测，其测量结果列于表 6-4。

**表 6-4 尿样和粪样抽样结果**

| 摄入后天数/d | 尿 样/(Bq/24 h) | 粪 样/(Bq/24 h) |
|---|---|---|
| 1 | 360 | 140 |
| 3 | 12 | 90 |
| 5 | 10 | 12 |

为了能解释生物样品检测的结果和进行剂量估算，首要的问题是进行摄入路径分析，确定其摄入路径。为此，对尿样和粪样的测量结果进行了分析，结果列于表 6-5。

**表 6-5 摄入后尿样和粪样测量结果分析(摄入量估算)**

| 摄入后天数/d | 样 品 | 活 度/(Bq/24 h) | $m(t)$/(Bq/Bq) | 摄 入 量/Bq |
|---|---|---|---|---|
| 1 | 尿样 | 360 | $1.8\times10^{-1}$ | 2 000 |
| 1 | 粪样 | 140 | $1.1\times10^{-1}$ | 1 273 |
| 3 | 尿样 | 12 | $4.6\times10^{-2}$ | 2 609 |
| 3 | 粪样 | 90 | $8.4\times10^{-2}$ | 1 071 |

续表

| 摄入后天数/d | 样　品 | 活　度/(Bq/24 h) | $m(t)$/(Bq/Bq) | 摄 入 量/Bq |
|---|---|---|---|---|
| 5 | 尿样 | 10 | $4.2\times10^{-2}$ | 2 381 |
| 5 | 粪样 | 12 | $1.4\times10^{-2}$ | 857 |
| 平均尿 | | | | 2 330 |

在摄入后第一天，尿样测量活度高于粪样，这是在摄入情况下不应有的结果。在摄入后第五天，尿样测量活度与粪样差别不大，这也是在摄入情况下不应有的结果。因此，可以认为该工作人员接受的是$^{238}$U 的 F 类吸入照射。假定 AMAD=5 μm，可由附录 A 中查得 $m(t)$值，应用式(2)计算出摄入量。从本章附录 B 中可查得$^{238}$U，F 类吸入时的 $e(\tau)=5.8\times10^{-7}$ Sv/Bq，应用来自尿样的平均摄入量(2 330 Bq)作为摄入量($A_0$)，应用式(6-18)可计算出$^{238}$U 引起的有效待积剂量，即

$$E(50)=A_0e(\tau)=2\ 330\times5.8\times10^{-7}\approx1.4\ \text{mSv}$$

天然铀的组成$^{234}$U 为 0.489，$^{235}$U 为 0.022，$^{238}$U 为 0.489，从附录 B 中可查得$^{234}$U，$^{235}$U，F 类吸入时的 $e(\tau)$分别为 $6.4\times10^{-7}$ Sv/Bq 和 $6.0\times10^{-7}$ Sv/Bq。则

天然铀的

$$\begin{aligned}E(50)&=2.330/0.489\times0.489\times6.4\times10^{-7}+\\&\quad 2.330/0.489\times0.022\times6.0\times10^{-7}+1.4\\&\approx1.5+0.1+1.4\\&\approx3.0\ \text{mSv}\end{aligned}$$

2. *体外全身测量估算内照射剂量示例*

通过常规的全身计数器测量发现，甲、乙两名工作人员体内存在着$^{137}$Cs 和$^{60}$Co 内污染，其活度分别为：

甲：$^{137}$Cs 52 Bq，$^{60}$Co 192 Bq。

乙：$^{137}$Cs 133 Bq，$^{60}$Co 48 Bq。

根据会议和记录推测事故发生在去年 10 月 15 日一次爆炸事故中的吸入污染，全身计数器测量是今年 10 月 15 日，从吸入到测量的时间间隔 $t$ 为 365 d，从附录 A 中，我们可以查出 $t$=365 d 时全身测量情况下$^{60}$Co M 类和 S 类的 $m(t)$值分别为 0.07 和 0.05，$^{137}$Cs 的 $m(t)$值取为 0.4，应用式(6-1)可推算出甲、乙两名工作人员的摄入量 $A_0$ 如下：

甲：$^{137}$Cs 130 Bq；$^{60}$Co 2 734 Bq(M 类)，3 840 Bq(S 类)。

乙：$^{137}$Cs 333 Bq；$^{60}$Co 686 Bq(M 类)，960 Bq(S 类)

由本章附录 B 可查出此类情况下$^{137}$Cs 和$^{60}$Co 的 $e(\tau)$分别为 $6.7\times10^{-9}$ Sv/Bq 和 $7.1\times10^{-9}$ Sv/Bq，应用式(4)可推算出甲、乙两名工作人员的待积有效剂量如下：

甲：$^{137}$Cs 0.87 μSv；$^{60}$Co 19.5 μSv(M 类)，27.3 μSv(S 类)。

乙：$^{137}$Cs 2.23 μSv；$^{60}$Co 4.9 μSv(M 类)，6.8 μSv(S 类)。

无论是按上面的摄入量或是剂量评价，本事故中甲、乙两名工作人员所受的$^{137}$Cs 和$^{60}$Co 混合内照射均是比较轻微的。

# 第三节　核与辐射事故干预及医学处理原则

## 一、核与辐射事故工作人员与公众的干预水平

### （一）对核与辐射事故进行干预的总原则

(1) 为避免发生确定效应，必须采取防护措施，限制个人的受照剂量，使之低于可引起确定效应的剂量阈值。

(2) 应该限制随机效应的总发生率，使其达到可合理做到的尽可能低值。

(3) 采取任何一种防护对策时，应根据其利益、风险和代价进行最优化的判断和权衡，避免采取得不偿失的应急措施，给社会带来不必要的损失。

(4) 电离辐射事故时对人体产生的剂量范围可能很大，可发生随机效应，也可产生确定效应。评价确定效应，最适宜的量是器官或组织的吸收剂量，单位是 Gy。不管何种类型的电离辐射或吸收介质，均可应用。评价随机效应，表示个人危险度的量是全身的有效剂量，单位是 Sv。但在有可能发生急性损伤的大剂量照射时，不宜采用。

(5) 电离辐射事故时，不仅要评价受照个人的剂量水平，也要评价在人群中导致有害健康的总效应。集体有效剂量当量可用来粗估人群随机效应的发生率。

(6) 在电离辐射事故中放射防护和医疗所面临的主要问题是外照射(局部照射、全身照射)、内照射、皮肤 β 射线损伤以及各种复合照射和损伤。

### （二）工作人员应急照射的剂量控制

(1) 应急照射必须事先经过周密计划，由本单位领导及防护负责人批准。参加应急的人员是受过专门培训或熟悉情况的专职人员，一生中只限于一次。

(2) 应急人员在一次应急事件中的受照剂量当量不得超过下列水平。

全身：0. 25 Sv；

四肢：1. 0 Sv；

眼晶体：0. 15 Sv；

其他单个器官或组织：0. 50 Sv。

(3) 为了抢救生命或在极其特殊的情况下，有必要接受高于上述所列的剂量时，应由上级主管部门根据本文附录 A 所列的电离辐射生物学效应，权衡利弊做出决定。

(4) 应急人员在参与抢救工作时，应采取安全可靠的防护措施。尽可能减少内、外照射和表面污染。

(5) 接受应急照射前，可事先使用抗放射药物。

(6) 对接受应急照射的人员给以医学观察，并将其受照剂量和观察结果详细记入健康档案。

### （三）对公众采取应急防护对策的干预水平

发生严重电离辐射事故时，对公众采取应急防护对策的干预水平建议值如表 6-6 所示。

**表 6-6　大型核设施事故释放大量裂变产物和活化产物时对公众采取应急防护对策的干预水平建议值**

| | 预期剂量/(mSv/mGy[b]) | 一般性措施<br>隐蔽、服用隐定性碘 | 严厉措施<br>撤离 |
|---|---|---|---|
| 全身照射 | <5<br>5～100<br>100～500<br>>500 | 不必要<br>有必要<br>必须(特别注意对孕妇、儿童的防护)<br>必须,直到撤离前 | 不必要<br>不必要<br>国家主管部门根据具体特定条件判断后,可以考虑撤离<br>必须 |
| 受到主要照射的肺、甲状腺和[a]其他器官 | <250<br>250～500<br>500～5 000<br>>5 000 | 不必要<br>有必要<br>必须(特别注意对孕妇、儿童的防护)<br>必须,直到撤离前 | 不必要<br>不必要<br>国家主管部门根据具体特定条件判断后,可以考虑撤离<br>必须 |

注:a　为其他器官不包括生殖腺和眼晶体。

b　为预期剂量单位,对于全身为 mSv,对于器官为 mGy。

事故情况变化多端,不可能推荐一个适用于所有情况的通用干预水平。对不同对策限定一个剂量范围是合适的(在此剂量范围内,由防护人员针对特定条件提出可供实用的干预方案)。低于此剂量限值的下限,采取对策不认为是恰当的;高于此剂量限值的上限,采取对策无疑是必要的。分次照射的放射损伤反应较一次受相同剂量照射的损伤为轻。在数周或数月内的慢性照射(或称持续照射)较短期内一次接受相同剂量照射的危险度要小。此外,下列情况应当引起注意:

(1) 在事故发展阶段,因工作的特殊要求,需留少数人员(包括非放射工作人员在内),坚守工作岗位而有可能受到一定剂量的照射,可按有计划的特殊照射加以控制,其全身有效剂量在一次事件中不应大于 100 mSv,一生中不应大于 250 mSv。同时,任一器官或组织所受的年剂量当量不得超过:$H_{T(眼晶体)} \leqslant 150$ mSv;$H_{T(其他所有器官)} \leqslant 500$ mSv。

(2) 事故后期,为了恢复正常的生活和工作秩序,部分人员(包括非放射工作人员在内)有可能参与对建筑物、设备等进行去污或放射性废物处置等活动,可按放射工作职业照射加以控制,第一年内的内外照射剂量当量总和不应超过 50 mSv。

(3) 当大型核设施事故时,必须限制放射性污染物品或食物在国内、外市场流通、销售或贸易,以便因使用或食用这些物品而造成的个人的年剂量当量在事故后第一年内应不大于 5 mSv,尔后每年应按 1 mSv 加以控制。

(4) 每年 $10^{-5}$ 以下的危险度可以被公众中的任何个人所接受,因而,关键人群组的年剂量当量在 5 mSv 以下时,可以不采取任何干预对策。

(5) 在防护实践中应当特别注意孕妇、儿童受照射的问题,尽可能降低他们的受照剂量水平。

(6) 无论事故大小、程度如何,都会给社会带来一定影响,要重视事故后的工作。依照国家有关核安全及放射防护法规、标准,对事故的起因、技术处理和后果,进行必要的卫生评价。

## 二、核与辐射事故受照人员的医学处理原则

### （一）一般原则

（1）首先应尽快消除有害因素的来源，同时将事故受照人员撤离现场，检查人员受危害的程度。并积极采取救护措施，同时向上级部门报告。

（2）根据事故的性质、受照的不同剂量水平、不同病程，迅速采取相应对策和治疗措施。在抢救中应首先处理危及生命的外伤、出血和休克等，对估计受照剂量较大者应选用抗放射药物。

（3）对疑有体表污染的人员，首先应进行体表污染的监测，并迅速进行去污染处理，防止污染的扩散。

（4）对事故受照人员逐个登记并建立档案，除进行及时诊断和治疗外，尚应根据其受照情况和损伤程度进行相应的随访观察，以便及时发现可能出现的远期效应，达到早期诊断和治疗的目的。

### （二）外照射事故照射人员

早期剂量估算可根据受照人员的初期症状和外周血淋巴细胞绝对数，并参照物理剂量的估算结果，迅速作出病情的初步估计。有条件者可进行外周血淋巴细胞染色体畸变分析（适用剂量范围为 0.25～5.0 Gy）和淋巴细胞微核测定等作进一步的生物学剂量估算。

受照剂量小于 0.1 Gy 者可作一般医学检查，确定是否需要治疗；受照剂量大于 0.25 Gy 者应予以对症治疗；对受照剂量大于 0.5 Gy 者应住院观察，并给予及时治疗；受照剂量大于 1 Gy 者，必须住院严密观察和治疗。外照射急性放射病人，应根据 GBZ 104 采取综合性治疗。对伴有急性放射皮肤损伤的病人，应根据 GBZ 106 进行分度诊断和治疗。

### （三）内照射事故照射人员

放射性核素可经由呼吸道、消化道、皮肤伤口甚至完好的皮肤进入体内造成内照射损伤内照射的判定可依据污染史（事故性质、事故现场放射性核素的种类、浓度、入体途径等），生物样品的测定分析（如血、尿、粪及其他内容物等）和全身或靶器官的放射性测量及临床表现等综合判定。依据体内放射性核素的种类和器官内沉积量及受照时间估算剂量。内照射放射病人应根据 GBZ 96 诊断和治疗（见第四章）。

放射性核素进入人体内的医学处理措施包括：

（1）疑有放射性核素内污染，应尽快收集样品和有关资料，进行测量和分析，以确定放射性核素的种类和数量。

（2）对放射性核素内污染及时正确地处理可有效预防内照射损伤。应尽快清除初始污染部位的核素，阻止人体放射性核素的吸收，加速体内放射性核素的促排，减少核素在组织或器官中的沉积（表 6-7）。

（3）对体内放射性核素超过 2 倍年摄入量限值以上的人员，应认真估算摄入量和剂量，采取加速促排等治疗措施；并对其登记，以便追踪观察。超过 20 个 ALI 者属于严重内照

射，应进行长期、严密的医学观察和积极治疗，注意远期效应。

(4) 放射性核素加速排出治疗的原则应权衡利弊，既要减少放射性核素的吸收和沉积，以降低辐射损伤效应的发生率，又要防止促排引起的毒副作用。特别要注意核素促排加重肾脏损害的可能性，必要时应在肾脏极期到来之前进行早期促排。

有关放射性核素的年摄入量限值和推荐的促排治疗药物列于表 6-7。

**表 6-7　放射性核素的年摄入量限值和推荐的促排治疗药物**

| 序号 | 放射性核素 | 半衰期 | | | 年摄入量限值(ALI)/(Bq/a) | | 阻吸收治疗 | | 加速排出治疗 | |
|---|---|---|---|---|---|---|---|---|---|---|
| | | 辐射 | 物理半衰期 | 有效半减期 | 吸入[2] | 食入[3] | 药物 | 效果 | 药物[3] | 效果 |
| 1 | $^{3}H$ | β | 12.3 a | 10 d | $1\times10^{9}$ | $1\times10^{9}$ | 强制饮水 | ± | 水，利尿剂 | ± |
| 2 | $^{32}P$ | β | 14.29 d | 8 d | $1\times10^{6}$(D)，$5\times10^{6}$(W) | $8\times10^{6}$ | 磷酸铝 | + | 磷酸钠 | ++ |
| 3 | $^{43}Ca$ | β | 163 d | 161 d | $1\times10^{7}$ | $2\times10^{7}$ | 磷酸钙 | + | Ca Na EDTA | + |
| 4 | $^{31}Cr$ | γ | 22.7 d | 21 d | $7\times10^{8}$(D)，$2\times10^{8}$(Y) $3\times10^{8}$(W)，$5\times10^{8}$(D) | $4\times10^{8}$(W) | 吸附剂 | + | DTPA(DFOA) | ± |
| 5 | $^{59}Fe$ | βγ | 44.5 d | 44 d | $5\times10^{6}$(D)，$6\times10^{6}$(W) | $1\times10^{7}$ | 吸附剂 | ++ | DFOA，DTPA | ++ |
| 6 | $^{60}Co$ | βγ | 5.27 a | 1.6 a | $2\times10^{6}$(W)，$4\times10^{6}$(Y) | $7\times10^{6}$(W)，$3\times10^{6}$(Y) | 钴盐 | ++ | DTPA，Co-EDTA，Co | ++ |
| 7 | $^{65}Zn$ | βγ | 244 d | 152 d | $4\times10^{6}$(Y) | $5\times10^{6}$ | 吸附剂 | ++ | Zn-DTPA | ++ |
| 8 | $^{90}Sr$ | βD[1] | 29.12 a | 18 a | $4\times10^{5}$(D)，$6\times10^{4}$(Y) | $6\times10^{5}$(D)，$5\times10^{6}$(Y) | 旧藻酸钠 | ++ | Ca，Sr，氯化铵 | ++ |
| 9 | $^{95}Zr$ | βγD[1] | 64 d | 64 d | $5\times10^{6}$(D，W)，$3\times10^{6}$(Y) | $2\times10^{9}$ | 吸附剂 | + | DTPA | ++ |
| 10 | $^{106}Ru$ | βD[1] | 368.2 d | 268 d | $1\times10^{6}$(D)，$2\times10^{5}$(Y) $6\times10^{5}$(W)，$2\times10^{5}$(Y) | $2\times10^{6}$ | 吸附剂 | ++ | DTPA | ++ |
| 11 | $^{109}Cd$ | γD[1] | 464 d | 1.2 a | $1\times10^{6}$(D，Y)，$2\times10^{6}$(W) | $9\times10^{6}$ | 吸附剂 | ++ | DTPA，BAL | ++ |

续表

| 序号 | 放射性核素 | 半衰期 | | | 年摄入量限值(ALI)/(Bq/a) | | 阻吸收治疗 | | 加速排出治疗 | |
|---|---|---|---|---|---|---|---|---|---|---|
| | | 辐射 | 物理半衰期 | 有效半减期 | 吸入[2)] | 食入[3)] | 药物 | 效果 | 药物[3)] | 效果 |
| 12 | $^{131}I$ | βγ | 8.04 d | 7.5 d | $1\times10^6$ | $8\times10^5$ | 碘化合物 | ++ | 磺化合物，高氯酸盐 | ++ |
| 13 | $^{133}Ba$ | γ | 10.74 a | 65 d | $1\times10^7$ | $2\times10^7$ | 硫盐 | + | 氯化铵 | (+) |
| 14 | $^{137}Cs$ | βγD[1)] | 30 a | 109 d | $2\times10^6$(D) | $1\times10^6$ | 普鲁士蓝 | ++ | 普鲁士蓝 | ++ |
| 15 | $^{140}La$ | βγ | 40.3 h | 40 h | $1\times10^7$(D,W) | $8\times10^6$ | 抗酸剂 | ± | DTPA(EDTA) | + |
| 16 | $^{144}Ce$ | βγD[1)] | 284.3 d | 26.3 d | $5\times10^5$(W)，$2\times10^5$(a) | $2\times10^6$ | 抗酸剂 | ± | DTPA(EDTA) | ++ |
| 17 | $^{147}Pm$ | βγ | 2.62 a | 2 a | $1\times10^6$(W)，$2\times10^6$(a) | $5\times10^7$ | 抗酸剂 | ± | DTPA | ++ |
| 18 | $^{198}Au$ | βγ | 2.7 d | 1.4 d | $5\times10^7$(D)，$2\times10^7$(W,a) | $1\times10^7$ | 吸附剂，轻泻剂 | + | BAL,PA | ± |
| 19 | $^{210}Po$ | α | 138.4 d | 37 d | $2\times10^4$(D)，$1\times10^4$(W) | $9\times10^4$ | 抗酸剂，吸附剂 | ± | 二巯基丙磺酸钠,DMS | +++ |
| 20 | $^{226}Ra$ | αγD[1)] | 1 600 a | 44 a | 9 000 | $9\times10^4$ | 褐藻酸钠 | +++ | Ca,氯化铵 | +++ |
| 21 | $^{237}Np$ | αD[1)] | $2.14\times10^6$ a | 50 a | 300(W) | $3\times10^4$ | 抗酸剂，吸附剂 | ± | DTPA(EDTA) | +++ |
| 22 | $^{238}U$ | α | $4.5\times10^9$ a | 14 d | $9\times10^4$(D)，600(a)<br>$1\times10^4$(W)，600(a) | $8\times10^5$D<br>$3\times10^6$D | 吸附剂 | ++ | 重碳酸盐 | +++ |
| 23 | $^{239}Pu$ | αγ | 2 406.5 a | 50 a | 300(W,a) | $4\times10^4$(W)，$3\times10^5$(a) | 抗酸剂，吸附剂 | + | DTPA(+DFOA) | +++ |
| 24 | $^{241}Am$ | αγ | 432.2 a | 45 a | 300(W) | $3\times10^4$ | 抗酸剂，吸附剂 | ± | DTPA | +++ |
| 25 | $^{244}Cm$ | α | 18.1 a | 13.2 a | $1\times10^3$(W) | $1\times10^3$ | 抗酸剂，吸附剂 | + | DTPA(EDTA) | +++ |

续表

| 序号 | 放射性核素 | 半衰期 | | | 年摄入量限值(ALI)/(Bq/a) | | 阻吸收治疗 | | 加速排出治疗 | |
|---|---|---|---|---|---|---|---|---|---|---|
| | | 辐射 | 物理半衰期 | 有效半减期 | 吸入[2)] | 食入[3)] | 药物 | 效果 | 药物[3)] | 效果 |
| 26 | $^{252}Cf$ | α | 2.644 a | 2.5 a | 900(W),500(a) | $1\times10^5$ | 抗酸剂,吸附剂 | ± | DTPA(EDTA) | +++ |

注:1) D表示存在子体。

2) "吸收"与"食入"栏中D、W和y为肺吸入类别,即指放射性核素吸入后在肺内滞留期的长短,按在肺中的半廓清期分类;半廓清期>100 d(Y类);10~100 d(W类);<10 d(D类)。

3) DTPA:二乙烯三胺五乙酸。

BAL:二巯基丙醇。

EDTA:二乙烯二胺四乙酸。

DFOA:去铁敏。

PA:青霉胺。

DMS:二硫基丁二酸钠。

### (四) 内外混合照射事故照射人员

内外混合照射时的医学处理可参照上述(二)和(三)进行。伴有体表创伤时,可用生理盐水、络合剂反复冲洗。对用生理盐水和络合剂难以去除的污染,可考虑手术切除。

## 第四节　放射性核素内污染的危害评价

辐射防护角度危害是指电离辐射引起的所有有害影响,包括健康影响及与健康无关的影响;人群遭受照射后所发生的损害的数学预期值可定义为健康危害,它既考虑到每种有害效应的发生概率,又考虑了效应的严重程度。危险与危害不同,前者是指特定个人接受的特定剂量照射所诱发的特定效应的概率。为了满足医学健康评价的目的,需要有健康定量方法。目前认为,对内照射或外照射的危险进行定量应把它与人类遇到的其他危险放在同一尺度上进行量级比较,这有利于评价辐射危害和确定作业的防护水平。伤亡发生率通常是社会和职业中存在的各种危险量级的一个尺度。单位照射剂量引起的危险称为危险系数或危险因子。

辐射致癌是人类受低剂量照射引起的唯一得到确认的致命性健康危害,是确定人类辐射防护剂量限值的重要指标,因此辐射致癌效应的评价是辐射危害评价的核心内容。在职业性工作中正常情况下主要受到低剂量、低剂量率的照射,故应着重考虑辐射致癌效应。

ICRP第103号出版物给出了辐射诱发致死性癌症(malignant cancer)和严重遗传性疾病的新的危险度以及相应的权重因子(weighting factor)。当然,这种剂量与危险的关系并不总是呈正相关的,即危险度不一定总是一个恒定值,有时需要专门依剂量范围而定。

以下按群体危害和个体危害的评价进行阐述。

### 一、群体危害评价

为了保障公众的安全,防止核辐射对公众的危害超过公认的可接受的水平,一些国际组织和国家政府部门对公众的剂量限值作出了若干规定。ICRP60号出版物规定了公众成员的年有效剂量限值为 1 mSv，公众成员的皮肤年剂量限值是 50 mSv，眼晶体为 15 mSv。这些剂量限值适用于公众的关键组居民。而当公众中的成员长时期接受相当于年有效剂量限值水平的照射时，应采取措施将他们的终身有效剂量限制到相当于年平均 1 mSv 为宜。总之，制定出一个在科学上有根据、在经济上合理、在技术上可行、对环境和公众安全有足够保障的公众剂量限值是当前辐射防护领域内人们关切的一项任务。这个限值可以作为核辐射对公众成员危害评价的依据。但是，与公众相关的照射，都是与特定辐射源（如天然辐射源），或特定辐射实践（如核爆炸和核动力生产等）相联系的，所以这种评价又可称为源项评价。源项评价采用受照群体的剂量，即集体当量剂量（collective equivalent dose），在此基础上按危险度估算辐射诱发随机性效应的总例数。

### （一）集体当量剂量

所谓集体当量剂量 S(人 · Sv)，实际上就是受照群体内每个成员的平均当量剂量与成员数乘积的总和。因为受到特定辐射源或辐射实践照射的群体，由于地理位置，生活习俗等原因，因而每个成员的受照水平不会全都一样，所以群体中每个成员的当量剂量总是有个分布范围。如果这一群体中 $i$ 组人员全身或某一器官或组织的平均当量剂量为 $H_{T}i$ (Sv)，获得 $H_i$ 剂量水平的 $i$ 组人数为 $N_i$，则集体当量剂量 $S_T$(人 · Sv)为：

$$S_T = \sum H_{T}i \cdot N_i \tag{6-22}$$

但应该指出，要估计受照群体中预期出现的癌症死亡例数，集体剂量当量至少在 100 人 · Sv 水平。

### （二）集体当量剂量及危害评价的实例

1. *苏联切尔诺贝利核电站事故*

在核电站发生事故时，有可能造成大量放射性核素泄漏并释放到环境中，并通过不同照射途径危害人体。1986 年 4 月在苏联切尔诺贝利核电站的反应堆发生化学爆炸和堆芯熔化核事故(nuclear accident)，造成了在核电史上对环境影响最大的一次污染危害。在 4 月 26 日至 5 月 6 日期间，累积向大气排放的放射性核素活度约 3.0 EBq，其中约一半是放射性惰性气体，其他成分主要是非气态裂变产物，钚的同位素、超钚核素和镎。对收容诊治人员进行的剂量监测表明，他们都受到程度不同的放射性核素内污染。

这次辐射事故(radiation accident)对中国境内公众的人均有效剂量负担为 30 μSv。烟云外照射及吸入照射中，$^{132}$Te 和 $^{106}$Ru 起主要作用。沉积地面放射性物质的外照射中，$^{137}$Cs 约占 85%，食入照射中 $^{134}$Cs 和 $^{137}$Cs 约占 88%～99%。

根据分析估算三种途径所致剂量与总剂量的百分率表明，食入是主要污染途径，在食品中，乳制品及肉类的污染为主要贡献。

为了评价这次切尔诺贝利核电事故释出的放射性核素所致的群体危害，UNSCEAR 按 $^{137}$Cs 沉降密度及人口估算了各大洲及有关国家居民的集体有效剂量负担见表 6-8。

**表 6-8 切尔诺贝利核电事故各大洲及有关国家居民的集体有效剂量负担**

| 大洲或国家 | 居民数/×10$^6$ | 面积/×10$^3$ km$^2$ | 平均 $^{137}$Cs 沉降密度/(kBq · m$^{-2}$) | $^{137}$Cs 总降量/pBq | 有效剂量当量负担/μSv | 集体有效剂量当量负担/(人 · Sv) |
|---|---|---|---|---|---|---|
| 欧洲 | 484 | 4 831 | 5.6 | 27.3 | 670 | 322 000 |
| 亚洲 | 2 705 | 25 204 | 0.2 | 4.2 | 22 | 59 000 |

**续表**

| 大洲或国家 | 居民数/×10⁶ | 面积/×10³ km² | 平均$^{137}$Cs沉降密度/(kBq·m$^{-2}$) | $^{137}$Cs总降量/pBq | 有效剂量当量负担/μSv | 集体有效剂量当量负担/(人·Sv) |
|---|---|---|---|---|---|---|
| 非洲 | 379 | 19 083 | 0.1 | 2.1 | 18 | 6 700 |
| 美洲 | 456 | 23 813 | 0.02 | 0.6 | 4 | 1 700 |
| 苏联 | 279 | 22 191 | 1.4 | 30.9 | 820 | 228 000 |
| 中国 | 1 268 | 11 717 | 0.15 | 1.4 | 30 | 32 000 |

至于其他几个放射性核素所致集体有效剂量负担甚小，$^{14}$C 为 550，$^{133}$Xe 为 85，$^{85}$Kr 为 7，$^{129}$I 为 5，$^{3}$H 为 1 人·Sv。一般认为，由此诱发的癌症超额率均将很小，如世界卫生组织对欧洲地区后果的估计，致死性癌症超额发生率为 0.006%，第二代严重遗传效应超额发生率为 0.003%，胎儿受照导致发育异常超额发生率为 0.4%。苏联境内诱发癌症超额发生率为 0.23%。

2. 秦山核电厂气载放射性释放物对周围公众健康影响的估计

秦山核电厂是我国建造的压水堆型核电厂。根据建厂的设计资料及对环境污染评估可以得出，该核电厂在正常运行条件下气载放射性释放物造成 80 km 范围内的年集体有效剂量($S_{正常}$,)为 1.1 人·Sv。该值仅是天然辐射源造成的年集体有效剂量 $2\times10^4$ 人·Sv 的 $5\times10^{-5}$。对集体剂量当量贡献最大的放射性核素是$^{137}$Cs，而最重要的照射途径是食入内照射，其次是地表沉积外照射。由一年的集体有效剂量诱发的周围公众中恶性肿瘤危险($G_{肿瘤}$)为；

$$G_{肿瘤}=S_{正常}\cdot\gamma_{肿瘤}=1.1\ 人\cdot Sv\cdot a^{-1}\times1.25\times10^{-2}\ Sv^{-1}$$
$$=1.4\times10^{-2}例/a$$

而诱发最初两代严重遗传效应的危险($G_{遗传}$)为：

$$G_{遗传}=S_{正常}\cdot\gamma_{肿瘤}=1.1\ 人\cdot Sva^{-1}\times0.4\times10^{-2}\ Sv^{-1}$$
$$=4.4\times10^{-2}例/a$$

核电厂发生假想事故时，在整个事故期间(30 d)，在 80 km 范围可能产生的集体有效剂量当量为 $2.3\times10^2$ 人·Sv($S_{事故}$)，低于国家标准(GB 6249—86)规定的 $2\times10^4$ 人·Sv 的限值。由该假想事故对公众集体有效剂量当量诱发的恶性肿瘤危险($G_{肿瘤}$)为：

$$G_{遗传}=S_{正常}\cdot\gamma_{肿瘤}=2.3\times10^2\ 人\cdot Sv\times1.25\times10^{-2}\ Sv^{-1}=2.9\ 例$$

而诱发最初两代严重遗传效应的危险($G_{遗传}$)为：

$$G_{遗传}=S_{正常}\cdot\gamma_{肿瘤}=2.3\times10\ 人\cdot Sv\times0.4\times10^{-2}\ Sv^{-1}=0.92\ 例$$

式中，$\gamma_{肿瘤}$ 和 $\gamma_{遗传}$ 分别为恶性肿瘤和遗传效应的危险度($Sv^{-1}$)。

## 二、个体危害评价

遵循 ICRP 及国家标准对职业性工作人员规定的照射剂量限值(表 6-7)，任何一年内放射性核素的摄入量应满足如下条件：

(1) 用来限制对摄入放射性物质而引起的随机性效应，应满足：

$$E(\tau)=\sum W_T\cdot H_T(\tau)\leqslant 20\ mSv\cdot a^{-1}$$

（2）用来限制因摄入放射性物质而引起的确定性效应，应满足：

$$H_T(\tau) \leqslant 500\ \text{mSv} \cdot \text{a}^{-1}$$

式中，$H_T(\tau)$是 1 年中由各种来源的放射性物质的摄入量对器官或组织 T 所引起的总的待积当量剂量。

对个体危害的评价，如果不考虑年龄和性别的差异，则依据全身或给定器官的受照剂量和它们所对应的危险度，就可获得该个体给定剂量后的危害。

如果在内照射条件下各器官和组织的受照剂量不同，则应将各个器官受照剂量$H_T(\tau)$乘以各自的危险度($R_T$)所得的积相加，即可求得该个体在给定照射条件下的危险($R$)，即：

$$R = \Sigma_T H_T(\tau) \cdot R_T$$

ICRP2007 建议书更新了 1990 建议书关于工作人员与公众的两个人群各器官组织的危险度及其权重因子 $W_T$。例如，质子与新增带电介子的 $W_R$改定为 2，中子的 $W_R$则按其能量的连续函数确定。指定了四类 14 种主要器官组织和“其余组织”的 $W_T$，主要器官组织比原来增加了脑和唾液腺各 0.01；其中性腺的 $W_T$从 0.20 降为 0.08；膀胱、食道、肝、甲状腺的 $W_T$从 0.05 降为 0.04，乳腺和其余组织都从 0.05 升为 0.12 等。

关于性别的差异，ICRP 第 27 号出版物曾指出在 20～60 岁的工作人员中按年龄组人口计权的致癌危险度：男性为 $10\times10^{-3}$/Sv，女性为 $15\times10^{-2}$/Sv，平均仍为 $12.5\times10^{-3}$/Sv。对于性别和年龄分组而考虑的危险度，曾有作者报道了如表 6-9 中的数值。由此表的数据可知，无论是以全部癌症或是以甲状腺为例的终生致癌危险度，总的趋势是女性＞男性，年幼＞年长。这些情况在分析个体危害时，均应予以考虑。

**表 6-9　不同性别和受照时不同年龄的终生致癌危险度**　　$10^{-2}$ Sv

| 性　别 | 癌　症 | 受照时年龄/岁 | | | | | |
|---|---|---|---|---|---|---|---|
| | | 0～9 | 10～19 | 20～34 | 35～49 | 50～64 | ＞65 |
| 男 | 全部 | 2.20 | 1.21 | 2.30 | 1.69 | 1.68 | 0.47 |
| | 甲状腺癌 | 0.18 | 0.10 | 0.12 | 0.05 | 0.03 | 0.01 |
| 女 | 全部 | 2.30 | 1.40 | 2.90 | 2.31 | 2.28 | 0.61 |
| | 甲状腺癌 | 0.58 | 0.19 | 0.32 | 0.18 | 0.10 | 0.02 |

## 三、ICRP 2007 年建议书简介

### （一）ICRP 建议书简史

ICRP 所发表的关于放射防护的基本建议书，历来是有关国际组织（如 IAEA、WHO 等）和世界各国制定放射防护基本标准的依据和指南。随着科技进步和认识深化，放射防护的指导思想、基本原则和标准体系不断发展，以更好适应电离辐射技术日益广泛应用和放射防护领域不断发展的实际需要。国际放射防护委员会(ICRP)2007 年 第 103 号出版物正式发表了关于放射防护的最新建议书——ICRP 2007 建议书，以此取代了 ICRP 第 60 号出版物的 1990 建议书。新建议书英文本长达 328 页，共有八章正文 100 页和两个附件 183 页，还有 40 多页摘要、编者的话、目录、序言、总概要、术语、总参考文献等。新建议书的基本目

的是为防止电离辐射照射对人和环境的有害效应而提出一个适当的防护水平，但又不过分限制可能与照射相关的有利的人类活动。

ICRP关于放射防护基本建议书迄今经历了四个阶段的变革。第一阶段，ICRP关于放射防护的基本建议从早期没有编号发表到第1、6、9号出版物(1959、1964、1966年)，数十年均一直沿用着“最大容许剂量”的概念；第二阶段始于1977年ICRP第26号出版物，这是放射防护指导思想的里程碑式革命，由实践的正当性、防护的最优化和个人剂量限值构成的“剂量限制体系”取代了容许剂量的错误概念；第三阶段始于1991年，ICRP发表了60号出版物，取代了ICRP 26号出版物，进一步充实和改善了放射防护三原则构成的“放射防护体系”；第四阶段始于2007年ICRP第103号出版物发表的新建议书。新建议书曾经先后以《21世纪初的放射防护》、《ICRP 2005新建议书》等草案进行过国际性咨询、公开讨论与征求意见；对防护体系要否作大变动有过多次争论，2006年ICRP发表第4号支持性指南(supporting guidance)《起草ICRP 2005年建议书进展》，反映了此次更迭的复杂过程。因此，这次新建议书的问世是国际放射防护领域的重大事件，新建议书是更新、整合和发展了16年来新获得和积累的科学资料，在不断完善和发展有关对“源”的电离辐射照射控制的指导原则上又有重要的新进展，并且关注到人类生存环境的放射防护问题。

**(二) ICRP2007建议书主要内容**

1. ICRP的放射防护体系原则上适用于来自于任何“源”的所有电离辐射照射

但必须是通过适当的手段对各种照射来源以及所导致个人受照射剂量的情况可以控制，才能全部贯彻实施，有些照射遵照有关法规可以排除(exclusion)在外或者豁免。

2. 保持了三项放射防护基本原则，发展了基于辐射照射情况的防护方法

新建议书阐明了如何把正当化、最优化和剂量限值这三项基本原则应用于实施照射的辐射源和接受照射的个人。

ICRP 2007新建议书没有改变构成放射防护体系核心的放射防护三原则，但采用计划照射情况(planned exposure situation)、应急(emergency)照射情况、既存(existing)照射情况涵盖全部范畴的照射，取代了原来放射防护体系以过程为基础的实践和干预的防护方法，即取消了双轨制。计划照射情况指涉及各种“源”的计划引入和运行，包括过去归类为实践的情况；应急照射情况是指一些意外发生的照射，例如在某项计划执行过程可能发生的或者由恶意行为带来的，尤其值得关注；既存照射情况是指当决定必须进行控制前就已经存在的照射情况，包括天然存在的照射和过去发生的事件及事故等。例如那些天然辐射本底照射，居室中的氡的照射等。这样辐射防护三原则从以前活动过程转向基于暴露状况的防护方针，尽管所用的防护量以及限值一样，但已经发生了指导原则和某些概念的改变。正当性原则必须确保任何拟决定改变辐射照射情况时，应尽力做到更多的利大于弊；防护最优化原则更加突出强调对导致照射的可能性以及受照射人数、个人受照射剂量都应该做到可合理达到的尽可能低水平，同时还应考虑到经济和社会等因素；正当性和最优化原则适用于新提出的三类照射情况。而剂量限值应用，除了对患者的医疗照射之外，对于受管制源在计划照射情况下，所致职业工作人员和公众成员的剂量限值保持不变。个人剂量限值只适用于计划照射情况中的放射工作人员和公众成员，计划照射情况中的医疗照射不能采用个人剂量限值。同时必须认识到职业照射和公众照射的个人剂量限值不是机械依据放射生物学效应

直接导出的结果，而是综合社会判断的多属性方法确定的。关于公众成员照射的控制，新建议书以及ICRP第101号出版物推荐使用“代表人”，即代表群体中所受较高照射剂量人员的个人，替代以前一直采用的“关键人群组”概念。这些个人剂量限值是对任何有计划的照射情况下，监管部门可以接受的最高剂量；并且进一步区分了不同对象的三种照射：职业照射，公众照射和医疗照射。如果女工作人员已怀孕，需考虑额外控制其剂量达到大致与公众成员相近的水平，以保护胚胎或胎儿（应控制低于1 mSv）。由此可见，放射防护三原则的应用必须针对计划、应急、既存照射三类情况采用不同的方法，还必须考虑针对不同照射对象即职业、公众和医疗照射的相互交错。

对计划照射情况，在规划防护的过程中，应考虑到可能偏离正常的作业程序，包括意外事故和恶性事件。这种潜在照射不是计划的，但可以被预测。因此，辐射源的设计者和用户，必须采取相关保障行动以减少可能的潜在照射发生概率。

新建议书进一步强调了关键的放射防护最优化原则对所有照射情况的指导作用。指出三类照射情况均应强化防护最优化原则才能应用和实施好新建议书的防护体系。对有计划的照射还应进行剂量约束和危险约束，对应急照射情况和既存照射情况应通过参考水平来加以控制。例如对于小于100 mSv的各类可控照射，与源相关的剂量约束或参考水平又再划分不同的三个水平（20～100 mSv；1～20 mSv；<1 mSv）施行控制。① ≤1 mSv层次，适用于受照个人不直接由照射获益，但照射可能对社会有利的情况，通常属于计划照射范围。例如，公众成员受到来自实践的计划运行的照射是这种情况的主要的例子。② 1～20 mSv层次，适用于受照个人直接受益的照射情况。在这一层次的剂量约束和参考水平值经常设置在有个人监护、剂量监测或评价的情况，同时个人从培训或通知中受益。例如，计划照射情况下职业照射的剂量约束值设置，以及含非正常高天然本底水平照射情况，或者事故后恢复阶段等。③20～100 mSv层次，适用于非正常的或特殊场合。此时采取降低照射的行动较为复杂，当实践带来的利益非常大时，有时对于一次性照射低于50 mSv的情况也可设置为剂量约束。并且应急照射情况甚至可以升到接近100 mSv。

新建议书强调优化使用在应急照射情况和既存照射情况下的参考水平。这些照射情况往往涉及多种照射途径，应当注意考虑选择不同行动并优化的防护策略。应急照射情况包括应急准备和应急响应。应急准备必须规划为减少照射而提供最优化的防护策略；而在应急响应中，参考水平将作为评估防护行动有效性的指标，并判断是否需要建立进一步的防护行动。

医疗照射防护不仅包括患者，还包括照顾护理或者慰问患者的人员以及生物医学研究中的志愿者。当然各种类型医用辐射的防护也包括在计划照射情况中，但接受各种医疗照射的这些群体的放射防护问题需要特别考虑。ICRP关于医学中的放射防护与安全的建议已在1996年出版的第73号出版物中给出，并进一步阐述在其后的一系列相关出版物中，这些建议和导则仍然是有效的。现在ICRP依据新建议书即将发表第105号出版物作为这些建议的补充。

*3. 更新了当量剂量和有效剂量的辐射及组织权重因子，并且更新了辐射危害*

根据ICRP 60号出版物以后获得的电离辐射健康危害的生物学和流行病学资料，以及关于电离辐射的物理学进展，新建议书更新了与估算当量剂量和有效剂量直接相关的辐射权重因子 $W_R$（表6-10）及组织权重因子 $W_T$（表6-11）。并且更新了对电离辐射危害的估计，例如小剂量低剂量率照射情况下，随机性效应标称概率系数（nominal probability coefficient）比 60 号出版物估计值下降，尤其遗传危险下降较多(表 6-12)。这次给出的对全人口的诱发癌症和遗传效应的危险系数分别为 $5.5\times10^{-2}\ Sv^{-1}$ 和 $0.2\times10^{-2}\ Sv^{-1}$，低于原来的 $6.0\times10^{-2}\ Sv^{-1}$ 和 $1.3\times10^{-2}\ Sv^{-1}$，即合计危险系数从 $7.3\times10^{-2}\ Sv^{-1}$ 降为 $5.7\times10^{-2}\ Sv^{-1}$；而对成年工作者则从 $5.6\times10^{-2}\ Sv^{-1}$ 降为 $4.2\times10^{-2}\ Sv^{-1}$。

**表 6-10　ICRP 推荐的辐射权重因子 $W_R$**

| 辐射类型 | 2007 年推荐值 | 1990 年推荐值 |
|---|---|---|
| 光子(X、γ 射线) | 1 | 1 |
| 电子和 介子 | 1 | 1 |
| 质子和带电 π 介子 | 2 | 5(没有 π 介子) |
| α 粒子、裂变碎片、重离子 | 20 | 20 |
| 中子 | 中子能量 $E_n$ 的连续函数 | 依中子能量分 5 个区间，分别为：5、10、20、10、5 |

**表 6-11　ICRP 推荐的组织权重因子 $W_T$**

| 组织或器官 | 2007 年推荐值 | 1990 年推荐值 |
|---|---|---|
| 红骨髓、结肠、肺、胃 | 0.12 | 0.12 |
| 乳腺 | 0.12 | 0.05 |
| 其余组织 | 0.12 (分男女各取 13 个组织) 1) | 0.05(只规定 10 个组织进行计算) |
| 性腺 | 0.08 | 0.20 |
| 膀胱、食道、肝、甲状腺 | 0.04 | 0.05 |
| 骨表面、脑、唾液腺、皮肤 | 0.01 | 0.01(没有规定脑和唾液腺) |

注：1) 肾上腺、胸外区、胆囊、心脏、肾、淋巴结、肌肉、口腔黏膜、胰腺、前列腺(男)、小肠、脾、胸腺、子宫、宫颈(女)。

**表 6-12　随机性效应的标称危险系数比较**　$10^{-2}\ Sv^{-1}$

| 受照人群 | 2007 年建议书 | | | 1990 年建议书 | | |
|---|---|---|---|---|---|---|
| | 诱发癌症 | 遗传效应 | 合计 | 诱发癌症 | 遗传效应 | 合计 |
| 全部人群 | 5.5 | 0.2 | 5.7 | 6.0 | 1.3 | 7.3 |
| 成年人 | 4.1 | 0.1 | 4.2 | 4.8 | 0.8 | 5.6 |

为评价有效剂量的标称危险系数存在着许多固有的不确定性。对于放射防护的目的，死亡率和危险系数的估算是适当的，但是对于从流行病学推导的所有估计，标称的危险系数决不能用于特定人员。为了估计受到照射的个人或已知人群的可能后果，则就有必要采用有关受照个人的特定资料。

新建议书关于外照射和内照射的剂量计算，使用基于人体医学断层图像而建立的参考计算体模如男性、女性三维的体素模型，取代过去使用的各种不同数学模型，诸如 MIRD 体模，以及特定性别或者特定年龄的模型。对于成年人，当量剂量将使用由男性和女性体模所得到的按性别平均数据进行计算。有效剂量的计算将使用新修订经年龄和性别平均的组织权重因子。显然有效剂量的计算是对“参考人”而非个体。新建议书仍然沿用不可直接测量的当量剂量 $H_T$、有效剂量 $E$ 等防护量，以及运行操作中可测量的周围剂量当量 $H*(10)$、定向剂量当量 $H'(0.07,\Omega)$ 和个人剂量当量 $H_p(d)$ 等运行实用量，以解决有关照射的评价问题。新建议书继续保留使用有效剂量等防护量，但澄清一些模糊认识。强调有效剂量主要用途是对放射防护设计和优化中的预期剂量进行评价，衡量是否符合监管剂量限值要求；明确有效剂量既不推荐用于流行病学的评价，也不应被用来作为对个体照射和危险度的详细具体的追溯性调查。又如集体有效剂量的提出是基于最优化、比较各种放射技术和防护程序的需要，其主要背景是为判断职业照射的防护最优化。集体有效剂量并不是为流行病学风险评估而提供的一个工具，它在风险预测中的使用是不恰当的；鉴于线性无阈模型隐含有很大的生物学和统计学的不确定性，长时间极低剂量的累计也是不恰当的；特别是不应该用由价值不大的个人剂量得到集体有效剂量进而估计癌症死亡人数。

4. 非癌效应

1990 年以来，人们认识到辐射的非癌效应。由受照射者和肿瘤放疗患者的资料研究表明，辐射能使心脏病、血管栓塞、消化器官疾病和呼吸器官疾病等发病率上升，然而尚不明确这些危险的剂量效应关系。

5. 保护环境

新建议书更加关注保护环境（人类以外的生物物种），专门独立一章论述。以前关心人类的环境仅在计划照射情况下从放射性核素迁移到人体的角度出发，即使如此，ICRP 仍然认为，为保护广大公众所需的环境控制标准可以确保其他物种不处于危险之中。为了对所有照射情况下提供一个良好的环境保护框架，委员会建议采用有代表性的参考动物和植物物种作为防护的模式；但不建议制定任何形式的“剂量限值”来保护环境。保护环境的目的是“维持生物的多样性，保存物种，以及保护生态系统的完整性”。辐射防护的对象是个人，而环境保护的对象是生物群体。

## 参考文献

[1] ICRP Publication 30 Part 1: Limits for Intake of Radionuclides by Workers, 1979.

[2] UNSCEAR. Ionizing Radiation: Sources and Biological Effects, UN, New York, 1982.

[3] 中华人民共和国国家标准．内照射放射病诊断标准及处理原则，GB 8284—87，北京：中华人民共和国卫生部，1988.

[4] 国际放射防护委员会．1990 年建议书，ICRP60 号出版物．北京：原子能出版社，1993.

[5] 吴德昌．放射医学．北京：军事医学科学出版社，2001.

[6] 中华人民共和国核行业标准．职业性内照射个人监测规定，EJ 375—2005，国防科学技术工业委员会，2005.

[7] 中华人民共和国国家标准．放射性核素摄入量及内照射剂量估算规范，GB/T 16148—2009.

[8] 中华人民共和国国家标准．放射性核素内污染人员医学处理规范，GB/T 18197—2000.

[9] 中华人民共和国国家职业卫生标准．电离辐射事故干预水平及医学处理原则，GBZ 113—2002.

[10] 卓维海，郑钧正．ICRP 2007 新建议书概要．辐射防护，2008，28(1)：63-65.

# 附 录 A
## （资料性附录）
## 吸入情况下常用放射性核素的 $m(t)$ 和 $m(T/2)$

### A.1 氢

**表 A.1 特殊监测：吸入、食入或注入氚水情况下的尿活度浓度预期值 $m(t)$，$Bq \cdot L^{-1}/Bq$ 摄入量[a]**

| 摄入后时间 $t$/d | $m(t)$ |
|---|---|
| 1 | 2.3E-02[b] |
| 2 | 2.1E-02 |
| 3 | 2.0E-02 |
| 4 | 1.9E-02 |
| 5 | 1.7E-02 |
| 6 | 1.6E-02 |
| 7 | 1.5E-02 |
| 8 | 1.4E-02 |
| 9 | 1.3E-02 |
| 10 | 1.2E-02 |

注：a 对于氚水来说，所有摄入途径的 $m(t)$ 值相同。

b 2.3×$10^2$，余同此。

**表 A.2 常规监测：吸入、食入或注入氚水情况下的尿活度浓度预期值 $m(T/2)$，$Bq \cdot L^{-1}/Bq$ 摄入量**

| 监测周期 $T$/d | $m(T/2)$ |
|---|---|
| 30 | 8.9E-03 |
| 14 | 1.5E-02 |
| 7 | 1.9E-02 |

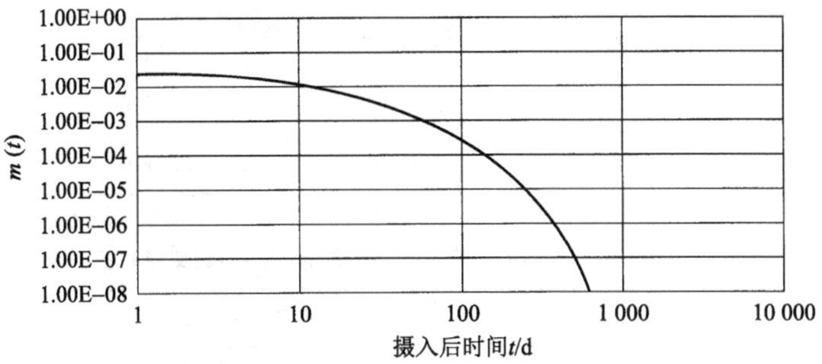


图 A.1 $^3H$（氚水）吸入、食入或注入：急性摄入后尿活度浓度预期值 $m(t)$

## A.2 钴

**表 A.3 特殊监测：吸入$^{58}$Co(M 类)情况下的预期值 $m(t)$，Bq/Bq 摄入量**

| 摄入后时间 $t$/d | $m(t)$ | | | |
|---|---|---|---|---|
| | 全身 | 肺 | 日尿排泄 | 日粪排泄 |
| 1 | 4.8E-01 | 5.7E-02 | 2.0E-02 | 1.0E-01 |
| 2 | 2.5E-01 | 5.5E-02 | 9.0E-03 | 1.4E-01 |
| 3 | 1.5E-01 | 5.3E-02 | 3.6E-03 | 7.0E-02 |
| 4 | 1.0E-01 | 5.2E-02 | 2.1E-03 | 2.9E-02 |
| 5 | 8.7E-02 | 5.1E-02 | 1.6E-03 | 1.2E-02 |
| 6 | 7.8E-02 | 5.0E-02 | 1.4E-03 | 4.8E-03 |
| 7 | 7.3E-02 | 4.8E-02 | 1.2E-03 | 2.2E-03 |
| 8 | 7.0E-02 | 4.7E-02 | 1.1E-03 | 1.2E-03 |
| 9 | 6.8E-02 | 4.6E-02 | 1.0E-03 | 8.0E-04 |
| 10 | 6.5E-02 | 4.5E-02 | 9.1E-04 | 6.4E-04 |

**表 A.4 特殊监测：吸入$^{58}$Co(S 类)情况下的预期值 $m(t)$，Bq/Bq 摄入量**

| 摄入后时间 $t$/d | $m(t)$ | | | |
|---|---|---|---|---|
| | 全身 | 肺 | 日尿排泄 | 日粪排泄 |
| 1 | 4.9E-01 | 6.4E-02 | 5.6E-03 | 1.1E-01 |
| 2 | 2.5E-01 | 6.1E-02 | 3.1E-03 | 1.5E-01 |
| 3 | 1.4E-01 | 6.0E-02 | 1.2E-03 | 7.7E-02 |
| 4 | 9.4E-02 | 5.9E-02 | 6.5E-04 | 3.2E-02 |
| 5 | 7.6E-02 | 5.8E-02 | 4.8E-04 | 1.3E-02 |
| 6 | 6.9E-02 | 5.7E-02 | 4.0E-04 | 5.2E-03 |
| 7 | 6.5E-02 | 5.6E-02 | 3.5E-04 | 2.3E-03 |
| 8 | 6.3E-02 | 5.5E-02 | 3.1E-04 | 1.2E-03 |
| 9 | 6.1E-02 | 5.4E-02 | 2.8E-04 | 7.7E-04 |
| 10 | 5.9E-02 | 5.2E-02 | 2.5E-04 | 6.1E-04 |

**表 A.5 常规监测：吸入$^{58}$Co(M 类)情况下的预期值 $m(T/2)$，Bq/Bq 摄入量**

| 监测周期 $T$/d | $m(T/2)$ | | | |
|---|---|---|---|---|
| | 肺 | 全身 | 日尿排泄 | 日粪排泄 |
| 120 | 1.6E-02 | 2.3E-02 | 9.0E-05 | (7.8E-05)[a] |

续表

| 监测周期 T/d | m(T/2) | | | |
|---|---|---|---|---|
| | 肺 | 全身 | 日尿排泄 | 日粪排泄 |
| 90 | 2.1E-02 | 3.0E-02 | 1.3E-04 | (1.3E-04) |
| 60 | 2.9E-02 | 4.0E-02 | 2.2E-04 | 2.2E-04 |
| 30 | 4.0E-02 | 5.7E-02 | 5.8E-04 | 4.3E-04 |
| 14 | 4.8E-02 | 7.3E-02 | 1.2E-03 | (2.2E-03) |
| 7 | 5.2E-02 | 1.0E-01 | 2.1E-03 | (2.9E-02) |

注：a 括号中的数值不满足关于摄入量和剂量估算的不确定度要求。

**表 A.6 常规监测：吸入$^{58}$Co(S 类)情况下的预期值 $m(T/2)$，Bq/Bq 摄入量**

| 监测周期 T/d | m(T/2) | | | |
|---|---|---|---|---|
| | 肺 | 全身 | 日尿排泄 | 日粪排泄 |
| 180 | 1.6E-02 | 1.7E-02 | (6.9E-06)[a] | (4.3E-05) |
| 120 | 2.3E-02 | 2.5E-02 | (1.3E-05) | (1.0E-04) |
| 90 | 2.9E-02 | 3.2E-02 | 2.0E-05 | (1.6E-04) |
| 60 | 3.7E-02 | 4.0E-02 | (4.2E-05) | 2.6E-04 |
| 30 | 4.8E-02 | 5.3E-02 | (1.5E-04) | 4.3E-04 |
| 14 | 5.6E-02 | 6.5E-02 | 3.5E-04 | (2.3E-03) |
| 7 | 5.9E-02 | 9.4E-02 | 6.5E-04 | (3.2E-02) |

注：a 括号中的数值不满足关于摄入量和剂量估算的不确定度要求。

**表 A.7 特殊监测：吸入$^{60}$Co(M 类)情况下的预期值 $m(t)$，Bq/Bq 摄入量**

| 摄入后时间 t/d | m(t) | | | |
|---|---|---|---|---|
| | 全身 | 肺 | 日尿排泄 | 日粪排泄 |
| 1 | 4.9E-01 | 5.8E-02 | 2.0E-02 | 1.0E-01 |
| 2 | 2.6E-01 | 5.6E-02 | 9.2E-03 | 1.4E-01 |
| 3 | 1.5E-01 | 5.5E-02 | 3.7E-03 | 7.2E-02 |
| 4 | 1.1E-01 | 5.4E-02 | 2.2E-03 | 3.1E-02 |
| 5 | 9.1E-02 | 5.3E-02 | 1.7E-03 | 1.2E-02 |
| 6 | 8.3E-02 | 5.2E-02 | 1.5E-03 | 5.1E-03 |
| 7 | 7.8E-02 | 5.2E-02 | 1.3E-03 | 2.3E-03 |
| 8 | 7.6E-02 | 5.1E-02 | 1.2E-03 | 1.3E-03 |

续表

| 摄入后时间 t/d | m(t) | | | |
|---|---|---|---|---|
| | 全身 | 肺 | 日尿排泄 | 日粪排泄 |
| 9 | 7.4E-02 | 5.0E-02 | 1.1E-03 | 8.7E-04 |
| 10 | 7.2E-02 | 4.9E-02 | 1.0E-03 | 7.0E-04 |

**表 A.8　特殊监测：吸入 $^{60}Co$(S 类)情况下的预期值 $m(t)$，Bq/Bq 摄入量**

| 摄入后时间 t/d | m(t) | | | |
|---|---|---|---|---|
| | 全身 | 肺 | 日尿排泄 | 日粪排泄 |
| 1 | 4.9E-01 | 6.4E-02 | 5.7E-03 | 1.1E-01 |
| 2 | 2.5E-01 | 6.3E-02 | 3.1E-03 | 1.6E-01 |
| 3 | 1.4E-01 | 6.2E-02 | 1.2E-03 | 8.0E-02 |
| 4 | 9.8E-02 | 6.1E-02 | 6.7E-04 | 3.4E-02 |
| 5 | 8.0E-02 | 6.1E-02 | 5.0E-04 | 1.3E-02 |
| 6 | 7.3E-02 | 6.0E-02 | 4.3E-04 | 5.5E-03 |
| 7 | 6.9E-02 | 5.9E-02 | 3.8E-04 | 2.4E-03 |
| 8 | 6.8E-02 | 5.9E-02 | 3.4E-04 | 1.3E-03 |
| 9 | 6.6E-02 | 5.8E-02 | 3.1E-04 | 8.4E-04 |
| 10 | 6.5E-02 | 5.8E-02 | 2.8E-04 | 6.7E-04 |

**表 A.9　常规监测：吸入 $^{60}Co$(M 类)情况下的预期值 $m(T/2)$，Bq/Bq 摄入量**

| 监测周期 T/d | m(T/2) | | | |
|---|---|---|---|---|
| | 肺 | 全身 | 日尿排泄 | 日粪排泄 |
| 360 | 1.1E-02 | 2.1E-02 | 6.2E-05 | (2.2E-05)[a] |
| 180 | 2.1E-02 | 3.3E-02 | 1.2E-04 | (7.4E-05) |
| 120 | 2.7E-02 | 4.0E-02 | 1.6E-04 | 1.4E-04 |
| 90 | 3.2E-02 | 4.6E-02 | 2.0E-04 | 2.0E-04 |
| 60 | 3.8E-02 | 5.3E-02 | 2.9E-04 | 3.0E-04 |
| 30 | 4.6E-02 | 6.5E-02 | 6.6E-04 | 5.0E-04 |
| 14 | 5.2E-02 | 7.8E-02 | 1.3E-03 | (2.3E-03) |
| 7 | 5.4E-02 | 1.1E-01 | 2.2E-03 | (3.1E-02) |

注：a　括号中的数值不满足关于摄入量和剂量估算的不确定度要求。

**表 A.10　常规监测：吸入$^{60}$Co(S类)情况下的预期值 $m(T/2)$，Bq/Bq 摄入量**

| 监测周期 $T$/d | $m(T/2)$ | | | |
|---|---|---|---|---|
| | 肺 | 全身 | 日尿排泄 | 日粪排泄 |
| 360 | 3.0E-02 | 3.2E-02 | 7.8E-06 | 3.5E-05 |
| 180 | 3.6E-02 | 4.0E-02 | 1.6E-05 | 1.0E-04 |
| 120 | 4.1E-02 | 4.5E-02 | 2.3E-05 | 1.8E-04 |
| 90 | 4.4E-02 | 4.8E-02 | 3.1E-05 | 2.4E-04 |
| 60 | 4.9E-02 | 5.4E-02 | 5.6E-05 | 3.4E-04 |
| 30 | 5.5E-02 | 6.1E-02 | 1.7E-04 | 5.0E-04 |
| 14 | 5.9E-02 | 6.9E-02 | 3.8E-04 | (2.4E-03)[a] |
| 7 | 6.1E-02 | 9.8E-01 | 6.7E-04 | (3.4E-02) |

注：a　括号中的数值不满足关于摄入量和剂量估算的不确定度要求。

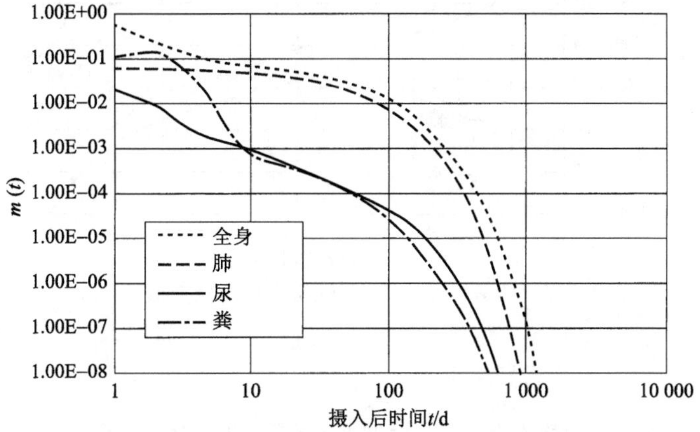


图 A.2　吸入$^{58}$Co M 类：急性摄入后的预期值，$m(t)$

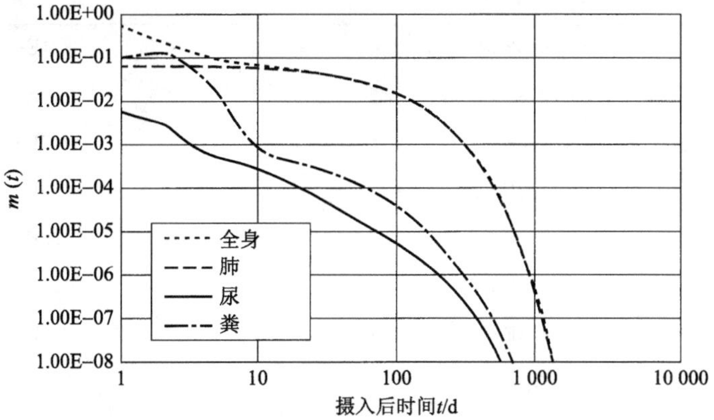


图 A.3　吸入$^{58}$Co S 类：急性摄入后的预期值，$m(t)$

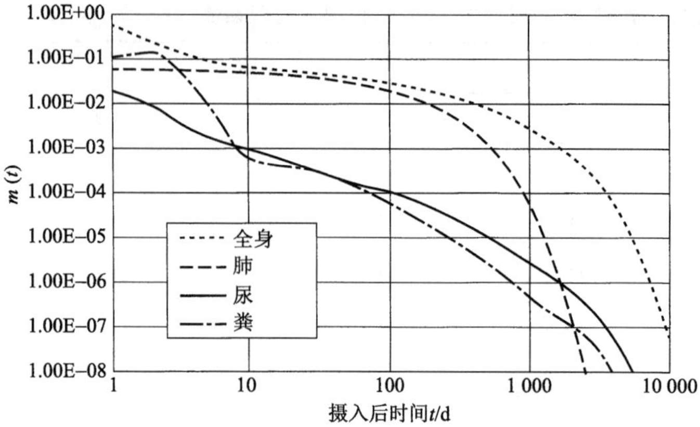


图 A.4　吸入$^{60}$Co M类：急性摄入后的预期值，$m(t)$

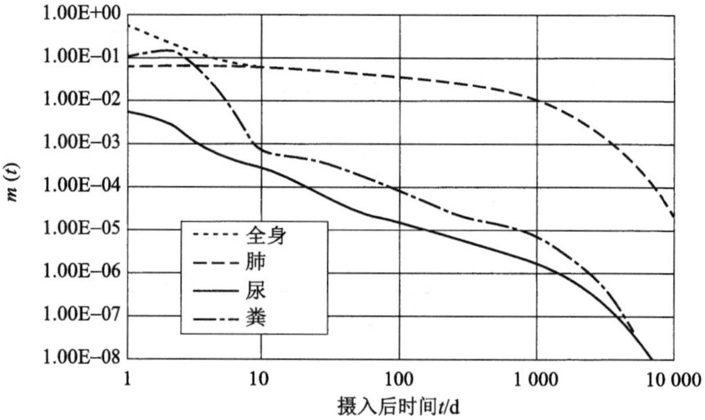


图 A.5　吸入$^{58}$Co S类：急性摄入后的预期值，$m(t)$

## A.3　锶

**表 A.11　特殊监测：吸入$^{90}$Sr 情况下的预期值 $m(t)$，Bq/Bq 摄入量**

| 摄入后时间 $t$/d | $m(t)$ | |
|---|---|---|
| | F类　日尿排泄 | S类　日粪排泄 |
| 1 | 6.8E-02 | 8.1E-04 |
| 2 | 2.3E-02 | 3.4E-04 |
| 3 | 1.6E-02 | 2.2E-04 |
| 4 | 1.2E-02 | 1.6E-04 |
| 5 | 9.2E-03 | 1.3E-04 |
| 6 | 7.5E-03 | 1.1E-04 |
| 7 | 6.3E-03 | 9.0E-05 |
| 8 | 5.4E-03 | 7.7E-05 |
| 9 | 4.7E-03 | 6.8E-05 |
| 10 | 4.1E-03 | 6.1E-05 |

**表 A.12　特殊监测:吸入$^{90}$Sr 情况下的预期值 $m(T/2)$,Bq/Bq 摄入量**

| 监测周期 $T$/d | $m(T/2)$ | |
|---|---|---|
| | F类　日尿排泄 | S类　日粪排泄 |
| 360 | 5.6E-05 | 3.1E-06 |
| 180 | 1.1E-04 | 4.7E-06 |
| 120 | 2.2E-04 | 6.9E-06 |
| 90 | (4.1E-04)[a] | 1.0E-05 |
| 60 | (9.6E-04) | 1.8E-05 |
| 30 | 2.6E-03 | 4.0E-05 |
| 14 | 6.3E-03 | 9.0E-05 |
| 7 | 1.2E-02 | 1.6E-04 |

注:a　括号中的数值不满足关于摄入量和剂量估算的不确定度要求。

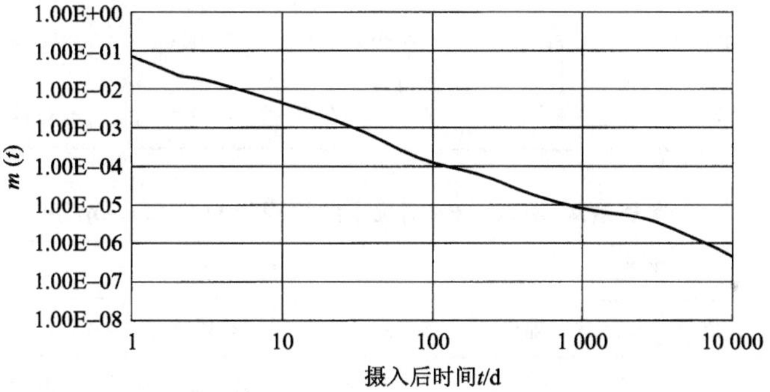


图 A.6　吸入$^{90}$Sr F 类:急性摄入后尿日排量的预期值,$m(t)$

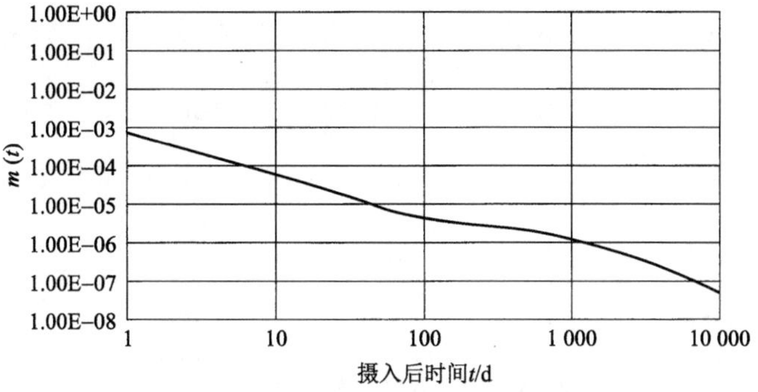


图 A.7　吸入$^{90}$Sr S 类:急性摄入后尿日排量的预期值,$m(t)$

## A.4　钌

表 A.13　特殊监测：吸入$^{106}$Ru 情况下的预期值 $m(t)$，Bq/Bq 摄入量

| 摄入后时间 $t$/d | F类 | | M类 | | S类 | |
|---|---|---|---|---|---|---|
| | 全身 | 日尿排泄 | 全身 | 日尿排泄 | 全身 | 日尿排泄 |
| 1 | 5.1E-01 | 3.5E-02 | 4.9E-01 | 5.4E-03 | 4.9E-01 | 2.2E-03 |
| 2 | 3.5E-01 | 1.1E-02 | 2.7E-01 | 2.1E-03 | 2.6E-01 | 1.0E-03 |
| 3 | 2.7E-01 | 7.6E-03 | 1.6E-01 | 1.3E-03 | 1.5E-01 | 5.9E-04 |
| 4 | 2.3E-01 | 6.8E-03 | 1.2E-01 | 1.2E-03 | 1.0E-01 | 5.1E-04 |
| 5 | 2.1E-01 | 6.3E-03 | 9.9E-02 | 1.1E-03 | 8.6E-02 | 4.7E-04 |
| 6 | 2.0E-01 | 5.8E-03 | 9.1E-02 | 1.0E-03 | 7.9E-02 | 4.4E-04 |
| 7 | 1.9E-01 | 5.4E-03 | 8.7E-02 | 9.7E-04 | 7.6E-02 | 4.1E-04 |
| 8 | 1.9E-01 | 5.0E-03 | 8.4E-02 | 9.1E-04 | 7.4E-02 | 3.8E-04 |
| 9 | 1.8E-01 | 4.7E-03 | 8.2E-02 | 8.6E-04 | 7.2E-02 | 3.5E-04 |
| 10 | 1.7E-01 | 4.4E-03 | 8.0E-02 | 8.1E-04 | 7.1E-02 | 3.3E-04 |

表 A.14　常规监测：吸入$^{106}$Ru 情况下的预期值 $m(T/2)$，Bq/Bq 摄入量

| 监测周期 $T$/d | F类 | | M类 | | S类 | |
|---|---|---|---|---|---|---|
| | 全身 | 日尿排泄 | 全身 | 日尿排泄 | 全身 | 日尿排泄 |
| 360 | 3.8E-02 | (4.9E-05)[a] | 1.9E-02 | (4.3E-05)[a] | 2.6E-02 | 6.4E-06 |
| 180 | 5.9E-02 | (2.3E-04) | 3.3E-02 | 1.1E-04 | 3.7E-02 | (2.3E-05)[a] |
| 120 | 7.5E-02 | (4.5E-04) | 4.2E-02 | 1.6E-04 | 4.4E-02 | 4.2E-05 |
| 90 | 8.7E-02 | 7.1E-04 | 4.9E-02 | 2.2E-04 | 4.9E-02 | 6.2E-05 |
| 60 | 1.1E-01 | 1.3E-03 | 5.9E-02 | 3.2E-04 | 5.6E-02 | 1.1E-04 |
| 30 | 1.5E-01 | 3.1E-03 | 7.3E-02 | 6.1E-04 | 6.6E-02 | 2.4E-04 |
| 14 | 1.9E-01 | 5.4E-03 | 8.7E-02 | 9.7E-04 | 7.6E-02 | 4.1E-04 |
| 7 | 2.3E-01 | 6.8E-03 | 1.2E-01 | 1.2E-03 | 1.0E-01 | 5.1E-04 |

注：a　括号中的数值不满足关于摄入量和剂量估算的不确定度要求。

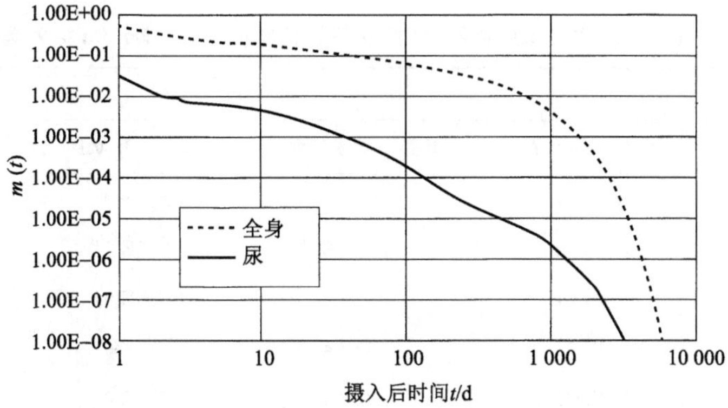


图 A.8　吸入$^{106}$Ru F 类:急性摄入后的预期值,$m(t)$

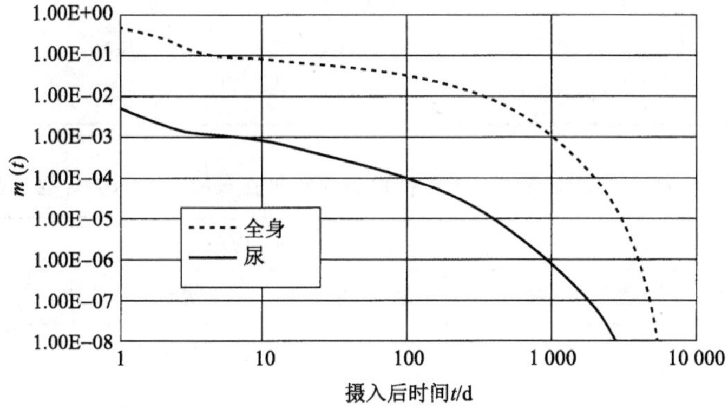


图 A.9　吸入$^{106}$Ru M 类:急性摄入后的预期值,$m(t)$

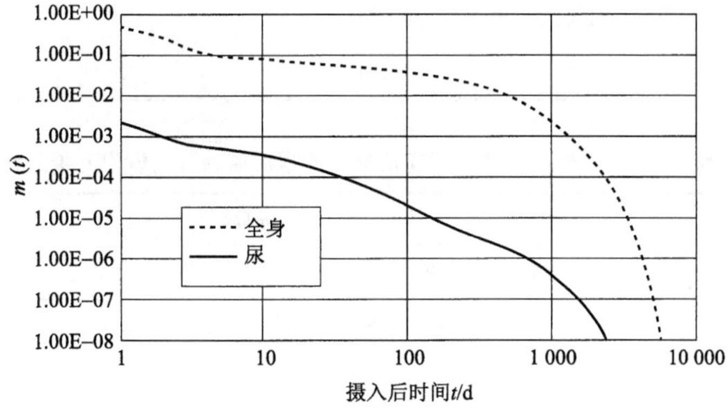


图 A.10　吸入$^{106}$Ru S 类:急性摄入后的预期值,$m(t)$

## A.5 碘

表 A.15　特殊监测：吸入 $^{125}I$ 情况下的预期值 $m(t)$，Bq/Bq 摄入量

| 摄入后时间 $t$/d | $m(t)$ | | | |
|---|---|---|---|---|
| | F类　甲状腺 | F类　日尿排泄 | 蒸气　甲状腺 | 蒸气　日尿排泄 |
| 1 | 1.3E-01 | 3.0E-01 | 2.5E-01 | 5.7E-01 |
| 2 | 1.4E-01 | 2.7E-02 | 2.6E-01 | 4.9E-02 |
| 3 | 1.4E-01 | 1.7E-03 | 2.5E-01 | 3.2E-03 |
| 4 | 1.3E-01 | 2.0E-04 | 2.5E-01 | 3.6E-04 |
| 5 | 1.3E-01 | 1.3E-04 | 2.4E-01 | 2.4E-04 |
| 6 | 1.3E-01 | 1.5E-04 | 2.4E-01 | 2.8E-04 |
| 7 | 1.3E-01 | 1.7E-04 | 2.4E-01 | 3.3E-04 |
| 8 | 1.2E-01 | 2.0E-04 | 2.3E-01 | 3.7E-04 |
| 9 | 1.2E-01 | 2.2E-04 | 2.3E-01 | 4.1E-04 |
| 10 | 1.2E-01 | 2.4E-04 | 2.2E-01 | 4.4E-04 |

表 A.16　常规监测：吸入 $^{125}I$ 情况下的预期值 $m(T/2)$，Bq/Bq 摄入量

| 监测周期 $T$/d | $m(T/2)$ | | | |
|---|---|---|---|---|
| | F类　甲状腺 | F类　日尿排泄 | 蒸气　甲状腺 | 蒸气　日尿排泄 |
| 120 | 4.7E-02 | 2.5E-01 | 8.9E-02 | 4.6E-04 |
| 90 | 6.2E-02 | 3.1E-01 | 1.2E-01 | 5.7E-04 |
| 60 | 8.1E-02 | 3.5E-04 | 1.5E-01 | 6.5E-04 |
| 30 | 1.1E-01 | 3.0E-04 | 2.0E-01 | 5.6E-04 |
| 14 | 1.3E-01 | 1.7E-04 | 2.4E-01 | 3.3E-04 |
| 7 | 1.3E-01 | 2.0E-04 | 2.5E-01 | 3.6E-04 |

表 A.17　特殊监测：吸入 $^{131}I$ 情况下的预期值 $m(t)$，Bq/Bq 摄入量

| 摄入后时间 $t$/d | $m(t)$ | | | |
|---|---|---|---|---|
| | F类　甲状腺 | F类　日尿排泄 | 蒸气　甲状腺 | 蒸气　日尿排泄 |
| 1 | 1.2E-01 | 2.8E-01 | 2.3E-01 | 5.3E-01 |
| 2 | 1.2E-01 | 2.3E-02 | 2.2E-01 | 4.3E-02 |
| 3 | 1.1E-01 | 1.4E-03 | 2.0E-01 | 2.5E-03 |
| 4 | 9.9E-02 | 1.5E-04 | 1.9E-01 | 2.7E-04 |
| 5 | 9.0E-02 | 8.9E-05 | 1.7E-01 | 1.7E-04 |
| 6 | 8.2E-02 | 9.6E-05 | 1.5E-01 | 1.8E-04 |

续表

| 摄入后时间 t/d | m(t) | | | |
|---|---|---|---|---|
| | F类　甲状腺 | F类　日尿排泄 | 蒸气　甲状腺 | 蒸气　日尿排泄 |
| 7 | 7.4E-02 | 1.0E-04 | 1.4E-01 | 1.9E-04 |
| 8 | 6.8E-02 | 1.1E-04 | 1.3E-01 | 2.0E-04 |
| 9 | 6.2E-02 | 1.4E-04 | 1.2E-01 | 2.1E-04 |
| 10 | 5.6E-02 | 1.1E-04 | 1.1E-01 | 2.1E-04 |

**表 A.18　常规监测:吸入$^{137}$I 情况下的预期值 $m(T/2)$,Bq/Bq 摄入量**

| 监测周期 T/d | m(T/2) | | | |
|---|---|---|---|---|
| | F类　甲状腺 | F类　日尿排泄 | 蒸气　甲状腺 | 蒸气　日尿排泄 |
| 30 | (3.5E-0.2)[a] | 9.8E-05 | (6.6E-02) | 1.8E-04 |
| 14 | 7.4E-02 | 1.0E-04 | 1.4E-01 | 1.9E-04 |
| 7 | 9.9E-02 | 1.5E-04 | 1.9E-01 | 2.7E-04 |

注:a　括号中的数值不满足关于摄入量和剂量估算的不确定度要求。

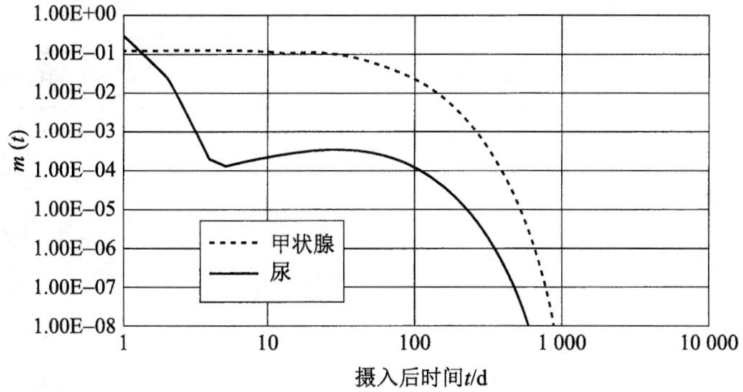


图 A.11　吸入$^{125}$I F 类:急性摄入后的预期值,$m(t)$

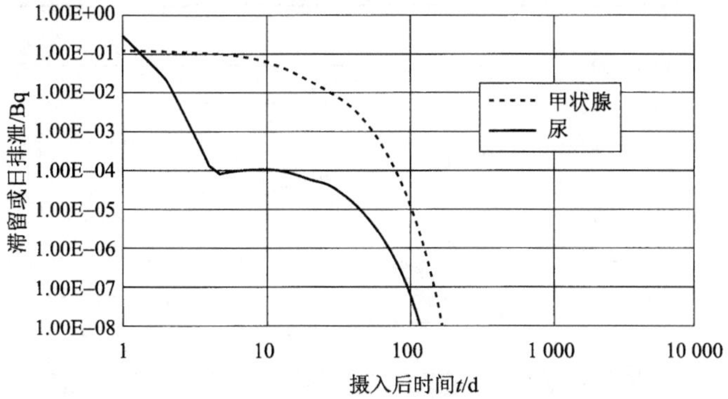


图 A.12　$^{131}$I 吸入类别 F:急性摄入后的预期值,$m(t)$

## A.6　铯

**表 A.19　特殊监测：吸入$^{137}$Cs 情况下的预期值 $m(t)$，Bq/Bq 摄入量**

| 摄入后时间 $t$/d | F 类 | |
|---|---|---|
| | 全　身 | 日尿排泄 |
| 1 | 6.0E-01 | 7.9E-03 |
| 2 | 5.0E-01 | 1.1E-03 |
| 3 | 4.6E-01 | 8.8E-03 |
| 4 | 4.4E-01 | 6.8E-03 |
| 5 | 4.3E-01 | 5.4E-03 |
| 6 | 4.3E-01 | 4.5E-03 |
| 7 | 4.2E-01 | 3.8E-03 |
| 8 | 4.2E-01 | 3.3E-03 |
| 9 | 4.1E-01 | 2.9E-03 |
| 10 | 4.1E-01 | 2.6E-03 |

**表 A.20　常规监测：吸入$^{137}$Cs 情况下的预期值 $m(T/2)$，Bq/Bq 摄入量**

| 监测周期 $T$/d | F 类 | |
|---|---|---|
| | 全　身 | 日尿排泄 |
| 360 | 1.4E-01 | 7.0E-04 |
| 180 | 2.4E-01 | 1.2E-03 |
| 120 | 3.0E-01 | 1.5E-03 |
| 90 | 3.3E-01 | 1.6E-03 |
| 60 | 3.6E-01 | 1.8E-03 |
| 30 | 3.9E-01 | 2.1E-03 |
| 14 | 4.2E-01 | 3.8E-03 |
| 7 | 4.4E-01 | 6.8E-03 |

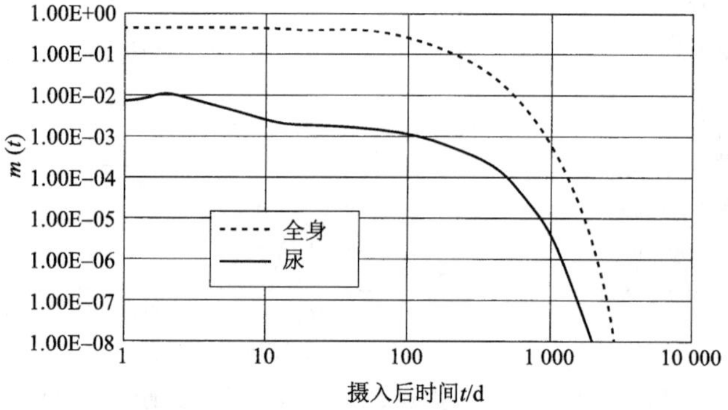


图 A.13　吸入$^{137}$Cs F 类：急性摄入后的预期值，$m(t)$

## A.7　镭

**表 A.21　特殊监测：吸入$^{226}$Ra(M 类)情况下的预期值 $m(t)$，Bq/Bq 摄入量**

| 摄入后时间 $t$/d | F类 | |
|---|---|---|
| | 全　身 | 日尿排泄 |
| 1 | 5.0E-01 | 1.6E-03 |
| 2 | 2.7E-01 | 3.1E-04 |
| 3 | 1.6E-01 | 2.1E-04 |
| 4 | 1.1E-01 | 1.5E-04 |
| 5 | 9.3E-02 | 1.1E-04 |
| 6 | 8.2E-02 | 7.7E-05 |
| 7 | 7.6E-02 | 5.7E-05 |
| 8 | 7.2E-02 | 4.3E-05 |
| 9 | 7.0E-02 | 3.4E-05 |
| 10 | 6.8E-02 | 2.7E-05 |

**表 A.22　常规监测：吸入$^{226}$Ra(M 类)情况下的预期值 $m(T/2)$，Bq/Bq 摄入量**

| 监测周期 $T$/d | F类 | |
|---|---|---|
| | 全　身 | 日尿排泄 |
| 360 | 1.8E-02 | 2.0E-06 |
| 180 | 3.0E-02 | 4.5E-06 |
| 120 | 3.8E-02 | 6.3E-06 |
| 90 | 4.4E-02 | 7.7E-06 |
| 60 | 5.1E-02 | 9.5E-06 |
| 30 | 6.2E-02 | 1.4E-06 |
| 14 | 7.6E-02 | (5.7E-05)[a] |
| 7 | 1.1E-01 | (1.5E-04) |

注：a　括号中的数值不满足关于摄入量和剂量估算的不确定度要求。

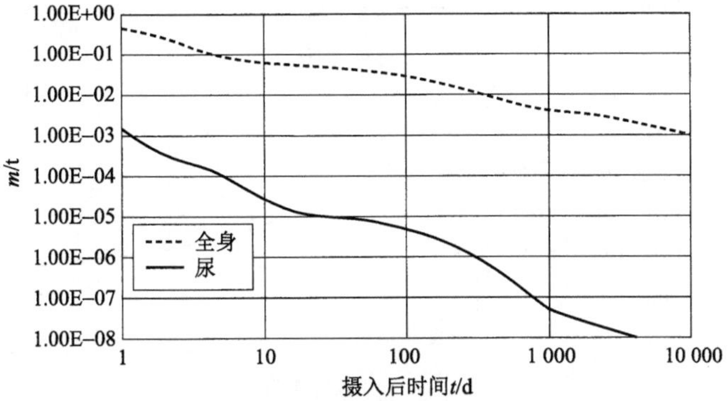


图 A.14　吸入$^{226}$Ra M 类：急性摄入后的预期值，$m(t)$

## A.8　钍

**表 A.23　特殊监测：吸入$^{232}$Th 情况下的预期值 $m(t)$，Bq/Bq 摄入量**

| 摄入后时间 t/d | M类 | | | S类 | | |
|---|---|---|---|---|---|---|
| | 全身 | 日尿排泄 | 日粪排泄 | 全身 | 日尿排泄 | 日粪排泄 |
| 1 | 5.0E-01 | 1.1E-03 | 1.1E-01 | 4.9E-01 | 1.3E-05 | 1.1E-01 |
| 2 | 2.6E-01 | 2.3E-04 | 1.5E-01 | 2.5E-01 | 3.3E-06 | 1.6E-01 |
| 3 | 1.5E-01 | 1.4E-04 | 8.0E-02 | 1.4E-01 | 1.9E-06 | 8.4E-02 |
| 4 | 1.1E-01 | 1.1E-04 | 3.3E-02 | 9.1E-02 | 1.6E-06 | 3.5E-02 |
| 5 | 9.2E-02 | 9.7E-05 | 1.3E-02 | 7.3E-02 | 1.4E-06 | 1.4E-02 |
| 6 | 8.5E-02 | 8.5E-05 | 5.3E-03 | 6.6E-02 | 1.3E-06 | 5.7E-03 |
| 7 | 8.3E-02 | 7.5E-05 | 2.3E-03 | 6.3E-02 | 1.1E-06 | 2.5E-03 |
| 8 | 8.1E-02 | 6.8E-05 | 1.2E-03 | 6.1E-02 | 1.0E-06 | 1.3E-03 |
| 9 | 8.0E-02 | 6.2E-05 | 7.4E-04 | 6.0E-02 | 9.8E-07 | 8.2E-04 |
| 10 | 8.0E-02 | 5.8E-05 | 5.7E-04 | 6.0E-02 | 9.2E-07 | 6.5E-04 |

**表 A.24　常规监测：吸入$^{232}$Th 情况下的预期值 $m(T/2)$，Bq/Bq 摄入量**

| 监测周期 T/d | M类 | | | S类 | | |
|---|---|---|---|---|---|---|
| | 全身 | 日尿排泄 | 日粪排泄 | 全身 | 日尿排泄 | 日粪排泄 |
| 360 | 5.8E-02 | 7.0E-06 | (1.5E-05)[a] | 3.3E-02 | 3.2E-07 | 3.7E-05 |
| 180 | 6.2E-02 | 1.2E-05 | (6.4E-05) | 3.9E-02 | 3.8E-07 | 1.1E-04 |
| 120 | 6.5E-02 | 1.7E-05 | (1.3E-04) | 4.3E-02 | 4.4E-07 | 1.9E-04 |
| 90 | 6.8E-02 | 2.2E-05 | 1.9E-04 | 4.6E-02 | 5.0E-07 | 2.5E-04 |
| 60 | 7.1E-02 | 3.0E-05 | 2.8E-04 | 5.1E-02 | 5.9E-07 | 3.5E-04 |
| 30 | 7.7E-02 | 4.5E-05 | 4.2E-04 | 5.7E-02 | 7.7E-07 | 4.9E-04 |
| 14 | 8.3E-02 | 7.5E-05 | (2.3E-03) | 6.3E-02 | 1.1E-06 | (2.5E-03) |
| 7 | 1.1E-01 | 1.1E-04 | (3.3E-02) | 9.1E-02 | 1.6E-06 | (3.5E-02) |

注：a　括号中的数值不满足关于摄入量和剂量估算的不确定度要求。

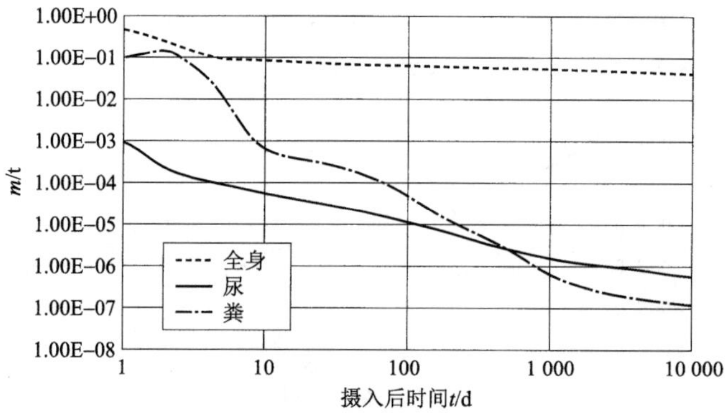


图 A.15　吸入$^{232}$Th M 类：急性摄入后的预期值，$m(t)$

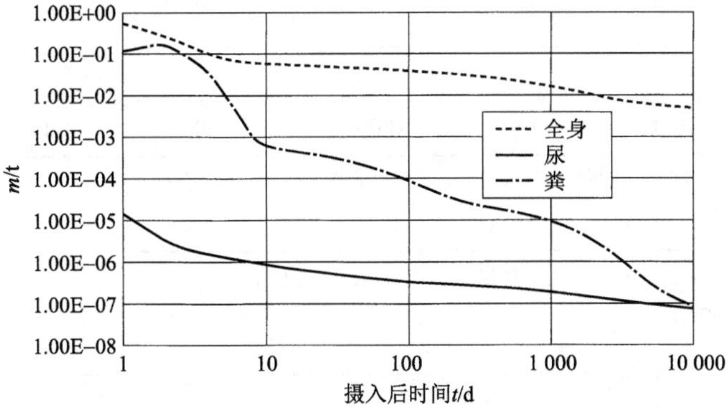


图 A.16　吸入$^{232}$Th S类:急性摄入后的预期值,$m(t)$

## A.9　铀

**表 A.25　特殊监测:吸入$^{234}$U、$^{235}$U或$^{238}$U情况下的预期值 $m(t)$,Bq/Bq 摄入量**

| 摄入后时间 $t$/d | F类 | M类 | | S类 | | |
|---|---|---|---|---|---|---|
| | 日尿排泄 | 肺[a] | 日尿排泄 | 肺[a] | 日尿排泄 | 日粪排泄 |
| 1 | 1.8E-01 | 5.8E-02 | 2.3E-02 | 6.4E-02 | 7.0E-04 | 1.1E-01 |
| 2 | 6.4E-03 | 5.6E-02 | 1.1E-03 | 6.3E-02 | 4.4E-05 | 1.6E-01 |
| 3 | 5.1E-03 | 5.5E-02 | 8.5E-04 | 6.2E-02 | 2.6E-05 | 8.4E-02 |
| 4 | 4.6E-03 | 5.4E-02 | 7.9E-04 | 6.1E-02 | 2.4E-05 | 3.5E-02 |
| 5 | 4.2E-03 | 5.3E-02 | 7.3E-04 | 6.1E-02 | 2.2E-05 | 1.4E-02 |
| 6 | 3.8E-03 | 5.3E-02 | 6.9E-04 | 6.0E-02 | 2.0E-05 | 5.7E-03 |
| 7 | 3.5E-03 | 5.2E-02 | 6.5E-04 | 6.0E-02 | 1.9E-05 | 2.5E-03 |
| 8 | 3.2E-03 | 5.1E-02 | 6.1E-04 | 5.9E-02 | 1.8E-05 | 1.3E-03 |
| 9 | 2.9E-03 | 5.0E-02 | 5.7E-04 | 5.8E-02 | 1.7E-05 | 8.2E-04 |
| 10 | 2.7E-03 | 5.0E-02 | 5.4E-04 | 5.8E-02 | 1.6E-05 | 6.5E-04 |

注:a　肺监测,仅适用于$^{235}$U。

**表 A.26　常规监测:吸入$^{234}$U、$^{235}$U或$^{238}$U情况下的预期值 $m(T/2)$,Bq/Bq 摄入量**

| 监测周期 $T$/d | F类 | M类 | | S类 | | |
|---|---|---|---|---|---|---|
| | 日尿排泄 | 肺[b] | 日尿排泄 | 肺[b] | 日尿排泄 | 日粪排泄 |
| 360 | (3.1E-05)[a] | 1.2E-02 | 6.5E-05 | 3.2E-02 | 3.3E-06 | 3.7E-05 |
| 180 | (1.2E-04) | 2.2E-02 | 1.2E-04 | 3.8E-02 | 4.3E-06 | 1.1E-04 |
| 120 | 2.3E-04 | 2.8E-02 | 1.7E-04 | 4.2E-02 | 5.2E-06 | 1.9E-04 |
| 90 | 3.5E-04 | 3.3E-02 | 2.0E-04 | 4.5E-02 | 6.0E-06 | 2.5E-04 |
| 60 | 6.8E-04 | 3.8E-02 | 2.7E-04 | 4.9E-02 | 7.7E-06 | 3.5E-04 |
| 30 | 1.8E-03 | 4.6E-02 | 4.3E-04 | 5.5E-02 | 1.2E-05 | 4.9E-04 |

**续表**

| 监测周期 T/d | F类 | M类 | | S类 | | |
|---|---|---|---|---|---|---|
| | 日尿排泄 | 肺[b] | 日尿排泄 | 肺[b] | 日尿排泄 | 日粪排泄 |
| 14 | 3.5E-03 | 5.2E-02 | 6.5E-04 | 6.0E-02 | 1.9E-05 | (2.5E-03) |
| 7 | 4.6E-03 | 5.4E-02 | 7.9E-04 | 6.1E-02 | 2.4E-05 | (3.5E-02) |

注：a　括号中的数值不满足关于摄入量和剂量估算的不确定度要求。

b　肺监测仅适用于$^{235}U$。

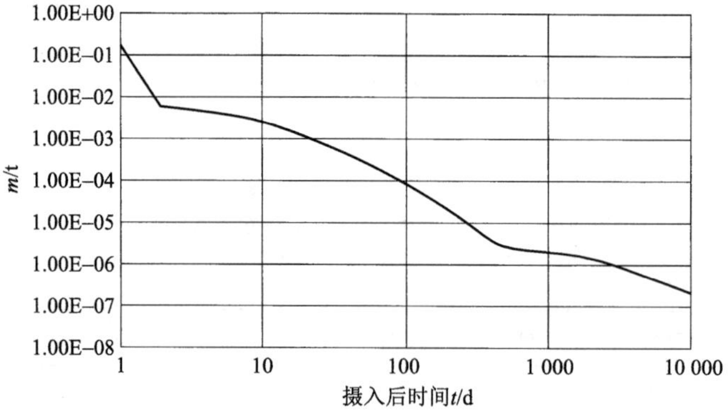


图 A.17　吸入$^{234}U$ F类：急性摄入后尿日排量预期值，$m(t)$

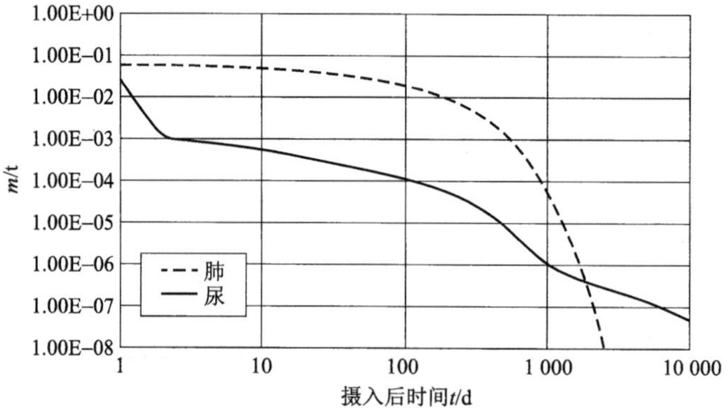


图 A.18　吸入$^{234}U$ M类：急性摄入后的预期值，$m(t)$

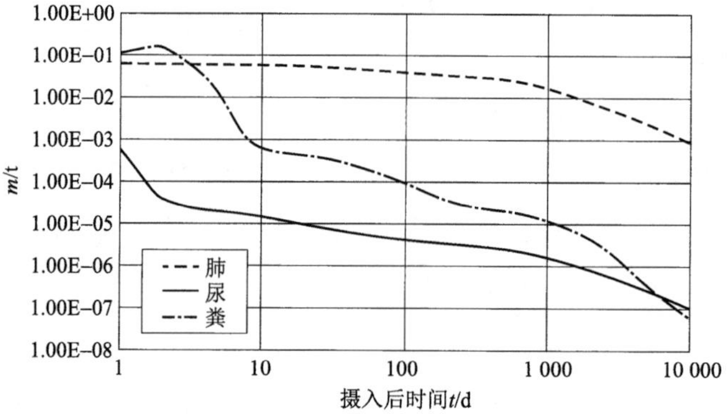


图 A.19　吸入$^{234}U$ S类：急性摄入后的预期值，$m(t)$

## A.10　钚

表 A.27　特殊监测:吸入$^{239}$Pu 或$^{240}$Pu 情况下的预期值 $m(t)$,Bq/Bq 摄入量

| 摄入后时间 $t$/d | M类 | | | S类 | | |
|---|---|---|---|---|---|---|
| | 肺 | 日尿排泄 | 日粪排泄 | 肺 | 日尿排泄 | 日粪排泄 |
| 1 | 5.8E-02 | 2.3E-04 | 1.1E-01 | 6.4E-02 | 2.3E-06 | 1.1E-01 |
| 2 | 5.6E-02 | 1.3E-04 | 1.5E-01 | 6.3E-02 | 1.4E-06 | 1.6E-01 |
| 3 | 5.5E-02 | 7.8E-05 | 8.0E-02 | 6.2E-02 | 8.3E-07 | 8.4E-02 |
| 4 | 5.4E-02 | 5.3E-05 | 3.4E-02 | 6.1E-02 | 5.9E-07 | 3.5E-02 |
| 5 | 5.3E-02 | 3.9E-05 | 1.3E-02 | 6.1E-02 | 4.5E-07 | 1.4E-02 |
| 6 | 5.3E-02 | 3.0E-05 | 5.4E-03 | 6.0E-02 | 3.7E-07 | 5.7E-03 |
| 7 | 5.2E-02 | 2.4E-05 | 2.3E-03 | 6.0E-02 | 3.1E-07 | 2.5E-03 |
| 8 | 5.1E-02 | 2.0E-05 | 1.2E-03 | 5.9E-02 | 2.7E-07 | 1.3E-03 |
| 9 | 5.0E-02 | 1.7E-05 | 7.6E-04 | 5.8E-02 | 2.4E-07 | 8.2E-04 |
| 10 | 5.0E-02 | 1.5E-05 | 5.8E-04 | 5.8E-02 | 2.3E-07 | 6.5E-04 |

表 A.28　常规监测:吸入$^{239}$Pu 或$^{240}$Pu 情况下的预期值 $m(T/2)$,Bq/Bq 摄入量

| 监测周期 $T$/d | M类 | | | S类 | | |
|---|---|---|---|---|---|---|
| | 肺 | 日尿排泄 | 日粪排泄 | 肺 | 日尿排泄 | 日粪排泄 |
| 360 | 1.2E-02 | 5.4E-06 | 1.7E-05 | 3.2E-02 | 1.6E-07 | 3.7E-05 |
| 180 | 2.2E-02 | 7.1E-06 | (6.7E-05)[a] | 3.8E-02 | 1.6E-07 | 1.1E-04 |
| 120 | 2.8E-02 | 8.1E-06 | (1.3E-04) | 4.2E-02 | 1.6E-07 | 1.9E-04 |
| 90 | 3.3E-02 | 8.7E-06 | 1.9E-04 | 4.5E-02 | 1.7E-07 | 2.5E-04 |
| 60 | 3.8E-02 | 9.5E-06 | 2.8E-04 | 4.9E-02 | 1.7E-07 | 3.5E-04 |
| 30 | 4.6E-02 | 1.1E-05 | 4.3E-04 | 5.5E-02 | 1.9E-07 | 4.9E-04 |
| 14 | 5.2E-02 | 2.4E-05 | (2.3E-03) | 6.0E-02 | 3.1E-07 | (2.5E-03) |
| 7 | 5.4E-02 | 5.3E-05 | (3.4E-02) | 6.1E-02 | 5.9E-07 | (3.5E-02) |

注:a　括号中的数值不满足关于摄入量和剂量估算的不确定度要求。

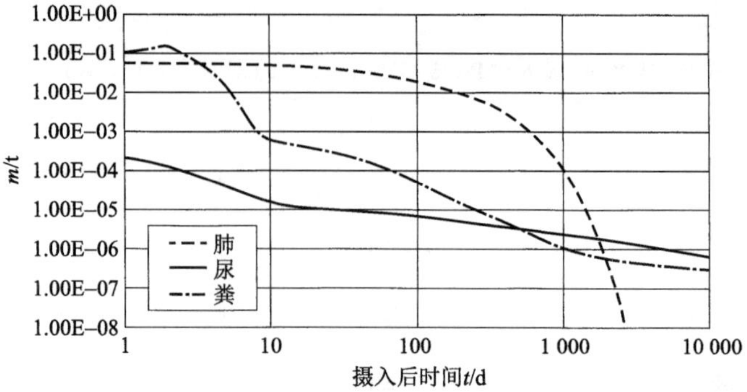


图 A.20　吸入 $^{239}$Pu 或 $^{240}$Pu M 类：急性摄入后的预期值，$m(t)$

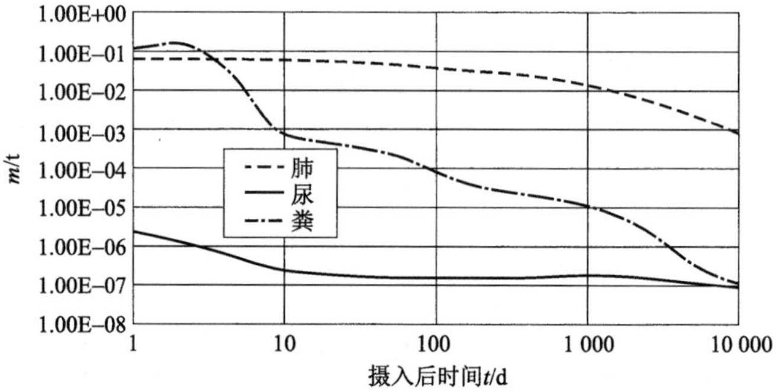


图 A.21　吸入 $^{239}$Pu 或 $^{240}$Pu S 类：急性摄入后的预期值，$m(t)$

## A.11　镅

**表 A.29　特殊监测：吸入 $^{241}$Am（M 类）情况下的预期值 $m(t)$，Bq/Bq 摄入量**

| 摄入后时间 $t$/d | M类 | | | |
|---|---|---|---|---|
| | 肺 | 骨骼 | 日尿排泄 | 日粪排泄 |
| 1 | 5.8E-02 | 7.5E-03 | 1.8E-03 | 1.1E-01 |
| 2 | 5.6E-02 | 8.3E-03 | 2.3E-04 | 1.5E-01 |
| 3 | 5.5E-02 | 8.6E-03 | 1.3E-04 | 8.0E-02 |
| 4 | 5.4E-02 | 8.8E-03 | 9.0E-05 | 3.3E-02 |
| 5 | 5.3E-02 | 8.9E-03 | 7.2E-05 | 1.3E-02 |
| 6 | 5.3E-02 | 9.1E-03 | 6.3E-05 | 5.3E-03 |
| 7 | 5.2E-02 | 9.2E-03 | 5.8E-05 | 2.3E-03 |
| 8 | 5.1E-02 | 9.3E-03 | 5.4E-05 | 1.2E-03 |

续表

| 摄入后时间 t/d | M类 | | | |
|---|---|---|---|---|
| | 肺 | 骨骼 | 日尿排泄 | 日粪排泄 |
| 9 | 5.0E-02 | 9.4E-03 | 5.1E-05 | 7.4E-04 |
| 10 | 5.0E-02 | 9.4E-03 | 4.9E-05 | 5.7E-04 |

**表 A.30　常规监测：吸入$^{241}$Am(M类)情况下的预期值 $m(T/2)$，Bq/Bq 摄入量**

| 监测周期 T/d | M类 | | | |
|---|---|---|---|---|
| | 肺 | 骨骼 | 日尿排泄 | 日粪排泄 |
| 360 | 1.2E-02 | 1.8E-02 | 1.1E-05 | 1.7E-05 |
| 180 | 2.2E-02 | 1.5E-02 | 1.6E-05 | (6.6E-05)[a] |
| 120 | 2.8E-02 | 1.3E-02 | 1.9E-05 | (1.3E-04) |
| 90 | 3.3E-02 | 1.2E-02 | 2.1E-05 | 1.9E-04 |
| 60 | 3.8E-02 | 1.1E-02 | 2.6E-05 | 2.8E-04 |
| 30 | 4.6E-02 | 9.9E-03 | 3.9E-05 | 4.2E-04 |
| 14 | 5.2E-02 | 9.2E-03 | 5.8E-05 | (2.3E-03) |
| 7 | 5.4E-02 | 8.8E-03 | 9.0E-05 | (3.3E-02) |

注：a　括号中的数值不满足关于摄入量和剂量估算的不确定度要求。

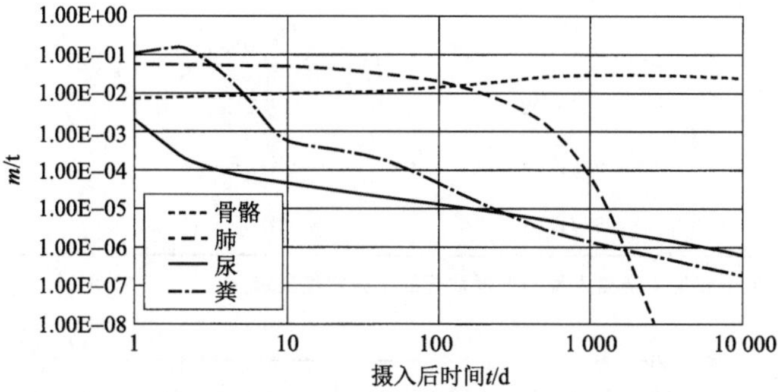


图 A.22　吸入$^{241}$Am M类：急性摄入后的预期值，$m(t)$

## A.12　锎

**表 A.31　特殊监测：吸入$^{252}$Cf(M类)情况下的预期值 $m(t)$，Bq/Bq 摄入量**

| 摄入后时间 t/d | M类 | | |
|---|---|---|---|
| | 肺 | 日尿排泄 | 日粪排泄 |
| 1 | 5.8E-02 | 1.3E-03 | 1.1E-01 |
| 2 | 5.6E-02 | 1.2E-04 | 1.5E-01 |

**续表**

| 摄入后时间 t/d | M类 | | |
|---|---|---|---|
| | 肺 | 日尿排泄 | 日粪排泄 |
| 3 | 5.5E-02 | 2.2E-05 | 8.0E-02 |
| 4 | 5.4E-02 | 1.5E-05 | 3.3E-02 |
| 5 | 5.3E-02 | 1.4E-05 | 1.3E-02 |
| 6 | 5.2E-02 | 1.4E-05 | 5.3E-03 |
| 7 | 5.2E-02 | 1.4E-05 | 2.3E-03 |
| 8 | 5.1E-02 | 1.4E-05 | 1.2E-03 |
| 9 | 5.0E-02 | 1.3E-05 | 7.5E-04 |
| 10 | 4.9E-02 | 1.3E-05 | 5.8E-04 |

**表 A.32　常规监测：吸入$^{252}$Cf（M类）情况下的预期值 $m(T/2)$，Bq/Bq 摄入量**

| 监测周期 T/d | M类 | | |
|---|---|---|---|
| | 肺 | 日尿排泄 | 日粪排泄 |
| 360 | (1.0E-02)[a] | 3.7E-06 | (1.6E-05) |
| 180 | 2.0E-02 | 6.1E-06 | (6.5E-05) |
| 120 | 2.7E-02 | 7.7E-06 | (1.3E-04) |
| 90 | 3.2E-02 | 8.8E-06 | 1.9E-04 |
| 60 | 3.8E-02 | 1.0E-05 | 2.8E-04 |
| 30 | 4.6E-02 | 1.2E-05 | 4.3E-04 |
| 14 | 5.2E-02 | 1.4E-05 | (2.3E-03) |
| 7 | 5.4E-02 | 1.5E-05 | (3.3E-02) |

注：a　括号中的数值不满足关于摄入量和剂量估算的不确定度要求。

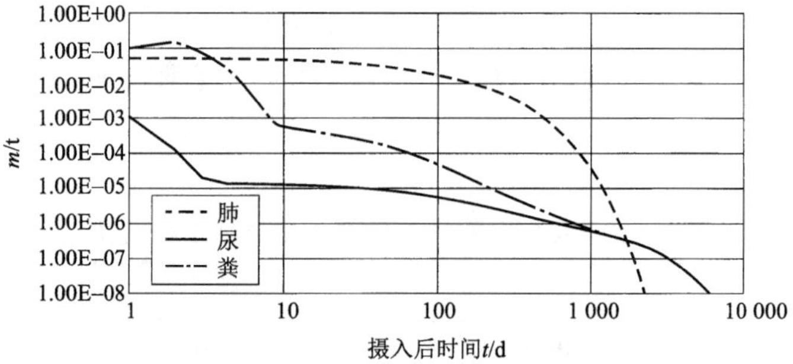


图 A.23　吸入$^{252}$Cf M类：急性摄入后的预期值，$m(t)$

# 附　录　B

## 直接进入血液的不同核素单位摄入量的待积有效剂量(剂量系数)

| 种类 | 形式[c] | 吸入 $e(g)_{inh}$ Sv/Bq | | 食入[a] | | 注入[b] | |
|---|---|---|---|---|---|---|---|
| | | AMAD=1 μm | AMAD=5 μm | $f_1$ | $e(g)_{ing}$ Sv/Bq | $f_1$ | $e(g)_{inj}$ Sv/Bq |
| $^{3}H$ | HTO[de]<br>OBT[de]<br>Gas[d] | $1.8\times10^{-11}$<br>$4.1\times10^{-11}$<br>$1.8\times10^{-15}$ | | 1<br>1 | $1.8\times10^{-11}$<br>$4.2\times10^{-11}$ | | $1.8\times10^{-11}$ |
| $^{32}P$ | F<br>M | $8\times10^{-10}$<br>$3.2\times10^{-9}$ | $1.1\times10^{-8}$<br>$2.9\times10^{-8}$ | 0.8 | $2.3\times10^{-10}$ | | $2.2\times10^{-9}$ |
| $^{55}Fe$ | F<br>M | $7.7\times10^{-10}$<br>$3.7\times10^{-10}$ | $9.2\times10^{-10}$<br>$3.3\times10^{-10}$ | 0.1 | $3.3\times10^{-10}$ | 0.1 | $3.0\times10^{-9}$ |
| $^{59}Fe$ | F<br>M | $2.2\times10^{-9}$<br>$3.5\times10^{-9}$ | $3.0\times10^{-8}$<br>$3.2\times10^{-9}$ | 0.1 | $1.8\times10^{-9}$ | 0.1 | $8.4\times10^{-9}$ |
| $^{60}Co$ | M<br>S | $9.6\times10^{-8}$<br>$2.9\times10^{-8}$ | $7.1\times10^{-9}$<br>$1.7\times10^{-8}$ | 0.1<br>0.05 | $3.4\times10^{-8}$<br>$2.5\times10^{-8}$ | | $1.9\times10^{-8}$ |
| $^{57}Ga$ | F<br>M | $6.8\times10^{-11}$<br>$2.3\times10^{-10}$ | $1.1\times10^{-10}$<br>$2.8\times10^{-10}$ | 0.001 | $1.9\times10^{-10}$ | | $1.2\times10^{-10}$ |
| $^{85}Sr$ | F<br>S | $3.9\times10^{-10}$<br>$7.7\times10^{-10}$ | $5.6\times10^{-10}$<br>$6.4\times10^{-12}$ | 0.3<br>0.01 | $5.6\times10^{-10}$<br>$3.3\times10^{-10}$ | | $1.1\times10^{-9}$ |
| $^{89}Sr$ | F<br>S | $1.0\times10^{-9}$<br>$7.5\times10^{-9}$ | $1.4\times10^{-9}$<br>$5.6\times10^{-9}$ | 0.3<br>0.01 | $2.6\times10^{-9}$<br>$2.3\times10^{-9}$ | | $3.1\times10^{-9}$ |
| $^{90}Sr$ | F<br>S | $2.4\times10^{-8}$<br>$1.5\times10^{-7}$ | $3.0\times10^{-8}$<br>$7.7\times10^{-8}$ | 0.3<br>0.01 | $2.8\times10^{-8}$<br>$2.7\times10^{-9}$ | | $8.8\times10^{-8}$ |
| $^{95}Zr$ | F<br>M<br>S | $2.5\times10^{-9}$<br>$4.5\times10^{-9}$<br>$5.5\times10^{-9}$ | $3.0\times10^{-9}$<br>$3.6\times10^{-9}$<br>$4.2\times10^{-9}$ | 0.002 | $8.8\times10^{-10}$ | | $1.0\times10^{-8}$ |
| $^{95}Nb$ | M<br>S | $1.4\times10^{-9}$<br>$1.6\times10^{-9}$ | $1.3\times10^{-9}$<br>$1.3\times10^{-9}$ | 0.01 | $5.8\times10^{-10}$ | | $2.1\times10^{-9}$ |
| $^{99}Tc$ | F<br>M | $2.9\times10^{-10}$<br>$3.9\times10^{-9}$ | $4.0\times10^{-10}$<br>$3.2\times10^{-9}$ | 0.8 | $7.8\times10^{-10}$ | | $8.7\times10^{-10}$ |
| $^{99m}Tc$ | F<br>M | $1.2\times10^{-11}$<br>$1.9\times10^{-11}$ | $2.0\times10^{-11}$<br>$2.9\times10^{-11}$ | 0.8 | $2.2\times10^{-11}$ | | $1.9\times10^{-11}$ |

**续表**

| 种类 | 形式[c] | 吸入 | | 食入[a] | | 注入[b] | |
|---|---|---|---|---|---|---|---|
| | | $e(g)\ln h$ Sv/Bq | | $f_1$ | $e(g)\ln g$ Sv/Bq | $f_1$ | $e(g)\ln j$ Sv/Bq |
| | | AMAD=1 μm | AMAD=5 μm | | | | |
| $^{106}Ru$ | F<br>M | $8.0\times10^{-9}$<br>$2.6\times10^{-8}$ | $9.8\times10^{-9}$<br>$1.7\times10^{-9}$ | 0.05 | $7.0\times10^{-9}$ | | $3.0\times10^{-8}$ |
| $^{125}Sb$ | F<br>M | $1.4\times10^{-9}$<br>$4.5\times10^{-9}$ | $1.7\times10^{-9}$<br>$3.3\times10^{-9}$ | 0.1 | $1.1\times10^{-9}$ | | $5.4\times10^{-9}$ |
| $^{113}I$ | F<br>V[c] | $7.6\times10^{-11}$<br>$2.1\times10^{-10}$ | $1.1\times10^{-10}$ | 1 | $2.1\times10^{-10}$ | | $2.2\times10^{-10}$ |
| $^{124}I$ | F<br>V[d] | $4.5\times10^{-9}$<br>$1.2\times10^{-8}$ | $6.3\times10^{-9}$ | 1 | $1.3\times10^{-8}$ | | $1.3\times10^{-8}$ |
| $^{125}I$ | F<br>V[e] | $5.3\times10^{-9}$<br>$1.4\times10^{-8}$ | $7.3\times10^{-9}$ | 1 | $1.5\times10^{-8}$ | | $1.5\times10^{-8}$ |
| $^{131}I$ | F<br>V[e] | $7.6\times10^{-9}$<br>$2.0\times10^{-8}$ | $1.1\times10^{-8}$ | 1 | $2.2\times10^{-8}$ | | $2.2\times10^{-8}$ |
| $^{134}Cs$ | F | $6.8\times10^{-9}$ | $9.6\times10^{-9}$ | 1 | $1.9\times10^{-8}$ | | $1.9\times10^{-8}$ |
| $^{137}Cs$ | F | $4.8\times10^{-9}$ | $6.7\times10^{-9}$ | 1 | $1.3\times10^{-8}$ | | $1.4\times10^{-8}$ |
| $^{144}Co$ | M<br>S | $3.4\times10^{-8}$<br>$4.9\times10^{-8}$ | $2.3\times10^{-8}$<br>$2.9\times10^{-8}$ | $5\times10^{-4}$ | $5.2\times10^{-8}$ | | $1.7\times10^{-8}$ |
| $^{153}Gd$ | F<br>M | $2.1\times10^{-8}$<br>$1.9\times10^{-9}$ | $2.5\times10^{-9}$<br>$1.4\times10^{-9}$ | $5\times10^{-4}$ | $2.7\times10^{-10}$ | | $8.6\times10^{-9}$ |
| $^{201}Tl$ | F | $4.7\times10^{-11}$ | $7.6\times10^{-11}$ | 1 | $9.5\times10^{-11}$ | | $8.7\times10^{-11}$ |
| $^{210}Pb$ | F | $8.9\times10^{-11}$ | $1.1\times10^{-6}$ | 0.2 | $6.8\times10^{-7}$ | 0.2 | $3.5\times10^{-4}$ |
| $^{210}Po$ | F<br>M | $6.0\times10^{-7}$<br>$3.0\times10^{-6}$ | $7.1\times10^{-7}$<br>$2.2\times10^{-6}$ | 0.1 | $2.4\times10^{-7}$ | | $2.4\times10^{-6}$ |
| $^{226}Ra$ | M | $3.2\times10^{-6}$ | $2.2\times10^{-6}$ | 0.2 | $2.8\times10^{-7}$ | | $1.4\times10^{-5}$ |
| $^{228}Ra$ | M | $2.6\times10^{-8}$ | $1.7\times10^{-8}$ | 0.2 | $6.7\times10^{-7}$ | | $3.4\times10^{-6}$ |
| $^{225}Th$ | M<br>S | $3.1\times10^{-5}$<br>$3.9\times10^{-5}$ | $2.3\times10^{-5}$<br>$3.2\times10^{-5}$ | $5\times10^{-4}$<br>$2\times10^{-4}$ | $7.0\times10^{-8}$<br>$3.5\times10^{-8}$ | $5\times10^{-4}$ | $1.2\times10^{-4}$ |

**续表**

| 种类 | 形式[c] | 吸入 |  | 食入[a] |  | 注入[b] |  |
|---|---|---|---|---|---|---|---|
|  |  | $e(g)$lnh Sv/Bq |  | $f_1$ | $e(g)$lng Sv/Bq | $f_1$ | $e(g)$lnj Sv/Bq |
|  |  | AMAD=1 μm | AMAD=5 μm |  |  |  |  |
| $^{232}$Th | M<br>S | $4.2\times10^{-5}$<br>$2.3\times10^{-5}$ | $2.9\times10^{-5}$<br>$1.2\times10^{-5}$ | $5\times10^{-4}$<br>$2\times10^{-4}$ | $2.2\times10^{-7}$<br>$9.2\times10^{-8}$ | $5\times10^{-4}$ | $4.5\times10^{-4}$ |
| $^{234}$U | F<br>M<br>S | $5.5\times10^{-7}$<br>$3.1\times10^{-6}$<br>$8.5\times10^{-6}$ | $6.4\times10^{-7}$<br>$2.1\times10^{-6}$<br>$6.8\times10^{-5}$ | 0.02<br>0.002 | $4.9\times10^{-8}$<br>$8.3\times10^{-9}$ |  | $2.3\times10^{-6}$ |
| $^{235}$U | F<br>M<br>S | $5.1\times10^{-7}$<br>$2.8\times10^{-6}$<br>$7.7\times10^{-6}$ | $6.0\times10^{-7}$<br>$1.8\times10^{-6}$<br>$6.1\times10^{-6}$ | 0.02<br>0.002 | $4.6\times10^{-8}$<br>$8.3\times10^{-9}$ |  | $2.1\times10^{-6}$ |
| $^{228}$U | F<br>M<br>S | $4.9\times10^{-7}$<br>$2.6\times10^{-6}$<br>$7.3\times10^{-6}$ | $5.8\times10^{-7}$<br>$1.6\times10^{-6}$<br>$5.7\times10^{-6}$ | 0.02<br>0.002 | $4.4\times10^{-8}$<br>$7.6\times10^{-9}$ |  | $2.1\times10^{-6}$ |
| $^{237}$Np | M | $2.1\times10^{-5}$ | $1.5\times10^{-5}$ | $5\times10^{-4}$ | $1.1\times10^{-7}$ | $5\times10^{-4}$ | $2.1\times10^{-4}$ |
| $^{238}$Np | M | $9.0\times10^{-10}$ | $1.1\times10^{-9}$ | $5\times10^{-4}$ | $8.0\times10^{-10}$ | $5\times10^{-4}$ | $3.8\times10^{-4}$ |
| $^{238}$Pu | M<br>S | $4.3\times10^{-5}$<br>$1.5\times10^{-5}$ | $3.0\times10^{-5}$<br>$1.1\times10^{-5}$ | $5\times10^{-4}$<br>$1\times10^{-3}$<br>$1\times10^{-6}$ | $2.3\times10^{-7}$<br>$8.8\times10^{-9}$<br>$4.9\times10^{-8}$ | $5\times10^{-4}$ | $4.5\times10^{-4}$ |
| $^{238}$Pu | M<br>S | $4.7\times10^{-7}$<br>$1.5\times10^{-9}$ | $3.2\times10^{-5}$<br>$8.3\times10^{-4}$ | $5\times10^{-6}$<br>$1\times10^{-5}$<br>$1\times10^{-4}$ | $2.5\times10^{-7}$<br>$9.0\times10^{-9}$<br>$5.3\times10^{-8}$ | $5\times10^{-4}$ | $4.9\times10^{-4}$ |
| $^{240}$Pu | M<br>S | $4.7\times10^{-6}$<br>$1.5\times10^{-5}$ | $3.2\times10^{-5}$<br>$8.3\times10^{-4}$ | $5\times10^{-4}$<br>$1\times10^{-5}$<br>$1\times10^{-4}$ | $2.5\times10^{-7}$<br>$9.0\times10^{-9}$<br>$5.3\times10^{-8}$ | $5\times10^{-4}$ | $4.9\times10^{-4}$ |
| $^{241}$Pu | M<br>S | $8.5\times10^{-7}$<br>$1.6\times10^{-7}$ | $5.8\times10^{-7}$<br>$8.4\times10^{-8}$ | $5\times10^{-4}$<br>$1\times10^{-5}$<br>$1\times10^{-4}$ | $4.7\times10^{-8}$<br>$1.1\times10^{-10}$<br>$9.6\times10^{-10}$ | $5\times10^{-4}$ | $9.5\times10^{-5}$ |
| $^{242}$Am | M | $3.9\times10^{-5}$ | $2.7\times10^{-5}$ | $5\times10^{-4}$ | $2.0\times10^{-7}$ | $5\times10^{-4}$ | $4.0\times10^{-4}$ |
| $^{242}$Cm | M | $4.8\times10^{-6}$ | $3.7\times10^{-4}$ | $5\times10^{-4}$ | $1.2\times10^{-8}$ | $5\times10^{-4}$ | $1.4\times10^{-5}$ |
| $^{244}$Cm | M | $2.5\times10^{-5}$ | $1.7\times10^{-5}$ | $5\times10^{-4}$ | $1.2\times10^{-7}$ | $5\times10^{-4}$ | $2.4\times10^{-4}$ |

注:a $f_1$仅用于食入。

b 直接摄入到血液,$f_1$仅用于钚通过小肠在循环的情况,其他情况无效。

c 对肺吸收类型。

d 对于气体和蒸气,AMDM 不能用于这种情况。

e HTO:氚水;OBT:有机结合氚。

# 第七章

# 放射性核素内污染的医学处理

放射性核素内污染(internal contamination of radionuclides)是指人体放射性核素超过其自然存在量。或是指放射性核素经各种途径进入体内,并分布、滞留于全身,也可描述为放射性核素经各种途径进入体内,并分布、滞留于全身或某些器官组织导致其含量超过体内的本底量。

对有过量放射性核素进入体内的人员应进行及时、正确的医学处理,包括各种急救和治疗措施。并尽快脱离放射性核素的接触。加强营养,注意休息。需要时应有计划地进行放射性核素的加速排出和综合对症治疗。

本章针对放射性核素内污染危害的特点,着重阐述减少组织吸收与加速排除的医疗措施。

## 第一节　内污染的医学处理原则和医学干预水平

### 一、内污染的医学处理原则

放射性核素内污染能否造成生物体的危害,主要取决于内污染量。内污染医学处理的目的是,尽量减少放射性核素的内污染量,以防止或减少对机体的内照射损伤,预防可能导致的远后效应。从辐射防护的角度出发,对疑有内污染量大于年摄入量限值的人员,应立即对摄入量做出最可能的估计,并进行相应的医学处理。

放射性核素形成内污染的过程,可概括为以下三个阶段:① 在进入部位沉积或吸收。事故情况下,呼吸系统和伤口是最易受污染的部位。② 经血液或淋巴系统吸收或转移。③ 在器官和组织内滞留。因此,医学处理要针对这些情况进行。总的原则是:抓住有利时机,采取适宜措施。具体的原则和要求如下:

#### (一) 抢救生命应放在首位

初期,任何严重的机体损伤(如外伤、烧伤和休克)往往比可能的辐射损伤更为重要,或者外照射损伤较为严重,在急救、治疗上需优先考虑。对整个医学处理方案,要综合考虑,通盘安排,根据病情变化做必要的调整。选用的具体措施应权衡利弊。

#### (二) 尽早给予阻吸收和促排的治疗

当放射性核素滞留于进入部位时,适时的急救或阻止吸收措施可获良好的效果。如果抓住"快"和"早"的时机,可有效地减少吸收量,甚至减少到对机体不足以为害的程度。

放射性核素吸收入血或分布到器官组织后,如及早施行促排治疗,可收到良好效果;

拖延时间越久，促排效果越差。目前，有效的促排药物多是早期应用效果佳，晚期应用效果差。

减少或阻止吸收与促排治疗，都有其独特的作用，但阻止吸收对免除或减轻放射性核素对人体的危害，有更积极的意义。因为放射性核素一旦吸收入血，尽管它在血液或软组织内多呈离子或不牢固的结合状态，使用促排药物有一定疗效，但往往受时间的限制。当放射性核素滞留于器官或组织时，即使采取促排措施也得不到理想的效果。

### （三）处理措施有针对性

在实践中面对内污染人员究竟采取何种措施，必须依据放射性核素的类型、化合物的物理化学性质、进入途径等确定。

## 二、医学干预水平

在内照射防护实践中，将内污染医学处理称为医学干预，并以利益代价分析为原则，提出有关的医学干预水平（medical intervention level）。国际组织对此先后出版过专门的手册，如国际原子能机构（IA EA）、世界卫生组织（WHO）和国际劳工组织（ILO）联合编著的《可能的辐射损伤的早期医学手册》，国际放射防护委员会（ICRP）编写的《对应急和事故受照工作人员处理的原则和一般性程序》，ICRP 54 号报告书，欧共体和美国能源部编著的《进入体内的放射性核素医学处理指南》等。现摘要介绍于下。

### （一）医学干预分类

体内污染的干预分为治疗性干预和预防性干预两类。在发生严重损伤时，对受伤者一定要给予治疗。在受伤者健康状态容许的情况下，方能采取体表去污染和促排措施；在严重受照后 1～2 d 内，细心的去除体表大部分污染的措施也是容许的。此类措施属治疗性干预。在大多数情况下，放射性核素内污染量较低，只需考虑远期的辐射危害，应用某种措施，可能引起暂时性不适，但能降低随机性效应的发生率，它属于预防性医学的干预。

### （二）不同时期的干预水平

不同时期应进行的干预水平可综合为表 7-1。

**表 7-1　体内放射性核素污染后不同时期的干预水平**

| 不同时期 | 剂　量/mmol |
|---|---|
| 初期（0～2 h） | 可转移性核素：吸入 1～5 ALI，应考虑治疗；>5 ALI，必须予以治疗；>10 ALI，必须治疗<br>锕系核素尤其是 Pu：>1 ALI，尽可能给予治疗 |
| 中期（1～3 d） | 残留量 >5 ALI，继续治疗 |
| 后期（>3～5 d） | 可转移性核素：污染量<10 ALI，短期治疗为宜；>10 ALI，必须继续治疗<br>锕系核素：摄入量>5～10 ALI，继续治疗<br>吸入难转移性核素：3～5 d 是洗肺治疗的适宜时机；>100 ALI，考虑洗肺疗法；<100 ALI，不采取洗肺疗法 |

注意点：① 食入核素时的干预水平同吸入时，对大肠下段因照射量大，要尽量排除；② 放射性碘污染时，估计甲状腺计量大于 100 mGy，应予以预防性干预；③ 吸入气溶胶中

有相当大量可能移动的核素，应静点络合剂；④ 伤口污染可按上述干预，对难转移性核素可行外科切除。

## 第二节　减少吸收

### 一、阻止胃肠道内吸收

#### （一）非特异性措施

1. 催吐

使用各种方法，引导促进呕吐。可用洁净的钝器刺激咽部引吐，或服用催吐剂，如硫酸铜 25 ml，或皮下注射阿朴吗啡 5～10 mg。如果应用及时，可获得良好效果。

2. 洗胃

可用温水，生理盐水或弱碱性液体（如苏打水）洗胃，或用混有活性炭的温水，禁用能促进放射性核素溶解和吸收的酸性药液。以上措施在放射性核素摄入后 4 h 内应用有效。

3. 促腹泻

当放射性核素摄入已达 4 h，应适当服用缓泻剂，如硫酸镁 10 g 或硫酸钠 15 g。不宜应用对胃肠道有过度刺激的药物。在胃肠道 pH 条件下易形成氢氧化物的放射性核素，例如稀土族核素及其他放射性核素的难溶性化合物，尽管由胃肠道吸收甚微，也应适当服用缓泻剂，除可减少吸收外还可缩短放射性核素在肠内的滞留时间。

4. 阻吸收剂

磷酸铝、氢氧化铝等市售阻吸收剂可阻止$^{85-89}$Sr 的吸收。动物实验比较市售氢氧化铝凝胶和磷酸铝对$^{85-89}$Sr 的阻吸收效果，结果显示氢氧化铝凝胶具有较高阻吸收效果。于不同药物剂量，提前或延缓半小时给药，发现氢氧化铝凝胶在预防性（提前 0.5 h）给药的阻吸收疗效优于磷酸铝。

#### （二）特异性阻吸收措施

凡能阻止放射性核素由进入部位吸收入血的措施，均可称为阻吸收（preventive absorption）措施。

1. 褐藻酸钠对$^{90}$Sr 的阻吸收

褐藻酸钠（sodium alginate）是由褐藻类的海带或马尾藻中提取的一种多糖碳水化合物，是由分子量较大的 L-古罗糖醛酸和 D-甘露糖醛酸组成的一种聚合物的钠盐。褐藻酸钠在铜藻中的含量最高，为 31%，在裙带菜中的含量为 29%，海带和昆布中褐藻酸钠的含量一般为 24%～26%。褐藻酸钠相对分子质量为 32 000～200 000，一般为白色或淡黄色粉末，无臭，无味，不溶于乙醇、乙醚和氯仿。褐藻酸钠无毒，在胃肠道内不被吸收，对 Sr、Ra 有特殊亲和力，能与胃肠道内的$^{90}$Sr 相遇而起络和反应，进而起到阻吸收的作用。褐藻酸钠的游离羧基是起络合作用的活性基团，它与$^{90}$Sr 的反应是：

$$2\text{Alg—COONa}+\text{Sr}^{2+} \longrightarrow \begin{matrix}\text{Alg—COO}\\ \text{Alg—COO}\end{matrix}\!\!>\text{Sr}+2\text{Na}^{+}$$

该制剂黏度较大，一般制成含量为2%的褐藻酸钠糖水，每次服500 ml；或制成含量为3%的饼干或6%的面包分次服用，每天服用12～15 g，连续7 d。

褐藻酸钠对人体胃肠道内的阻吸收效果，是预防给药的效果明显大于治疗给药。临床观察证明，6例（男4，女2）食用褐藻酸钠饼干250 g（男）、200 g（女）后20 min，血清锶浓度降低近，尿锶量降低；另10例（男7、女3）口服锶后立即服用褐藻酸钠糖浆750 ml（男）、600 ml（女）的治疗效果为：血清锶浓度降低78%±8.9%，尿锶量降低78%±11%。

应着重指出的是，褐藻酸钠的用药时间不得迟于放射性锶在胃内的排空时间，否则效果不明显。

2. 亚铁氰化物对$^{137}Cs$的阻吸收

亚铁氰化物（ferrocyanide）的镍铜铁钴等金属盐，均能与放射性铯选择性地结合。它们与碱金属元素的结合能力依次为Cs＞Rb＞K＞Na＞Li。在各种亚铁氰化物中，研究的最多的是3价铁盐，即普鲁士蓝（prussian blue），主要是亚铁氰化铁；其次为镍盐，即亚铁氰化镍。

亚铁氰化物基本上不被胃肠道吸收，属低毒性物质，与1价阳离子起离子交换作用。当它在肠道内遇铯时即形成难溶性$Cs_2Fe_2[Fe(CN)_6]_3$，从而阻止Cs吸收。例如，成年男性口服1.8 kBq的无载体$^{137}Cs$后10 min，口服亚铁氰化镍1 g，4、8 h后再各服0.5 g，在摄入Cs后第1天，粪中排$^{137}Cs$量比不给药时高出60倍（表7-2）。延缓用药时能阻断$^{137}Cs$再吸收。治疗过程中不影响体内的钾含量。例如，切尔诺贝利核电站事故中受到污染的人员中，与事故后32～113 d和240～271 d，经过3个疗程的普鲁士蓝治疗后，多数人Cs的生物半排期缩短了（54～101 d）。一般用法和用量为：普鲁士蓝每次10 g，口服，3次/d，连续6 d为1个疗程。

**表7-2　亚铁氰化镍对$^{137}Cs$的阻吸收效果（排出%）**

| 口服$^{137}Cs$后时间/d | 用药 | | 自身对照 | |
|---|---|---|---|---|
| | 尿 | 粪 | 尿 | 粪 |
| 1 | 5.89 | 39.70 | 7.34 | 0.66 |
| 2 | 1.57 | 5.80 | 2.16 | 0.27 |
| 3 | 1.57 | 0.21 | 1.31 | 0.21 |
| 4 | 2.45 | 0.01 | 1.23 | 0.16 |

3. 稳定性碘制剂对放射性碘的阻吸收

甲状腺对碘的滞留具有高度的亲和力，对碘的摄取又有饱和性。因此，预防或治疗性服用稳定性碘制剂（KI、NaI），使甲状腺被稳定性碘饱和并封闭甲状腺，阻断放射性碘参与代谢环节，从而有利于阻止甲状腺对放射性碘的摄取与滞留，使进入人体内的放射性碘大部分以无机碘化物的形式经肾排除。在事故应急中，人服用100 mg KI，3 d内有98%的放射性碘被排除，此时对照人员只排除摄入量的55%左右，同时甲状腺受照剂量只相当于对照组的8%，再加大KI用量，其效果的提高并不明显。故建议KI用量以100 mg为宜。一般认为，放射性碘摄入前12 h或同时服用稳定性KI，防护效果最佳；若在摄入放射性碘后4 h再服用KI，则效果减低。

## 二、阻止呼吸道内吸收

### （一）阻止放射性核素在上呼吸道内的沉积

当吸入放射性核素时，首要任务是尽快除去上呼吸道内沉积的核素。具体措施有：用棉签拭去鼻腔内的污染物，剪去鼻毛；向鼻咽部喷血管收缩剂，如 0.1%肾上腺素或 1%麻黄素溶液，然后用生理盐水反复冲洗鼻腔和咽喉部；服祛痰剂如氯化铵 0.3 g 或碘化钾 0.25 g，每日 1 次，以加速放射性核素的清除。吸入难溶性放射性核素时，可酌情即时地服缓泻剂，以加速排除由呼吸道转移到肠内的核素。

### （二）洗肺疗法(lavage-lung treatment)

洗肺疗法是用洗液将滞留在肺内的难溶性放射性核素（或其他有害物质），随同肺泡内容物一并洗出，以减少放射性核素在肺内滞留量的方法。

洗肺方法：使内污染者或动物处于麻醉状态下，用叉头胶皮管通过气管插入一侧肺叶，用洗液进行灌洗，另侧肺维持正常呼吸功能，也可用泵将氧气输入。灌洗时先缓慢注入体积与该肺有效余气量相等的洗液，经反复抽洗与注入，估计达预期效果时将所有液体吸出，恢复该侧的呼吸功能。随后再交替灌洗另侧肺叶。也可使用 Muggenburg 等人介绍的单腔气管插管法。病人或动物处于被洗一侧肺叶低位的体位，在诱导麻醉下插管，由于过渡换气，使得病人或动物的动脉中 $P_{CO_2}$ 下降，导致暂时性的呼吸停止，在此期间洗肺液由于重力缘故被引进肺叶，洗肺液总体积约等于该侧肺的总容量，然后抽吸出液体，过渡换气，再注入洗肺液。如此周而复始，循环操作，直至达到预期的效果为止。

洗液及灌洗次数：一般常用 37 ℃的生理盐水，或含 DTPA 的生理盐水（pH=7.2）。灌洗次数可 1～20 次不等。一般两肺交替进行，间隔 2～3 d 或更长时间。有的在同日内进行左、右两肺叶灌洗。通常首次洗肺的疗效高，随时间的延长疗效渐差。

灌洗的最佳时间：掌握适宜的灌洗时间是取得满意疗效的关键。因为难溶性放射性核素进入肺泡内数小时，即大部分被肺内的巨噬细胞所吞噬，吸入后 2 d，几乎所有的放射性粒子都可被吞入到巨噬细胞内。所以洗肺的最佳时间，一般在吸入后的 1～2 d。洗肺时间过早，可将放射性核素颗粒冲至肺底部，影响肺对放射性核素的早期清除和巨噬细胞的吞噬效果，故疗效不佳；而洗肺过迟可因巨噬细胞已转移至淋巴细胞内，使洗肺效果降低。尽管如此，迟至吸入后 6 个月时，洗肺仍有一定效果。

洗肺的疗效：1 例吸入难溶性核素的人员，在事故后第 3 天洗右肺 1 次，第 11 天洗左肺 1 次，第 17 天时又洗右肺 1 次，3 次共洗出粒子活度为 2.2 kBq，占肺滞留量的 13%，猎犬吸入后采用洗肺治疗法也获得了良好的效果（表 7-3）。洗肺同时和 DTPA 伍用则可提高疗效。实验研究表明单次和多次洗肺除可减少放射性核素的肺滞留量外，还可减少对肺和全身的剂量负担，降低放射性肺炎的发病率。

**表 7-3 人和犬吸入放射性核素后进行洗肺的疗效**

| 对　象 | 吸入核素 | 吸入后洗肺时间/d | 洗肺次数 | 清除肺滞留量/% |
|---|---|---|---|---|
| 人 | $^{239}$Pu | 3～17 | 3 | 13 |

续表

| 对　象 | 吸入核素 | 吸入后洗肺时间/d | 洗肺次数 | 清除肺滞留量/% |
|---|---|---|---|---|
| 猎犬 | $^{144}CeCl_3$ | 1 h～5 | 2* | 36 |
| 猎犬 | $^{144}Ce$ | 2～56 | 10 | 44 |
| 猎犬 | $^{239}PuO_2$ | 8～159 | 19 | 50 |
| 猎犬 | $^{239}Pu$ | 2～49 | 10 | 39～44 |
| 猎犬 | $^{147}Pu(^{169}Yb)$ | 2～49 | 5 | 68～71 |

注：* 洗液为 0.5 mmol DTPA＋0.6 mmol $Ca^{2+}$＋0.9%盐水，其余均为生理盐水。

影响洗肺疗效的因素很多，除了前面提到的洗肺次数、时机、DTPA 伍用等因素外，放射性颗粒的理化性质（溶解度、空气动力学直径等）、放射性颗粒在肺中的储留时间以及洗肺液的种类都可影响洗肺疗效。

洗肺疗法的副作用多为一些轻微的一过性反应，如轻微机械损伤，小支气管和肺泡管水肿，细胞浸润和局限性渗出，数日后即可恢复，严重的副作用甚少见。一般认为主要的潜在危险来源于麻醉。因此采用此法时应权衡利弊。近年来，国内很多矽肺病人采用洗肺疗法，在排除矽尘和麻醉方面，积累了有益的经验。这些经验对吸入过量放射性核素的病人采用洗肺疗法有重要的参考价值。

洗肺疗法的适应证主要为严重的事故性吸入超钚元素或其他难溶性放射性颗粒的内污染者。应用时除考虑放射性核素本身的若干性质和特点外，还应考虑内污染者的年龄、体质状况和各脏器（肺、肝、肾、心脏）功能状况等可否接受麻醉的因素。在严格控制适应证的情况下，采取这一疗法也还是安全的。对于沉积在肺中的难溶性放射性气溶胶颗粒来说，洗肺疗法也许是唯一可行的有效方法。

## 三、阻止皮肤和伤口吸收

皮肤被放射性核素污染时，应尽早用肥皂、温水和软毛刷认真擦洗，或用大量温水冲洗。洗消时要按顺序进行，先轻度污染部位后重度污染部位，防止交叉污染。应尽量避免污染面积扩大，严防皮肤擦伤，忌用促进放射性核素吸收的酸性制剂等。要特别注意手部，尤其是指甲沟、手指缝。必要时可用弹力黏膏敷贴 2～3 h，揭去黏膏再用水清洗，对去除残留性污染有较好效果。当去污效果不佳时，可针对放射性核素的性质，选用表面活性剂、络合剂如柠檬酸钠和 DTPA 等。如 $^{239}Pu$ 和超铀核素（$^{241}Am$、$^{242}Cm$）、稀土核素应选用 DTPA 复合剂（pH：3～5）、5%DTPA 溶液（pH：3～5）和 1%～2%的稀盐酸溶液。污染核素种类不明或难以去除的局部污染，可选用 5%次氯酸钠溶液或 6.5%高锰酸钾溶液浸泡后再用 10%～20%的盐酸羟胺刷洗脱色，一般均可去除。

由于现常用去污剂成分相对较单一，对多核素污染的去污效果可能并不理想，且对皮肤有相当大的刺激或损伤，产生大量难以收集处理的放射性废水，导致二次放射性污染。因此，我院放射卫生教研室经过长期实验分析，自行研制了“皮肤放射性沾染的无水去污胶”，包括去污粉、乙二胺四乙酸钠、柠檬酸、六偏磷酸钠、胶水、少许普鲁士蓝和超氧化物歧化酶。它能快速有效地去除各种核素造成的皮肤放射性沾染，尽可能地降低其对皮肤的刺激及毒性作用，同时改变了去污方法和程序，以最少的固体量快速地、最大限度地包容绝大部分皮肤表面的放射性沾染物，从而减少去污过程中放射性废水的产生量。在人体皮肤上进行去污胶成膜速度、黏度及可剥离性等物理特性实验，在金属表面进行化学稳定性实验，结果表明，以含混合裂变产物（MFP）的液体沾染活体小白猪和大白兔皮肤表面，去污胶在沾染后 5 min、30 min 及 120 min 的去污效率分别为小白猪 97%、96%和 93.5%。小白兔分别为 91%，85%和 80%。该去污剂属中性去污剂，对皮肤无任何刺激性，也不会导致Ⅳ型变态反应。

眼、鼻、口腔受到污染时，应尽快用大量生理盐水或普通洁净水进行冲洗。伤口受到污染时，应根据伤情和部位采取适宜的去污措施。一般用生理盐水反复冲洗。如果受稀土或锕系放射性核素污染，可考虑立即用 DTPA 制剂对伤口局部进行处理。当伤口污染较重，洗消效果又差时，应尽早行外科扩创术，扩创范围与深度视受伤部位而定，以不影响功能为原则；一次扩创效果欠佳时，可分次进行，但应争取时间。若外伤严重，应先行急救，待病情稳定后再酌情处理。对于辐射危害大的放射性核素（如钚），手术前可注射 DTPA，以防钚在体内滞留。

## 第三节 加速排除

体内放射性核素的加速排除（accelerating removal of radionuclide，简称促排）可最大限度地减少放射性核素的体内滞留量或缩短滞留时间，是防止放射性核素内照射损伤效应的根本措施。

### 一、络合剂促排

#### （一）作用机制

络合剂（complexing agent）是有提供电子对的配位基化合物，能与金属离子配位络合成稳定的水溶性络合物（complex compound）。若配位基中有两个或两个以上提供电子对的键合原子（常为 N、O、S），而且在其间相隔 2 个或 3 个其他原子时，在结构上常成环状或螯环，故又称螯合物。被络合的金属离子不再显示其原有的化学性质。

用于促排体内金属放射性核素的络合剂，多是有机化合物，因为它能与血液、组织内的多种放射性核素配位结合成溶解度更大、解离度小、扩散能力强的络合物，故易于经肾随尿排出，或经肝胆系统随粪排除。

理想的络合剂应具备以下条件：

（1）毒性低，安全用药范围宽。

（2）能与放射性核素形成稳定络合物。通常络合剂促排放射性核素的能效，与其形成络合物的稳定常数成正比，即稳定常数越大，该络合物的促排效果越好。稳定常数值为：

$$K_{ST}=\frac{[MeA^{(m-n)-}]}{[Me^{n+}][A^{m-}]}$$

式中，Me 为金属放射性核素，A 为络合离子，MeA 为络合物，$m$ 与 $n$ 为离子电荷数，$m-n>0$。

由上述公式可见，络合物的络合稳定常数是络合与离解可逆反应平衡的常数。稳定常数越低，络合物解离的放射性核素越多；稳定常数越高，络合物解离的放射性核素越少，甚至不解离，而且络合物不会在氧化还原反应中变价。

(3) 在体内能与放射性核素形成易溶、易扩散和可透过生物膜的络合物，且排出迅速。可用络合容量描述络合剂络合放射性核素的能力。络合容量(络合能力)是指每克络合剂可络合多少放射性核素的量，络合容量越高，其络合能力越强。

(4) 在体内不发生结构上的变化。因为结构上的变化会使络合剂的特性丧失。

(5) 在体内的廓清速度慢，维持有效血浓度的时间长。

(6) 经胃肠道易吸收，便于经口给药。

经临床应用或实验治疗证实，有显著促排效果的络合剂，主要是氨基羧基型络合剂，其次有巯基型络合剂和羟基羧基型络合剂。

**(二) 氨基羧基型络合剂(amino-carboxyl complexing agents)**

在此类络合剂中，目前应用颇广的有乙烯二胺四乙酸钙钠盐(ethylenediamine-tetraacetic acid，EDTA-$CaNa_2$)，又称依地酸钙；二乙烯三胺五乙酸钙钠盐(diethylenetriamine-pentaacetic acid，DTPA-$CaNa_3$)，商品名为促排灵，其锌盐(DTPA-ZnNa)称新促排灵。双(二氨基乙基)醚四乙酸钙(BAETA-Ca)和国内研制成功的喹氨酸最具代表性。它们的结构式如下：

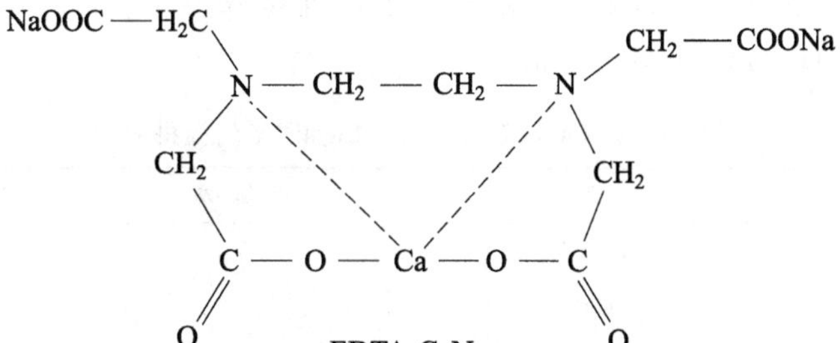


EDTA-$CaNa_2$

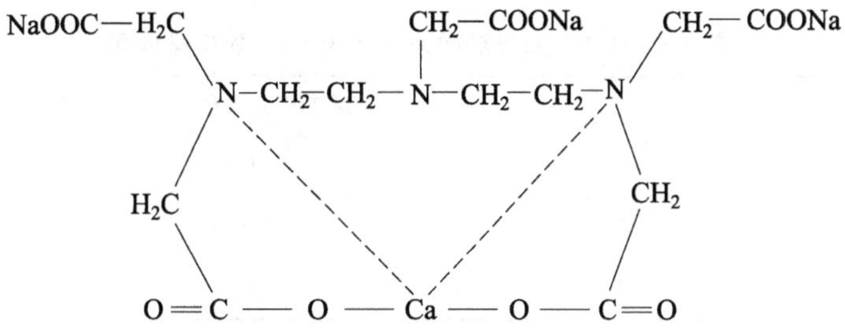


DTPA-$CaNa_3$

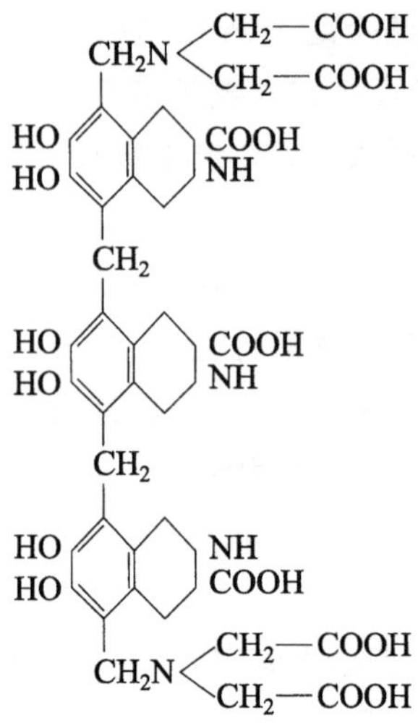

喹胺酸

氨基羧基型络合剂（下简称氨羧型络合剂）是实际中应用最广泛的一类络合剂，其中促排灵用得最多，它对锕系核素（$^{239}$Pu、$^{241}$Am、$^{242}$Cm、$^{252}$Cf 等）和稀土族核素（$^{90}$Y、$^{2140}$La、$^{144}$Ce、$^{147}$Pm 等）和 Th 有显著的促排效果；对$^{60}$Co、$^{65}$Zn、$^{137}$Cs、$^{46}$Sc 和铀等亦有一定疗效，但对碱土族同位素（如锶和钡）的加速排出无效。临床应用的促排效果证明，促排灵以疗效好和促排核素种类多的优点，取代了依地酸钙。它不仅使体内放射性核素排出量最高（表 7-4），而且其毒副作用也比 EDTA 小。DTPA 较好的效果主要表现在：尿及粪中放射性排出率皆有明显增高且持续时间较长，晚期应用仍有较好促排。DTPA 和喹胺酸对人体内$^{239}$Pu 有显著地促排效果，如表 7-5 所示。

**表 7-4　EDTA 和 DTPA 对$^{140}$La 和$^{91}$Y 的促排效果**

| 放射性核素 | 络合剂 | 病例数 | 24 h 尿中排除率/% |
|---|---|---|---|
| $^{140}$La | EDTA | 3 | 2.8 |
| $^{140}$La | DTPA | 4 | 64.6 |
| $^{91}$Y | EDTA | 11 | 65.9 |
| $^{91}$Y | DTPA | 13 | 87.9 |

**表 7-5　DTPA 和喹胺酸对人体内$^{239}$Pu 的促排效果**

| 络合剂 | 例数 | 用量/g | 用药 3 d 尿钚增加倍数 | | 停药 3 d 尿钚增加倍数 | |
|---|---|---|---|---|---|---|
| | | | 范围 | 均值 | 范围 | 均值 |
| DTPA | 5 | 2.0 | 16～49 | 35.7 | 19～54 | 31.6 |
| 喹胺酸 | 7 | 1.5 | 5～118 | 55.7 | 1.8～133 | 35.9 |

用药时机和用药方法：一般是应用时间越早效果越好，反之就越差。例如，人静注$^{143}$Pm 后 0.5～24 h 应用 DTPA，$^{143}$Pm 的排除率分别为 90% 和 25%，80 d 后用药则仅排除 5%，络合剂用量的原则是：在早期处理严重的内污染时，用量应较大，并连续用药。因早期的促

排效果与用药量成正比。当然应注意防止发生毒副作用。晚期应减少用药量，间隔或连续用药均可。关于络合剂的用量和给药途径，国内临床早期处理较严重的内污染时，曾用 DTPA 1 g/d，静脉点滴，连续 6 d，但出现明显的副作用，当改为隔天静脉点滴 1 g，总量为 5 g 时，未出现副作用。对晚期促排$^{239}Pu$，多采用 0.1 g/d，连续 10 d 或 0.25 g/d 连续 5 d 为 1 个疗程。必要时 1 个月后再给第 2 个疗程。临床上的一般用法是：DTPA-$CaNa_3$ 20 ml，加 5%的葡萄糖盐水 500 ml 静滴，隔日 1 次，10 d 为 1 个疗程，总量不超过 5 g。口服用药吸收率低，效果较差。近年来，用 DTPA-$CaNa_3$气溶胶吸入方式作预防或治疗。它具有用药量少、使用方便和副作用小的优点，且吸入后肺内局部浓度高，维持药效浓度时间较长，对吸入性内污染的预防和治疗应首选这种给药途径。同时，由于络合剂可透过肺泡进入血流，故也可用于非吸入性内污染的促排，并有较好的疗效。

经口摄入放射性核素时，在其未从肠道完全排空之前，切忌口服氨羧型络合剂，避免增加放射性核素的吸收。同时也应考虑口服此类络合剂，避免经肝胆系统排至肠道内的放射性核素重吸收的弊端。

DTPA 的不足之处是难以透过生物膜，因此对靶细胞内放射性同位素的促排难以奏效。于是，人们试图改造 DTPA 的结构，以增加其脂溶性。英国研制的钚螯合剂 puchel 就是在 DTPA 上偶合了亲脂基团，即 DTPA 的亲脂性衍生物，其结构式如下：

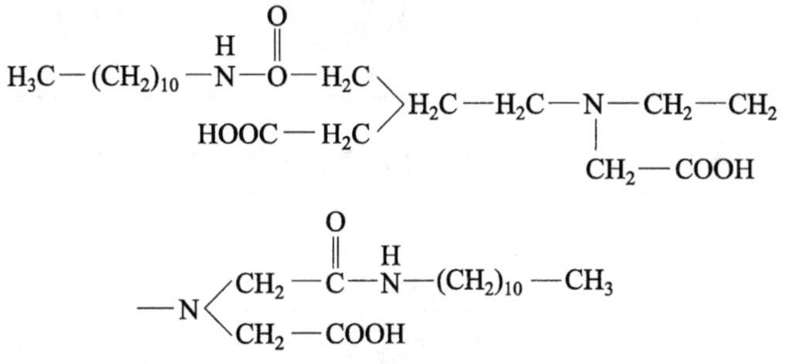

钚螯合剂Puchel

它的脂溶性高，可透过生物膜，以利于细胞内放射性核素的移出，其促排效果比 DTPA 高 10 倍左右，但是它对细胞的毒性作用有待解决。

降低毒副作用：氨羧型络合剂进入人体后，在体液 pH 条件下，不但能络合放射性核素，而且也能与钙及机体必需的微量元素如 Zn、Mn、Co 等络合，因而引起血钙降低及某些微量元素缺失，导致一些代谢环节障碍，进而引起一系列毒副作用，如毛囊炎、咽喉炎、口腔炎、扁桃体炎、阴囊炎等，严重者伴有发热或尿蛋白和镜下血尿。研究证明，络合剂引起的机体内源性 Zn 减少，导致 Zn 与有关的许多酶的活性受到严重影响，是此类络合剂毒副作用的主要原因。如应用 DTPA-Ca 时，用$^{3}H$-TdR 作细胞动力学观察，发现肾和消化道黏膜细胞中 DNA 合成能力降低；如改用 DTPA-Zn 盐时，上述现象即消失。更引人注目的是，DTPA-$CaNa_3$对胎儿致畸的影响。因此，目前多主张用 DTPA 的锌盐代替钙盐，以降低它的毒副作用。证明 DTPA-$ZnNa_3$的毒性只有钙盐的 1/10。患有肝、肾和消化道疾病者及妊娠的内污染者应禁用 DTPA-$CaNa_3$促排。为消除 DTPA-Ca 使用的副作用，若应用 DTPA-Ca 时也可伍用中药甘草锌则可缓解 DTPA 的毒副反应。

DTPA 钙盐口服时其吸收率低于 5%，故口服的促排效果不佳，而 DTPA 锌盐毒性低，加大口服剂量可收到良好的促排效果。如注入$^{239}Pu$后 4 d 时口服 DTPA-$ZnNa_3$剂量 30 倍于 DTPA-$CaNa_3$的注射剂量，前者促排$^{239}Pu$的效果等于后者，连续 3 d 注射 DTPA-$CaNa_3$的疗效，相当于 10 倍剂量的 DTPA-$ZnNa_3$口服的疗效。目前，人体应用 DTPA 锌盐的观察，未见明显的毒副作用。尽管如此，在放射性核素内污染早期用药促排时，DTPA 锌盐的效果低于 DTPA 钙盐，尚难以完全代替钙盐，故多数学者主张，早期用药首选 DTPA 钙盐，以后再用其锌盐。

喹胺酸（又称螯核羧酚），是具有酚型羟基的多胺多羧络合剂，可阻碍易水解的放射性核素与水中羟基结合，抑制水解，从而增加络合剂的稳定性。因此，喹胺酸对$^{234}Th$、$^{239}Pu$和稀土族放射性核素均有显著的促排效果。动物实验（表 7-6）和人体观察（表 7-7）结果表明，喹胺酸对钍的促排效果优于 DTPA。它对体内污染钍和钚人员的晚期促排，也有一定效果。如体内有$^{234}Th$污染的 12 例工龄为 10～20 年的纱罩工人，用喹胺酸 2～6 g 后，尿钍量（μg/L）由用药前 0.48 μg 增至 1.3 μg。此药毒副作用小，临床上肌肉注射每天 0.5 g，连续 3 d 为一疗程，无不良反应。

**表 7-6 喹胺酸和 DTPA 对大鼠体内$^{234}Th$促排效果的比较**

| 促排剂 | 剂量/mmol | 2 d 内尿排除量（占注入量的百分数%） |
|---|---|---|
| 喹胺酸 | 0.1 | 67.2±8.4 |
| DTPA | 0.2 | 22.5±7.1 |
| 对照 | — | 5.6±2.5 |

**表 7-7 喹胺酸和 DTPA 对 26 例人体内$^{232}Th$的促排效果**

| 促排剂 | 尿钍值/（μg/L） | |
|---|---|---|
| | 范围 | 均值 |
| 喹胺酸 | 0.48～16.74 | 3.1 |
| DTPA | 0.79～7.29 | 2.6 |
| 用药前 | 0.24～7.25 | 1.5 |

双（二氨基乙基）醚四乙酸钙（BAETA-Ca）与 Ca、Sr 络合的稳定常数非常接近，对$^{85}Sr$有较好的促排效果。当每天静注 4 g，连续 3 d，用药后第 1 天尿中$^{85}Sr$排出量可增加 2～5 倍，2 周后用药则效果不明显。

### （三）羟基羧基型络合剂（hydroxyl-carboxyl complexing agents）

此类络合剂有柠檬酸、乳酸、酒石酸等。它们是机体内正常的代谢产物，是体液中存在的自然络合剂。

实验证明，当受$^{239}Pu$内污染时，应用柠檬酸钠，可增加尿$^{239}Pu$排除量达 3.5～4 倍，$^{90}Sr$内污染时注入柠檬酸钠使血浆内 Sr 水平增高，降低游离的 Sr 浓度，从而抑制$^{90}Sr$在骨内的滞留，加速 Sr 由尿的排除。狗体内滞留的$^{238}U$，用柠檬酸盐也可使排除量增加，由对照组的 18.5%升至 64.4%。但是，由于柠檬酸盐是正常代谢产物，可很快由体内消失，不易维持有效浓度。为了能更好地利用体内自然络合剂，可考虑设法阻断其代谢环节，使其在体液与组织内有适当的蓄积，从而有利于体内放射性核素的促排。目前临床应用和实验治疗是口服

5%柠檬酸钠 10 ml,每日 3 次,1～2 周为 1 个疗程;或用 2.5%溶液 20 ml,静脉注入,每周 3 次,2 周为 1 个疗程。尽管此类络合剂不是理想的络合剂,但在必要时仍有一定的促排作用。必须指出的是,此类络合剂对稀土族放射性核素无明显的促排效果。

### (四) 巯基型络合剂(mercapto-complexing agents)

含巯基(—SH)的络合剂有:二巯基丙醇(british antilewisite,BAL,2,3-dimercaptopropanol)、二巯基丙烷磺酸钠(unithiol)、二巯基丁二酸钠(DMS-Na)。

这类络合剂中的两个巯基能与$^{210}$Po 络合,形成稳定的金属络合物,从而减少$^{210}$Po 与体内蛋白质中巯基的结合,促使钋随尿、粪排出。它不仅显示良好的促排效果,且显著的延长动物的寿命。这种作用,二巯基丙烷磺酸钠比二巯基丙醇更好。这两种制剂,都是砷、汞、锑等金属中毒的解毒剂。但二巯基丙醇的毒性较大,可引起头痛、恶心、腹痛、心动过速等反应,两者相比二巯基丙烷磺酸钠的毒性小。我国研制的二巯基丁二酸钠,其化学结构和解毒作用机制都类似上述两种络合剂,对$^{210}$Po 亦有很好的促排效果。但是它们对其他放射性核素无明显的促排效果。这 3 种巯基型络合剂的结构和用法见表 7-8。

表 7-8 巯基型络合剂的结构和用法

| 络合剂 | 化学结构 | 应用方法 | 副作用及注意事项 |
|---|---|---|---|
| 二巯基丙醇<br>(BAL) | $CH_2-OH$<br>\|<br>$CH-SH$<br>\|<br>$CH_2-SH$ | 10%针剂,im,2 mg · kg$^{-1}$头 2 d 2～4 次/d,以后 1 次/d,持续 3～5 d | 毒性较大,有头痛、恶心、心动过速等反应,应注意肝肾功能 |
| 二巯基丙烷磺酸钠<br>(unithiol) | $CH_2-OH$<br>\|<br>$CH-SH$<br>\|<br>$CH_2-SH$ | 5%溶液,im 或 iv,2 mg · kg$^{-1}$,第 1 d 4 次,以后 2 次/d | 毒性较小,偶有灼热感、恶心、心动过速等反应 |
| 二巯基丁二酸钠<br>(DMS-Na) | COONa<br>\|<br>$CH-SH$<br>\|<br>$CH-SH$<br>\|<br>COONa | 5%溶液,im 或 iv,用量同上,持续 3～5 d | 毒性较小,有头痛、乏力等反应,溶液不稳定,临用时配制 |

### (五) 氨烷基次膦酸型络合剂(amino-alkyl phosphinic acid complexing agents)

这是一类聚氨的膦酸衍生物,可用作促排的新型络合剂。它是将氨基羧基型络合剂中的羧基用次膦酸基(—HPOOH)取代而成。实验证明,它能和 U、Pb、Be、稀土族元素等金属离子络合成可溶性络合物,尤其对 U 的促排有特效,可作为 U 的特殊解毒剂。这类络合剂中效果最好的是乙二胺二异丙基次膦酸(ethylenediamine diisopylphosphinic acid,EDDIP)和二乙三胺五甲基次膦酸(diethylene triamine pentamethylphosphinic acid,DTPP)的钙钠盐,另有双(二胺基乙基)硫四甲基次膦酸(BASTP)和双(二胺基乙基)醚四甲基次膦酸(BAETP),共 4 种。前两者结构式如下:

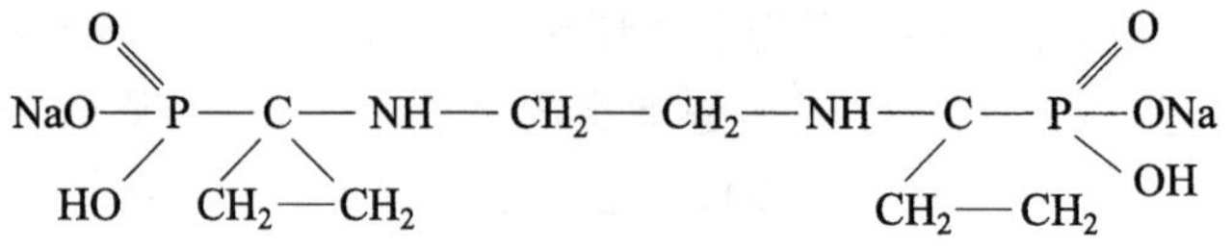

EDDIP-$Na_2$

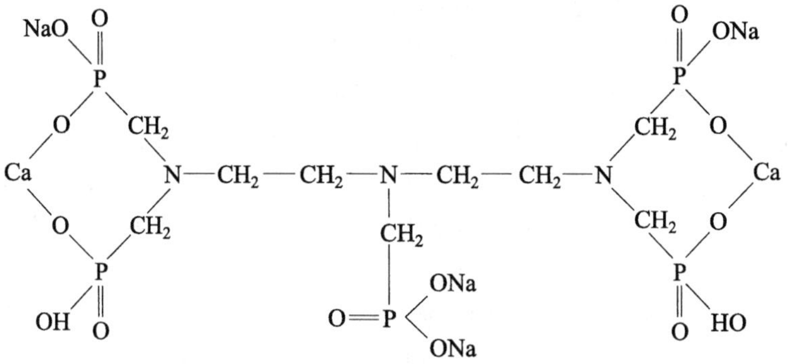

DTPP-$Ca_2Na_4$

这类络合剂不论在增加尿铀排出量，还是降低肾和骨内铀沉积量方面，均显著地优于氨基羧基型（下简称氨羧型）络合剂。这两类络合剂对大鼠体内铀的促排效果如表 7-9 所示。这种差异可能与其形成的络合物稳定性有关。如氨烷基次膦酸络合剂 EDDIP 和 DTPP 与铀络合的稳定常数（lg）分别为 15.07 和 16.40，而 EDTA 和 DTPA 与铀络合时则分别为 10.3 和 12.5。此外，次膦酸基的 O 原子，不仅能提高络合物的稳定性，而且能增强与铀的亲和性。但是这类络合剂口服时吸收率低，约为摄入量的 6.5%～12.5%，因而口服用药效果较差。

**表 7-9　氨烷基次磷酸和氨羧型络合剂对大鼠体内铀的促排效果**

| 络合剂 | 5 d 内排铀量占摄入量的百分数/% | 器官组织铀量占对照值的百分数/% | |
|---|---|---|---|
| | | 骨骼 | 肾脏 |
| DTPP（氨膦酸型） | 67.7±5.16 | 15.5 | 14.1 |
| DTPA（氨羧型） | 49.1±2.50 | 74.1 | 40.1 |
| BASTP（氨膦酸型） | 75.0±8.94 | 21.4 | 12.8 |
| BASTA（氨羧型） | 42.8±4.22 | 73.3 | 55.5 |
| BAETP（氨膦酸型） | 68.7±6.61 | 31.9 | 18.5 |
| BAETA（氨羧型） | 32.7±2.60 | 70.2 | 76.2 |

### （六）酰胺型络合剂（acylamine complexing agents）

这类络合剂中具有较强络合作用的药物是去铁敏（又称去铁草酰胺，desferrioxamine，DFOA），是由放线菌株中分离出来的铁胺组成的多肽物质，临床上用于治疗急性铁中毒，第 1 d 肌注 1.0～1.2 g（分 2 次），以后每天 0.5 g，连续数天，未见有副作用。它不仅对 $^{59}Fe$ 促排有效，而且对 $^{239}Pu$ 也有促排作用，使骨骼、肝脏、脾脏内钚含量明显减少，但效果不及

DTPA，它与 DTPA 伍用时，对减少骨骼内钚的滞留量却有明显的协同作用，所以临床上可与 DTPA 伍用。

我国研制的新络合剂 $S_{186}$（乙酰胺基丙烯二膦酸，酰丙胺膦，APDA）的结构式为：

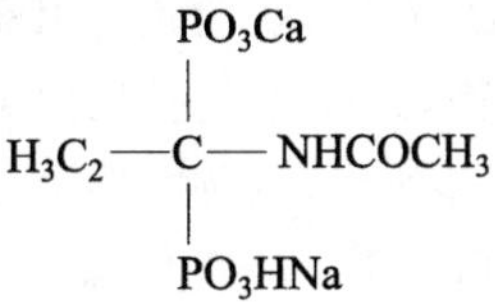


它对放射性锶有较好的促排效果。例如，肌肉注射 6 mg/g 体重可使大鼠体内的 $^{85}$Sr 由尿排除 50%以上（对照组为 5.5%），肌肉注射 0.8 mg/g 体重，尿 $^{85}$Sr 排除量可高达 7%，而全身和骨骼内的滞留量则明显减少，但延缓给药时效果降低，与 BADE 或 BADS 比较，$S_{186}$ 的效果优于前两者。

$S_{186}$ 经大小鼠和 Beagle 犬急性和长期毒性试验，狗每天肌注 $S_{186}$ 100、200 mg/kg，连续 30 d，对血象、血液生化、微量元素，主要脏器病理检查均未见明显变化。肌肉注射或静脉注射 100 mg/kg 对狗呼吸、血压、心电、脑电的影响，仅见静脉注射 $S_{186}$ 部分狗血压和心电（T 波）有瞬时的变化，在 3～5 min 内恢复，经特殊毒理研究也未发现有致畸致突作用。推荐人每天使用 1 g 是安全的。

**（七）二羟基甲酰胺型络合剂（dihydroxyl-methylacylamine complexing agents）**

此类络合剂包括线状排列的 LICAM（linear cathecoxylamide）和环状排列的 CYCAM（cyclic cathecoxylamide），是儿茶酚胺类螯合剂（catecholamine chelating agents），其化学结构式为：

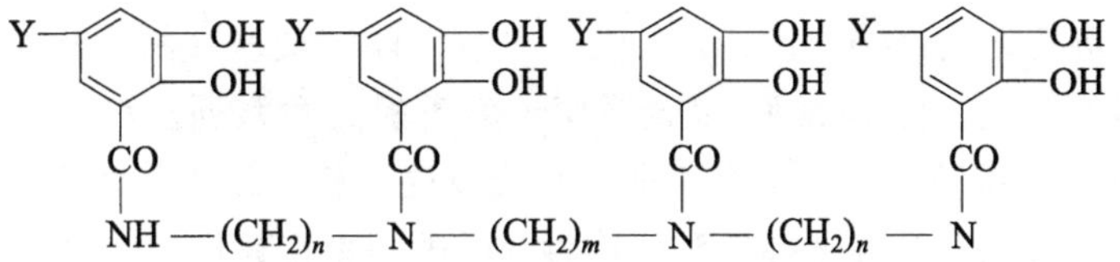


LICAM

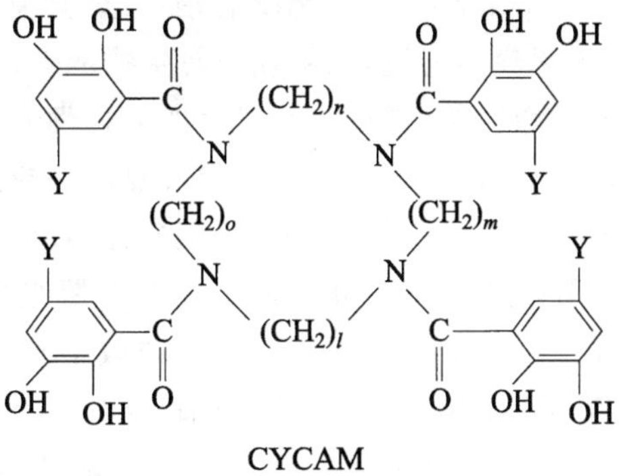


CYCAM

当 Y＝$SO_3H$ 时称 LICAMS（LICAM-sulfonicacid）和 CYCAMS（CYCAM-sulfonic acid）。当 $n=3,m=4$ 时，则命名为 $CYCAMS_{4444}$。当 $l=m=n=o=4$ 时，命名为 $CYCAM_{4444}$。被试验的化合物中以 $LICAMS_{444}$ 和 $LICAMS_{343}$ 的效果最为突出，与钚的螯合稳定常数很大，

即使在高 pH 的碱性介质中也可溶解 4 价的 $Pu(OH)_4$。动物试验表明，它促排 Pu 的效果和 DTPA 相近，且具有以下优点：在机体生理 pH 下不和 $Ca^{2+}$、$Mg^{2+}$、$Mn^{2+}$、$Co^{2+}$ 络合，与 $Cu^{2+}$、$Zn^{2+}$ 作用也弱；毒性较 DTPA 小，极小剂量仍有较高的疗效，而同样剂量的 DTPA 则无效；减少骨内沉积钚的效果优于 DTPA。实验治疗其他超钚核素也有类似 DTPA 的促排效果。另一种 LICAM 类似的化合物，是在酚羟基位以羧基取代，名为 LICAMC（即四聚儿茶酰胺配位体），对钚也有良好的促排效果。因此，有人主张在钚和超钚核素内污染时，可立即应用 LICAM 类络合剂，继之重复应用 DTPA 锌盐。

### （八）新型络合剂

1. 壳聚糖

近年来，国内学者开展了丰富的新络合剂的探讨，发现了一些具有良好络合效果的络合剂。

甲壳素（chitin），又名甲壳质、壳多糖，化学名为 $\beta$-（1，4）-2-乙酰氨基-2-脱氧-*D*-葡聚糖，是自然界中一种丰富的生物质。壳聚糖（chitosan）是通过化学方法使其脱掉乙酰基后得到的，其溶解性和化学吸附均有了显著的改善。体外实验表明，壳聚糖对金属具有优越的吸附性能。壳聚糖处理含放射性核素钚的废水，去除率为 95%，吸附钚的壳聚糖经灰化可回收钚。通过壳聚糖吸附性能的研究发现，壳聚糖对放射性核素铀具有较强的吸附能力，吸附率达 96%以上，即使在大量 $Cu^{2+}$ 存在情况下，也可高效吸附放射性核素铀。磷酸化的壳糖还可从铀矿废水中回收铀，其吸附量比一般吸附剂吸附要高得多，用稀 $NaHCO_3$ 溶液解吸，便可回收铀。这些结果说明壳聚糖有望成为一种新型的放射性核素吸附去污材料，但应用于人体作为促排剂还有很多问题需要解决。研究者们就采用各种途径对其进行改性，如采用分子印迹技术以离子半径与铀酰离子相近的金属离子为模板，与交联剂交联得到交联壳聚糖，然后进行结构修饰和改造，合成了水溶性印迹交联模板壳聚糖，并研究了它们对铀酰离子的吸附性能。结果表明，以金属离子为模板的两系列水溶性交联壳聚糖衍生物对铀酰离子的螯合率都超过 80%，高于非模板交联壳聚糖。以天然无毒壳聚糖进行修饰改造合成的衍生物，对铀有较高选择性和吸附性，可进一步将其作为体内铀的促排剂。

近年来有研究人员通过酰化反应合成壳聚糖-乙二胺四乙酸聚合物（CEC）、壳聚糖-乙二胺四乙酸聚合物纳米粒（CEC-Nano），使产物既有伯氨基、羟基，又有氨羧基，形成两性离子型螯合物，同时纳米粒系统更容易通过胃、肠黏膜等生物屏障，从而提高其生物利用度，用以促进体内放射性核素排出。单次给药时，从对股骨的放射性锶促排效果看，CEC 和 CEC-Nano 的促排作用时间较长。从对沉积于股骨中放射性锶的促排效率看，尽管 $EDTANa_2$ 在给药后 30 min 这个时间点有 10.23% 的促排效果，但在最后 48 h 这个时间点上，与对照相比只有 3.56%的促排效率，而 CEC-Nano 和 CEC 分别与对照组相比，其结果显示促排作用非常明显，而且远高于 EDTA-$Na_2$，而 CEC-Nano 的促排效果又优于 CEC。多次给药时，从尿液与粪便锶排泄总量比较，CEC-Nano 和 CEC 的促排均分别明显高于传统的促排药物 EDTA-$Na_2$，而 CEC-Nano 的促排效果也优于 CEC。72 h 时相点，CEC-Nano 优于 EDTA-$Na_2$，但 CEC 与 EDTA-$Na_2$ 相比，差异无统计学意义。结果表明，CEC-Nano 在 72 h 时相点仍发挥了纳米药物的促排优势。但从促排效率结果来看，72 h 时相点的促排效率不如 48 h 时相点明显，考虑因放射性锶进入骨骼后，主要沉积在骨细胞间质中的骨盐部分，骨盐表面的离子成分经常不断地与细胞外液中的各种离子成分进行自由交换，放射性锶可通过与骨盐晶体表面的钙离子交换而沉着于骨盐结晶中。

2. 黄酮类物质

因一些黄酮（包括异黄酮）类化合物结构与邻苯二酚类螯合物类似，且易被修饰，经改构后，可形成具有1～3个邻苯二酚基团的化合物。部分异黄酮衍生物，还含有多个酰胺基团，可与 $UO_2^{2+}$ 生成稳定的螯合物。并且黄酮（异黄酮）类还具有保护肾脏、保护骨骼、抗肿瘤、抗自由基和抗辐射等一系列作用，所以研究者们把具有邻苯二酚类似结构的黄酮尝试用于铀的促排。李蓉等人给予 Wistar 大鼠贫铀 20 mg/kg，立即给予黄酮类化合物 10 mg/kg，连续 3 d，并设邻苯二酚类化合物 8102 及 DMSO 作为对照，结果显示，某些种类的黄酮化合物组肾脏、肝脏几乎无明显损伤，并可改善肾功能，具有作为贫铀促排剂的潜能。

3. 螺旋藻（spirulina platensis，SP）

螺旋藻为蓝藻门、蓝藻纲、螺旋藻属植物，其有效成分主要为螺旋藻多糖和藻蓝素。切尔诺贝利核电站事故后，明斯克放射医学院给受害儿童每天服用 SP，20 d 后，受害儿童尿中的辐射水平下降了 50%。另一个实验表明，SP 对大鼠甲状腺内沉积的 $^{131}I$ 在第一至第五个物理半衰期内都有良好的促排作用。SP 无任何毒副作用，可长期服用，因此建议可将 SP 作为放射性碘进入体内后期的促排使用。

## 二、影响代谢疗法

本疗法是利用机体维持其内环境乃至某器官组织物质代谢的平衡功能，影响代谢的某种环节或条件，达到排除放射性核素的目的。

### （一）脱钙疗法

脱钙疗法（decalcification therapy）是采用促进骨质分解代谢的药物、激素或控制膳食等，使已沉积在骨骼无机质部分的放射性核素，如 $^{90}Sr$、$^{226}Ra$ 和 $^{140}Ba$ 等向血液转移，从而达到加速其排除的目的。临床上应用的脱钙疗法，是应用甲状旁腺素和低钙膳食。其作用是：甲状旁腺素能使骨质溶解，血中 $Ca^{2+}$ 浓度升高，并使肾小管对磷酸根的重吸收减少或分泌增加导致低血磷；甲状腺素使基础代谢增强的同时，使骨钙释放，并随之使沉积在骨内的 $^{90}Sr$ 或 $^{226}Ra$ 等释放至血液中，达到促排的目的。低钙饮食使血钙浓度降低，促使骨钙释放的同时，将 Sr、Ra 等移出。$^{226}Ra$ 内污染时，用脱钙疗法可使尿镭增加 4～8 倍。

### （二）致酸剂促排

所谓致酸剂（acidifier）系指氯化铵，它是一种强酸弱碱盐，进入体内后被分解，铵离子被肝合成尿素，氯离子使体内碱储备降低，导致体液及尿液酸化，甚至引起代谢性酸中毒。这种状况可使骨质分解代谢增强，有利于 Sr、Ra 等由骨中释出，进而随尿排出。临床上对放射性锶内污染病例氯化铵的用量通常是 9 g/d，连续 5 d 为一疗程，在第 10～12 天内可见尿中放射性锶排除量增加 1 倍左右。

口服氯化铵，同时静脉注入葡萄糖酸钙，治疗较晚期的放射性锶内污染者，也具有一定的效果。表 7-10 所列的 4 个病例在间隔 1 年时间内分别两次接受 $^{85}Sr$，治疗前所测量的尿锶量为对照，接受 $^{85}Sr$ 后 2 周，口服氯化铵 9 g/d，共 5 d，其中 3 d 同时静注葡萄糖酸钙 500 mg，尿中排除量为对照的 2～4 倍。

表 7-10　口服氯化铵和静注葡萄糖酸钙对人体内$^{85}Sr$的促排效果

| 病　例 | 摄入$^{85}Sr$后第 14 天体内含量占注入量的百分数/% | 第 15～20 天尿 Sr 排除量占滞留量的百分数/% | | 增加倍数 |
|---|---|---|---|---|
| | | 对照 | 治疗 | |
| 1 | 31.7 | 9.3 | 21.1 | 1.3 |
| 2 | 44.6 | 5.8 | 15.0 | 1.6 |
| 3 | 92.3 | 0.6～1.0 | 4.0 | 3.0 |
| 4 | 54.3 | 5.7 | 16.5 | 1.9 |

### （三）利尿促排

这是应用利尿剂或其他加速水代谢的方法，加速均匀分布于液体的放射性核素的排除。例如，人体受氚水内污染时，先令其每天饮水 1～2 L，以后 5～10 L/d，连续 7～14 d，可使氚排除量增加 10～20 倍。有的受内污染者，每天饮水量 12.8 L，$^{3}H$ 的有效半减期由 11.5 d 缩短为 2.4 d。实验治疗证明，给$^{3}H$ 内污染的大鼠服用利尿剂双氢克脲噻（dihydrochlorothiazidum）和 2%茶水，使尿$^{3}H$ 排除量增加 9 倍。

近些年来，鉴于医学干预措施都要及时应用，国内外均将上述药物组装成药箱，以备事故时应急处理之用。放射性核素内污染的医学处理如表 7-11 所示。

表 7-11　放射性核素内污染的医学处理

| 放射性核素 | 组吸收和促排措施 |
|---|---|
| Pu，超 Pu 核素 | DTPA 盐雾化吸入 40 mg；10%溶液 iv，5 ml，qd；或先用 DTPA 钙盐，后用锌盐；或喹胺酸 0.5 g，im，3～5 d |
| 稀土族核素 | OP3～5 g 褐藻酸钠糖水，tid，3～5 d |
| $^{90}Sr$ | OP$NH_4Cl$ 6～9 g/d，连续 5 d 为一疗程 |
| $^{137}Cs$ | OP 普鲁士蓝 1 g，tid，连续 10 d 为疗程 |
| $^{131}I$ | OPKI50～100 mg，必要时连续用药 7～10 d |
| $^{210}Po$ | 2%二巯基丁二酸钠 5 ml，im，bid，4～7 d |
| $^{3}H$ | 大量饮水，OP 双氢克尿噻 25 mg，bid |
| 混合裂变产物 | DTPA 钙盐雾化吸入或 im 或 iv<br>OP0.2%褐藻酸钠糖水 500 ml，qd<br>OPKI50～100 mg；OP 普鲁士蓝 1 g，tid |

## 参考文献

[1] 龚诒芬，朱茂祥．关于放射性核素体内污染的医学干预水平．辐射防护，2000，20(4)：250-253.

[2] Muggenburg B A，Felicetti S A，Silbaugh S A. Removal of inhaled radioactive particles by lung lavagea review. Health Phys. 1977，33(3)：213-220.

[3] Muggenburg B A，Mewhinney J A，Slauson D O，et al. The removal of inhaled $^{239}Pu$ from beagle dogs by bronchopulmonary lavage and chelation therapy. Health Phys.，1976，31(4)：315-321.

[4] 罗梅初，陈红红.放射性核素内污染促排药物研究．中华放射医学与防护杂志，2000，20(1)：11-14.

[5] XING Rong-e, LIU Song, GUO Zhan-yong, et al. Relevance of molecular weight of chitosan and its derivatives and their antioxidant activities in vitro. Bioorganic & Medicinal Chemistry, 2005, 13(5): 1573-1577.

[6] Quan Gan, Tao Wang, Colette Cochrane, et al. Modulation of surface charge, particle size and morphological properties of chitosan-TPP nanoparticles intended for gene delivery. Colloids and Surfaces B: Biointerfaces, 2005, 44(2/3): 65-73.

[7] 张晓菲，刘河，刘丽宏，等．基于壳聚糖及其衍生物结构的体内铀促排剂的研究．北京师范大学学报(自然科学版)，2008，44(3)：276-280.

[8] 蒋鑫萍，程舸，王韶，等．壳聚糖与壳寡糖结构及其对放射性核素铀吸附性能．应用化学，2010，27(4)：462-465.

[9] 舒洪灶，刘敏，王道锦，等．壳聚糖-乙二胺四乙酸纳米粒的制备及小鼠体内$^{89}Sr^{2+}$促排作用研究．苏州大学学报(医学版)，2010，30(5)：982-986.

[10] 李蓉，任洞，杨峥嵘，等．含邻苯二酚基团的黄酮化合物促排急性贫铀中毒效果的研究．第三军医大学学报，2008，30(24)：2251-2253.

[11] 王友顺，吴侃，李华青，等．螺旋藻对大鼠甲状腺内$^{131}I$的促排作用．海军医高专学报，1999，21(1)：15-17.

# 第八章

# 放射毒理学在制定辐射防护标准中的应用

辐射防护标准是国家标准系列和卫生标准体系中的重要组成部分，是一种技术性法规，它包括辐射防护的基本标准和由它派生的各种次级标准及规章。这些标准都是从保障人类健康、保护环境、促进核能和核科学技术事业的发展出发而制定的，是放射性工作实行现代化科学管理和监督及干预的重要依据。因此，研究和制定辐射防护标准具有重要的意义。

内照射防护标准是辐射防护标准的重要组成部分。放射毒理学的重要任务之一是研究体内滞留或沉积的放射性核素对人体所致的危害，并予以科学的分析和论证，从而制定既保障放射性工作者和公众的健康，又能保障其后裔健康的防护体系。制定内照射防护标准，是将实验研究、临床观察、流行病学调查结果及其他非生物学因素和医学因素结合起来，为辐射和卫生行政管理机构的决策提供科学依据。可见，放射毒理学的研究不仅具有理论和实践意义，而且也具有巨大的社会效益。

## 第一节　现行内照射防护标准及其制定的依据

### 一、国际标准的历史和现状

1915 年英国伦琴学会提出了“对 X 射线操作者进行防护的建议”，1921 年英国设立了 X 射线与镭防护委员会，1925 年在伦敦召开的第一届国际放射学大会（International Congress of Radiology，ICR）上提出了用于辐射防护的第一个建议书。1928 年，国际 X 射线和镭防护委员会（International X-ray and Radium Protection Committee，IXRPC）诞生，并于 1934 年的第三次会议上正式接受了美国科学家 A. Mutscheller 于 1925 年提出的耐受剂量（tolerable dose）的概念。但直至 1950 年，历届国际会议讨论和通过的建议书，大部分还都是关于 X 射线和镭的外照射防护方面的内容。1948 年，Marinell 提出了计算内照射剂量的方法，并提出以容许剂量（permissible dose）取代耐受剂量，它是以能造成体内最大损伤的“关键器官”（critical organ）概念为基础，并得到一些学者和研究机构的支持和补充。次年，由英国、美国和加拿大三方联合召开有关容许剂量会议，并在此基础上提出了放射性核素的最大容许体负荷（maximum permissible body burdens，MPBB），以及空气和水中的最大容许浓度（maximum permissible concentration，MPC）的概念。1950 年 IXRPC 在伦敦召开的会议上把名称改为国际辐射防护委员会（International Commission on

Radiological Protection, ICRP)，下设了内照射剂量专门委员会。在 1950 年发表的 ICRP 建议书中，提出以最大容许剂量(maximum permissible dose, MPD)取代"耐受剂量"；确定镭在体内的最大容许负荷量为 0.1 μg，并提出据此估算其他放射性核素的最大容许剂量的建议；首次提出了 11 种放射性核素的最大容许剂量建议等。ICRP 在 1954 年的建议书中，关于内照射部分又收进了已有的大部分放射性核素的有关资料，根据最大容许剂量导出了 90 余种放射性核素的 MPC，同时列出了内照射剂量计算方法。1959 年 ICRP 专门发表了第 2 号出版物《内照射容许剂量》，根据最大容许剂量导出了 250 种放射性核素的 MPBB 及 MPC。此后，历届 ICRP 会议均把内照射防护标准及有关问题列入重要议程，相应地出版了若干专门讨论内照射防护的报告或出版物，如《职业性照射内污染辐射剂量的估算》(第 10 号出版物，1968)、《反复或持续吸收放射性核素后体内污染量的估算》(第 10A 号出版物，1971)、《参考人：解剖、生理和代谢的特征》(第 23 号出版物，1975)等。其他一些出版物或报告书也涉及内照射防护的一些内容。

1977 年，ICRP 分析并应用了大量有关辐射损伤和防护方面的研究成果，对原来的建议进行了大幅度的修改，出版了第 26 号出版物《ICRP 建议书》。从此有了剂量限值(dose limit)的概念，提出了辐射防护三原则，构成辐射防护新体系，用来取代以往主要针对有阈非随机性效应的"关键器官"和容许剂量旧体系。在内照射防护方面，ICRP 26 号出版物提出"在摄入放射性核素而受到内照射的情况下，可以根据年摄入量限值(annual limit on intake, ALI)来实施防护"。为适应此建议的执行，1979 年通过了 ICRP 第 30 号出版物《工作人员的放射性核素摄入量限值》，以 ALI 取代了沿用已久的 MPBB，以导出空气浓度(derived air concentration, DAC)代替 MPC，采用危险度与有效剂量当量而废弃"关键器官"的概念，给出了计算 ALI 和 DAC 的原理和方法及 94 种元素的 ALI 和 DAC 值。1981 年和 1987 年先后发表了《工作人员吸入氡子体的限值》(第 32 号出版物)和《室内氡子体照射产生的肺癌危险》(第 50 号出版物)。前者根据 26 号出版物和近年矿工肺癌流行病学调查与氡子体在局部组织吸收剂量估算新资料，提出新的限值建议；后者论述了人在居室内吸入氡子体所受天然辐射的来源、剂量估算和肺癌危险估计模型与结果。1989 年第 54 号出版物《工作人员摄入放射性核素的个人监测：设计和解释》，阐述了放射性核素生物动力学模型、个人体内污染量测量方法与评价程序，并介绍了 20 多种放射性核素的有关数据。

1990 年，依据在辐射防护和放射生物学等诸多领域的研究中取得的新进展和在实践中积累的新经验，ICRP 发表了第 60 号出版物《ICRP1990 建议书》，取代了原使用的第 26 号出版物。该建议书沿用原来的辐射防护三原则，但作了充实和调整；降低了剂量限值；辐射危害不仅计及致死性癌，而且考虑非致死性癌和严重遗传损害；随着剂量限值的降低而使危险系数增加，也导致内照射防护的次级限值和导出限值的变动；在剂量学上修改了辐射权重因子和组织权重因子，对一些剂量学术语有所改动等等。在《ICRP1990 建议书》实施的十几年里，ICRP 也陆续发表了有关内照射防护的其他一些出版物。

2005 年，ICRP 发表了第 100 号出版物《辐射防护用人消化道模型》。该报告中，ICRP 提供了人消化道新的生物动力学和剂量学模型以取代第 30 号出版物中的模型。在有关食入和吸入放射性核素剂量评价的未来的 ICRP 出版物中，新的人消化道模型(HATM)与人呼吸道模型(HRTM；ICRP，1994a，b)将会一起使用。HATM 适用于儿童和成人摄入放射性核素的所有情景。它提供了消化道各部位尺寸的年龄依赖参数值，以及物质通过这些部位运输的相应时间。对成人，给出了消化道各部位尺寸和物质通过这些部位运输时间的性别依赖参数值。

ICRP 第 26 号和第 60 号出版物在过去的几十年里对全球的辐射防护领域产生了巨大的影响。为适应辐射防护及相关学科和领域不断发展的实际需要，2007 年，ICRP 第 103 号出版物《ICRP 2007 建议书》问世，取代了 ICRP 第 60 号出版物。《ICRP 2007 建议书》整合了多年来获得和积累的科学资料，集中反映了当前辐射防护的最新研究进展，并且关注了人类生存环境的辐射防护问题，对辐射防护及相关学科和领域的发展产生了重大的影响。该建议书保留了辐射防护三原则作为防护体系的核心，但重新安排三原则如何具体应用于各种辐射源所产生的照射和个人所受到的照射；把所有照射区分为计划照射情况、应急照射情况和既存照射情况等三类，对于计划照射情况，保持了所有受管制源所导致的有效剂量和当量剂量的个人剂量限值；更新了辐射权重因子、组织权重因子和标称危险系数；继续保留使用有效剂量等防护量，但澄清一些模糊认识；对于内、外照射的剂量计算，使用基于人体医学断层图像而建立的参考计算体模（如男、女性三维体素模型），取代过去使用的各种不同数学模型（如 MIRD 体模、特定年龄或特定性别的模型）等等。

2016 年，ICRP 发表了第 133 号出版物《ICRP 参考人内照射剂量评价的概念框架：比吸收分数》。该报告给出了与 ICRP 第 89 号出版物《辐射防护用基本解剖学与生理学数据：参考值》（ICRP，2002）和第 110 号出版物《成年参考人计算体模》（ICRP，2009）中定义的参考成年男性和参考成年女性器官内放射性核素浓度相关的比吸收分数（SAFs）的技术依据。SAFs 数据与放射性核素职业性摄入出版物系列给出的生物学动力学模型的源器官和靶器官相匹配，也与第 100 号出版物《辐射防护用人消化道模型》和第 66 号出版物《辐射防护用人呼吸道模型》（后修订为第 130 号出版物，ICRP，2015）给出的模型相匹配。该报告进一步阐述了内照射剂量评价的计算方法和名称，与核医学应用中所用的方法一致。

## 二、我国现行的内照射防护标准及其依据

随着核能、核科学技术的迅速发展及放射性核素的广泛应用，我国研究与制定了一系列辐射防护标准及相应的规范或规定。其中都含有内照射防护条款，它既反映了国际组织规定的基本原则和内容，也体现了我国国情及实践经验。

我国 1960 年颁布的《放射性工作卫生防护暂行规定（附电离辐射最大容许标准）》是我国第一部辐射防护法规。根据在实际工作中执行上述标准存在的问题，参考 ICRP 有关出版物，在 1962 年发布了《电离辐射最大容许标准》、《放射性同位素工作的卫生防护细则》和《放射性工作人员健康检查须知》三项标准。1974 年经国家有关部委修订，颁布了《放射防护规定》（GBJ 8-74）。规定中采用了 ICRP 推荐的剂量限量和某些基本概念，使我国的辐射防护逐步走向法制管理的轨道。

1984 年，我国卫生部颁布了《放射卫生防护基本标准》（GB 4792-84）；1988 年，我国国家环境保护局发布了《辐射防护规定》（GB 8703-88）。这两个标准取代了 GBJ 8-74。到 2002 年为止，这两个标准一直作为我国开发和应用辐照源中审管部门、注册者、职业照射人员和放射防护工作者遵照执行的国家级防护标准。这期间我国已形成了辐射防护基本理论，并相继发布了依据上述两个标准制定的许多子项防护标准。

我国现行的放射卫生防护标准体系由三种标准组成，即国家标准（编号为 GB）、国家职

业卫生标准(编号为 GBZ)和卫生行业标准(编号为 WS)。下面简单介绍几个我国现行的有关辐射防护,特别是有关内照射的防护标准。

我国现行强制性国家标准是《电离辐射防护与辐射源安全基本标准》(GB 18871—2002)。该标准是根据联合国粮食及农业组织(FAO)、国际原子能机构(IAEA)、国际劳工组织(ILO)、经济合作与发展组织核能机构(OECD/NEA)、泛美卫生组织(PAHO)和世界卫生组织(WHO)批准并联合发布的《国际电离辐射防护和辐射源安全基本安全标准》(国际原子能机构安全丛书 115 号,1996 年版),对 GB 4792-84 和 GB 8703-88 这两个标准进行了修订而发布实施的。它是我国辐射防护领域中最基本、最重要的标准,是制定其他有关辐射防护标准的基本依据。GB 18871—2002 大体分为行为准则和剂量限值两个部分,前者包括在辐射源的开发和应用实践活动中人们应负的责任和应当遵守的规则及要求;后者规定了职业照射人员和公众成员个人的剂量限值(涵盖了基本限值、次级限值、导出限值、管理限值、参考水平等方面)。其中若干部分都含有内照射防护的基本原则和内容,有些部分是专用于内照射防护方面的。

2002 年,卫生部公布了国家职业卫生标准《职业性内照射个人监测规范》(GBZ 129—2002)。该规范依据 ICRP 第 60、75、78 号出版物及 IAEA 安全丛书 No. RS-G-1. 2 编写而成,适用于职业照射的内照射个人监测,规定了放射工作人员内照射个人监测原则、监测方法、监测计划及测量结果解释的基本要求。

2006 年,卫生部公布了国家职业卫生标准《两种粒度放射性气溶胶年摄入量限值》(GBZ/T 154—2006)。该标准替代了《不同粒度放射性气溶胶年摄入量限值》(GBZ/T 154—2002),适用于放射工作人员所在空间可能存在放射性气溶胶的工作场所,作为评价空气放射性气溶胶污染程度和估计人员内照射吸入危害的依据。估算公众成人吸入环境中人工放射性气溶胶所致的内照射剂量也可参考使用。该标准给出了放射工作人员的两种粒度放射性气溶胶吸入的待积有效剂量换算因子,由此可计算得相应的年摄入量限值。

2009 年,国家标准《放射性核素摄入量及内照射剂量估算规范》(GB/T 16148—2009)发布。该标准替代了《放射性核素摄入量及内照射剂量估算规范》(GB/T 16148—1995)。GB/T 16148—2009 主要参考了 IAEA 的 No. 37 安全标准《由于摄入放射性核素引起的职业辐射剂量的估算方法》(2004 年)编写而成,适用于职业性和公众照射的放射性核素摄入量及内照射剂量估算工作,规定了放射性核素摄入量的测量与估算、内照射剂量估算和方法以及不确定度估算中应考虑的因素。

为了控制由食品中摄入的放射性核素,我国于 1994 年制定了国家标准《食品中放射性物质限制浓度标准》(GB 14882-94),规定了各种粮食、薯类(包括红薯、马铃薯、木薯)、蔬菜及水果、肉鱼虾类和奶类食品等主要食品中,$^{3}H$、$^{89}Sr$、$^{90}Sr$、$^{131}I$、$^{137}Cs$、$^{147}Pm$、$^{239}Pu$、$^{210}Po$、$^{226}Ra$、$^{223}Ra$、天然钍、天然铀等 12 种放射性物质的导出限制浓度。2009 年,卫生部发布了国家职业卫生标准《辐射防护用参考人 第 4 部分:膳食组成和元素摄入量》(GBZ/T 200. 4—2009)。该标准提出了中国人不同性别的学龄前期、儿童期、少年期和成人期各发育阶段(相应的代表年龄为 5 岁、10 岁、15 岁和 20～50 岁)的膳食组成和膳食中的元素与放射性核素的摄入量参考值,适用于通过膳食摄入放射性核素所致的内照射剂量的估算。

ICRP、IAEA 和 WHO 等国际组织都对放射性核素内照射所致的危害及其卫生防护很关切,他们提出的建议或报告都具有一定的权威性,其要点被大多数国家采纳。采用国际标准是世界各国的发展趋势。我国在建设放射卫生防护标准体系（包括内照射防护标准）时，一方面，努力与我国有关法律法规相配套，满足卫生监督的需要；另一方面，在积极参照采用国际标准或国外先进标准的同时，密切结合我们的国情，采用国内外的最新研究成果和实践经验，努力做到技术先进，经济合理，安全可靠，切实可行。目前，核能、核科学技术蓬勃发展，国际辐射防护标准也随之不断演进。我国对现行标准要根据国际辐射防护标准，适时地进行修订、完善，才能保证标准的先进性，发挥标准对科学技术和国民经济发展的促进作用。因此，修订辐射防护标准本身即是一项具有重要意义的科学研究工作。

## 第二节　放射毒理学在制定内照射防护标准中的应用

内照射的危害是外源性放射性核素进入体内后产生的内照射作用所致。因此，内照射防护必须采取各种措施，尽可能地切断放射性核素进入人体的各种环节和途径，以防止和减少放射性核素进入人体的可能机会。对公众来说，防范放射性污染物通过各种食物链（food chain）进入体内最为重要。

放射性核素的内照射防护标准涉及的范围和内容很多，本节只对其中最重要的剂量限值（dose limit）进行论述。

### 一、放射性核素生物动力学参数值是计算内照射剂量限值的依据

放射性核素内照射剂量限值，除有和外照射共同的基本限值（basic limit）外，还有次级限值（secondary limit）和导出限值（derived limit）。其关系是：次级限值以基本限值为依据，通过计算得出，而导出限值则由次级限值来推定。已往应用的各种放射性核素的 MPBB 和 MPC，以及现在应用的 ALI，都是根据基本剂量限值、核素在体内的动力学参数、放射性核素衰变特征、参考人、呼吸道模型和胃肠道模型等有关数值计算而得。

为使内照射限值计算值不超过基本限值，必须使有效剂量 $E$（effective dose）及器官当量剂量 $H_T$（equivalent dose）满足以下不等式：

$$E = \sum_{T} W_T \cdot H_T \leqslant 0.02\ \text{Sv} \tag{8-1}$$

式中，$W_T$为组织权重因子，是组织或器官 T（以下简称 T 组织）受照射引起的随机性效应危险系数与全身受到均匀照射时总危险系数的比值，可从《电离辐射防护与辐射源安全基本标准》（GB 18871—2002）中查得；T 组织所接受的当量剂量 $H_T$则需计算。当食入或吸入放射性核素时，考虑所摄入的放射性核素对 T 组织在以后 50 年内产生的当量剂量，即 T 组织的待积当量剂量，则 $H_T$变为 $H_{50,T}$（Sv）：

$$H_{50,T} = 1.6\times10^{-13}\times10^{3}\sum U_s \sum \text{SEE}(T\leftarrow S)_i \tag{8-2}$$

式中，$1.6\times10^{-13}$和 $10^3$分别为 MeV 换算成 J 和 g 换算成 kg 的换算系数；S 为源器官；T 为靶器官；$U_s$ 为摄入后 50 年内给定放射性核素在 S 中的核转变总数；$i$ 为给定放射性核素 $i$ 的辐射；SEE(T←S)$_i$ 为给定放射性核素在 S 中每次核转变时其释出的 $i$ 辐射在单位组织 T 中吸收的能量（MeV/g・核转变$^{-1}$）。

由以上公式可见，为求得在源器官 S 中给定核素的辐射 $i$ 对靶器官 T 所致的 $H_{50,T}$，必须知道摄入后 50 年内源器官 S 中给定核素的总转变数 $U$s。为此就得以放射性核素在源器

官 S 滞留过程为基础，即应有该核素的滞留函数 $R(t)$。同时，还需要放射性核素在肺模型或胃肠道模型及各隔室间相互转移的参数值，核素自呼吸道或胃肠道吸收入血的份额（$f_1$）和摄入量。SEE 属剂量学参数，但从它的表达式 $\text{SEE}(\text{T}\leftarrow\text{S})=Y_i E_i Q_i \text{AF}(\text{T}\leftarrow\text{S})_i/M_\text{T}$ 可知，它部分取决于辐射的核数据，部分则取决于源器官 S、靶器官 T 的解剖学参数（质量 $M_\text{T}$ 及相应的几何条件等）。当考虑为不同年龄的公众成员估算其待积当量剂量时，这些解剖学参数尤为重要。

个人在任何一年经吸入、食入途径摄入的放射性核素的活度量以年摄入量限值 ALI 加以限制。年摄入量限值称为次级限值。利用下列关系式，可以由相应的单位摄入量所致待积有效剂量的值得到放射性核素 $j$ 的年摄入量限值 $I_{j,\text{L}}$：

$$I_{j,\text{L}}=\frac{DL}{e_j} \tag{8-3}$$

式中，$DL$ 是相应的有效剂量的年剂量限值，$e_j$ 是《电离辐射防护与辐射源安全基本标准》（GB 18871—2002）附表 B3、B6 和 B7 中给出的放射性核素 $j$ 的单位摄入量所致的待积有效剂量的相应值（除氡子体和氢子体外）。

对于职业照射，GB 18871—2002 附表 B3 给出了食入和吸入放射性核素的剂量转换系数，即食入和吸入单位摄入量的待积有效剂量；前者是相应于元素的各种化学形态的不同肠道转移因子 $f_1$（即转移到肠道体液中的摄入份额）给出的；后者是相应于新呼吸道模型中给出的缺省肺吸收类别（F、M 和 S）并引入摄入核素自肺廓清到消化道的合适份额 $f_1$ 给出的。

在仅有吸入途径造成体内污染的条件下，为使吸入所致的内照射有效剂量不超过剂量限值，放射工作人员一年中摄入放射性核素 $j$ 的量（$I_{j,吸}$）不应超过相应的年摄入量限值 $\text{ALI}_j$（Bq/a）。可用下式求出粒度为 $\Phi$ 的放射性核素 $j$ 的年摄入量限值（$\text{ALI}_{j,\Phi}$）。

$$\text{ALI}_{j,\Phi}=0.02/e(g)_{j,\Phi} \tag{8-4}$$

式中，0.02 是年剂量限值（Sv/a），$e(g)_{j,\Phi}$ 是粒度为 $\Phi$ 的放射性核素 $j$ 待积有效剂量换算因子（Sv/Bq），$e(g)_{j,\Phi}$ 值可从《两种粒度放射性气溶胶年摄入量限值》（GBZ/T 154—2006）查得。

对于公众照射，GB 18871—2002 附表 B6 给出了在不同肠道转移因子 $f_1$ 的情况下公众成员食入放射性核素后的剂量转换系数。计算中所使用的 $f_1$ 值也示于该表。GB 18871—2002 附表 B7 相应于各种肺吸收类别（F、M 和 S）给出了公众成员吸入放射性核素的剂量转换系数。对于其肺吸收情况已知的 31 种元素，给出了与 3 种吸收类别相应的剂量转换系数，同时，还推荐了仅当放射性核素的化学形态未知时才可使用的缺省值。对其余 60 种附加元素，相应于 F、M 和 S 三种肺吸收类别，给出了其放射性核素的剂量转换系数；计算其放射性核素的剂量时，考虑了体重、几何尺寸和排泄率与年龄相关的改变，但对用于计算全身活度的生物动力学模型未作这种改变。

审管部门以年平均有效剂量限值为基础，通过合理的模式推导出的限值，称为导出限值。对于特定的放射性核素 $j$ 可按下式由 $\text{ALI}_{j,\Phi}$ 推导出空气中粒度为 $\Phi$ 的放射性气溶胶导出空气浓度 $\text{DAC}_{j,\Phi}$。

$$\text{DAC}_{j,\Phi}=\text{ALI}_{j,\Phi}/V \tag{8-5}$$

式中，$\text{DAC}_{j,\Phi}$ 是不同粒度（$\Phi$）放射性核素 $j$ 的气溶胶导出空气浓度，$\text{Bq/m}^3$；$V$ 是工作人员在工作场所每年空气呼吸量，2 400 $\text{m}^3$。当每年工作小时和空气呼吸率改变时，

$DAC_{j,\Phi}$可依比例原则而调整。式(8-5)中的$V$是按照每日上班时间内 2.5 h 坐位工作、呼吸率 0.54 $m^3/h$ 和 5.5 h 轻体力劳动、呼吸率 1.5 $m^3/h$，每周 5 个工作日，每年 50 个工作周计算的。

由上述可见，放射性核素生物动力学参数在计算 ALI 和 DAC 中的重要作用，同时也显示出$W_T$作为损伤效应参数在计算中的实用价值。

## 二、放射性核素内照射损伤效应是导出内照射剂量限值的生物学依据

以氡及其子体为例，简述其内照射剂量限值的导出。

早年氡及其子体的最大容许浓度，是由人的资料直接导出的。自从确认氡为矿工肺癌的病因时起，就开始考虑降低氡气浓度。为了制定氡的最大容许浓度，EvanS 和 Goodman 第一次总结了美国和捷克两大铀矿内氡浓度的资料和临床检查的结果，指出空气中含氡约 $10^{-9}$ Ci/L(1 Ci=$3.7\times10^{10}$ Bq)就可以使肺癌发生率增加 30 倍，因此在采用 100 倍作为安全系数的基础上提出以 $10^{-11}$ Ci/L 为安全工作浓度，并被 1941 年的 NBS 手册收录。ICRP 在 1959 年把它改为 $3\times10^{-11}$ Ci/L (40 h/周)和 $1\times10^{-11}$ Ci/L (16 h/周)，并沿用很久。以后通过对铀矿井的作业调查证实，在矿井内诸危害因素中，氡子体的吸入是主要的辐射危害因素，支气管的辐射剂量几乎全部来自氡子体而非氡本身，于是采用 α 衰变潜能、氡子体工作水平(working level，WL)和工作水平月(working level month，WLM＝WL×170 h)的概念。1971 年美国开始正式规定铀矿工年累积剂量不能超过 4 WLM，亦即井下工作连续 12 个月时空气中氡子体浓度不得超过 0.3 WLM。ICRP 在 1959 年规定的氡最大容许浓度($3\times10^{-11}$ Ci/L)处于完全平衡时，其氡子体浓度大致相当于 0.3 WL。从南非铀矿工肺癌发病率的调查结果来看，0.3 WL 的标准可能是安全的。ICRP 第 32 号出版物《工作人员吸入氡子体的限值》，是根据流行病学调查单位 α 潜能摄入量(J)或暴露量(J · $hm^{-3}$或 WLM)所致的肺癌危险与$E$年限值(0.05 Sv)所致危险相比较，及根据剂量学资料进行综合考虑确定的，推荐短寿命子体的任何混合物 α 潜能的年摄入量限值($ALI_p$)为 0. 02 J，α 潜能年照射量限值($ALE_p$)为 0.017 J · $hm^{-3}$(4.8 WLM)。1991 年 ICRP 第 60 号出版物规定的有效剂量限值为每年 20 mSv 或任何一年不得超过 50 mSv，为使氡的限值与其相适应，1993 年发表了 ICRP 第 65 号出版物《对居室氡和工作场所氡-222 的防护》。按 1 mJ · $hm^{-3}$氡子体暴露量的有效剂量转换系数为 1.43 mSv 进行计算，20 mSv 和 50 mSv 分别相当于 14 mJ · $hm^{-3}$和 35 mJ · $hm^{-3}$，这就是第 65 号出版物的限值，每年分别为 14 mJ · $hm^{-3}$或 4 WLM 和 35 mJ · $hm^{-3}$或 10 WLM。

## 三、辐射防护体系的研究展望

随着科学技术的发展，卫生防护要求也日趋严格，对辐射防护标准修订的要求也很高。它反映了人们对保障人类健康的愿望，也说明人们对危害因素的认识日益深刻。因此辐射防护标准必须遵循实践正当化、放射防护最优化和个人剂量限值三原则，进行不断修正并日臻完善。而在各个领域的辐射防护实践中，既要全面贯彻实施基本标准，又要善于发现不相适应的新问题，深入研究，积累修订基本标准的科学依据，促进辐射防护体系的不断完善。目前，辐射防护中还有不少实际问题必须进一步深入探究。例如：电离辐射危害作为防护与安全监督管理的重要依据，针对各类情况下的各种个体，以及针对流行病学调查群体，应该

如何更为恰当地进行关于随机性效应的明确定量评价？关于有效剂量的应用与计算，《ICRP 2007 建议书》澄清为对"参考人"而非个体，那么如何方便地进行具体评估个人在实际情况中受到各种非均匀职业照射的全身剂量？此外，关于内、外照射的剂量计算，参考模型和必要的参数值都具有相当程度的不确定性和缺乏精度，如何采取措施改进关键的估算和减少不确定度？总之，完善辐射防护体系是没有止境的，不断对其进行更新和修正是必然的。

## 参考文献

[1] 朱寿彭，李章．放射毒理学．苏州：苏州大学出版社，2004.

[2] ICRP 第 60 号出版物．ICRP 1990 建议书．李德平等译．北京：原子能出版社，1993.

[3] ICRP Publication 100. Human alimentary tract model for radiological protection. ICRP, 2005.

[4] ICRP 第 103 号出版物．ICRP 2007 建议书．潘自强等译．北京：原子能出版社，2008.

[5] 郑钧正，李君利．ICRP 放射防护基本建议书的演进及其启示．辐射防护通讯，2008，28(6)：1-8.

[6] ICRP Publication 133. The ICRP computational framework for internal dose assessment for reference adults: specific absorbed fractions. ICRP, 2016.

[7] 中华人民共和国国家标准．电离辐射防护与辐射源安全基本标准，GB 18871—2002. 国家质量技术监督局，2002.

[8] 中华人民共和国国家职业卫生标准．职业性内照射个人监测规范，GBZ 129—2002. 中华人民共和国卫生部，2002.

[9] 中华人民共和国国家职业卫生标准．两种粒度放射性气溶胶年摄入量限值，GBZ/T 154—2006. 中华人民共和国卫生部，2006.

[10] 中华人民共和国国家标准．放射性核素摄入量及内照射剂量估算规范，GB/T 16148—2009. 中华人民共和国国家质量监督检验检疫总局，中国国家标准化管理委员会，2009.

[11] 中华人民共和国国家标准．食品中放射性物质限制浓度标准，GB 14882-94. 中华人民共和国卫生部，1994.

[12] 中华人民共和国国家职业卫生标准．辐射防护用参考人 第 4 部分：膳食组成和元素摄入量，GBZ/T 200.4—2009. 中华人民共和国卫生部，2009.

# 第九章

# 放射毒理学研究的基本方法

放射毒理学是一门综合性学科，它与核物理学、放射化学、辐射剂量学、放射生物学、放射卫生学、基础与临床医学尤其是细胞生物学和分子生物学等许多学科具有密切联系。因此，除本学科特有的研究方法与技术外，其他学科先进的方法和技术亦可极大地促进放射毒理学的研究。本章主要概述放射毒理学研究的基本方法。

## 第一节　研究方法的选择

当进行某种放射性核素的动物实验研究时，在明确研究目的之后，首要的是进行实验设计，选择适宜的实验方法，充分考虑各种影响因素。以下简要阐述放射毒理学研究中应当注意的几个主要方面。

### 一、实验动物的选择

进行实验研究时，首先应选择实验动物的种属、品系、性别和年龄等。因为实验研究的成功与否及其结果的可靠性，在很大程度上取决于实验动物。由于实验动物种属品系和个体之间、人和动物之间对放射性核素的敏感性存在着差异，而动物实验的结果要外推到人，因此要尽量选择那些在反应性上、代谢功能上与人较近似的，对观察指标敏感的动物做实验，以期得到有意义的结果。常用的实验动物有：小鼠、大鼠、豚鼠、仓鼠、兔、狗、猫、猴和狒狒等。为便于选择合适的动物，有时需借鉴前人的实验资料和已累积的经验。一般来说，如观察放射性核素在体内的生物转运与转化动态实验常用大鼠和狗；而放射性核素的致癌作用研究常用的实验动物是小鼠、大鼠和小猎犬，且不同品系动物肿瘤的自然发生率不同，这可影响诱发肿瘤的实验结果的可靠性。所以，为了使实验结果具有统计学意义，这类实验应选择肿瘤自然发生率低的纯品系动物来进行较为合适；阻止放射性核素吸收的阻吸收剂和从体内加速放射性核素排除的促排剂研究，常选用大白鼠来进行。狒狒曾被用于从肺中洗出难溶性放射性核素的洗肺疗法研究。至于实验动物的年龄与性别，应适应研究课题的要求，例如，研究体内放射性锶的分布蓄积与年龄的关系时，应当选用不同发育阶段的实验动物。

对放射性毒性危害不明的放射性核素进行毒性鉴定时，应选用两种不同种属的动物，即一种为啮齿类，而另一种为非啮齿类。首先应在小动物身上进行实验，然后再用大动物如狗、猴等来进行观察。

进行慢性实验观察，因实验时间较长，且要观察动物生长发育状况，应选用较年幼的动物。在同一实验中，各组动物的年龄、体重应尽可能一致。否则，就会增加动物间的个体差异，影响实验结果的准确性。要根据实验要求选择动物的性别，如无特殊要求，可同时选取雌雄动物。除繁殖或观察子代效应外，通常不采用妊娠、哺乳的动物。为了确保选择健康的动物进行实验，在实验前应进行检疫，并在实验条件下预先饲养观察一段时间，以便淘汰不合要求的动物。

转基因动物(transgenic animal)是指借助基因工程技术把外源目的基因导入生殖细胞、胚胎干细胞和早期胚胎，并与受体染色体稳定整合，使之经过各种发育途径得到能把外源目的基因传给子代的动物个体。转基因动物还包括利用同源重组或 RNA 干扰等方法获得基因剔除动物。近年来，转基因动物模型已经得到了广泛的使用。1974 年，Jaenisch 等将猿猴病毒(SV40)的 DNA 注入小鼠的胚泡中，在世界上首次成功获得了转基因小鼠。2 年后，他们利用反转录病毒把莫氏白血病病毒基因插入小鼠基因，建立了世界上第一个转基因小鼠。1980 年，GORDEN 等首次用显微注射法将含有人单纯疱疹病毒和 SV40 病毒 DNA 片段的重组体注入小鼠受精卵核中，构建了转基因动物模型。转基因动物模型可以用来研究机体生长发育、器官形成和衰老过程中基因的调控及功能，可以阐述人的某些基因在疾病发生和发展过程中的作用。

转基因动物技术在药理学和毒理学研究中的应用具有十分广泛的前景，目前已建立了早老性痴呆、胰岛素依赖性糖尿病、乙型肝炎病毒感染和人类免疫缺陷病毒感染等多种复杂疾病的转基因动物模型，用于新药的筛选和评价。此外，还制备了 5-羟色胺受体缺陷小鼠、高血压转基因大鼠、γ-干扰素基因和多药耐药基因缺陷转基因小鼠，分别用于 5-羟色胺受体、肾素、白介素-12 和多药耐药蛋白的药理特性研究。在毒理学中的应用包括致突变试验、致癌试验、DNA 损伤与修复、化学致癌危险度评定和毒理学机制的研究等。转基因动物技术已涉及医学及生命科学的各个领域，利用转基因动物研究基因功能、制备疾病的动物模型(如肝炎)、制备疫苗(如流感)、制备人血红蛋白、制备特殊性状的家畜以及利用乳腺生物反应器生产药用蛋白的一种全新生产模式等技术的应用，使其成为生物技术领域发展的重要方向。

## 二、染毒方式的选择

在动物实验中，使放射性核素进入动物体内或与动物接触的过程，称为染毒(exposure to toxicant)。染毒的实验技术，应根据放射性核素的理化特性和在环境中存在的状态、实验目的和人员接触的方式而定；如果生产现场放射性核素多以气溶胶、粉尘形式存在，易引起吸入内污染，则实验研究应采用呼吸道染毒的方式；如果放射性核素是通过污染水源使人摄入，则可采用胃肠道染毒方式。对某个放射性核素的放射毒性鉴定，如其进入途径和放射毒理学特性尚未阐明，应采用多种途径染毒。为了进行毒性或损伤效应的比较和研究毒性作用机理等，可采用静脉、腹腔、皮下注射，以及其他特殊的染毒方式。在实验中，总的原则是尽量使染毒的条件与生产现场条件相近似，染毒的剂量、浓度或活度要准确，实验条件要稳定，并尽可能免除人为因素的影响。

### (一) 呼吸道染毒方式

放射性气溶胶(aerosol)的吸入研究，是卫生防护和内照射生物效应研究的重要课题。

为此，必须建立放射性气溶胶吸入的实验动物模型，吸入染毒可分静式吸入与动式吸入两种。

1. **静式吸入染毒**(static inhalation exposure)

静式吸入染毒是将实验动物放在一定容积的密闭容器的吸入中毒柜中，引入一定活度的放射性气溶胶，在规定的时间内对实验动物进行吸入染毒。在这期间，要用小型搅拌风扇使放射性气溶胶在柜内搅匀。该操作设备简单，方便易行，但只适用于每次持续时间不长和动物数量不多的吸入染毒情况。本法存在的缺点是实验动物消耗 $O_2$ 排出 $CO_2$，所以随着染毒时间的延长，柜内 $O_2$ 含量逐渐下降，$CO_2$ 浓度相应增加，温度和湿度增高，如时间过长或动物过多，就可能出现缺 $O_2$ 和 $CO_2$ 滞留的症状。并且，由于动物的皮毛、排泄物及中毒柜壁可吸附一定量的气溶胶，以及随着动物呼吸道的吸收，柜内气溶胶浓度可逐渐下降，不能维持恒定的浓度。

2. **动式吸入染毒**(dynamic inhalation exposure)

动式吸入中毒装置可以连续不断地送入含有一定活度的放射性气溶胶，同时排出等量的空气，以造成一个不断更新空气而放射性气溶胶浓度又相对稳定的动态平衡的空气环境，以供动物吸入中毒。同时，考虑到为了保护实验环境不被污染，所以设计是采用三区制原则，即放射性物质及放射性气溶胶处于一区容器中，内置气溶胶发生器，这种容器又处于二区密闭手套箱内，而该密闭手套箱又位于三区实验室中。实验人员借手套箱进行操作。并利用动力系统使一区气压低于二区，二区气压低于三区，这样，使气流方向只能由三区经二区到一区，再流至排风过滤系统。同时又要考虑到在一区容器中发生的气溶胶，能达到在各实验动物中呼吸带时的均匀浓度，且气溶胶粒度适宜。而且在吸入实验时，只容许动物的鼻腔进入，更应注意避免对动物的体表污染，这样可以排除放射性气溶胶由呼吸道外的其他途径摄入机体。

现以大白鼠吸入放射性气溶胶的实验方法为例，需要控制如下实验装置的条件：① 实验用雾化器可采用超声雾化器和以压缩空气为动力的医用气雾枪对放射性溶液进行发雾。② 为了除去放射性水悬液发雾的放射性粒子所带的水分，制备一个由加热管和温度控制系统组成的加热器，使达到用此加热器后所收集到的粒子基本上呈固态的气溶胶粒子。③ 粒度采样器使用直式小流量撞击采样器。其采样流量为 1 L/min，将采得的放射性粒子，测量其活度，以最小二乘法计算其活度中值空气动力学直径（AMAD）和几何标准偏差（$\sigma_g$）。因为气溶胶粒子大小的频率分布，通常是呈对数概率正态分布的。用粒径分布的中位值（即中值直径）表示粒度的平均值，再附以其几何标准差，就可以全面反映该气溶胶的分散度。④ 发生的放射性气溶胶，经过加热器后，通入安装在密封手套箱内的吸入柜内，以喷射泵为动力，用流量计来控制进、出气流量，从而保持柜内气溶胶的动态平衡，使大白鼠呼吸带的气溶胶流量维持在 0.4 L/min。该动式吸入染毒装置的优点是动物中毒时间可不受限制，放射性气溶胶的活度可持续保持，并可避免实验动物缺 $O_2$，防止 $CO_2$ 积聚，温度、湿度也可保持恒定。

3. **气管内注射**(intratracheal injection)

气管内注射分经咽喉插入法和气管穿刺法两种。前者多用于小鼠、大鼠和豚鼠；后者多用于兔。至于气管内注入的容量，小鼠应少于 0.2 ml，大鼠和豚鼠不宜超过 1.5 ml，兔约为 5 ml。该法的优点是染毒剂量较准确，中毒模型容易建立。其缺点是易造成损伤，引起动物死亡;不能发挥上呼吸道的防卫作用,与自然吸入有差异,所以一般只用于急性毒性试验。

### (二) 胃肠道染毒方式

胃肠道途径染毒有灌胃法和喂饲法两种。研究放射性核素的急性毒性和慢性毒性多采用此法。对易挥发的物质最好选用灌胃法,研究被污染的食物和饮水的慢性毒性作用则应选用喂饲法。

灌胃法在设计剂量浓度时要选适宜的溶剂和剂型,要注意灌胃容量,一般小鼠为 0.2～1 ml,大鼠为 1～4 ml,豚鼠为 1～5 ml, 兔、猫为 5～10 ml。实验观察时各剂量组应按平均体重给予等容量。灌胃操作时要特别注意防止食道损伤和误注入气管内。

喂饲法是将放射性核素掺入饲料或饮水中供动物自由饮用。要求掺入放射性核素后无特殊气味,且最好在早晨空腹时喂饲,使动物能全部吃掉,以保证剂量准确。如食物有残留量时应称量记录。放射性核素掺入水中时,要考虑动物的日饮水量,一般小鼠每日饮水量为 1.5～3 ml,大鼠为 8～15 ml。

### (三) 皮肤染毒方式

动物的皮肤与人的皮肤有很大差异,而其中猪及豚鼠的皮肤与人相近似,因此皮肤试验可选其进行。皮肤染毒时,首先要选择动物本身难以抓、拉到的皮肤作为染毒部位。去毛方法可采用剪毛、剃毛或用化学脱毛剂脱毛,但必须防止损伤皮肤。一般要在去毛后 24 h,确认皮肤无损伤时方可染毒。染毒面积,小鼠为 2 cm×2.5 cm,大鼠和豚鼠约 4 cm×5 cm,兔约 5 cm×6 cm,占有体表面积的 10%～15%。在急性实验中,也可使用大鼠和小鼠浸尾染毒。

## 三、观察指标的选择

在放射毒理学的研究领域中,观察指标的选择可概括地分为实验研究指标和对受放射性核素污染人员进行的临床观察指标,以及辐射流行病学调查指标等。

### (一) 实验研究指标的选择

(1) 研究放射性核素在机体内的生物动力学过程的指标,需要测定放射性核素在整体或不同器官组织内的蓄积量,以及随尿、粪、呼出气、分泌物的排除量。因此,必须对整体和组织样品以及通过代谢笼装置收集的尿、粪样品中的放射性核素进行定量测定。为此,通常使用一系列的指标,对生物样品进行制备和测量,如采用整体测量装置、多道脉冲分析技术、液体闪烁测量装置和放射自显影术等。

(2) 研究放射性核素内照射的生物效应观察指标,除常用的体重、寿命、死亡率等一般指标外,还有血液学、生物化学、病理学、免疫学,以及致癌、致畸、致突变指标等。

### (二) 人体观察指标的选择

由于从动物实验研究指标所得的资料外推于人时,无论在定性和定量方面都可能带来误差,所以最有价值的显然是获得由人体直接观察的指标。获取这类资料可通过对事故性放射性核素中毒病例的临床和随访观察,对中毒事故病例的分析,以及对放射性核素临床治疗病例中出现反应的各种效应指标进行动态观察。尤其应重视接触人群的辐射流行病学调查,它所提供的给定放射性核素作用的性质,损伤效应的特点,致癌效应的发生率,以及效应与剂量关系的这些可用的人群资料,是进行回顾性调查阐明人体远后效应的主要途径。

# 第二节　整体测量方法

## 一、整体测量装置

关于人整体测量装置已在第六章中介绍。这里仅简介以大白鼠为例的动物整体测量装置。大白鼠整体测量装置是为了探测机体受发射 γ 射线的放射性核素污染的整体滞留水平。由于 γ 射线穿透力强，自吸收影响极小，故可在 γ 闪烁探测装置中直接进行放射性活度测量见图 9-1。其探测所用的晶体为井型或片状的 NaI(Tl) 晶体。该 γ 闪烁测量装置是一个能量转换装置，它能将辐射能转换为光能，进而又将光能转换为电脉冲，再由定标器记录下来，以确定释放 γ 射线的放射性活度。为了提高仪器的探测效率，该装置选用了大直径的光电倍增管和 ϕ100×100 的 NaI(Tl)闪烁体，并将大白鼠测量室设计在紧靠光电倍增管的光阴极部分，经过 FH-1002A 主放大器与微机相连，对大白鼠整体及其尿、粪排泄物中的放射性物质发射的 γ 射线进行测量。在打开铅室门后，大白鼠测量室连同实验动物可一并取出，这样可便于测试中更换。测量室的底部密封，以防止动物的排泄物污染铅室。

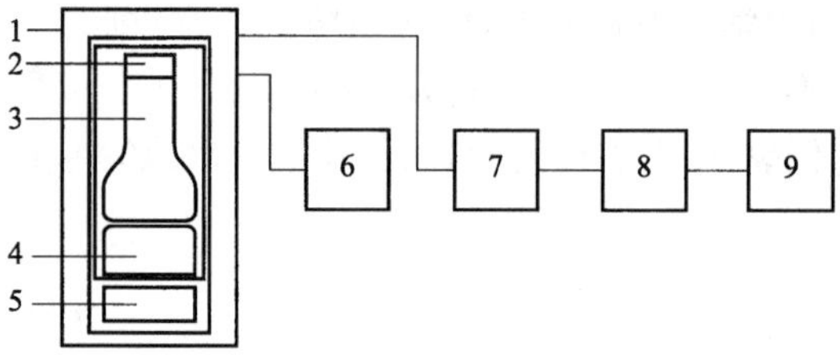


图 9-1　整体测量装置探测仪器结构图

1—铅室；2—射极跟随器；3—光电倍增管 GDB-100；4—ϕ100 mm×100 mm NaI(Tl)晶体；
5—大白鼠测量室；6—FH-1034A 高压电源；7—FH-1002A 放大器；
8—FH-1006A 单道脉冲幅度分析器；9—FH-1011A 定标器

## 二、γ 能谱分析

关于整体测量装置对全身计数的数据处理，是基于 γ 谱的定量分析所用的解谱方法。在单个放射性核素情况下，全身计数的定量分析是取同样能量宽度的部分光峰计数和标准谱进行比较的。而如果是在几种放射性核素混合的情况下，则在计算低能光峰时，必须扣除高能 γ 射线的贡献，要利用合适的解谱方法来确定放射性核素的种类和活度。目前采用的解谱方法以计权最小二乘法拟合于标准谱的方法，精确度最高，但计算工作量较大。另外，由于在整体测量装置全身计数所测量的对象几何尺寸较大，个体差异也大，其形状、质量和放射源的位置亦各有不同。因此，散射条件就往往不一致。

值得指出的是，虽然整体测量装置存在着不能区分体内污染和体表污染的缺点，但它具有快速、灵敏、误差小、使用方便，推算体含量准确等优点。尤其是目前随着 NaI(Tl) 晶体制造工艺的不断改进，对整体测量装置的探测下限和分辨本领也就相应有所提高。

# 第三节　液体闪烁测量方法

液体闪烁计数(liquid scintillation counting)技术主要适用于对软β放射性核素的探测。近年来,它的功能已被扩展到对发射α粒子和低能γ射线等放射性核素的测量。甚至还可利用化学发光、生物发光以及猝灭作用对某些物质作定量研究。

现在,世界各国制造的液体闪烁计数器各具特色,有在同一台计数器中既有β测示装置,又有γ测示装置的;有增加连续能谱显示器,便于选择计数"窗"位置的;有附加生物和化学发光的测量程序,用以估算发光对测量结果影响的;也有配置串光甄别器,使本底中串光成分降低,从而提高测量精密度的。但最基本的组成部分来看,可归纳为:① 双碱型光电倍增管;② 采用双管输出相加电路;③ 快符合计数;④ 集成电路;⑤ 电脑控制系统等。

## 一、基本原理和特点

液体闪烁术可使被探测的放射性核素与闪烁液充分混合,这样,放射性核素就被闪烁液中的溶剂所包围,于是释放的射线主要先被溶剂吸收而使溶剂分子激发,当溶剂分子激发后回到基态时,就释出能量传递给闪烁剂。当闪烁剂分子从激发态回到基态时,多余的能量就以光子的形式释出。每种闪烁剂都有各自的发射光谱及平均波长。光子通过闪烁液、闪烁杯壁、闪烁杯与光电倍增管间的介质、光电倍增管壁而到光阴极。而不同材料的光阴极有不同的有效光谱,如果闪烁剂发射的光谱与光阴极的有效光谱相匹配,则在光阴极上产生电子,经光电倍增管的各级次阴极放大,最后在阳极上形成足够大的脉冲,输至记录系统。图9-2中所示为液体闪烁计数器的方框图。

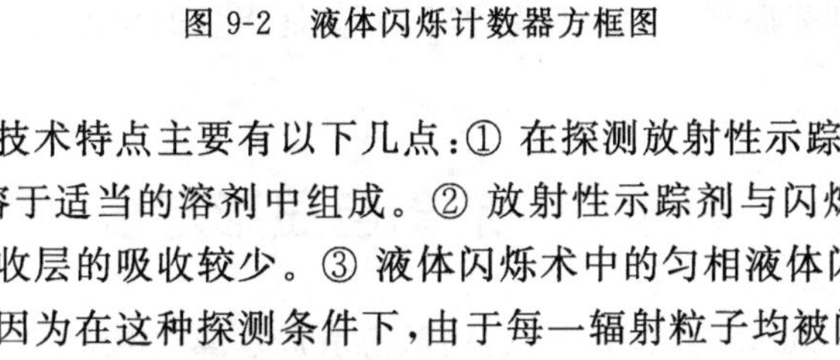


图9-2　液体闪烁计数器方框图

液体闪烁方法的技术特点主要有以下几点:① 在探测放射性示踪剂时所使用的闪烁体为液体,是由闪烁剂溶于适当的溶剂中组成。② 放射性示踪剂与闪烁剂的接触密切,所以放射源的自吸收或吸收层的吸收较少。③ 液体闪烁术中的匀相液体闪烁术,是一种具有最高探测效率的技术。因为在这种探测条件下,由于每一辐射粒子均被闪烁液所包围,从而形成了良好的4π探测的几何条件。这样,尤其是对软β粒子的探测,就特别有利。④ 在液体闪烁术的应用中,有时所用闪烁剂的发射光谱与光阴极的有效光谱不甚匹配,则可加用另一闪烁剂,主要作用是吸收前一闪烁剂形成的光子,激发后退激时即可释出其自身的特征性光子,其发射光谱与光电倍增管中光阴极的有效光谱就更为匹配。

## 二、液闪测量注意事项

### （一）液体闪烁术的探测下限

当放射性物质在闪烁液中释出一个β粒子时，即可在闪烁剂中形成多个光子。据估算，每 1 keV 能量即可形成 7～12.5 个光子，而能量越大的β粒子则产生光子越多，最后形成的脉冲就越大，所以液体闪烁计数器有近似正比的性能。但一般来说，可测的射线能量的探测限为 3～5 keV。由于β射线为连续能谱，总有一部分能量低于上述最小可探测限，所以其探测效率不可能达到 100%。

### （二）液体闪烁术对不同射线的探测效率比较

值得提出的是，由于闪烁液溶剂的密度低于无机晶体，所以对发射γ射线及 X 射线的放射示踪剂的探测效率不高，但对其他衰变形式产生的电子效果不亚于软β粒子。

### （三）闪烁剂的选择

在液体闪烁测量系统中，闪烁剂起着极其重要的作用，因为它可从溶剂吸收能量，然后发射出具有其特征光谱的光子，因此对闪烁剂的选择条件应该是：① 对能量的利用率要高；② 其发射的光谱要能与光电倍增管中光阴极的有效光谱相匹配；③ 在溶剂中要有一定的溶解度，至少要能达到其能充分发挥作用的浓度；④ 对有些闪烁剂来说，其发射的光谱与光电倍增管的有效光谱匹配较差时，就需再另加选用第二闪烁剂。选择第二闪烁剂的主要目的是改变其发射光谱，使其与光电倍增管中光阴极的有效光谱达到良好的匹配，所以将第二闪烁剂称为波长转换剂。当然，一个好的第二闪烁剂，其吸收光谱也要与第一闪烁剂的发射光谱匹配良好，这样，能量转移效率就很高。

### （四）溶剂的选择

在液体闪烁测量系统的闪烁液中，溶剂分子就占有 99%左右。所以在样品中的放射性示踪物发射的射线能量，其极大部分是先被溶剂吸收，在溶剂分子间传递，然后才传递给闪烁剂分子。因此，所使用的溶剂对能量传递的效率要高。一般认为，以烷基苯类的能量传递效率最高，尤其是以甲苯和二甲苯最为常用．而烷烃类和醚类的效率都较差，而尤以一般极性溶剂如有机酸和醇类的效率最低。若以某些效率较低的溶剂配成闪烁剂时，加入适量的萘，可使其探测效率显著提高。萘的作用被认为它是能量的中间传递者，因而可称为第二溶剂。

# 第四节　放射自显影方法

放射自显影术(autoradiography)是运用敏感乳胶膜紧密接触含有放射性物质的标本，使乳胶层显示出放射性核素所释放出的射线或粒子径迹的一种技术。由于标本中的放射性核素能按其自身的衰变规律而发射出射线，作用于敏感乳胶，从而使得与放射性物质紧密接触的相应部位敏感乳胶中感光的卤化银还原成为黑色的银盐颗粒，可以相应的记录下并显示出放射性物质本身存在的部位和活度，因而称为放射自显影。

## 一、基本原理及特点

放射自显影形成过程的基本原理，可通过以下几个步骤来理解：① 当敏感乳胶与被观察的含有放射性物质的组织紧密接触，核乳胶受到由放射源部位产生的辐射照射，可从带负电的溴离子中发射出一个电子，$AgBr+\beta \rightarrow Ag^{+}+Br+e^{-}$。② 该电子随后被带正电的银离子所俘获，$e^{-}+Ag+\rightarrow Ag$。③ 俘获电子的过程，是一个还原反应。很多带正电的银离子被还原，于是就在溴化银分子中形成潜影，$Ag\cdots Ag \rightarrow nAg$。④ 该潜影经显影处理后，显示出银粒的黑化，这就是我们需要获得的放射自显影像。在不同组织部位放射自显影像形成的黑度，是与该组织部位放射性活度的高低呈正比关系的，这就可以通过定量放射自显影，从而得出在体内不同部位放射性物质的滞留量。

放射自显影术应用的广度和解决问题的深度正在不断增长，用它探讨放射性核素在体内的转运和转化过程，具有其独特的优越性，表现出如下的特点：① 累积成像效果。当组织标本中的放射性核素活度很低时，可通过延长曝光时间而累积成所需要的放射自显影像。甚至在计数率低到每天只有一次时，也可以通过放射自显影的累积成像记录下来。② 探测的分辨力极高。放射自显影术的分辨力即指组织标本中的两点放射源之间在乳胶层中产生各自的放射自显影像的最小距离。目前由于敏感核乳胶的改进以及低能放射性核素$^{3}H$标记化合物的运用，使得放射自显影术的分辨力在使用电子显微镜的条件下，可达到0.1 μm以下，而在光镜下可达到1 μm。③ 逼真准确的记录图像。放射自显影像是组织形态学和摄影艺术相结合的产物，所得图像逼真而准确，能给出生动而直观的结果。④ 机能和形态方法的结合。放射自显影术可把机体组织的形态结构和行径定位的动态过程统一起来进行观察，达到准确地显示形态与功能的定位关系。⑤ 整体水平上对各脏器进行滞留量比较。整体放射自显影术可在整体水平上同时比较观察放射性核素在各脏器中的转运、转化状态和滞留量。⑥ 细胞内物质转运与转化研究的有效方法。对于观察细胞水平或亚细胞水平的生物样品作为实验对象时，放射自显影术是探查放射性物质转运与转化的有效方法，如利用释放低能β粒子的$^{3}H$标记的胸腺嘧啶核苷($^{3}H$-TdR)，可以准确地标记细胞核，计算放射自显影片上的标记指数，就可反映细胞的增殖活动状态等。

## 二、放射自显影的种类

### (一) 整体放射自显影术(whole-body autoradiography)

当需要了解放射性核素在体内的全身蓄积定位概貌时，尤其是要确定其对机体选择性定位的器官时，需要采用整体放射自显影术。这是宏观放射自显影术的一种；可用肉眼或放大镜察看放射自显影形成黑度的强弱，来判断放射性物质的蓄积部位和程度。其观察范围较大，但分辨力却较低。在制备这种放射自显影时，所需的乳胶层较厚，可以直接采用高灵敏度的X射线片、幻灯正片以及核乳胶干板。这种宏观放射自显影可根据观察水平的不同要求而区分为整体水平放射自显影术、脏器水平放射自显影术和双标记宏观彩色放射自显影术。

整体水平放射自显影术是将含放射性核素的整体动物制成切片，敷上保护层后，再按接触法紧压贴上一层感光材料，经曝光、显影、定影和水洗等步骤处理后，即可得到与该实验动物切片内放射性核素的分布定位完全相应的整体水平放射自显影像。这样，不但可以在一张放射自显影图上同时对比观察各组织器官中放射性核素的滞留量，而且消除了将各脏器组织在分别制备放射自显影时所引起的误差。整体放射自显影术还可根据观察体内放射性核素存在形式的不同而使用石蜡包埋整体放射自显影术或冰冻整体放射自显影术（图 9-3）。

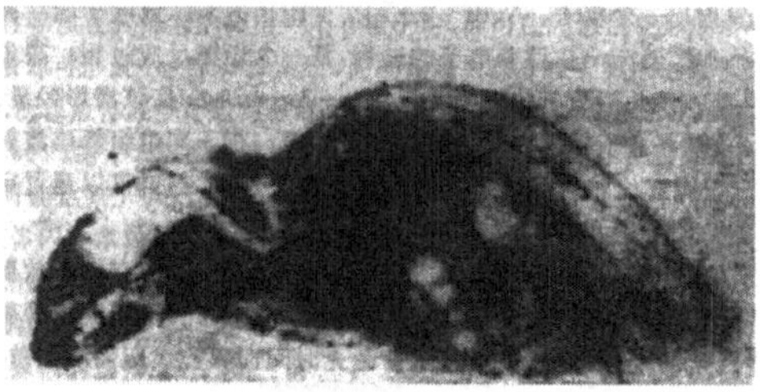

图 9-3　$^{147}Pm$ 摄入大白鼠体内的冰冻整体放射自显影

### （二）光镜放射自显影术（microscopic autoradiography）

1. 涂片放射自显影术（smearing autoradiography）

为了能够判断机体摄入放射性核素的辐射体类型，可立即采集受污染机体的血液标本或骨髓标本，作涂片放射自显影观察。从而可以由放射自显影径迹颗粒的特点来确定究竟是受 α 粒子，还是受 β 粒子辐射体的污染。由于 α 粒子质量较重，电离密度大，在乳胶中形成的银颗粒一个接一个紧密排列呈直线形的径迹，如图 9-4(a)所示。而 β 粒子由于质量较轻，电离密度小，在乳胶层上可显示出稀疏的银颗粒点或浓集的 β 放射灶。因此，当有点状径迹颗粒在标本中出现时，即表明是由释放 β 粒子的放射性核素所引起，如图 9-4(b)所示。

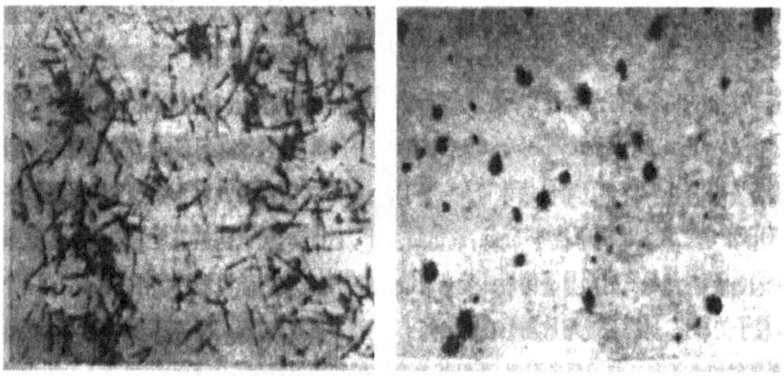

(a)　　　　(b)

图 9-4　α 粒子辐射体核素污染的径迹(a)和 β 粒子辐射体核素污染的径迹(b)

2. 冰冻或石蜡包埋组织放射自显影术（freezing or embedding tissue autoradiography）

在涉及操作制备含有放射性核素的组织切片时，可运用组织固定、脱水、封蜡和脱蜡等过程的石蜡包埋微观放射自显影术，通过上述操作步骤，会将那些在组织中呈离子化状态的放射性核素浸脱下来。例如在追踪甲状腺滤泡中甲状腺素的合成部位和储存处所时，就必须运用石蜡包埋组织放射自显影操作，这样可以在组织固定过程中，使蓄积在甲状腺滤泡上皮部位的大量游离态的放射性碘浸脱，使得在放射自显影中只显示出来 $^{131}I$-甲状腺素，从而可以确定其在滤泡上皮处合成和在胶体内储存这一规律。

要达到完全保留放射性核素在体内的原始定位状态，只有通过冰冻组织放射自显影操作,它可以使用液氮中冷却的异戊烷或用丙酮饱和的固体二氧化碳将温度处在−80 ℃以下的超低温而使组织在刹那间迅速冰冻来进行固定的方法,随后在真空中脱水。这种超低温迅速冰冻法的优点是组织冰冻迅速,因而不会在组织细胞中形成冰结晶,从而保持了组织细胞在生活状态时的体积,这样也保留了在机体生存状态时的组织中放射性核素的确切位置和活度。如我们曾用冰冻组织放射自显影操作来探讨一些裂片核素透入血脑屏障的速度和滞留程度,从而防止了游离裂片核素的洗脱或移位。

#### (三) 电镜放射自显影术(electronmicroscopic autoradiography)

当需要观察在亚细胞水平中的放射性物质生物转运和转化研究时,就必须运用电镜放射自显影术来解决。由于电镜放射自显影要求的分辨力极高,因而在制备过程中应选用银粒较细的专用电镜核乳胶,并制备成单层乳胶。国产 HW-4 型核乳胶的银晶粒直径为 140 nm。只有使用这样的单层乳胶膜,才能使超微结构中体积极小的放射源发射出的射线只射在距离最近的晶粒上,而不作用于邻近的银晶粒,以减少影像的交叉和重叠。

电镜放射自显影标本要求用 4%戊二醛的二甲砷酸盐缓冲液固定,环氧树脂包埋,制作超薄切片。然后在暗室条件下设计用白金耳环套蘸预先用双重蒸馏水作 3 倍稀释的电镜核乳胶,制备单层乳胶膜,套于有超薄切片的载网上,经过低温干燥曝光和显影、定影后,即可在电镜下观察分析结果。

### 三、特殊观察方法

#### (一) 荧光增敏放射自显影术(fluorescence sensitized autoradiography)

在探讨含低水平放射性活度核素在体内的转运和转化时,可设计用两个途径观察放射自显影的荧光增敏过程:① 将闪烁液掺入液体乳胶中,即在涂敷液体乳胶中加入适量的亲水闪烁液,其方法是先将核乳胶在暗室中 40 ℃熔化后,随即加入 10%容量的 6-硝基苯骈咪唑液,再掺入占总容量为 10%的 0.5%PPO(2,5-diphenyl oxazole)和 0.05%FOPOP[1,4-di-2(5-phenyl oxazolyl) -benzenc]的二氧六环闪烁液,轻轻搅匀备用。② 将覆盖一般液体乳胶的标本浸于闪烁液中,在 25 ℃阴干后,随即浸入含有 0.5%PPO 和 0.05%POPOP 的二氧六环闪烁液中 5 min,取出后阴干。上述的荧光增敏过程可提高成像效率 5～10 倍,并使曝光时间显著缩短。荧光增敏的依据是,在闪烁增敏剂存在的条件下,一个 β 粒子的释出,可因荧光增敏而形成多个光子,使得核乳胶中溴化银晶粒形成潜影可由闪烁剂发射的光子和 β 粒子两者引起,所以其效率就较常规的放射自显影大为增高。但后者的荧光增敏作用,其效果显著低于前者,原因是经闪烁液浸泡处理后,可在室温下进行挥发,闪烁剂可析出针状结晶,在结晶之间可形成许多空隙,于是核射线激发荧光的概率就减少,从而使荧光增敏效果降低。

#### (二) 双标记放射自显影术(double tracing autoradiography)

1. 双标记整体彩色放射自显影术

用具有内外两层的彩色核乳胶干板,还夹有不感光的薄中间层,在内外两层的溴化银颗粒上偶联有蓝、红不同的成色剂。当乳胶干板的内外两层分别辐射感光后,经过显影和定影步骤,在内层和外层上便呈现出各层特有的颜色。实验中选用的彩色显影剂为二乙基对苯二胺,这种显影剂不但能将感光后的溴化银还原为银盐,而且被氧化后的二乙基对苯二胺还能与不同的成色剂作用，生成蓝、红不同的颜色，并且颜色的生成量是与感光银粒数目成正比的。故可以借两层乳胶颜色的不同，分别得出两种能量不同的放射性核素各自在切片标本组织中的定位和滞留量。例如取同时含有$^{3}H$和$^{14}C$标记的放射性物质标本，经曝光处理后，由于$^{3}H$的能量低，其释出的β粒子只能射入与标本接触的外层乳胶，而$^{14}C$释出的β粒子能量高，可穿透过外层乳胶和中间层而主要作用于内层乳胶。

2. *双标记组织放射自显影术*

当需要研究机体在同时摄入两种放射性核素时掺入组织细胞的区别，可用双标记组织放射自显影术：① 运用α、β辐射体核素渗入细胞的区别，可借α、β粒子呈现径迹的不同，用一次涂敷液体乳胶法来观察分析，就可以清晰地看出$^{238}U$的α粒子呈选择性定位在肾近曲细管上皮细胞部位，而$^{147}Pm$的β粒子则在肾小球部位和近曲细管上皮细胞中沉积如图 9-5 中。② 利用标记同一辐射体的两种放射性物质各自在细胞中的不同选择定位，用一次涂敷乳胶所得的放射自显影来鉴别。如用气干法涂片放射自显影术来探讨体外淋巴细胞培养的转化率观察中，可见掺入转化淋巴细胞内的$^{3}H$-DNA 只在细胞核内，而掺入细胞的标记$^{14}C$-RNA 则主要在细胞质中。③ 对两种能量不同的放射性核素掺入细胞时，可使用两次涂敷液体乳胶法所得的放射自显影来加以区别。如在第一层涂敷乳胶上，可得到$^{3}H$和$^{14}C$的共同放射自显影，然后在原放射自显影片上再加涂敷一层 3 μm 的火棉胶作中间层，用以阻断$^{3}H$的低能β粒子射出，随即再在该片上涂敷第二层液体核乳胶层，由于$^{3}H$释放的低能β粒子不能穿透到第二层液体核乳胶层中，因而此层中得到的仅是单一的$^{14}C$放射自显影像。④ 运用两种半衰期不同的放射性核素掺入细胞区别法。如当机体同时摄入一个半衰期较短而能量较高的$^{131}I$和另一个半衰期长而能量很低的$^{3}H$-TdR，由于这两种放射性核素的衰变速率相差极大，可先在标本上涂敷 3 μm 的火棉胶中间层，以阻断$^{3}H$释放的低能β粒子，随即在中间层上涂敷液体乳胶层，可得到单一的$^{131}I$放射自显影像。然后将相应切片标本放置 60 d，此时$^{131}I$已衰变到<1%，其发射的β粒子已可忽略不计，于是即可涂敷薄液体乳胶层进行曝光，得到单一的$^{3}H$放射自显影像。

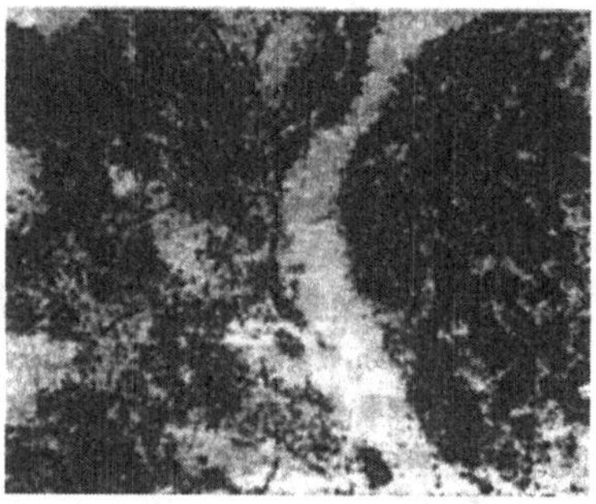

图 9-5　$^{238}U$和$^{147}Pm$复合内污染时的肾脏双标记放射自显影（8×100）

### （三）中子诱发放射自显影术（neutron induced autoradiography）

这一方法的原理是，在通量较高的中子照射下，便骨中含低活度的裂变核素可俘获中子而分裂，其分裂碎片轰击在与标本紧密接触的聚碳酸酯膜上而留下孔洞，再用氢氧化钾进行冲洗，于是裂变碎片留下的孔洞被蚀刻“显影”。本法的优点在于分辨本领极高，在骨标本中能检出痕量裂变核素。裂变径迹的定位易观察，能明显缩短“曝光”时间，同时经蚀刻处理的标本，其径迹经久不变，可长期保存。

# 第五节　致突、致畸和致癌的试验方法

## 一、致突变试验(mutagenic test)

生物体的遗传物质(主要指细胞核内构成染色体主要成分的 DNA)受致突变剂(mutagen)作用时,可发生变异,这种生物现象即称突变或致突变作用(mutagenic action)。研究表明,一些物理、化学和生物因素均具有致突变的性质,特别是放射性核素对生物体遗传物质的损伤作用,更具有重要意义。将放射性核素与生物体接触,观察该生物体是否发生突变,即为致突变试验(mutagenic test)。试验目的是对放射性核素进行遗传毒理学的安全评价。

### (一) 染色体畸变试验(chromosome aberration test)

1. 基本原理

所有生物细胞的染色体均有特定的形态结构和一定的数目,而且这些特征相对恒定。当放射性核素作用于染色体时,可发生包括缺失、断片和易位等形态结构的变化和数目的改变,这就是染色体畸变。因此,利用染色体畸变分析方法,可检测一些环境放射性物质是否引起生物体的遗传物质发生改变。

2. 基本方法

染色体畸变试验也是常用的一类致突变试验方法,它可在体内亦可在体外进行。

(1) 体外试验:以人或动物的外周血淋巴细胞为试验对象。国际上通用的是中国仓鼠卵巢细胞(Chinese hamster ovary cell,CHO)作检测细胞。因为该细胞分裂速度快,数目适中,形态清晰。将细胞株与环境放射性物质同时加入到培养液内(RPMI1640 或 199 等),在 37 ℃培养 24 h,收获前 2 h 在培养液内加秋水仙素,使大量细胞处于分裂中期相,然后离心沉淀,低渗处理、固定、制片、染色后镜检观察。

(2) 体内试验:是将放射性核素给予实验动物(小鼠、大鼠和仓鼠等),在处死前 2 h 腹腔注入秋水仙素,取骨髓细胞或其他组织细胞制备标本,按体外试验法进行操作。

3. 结果判定

每个标本镜检 200 个中期分裂相细胞,观察染色体数目改变和结构变化。如正常人类体细胞染色体为 23 对。在异常情况下,染色体数目可整组的增加,出现所谓三倍体或四倍体。例如,在肿瘤细胞中较常见到三倍体。至于染色体数目发生非整倍体异常是由于生殖细胞减数分裂过程中的不分离,或在有丝分裂中发生遗失所致;染色体结构的变化是由于在放射性核素致率变作用下,DNA 分子结构的完整性遭到破坏,可表现出染色体断裂或染色单体的断裂(chromosome breakage or chromatid—breakage)。每一断裂就产生两个断裂端,这些断端的进一步发展有下列三种可能:① 保持原状,不愈合,没有着丝点的染色体片段丢失即缺失;② 同一断裂的两端重新愈合或重建,恢复到原来的染色体结构;③ 某一断裂的一个或两个断端,和另一个断裂所产生的断端相接,引起所谓非重建性愈合,如易位等。

染色单体断裂表现为一对染色单体中一个正常而另一个断裂。染色体断裂是指两个单体都在相同部位断裂。引起何种类型改变取决于辐射所作用的靶细胞所处的细胞分裂期。

图 9-6 所示为裂片$^{147}$Pm 所诱发的骨髓细胞染色单体断裂(b)和染色体断裂(a)。即染色体畸变类型与细胞分裂周期有关，一般说来，细胞处于 $G_0$或 $G_1$期，易引起染色体型畸变，而处于 S 或 $G_2$期，则易引起染色单体型畸变。应该指出的是，尤其是对每一细胞的畸变数进行分析，具有重要意义，因为由内污染放射性核素诱发的染色体畸变效应，往往可以观察到在一个细胞中有多个畸变发生，呈现出畸变分布不均一性的特点见图 9-7。

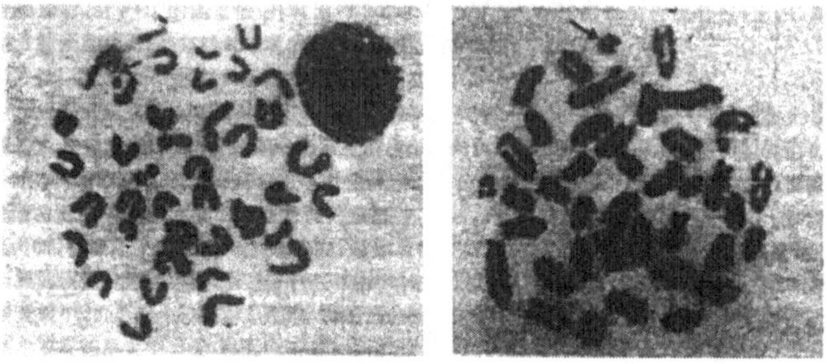

(a)　　(b)

图 9-6　$^{147}$Pm 内污染诱发骨髓细胞染色单体断裂(a)和染色体断裂(b)(Giemsa 染色，×1 000)

### (二) 微核试验(micronucleus test)

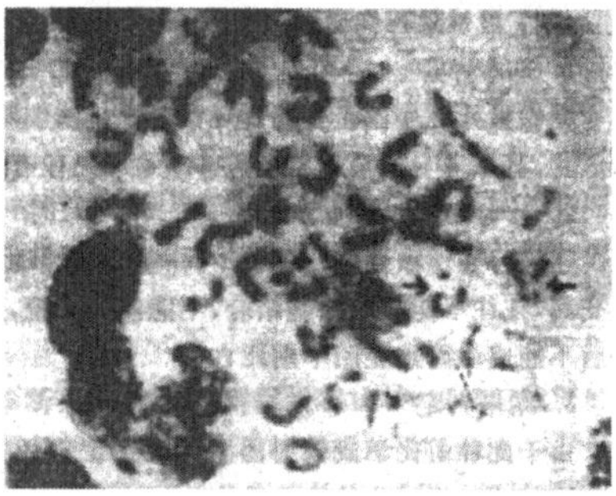

图 9-7　$^{147}$Pm 内污染诱发在一个骨髓细胞引起 4 个染色单体断裂

1. 基本原理

微核是由染色单体或染色体断裂后形成的无着丝粒断片，或因纺锤体受损而丢失的整个染色体在细胞分裂的后期仍留在子细胞质内，单独形成一个或几个规则的次核。由于比主核小，故称微核。因此，凡能使染色体断裂或纺锤体联结遭到破坏的遗传损伤，都可用微核率来检测。

2. 基本方法

常以啮齿动物(小鼠或大鼠)骨髓嗜多染红细胞(PCE)作微核计数观察。因为 PCE 是红细胞成熟的一个阶段，红细胞的主核已排出，微核易观察；胞质内含核糖体，染色后易与成熟红细胞鉴别。本试验是将放射性物质给予动物后，经一定时间间隔，处死动物取骨髓制片，固定、染色后观察微核率。在人体多采用外周血淋巴细胞的微核试验。

3. 结果判定

每只动物至少观察 2 000 个 PCE，以微核率(‰)表示，并与阴性对照组比较有统计学意义，剂量效应关系相关，方可认为是阳性结果。在一般动物实验中，还应设阳性对照组，这样比较结果才具有可靠性。

### (三) 程序外 DNA 合成试验(unscheduled DNA synthesis，UDS)

1. 基本原理

本试验的检测终点是 DNA 损伤。因为 DNA 修复是活细胞在 DNA 损伤后的一种生物学反应，也是细胞保持遗传物质稳定性的一种措施，因此，可通过观察 DNA 修复来判断 DNA 损伤。在培养的哺乳动物细胞，受到放射性核素作用而发生 DNA 损伤，并启动修复机制(程序外 DNA 合成),当培养液中加入$^{3}$H-TdR 时,即可掺入 DNA,以放射自显影术计数细胞核内显影颗粒或用液闪法计数技术测定掺入 DNA 的放射性活度,来显示程序外 DNA 的合成增加。

2. 基本方法

先行细胞培养,加适量羟基脲使抑制 DNA 的半保留复制,随即给予一定活度的放射性物质,同时设平行对照;将$^{3}$H-TdR 加入培养液内继续培养,6 h 后再经离心处理,制备标本作放射自显影或液闪计数技术的示踪观察。

3. 结果判定

根据 UDS 增加的数值判定,一般认为受试物的 UDS 增加值大于对照组一倍以上时才有意义。而放射自显影计数细胞核内银颗粒均数超过对照 6 个以上时,方可认为是阳性结果。

### (四) 显性致死突变试验(dominant lethal mutation test)

1. 基本原理

显性致死突变试验是通过观察动物生殖细胞突变效应来进行的化学或辐射致突变作用的试验,其原理是与生殖细胞染色体断裂和易位有关。

2. 基本方法

在进行显性致死突变试验中,一般是给雄性动物以一定量的放射性核素,诱发精细胞发生突变后,往往不能与卵细胞结合,不能使卵受精,或使受精卵在着床前死亡,或使受精卵在着床后不能成活而致胚胎早期死亡。

3. 结果判定

由于此种由化学或辐射因素的致突变作用在子代的第一代即可表现出来,所以称为“显性”。其观察指标,包括受孕动物的黄体数、着床数、活胎数、早期胚胎死亡数和晚期胚胎死亡数等。

## 二、致畸试验(teratogenicity test)

1. 基本原理

致畸试验是为观察在孕期接触受试物是否会引起胚胎毒性或后代畸形的试验。胚胎在发育过程中,可因受到化学物或放射性物质作用后,使细胞分化、器官形成和正常发育受到阻滞,以致出现器官的器质性缺陷,造成形态结构异常。一般受试物作用在器官形成期,因此时期对受试物的作用最为敏感,易得出阳性结果。

2. 基本方法

常用实验动物为小鼠或大鼠,选取性成熟的健康雌鼠与雄鼠交配,当确定有阴栓存在时,则次日即为受孕的第 1 天。根据实验要求,在受孕后 6～15 d,给予不同活度的放射性核素,动物于分娩前一天处死(大鼠妊娠期为 21 d,小鼠为 19 d),解剖动物,观察胚胎存活情况及生长发育状态,与对照动物比较,以判断是否具有致畸作用。

3. 结果判定

① 胚胎死亡。主要是死胎(晚期死亡)的数目;② 胎儿畸形,包括胎儿外观、内脏和骨骼畸形,以及诱发多趾、并趾和唇裂等畸形,也可引起胎儿死亡;③ 胚胎生长迟缓(growth retardation),包括发育不全,以及胎儿的枕骨和胸骨节的骨化不全等。

## 三、致癌试验(carcinogenicity test)

1. 基本原理

机体接触环境中放射性核素后引起癌变，目前已在基因水平上对癌瘤的发生和发展过程进行研究，分离出了与肿瘤发生有关的基因，包括原癌基因、癌基因和抑癌基因：① 当原癌基因接触了放射性诱变原而发生突变后，形成癌基因，它能使细胞在失控的情况下进行不断的分裂，从而引起细胞的过度增生，导致癌瘤的发生。② 人体细胞内在正常情况下存在有能阻止细胞过度分裂的抑癌基因，当接触放射性物质时，抑癌基因失去调控即转变为癌基因，就使细胞不断过度分裂，产生恶性肿瘤。

2. 基本方法

包括动物致癌试验及体外恶性转化试验两种。在动物致癌试验中，要选择对放射性物质诱发肿瘤易感性高的动物，常选用啮齿动物中的小鼠和大鼠。在品系选择上要使用肿瘤自然发生率低的纯品系动物，年龄以刚断乳的为宜，因它们的易感性较高，同时也可具有较长的实验观察时间。实验动物长时间饲养管理条件的控制，也是取得成败的关键。在体外恶性转化试验中，根据实验需要，选用特定的哺乳动物细胞或器官组织进行培养，加入受试物，进行体外诱癌试验。该方法的周期短，较经济。

3. 结果判定

① 计算癌瘤发生率，一般以病理组织诊断为依据，并与对照组相比较，以确定致癌的显著性。② 确定诱癌潜伏期的长短，以第一例癌瘤发现时间或平均癌瘤发现时间计。③ 判定癌瘤多发性。应计数包括同一机体内发生两种或两种以上类型的肿瘤，或同一脏器、同一系统中出现多个同类型的癌瘤。④ 哺乳动物细胞体外恶性转化率。可将恶性转化细胞移植于同种动物或裸鼠以观察这些细胞是否可诱发动物癌症的形成，可以此作为快速筛检致癌物的依据，并可在一定条件下推论于人。

# 第六节　人体观察方法

## 一、个体临床观察

在生产的实际条件下，可能引起放射性核素的内污染。尤其是事故性摄入，国内外都积累了一些内照射案例。对人体的临床观察着重于：

人体受放射性核素内污染后，要进行有效的治疗与预后的判断，必须先了解污染核素的放射毒理学规律，在不同阶段，采取不同的措施，以减少对机体的危害。

慢性低活度放射性核素内污染的生物效应，尤其是远期致癌效应，需经一定的潜伏期。如吸入氡及其子体达到 120 个工作水平月时，经过十几年的潜伏期，肺癌发生率才明显增高，因此需要临床定期进行随访观察，方能积累这方面的资料。

我国临床上曾发生一例大量可溶性铀吸收造成急性铀中毒合并大面积化学烧伤的病例。创面测量有严重的铀污染达 342.4 mg，估算入血的铀量达 93～186 mg。治疗观察集中于下列几个方面：① 临床出现急性肾功能衰竭症状，按内科治疗原则进行处理。② 进行铀对黏膜、上呼吸道及肺的刺激的处理。③ 伤面的去污处理及自体皮肤移植。④ 铀的促排治疗。经一个月的治疗后,该病例进入恢复期,体内尚存有 10 mg 铀。随访 5 年,仍有轻度神经衰弱症候群,血象及肝、肾功能正常。外周血淋巴细胞染色体畸变率波动在 1.5%～4.5%之间。该病例迄今已经 13 年医学随访观察,健康状况良好,病愈后至今尚未发现明显的可溶性天然铀损伤的远后效应。通过对这一病例的系统临床观察,进一步分析其内剂量与效应的关系,进而为内污染的医学防护措施积累了宝贵的人体资料。

## 二、群体辐射流行病学调查

辐射流行病学调查(radioepidemiological investigation) 是回顾性观察环境放射性污染物对接触人群健康影响的一项重要和必要的方法。因为对环境放射性污染物的放射毒理学评价,不能仅以动物实验资料为依据,还应对放射性污染物在环境中的分布和来源、作用于人群的方式和条件、不良影响和远后效应等,通过现场调查收集资料,长期积累现场调查资料,加以综合分析,可以揭示环境放射性污染物的慢性接触对人群的影响,并可阐明它们与人群之间的剂量-效应关系。

在辐射流行病学调查中,应注意设计,确定调查目的,选择调查对象,制订调查项目,列出对比指标和运用统计分析。

### (一) 调查对象

辐射流行病学调查中的对象是依据目的而定的,例如调查环境放射性污染影响时,应将居民按生活区的污染程度、年龄、性别、社会经济条件等的分析情况设立有代表性的观察组。而如对于核工厂放射性物质作用的调查,则应根据接触水平和工龄长短的不同而设立观察组。应注意任何调查必须设立可对比的对照组。

### (二) 调查项目和对比指标

辐射流行病学调查的群体指标与健康检查的个体指标含义不同。群体指标所反映的正确性,有赖于个体的正确检查和诊断。例如,对元件扩散系统核工厂职工辐射致癌效应调查中,确定的调查项目和对比指标为:全死因分析;恶性肿瘤发生;癌症相对危险性(RR)和归因危险性(AR);癌谱分析;烟酒嗜好对肿瘤的影响等。

### (三) 调查方式

通常采用回顾性调查和前瞻性调查两种方式。这两种方式可以分别进行,而又有相互连贯性。

1. 回顾性调查(retrospective study)

进行回顾性调查的目的,是为了分析已发生的病变与某种致病因素的关系,从结果中查找原因。例如,在对既往因从事放射性职业而受放射性核素内污染的或因诊断和治疗目的而接受放射性核素的人群,进行回顾性的调查研究,是阐明人体的远后效应的主要途径。据目前调查,这些群体主要是以往自 1920 年以来的从事描绘夜光表盘的工人、接受镭疗的病人、接受过钍造影剂的人员、接受过 $^{131}I$ 治疗的甲状腺疾病患者,以及铀矿工人等。通过对这些人群的辐射损伤与剂量关系的调查分析,可对这些放射性核素的危险度作出估计,同时还可以通过比较毒理学的研究,来推论出其他有关放射性核素的危险度。例如,国际上对注入了钍造影剂($^{232}ThO_2$制剂)的群体随访观察约 30 年的结果发现,其肝癌发生率约为 5%,超过了自然发生率。据计算,这些人在注入钍造影剂后 20 年内,肝累积吸收剂量约为

5 Gy。因而一些学者认为钍造影剂的 α 辐射致癌的危险度为 100 例/($10^4$ 人 · Gy)，并推论低 LET 辐射致肝癌的危险度为 10～20 例/($10^4$ 人 · Gy)。

2. 前瞻性调查(prospective study)

进行前瞻性调查的目的，是为了观察某种致病因素与某种病变的关系，即验证所设想的因素是否正确。例如，目前国际上非常重视受低水平放射性核素受照射人群的研究。在英国，较大人群是核燃料工厂工人，共几千人。其所受辐照水平低于 ICRP 的推荐值。估计这样水平的照射产生的危害很小。在英国记录的平均职业性照射水平仅为限值的十分之一。

人们迫切想知道职业工人是否比一般人有更多的白血病或其他癌肿。因此，必须进行对受低水平放射性核素内污染受照的大人群的研究。目前在一些国家都已经开始了这方面的观察。假若设计得好，可避免回顾性研究的困难。所以英国放射防护局曾经进行了对英国受职业性辐照工人的登记，包括上面提到的核工厂工人和其他职业性受照人群。这样不同人群的大规模研究，会遇到许多实际问题，在几年内很难得出结果。但这种研究有许多优点，对职业性受照工人的详细登记，将为解决低水平受照的可能危害提供最有意义的资料。因为进行辐射流行病学调查，是目前解决核工业中致癌研究这个问题的最好办法。

对于辐射致癌效应的调查，往往需要数年、甚至数十年的资料积累对比。因而在辐射流行病学调查中，要分析接触某种放射性物质对某一器官或某一部位的癌肿发病率，并与同一地区一般居民或其他职业、工种的同类型癌肿发病率进行配对分析。简单地直接引用动物实验资料来判断人体癌肿的病因是不够客观的，也是不可靠的。

总之，辐射流行病学的现场调查，对于确定放射性物质的有害效应极为重要。放射性物质对人体的作用的影响是多方面的，有放射性物质本身的因素，也有环境因素和个体因素。因而需要参照观察结果，运用基础医学、临床医学以及医学统计等知识，进行周密细致的设计，选择适当的指标进行对照比较，才能获得可靠的结果。

## 第七节　比较放射毒理学方法

在放射毒理学的研究中，由于人的直接资料难以获得，因而比较放射毒理学研究已成为探讨各种放射性核素对人体危害程度的一种重要方法。它是通过对某一放射性核素在不同种系哺乳动物体内，或不同的放射性核素在同一种系动物中的生物转运、转化和效应进行比较，将实验结果推论于人的研究方法，从而将放射性核素对人的危害做出评价。但由于动物间解剖结构和生理功能上的差异，细胞群体更新动力学上的差异，种系遗传上的各不相同，再加上实验中难以模拟实际工作中所遇到的各种条件，使得这些推论尚存在着较大的困难及不确定因素，因此，需要进一步开展比较放射毒理学的研究。

在比较放射毒理学的研究中，目前探讨的原则与途径基本上是外推法，用动物的实验资料推论到人主要采用下列几种途径。

### 一、生理解剖学比较

根据多种动物的生理解剖学参数的相关规律，比较人有关的生理解剖学参数进行外推(extrapolation)。例如，Richmond 曾收集了多种动物的体表面积，并找出了它们与放射性核素 $^{137}Cs$ 的生物半排期之间存在着如下相关式：

$$Y=0.0880X^{0.695}$$

式中，$X$ 为体表面积，以 $cm^2$ 计；$Y$ 为生物半排期，以天计。用此关系式推导出人的体表面积为 18 000 $cm^2$，则其生物半排期为 110 d。可见这个推算值与实测的结果相符较好。

## 二、代谢率比较

关于在放射性核素$^{131}I$致甲状腺肿瘤的潜伏期与机体代谢率的关系方面，Michaelson 经过反复的研究，观察到$^{131}I$诱发甲状腺肿瘤的潜伏期与动物的机体代谢率（$cal \cdot kg^{-1}/d$）之间存在着相关，如图 9-8 所示。可见由于大白鼠的代谢率高，则$^{131}I$诱发的甲状腺肿瘤的潜伏期就比较短，只有一年左右。而人的代谢率相应较低，则由$^{131}I$诱发的甲状腺肿瘤潜伏期就要长达十余年。

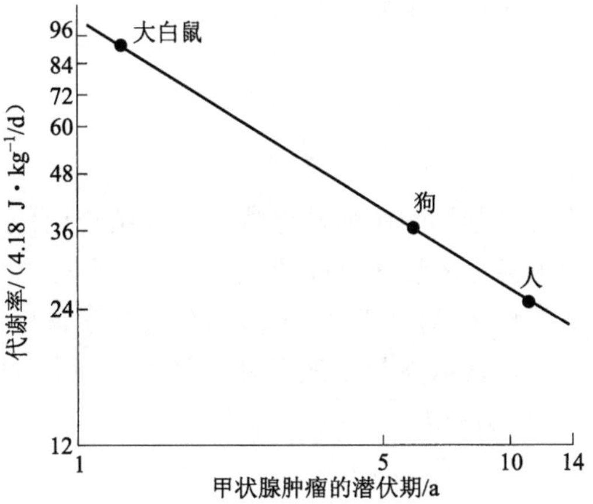


图 9-8　$^{131}I$诱发甲状腺肿瘤的潜伏期与代谢率的关系

## 三、生物效应比较

在研究放射性核素内照射的生物效应方面，以$^{226}Ra$的内照射损伤效应了解得比较多，积累了一定的临床观察和实验研究的资料。如果将某一亲骨性放射性核素与$^{226}Ra$相比，则可估计出该放射性核素对人的潜在危险性。例如可将$^{239}Pu$与$^{226}Ra$的毒性进行比较，则$^{239}Pu$对人的毒性可用下式比较法得出：

$$(^{239}Pu\ 毒性)_{狗}/(^{226}Ra\ 毒性)_{狗}=(^{239}Pu\ 毒性)_{人}/(^{226}Ra\ 毒性)_{人}$$

式中，$^{239}Pu$与$^{226}Ra$对狗的毒性比值可通过实验求得，而$^{226}Ra$对人的毒性为已知，于是即可通过比较毒理学方法推论得到$^{239}Pu$对人的毒性。

如通过辐射流行病学调查，已知$^{226}Ra$引起人骨肉瘤的平均骨吸收剂量值为 10 Gy 左右。而从动物实验观察得出的$^{239}Pu$与$^{226}Ra$致癌的毒性比值为 5～10，由此推论$^{239}Pu$对人体致骨肉瘤的平均骨吸收剂量值为 1～2 Gy。

# 第八节　核酸分子示踪方法

1953 年，Watson 和 Crick 发现了脱氧核糖核酸(DNA)的双螺旋结构，阐明了它是遗传信息的携带者。随着基因重组技术的建立和人类基因组结构与功能的深入系统的阐明，使21世纪成为揭示生命奥秘的最辉煌的生物科学世纪。人和哺乳类动物约有10万个基因，大约有5万个基因的活性表达决定着生命的基本活动。目前迅速发展的细胞学、免疫学、酶学，尤其分子生物学的技术为基因的发现、筛选、定位、克隆及其功能研究发挥了巨大的作用，为疾病的基因诊断、基因治疗和基因预测开辟了具有决定性意义的新途径。核酸示踪技术对遗传物质的结构和功能的识别具有特异的示踪性和显示性。无论是体内或是体外、细胞和组织原位或离体核酸杂交，核酸示踪技术都会为我们提供核酸表达、分布的信息。核酸示踪技术已从最初的荧光剂DNA染色、生物素标记和蛋白质银染，向放射性同位素标记、稳定同位素标记和聚合酶链反应(PCR)的方向发展。核酸示踪技术尤其是放射性核酸探针的制备和应用，在DNA半保留复制合成的发现、差异基因的筛选、新基因的染色体定位以及蛋白表达和功能等诸领域显示了十分重要的作用。

## 一、核酸探针

### （一）核酸探针的定义

核酸探针是指一类能与目标核酸序列发生特异互补结合(分子杂交)，杂交后又能被特殊方法检测的已知序列的被标记的核酸克隆片段。它的基本功能是示踪性和显示性。示踪性是探针以自己特有的碱基顺序，可从DNA或RNA大分子群体中，通过碱基互补的原则发现与自己同源的核酸顺序。显示性是核酸探针在捕捉到目标DNA后，通过自己的显示器，显现目标DNA的存在及其性质。

### （二）核酸检测方法

目前能检出和分析从g到$10^{-12}$ g，即pg水平的DNA，能操作0.1 μl体积的DNA。有三种检测DNA的手段：

1）用紫外分光光度仪，可定量检出μg水平（μg/ml）DNA；

2）溴化乙锭(E. B)染核酸用荧光紫外分析可定量10 μg DNA；

3）用放射性核素标记核酸作为核酸探针，可定量检测pg DNA。

### （三）核酸探针的种类

核酸探针有多种，一般分为DNA探针、RNA探针和人工合成的寡核苷酸探针三类(图9-9)。它们的来源和制备方法不同，可根据检测目的选择适合的核酸探针。

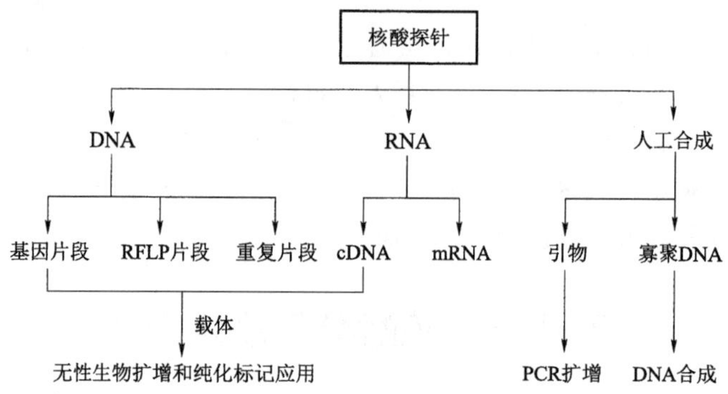


图9-9　核酸探针的种类

核酸探针的选择有三条原则：① 高度特异性，尽可能使用基因编码序列（外显子）作为探针；② 制备难易；③ 检测灵敏度。

1. 基因组 DNA 探针

这是最常用的核酸探针，制备一般从基因文库中选取某一基因的全部或部分序列，与质粒连接进行克隆后酶切获得，是获得高纯度 DNA 探针最方便的来源。现可用 PCR 扩增基因组 DNA 的特定片段，制备更方便。优点：DNA 探针无性无限繁殖，方法简便，不易降解，标记方法成熟。

2. cDNA 探针

complementary DNA 是互补于 mRNA 的 DNA 分子，故不含内含子和高度重复序列，是一种较理想的核酸探针，但 cDNA 不易获得，限制了其应用。

3. RNA 探针

mRNA 探针不存在互补双链的竞争结合，故杂交效率较高，稳定性也高；RNA 不存在高度重复序列，故非特异性杂交也较少，假阳性减少；杂交后用 RNase 将未杂交的探针分子水解掉，减少了本底的干扰。但多数 mRNA 存在一个多聚腺苷酸尾，有时影响杂交的特异性。此缺点可通过杂交液中加入 poly A 将待测核酸序列中可能存在的 poly dU 或 poly dT 封闭加以克服。

RNA 探针可检测 DNA、mRNA 和观察正反向转录水平即正义和反义 RNA。但 RNA 探针有易降解和标记方法复杂等缺点。

4. 寡核苷酸探针

一般只要有克隆探针，就不用寡核苷酸探针。寡核苷酸探针的优点是：① 可人工合成，无重复序列；② 探针链短，杂交时间比克隆探针短；③ 长度 10～50 bp（15～20 bp），能明显降低杂交 $T_m$ 值；④ 可大量合成并进行非放射性标记。

寡核苷酸探针的设计原则是：① 长度最佳 15～20 bp，可根据表达蛋白的 AA 序列设计；② G+C 含量为 40%～60%；③ 不应有大于 4 bp 的反向互补碱基对；④ 同一碱基重复不能多于 4 个；⑤ 选定的寡核苷酸探针需与已知的各种基因序列进行同源比较，若与非靶基因有 70%以上的同源性，应重新设计探针。

## 二、核酸探针的制备

探针制备就是将其示踪性和显示性融入一体的过程。运用分子生物学方法，体外人工操作一段特异序列核酸，借助载体和宿主菌，大量扩增和纯化这段 DNA，为它们装上强大的识别标记如放射性核素标记，完成其核酸研究的探测作用。在放射性标记核酸探针前，首先必须完成核酸分子片段的克隆和纯化。

核酸标记是通过酶促反应将放射性核素掺入到核酸分子中。由于不同研究目的所应用的核酸分子的性质不同，例如 DNA 与 RNA、大分子（1～10 kb）与小分子（10～100 bp）、单链与双链、环状与线状分子等，核酸分子的标记方法也各不相同。但核酸标记的共性是它们都使用含有同位素的 NTP 或 dNTP 为原料，通过 DNA 合成反应将其掺入到核酸分子内部或通过酶促反应将其连接到核酸分子两端。

标记到核酸分子内的放射性核素可以通过两个途径即放射性探测仪和放射性自显影技术测量和分析。放射性探测仪有液闪，手提式或袖珍式 γ 探测器等仪器，测量结果用 cpm

表示放射性活度，参入比及定量分析。

### （一）放射性核素的选择

各种比活度的$^{32}P$标记前体 NTP 和 dNTP 都有商品供应。一般来说，α 位标记放射活度为 400～800 Ci/mmol，而 γ 位标记可达 3 000～7 000 Ci/mmol。$^{32}P$ 是制备高比活度放射性探针和大多数放射自显影方法所优先选用的同位素（表 9-1）。

**表 9-1 常用于核酸标记的放射性核素的特性**

| 核　素 | 能　量 | $T_p$ | 射　程 | 应　用 |
|---|---|---|---|---|
| $^{3}H$ | 0.018 6 MeV | 12.33 a | 0.01 mm | 核酸合成、修复、原位杂交、定位 |
| $^{32}P$ | 1.71 MeV | 14.3 d | 1～8 mm | 核酸分子杂交 |
| $^{35}S$ | 0.167 MeV | 86.7 d | 0.25 mm | 核酸序列分析 |
| $^{131}I$ | 0.81M eV | 8.04 d | 2.46 mm | 蛋白表达 |

$^{35}S$ 标记的三磷酸核苷酸是以巯取代与一个磷酸共价相连的氧，这对许多酶的活性具有明显的干扰。因为$^{35}S$ 能量低，不会引起多方面的核酸损伤，它常用来制备稳定的但比活性较低的探针。最近，在双脱氧测序反应中，$^{35}S$ 已取代$^{32}P$ 作为首选的同位素，因为其低能射线使放射自显影的图像更清晰可辨。

尽管$^{3}H$ 常用于原位杂交，但对于大多数放射自显影方法而言，它的能量太低了。其最基本的应用是对核酸合成和降解的定量分析。

在某些特定情况下，$^{14}C$ 和$^{124}I$ 可用于核酸的放射性标记。

### （二）标记方法

放射性核素或其标记前身物顺利地引进核酸分子是核酸探针应用成功的关键。常用的方法有末端标记法、随机引物法、切口平移法、体外转录及各种聚合酶链反应法（PCR）。

1. 缺口平移法

缺口平移是指对有缺口的线状或环状双链 DNA 分子在 DNA 聚合酶 I 的作用下，在单链缺口的 3’羟基端以 5’到 3’方向继续合成一条新的含有$^{32}P$-dNTP 的 DNA 子链，缺口下游的 DNA 单链被 DNA 聚合酶 I 的 5’到 3’核酸外切酶亚基逐一分解。

缺口的形成是胰 DNase I 完成的，其浓度高低决定 DNA 分子缺口的多少，缺口的位置是随机的，合成的 DNA 链之间是有交叉的。

通常缺口平移合成的 DNA 片段为 500～1 500 bp 长，可用于固相杂交，可以提高信噪比。

目前缺口平移均有商业化的试剂盒，如 BR2，Promega，Amashema 等公司，国产试剂盒也已问世。

缺口平移法标记 DNA 的掺入比应达到 50%～80%，放射活性可达大于 $10^8$ cpm/μg DNA。缺口平移对较长的 DNA 分子标记效果好（500～1 500 bp），短分子（<500 bp）不宜用此方法。

2. 随机引物法

本方法可获得高比活度的$^{32}P$-dNTP 掺入 DNA 探针（$10^9$ cpm/μg DNA），$^{32}P$-dNTP 参入率可达 70%～80%。由于活度高，应马上使用。

它适用于 200～400 bp DNA 片段的标记，因此可事先从载体分子中用 RE 分离出来插入序列 DNA(insert DNA)，反应条件易于控制，现已广泛使用。

随机引物标记药盒有多种多样，但基本操作如下：

将待标记的双链 DNA 加热变性为单链模板，与寡核苷酸随机引物杂交，在 klenow 片段酶的催化下，沿单链模板合成含有 $\alpha$-$^{32}$P-dNTP 的放射性 DNA 探针。

随机引物(primer)为人工合成的 6 碱基脱氧核苷，其顺序是计算机分析生物基因组中 DNA 组成顺序的多种可能性设计合成的，它们在标记过程中充当引物，具有 $4^6=4\,096$ 种可能的排列顺序。

此方法中使用的是 DNA 聚合酶 I 的大片段称 klenow 片段酶，不含 5'到 3'核酸外切酶活性，避免 DNA 合成后的再降解作用。

3. 末端标记法

人工合成的寡聚 DNA(oligo DNA)片段长度仅 20～50 bp 左右，缺口平移和随机引物标记不能将$^{32}$P-dCTP 有效的掺入到 DNA 分子中；RNA 作为探针也需以非核酸合成的方式将$^{32}$P 标记到 RNA 分子上。

末端标记首先要用碱性磷酸酶将 RNA 或 DNA 5'端的磷酸基团(Pi)水解掉，然后应用 T4 核苷酸激酶在 DNA 或 RNA 分子的 3'和 5'末端羟基连接上$^{32}$P-dNTP 或$^{32}$P-NTP。

基于标记方法的需要，末端标记只能选用 $\gamma$-$^{32}$P-dNTP 或 $\gamma$-$^{32}$P-NTP(而掺入标记使用 $\alpha$ 位的$^{32}$P-dNTP)。

4. PCR 标记法

PCR 不但可以扩增特异 DNA 片段，也可通过其 DNA 合成将$^{32}$P-dNTP 掺入完成 DNA 标记。PCR 标记法可用于制备高比活性的 DNA 探针，该法具有下述优点。

① 可扩增标记目的 DNA 的限定片段，而不依赖于限制性酶切位点的定位与类型。

② 不需要分离 DNA 片段或将片段亚克隆入含噬菌体启动子的载体。

③ 仅需要小量的模板 DNA(2～10 ng 或约 1 fmol)。

④ 放射性标记扩增 DNA 的比活性可达 $10^9$ dpm/$\mu$g。

PCR 标记法需要四项基本条件：

① 模板 DNA：一般为 $10^2$～$10^5$拷贝的线状 DNA。

② 引物：终浓度 0.1～0.5 $\mu$mol/L，决定 PCR 扩增产物的特异性与长度，有 3'和 5'端引物。

③ Taq 多聚酶的活性需要 $Mg^{2+}$。

④ 四种 dNTP 的终浓度 20～200 $\mu$mol/L，$\alpha$-$^{32}$P-dCTP。

PCR 标记法可以制备多种不同用途的放射性核酸探针，例如：

① 通用 PCR 标记 DNA 的方法是：在 PCR 反应中加入少许$^{32}$P-dNTP，观察和分析 PCR 工作状况，目标 DNA 的变化情况。

② PCR 制备杂交用 DNA 探针：加入特异载体线状重组质粒 DNA 或基因片段，插入位点两边引物和$^{32}$P-dNTP，直接标记插入序列 DNA，探针可用于各种杂交目的；

③ PCR 制备单链$^{32}$P 标记 DNA：不对称 PCR 标记反应是通过加入不同比例的 A、B 两端引物(A：B=1：$10^{-5}$)，有选择的过剩合成某一 DNA 单链(可以是正链，也可是负链)，这些均一标记的 DNA 单链能进行 DNA 序列分析($^{35}$S 标记)，或 DNA-RNA、DNA-DNA 的

递减杂交以及其他选择单链 DNA 的检测和分析工作。

## 三、核酸分子杂交

由于 DNA 分子是由两条首尾倒置的脱氧多核苷酸链组成，其中一条链的碱基与另一条链的碱基之间有氢键连接，并以 A—T、C—G 形成互补。在加热，碱性环境及有变性剂条件下，氢键断裂，形成两条单链结构，称为变性，在合适的条件下，碱基互补的两条单链又可以恢复到双链结构，称为复性。如果来源不同的两条单链碱基顺序互补，形成的异源双链结构，称为核酸杂交。核酸杂交技术的发现，为从分子或基因水平探明核酸的性质和疾病的诊断等方面，发挥了巨大的作用，其检测方法在不断地扩大和完善。

现在常用的核酸分子杂交方法有膜支持的固相杂交，液相杂交和菌落或组织等的原位杂交。也可以分为 DNA-DNA 杂交（如 Southern 杂交）和 RNA-DNA 杂交的 Northern 杂交等。这些技术能检出小于 1 pg 的互补顺序核酸的敏感性、小于 24 h 快速性和操作的方便，彻底改变了我们认识基因的结构，基因组的组成和基因表达调控的途径。

核酸分子杂交的两个基本条件是：① 用同位素标记的核酸探针，它可以是一段基因片段、cDNA、RNA 或人工合成的 Oligo DNA；② 待检的来源和性质多种多样目标核酸，两者进行液相杂交或固相杂交。

1. 液相杂交

液相杂交是将受检的目标核酸与示踪的标记核酸游离在溶液中，在一定条件下（溶液离子强度、温度、时间等）进行杂交，然后将未杂交的探针除去，即得到杂交后的核酸分子。液相杂交杂交效率高于固相，操作简便。但杂交后难于将过量未杂交的核苷酸链除尽，也无法防止靶 DNA 分子的自我复性，因而误差较大，现已逐步被固相杂交替代。

液相杂交广泛用于组织间差异表达基因的筛选和基因组重复序列与单一序列的分离工作。对于编码产物已知的目的基因，可用互补的核酸探针杂交直接分离；对于编码产物未知的目的基因，可用特殊的分离手段如差异显示技术、差减杂交方法方能见效。

2. 固相杂交

固相杂交又称混合相核酸杂交，是将经电泳分离的待检 DNA 或 RNA 分子通过毛细管作用或电导作用转移到滤膜上，以其在凝胶中的位置原封不动的“印记”上去，通过与杂交液中的标记核酸探针的杂交和放射自显影，完成核酸的识别鉴定。固相杂交的基本原理是将待检测核酸预先处理（限制性酶解、电泳分离、核酸变性），转移到固体支持相上。选择合适的杂交体系，将杂交液中$^{32}$P 或非同位素标记的核酸探针与固相核酸杂交。采用较高张力的洗膜条件将非特异性结合的探针洗去。最后经放射自显影完成核酸分子的检测与识别分析。固相杂交主要经过印记、杂交和放射自影三步完成。

固相杂交有许多优点：① 可漂洗除去未杂交的探针；② 检出目标核酸可达 pg 水平；③ 杂交分子容易被检测；④ 能防止靶 DNA 的自我复性；⑤ 转移核酸稳定，可长期保存，可反复杂交使用。

# 参考文献

[1] Feener C A, Boyce F M, Kunkel L M. Rapid detection of CA polymorphisms in cloned DNA:

application to the 5' region of the dystrophin gene. Am J Hum Genet, 1991,48:621-627.

[2] Innis M A, Gelfand D H, Sninsky J J, et al. PCR Protocols. New York: Academic Press, 1990.

[3] 龚诒芬，郭仁锋，朱茂祥，等．吞噬细胞释放的氧自由基和肿瘤坏死因子增加 α 粒子致细胞转化频率的研究．中华放射医学与防护杂志，1997，17(2)：98-101.

[4] 朱寿彭．信号核素铯的放射毒理．北京：原子能出版社，1997.

[5] 杨占山，朱寿彭，杨淑琴，等．低剂量不同辐射体核素内污染对 DNA 损伤修复的影响．中华放射医学与防护杂志，2000，20(6)：396-397.

[6] 朱寿彭．不同辐射体核素的生殖毒性．北京：原子能出版社，2002.

[7] (美)F. 奥斯伯，等．精编分子生物学实验指南．第 5 版．北京：科学出版社，2008.

# 下篇　放射毒理学各论

# 第十章

# 铀及铀系主要核素的放射毒理学

铀(uranium)是天然放射性核素，在自然界分布很广。它是核工业的重要原料，生产铀的原料是自然界的铀矿物。天然铀(natural uranium)不断地自行衰变，$^{238}U$ 是铀系之首，$^{235}U$ 是锕系之首。它们在衰变过程中产生一系列放射性子体。在铀系放射性核素中，主要有铀、镭、$^{222}Rn$ 及其短寿命子体和 $^{210}Po$ 可对人体造成危害。随着原子能事业的发展，铀作为核燃料已被大规模地生产，这样铀及其衰变子体有可能给生产环境和生活环境造成一定程度的污染。因此，深入系统地研究铀及铀系放射性核素毒理学引起了人们的关注。

## 第一节　铀的放射毒理学

### 一、辐射和化学特性

铀(uranium，U)为 92 号元素，银白色活泼的金属。铀有质量数从 226～240 的 15 种放射性同位素，其中 $^{234}U$、$^{235}U$ 和 $^{238}U$ 是天然放射性同位素。三种天然放射性同位素形成天然铀，均为 α 辐射体，物理半衰期很长。铀放射性同位素中最短的为 $^{234}U$，也约为 25 万年。天然铀中这三种同位素的主要辐射特性列于表 10-1。按重量计天然铀中 99.28% 是 $^{238}U$；按放射性活度计 $^{238}U$ 和 $^{234}U$ 各占约 48.9%，$^{235}U$ 占 2.2%。$^{238}U$ 虽然不能直接用作核燃料，但可经中子照射，俘获中子后衰变成 $^{239}Pu$，后者是极重要的核燃料(nuclear fuel)。

浓缩铀(enriched uranium)，是指同位素 $^{235}U$ 的丰度(abundance)高于天然铀丰度。低浓缩铀含 $^{235}U$ 2%～3%，为一般核动力反应堆(nuclear power reactor)、核电站所用燃料，而丰度高达 90% 以上者用作核武器装料。

在铀同位素分离过程中，由于 $^{235}U$ 和 $^{234}U$ 质量相差甚微，不能分开，因此随着 $^{235}U$ 加浓，$^{234}U$ 亦相应加浓。例如，在 $^{235}U$ 丰度为 90% 的浓缩铀中，$^{234}U$ 占 1.1%，$^{238}U$ 占 8.9%。此外，通常还含有少量的 $^{236}U$。由于 $^{235}U$，尤其是 $^{234}U$ 的物理半衰期比 $^{238}U$ 短，因此浓缩铀的比活度比天然铀高得多。$^{235}U$ 丰度为 90% 的高浓缩铀的比活度为 2.56 MBq/g，而天然铀的比活度仅为 0.025 MBq/g，两者相差 100 倍。浓缩铀的放射性活度主要来自 $^{234}U$ 的贡献，约占总活度的 95%。可见，在浓缩铀中，同位素组成以 $^{235}U$ 为主，放射性活度贡献则以 $^{234}U$ 为主。

表 10-1 天然铀的主要辐射特性

| 同位素 | 丰 度/% | 半衰期/a | α粒子能量/MeV | 比活度/(Bq/g) | 占每克天然铀活度/(Bq/g) | 占每克天然铀活度的百分数/% |
|---|---|---|---|---|---|---|
| $^{234}U$ | 0.005 5 | $2.48\times10^{5}$ | 4.76(74%) | $2.28\times10^{8}$ | $1.23\times10^{4}$ | 48.9 |
| | | | 4.72(26%) | | | |
| $^{235}U$ | 0.714 0 | $7.13\times10^{8}$ | 4.40(83%) | $7.92\times10^{4}$ | $5.70\times10^{2}$ | 2.2 |
| | | | 4.58(10%) | | | |
| | | | 4.20(4%) | | | |
| | | | 4.47(3%) | | | |
| $^{238}U$ | 99.28 | $4.49\times10^{9}$ | 4.18(100%) | $1.24\times10^{4}$ | $1.23\times10^{4}$ | 48.9 |

注：资料源自 Hursh J B，1974。

纯天然铀中 $^{235}U$ 仅占 0.72%，$^{238}U$ 占绝对优势，获取浓缩铀后剩余的铀，$^{235}U$ 含量更低，叫贫铀。美国核管理委员会（Nuclear Regulatory Commission，NRC）将 $^{235}U$ 低于 0.711% 的铀定为贫铀，美国国防部定的国防部标准为 $^{235}U$ 含量在 0.3% 以下，而实际使用的标准是 0.20%。贫铀弹是弹芯用贫铀合金制成的炮弹或炸弹。

$^{233}U$ 是人工同位素，它是通过中子照射 $^{232}Th$ 得到的。

$$^{232}Th \xrightarrow{n,\gamma} {}^{233}Th \xrightarrow{\beta} {}^{233}Pa \xrightarrow{\beta} {}^{233}U$$

$^{233}U$ 的物理半衰期介于 $^{234}U$ 和 $^{235}U$ 之间，为 $5.9\times10^{7}$ a。因此比活度较高。

铀的化学性质极为活泼，在酸性介质和中性介质中，易生成铀酰阳离子（$UO_2^{2+}$），在碱性介质中，易生成铀酸根（$UO_2^{2-}$）或重铀酸根（$U_2O_7^{2-}$）阴离子。

铀与其他元素反应，可形成 3、4、5 和 6 价化合物，其中以 6 价铀最稳定，其次是 4 价铀。4 价铀在有氧环境中或进入机体后，易氧化成 6 价铀。因此从毒理学角度来看，最重要的是 6 价铀化合物，其次是 4 价铀化合物。

在空气中，铀可逐渐氧化生成铀的氧化物。常见的氧化物有二氧化铀（$UO_2$）、三氧化铀（$UO_3$）、八氧化三铀（$U_3O_8$）等。这些铀化合物均难溶于水。

铀与卤族元素化合，可形成一系列卤化物，其中最常见的卤化物有四氟化铀（$UF_4$）、六氟化铀（$UF_6$）和氟化铀酰（$UO_2F_2$）。$UF_4$ 难溶于水或弱酸。$UF_6$ 易溶于水，且不稳定，易于挥发。这些氟化物在金属铀的制取中发挥重要作用。

铀酰离子与酸反应易形成稳定的铀酰盐。常见的铀酰盐有硝酸铀酰[$UO_2(NO_3)_2\cdot6H_2O$]、硫酸铀酰[$UO_2SO_4\cdot3H_2O$]、醋酸铀酰[$UO_2(CH_3COO)_2\cdot2H_2O$]、草酸铀酰（$UO_2C_2O_2$）和磷酸铀酰[$UO_2HPO_4$]等。其中硝酸铀酰、硫酸铀酰和醋酸铀酰易溶于水，其他均难溶于水。在碱性介质中铀可形成铀酸盐，如重铀酸盐和重铀酸钠等。

## 二、体内代谢

### （一）吸收

1. 呼吸道吸收

在生产条件下，铀化合物主要以气溶胶粒子形式经呼吸道进入体内，其在呼吸道各隔室的沉积和转移，与机体的生理状态、空气中铀浓度和铀化合物溶解度，尤其是气溶胶粒子粒径的大小有密切关系。图 10-1 表明吸入粒子粒径越小，肺内铀沉积量越多。难溶性铀化合物气溶胶粒子粒径的大小不仅影响铀在肺内的沉积率，而且影响其吸收率。动物吸入 $U_3O_8$ 和 $UO_2$ 的实验研究结果表明，30 d 内铀在肺中的沉积量和吸收进入组织中的量随着粉尘粒径的减少而增加(表 10-2)。

**表 10-2　大鼠吸入 $UO_2$ 粉尘的粒径与肺和其他组织中铀含量的关系**

| 粒　径/μm | 铀含量/(μg/g) | | |
|---|---|---|---|
| | 肺脏 | 肾脏 | 骨骼 |
| 2 | 175 | 1.2 | 1.9 |
| 1 | 514 | 3.2 | 3.1 |
| 0.5 | 1 233 | 3.0 | 4.0 |

注：(1) 空气中 $UO_2$ 浓度为 80 mgU/m³。(2) 资料源自 Hodge H C，1949。

ICRP 第 30 号出版物推荐，易溶性铀化合物 $UF_6$、$UO_2F_2$ 和 $UO_2(NO_3)_2$ 为 D 类化合物；微溶性铀化合物 $UO_3$、$UF_4$ 和 $UCl_4$ 为 W 类化合物；难溶性铀化合物 $UO_2$ 和 $U_3O_8$ 为 Y 类化合物。

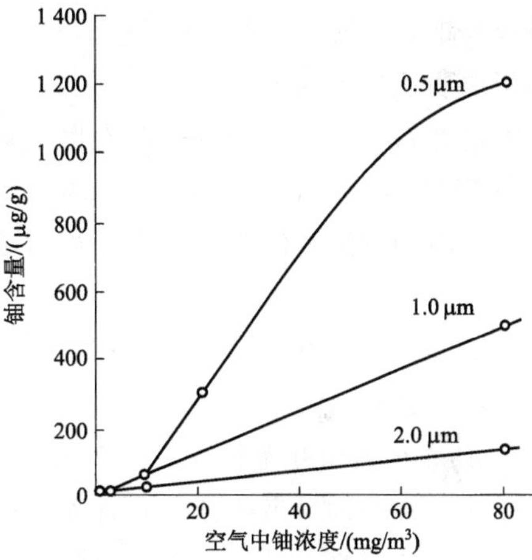

图 10-1　大鼠肺内铀含量与吸入 $UO_2$ 粒子粒径的关系

(Hodge H C，1949)

2. 胃肠道吸收

在铀的工业生产环境中，铀可随污染的饮食直接进入胃肠道。此外，沉积在呼吸道的铀，大部分借呼吸道纤毛运动转移到咽喉部并咽入胃肠道。进入胃肠道的铀，大部分随粪便排除，吸收较少。根据 ICRP 第 30 号出版物推荐，D、W 和 Y 类铀化合物进入胃肠道后，其吸收分数分别为 0.05、0.05 和 0.002。

3. 皮肤和伤口的吸收

难溶性铀化合物通过完整皮肤难以吸收、可溶性铀化合物不仅可以被吸收，而且能引起全身性铀中毒症状。用 0.18～3.0 g/kg 的硝酸铀酰水溶液敷贴大鼠皮肤，5 min 后，大鼠血液中铀的浓度可达 0.2～1.0 μg/cm³，12 h 浓度达到最高。当敷贴量增大时，动物出现明显的全身性铀中毒症状，严重者甚至死亡。

铀化合物溶液的溶剂对皮肤吸收起重要作用。有机溶剂有利于铀进入皮肤深层，与组织液中重碳酸根络合，随后吸收入血。无机溶剂，尤其是酸和碱，可损伤皮肤，从而增加铀的吸收。总烧伤面积占体表面积 71%的 1 例硝酸铀酰皮肤烧伤事故表明，通过烧伤创面吸收入体内的铀高达 93～186 mg，并伴有肾功能衰竭。

4. 眼结膜吸收

将可溶性铀化合物溶液或悬浮液滴于兔眼结膜上或敷贴于眼角膜上，可导致明显的全身性中毒症状。同时一部分铀还可与眼组织成分中的蛋白质结合，在眼中长期蓄积，引起局部组织的损伤。

### （二）分布

1. 铀在血液中的存在形式

铀吸收入血后，主要分布在血浆中，铀酰离子易与血浆中许多无机和有机酸反应，如柠檬酸、乳酸、磷酸、丙酮酸、苹果酸和中碳酸等，形成可扩散、易透过生物膜的络合物，也可以与蛋白质反应形成非扩散性的物质。其中6价铀酰离子与重碳酸根亲和力最强，这对其在机体内的转运具有重要意义。在正常生理条件下，血浆中 $UO_2^{2+}$ 重碳酸络合物与 $UO_2^{2+}$ 蛋白质达到平衡时，两者的比例是60%和40%。与重碳酸根反应如下：

$$HCO_3^- \rightleftharpoons CO_3^{2-} + H^+$$

$$UO_2^{2+} + 3CO_3^{2-} \rightleftharpoons [UO_2(CO_3)_3]^{4-} \qquad (10\text{-}1)$$

血浆中的铀主要与血浆白蛋白结合，与球蛋白结合较少。白蛋白与球蛋白结合铀量之比是3.5∶1。6价铀是与蛋白质分子上的羧基相结合，而且稳定性较差。当血液中重碳酸铀酰较少时，铀蛋白质便不断地分解，并重新与重碳酸根络合，形成重碳酸铀酰，上述过程一直持续到铀自血液中全部消失为止，4价铀与6价铀相比，前者与血浆蛋白质亲和力强，因此与蛋白质反应形成的多。

铀自血液中消失速率快，进入血液后1 h，90%以上已离开血液。给猎犬静脉内注入 $^{233}$U-柠檬酸盐，注入活度为111 kBq/kg，注入后5 min，血液中铀的含量仅占注入量的28%。血液中铀浓度的变化可用下述指数函数式表示：

$$P(t) = 0.406\ 9e^{-0.301\ 523} + 0.004\ 629e^{-0.002\ 18t} \qquad (10\text{-}2)$$

$P(t)$为$t$时刻血液中铀浓度（注入量/mg）；$t$为注入后时间（min）。静脉注入不同价态铀化合物后铀自血液中的清除速率不同，4价铀明显慢于6价铀。

2. 铀在体内的分布特点

吸收入血的铀可迅速分布到各器官组织。铀进入血液后24 h，25%～50%到达器官，其中主要滞留在肾脏、骨骼、肝脏和脾脏，其他器官含量极少。表10-3为5例脑肿瘤患者经静脉注入硝酸铀酰后不同时间铀在各器官组织中的分布情况。可见，早期肾脏中铀含量最高，骨骼次之，其后为肝脏、脾脏等。晚期骨骼中铀滞留量的比例明显升高。

**表10-3　5例脑肿瘤患者经静脉注入硝酸铀酰后不同时间铀在各器官组织中的分布情况***

| 器官组织 | 质　量/g | 注入后时间 | | | | |
|---|---|---|---|---|---|---|
| | | 2.5 d | 18 d | 74 d | 139 d | 566 d |
| 肾　脏 | 300 | 16.6 | 7.2 | 0.7 | 1.2 | 0.4 |
| 骨　骼 | 7 000 | 10.0 | 4.9 | 1.4 | 0.6 | 1.3 |
| 肝　脏 | 1 700 | 1.8 | 1.1 | 0.2 | 0.2 | $5.0\times10^{-2}$ |
| 脾　脏 | 300 | 0.6 | 0.2 | 0.1 | $2.0\times10^{-2}$ | $6.0\times10^{-3}$ |
| 肺　脏 | 10 000 | 0.5 | 0.4 | $3.0\times10^{-2}$ | $2.0\times10^{-3}$ | $8.0\times10^{-3}$ |
| 胰　脏 | 70 | 0.7 | $8.0\times10^{-3}$ | $8.0\times10^{-3}$ | $6.0\times10^{-4}$ | $4.0\times10^{-4}$ |
| 肾上腺 | 20 | $2.0\times10^{-2}$ | $1.0\times10^{-2}$ | $3.0\times10^{-3}$ | $1.0\times10^{-4}$ | $4.0\times10^{-4}$ |

续表

| 器官组织 | 质　量/g | 注入后时间 | | | | |
|---|---|---|---|---|---|---|
| | | 2.5 d | 18 d | 74 d | 139 d | 566 d |
| 膀　胱 | 150 | $3.0\times10^{-2}$ | — | $2.0\times10^{-3}$ | $1.0\times10^{-3}$ | $3.0\times10^{-4}$ |
| 睾　丸 | 40 | — | $1.0\times10^{-2}$ | $8.0\times10^{-3}$ | $4.0\times10^{-3}$ | $2.0\times10^{-3}$ |
| 肌　肉 | 30 000 | 1.2 | 2.1 | 0.9 | 0.3 | $6.0\times10^{-2}$ |

注：资料源自 Fish B R,1959；* 为占注入量的百分数，%。

静脉注入铀化合物后，早期器官组织中铀的分布因铀化合物种类而异。6 价铀主要分布在肾脏和骨骼，4 价铀在肾脏和骨骼中的分布只占注入量的 10%左右，主要滞留在肝脏和脾脏，可达注入量的 50%。这是因为静脉注入难溶性 4 价铀化合物时，铀在血液中更多以胶体粒子和蛋白质结合形式存在，很容易被肝、脾网状内皮细胞吞噬。

吸入难溶性铀化合物时，铀主要滞留在肺淋巴结和肺脏。犬吸入 $UO_2$ 粉尘长达 5 a，结果表明，体内各器官组织含铀量和吸收剂量水平的顺序为：肺淋巴结＞肺脏＞骨骼＞肾脏＞肝脏＞脾脏（图 10-2）。说明与静脉注射方式不同，吸入情况下肝脏、脾脏含铀量极少。

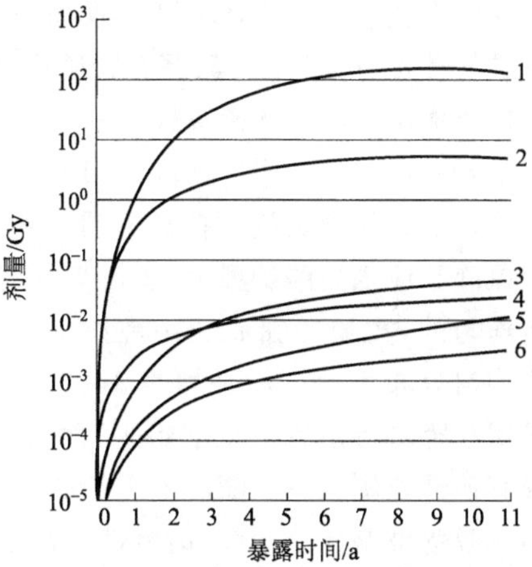


图 10-2　犬吸入 $UO_2$ 粉尘共 5 年，吸入和停吸后不同时间各器官组织受到的剂量水平

1—淋巴结；2—肺脏；3—股骨；4—肾脏；5—肝脏；6—脾脏

(Leach L J,1970)

根据 ICRP 第 54 号出版物提供的铀在人体内的转运资料，人体内铀的滞留分数函数 $R(t)$ 为：

$$R(t)=\sum_{n=1}^{5}K_n e^{-\lambda_n t} \tag{10-3}$$

式中，$\lambda_n$ 为速率常数，$K_n$ 为滞留分数函数中与第 $n$ 个速率常数相应的分配系数；$n$ 为 1 的项是进入转移隔室的铀直接排除部分的滞留函数，$n$ 为 2 和 3 的项是肾脏或其他软组织中铀的滞留函数；$n$ 为 4 和 5 的项是骨骼铀的滞留函数。滞留分数函数中的有关参数值如表 10-4 所示。表中 $K_n'$ 为排除分数函数中与第 $n$ 个速率常数 $\lambda_n$ 相应的分配系数。

**表 10-4　滞留和排除函数中的参数值**

| 项　目 | 1 | 2 | 3 | 4 | 5 |
|---|---|---|---|---|---|
| $\lambda_n/d^{-1}$ | 2.772 | 0.115 5 | $4.62\times10^{-4}$ | $3.465\times10^{-2}$ | $1.368\times10^{-4}$ |
| $K_n$ | 0.535 96 | 0.24 | $1.04\times10^{-3}$ | 0.2 | 0.023 |
| $K_n'$ | 1.486 | $2.772\times10^{-2}$ | $4.805\times10^{-7}$ | $6.93\times10^{-3}$ | $3.188\times10^{-6}$ |

注：资料源自李士骏，1985。

鉴于天然铀各组成同位素及 $^{233}U$ 的物理半衰期很长，因此上述滞留分数函数就是体内铀的有效滞留分数函数。图 10-3 所示是单次吸入后铀在体内的滞留分数曲线。可见，铀被单次吸收时，1 个月后，铀的全身含量几乎全部集中于骨骼。

3. *铀在肾脏内的滞留*

肾脏是铀进入体内早期的主要滞留器官。6 价铀进入血液后 0.75～2.5 h，肾脏滞留量便达到最高值，占注入量的 30%左右，2.5 h 以后，肾脏滞留量开始逐渐减少，到 40 d 以后，仅占注入量的 1%～2%。

根据给 5 例脑肿瘤患者静脉注入硝酸铀酰的临床研究资料以及其他的研究数据，如果职业性受照人员在 50 年中均匀吸收铀，血液中铀向肾脏的转移分数为 0.25，那么肾脏中铀滞留函数可近似地用二项指数函数式表示：

$$R(t)=0.12e^{-0.693t/6}+0.52\times10^{-3}e^{-0.693t/1\,500}$$

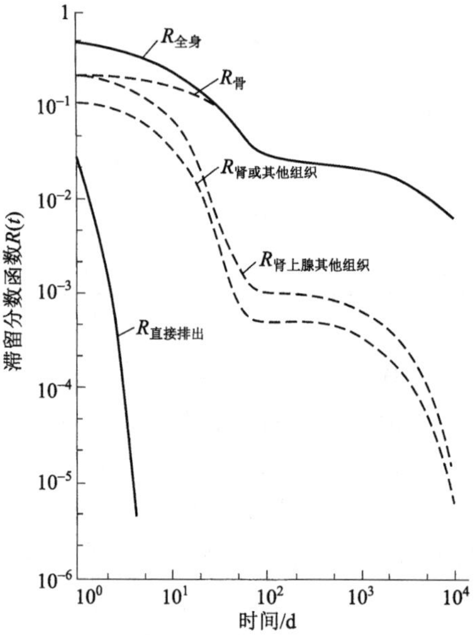


图 10-3　铀在体内的滞留分数曲线

（李士骏，1985）

肾脏组织微观放射自显影研究结果表明，给大鼠静脉注入硝酸铀酰后，铀在肾脏中的分布是不均匀的，皮质的铀 α 径迹数始终高于髓质，其不均匀分布系数（$N$）平均为 1.32。最初铀主要滞留在肾脏近曲管上皮细胞上，而肾小球和肾小管其他部位则很少。随后由于铀的毒性作用，滞留铀的近曲管上皮细胞变性、坏死和脱落。随着脱落细胞碎片迁移，铀被带到肾小管下端各段，集合管中亦出现铀。研究 6 价铀在肾近曲管沉积的机制是有意义的。实验表明，重碳酸铀酰只有在重碳酸根离子浓度较大，pH 较高的环境中才稳定，否则易于分解。血液中的重碳酸铀酰进入肾近曲细管后，由于该处 pH 较低（6.5 以下）。部分重碳酸铀酰立刻分解释放出 $UO_2^{2+}$ 和重碳酸根，后者很快被肾小管重吸收，$UO_2^{2+}$ 便与近曲细管上皮细胞蛋白质结合而沉积下来。中毒早期铀在肾脏近曲细管沉积量的多少，与机体碱储量有密切关系，碱储量少，铀滞留量多，反之则少。

4. *铀在肺内的滞留*

当机体吸入难溶性铀化合物时，肺组织是主要滞留部位。犬慢性吸入 $UO_2$（5 mgU/$m^3$）粉尘两年后，组织中的铀浓度以肺淋巴结和肺组织为最高，分别 $2.9\times10^4$ μgU/g 鲜组织和 $2.2\times10^3$ μgU/g 鲜组织，其他器官组织的铀浓度则很低，例如股骨为 7.3 μgU/g 鲜组织；肾为 6.3 μgU/g 鲜组织；肝为 1.3 μgU/g 鲜组织；骨髓为 0.8 μgU/g 鲜组织。而随着吸入时间的延长，肺淋巴结中铀浓度呈持续性增加，肺铀浓度却较早趋于平稳（图 10-4）。

难溶性铀化合物在肺和肺淋巴结滞留后，转移相当慢，半廓清期较长。吸入可溶性铀化合物后，体内代谢与难溶性铀化合物有明显差别：肺铀半廓清期短，主要滞留器官不是肺和肺淋巴结，而是骨骼。图 10-5 所示是大鼠吸入 $^{233}U$ 硝酸铀酰（最初肺滞留量为 1 332 kBq）后，肺、骨骼和肾脏铀滞留量的变化。可见，铀很快在骨骼中沉积，并在短期内达到峰值。肺铀滞留量则迅速下降。因此随着时间的延长，骨骼成为滞留铀的主要器官，而肾脏铀滞留量较低。

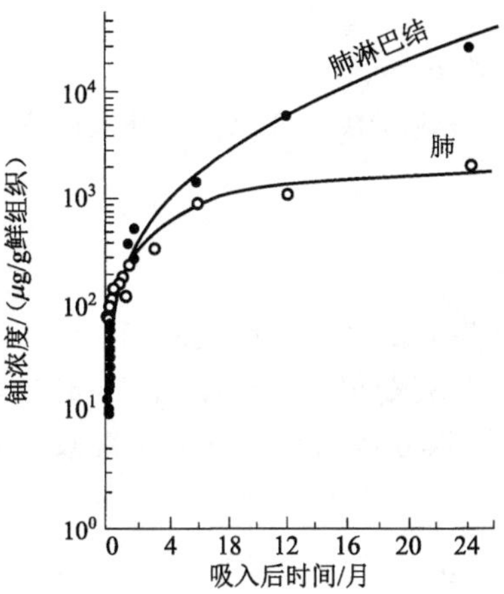


图 10-4　吸入 $UO_2$ 粉尘不同时间后犬肺淋巴结和肺组织中的铀浓度
(Maynard. E A,1958)

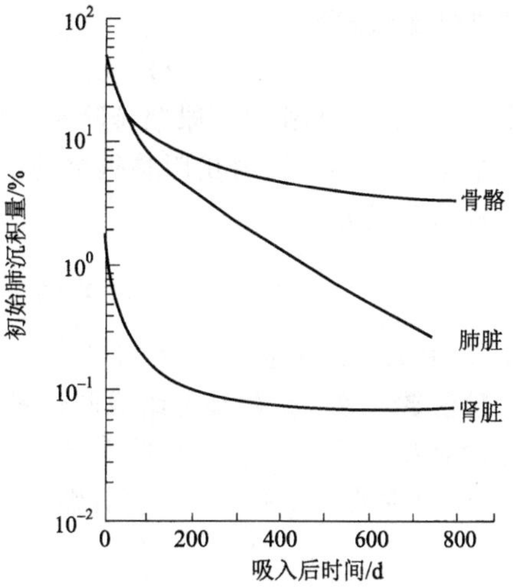


图 10-5　大鼠吸入 $^{233}UO_2(NO_3)_2$ 后主要器官中铀滞留量与时间的关系
(Ballou J E,1979)

5. 铀在其他器官内的滞留

6 价铀吸收后，早期在骨骼中滞留量约占 14%，晚期可达 90%以上。如果职业性暴露人员在 50 年中均匀吸收铀，血液中铀向骨骼中转移的分数取 0.25，则骨骼中铀滞留分数可用下述二项指数函数式描述：

$$R(t)=0.20e^{-0.693t/6}+0.023e^{-0.693t/1500} \tag{10-4}$$

铀参与骨骼钙化过程。因此铀一旦滞留于骨骼后，很难排出。

6 价铀无论经何种途径吸收，肝脏、脾脏中的量都少；但 4 价铀经静脉注入后早期，肝脏、脾脏滞留量可达注入量的 50%。

给晚期脑肿瘤患者静脉注入 $UO_2(NO_3)_2$ 后发现，肾脏铀滞留函数[式(10-3)]可用来描述其他任何软组织中铀的滞留规律。

### (三) 排除

1. 肠道排除

食入或吸入的部分铀可由肠道排除出体外。经肠道排除的铀来自两部分，一是未经胃肠道吸收的部分，其排除量多，速度快。难溶性铀化合物，除 0.2%被吸收外，其余全部被排除；二是吸收后的铀经肝脏系统排至肠道，随粪便排除。吸收后的 6 价铀经肠道排除量较少，速度也较慢，只有尿排除量的 1/20。经静脉注入的 4 价铀，早期大量滞留于肝脏，故经由肠道排除量较多，可达注入量的 50%左右。

2. 肾脏排除

铀吸收后可迅速由肾脏排除。早期排除量较多，速度快，称为快排除组分。这时排除的尿铀，主要来自血液中或软组织中未被结合固定的铀。吸收的铀已大量滞留在器官组织中后，由肾脏排除量减少，速度也减慢，称为慢排除组分。图 10-6 是 1 例硝酸酰铀复合烧伤患者的尿铀排除曲线。在铀中毒后的前 4 d，排铀甚多，第 6～8 天由于肾功能障碍，尿量极少，尿铀无法测量。第 9 天以后，随肾功能的改善，尿量增多，尿中又有大量铀。伤后第 40 天尿铀降至 $1.6\times10^{-5}$ g/L，呈现慢排除组分。根据尿铀排除资料，拟合的患者可溶性铀化合物尿铀排除函数式为：

$$E(t)=25.0\mathrm{e}^{-0.753t}+13.5t^{-1.437}(t>1\ \mathrm{d})\qquad(10\text{-}5)$$

式中，$E(t)$为 $t$ 时刻 24 h 尿铀排除量(g)；$t$ 为伤后时间(d)。

根据 ICRP 第 54 号出版物提供的铀在人体的代谢资料，由式(10-2)可得人体内铀的排除分数函数式为：

$$Y(t)_{\text{全身}}=\sum_{n=1}^{5}\lambda_n K'_n n^{-\lambda_n t}\qquad(10\text{-}6)$$

式中，$\lambda_n$ 和 $K'_n$ 值见表 10-4，由于人体内铀经由尿的排除分数 $f=1$，因此式(10-5)也就是尿铀排除函数。鉴于天然铀各组成同位素及 $^{233}U$ 的物理半衰期很长。因此式(10-6)也就是有效排除函数。图 10-7 所示是单次吸入后铀从体内的排除分数曲线。可见单次吸入铀 50 d 后，尿中出现的铀几乎全部来自骨骼中的铀。

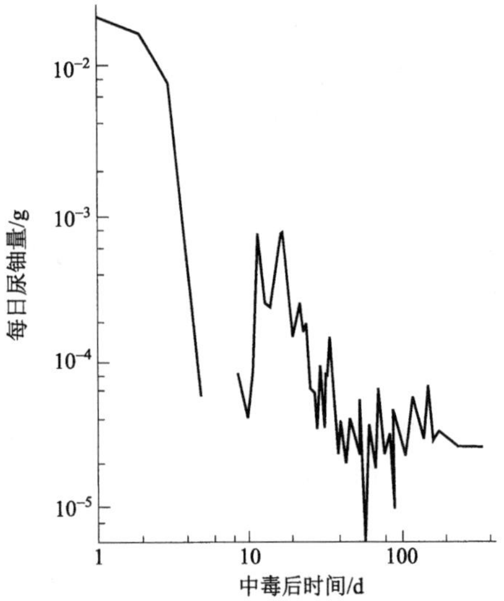


图 10-6　1 例硝酸铀酰复合烧伤患者铀中毒后尿铀排除曲线

（范积雄，1981）

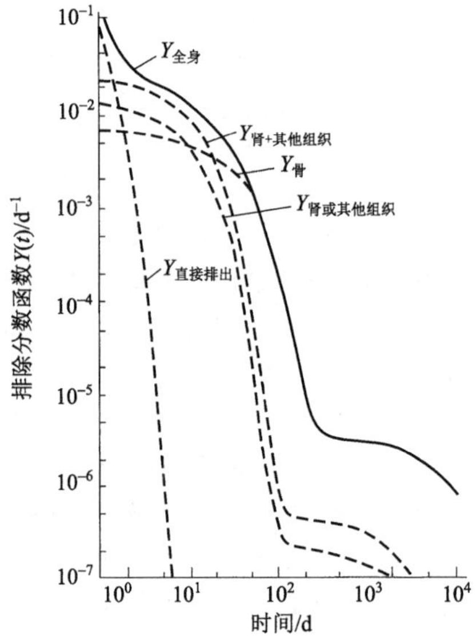


图 10-7　铀从体内的排除分数曲线

（李士骏，1985）

## 三、损伤效应

铀及其化合物对机体的作用，表现为化学损害和辐射损害两个方面。经各种途径摄入的 6 价天然铀化合物，不论急性还是慢性中毒，都主要表现为对肾脏的化学损害，4 价铀经口摄入是也是这样。只有在吸入 4 价铀化合物并在肺内沉积大量难溶性铀颗粒时，才有可能使局部肺组织的辐射剂量达到引起辐射损伤的水平。当然，暴露于浓缩铀时，随着浓缩水平的提高，$^{234}U$ 随之增多，将主要表现为 $^{234}U$ 引起的辐射效应。

### （一）不同铀化合物的化学毒性比较

不同铀化合物的化学毒性，主要取决于它们的溶解度。可溶性铀化合物的毒性一般大于难溶性铀化合物。犬食入铀化合物，以 30 d 内存活的最大量和致死量为指标，比较不同铀化合物的毒性水平时看到，高和中等毒性者几乎都是 6 价可溶性化合物，低毒性者都是 4

价铀化合物(表 10-5)。

**表 10-5　不同铀化合物的化学毒性比较**

| 铀化合物 | 30 d 内存活的最大值/(g/kg · $d^{-1}$) | 30 d 内致死量/(g/kg · $d^{-1}$) | 毒性分类 |
|---|---|---|---|
| $UO_2F_2$ | 0.01 | 0.02～0.20 | 高 |
| $UCl_4$ | 0.02 | 0.04～0.40 | 高 |
| $UO_4$ | 0.02 | 0.04～0.40 | 高 |
| $(NO_2)\cdot 6H_2O$ | 0.1 | 0.5 | 中 |
| $UO_3$ | 0.1 | 0.5 | 中 |
| $NaU_2O_7$ | 0.1 | 0.5 | 中 |
| $(NH_4)U_2O_7$ | 0.1 | 0.5 | 中 |
| 高品位铀矿 | 0.5 | 5.0 | 中 |
| $UF_4$ | 5.0 | 10.0 | 低 |
| $U_3O_8$ | 10.0 | 20.0 | 低 |
| $UO_2$ | 20.0 | — | 低 |

注:资料源自 Hayhard E A,1949。

各种铀化合物不仅具有铀的毒性作用,而且铀化合物中的其他成分对机体也有不同程度的毒性作用。例如,$UF_6$ 中的氟对机体的危害性甚大。因为 $UF_6$ 能水解生成 $UO_2F_2$ 和 HF。HF 对机体的腐蚀作用极大。硝酸铀酰中的硝酸根对机体也有一定的毒性作用。

### (二) 铀对肾脏的损伤效应

大量研究证明,肾脏是铀的化学毒性的靶器官。因此诊断铀中毒(uranium poisoning),应以肾脏损伤作用作为主要指征。

1. 肾脏损伤的病理改变

用光学显微镜观察发现,铀中毒后肾脏的主要病理改变时肾小管上皮细胞变性、坏死和脱落。病变最严重的部位是近曲细管的中段。用组织化学染色后近曲细管上皮细胞刷毛缘所含碱性磷酸酶减少,琥珀酸脱氢酶活性明显降低。若中毒剂量加大,细胞变性坏死累及肾小管其他节段,并伴有肾小球的损伤,最后动物往往死于肾功能衰竭,引起动物死亡的静脉注射量,因动物种类而异:兔最敏感,为 0.1 mg/kg;豚鼠为 0.3 mg/kg;大鼠为 1 mg/kg。人的敏感性与大鼠相似。

为了探讨急性铀中毒时肾功能衰竭的形态学基础,一些学者进一步研究铀中毒所致肾坏死的超微结构变化。用透射电镜和扫描电镜观察铀中毒大鼠肾脏超微结构的变化是:① 近曲细管上皮细胞线粒体浓缩、肿胀、崩解和钙化。这些变化将会使细胞内液体传输失去能源。这与铀中毒后近曲细管细胞琥珀酸脱氢酶活性降低的组织化学检查结果是一致的。② 近曲细管上皮细胞出现底褶间隙扩张,基质疏松水肿,细胞间隙和核周间隙扩张。这一系列变化与细胞内液体传输障碍有关。③ 肾小球足细胞足突肿胀和足突间隙缩窄,毛细血管内皮细胞孔减少和形状不整。这些变化时急性铀中毒和人急性肾功能衰竭的肾小球滤过功能降低的形态学证据。

以上变化说明，急性铀中毒的重要后果是细胞内液体传输系统障碍、肾小球滤过功能和近曲细管吸收功能下降引起的一系列损伤。

一般情况下，急性中毒后第 3～5 天开始出现坏死小管的再生修复，继而出现坏死后纤维瘢痕，间质纤维增生伴有萎缩的或扩张的肾小管。当将一次注入能引起中度或轻度肾脏损害的铀剂量分多次进行连续注射时，可看到肾脏的损害逐渐减轻，这种现象被称为耐受现象。这可能是由于先前遭到损害随后处于修复状态的肾上皮细胞与铀的结合能力有所降低的缘故。

2. 肾脏损伤的生物化学变化

铀中毒后，肾小管上皮细胞的损伤，可导致一系列生物化学变化。这些变化是诊断铀中毒的重要指征。

（1）尿蛋白的变化：人的临床资料和动物实验结果均表明，铀中毒后会出现不同程度的尿蛋白。尿蛋白出现的时间与铀中毒剂量有关，剂量大，出现时间早。兔吸入硝酸铀酰（1.0 mg/m$^3$）后尿蛋白含量不断升高。第 5 天达到峰值，约为 500 mg/d。随后减少，直到第 20 天才恢复正常。静脉注入硝酸铀酰的脑肿瘤患者和事故性吸入 $UF_6$ 的人员，在尿铀增加的同时伴有明显的尿蛋白和管型。

铀中毒所引起的尿蛋白来源于三个方面：① 由于肾小管的损伤，经肾小球滤过进入原尿的血清蛋白不能被重吸收；② 血清蛋白由损伤的肾小管壁毛细血管扩散进入原尿；③ 来自损伤或脱落的肾小管上皮细胞。其中后两者是主要来源。

（2）尿过氧化氢酶的变化：尿过氧化氢酶的升高，是铀中毒的早期诊断指标之一。分别给脑肿瘤患者静脉注入硝酸铀酰 0.13 mg/kg，0.17 mg/kg 和 0.28 mg/kg，3 例病人均出现尿过氧化氢酶和尿蛋白升高。尿过氧化氢酶升高的第一个峰值出现在注入后 1.5～4 d 的；第二个峰值出现在第 6～8 天。

肾小管上皮细胞内含有丰富的过氧化氢酶。因此铀中毒后尿过氧化氢酶的升高，主要来自损伤的肾小管上皮细胞，与血液中过氧化氢酶的变化无平行关系。如给兔静脉注入硝酸铀酰（2 mg/kg）2～4 d 后，再给兔静脉注入过氧化氢酶，此时血液中过氧化氢酶升高，但尿中过氧化氢酶并未出现相应变化。

（3）尿氨基酸氮与肌酐比值（ANN/*C*）的变化：铀中毒时，由于肾近曲管对氨基酸的重吸收能力降低，而作为参比数值的肌酐排出量相对恒定，因此尿氨基酸氮与肌酐比值（ANN/*C*）明显升高（图 10-8）。ANN/*C* 升高的峰值往往出现在铀中毒后 3～5 d，而且峰值高度与剂量相关，剂量越大，峰值越高。因此，尿氨基酸氮与肌酐比值的升高，是铀中毒早期的敏感指标之一。

（4）尿碱性磷酸酶的变化：急性铀中毒时，尿碱性磷酸酶明显升高。肾脏中碱性磷酸酶定位在肾小管上皮细胞内，且高度地浓集在上皮细胞刷毛缘中。因此铀中毒后尿碱性磷酸酶的升高，直接反映肾小管上皮细胞的损伤。

（5）尿量的变化：铀中毒后尿量的典型变化时初期增多，随后减少，最后又尿少到尿闭。初期尿量增加是由于肾小管损伤后对水的重吸收能力减弱，因此尿量增加。随后因损伤的肾小管上皮细胞坏死脱落，堵塞肾小管下部各段，尿不能顺利排除，造成水分逆扩散，因此尿量减少或尿闭。

(6) 非蛋白氮增加和酸中毒：铀中毒后，由于肾功能受损，肾小管既不能重吸收原尿中的碱基，体内的代谢产物如非蛋白氮(NPN)等又不能顺利排除。结果血液中碱储备减少，非蛋白氮等代谢产物累积，二氧化碳结合力下降，出现酸中毒症状(图 10-9)。

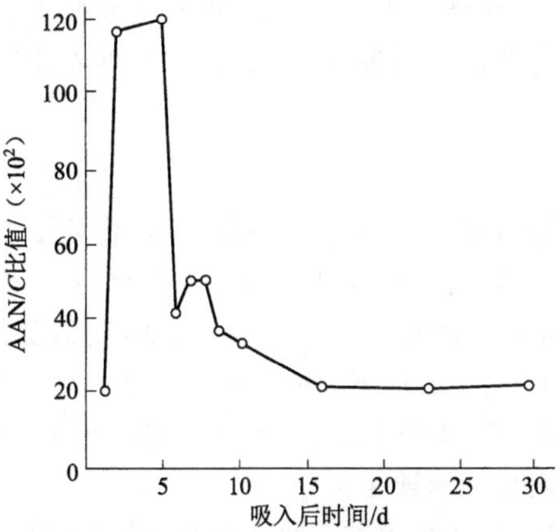


图 10-8　兔吸入硝酸铀酰后尿中 AAN/*C* 比值的变化

(Wills J H,1949)

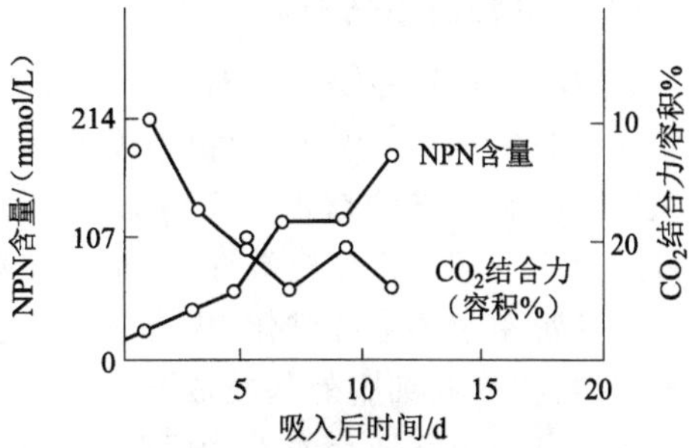


图 10-9　犬吸入硝酸铀酰后血液中 NPN 含量和 $CO_2$ 结合力的变化

(Ropert E,1949)

综上所述，肾脏损伤的生化指标变化是铀化合物所致肾脏早期损伤的敏感指标，在肾脏尚未出现可以观察到的病理组织学改变时，即有可能出现阳性反应。给兔一次静脉注入硝酸铀酰，尿中过氧化氢酶活力、尿蛋白量及尿中氨基酸氮与肌酐比值波动性升高的铀的最低剂量分别为 0.001 mg/kg、0.01 mg/kg 和 0.05 mg/kg。人暴露于铀化合物后，尿铀值达到每升数毫克时，便可伴有尿蛋白升高。因此肾脏损伤的生化指标变化，在诊断铀中毒有一定价值。

国内外对铀作业工人进行的大量调查研究表明，在现有生产防护条件下，发生慢性铀中毒和慢性肾功能损害的可能性很小。迄今为止，除个别意外事故造成的急性铀中毒病例外，还没有报告过慢性铀中毒的病例。

**(三) 铀对肝脏的损伤效应**

铀中毒时，肝细胞可出现变性坏死，并伴有不同程度的肝功能变化。如急性铀中毒者可出现 GPT 增高，BSP 排出减少，血浆白蛋白减少，β 球蛋白升高，白蛋白与球蛋白比值下降，血红蛋白减少等。犬吸入硝酸铀酰(0.45 mg/$m^3$)后，血清纤维蛋白原和凝血酶原含量减少，吸入 1 年后分别为对照组的 92.5%和 66.6%，2 年后为 90.4%和 65.6%。

一般认为，铀中毒时的肝脏损伤往往出现在肾脏明显损伤之后，而且损伤程度低于肾脏。因此有人认为，肝脏损伤主要不是铀直接作用，而是肾脏损伤的继发性反应，即肝脏损伤是由于肾功能障碍所造成的机体酸中毒、氮血症等的后果。

**(四) 铀引起的骨髓损伤和外周血象变化**

急性铀中毒时，外周血象可有明显变化。如人急性铀中毒后，开始白细胞升高，随后波动下降，中性粒细胞和嗜酸粒细胞分类升高，红细胞和血红蛋白下降。

铀中毒后外周血象的变化，反映铀对骨髓的损伤效应。铀中毒早期，骨髓细胞明显增生，尤其是粒细胞和巨核细胞增生更为明显，出现核左移。部分实验动物可见骨髓细胞退行性病变，如核肿胀、固缩和核溶解等。

### （五）铀对呼吸道的损伤效应

吸入难溶性铀化合物后，铀主要对肺和肺门淋巴结造成慢性辐射效应。如犬吸入 $UO_2$（5.0 mg/$m^3$）气溶胶，持续吸入 5 年又继续追踪 6 年。肺部累积 α 剂量为 5.5～6.4 Gy。结果看到有支气管上皮细胞增生、化生和肺及肺淋巴结纤维增生。13 只犬中有 4 只发生肺肿瘤，其中 2 只为肺癌，2 只为肺腺瘤。故可认为长期吸入天然铀化合物粉尘时，可能比吸入相同量的可溶性铀化合物更危险。

### （六）贫铀的损伤效应

美国陆军放射生物研究所一项研究表明大鼠植入贫铀片后，没有在植片动物身上观察到肾的组织学和功能学上的毒性，表明慢性暴露时有肾适应性存在。另一项研究中，给予实验大鼠 50 μg/L 贫铀饮水和 70 μg/kg 的贫铀饲料喂养，病理组织学结构观察，接触贫铀 3 个月后肾出现散在肾单位破坏，炎细胞浸润，6 个月及 12 个月破坏部位逐渐增多，18 个月后可见少量肾单位萎缩纤维化，大部分形态正常，超微结构观察显示，肾小球基底膜皱折，引起细胞增生，损伤和细胞外基质成分的沉积，最终形成肾小球硬化。

有研究报道贫铀片嵌入大鼠肌肉对骨可引起损伤，在植入贫铀片 3 个月，骨组织结构即出现明显损伤，表现为骨小梁体积和密度减少，骨小梁间距增加，腰椎压缩最大载荷和股骨三点弯最大载荷降低。

急性吸入大剂量的贫铀粉尘，可引起雄性小鼠睾丸损伤，精子数量降低，生精细胞凋亡率上升，雌性受孕率下降，胚胎显性致死率显著升高。饲料中给予 0.07 mg/(kg·d)硝酸铀酰六水化合物 16 周，导致睾丸重量降低，睾丸损伤和精母细胞、生精细胞坏死。对长期摄入贫铀的亲代仔鼠所生仔鼠连续观察发现第一代仔鼠的受孕率、正常分娩率、幼仔存活率、幼仔哺育存活率等均显著降低，且随摄入贫铀剂量增加，以上各观察指标降低越明显。另有报道，在大鼠体内植入贫铀后，对雄性生育、精子浓度和精子运动速度未引起具有统计学的差异。美国陆军放射生物研究所的初步资料显示，植入贫铀后的动物饲养 6 个月或更长时间，动物的产仔数量下降。

长期给予实验组大鼠含不同剂量的贫铀饲料，结果表明，随摄入贫铀剂量增加，摄入时间延长，白细胞和红细胞计数出现下降的时间越早，降幅越大。在大鼠皮下植入贫铀片的实验中观察到，大鼠白细胞数在植片后 5 月经历一个较正常组显著增高后又回降的过程，淋巴细胞的变化趋势与白细胞相同，粒细胞绝对值在植片后先增高再下降，至 5 月时，仍高于正常组；淋巴细胞的百分数与正常组相比变化不大。红细胞和血红蛋白虽较正常组稍下降，且在第 5 月时下降较明显，但总的说来变化不大。血小板经历了显著下降，再升高，回升到正常值范围，又显著增高的过程。

### （七）浓缩铀和 $^{233}U$ 的损伤效应

低浓缩铀中毒时与天然铀类似，肾脏出现急性损伤，并以化学损伤为主。但是高浓缩铀和 $^{233}U$ 对机体的损伤尤其是晚期辐射效应要比天然铀大得多。随着浓缩铀丰度的增加，辐射效应愈来愈大。

给猎犬静脉注入 $^{233}U$ 柠檬酸盐（每只犬 3.0 mg）后 7～10 d，尿量明显增加，达到(854±203) ml/d。随后尿量逐渐减少，并达到注入前的正常水平[(160±92) ml/d]。在此期间，血清尿素氮(BUN)明显升高，出现氮血症。BUN 升高的第一个峰值出现在注入后第 9 d，峰值为(20.1±3.99) mmol/L。随后逐渐下降，并于 3 周左右恢复到正常水平[(7.03±

1.29) mmol/L]。说明肾脏受到了急性损伤，肾功能发生了变化。类似效应在注入相同量天然铀的柠檬酸盐猎犬中同样出现，只是后者损伤程度不及前者而已。说明此时肾脏损伤主要是化学作用所致，辐射作用只是加剧了肾脏损伤的程度。但在注入后第 9 周，注射的猎犬出现了第 2 次升高。第 2 次 BUN 升高是渐进性的，升高程度低于第一次，但持续的时间长达 2 年。而注入天然铀的猎犬，未见到同样的效应。说明 BUN 第二次升高是辐射效应所致。

浓缩铀慢性中毒或急性中毒晚期，主要表现为辐射致癌效应。例如，浓缩铀和 $^{233}U$ 沉积于骨骼中可引起骨肉瘤，吸入时可引起肺癌。给犬吸入难溶性浓缩铀化合物（$UO_2$）0.02～0.036 mg/L，每天吸入 6 h，持续 16 个月，肺出现硬化性结节；22～23 个月时，支气管上皮开始增生；到 56 个月时，出现肺癌。$^{233}U$ 对小鼠的毒性作用研究表明，在高摄入量情况下，化学毒性作用掩盖了辐射毒性作用，以化学毒性为主；当摄入量减少到 $3.7\times10^4$～$81.4\times10^4$ Bq/kg 体重时，主要表现为辐射毒性，辐射致骨肉瘤效应接近于 $^{226}Ra$。

**（八）急性铀中毒案例分析**

1976 年，我国某水冶厂发生 1 例硝酸铀酰大面积皮肤复合烧伤引起的铀作业工人急性铀中毒。患者男性，19 岁。因反应槽中喷出的高温液体（108 ℃，内含硝酸铀酰和氧化铀等）烧伤入院。患者后枕部、面部、背部及四肢皮肤总烧伤面积为 71%，其中Ⅰ度占 46%，Ⅱ度占 23%，Ⅲ度占 2%。据推算，体内铀的初始含量为 93～186 mg 之间。主要临床表现为典型的急性肾功能衰竭。伤后第 5 天进入少尿期，尿量最少时仅为 10 ml/d，伤后第 8 天开始回升，第 9 天进入多尿期，第 15 天尿量接近 2 000 ml/d，30 d 时达到高峰，为 3 200 ml/d，第 3 个月尿量恢复正常。少尿期中，尿比重固定在 1.010～1.016，表明肾小管浓缩尿液功能丧失。直到中毒后第 2 个月，浓缩功能才完全恢复。在此期间，尿中蛋白、红细胞、白细胞、管型等相继出现。血中非蛋白氮在少尿期后期及多尿期初期急剧升高，达 97.8 mmol/L，至伤后第 12 天开始下降，第 60 天才降到正常。血二氧化碳结合力恢复最慢，伤后第 9～11 个月复查时仍偏低。说明肾小管上皮细胞调节酸碱平衡功能的恢复极慢。

肝脏损伤表现为伤后第 7 天肝肿大，谷丙转氨酶增高，到第 24 天恢复正常，而其他肝功能指标，如絮状试验、白蛋白与球蛋白比值均属正常，表明急性铀中毒患者肝脏受到了损害，但是程度较轻，其对病情发展所起的作用远小于急性肾功能损害。

血液指标的变化主要表现为白细胞总数增高。伤后第 20 天达高峰值，为 $19.7\times10^9$/L。此后波动下降，第 70 天降至正常范围。红细胞在伤后逐渐降低，第 80 天降至 3.0/L。血红蛋白降至 95.9 g/L，至中毒后 3 个月才逐渐回升。血小板在急性期未见明显变化。中毒后 2 个月的骨髓象呈现骨髓细胞增生明显活跃，粒细胞系统增生显著。各期中性粒细胞质内有中毒性颗粒，偶见空泡形成，多数细胞有核退行性变。红细胞系统未见明显异常。中毒后第 4 个月，骨髓的上述改变已减轻，粒细胞系统增生较前减弱，转为红细胞系统增生明显活跃，以致粒红比例降至 1.3∶1；粒细胞系统退行性变已不明显。

尿铀排除情况：除伤后第 1 天和第 6～8 天因尿量太少未测量尿铀外，从伤后第 7 天开始及伤后 102 d 内逐日测量尿铀浓度及 24 h 尿液排出量，日尿铀排除量与时间（d）之间的关系如图 10-6 所示，尿铀排除函数如式（10-5）所示。

本病例的主要临床表现符合铀化合物所致的肾脏损伤规律，同时伴有中毒性肝炎、血液学指标的变化及神经精神症状，故诊断为急性铀中毒。

## 四、尿铀值在卫生学评价中的应用

尿铀值一方面可以用来估算铀摄入量、体内铀含量，从而预计机体受损伤的程度；另一方面也可以用来推算工作环境空气中的铀浓度。因此尿铀值检查是对职业人员医学观察和卫生防护评价的重要指标之一。但是影响尿铀值的因素很多，如铀化合物的理化性质及其进入机体的途径；铀在体内的转换形式，尤其是肾功能状况等。因此尿铀值波动较大。

### （一）日尿铀值与摄入量的关系

在生产现场，造成铀内污染的主要途径是吸入或食入。摄入铀后 $t$ 时刻的尿铀排除速率可由下式描述：

$$E_{\mathrm{u}}(t)=\int_{0}^{t}\mathrm{BF}(\zeta)y_{u}(t-\zeta)\mathrm{d}\zeta \tag{10-7}$$

式中，BF(ζ)为摄入铀后 ζ 时刻转移入体液的速率（$\mathrm{Bq\cdot d^{-1}}$）。在辐射防护监测中，一般将摄入后 0～24 h 的累积尿铀排出量记为第 1 天的日尿铀排出量，24～28 h 的累积排出量记为第 2 天的日排出量，依此类推。因此，将式(10-7)在($t$-1)至 $t$ 积分，便可得到摄入后 $t$ 天日尿铀排出量：

$$E_{\mathrm{u}}(t)=\int_{t-1}^{t}y(t)\mathrm{d}t \tag{10-8}$$

1. 食入情况下日尿铀值与摄入量的关系

由 ICRP 第 30 号出版物给出的胃肠道模型可知，核素在胃肠道转移的速率较快，因此铀在胃肠道中的滞留时间可以忽略。单次食入 $I$(Bq)$t$($d$)后的如尿铀排出量与摄入量 $I$ 的关系式为：

$$E_{\mathrm{u}}(\mathrm{t})/I=\sum_{n=1}^{5}K_{n}(\mathrm{e}^{\lambda_{n}}-1)\mathrm{e}^{\lambda_{n}t} \tag{10-9}$$

若连续均匀食入铀的速率为 $I$(Bq/d)，食入开始后 $t$ 时刻的日尿铀排除量与摄入速率 $I$ 的关系式为：

$$E_{\mathrm{u}}(\mathrm{t})/I=\sum_{n=1}^{5}K_{n}[1-\lambda_{n}^{-1}(\mathrm{e}^{\lambda_{n}}-1)\mathrm{e}^{\lambda_{n}t}] \tag{10-10}$$

式中，为胃肠道吸收分数；和值见表 10-4。

2. 吸入情况下日尿铀值与摄入量的关系

根据肺模型有关参数，可以分别列出单次吸入 $I$(Bq)后不同时间日尿铀排除量与摄入量之比[$E_{\mathrm{u}}(t)/I$]和连续均匀吸入[吸入速率为 $I$($\mathrm{Bq\cdot d^{-1}}$)]后不同时间日尿铀排除量与摄入量之比[$E_{\mathrm{u}}(t)/I$]随时间 $t$ 变化的函数。图 10-10～图 10-13 分别给出了单次吸入不同铀化合物(D、W 和 Y 类)情况下[$E_{\mathrm{u}}(t)/I$]和连续均匀吸入不同铀化合物情况下[$E_{\mathrm{u}}(t)/I$]随时间 $t$ 的变化曲线[均引自李士骏．辐射防护，1985，5(1)：22-31]。

可见，如果已知某一天日尿铀排除量的实测值，则该值除以(相应时间的日尿铀值－摄入量)函数值之商便可求得摄入量：

$$I=\begin{cases}[E_{\mathrm{u}}(t)]_{\text{实测值}}/[E_{\mathrm{u}}(t)/I]\text{（单次摄入）}\\ t\,[E_{\mathrm{u}}(t)]_{\text{实测值}}/[\dot{E}_{\mathrm{u}}(t)/\dot{I}]\text{（连续摄入）}\end{cases} \tag{10-11}$$

摄入量乘以剂量换算因子的积，便是估算的剂量。现举例如下：

**例 1：**某一维修工在检修过程中，意外单次吸入了 $UF_4$（天然铀）粉末。事故后第 16～18 天分析了 3 份全天尿样，平均尿铀排除量[$E_u(17)$]为 120 μg。而已知 $UF_4$ 粉末的 AMAD 为 1 μm。其中属 Y 类化合物，属 W 类化合物。试问该维修工吸入量 $I$ 是多少？

**解：**根据题意，由图 10-11 查得 W 类化合物：

$$E_u(17)/I=1.3\times10^{-3}\times0.4=5.2\times10^{-4}$$

由图 10-12 查得 Y 类化合物：

$$E_u(17)/I=6\times10^{-5}\times0.6=0.36\times10^{-4}$$

对该 $UF_4$ 混合物：

$$E_u(17)/I=5.56\times10^{-4}$$

则

$$I=120\ \mu g/(5.56\times10^{-4})\approx220\ mg$$

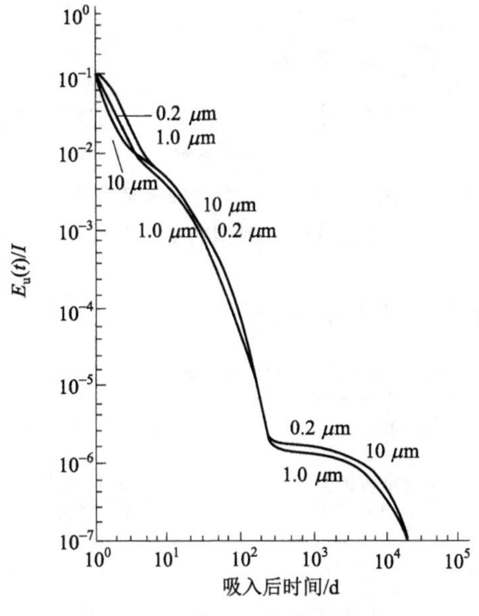


图 10-10　单次吸入 D 类铀化合物后 $E_u(t)/I$ 随时间的变化曲线

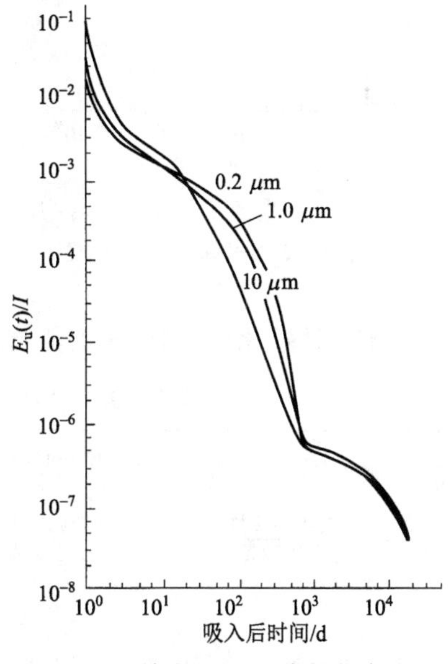


图 10-11　单次吸入 W 类铀化合物后 $E_u(t)/I$ 随时间的变化曲线

### （二）尿铀值与体内铀含量的关系

给脑肿瘤患者静脉注入硝酸酰铀后，粪含铀量极少，可以忽略。尿铀与初始体内铀含量的关系，可用下述函数式表示：

$$E_u(t)=0.343q_0t^{-1.5} \tag{10-12}$$

式中，$q_0$ 为初始注入量，mg；$E_u(t)$ 为 $t$ 时刻 24 h 尿铀量，mg；$t$ 为铀注入后时间，h。尿铀与现有体内铀含量的关系可用下述函数式表示：

$$q(t)/E_u(t)=320e^{-280}\ E_u(t)+3t^{-1.3} \tag{10-13}$$

式中，$q(t)$ 为 $t$ 时刻体铀含量，mg；$t$ 为铀进入体内的天数；$E_u(t)$ 为 $t$ 时刻 24 h 尿铀值，mg。根据式(10-11)和式(10-12)计算体内铀含量与尿铀值的关系列于表 10-6 中。给脑肿瘤患者静脉注入 4 价铀化合物后发现，尿铀值比 6 价铀低得多。因此上述尿铀值与体铀含量的关系仅适用于 6 价可溶性铀化合物，吸入可溶性铀化合物时，上述尿铀值与体铀含量的关系也适用。

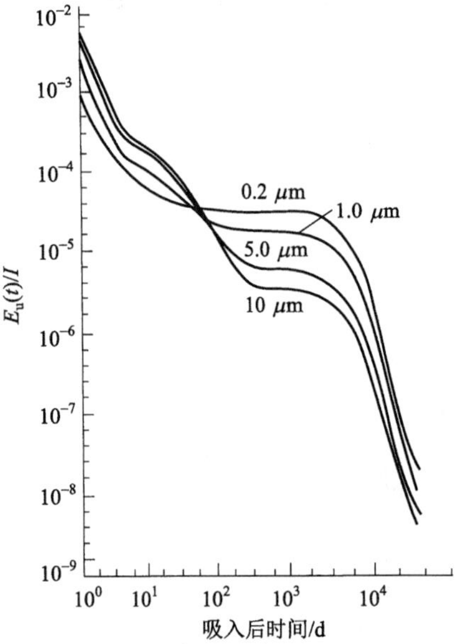


图 10-12　单次吸入 Y 类铀化合物后 $E_u(t)/I$ 随时间的变化曲线

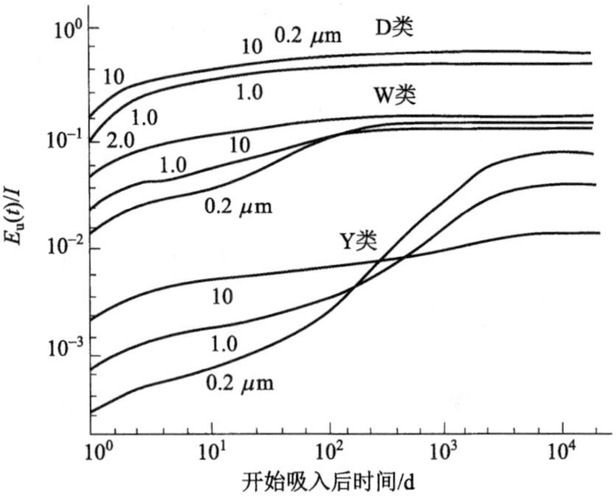


图 10-13　连续均匀吸入情况下 $E_u(t)/I$ 随时间的变化曲线

吸入难溶性铀化合物时，尿铀值与体铀含量的关系较为复杂。

**表 10-6　静脉注入 6 价可溶性铀化合物后尿铀值与体内铀含量的关系**

| 注入后时间/d | $q_0/E_u(t)$ = 初始体铀含量/每日尿铀量 | $q_0/E_u(t)\times1.4^*$ = t 时刻体铀含量/每日尿铀量 | $q(t)/E_u(t)$ = t 时刻体铀含量/每日尿铀量 | $q(t)/E_u(t)\times1.4$ = t 时刻体铀含量/每日尿铀量 |
|---|---|---|---|---|
| 0～1 | 2 | 2 | 2 | 2 |
| 2 | 24 | 34 | 7 | 10 |
| 3 | 60 | 83 | 13 | 18 |
| 4 | 93 | $13\times10^1$ | 18 | 25 |
| 7 | $23\times10^1$ | $33\times10^1$ | 38 | 53 |
| 10 | $42\times10^1$ | $59\times10^1$ | 60 | 84 |
| 14 | $71\times10^1$ | $99\times10^1$ | 93 | $13\times10^1$ |
| 21 | $13\times10^2$ | $19\times10^2$ | $16\times10^1$ | $22\times10^1$ |
| 30 | $23\times10^2$ | $32\times10^2$ | $25\times10^1$ | $35\times10^1$ |

注：资料源自 Jackson S，1962；* 1.4 是参考人 24 h 尿量(L)。

美国橡树岭 y-12 工厂曾报道 1 例 $U_3O_8$ 吸入事故。事故后 1 年测量体内所释放的 186 keV 射线，观察到尿铀值与初始吸入量和现有体铀含量的关系近似符合下述关系式：

$$E_u(t)/q_0=0.010\ 6e^{-0.034\ 7}+0.001\ 63e^{-0.002\ 3t}$$

$$q(t)/E(t)=82+147(1-e^{-0.0078t})\qquad(10\text{-}14)$$

式中，$q_0$为初始吸热量(mg)；$E_u(t)$为 $t$ 时刻 24 h 尿铀值(mg)；$q(t)$为 $t$ 时刻的体铀含量(mg)；$t$ 为吸入铀化合物后的天数。根据上述关系式估算的体内铀含量与尿铀比值列于表 10-7 中。

**表 10-7　急性吸入难溶性铀化合物后体铀含量与尿铀值的关系**

| 吸入后时间/d | $q_0/E_u(t)$ = 初始体铀含量/每日尿铀量 | $q_0/E_u(t)\times1.4$ = $t$ 时刻体铀含量/每日尿铀量 | $q(t)/E_u(t)$ = $t$ 时刻体铀含量/每日尿铀量 | $q(t)/E_u(t)\times1.4$ = $t$ 时刻体铀含量/每日尿铀量 |
|---|---|---|---|---|
| 0～4 | 90 | 130 | 90 | 130 |
| 7 | 100 | 140 | 90 | 130 |
| 10 | 110 | 150 | 93 | 130 |
| 14 | 120 | 170 | 97 | 140 |
| 21 | 150 | 210 | 100 | 150 |
| 30 | 190 | 270 | 110 | 160 |

注：资料源自 Jackson S，1962。

**例 2**：某工作人员在一次事故中受到可溶性铀化合物的内污染。事故后第 4 天尿铀值为 5.0 mg。问该工作人员初始吸入量和现有体铀含量是多少？

**解**：已知 $E_u(4)=5.0$ mg，$t=4$ d

查表 10-6 得：$q_0/E_u(4)=93$

$$q(t)/E_u(t)=18$$

故

$$q_0=93\times5.0\ \text{mg}=465\ \text{mg}$$

$$q(4)=18\times5.0\ \text{mg}=90\ \text{mg}$$

## 五、职业性工作者天然铀的摄入量限值

ICRP 第 30 号出版物对铀同位素辐射危害给出了职业性工作者年摄入量限值(ALI)和导出空气浓度(DAC)，如表 10-8 所示。表中限值仅考虑天然铀的辐射危害。因此 ICRP 指出，应用上述限值要谨慎。因为天然铀放射性比活度很低，其化学毒性可能比辐射毒性更为重要。

**表 10-8　职业性工作者天然铀摄入量限值 ALI(Bq)和 DAC(Bq/m³)**

| 摄入途径 | 食　入 | | 吸入(AMAD 为 1 μm) | | | | | |
|---|---|---|---|---|---|---|---|---|
| 化合物性质 | 可溶性(6 价铀) | 难溶性(4 价铀) | D类 | | W类 | | Y类 | |
| | | | ALI | DAC | ALI | DAC | ALI | DAC |
| $^{234}U$ | $4.5\times10^5$ | $7.3\times10^6$ | $4.5\times10^4$ | $1.9\times10^1$ | $2.6\times10^4$ | $1.1\times10^1$ | $1.4\times10^3$ | $5.8\times10^1$ |
| $^{234}U$ | $5.0\times10^5$ | $7.3\times10^6$ | $5.0\times10^4$ | $2.1\times10^1$ | $2.8\times10^4$ | $1.2\times10^1$ | $1.5\times10^3$ | $6.3\times10^1$ |
| $^{234}U$ | $5.0\times10^5$ | $8.2\times10^6$ | $5.1\times10^4$ | $2.1\times10^1$ | $2.9\times10^4$ | $1.2\times10^1$ | $1.6\times10^3$ | $6.5\times10^1$ |

续表

| 摄入途径 | 食　入 | | 吸入(AMAD 为 1 μm | | | | | |
|---|---|---|---|---|---|---|---|---|
| 化合物性质 | 可溶性（6 价铀） | 难溶性（4 价铀） | D 类 | | W 类 | | Y 类 | |
| | | | ALI | DAC | ALI | DAC | ALI | DAC |
| 天然铀 | $4.8\times10^5$ ($1.9\times10^4$ mg) | $7.7\times10^6$ ($3.1\times10^5$ mg | $4.8\times10^4$ ($1.9\times10^3$ mg) | | $2.8\times10^4$ ($1.1\times10^3$ mg) | | $1.5\times10^3$ ($6.0\times10^1$ g) | |

铀化学毒性的靶器官是肾脏，在长期均匀摄入条件下，如果时间足够长，肾铀将趋向平衡。ICRP 第 6 号出版物建议从化学毒性考虑，肾铀限值可取 0.9 mg。根据肾铀限值给出的天然铀年摄入量限值$(ALI)_c$如表 10-9 所示。

**表 10-9　职业性工作者天然铀年摄入量限值$(ALI)_c$（对化学毒性的限制）**

| 摄入途径 | 食　入 | | 吸入(AMAD 为 1 μm | | |
|---|---|---|---|---|---|
| 化合物性质 | 可溶性化合物 | 难溶性化合物 | D 类 | W 类 | Y 类 |
| $(ALI)_c$/mg | $3.1\times10^3$ | $7.7\times10^4$ | $3.2\times10^2$ | $1.0\times10^3$ | $3.1\times10^3$ |

注：资料源自梅崇盛，1987。

由表 10-8 和表 10-9 可见，食入和吸入 D 类化合物时，应根据化学毒性确定 ALI 值，这样可使辐射剂量不会超过所规定的限值。吸入 Y 类化合物时，应根据辐射危害确定限值，这样可使肾铀不会超过化学毒性的限值；吸入 W 类化合物时，两种限值相近。可见，对天然铀化合物而言，既要考虑其化学毒性，也要考虑其辐射毒性。兼顾化学毒性和辐射危害所确定的天然铀摄入量限值如表 10-10 所示。对于浓缩铀，应按同位素组成考虑根据何种危害加以限制。计算表明，当浓缩铀中$^{235}U$丰度超过 8.5%时，应按辐射危害因素考虑限值。

**表 10-10　职业性工作这天然铀年摄入量限值$(ALI)_c$（兼顾化学毒性和辐射危害）**

| 摄入途径 | 食　入 | | 吸入(AMAD 为 1 μm) | | |
|---|---|---|---|---|---|
| 化合物性质 | 可溶性（6 价铀） | 难溶性（4 价铀） | D 类 | W 类 | Y 类 |
| 危害因素 | 化学毒性 | 化学毒性 | 化学毒性 | 化学毒性 | 辐射危害 |
| 年摄入量限值/mg | $3.1\times10^3$ | $7.7\times10^4$ | $3.2\times10^2$ | $1.0\times10^3$ | $6\times10^1$ |
| 日摄入量限值/mg | 12 | $3.1\times10^2$ | 1.3 | 4.0 | |
| DAC/(mg/m³) | | | 0.13 | 0.41 | 0.025 |

注：资料源自梅崇盛，1987。

## 六、加速排除

从 19 世纪 40 年代开始，人们就已开始研究铀促排化合物，主要有一些酸盐类、EDTA、DTPA 等。铀促排化合物的研究主要还是从仿生学的角度着手，即基于邻苯二酚和异羟肟酸结构基础的化合物，Tiron（钛铁试剂），喹胺酸（即 811，螯合羧酚），7601（CBMIDA，PCDMA，双酚胺酸），H73-10，8102（CABMIDA）和膦酸类螯合剂，但这些化合物或者促排效果比较差，或者促排效果好但毒副作用较强。直到现在，临床上用来治疗铀中毒的基本方法仍然是注射碳酸氢钠溶液。

### (一) 碳酸氢钠

由于重碳酸根对铀酰离子有较强的亲和力，因此铀中毒时给机体补充大量碳酸氢钠不仅会增加血液中铀与重碳酸根结合，使肾小管的铀量增加，而且也可以减少肾小管对原尿中重碳酸根的重吸收，防止原尿中重碳酸铀酰分解，有利于体内铀的排除。因此，临床上应用碳酸氢钠治疗铀中毒获得了良好效果。

要想使碳酸氢钠达到良好的促排疗效，必须在机体可能耐受的条件下，尽量加大用量，甚至达到轻度碱中毒水平。因为肾小管的重碳酸铀酰只有在碱性环境中才稳定，而且用药时间愈早愈好。随着用药时间的延长，促排疗效愈来愈差。

机体中其他天然络合剂，如柠檬酸钠、乳酸钠等，对铀亦有一定的促排作用，但其疗效远远低于碳酸氢钠。然而这些天然络合剂如碳酸氢钠伍用，疗效较佳。

### (二) 氨羧型络合剂

临床上虽有用 EDTA、DTPA 治疗铀中毒病例，但在促排体内钚、钍和其他重金属相比，氨羧型络合剂对铀的促排疗效不理想。同时由于这类络合剂都对肾脏有损伤作用，因此用它促排体内铀时，最好在铀中毒早期使用。

### (三) 喹胺酸和 Tiron

动物实验促排研究表明，喹胺酸和 Tiron 对体内 6 价铀有较好的促排效果。用药后 24 h 尿铀排除量大约为对照组的 3 倍，疗效明显优于 DTPA(表 10-11)。喹胺酸和 Tiron 都是邻苯二酚类化合物。它们促排铀的能力与其结构中的邻位羟基有关。临床经验证明，喹胺酸是一种促排谱较广的螯合剂，毒副作用小于 DTPA，因此用于促排铀有一定的价值。

表 10-11　几种促排药对体内铀促排疗效的比较

| 组　别 | 剂　量/mol | 24 h 尿铀量/(占注入量的百分数,%) |
|---|---|---|
| 对照 | 0 | 12.9±1.9 |
| DTPA | 0.2 | 14.2±1.5 |
| 喹胺酸 | 0.1 | 34.8±1.9 |
| Tiron | 0.32 | 38.9±2.6 |

注：资料源自赵兴成，1980。

### (四) 氨烷基次膦酸型络合剂

由于铀对磷酸根有亲和力，又探索多胺磷酸、重磷酸盐和 phosphoalkylphosphinates 的促排效率，当铀暴露后立即给予这些物质，可观察到肾脏和骨骼铀含量下降，效果较好的衍生物是 DTPMP。乙烷-1-羟基-1，1-重磷酸盐可预防铀对肾脏的毒性效应，提高肾功能，恢复损伤的肾组织。但仅是对肾脏组织有一定的保护作用，对其他组织没有保护作用。

前苏联学者报道氨烷基次膦酸型络合剂对体内铀有良好的促排效果。无论急性或慢性铀中毒，这种络合剂都能有效地减少肾和骨中的铀滞留量。其促排铀的疗效，与其结构中次膦酸基的数目有关。从表 10-12 可见，含有 2 个次膦酸基团 EDDIP 的降低骨铀滞留量的效果，比含有 5 个次膦酸基团的 DTPP 差。但 EDDIP 降低肾铀滞留量的效果却优于 DTPP。EDDIP-Na 可用的溶液静脉滴注。每次 2 g，每天 2 次，连用 3～4 d，停药 3～4 d，1～2 个月为一疗程。铀自呼吸道进入时，可吸入 5%EDDIP-Na 气溶胶，每天 1～2 次，每次 15 min。DTPP-$CaNa_4$ 在急性铀中毒时，可用 5%溶液静脉点滴，第 1 天每次 2 g，第 2、3 天各 1 g。

表 10-12　不同的氨烷基次磷酸络合剂对骨铀和肾铀滞留量的影响

| 络合剂 | 功能基数目 | 用　量/(mg/100 g) | 骨　骼 | | 肾　脏 | |
|---|---|---|---|---|---|---|
| | | | 占注入量/% | 占对照/% | 占注入量/% | 占对照/% |
| EDDIP | 2 | 50 | 20.4±2.02 | 69.9 | 2.4±0.26 | 23.4 |
| DTPP | 5 | 50 | 11.3±1.20 | 32.8 | 3.2±0.29 | 26.5 |
| EDDIP | 2 | 80 | 14.7±1.15 | 55.7 | 1.3±0.17 | 10.4 |
| DTPP | 5 | 80 | 5.1±0.24 | 19.2 | 2.3±0.20 | 18.4 |

注：资料源自 ГaBoyXa B C，1972。

### （五）羟基吡啶酮

羟基吡啶酮（hydroxypyridinone，HOPO）（主要为 1-羟基-2-吡啶酮、3-羟基-2-吡啶酮、3-羟基-4-吡啶酮）以其特殊的结构特点、高度的选择性、较强的络合能力以及显著的生理活性，是促排领域的一大研究热点。铀与羟基吡啶酮中的一个二齿结构正好形成一个稳定的五元环，因此 HOPO 系列化合物与铀结合时具有较高的 log$K$ 值。

主要的排铀骨架包括精胺[3，4，3-LI（X）]、叔胺（TREN-X）、烷基二胺（alkanediamine）、二氨基二乙醚[5-LIO（X）]等类型。这些骨架中的 X 主要有 HOPO 和邻苯二酚（CAM）两种，如：1，2-HOPO、Me-3，2-HOPO、CAM（S）和 CAM（C）结构的配体化合物。对肾脏中的沉积铀而言，络合剂促排能力大小呈以下趋势：5-LIO（Me-3，2-HOPO）≥3，4，3-LI（1，2-HOPO）>5-LICAM（C）>5-LICAM（S）。其中 5-LIO（Me-3，2-HOPO）已被证明是最有效的排除肾脏积铀的药物。对骨骼中沉积铀的促排顺序为：5-LICAM（S）≥5-LIO（Me-3，2-HOPO）=3，4，3-LI（1，2-HOPO）>5-LICAM（C）。5-LICAM（S）的促排能力与 5-LIO（Me-3，2-HOPO）非常接近，前者在小剂量使用时的效果比后者好。

# 第二节　镭的放射毒理学

镭是居里夫妇在 1898 年最早发现的天然放射性元素，曾先后被用于医学和工业领域，并作为商品大量出售。1925 年后，在接触镭的人员中陆续发现肿瘤和白血病患者。由于镭在放射医学中所起过的历史作用，因此了解镭的放射毒理学有着特殊的意义。

## 一、辐射和化学特性

镭（radium，Ra）为发亮的白色碱土金属，也是铀系天然放射性元素，原子序数为 88。镭存在于所有的铀矿中，每 2.8 t 铀矿中含 1 g 镭。已发现质量数为 206～230 的同位素中，除 $^{223}$Ra、$^{224}$Ra、$^{226}$Ra、$^{228}$Ra 是天然放射性同位素外，其余都是用人工方法合成的。比较常见的是 $^{224}$Ra、$^{226}$Ra、$^{228}$Ra，其放射性半衰期分别为 3.64 d、1 602 a 和 5.75 a，又尤以 $^{226}$Ra 的放射毒理学意义最大。常见的几种镭放射性同位素的辐射特性见表 10-13。

表 10-13　几种常见的镭放射性同位素的辐射特性

| 同位素 | 半衰期 | α 粒子能量/MeV（强度） | γ 射线能量/MeV（强度） |
|---|---|---|---|
| $^{224}$Ra | 3.64 d | 5.685 6（0.95） | 0.241 0（$3.7\times10^{-2}$） |
| | | 5.448 9（0.05） | 0.29（$9\times10^{-2}$） |

续表

| 同位素 | 半衰期 | α粒子能量/MeV（强度） | γ射线能量/MeV（强度） |
| --- | --- | --- | --- |
| | | | 0.41(4×10⁻²) |
| | | | 0.65(6×10⁻²) |
| $^{226}Ra$ | 1 602 a | 4.784 6(0.95) | 0.186(4×10⁻²) |
| | | 4.601 9(0.05) | 0.260(7×10⁻²) |
| | | | 0.420(2×10⁻²) |
| | | | 0.610(2×10⁻²) |
| $^{228}Ra$ | 5.75 a | 0.048(0.70) | 0.010 3 |
| | | 0.024(0.30) | 0.026 3 |

注：资料源自刘运祚，1982。

$^{226}Ra$是铀镭系17个衰变子体中毒性较强的放射性核素之一，新提炼出来的$^{226}Ra$是α辐射源，其α粒子能量有两种：其中4.784 6 MeV占95%；4.601 9 MeV占5%。衰变子体是$^{222}Rn$(radon)。每微克$^{226}Ra$每秒钟衰变产生$7.76\times10^{-2}$ Bq的氡，每克$^{226}Ra$与氡处于平衡时，氡所具有的放射性活度为$3.7\times10^{10}$ Bq。在$^{226}Ra$衰变子体中，既有γ辐射体，如$^{214}Po$(RaB)、$^{214}Bi$(RaC)，又有β辐射源。因此陈旧的$^{226}Ra$是具有α、β和γ三种射线的辐射源。

镭的另一个较为重要的同位素是$^{228}Ra$，又名新钍Ⅰ。其物理半衰期为5.75 a。它是钍的子体，在钍中含量为$4.8\times10^{-8}$%。此外，半衰期为3.46 d的$^{244}Ra$也具有重要的毒理学意义。

镭是最活泼的碱土金属，在空气中迅速与氮气和氧气作用，生成氮化物和氧化物。镭与水反应剧烈，生成氢氧化镭和氢气，故某些矿水中镭的浓度较高。镭的最外电子层有两个电子，氧化态为+2，只形成+2价化合物。镭盐和相应的钡盐属同晶形化合物，化学性质很相似。氯化镭、溴化镭、硝酸镭都易溶于水，硫酸镭、碳酸镭、铬酸镭难溶于水。

镭被广泛地用于工业、科学研究和医疗卫生等领域中，如工业上的γ探伤，医学上用于肿瘤的放射治疗等。

## 二、体内代谢

### （一）吸收

在生产和日常生活中，镭可通过呼吸道、胃肠道、完整皮肤和伤口进入体内。人吸入气溶胶粒径为1 μm左右的可溶性镭化合物时。呼吸道吸收率可达40%。ICRP第30号出版物建议，常见的镭化合物均可指定为W类，呼吸道平均吸收分数为0.2。人胃肠道吸收率为5%～20%，远比锶吸收率低。例如，1例口服溴化镭75.11 MBq的患者，体内镭含量约为$37\times10^{2}$ kBq，即吸收率为5%；6例口服发光涂料的$^{224}Ra$人员，吸收率平均为20%。ICRP第30号出版物建议，对于镭的所有化合物胃肠道吸收分数均可取0.2。完整皮肤可吸收一定量的镭，但吸收率一般不超过1.5%～2%。

### （二）分布和滞留

镭进入血液后，部分处在血浆中，部分吸附在红细胞表面。早期血浆中镭稍高于血细胞，且多以离子形式存在，因此能迅速地离开血液而进入器官组织中。给大鼠静脉注入镭后24 h，血浆中镭含量仅占注入量的$8\times10^{-2}$%，第10天时占$5\times10^{-3}$%，相当于此时体含量的0.01%。中毒后14年的患者血液中镭含量分析表明，外周血液中镭含量仅占体含量的$3\times10^{-3}$%。

镭吸收后早期，在其选择性地向骨骼中转移时，也有一部分向软组织中扩散。随后软组织中的镭又逐渐地向骨骼中转移。到晚期，机体中的镭 95%以上分布在骨骼中，软组织中仅有微量镭存在（表 10-14）。

**表 10-14　摄入镭后镭在人体内的分布**

| 组织 | 测量项目 | 注入 1 mg 镭后 3.5 月 | 5 年工龄的描绘工人 | 口服 2.8 mg 镭后 5.5 年 |
|---|---|---|---|---|
| 骨骼组织 | 每克骨灰中含镭量（平均值）/μg | 0.10 | 0.011 5 | 0.013 9 |
| | 每克鲜骨中含镭量（平均值）/μg | 0.05 | 0.005 8 | 0.007 |
| | 全部骨骼含镭量/μg | 380 | 48.28 | 73.27 |
| | 骨组织含镭量占体含量的百分数/% | 95 | 94.7 | 99.4 |
| 软组织 | 每克骨灰中含镭量（平均值）/μg | 0.075 | 0.009 1 | 0.001 6 |
| | 每克鲜骨中含镭量（平均值）/μg | 0.000 6 | 0.000 7 | 0.000 01 |
| | 全部骨骼含镭量/μg | 20 | 2.68 | 0.39 |
| | 软组织含镭量占体含量的百分数/% | 5 | 5.3 | 0.6 |

注：资料源自 Silberstein H E，1950。

软组织中以肝脏的镭浓度最高。对 1 例静脉注入镭病例的观察表明，注入后 2 个月，机体全部软组织镭滞留量占体含量的 2%～3%。其中肝脏、脾脏和肾脏滞留量占全部软组织滞留量的 40%。小肠中镭滞留量较高，与镭主要通过肝胆系统排除有关。

镭进入骨骼后，开始主要滞留在松质骨的骨小梁表面。此时小梁骨镭的浓度是骨骼其他部位浓度的 10 倍以上。随后小梁骨镭逐渐向致密骨转移。到晚期，致密骨中镭的浓度最高，尤其是哈氏系统中浓度的镭更多，其镭的浓度比其他部位高 50 倍以上。镭主要沉积在骨骼无机基质部分。骨钙化活跃区域，镭大量浓集。不同骨骼中镭滞留量以脊椎骨为最高，其次是颌骨和股骨。它们镭滞留量的比例是：脊椎骨为 100，颌骨为 51，股骨为 48。

$^{226}Ra$ 和 $^{228}Ra$ 分布在整个无机骨内，$^{223}Ra$ 和 $^{224}Ra$ 分布在骨表面。因为 $^{223}Ra$ 和 $^{224}Ra$ 的半衰期短，当它们如一切亲骨性核素一样首先沉积在表层骨组织时，就将其全部衰变能量释放出来。因此 $^{224}Ra$ 对骨内膜细胞的剂量是全骨平均剂量的 9 倍，而 $^{226}Ra$ 对骨内膜剂量仅为骨平均剂量的 2/3。

动物年龄不同，骨骼中的镭滞留量也不同。幼年动物骨骼生长快，骨化过程活跃，因此镭滞留量相对较多。给不同年龄犬注入镭后 126 d，幼年犬骨骼滞留量占体含量的 92%，成年犬即使在注入后 459 d，骨骼镭滞留量仅为体含量的 80%。

镭进入机体的途径不同，在体内分布和骨骼中的滞留量也有明显差异。吸入时，肺组织浓度高于骨骼。吸入镭患者死后体内各器官镭浓度测量表明，骨骼为 $4.75\times10^{-10}$ g/g 组织，左肺为 $5.0\times10^{-9}$ g/g 组织，右肺为 $3.26\times10^{-9}$ g/g 组织。

镭进入人体后，在体内长期滞留量与进入机体的途径也有关系。静脉注入滞留量较多，吸入次之，食入时最少。如人食入镭后 1 年左右，体内含量约为食入量的 0.5%～1%；吸入时约为 2%；静脉注入时约为 4%。

ICRP 第 20 号出版物给出了不同途径吸收入血的镭在成年人全身的滞留函数及有关参数（见第一篇第二章第五节）。

镭在致密骨中的滞留函数 $R_{Cp}(t)$ 为：

$$R_{Cp}(t)==P\beta\varepsilon^{b}(t+\theta)^{-b}\,e^{-\gamma\lambda t} \tag{10-15}$$

在松质骨中的滞留函数 $R_{Cn}(t)$ 为：

$$R_{Cn}(t)=P(1-\beta)\varepsilon^{b}(t+\theta)^{-b}\,e^{-\sigma\lambda t} \tag{10-16}$$

$\theta$ 为与时间 $t$ 有关的因子，其值由下式算得：

$$\theta=[P_c f_c C\lambda W(1-R)/P\varepsilon^{b}\eta K]^{-1/b} \tag{10-17}$$

式中，$P_c$为骨中含钙分数，致密骨为 0.8，松质骨为 0.2；$f_c$为全部致密骨中沉积的活度与新致密骨中沉积的活度比值，为 3；$C$ 为全身骨钙总量，为 1 000 g；$W$ 为新骨对血液中钙与镭摄取的鉴别系数，为 1.32；$\eta$ 为血液中镭和钙清除率的比值，为 36.5；$K$ 为内源性镭通过尿和粪的排除速率，为 0.275 g/d；$R(t)$为静脉注入后不同时刻 $t$ 镭在全身的滞留分数。

松质骨和致密骨镭滞留量分数比值随时间不断地变化，变化规律可用下述函数式描述：

$$R_{Cn}(t)/R_{Cp}(t)=2.6e^{-0.045t} \tag{10-18}$$

人体内镭含量还可通过呼出气中氡的量和体外 γ 射线测量来估算。长期滞留在体内的镭所产生的氡，平均有 70%呼出体外，30%留在体内衰变释放出 γ 射线。因此只要测量呼出气中氡的放射性活度，或测量体内 γ 射线的放射性，便可估算出体内镭的含量。

### （三）排除

体内镭可通过呼吸道、肾脏和肠道等途径排除，其中以肠道排除为主。

镭不断地衰变为气体氡，除部分氡在体内继续衰变成其子体外，另一部分氡通过呼吸道排出体外。体内镭所产生的氡通过呼吸道排出份额与镭在体内蓄积的时间有关，一般波动在 0.45～0.90 之间，平均为 0.70 左右。

对 4 例镭内污染人员尿、粪中镭含量的分析表明，镭主要通过粪便排除，尿排除较少，如表 10-15 所示。可见，粪镭量占排除总量的 97%以上，尿镭仅占 3%以下。早期镭自体内排除相当快，随着镭在体内沉积时间的延长，排除速率愈来愈慢，到晚期，排除极为缓慢。

**表 10-15　人体内镭自尿、粪排出量的比较**

| 例　号 | 样品收集时间/d | 镭含量/($10^{-12}$ g/d) | | 粪镭占全部排镭量的百分数/% |
|---|---|---|---|---|
| | | 尿 | 粪 | |
| 103 | 51 | 5.5 | 383 | 98.6 |
| 104 | 6 | 3.8 | 241 | 98.4 |
| 112 | 11 | 3.8 | 172 | 97.8 |
| 116 | 3 | 1.7 | 71 | 97.7 |

注：资料源自 Norris W P，1955。

镭自体内排除可分为三个时期。Ⅰ期：相当于镭进入机体后第 1 周，此期镭排除迅速，主要来自血液中和软组织中的镭；在吸入和食入镭的情况下，主要来自未被机体吸收的那一部分镭，其排除量可达到初始进入量的 50%以上；Ⅱ期：在第Ⅰ期之后，时间大约维持 1 年，此期体内镭的排除率逐渐下降，到 1 年时，下降到每天仅能排除体含量的 $5\times10^{-3}$%，排除的镭主要来自软组织和血液循环丰富的松质骨中的镭；Ⅲ期：1 年以后，排除率继续下降，到 20 年时，下降到仅占体含量的 $5\times10^{-4}$%，主要是来自牢固地沉积在致密骨中的镭，是在骨骼正常代谢过程中或骨吸收过程中释放出来的。如果骨骼中沉积的镭晚期排除率以 $5\times10^{-3}$%计，则骨骼中镭的有效半减期大约为 45 年。

体内镭早期排除速率与镭进入机体的途径有关。食入时排除最快，其次是吸入，静脉注入时排除最为缓慢。2 例食入溴化镭者，分别在 4 d 和 5 d 内排除食入量的 91%与 98%。1 例事故性吸入镭患者，吸入后 2 d，50%的镭被排除，随后 3 d 中又排除 10%。而静脉内注入镭者，5 d 内排除量不到注入量的 45%。晚期体内镭的排除速率与镭进入的途径无关，镭在骨骼中沉积时间愈长，排除愈困难。

从患有胆结石的镭污染者中发现，胆结石中含有镭，说明镭参与胆汁代谢过程，并随胆汁排至肠道。

ICRP 第 54 号出版物推荐的尿镭排除函数式为：

$$y_u(t)=4.7\times10^{-2}e^{-0.693t/0.4}+2.0\times10^{-3}e^{-0.693t/5}+6.6\times10^{-5}e^{-0.693t/60}+2.0\times10^{-6}e^{-0.693t/700}+1.410^{-6}e^{-0.693t/5\,000} \tag{10-19}$$

粪镭排除函数式为：

$$y_f(t)=8.9\times10^{-1}e^{-0.693t/0.4}+3.9\times10^{-2}e^{-0.693t/5}+1.3\times10^{-3}e^{-0.693t/60}+3.8\times10^{-6}e^{-0.693t/700}+2.7\times10^{-6}e^{-0.693t/5\,000} \tag{10-20}$$

## 三、损伤效应

### （一）确定性效应

镭引起的急性损伤效应即所谓的镭中毒（radium poisoning）主要表现为外周血象的变化，造血系统、骨骼系统和生殖系统的损伤。肝、肺、肾和肠道亦有一定程度的损伤。

血象变化极为明显，而且出现较早。主要表现为贫血、血红蛋白和血液有形成分明显下降。外周血液的变化与镭注入量有密切关系。静脉注入氯化镭后，引起大鼠血液成分明显变化的最低注入量如表 10-16 所示。

**表 10-16　镭引起大鼠血液成分明显变化的最低注入量**

| 血液成分及损失效应 | 注入量/(kBq/kg) |
|---|---|
| 红细胞，贫血 | $1.1\times10^4$ |
| 血红蛋白，贫血 | $1.1\times10^5$ |
| 网织红细胞百分率，下降 | $2.6\times10^4$ |
| 血小板，下降 | $1.1\times10^4$ |
| 白细胞，下降 | $6.3\times10^2$ |
| 中性粒细胞绝对值，下降 | $6.3\times10^2$ |
| 淋巴细胞绝对值，下降 | $1.9\times10^2$ |

注：资料源自 Fish R M，1950。

造血系统受到严重破坏，骨髓更为严重。骨髓、脾脏和淋巴结中各种功能细胞明显减少，并有出血、组织萎缩和细胞坏死。脾脏有明显的髓外造血现象。

骨骼可发生无菌性坏死，骨小梁畸形或萎缩，成骨细胞和破骨细胞减少或几乎完全枯竭，软骨细胞亦出现变性和坏死。

睾丸萎缩，生精细胞和精子减少，严重者甚至完全消失。

肝脏呈现小叶中心性坏死，中央静脉玻璃样变性，或有严重肝细胞坏死和肝萎缩。

从事镭生产的工作人员，一般不会发生镭的急性损伤效应。只有在某些特殊情况下才会遇到人的急性损伤事例。苏联曾报道过 1 例口服总放射性活度为 75 MBq 的 $^{226}$Ra（溴化镭粉剂）的病例。患者男，25 岁，口服镭后第 3 天急诊入院。入院当天，洗肠液内含 $^{226}$Ra 量为 0.57 MBq，洗胃液内含量为 14 kBq。此时血液、尿和粪便中均有放射性。入院后的前几天，24 h 尿中的$^{226}Ra$含量波动在 19～29 kBq，粪便中波动在 22～140 kBq。根据体内循环血量计算，此时血内放射性活度为 0.74～1.3 kBq。最初几天呼出气中氡的放射性活度为 37 Bq/L。根据上述生物样品中的放射性含量和呼出氡及体外测量的结果，推算患者体内镭含量约为 $37\times10^2$ kBq。患者入院时的主要临床表现是头痛、头晕、全身无力、恶心呕吐、腹泻，至两周后才逐渐恢复到正常。病后第 2 周开始体重逐渐减轻，两个月内减轻 5 kg 之多。血液学指标的变化出现最早。入院当天，中性粒细胞增多，并伴有淋巴细胞减少和血沉加快(28 mm/h)。病后第 5 天起，白细胞总数由 $8.4\times10^9/L$ 降至 $4.4\times10^9/L$，以后逐渐下降到 $1.6\times10^9/L$，直至 1 年以后，仍维持在 $2\times10^9/L$ 左右。病后第 7 天起，血小板由 $250\times10^9/L$ 降至 $100\times10^9/L$，9 个月后降至 $70\times10^9/L$。血红蛋白在一过性增高后，略有降低。红细胞在病后 10 个月减少到 $3.23\times10^{12}/L$。入院后第 16 天。骨髓穿刺发现变性的细胞，分裂的多嗜性中幼红细胞，有个别无丝分裂的幼稚红细胞。病后第 2 周起，皮肤毛细血管镜检发现毛细血管呈痉挛性变化。血液变化持续较久，2.5 年后检查结果为：白细胞 $1.65\times10^9/L$，红细胞 $3.04\times10^{12}/L$，血沉 30 mm/h。

镭致远后期的确定性效应主要是骨髓增生，多发性骨髓炎，骨骼病理性骨折，骨质疏松，牙骨坏死，骨小梁周围形成非典型骨组织而使松质骨出现密度增生区，致密骨无菌性坏死，哈氏管被非典型增生的骨组织堵塞等。对镭蓄积史长达 30～40 年的数百名人员的随访观察发现，凡是体含量低于 10 kBq(0.3 μg)者，无任何明显的损伤症状，高于 10 kBq 者才能出现上述损伤症状。当骨骼平均累计剂量超过 10 Gy 时，上述损伤症状显著。

### (二) 随机性效应

镭致机体的随机性效应主要发生在骨骼及其邻近区域，可引起骨肉瘤。美国 Argonne 国立实验室“人体放射生物学中心”曾对数百名镭工作人员进行了多年的健康随访，结果表明，平均累积剂量在 7.8 Gy 时，出现了骨肉瘤；在 10 Gy 以上者，骨肉瘤发生率明显升高。累积剂量在 10～500 Gy 范围内，骨肉瘤发生率平均为 28%±6%；剂量低于 10 Gy 时，尽管受镭照射时间长达 40～50 年，但未见骨肉瘤发生率升高。因此认为，$^{226}Ra$致人骨肉瘤效应存在一个“实际阈剂量”，约为 10 Gy。当骨骼吸收剂量低于该值时，人在其最长的寿命年限内，骨肉瘤将表现不出来。同时他们还发现，累积剂量在 10～500 Gy 范围内，骨肉瘤的潜伏期随剂量减小而延长，这一点同“实际阈剂量”的存在是相吻合的。

该中心还详细地报道了 4 000 余名镭内污染人员的追踪调查资料。这些人员都是 1950 年前受到镭内污染的，并且一直追踪到 1979 年末。其中有 1 468 例是 1950 年前的女描绘工，她们体内含镭量明确，适用于进行剂量效应关系的分析。在确定处于危险人、年数时，采用两种统计方法：一是以从事描绘工作开始计算处于危险的人·年数(A 组)；二是从首次测量体内镭含量时开始计算处于危险的人·年数(B 组)，结果见表 10-17。在组的 1 468 例中，患骨肉瘤 42 例，预期值是 0.411 例，骨肉瘤绝对危险(AR)为 $7.09\times10^{-6}$/(人·a)，相对危险(RR)为 102。在 B 组 1 257 例中，患骨肉瘤 13 例，预期值是 0.206 例，AR 为 $1\,087\times10^{-6}$/(人·a)，RR 为 63。拟合的剂量-效应关系函数式：

A 组：$I=(C+3.5\times10^{-7}D+3.1\times10^{-11}D^2)e^{-\frac{D}{33.3\times10^3}}$

或 $I=(C+5.1\times10^{-11}D^2)e^{-\frac{D}{40.7\times10^3}}$

B 组：$I=C+5.4\times10^{-7}D$

或 $I=(C+1.3\times10^{-10}D^2)e^{-\frac{D}{55.5\times10^3}}$

式中，$I$ 为骨肉瘤发生率[例/(人·a)]；$C$ 为骨肉瘤的自然发生率；$D$ 为机体含镭量(kBq)。根据作者统计处理结果证明，$D$ 以放射性活度为单位或以骨骼平均吸收剂量为单位，拟合的剂量-效应模型是一致的。镭致骨肉瘤的剂量平方模型曲线如图 10-14 所示。

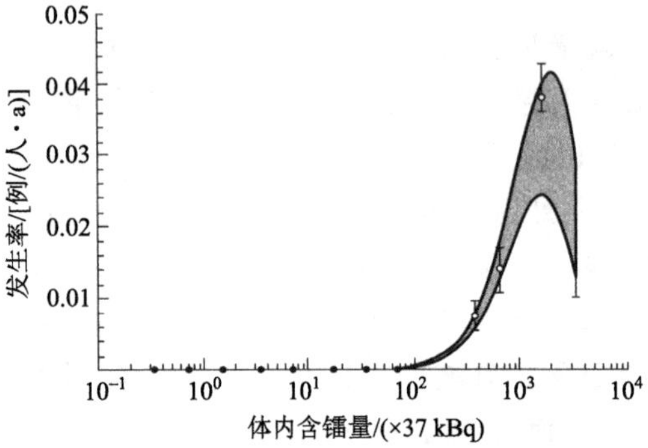


图 10-14 镭诱发骨肉瘤发生率与体内镭含量的关系

阴影部分为剂量-效应函数在 1 个标准差变化时的覆盖范围(据 Rowland R E,1983)

**表 10-17 女描绘工辐射流行病学调查资料**

| 组别 | 体含量/kBq 加权平均值 | 加权均方根值 | 案例数 | 处于危险的人·年数 | 骨肉瘤例数 观察值 | 预期值 | AR $10^{-6}$/(人·a) | RR |
|---|---|---|---|---|---|---|---|---|
| | 124 098 | 124 246 | 17 | 225 | 4 | 0.002 | 17 769 | 2 000 |
| | 59 681 | 61 716 | 25 | 456 | 17 | 0.003 | 37 274 | 5 667 |
| | 24 494 | 2 493 816 | 19 | 662 | 9 | 0.005 | 13 588 | 1 800 |
| | 14 134 | 14 319 | 34 | 1 356 | 10 | 0.010 | 7 367 | 1 000 |
| | 6 179 | 6 327 | 29 | 1 325 | 2 | 0.009 | 1 503 | 222 |
| A | 2 560.4 | 2 593.7 | 23 | 1 132 | 0 | 0.008 | | |
| | 1 298.7 | 1 317.2 | 49 | 2 401 | 0 | 0.017 | | |
| | 610.5 | 632.7 | 75 | 3 654 | 0 | 0.026 | | |
| 组 | 261.96 | 266.77 | 72 | 3 360 | 0 | 0.024 | | |
| | 131.35 | 133.57 | 103 | 4 669 | 0 | 0.033 | | |
| | 56.61 | 58.83 | 186 | 7 838 | 0 | 0.055 | | |
| | 25.566 | 27.158 | 164 | 6 343 | 0 | 0.044 | | |
| | 13.135 | 13.431 | 152 | 5 347 | 0 | 0.037 | | |
| | <9.25 | | 520 | 19 935 | 0 | 0.140 | | |
| 合计 | | | 1 468 | 58 701 | 42 | 0.411 | 709 | 102 |
| | 106 227 | 106 227 | 2 | 25 | 0 | 0.000 | | |
| B | 68 450 | 69 671 | 6 | 65 | 3 | 0.001 | 46 138 | 3 000 |
| | 23 347 | 23 791 | 11 | 121 | 5 | 0.002 | 41 306 | 2 500 |
| | 13 801 | 13 986 | 24 | 343 | 5 | 0.006 | 14 560 | 833 |
| 组 | 6 327 | 6 475 | 25 | 336 | 0 | 0.006 | | |
| | 2 545.6 | 2 578.9 | 20 | 236 | 0 | 0.004 | | |

续表

| 组别 | 体含量/kBq | | 案例数 | 处于危险的人·年数 | 骨肉瘤例数 | | AR | RR |
|---|---|---|---|---|---|---|---|---|
| | 加权平均值 | 加权均方根值 | | | 观察值 | 预期值 | $10^{-6}$/(人·a) | |
| | 1 269 | 1 287.6 | 44 | 614 | 0 | 0.011 | | |
| | 621.6 | 640.1 | 71 | 1 039 | 0 | 0.018 | | |
| B | 262.33 | 267.14 | 65 | 891 | 0 | 0.016 | | |
| | 130.98 | 133.57 | 96 | 1 178 | 0 | 0.021 | | |
| | 55.87 | 58.09 | 172 | 1 800 | 2 | 0.032 | | |
| 组 | 26.899 | 27.491 | 143 | 1 340 | 0 | 0.024 | | |
| | 13.283 | 13.542 | 119 | 689 | 0 | 0.012 | | |
| | <9.25 | | 459 | 3 094 | 0 | 0.054 | | |
| 合计 | | | 1 257 | 11 770 | 13 | 0.206 | 1 087 | 63 |

注:资料源自 Rowland R E,1983。

美国麻省理工学院放射学中心 Evans 等对镭表盘工人恶性肿瘤的危险进行了系统研究,骨剂量超过 10 Gy 的 67 名受照人员中发生骨肉瘤 12 例,头部上皮癌 7 例,合计占 28%,而骨平均剂量低于 10 Gy 的 503 人中无 1 例发病。对镭蓄积史长达 30～40 a 的数百名人员的随访观察发现,凡是体含量小于 10 kBq 者,没有发生任何明显的损伤症状,高于 10 kBq 者才能出现各种损伤症状。当骨平均累计剂量超过 10 Gy 时,骨损伤症状显著。追查 $^{226}Ra$ 携带者 780 人中患骨癌 51 人,患副鼻窦癌 20 人,共 71 人。

$^{226}Ra$ 诱发人骨肉瘤的发生部位与自然发生的骨肉瘤一致,主要是四肢骨,躯干骨较少,如表 10-18 所示。其中 10%分布在躯干骨中,90%在四肢骨中。骨肉瘤常见部位是盆骨,仅少数发生在膝关节中。

**表 10-18 $^{226}Ra$ 诱发骨肉瘤在人骨骼系统的分布(50 例)**

| 骨骼 | 骨肉瘤分布/% | |
|---|---|---|
| 脊椎骨 | 2 | 10 |
| 头盖骨 | 6 | |
| 肋骨 | 2 | |
| 上肢骨 | 26 | 90 |
| 下肢骨 | 64 | |

注:资料源自 Christensen W R,1979。

$^{226}Ra$ 曾一度错误地被当做药物用于临床。联邦德国曾有 2 000 多人接受静脉注入 $^{226}Ra$ 治疗骨结核和强直性脊椎炎。对这些人中的 800 多人进行了大约 20 a 以上的健康随访,其中 607 例是成年患者,平均累积剂量为 6.5 Gy;208 例是年轻患者,年龄都在 20 岁以下,平均累积剂量为 26 Gy。根据部分统计结果,分别有 17%和 2%发生了骨肉瘤(表 10-19)。在所观察的剂量范围内,镭诱发骨肉瘤的危险度与受照时间的关系可用下述函数式描述。

表 10-19 $^{224}Ra$ 诱发骨肉瘤的发生率及危险度估计

| 年 龄 | 观察时间/a | 骨肉瘤发生率/% | 危险度/($\times10^3/10^6$ Gy) | |
|---|---|---|---|---|
| | | | 短期摄入 | 长期摄入 |
| <20 | 22 | 17.2(35/208) | 4 | 22 |
| >20 | 19 | 2.0(12/607) | 3 | 17 |

<20 岁者：$E=4\times10^3+18\times10^3(1-e^{-0.009m})$；

>20 岁者：$E=3\times10^3+18\times10^3(1-e^{-0.009m})$

式中，$E$ 为危险度（骨肉瘤例数/$10^6$ Gy）；$m$ 为自注入镭后至骨肉瘤出现所经历的时间（月）。

与$^{226}Ra$ 相比，$^{224}Ra$ 致人骨肉瘤所需剂量比$^{226}Ra$ 低。特别是在低剂量范围内，$^{224}Ra$ 诱发骨肉瘤效应比$^{226}Ra$ 明显增高，其原因是由于的$^{224}Ra$ 半衰期短（3.64 d），在与骨骼基质结合前已经衰变。所以释放给骨表面 0～10 μm 以下的成骨细胞的剂量比相同活度的$^{226}Ra$ 要大得多，这种细胞是辐射致骨肉瘤的靶组织。

## 四、减少吸收和加速排除

### （一）减少吸收

食入镭后，应迅速采取防止胃肠道吸收的急救措施。根据情况可应用催吐剂、沉淀剂、褐藻酸钠和硫酸钡等阻吸收剂和缓泻剂，使胃肠道中的镭及早吐出或形成难溶性化合物，随粪便排出体外。上述药物如果应用及时，阻止镭自肠道吸收有良好的效果。此外还可以用生理盐水洗胃灌肠。吸入镭时，可向鼻咽部喷血管收缩剂，如 0.25%肾上腺素制剂、麻黄素等。然后再用生理盐水冲洗，并使用祛痰剂，以减少呼吸道的吸收。

### （二）加速排除

迄今对体内镭的促排还未找到一种疗效较好的药物。早期静脉滴注 EDTA、DTPA、2,3-二巯基丙烷磺酸钠和柠檬酸钠等药物均有一定促排疗效。但与促排稀土族元素和$^{210}Po$ 相比，促排镭的效果较差。因此早期促排治疗需要采取一些综合措施，即除了使用上述促排药物外，患者应食用高钙饮食，或注射葡萄糖酸钙等；上述综合措施如果应用得当，对血液中、软组织中和血液循环较丰富的骨骼中的镭可以加速排出体外。

晚期促排除上述促排药物可酌情选用外，可采用脱钙疗法，即用甲状腺素、甲状旁腺素、氯化铵及低钙饮食，加速骨骼中镭的排除。据报道，对镭中毒患者进行为期两个月的脱钙疗法治疗，体内镭含量可减少 45%～57%，镭排除速率比治疗前提高 7 倍。

# 第三节 氡及其短寿命子体的放射毒理学

## 一、辐射和化学特性

氡（radon，Rn）是天然放射性惰性气体核素，无色无味，是目前已知最重的气体。氡是不活泼的惰性放射性气体，可溶于水，极易溶于脂肪。在体温条件下，氡在脂肪和水中的分配系数是 125∶1。

氡的同位素有$^{222}$Rn(镭射气,Rn)、$^{220}$Rn(钍射气,Tn)和$^{219}$Rn(锕射气 An)三种,依次分别由铀系的$^{226}$Ra、钍系的$^{224}$Ra和锕系的$^{223}$Ra衰变而来。但是$^{219}$Rn半衰期极短,仅有3.96 s,在它从生产处转移到人的呼吸道之前就基本衰变完毕,卫生学意义较小。$^{220}$Rn半衰期为55.6 s,在特定的环境中才有一定的卫生学意义。因此通常所说的氡,是指$^{222}$Rn。$^{222}$Rn的半衰期为3.825 d,释放出粒子后变成固态放射性核素$^{218}$Po(RaA),随后再经过7次衰变,最终变成稳定性元素$^{206}$Pb(RaG)。$^{222}$Rn及其子体的主要辐射特性如表10-20所示。可见,氡在衰变过程中,所产生的氡子体(radon daughter),既有α辐射,也有β和γ辐射。因此氡及其子体是α、β和γ混合辐射体。在氡的子体中,RaA～RaC'为短半衰期子体,称为短寿命子体(short-lived daughter)。RaD～RaF为长半衰期子体,称为长寿命子体。在长寿命子体中,从α辐射体产生的内照射剂量来说,$^{210}$Pb-$^{210}$Bi-$^{210}$Po链是一个有意义的组分。当这三种放射性核素处于放射性平衡状态时,$^{210}$Po产生的剂量比$^{210}$Pb和$^{210}$Bi产生的剂量高得多。因此,$^{210}$Po的放射毒理学应单独进行论述。而本节主要介绍氡及其短寿命子体的放射毒理学。

**表 10-20 $^{222}$Rn 及其子体的主要辐射特性**

| 核素 | 半衰期 | α粒子 | | β粒子能量/MeV | γ射线能量/MeV |
|---|---|---|---|---|---|
| | | 能量/MeV | 在组织中的射程/μm | | |
| $^{222}$Rn | 3.825 d | 5.49(100%) | 41 | | 0.51(0.07%) |
| $^{218}$Po(RaA) | 3.05 min | 6.00(～100%) | 47 | 0.33(～0.019%) | |
| $^{214}$Pb(RaA) | 26.8 min | | | 0.65(50%) | 0.295(19%) |
| | | | | 0.71(40%) | 0.352(36%) |
| | | | | 0.98(6%) | |
| $^{214}$Bi(RaC) | 19.7 min | 5.45(0.012%) | | 1.0(23%) | 0.609(47%) |
| | | 5.51(0.008%) | | 1.51(40%) | 1.12(17%) |
| | | | | 3.26(19%) | 1.76(17%) |
| Po(RaC') | 164 μs | 7.69(100%) | 71 | | 0.799(0.014%) |
| $^{210}$Pb(RaD) | 22.3 a | | | 0.018 | 0.047 |
| $^{210}$Bi(RaE) | 5.0 d | | | 1.16 | |
| $^{206}$Po(RaF) | 138.4 d | 5.30(100%) | 37 | | |
| $^{206}$Pb(RaG) | 稳定 | | | | |

注:资料源自 Altshuler B, 1964。

氡是地壳中铀、镭元素的天然衰变产物,铀和镭广泛在于地壳内,因此在通风不良的情况下,几乎任何空间都可能有不同程度氡的累积。例如矿井、隧道、地穴等,甚至普通房屋内也有氡。当然,氡浓度最高的场所是矿井,特别是铀矿井。在那些伴有铀、镭共生的磷酸盐矿、铜、锌等金属矿山及煤矿中,普遍存在氡及其子体的危害。因地质结构和生成年代不同,其放射元素、放射程度都会有所不同。

## 二、在空气中的物理特征

表征矿井大气中氡及其子体物理特征的主要参数有:浓度、平衡系数 $F$、未结合态份额

$f$ 等。这些参数值的大小与矿井下通风率、氡析出量、气溶胶粒子浓度等因素有关。

### （一）氡及其子体的浓度

空气中氡浓度单位常用 $Bq/m^3$ 表示。以前曾将空气中氡浓度为 3.7 Bq/L 或 3.7 $kBq/m^3$（相当于 $10^{-10}$ Ci/L）称为 1 艾曼（eman），并把它规定为放射性矿山井下氡的最大容许浓度。

空气中氡短寿命子体的浓度常用其 α 衰变潜能浓度表示。其单位为 MeV/L，$MeV/m^3$、$J/m^3$ 和工作水平 WL（working level）。氡子体 α 衰变潜能浓度是指单位体积空气中所含短寿命子体 RaA、RaB 和 RaC 的某种混合物全部衰变成 RaD 时所释放的 α 总能量。

空气中氡子体潜能浓度单位之间的关系如下：

$$1\ J/m^3 = 6.24\times10^{12}\ MeV/m^3 = 6.24\times10^{9}\ MeV/L$$

$$1\ WL = 1.3\times10^{5}\ MeV/L = 2.08\times10^{-5}\ J/m^3$$

1 WL 大致相当于空气中 $^{222}Rn$ 短寿命子体与放射性浓度为 3.7 Bq/L 的 $^{222}Rn$ 处于放射性平衡的 α 潜能浓度。ICRP 第 32 号出版物建议，$^{222}Rn$ 短寿命子体的 DAC 为 0.40 WL 或 $8.3\times10^{-6}\ J/m^3$。

### （二）平衡系数 *F* 与空间通风率的关系

空气中氡子体浓度与氡浓度的比值（$F$）将随空间通风率的不同而变化。当某一空间完全不通风时，经过 3 h，氡子体与氡的浓度基本达到平衡，即 $^{222}Rn$ ∶ RaA ∶ RaB ∶ RaC＝1 ∶ 1 ∶ 1 ∶ 1。也就是说，3.7 Bq/L 的氡与其子体相平衡时，氡子体浓度为 1 WL（3×3.7 Bq/L），此时氡子体的平衡系数 $F$ 为 1.0。当该空间通风率较好时，有些子体尚未来得及衰变就被气流带走，这时值 $F$ 便低于 1.0。可见 $F$ 值是反应矿井下通风率的重要指标。表 10-21 是在不同通风率条件下，氡与其子体浓度的比值，在相应条件下的 α 潜能浓度及计算得到的 $F$ 值。

空气中短寿命氡子体任何混合物 α 潜能浓度还可以用平衡当量氡浓度（equilibrium equivalent radon concentration，$EEC_{Rn}$）表示。$EEC_{Rn}$ 是实测氡浓度与其子体平衡系数 $F$ 的乘积，即 $EEC_{Rn} = C_{Rn}\cdot F$。也就是说，当氡子体浓度用 $EEC_{Rn}$ 表示时，平衡系数 $F$ 就是实测子体的总 α 潜能除以氡处于平衡态的子体总潜能。例如，当通风率为 0.03 时，$F$ 值为 49 300/128 000≈0.385（表 10-21）。

**表 10-21　不同通风条件下氡与子体浓度和 α 潜能浓度的比**

| 通风率 ($Q/V$)* | 子体与氡浓度比值 3.7 Bq·$L^{-1}$子体（3.7 Bq·$L^{-1}$Rn） | | | | 子体 α 潜能量 $10^3$ MeV·$L^{-1}$子体（3.7 Bq·$L^{-1}$Rn） | | | | $F$ |
|---|---|---|---|---|---|---|---|---|---|
| | Rn | RaA | RaB | RaC | RaA | RaB | RaC | 总计 | |
| 0.00 | 1.00 | 1.00 | 1.00 | 1.00 | 13.4 | 66.0 | 48.6 | 128.0 | 1.00 |
| 0.001 | 1.00 | 0.995 | 0.95 | 0.93 | 13.3 | 63.0 | 45.0 | 121.5 | 0.950 |
| 0.003 | 1.00 | 0.977 | 0.88 | 0.82 | 13.1 | 58.0 | 39.8 | 110.1 | 0.866 |
| 0.01 | 1.00 | 0.96 | 0.69 | 0.54 | 12.9 | 45.6 | 26.2 | 84.7 | 0.661 |
| 0.03 | 1.00 | 0.88 | 0.41 | 0.22 | 11.8 | 26.8 | 10.7 | 49.3 | 0.385 |
| 0.01 | 1.00 | 0.69 | 0.14 | 0.037 | 9.30 | 9.40 | 1.80 | 20.5 | 0.161 |
| 0.03 | 1.00 | 0.43 | 0.034 | 0.003 6 | 5.70 | 2.30 | 0.18 | 8.20 | 0.064 |

续表

| 通风率 (Q/V)* | 子体与氡浓度比值 3.7 Bq·L⁻¹子体(3.7 Bq·L⁻¹Rn) | | | | 子体α潜能量 $10^3$ MeV·L⁻¹子体(3.7 Bq·L⁻¹Rn) | | | | F |
|---|---|---|---|---|---|---|---|---|---|
| | Rn | RaA | RaB | RaC | RaA | RaB | RaC | 总计 | |
| 0.10 | 1.00 | 0.185 | 0.004 6 | 0.000 16 | 2.50 | 0.30 | 0.008 | 2.80 | 0.022 |

注：*Q 为每分钟供给通风空间不含氡空气的量；V 为通风空间的体积。

标准井下通风率应该控制使 F 值≤0.3。也就是说，氡浓度为 3.7 Bq/L 时，子体浓度应为 0.3 WL。

### (三) 空气中氡子体的存在形式

空气中氡子体的存在形式有两种。氡子体未与空气中气溶胶粒子结合前，主要以离子态形式存在，称离子态或为结合态子体；当氡子体与气溶胶粒子结合后，则称为结合态氡子体。后者又可根据气溶胶粒子的大小，进一步分为凝集核氡子体和粒子氡子体。

1. 未结合态氡子体

未结合态氡子体主要是 RaA、RaB 和 RaC 的游离原子，其扩散系数很大，平均约为 0.054 $cm^2/s$。因此在呼吸道的沉积过程主要是靠离子的扩散作用。未结合态氡子体平均寿命很短，仅约 50 s。它在运动过程中与空气中气溶胶粒子碰撞，并被吸附在其表面而形成结合态氡子体。空气中气溶胶粒子浓度越高，未结合态氡子体寿命越短。未结合态氡子体α潜能占全部氡子体(未结合态和结合态氡子体)总α潜能的份额，称为未结合态份额($f_p$)。一般铀矿井下 $f_p$大约为 0.05。在未结合态氡子体中，主要是由$^{222}$Rn 新产生出来的 RaA 原子。未结合态的 RaAα 潜能占全部氡子体总α潜能的份额，称为 RaA 未结合态子体份额($f_a$)。

2. 凝集核氡子体

凝集核是直径为 0.001～0.1 μm 的气溶胶粒子。氡子体吸附在凝集核表面，形成粒径较小的结合态氡子体。这种结合态氡子体的扩散系数平均约为 $16\times10^{-6}$ $cm^2/s$，它在呼吸道的沉积过程也主要靠粒子的扩散作用。在湿度较大的空间(包括进入呼吸道各区间)，凝集核可迅速增大。

3. 粒子型氡子体

粒子是直径大于 0.1 μm 的气溶胶粒子。氡子体吸附在粒径不同的粒子表面，形成粒径较大的结合态氡子体。在静止的空气中，它不易扩散，易于沉降，因此在呼吸道的沉积过程，主要是靠粒子沉降和碰撞作用。

为了估算在不同浓度氡及其子体环境中人体呼吸道不同部位受到的照射剂量，曾提出供估算组织剂量时使用的有代表性的参比大气的组成(表 10-22)。

**表 10-22　参比大气的组成，3.7 Bq/L 氡中氡子体的分布**

| 氡子体 | 单位体积放射性活度/(Bq/L) 离子 | 凝集核 | 粒子 | 总和 |
|---|---|---|---|---|
| RaA | 0.314 | 1.887 | 1.295 | 3.478 |
| RaB | 0.022 | 1.295 | 0.962 | 2.294 |

续表

| 氡子体 | 单位体积放射性活度/(Bq/L) | | | |
|---|---|---|---|---|
| | 离　子 | 凝集核 | 粒　子 | 总　和 |
| RaC | 0.010 | 0.925 | 0.703 | 1.628 |
| Ra(A+B+C) | 0.346 | 4.107 | 2.960 | 7.400 |

| 氡子体 | 单位体积原子数/$L^{-1}$ | | | | | | |
|---|---|---|---|---|---|---|---|
| | 离　子 | 凝集核 | 不同粒径的粒子 | | | | |
| | | | 0.2 μm | 0.6 μm | 2 μm | 6 μm | 20 μm |
| RaA | 83 | 500 | 200 | 51 | 60 | 21 | 4 |
| RaB | 51 | 2 980 | 1 350 | 340 | 390 | 140 | 28 |
| RaC | 17 | 1 580 | 710 | 180 | 210 | 74 | 15 |
| Ra(A+B+C) | 151 | 5 060 | 2 260 | 571 | 660 | 235 | 47 |

## 三、在呼吸道内的转运及衰变

氡及其子体进入机体的主要途径是呼吸道。氡是气体，进入呼吸道后很容易经肺吸收，均匀分布于全身，并迅速达到平衡。人一旦离开含氡及其子体的环境后，体内氡会很快经肺排除。因此，吸入氡及其子体对呼吸道的辐射危害主要不是氡本身，而是氡子体。

### （一）肺模型

为了估算氡子体对呼吸道造成损害的剂量，可以利用 Weibel 肺模型。该模型假定呼吸系统是由鼻腔（或口腔）、喉、气管和 23 级对生分枝的支气管树组成的，并将气管-支气管区（T-B 区间）分成 16 段。Weibel 肺模型的主要参数如表 10-23 所示。

**表 10-23　Weibel 肺模型的主要参数**

| 部　位 | | 分　级 | 数　目 | 半　径/cm | 长　度/cm | 黏液传递时间/min | 表面面积/$cm^2$ | 横截面积/$cm^2$ |
|---|---|---|---|---|---|---|---|---|
| | 口　腔 | — | — | 1.000 | 3.50 | — | — | — |
| | 喉 | — | — | 1.500 | 1.50 | — | — | — |
| | 气管 | 0 | 1 | 0.900 0 | 12.00 | 3 | 67.8 | 2.54 |
| | 主支气管 | 1 | 1 | 0.610 0 | 4.76 | 6 | 36.5 | 2.34 |
| 叶支气管 | 第二支气管 | 2 | 4 | 0.415 0 | 1.90 | 8 | 19.8 | 2.16 |
| | 第二支气管 | 3 | 8 | 0.280 0 | 0.76 | 3 | 10.7 | 2.00 |
| | 第三支气管 | 4 | 16 | 0.225 0 | 1.27 | 14 | 28.7 | 2.54 |
| | 第三支气管 | 5 | 32 | 0.175 0 | 1.07 | 12 | 37.6 | 3.11 |
| | 第三支气管 | 6 | 64 | 0.140 0 | 0.90 | 10 | 50.7 | 3.96 |
| 段及亚 12 段支气管 | 第四支气管 | 7 | 128 | 0.115 0 | 0.76 | 32 | 70.3 | 5.10 |
| | 第四支气管 | 8 | 256 | 0.093 0 | 0.64 | 27 | 95.7 | 6.95 |
| | 第四支气管 | 9 | 512 | 0.077 0 | 0.54 | 23 | 134 | 9.56 |

续表

| 部位 | | 分级 | 数目 | 半径/cm | 长度/cm | 黏液传递时间/min | 表面面积/cm² | 横截面积/cm² |
|---|---|---|---|---|---|---|---|---|
| 末梢支气管 | 末端支气管 | 10 | 1 024 | 0.065 0 | 0.46 | 445 | 190 | 13.4 |
| | 末端支气管 | 11 | 2 048 | 0.054 5 | 0.39 | 378 | 274 | 19.6 |
| | 末端支气管 | 12 | 4 096 | 0.047 5 | 0.33 | 320 | 403 | 28.8 |
| | 末端支气管 | 13 | 8 192 | 0.041 0 | 0.27 | 261 | 570 | 44.5 |
| | 末端支气管 | 14 | 16 384 | 0.037 0 | 0.23 | 223 | 876 | 69.4 |
| | 末端支气管 | 15 | 32 768 | 0.033 0 | 0.20 | 194 | 1 360 | 113 |
| | 末端支气管 | 16 | 65 536 | 0.030 0 | 0.165 | 160 | 2 040 | 185 |
| 肺 | 呼吸支气管 | 17 | 131 072 | 0.027 0 | 0.140 | — | — | 300 |
| | 呼吸支气管 | 18 | 262 144 | 0.025 0 | 0.117 | — | — | 534 |
| | 呼吸支气管 | 19 | 524 288 | 0.023 5 | 0.099 | — | — | 944 |
| | 肺泡管 | 20 | 1 048 576 | 0.022 5 | 0.083 | — | — | 1 600 |
| | 肺泡管 | 21 | 2 097 152 | 0.021 5 | 0.070 | — | — | 3 045 |
| | 肺泡管 | 22 | 4 194 304 | 0.020 5 | 0.059 | — | — | 5 538 |
| | 肺泡囊 | 23 | 8 388 608 | 0.020 5 | 0.050 | — | — | 11 076 |
| | 肺泡 | — | — | 0.020 0 | — | — | — | — |

### （二）氡子体在呼吸道的沉积

氡子体进入呼吸道后，由于布朗扩散、重力沉降和惯性碰撞等物理运动，沉积于呼吸道表面黏液上。根据上述三个基本物理运动的原理和 Weibel 肺模型的生理参数，估算出不同形成氡子体在呼吸道各解剖部位的总沉积率列于表 10-24 中。可见氡子体在呼吸道的沉积率与氡子体的存在形式，特别是与氡子体未结合态份额 $f_p$ 有关。

**表 10-24 吸入未结合态原子和不同大小的气溶胶粒子在气管-支气管的沉积份额***

| 分级 | 未结合原子 | 凝集核 | 不同粒径的粒子 0.2 μm | 0.6 μm | 2 μm | 6 μm | 16 μm |
|---|---|---|---|---|---|---|---|
| 0 | $7.92\times10^{-2}$ | $2.62\times10^{-3}$ | $2.44\times10^{-3}$ | $2.31\times10^{-3}$ | $1.38\times10^{-3}$ | — | — |
| 1 | $5.04\times10^{-2}$ | $1.09\times10^{-3}$ | $8.33\times10^{-4}$ | $2.53\times10^{-3}$ | $9.62\times10^{-2}$ | $5.09\times10^{-2}$ | $2.44\times10^{-1}$ |
| 2 | $3.77\times10^{-2}$ | $5.32\times10^{-4}$ | $3.55\times10^{-4}$ | $1.79\times10^{-3}$ | $9.19\times10^{-3}$ | $5.83\times10^{-2}$ | $2.30\times10^{-1}$ |
| 3 | $3.39\times10^{-2}$ | $3.06\times10^{-4}$ | $1.72\times10^{-4}$ | $1.65\times10^{-3}$ | $1.14\times10^{-2}$ | $7.68\times10^{-2}$ | $1.92\times10^{-1}$ |
| 4 | $6.91\times10^{-2}$ | $6.56\times10^{-4}$ | $2.83\times10^{-4}$ | $2.60\times10^{-3}$ | $1.62\times10^{-2}$ | $9.45\times10^{-2}$ | $8.87\times10^{-2}$ |
| 5 | $8.0\times10^{-2}$ | $8.43\times10^{-4}$ | $4.46\times10^{-4}$ | $2.98\times10^{-3}$ | $1.71\times10^{-2}$ | $8.58\times10^{-2}$ | $2.16\times10^{-2}$ |
| 6 | $9.53\times10^{-2}$ | $1.10\times10^{-3}$ | $5.56\times10^{-3}$ | $3.35\times10^{-3}$ | $1.78\times10^{-2}$ | $7.49\times10^{-2}$ | $1.06\times10^{-2}$ |
| 7 | $1.06\times10^{-1}$ | $1.46\times10^{-3}$ | $7.08\times10^{-4}$ | $3.74\times10^{-3}$ | $1.80\times10^{-2}$ | $6.34\times10^{-2}$ | $3.70\times10^{-1}$ |
| 8 | $1.10\times10^{-1}$ | $2.00\times10^{-3}$ | $9.33\times10^{-4}$ | $4.34\times10^{-2}$ | $1.90\times10^{-2}$ | $5.50\times10^{-2}$ | — |
| 9 | $9.91\times10^{-2}$ | $2.73\times10^{-3}$ | $1.24\times10^{-3}$ | $5.07\times10^{-3}$ | $1.95\times10^{-2}$ | $4.57\times10^{-2}$ | — |

续表

| 分级 | 未结合原子凝集核 | | 不同粒径的粒子 | | | | |
|---|---|---|---|---|---|---|---|
| | | | 0.2 μm | 0.6 μm | 2 μm | 6 μm | 16 μm |
| 10 | $7.32\times10^{-2}$ | $3.75\times10^{-3}$ | $1.63\times10^{-3}$ | $6.02\times10^{-3}$ | $2.04\times10^{-2}$ | $3.89\times10^{-2}$ | — |
| 11 | $4.04\times10^{-2}$ | $4.88\times10^{-3}$ | $2.09\times10^{-3}$ | $7.25\times10^{-3}$ | $2.23\times10^{-2}$ | $3.45\times10^{-2}$ | — |
| 12 | $1.82\times10^{-2}$ | $6.70\times10^{-3}$ | $2.88\times10^{-3}$ | $8.88\times10^{-3}$ | $2.48\times10^{-2}$ | $3.10\times10^{-2}$ | — |
| 13 | $3.36\times10^{-3}$ | $9.39\times10^{-3}$ | $3.99\times10^{-3}$ | $1.12\times10^{-2}$ | $2.91\times10^{-2}$ | $2.96\times10^{-2}$ | — |
| 14 | — | $1.29\times10^{-2}$ | $5.49\times10^{-3}$ | $1.43\times10^{-2}$ | $3.42\times10^{-2}$ | $2.90\times10^{-2}$ | — |
| 15 | — | $1.85\times10^{-2}$ | $7.92\times10^{-3}$ | $1.93\times10^{-2}$ | $4.31\times10^{-2}$ | $3.00\times10^{-2}$ | — |
| 16 | — | $2.45\times10^{-2}$ | $1.06\times10^{-2}$ | $2.43\times10^{-2}$ | $5.09\times10^{-2}$ | $2.85\times10^{-2}$ | — |
| 17 | — | $3.45\times10^{-2}$ | $1.49\times10^{-2}$ | $3.24\times10^{-2}$ | $6.32\times10^{-2}$ | $2.74\times10^{-2}$ | — |
| 18 | — | $4.74\times10^{-2}$ | $2.08\times10^{-2}$ | $4.31\times10^{-2}$ | $7.73\times10^{-2}$ | $2.52\times10^{-2}$ | — |
| 19 | — | $6.33\times10^{-2}$ | $2.84\times10^{-2}$ | $5.63\times10^{-2}$ | $9.13\times10^{-2}$ | $2.07\times10^{-2}$ | — |
| 20 | — | $7.78\times10^{-2}$ | $3.61\times10^{-2}$ | $7.01\times10^{-2}$ | $1.16\times10^{-1}$ | $1.27\times10^{-2}$ | — |
| 21 | — | $1.00\times10^{-1}$ | $4.63\times10^{-2}$ | $8.91\times10^{-2}$ | $1.17\times10^{-1}$ | $6.80\times10^{-3}$ | — |
| 22 | — | $1.07\times10^{-1}$ | $5.37\times10^{-2}$ | $9.42\times10^{-2}$ | $1.15\times10^{-1}$ | — | — |
| 23 | — | $1.14\times10^{-1}$ | $6.46\times10^{-2}$ | $9.66\times10^{-2}$ | $2.10\times10^{-1}$ | — | — |
| 合计 | $8.96\times10^{-1}$ | $6.38\times10^{-1}$ | $3.06\times10^{-1}$ | $6.03\times10^{-2}$ | $9.42\times10^{-1}$ | $9.20\times10^{-1}$ | $7.91\times10^{-1}$ |

注：资料源自曾新元，1983；* 每分钟呼吸 15 次，每次吸入 1 L。

一般而言，在支气管未结合态氡子体沉积率大于结合态氡子体。如果以单位面积上氡子体沉积率计，则在较大支气管处更为明显，如图 10-15 所示。未结合态氡子体由于具有很高的扩散系数，沉积速率大，因此主要沉积在鼻咽区和气管-支气管区。而结合态氡子体扩散系数小，沉积速率小，因此主要沉积在肺区。

此外，氡子体在呼吸道的沉积率与机体的生理状态有关。当劳动量增大、潮气量增多及用口呼吸时，沉积率明显增加。由于影响氡子体在呼吸道沉积的因素较多，因此不同作者报道的测量和估算结果不一，变化范围较大。

### （三）氡子体在呼吸道的转运和衰变

沉积于呼吸道的氡子体可以通过三种途径转移：一是立即呼出体外；二是吸收入血和淋巴液；三是在呼吸道纤毛运动的作用下，逐渐地被推到咽喉部，咽入胃肠道。因为短寿

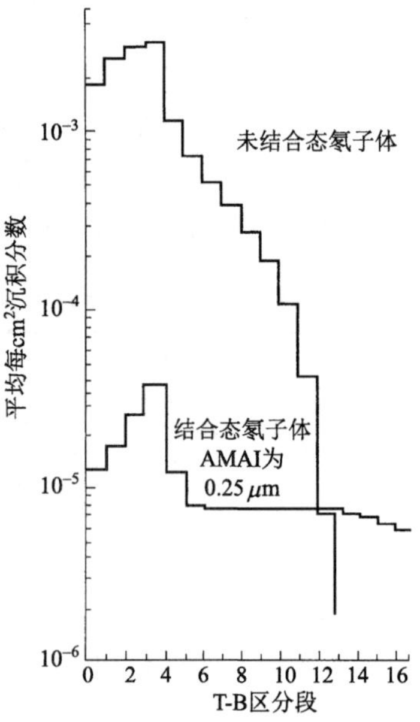


图 10-15　未结合态和结合态氡子体在气管-支气管（T-B）区的沉积率

（鼻呼吸率为 20 L/min）

T-B 区分段：0 为气管；1 为主支气管；2～5 为叶支气管；6～9 为段及亚段支气管；10～16 为末梢支气管

命氡子体吸收入血或淋巴液甚少，因此沉积于呼吸道中的氡子体的廓清主要靠纤毛作用。氡子体在廓清的同时又不断地进行衰变。沉积在呼吸道不同解剖部位的氡子体的廓清速率与呼吸道相应部位的黏液传递速率同步。从呼吸道各解剖部位的黏液传递时间(表 10-25)和短寿命氡子体的物理半衰期看，沉积在叶支气管以下部位的氡子体在被廓清前几乎都衰变完毕。可见，沉积在叶支气管以下各部位的氡子体几乎将其全部辐射能量给予了呼吸道的上皮细胞。

**表 10-25　人持续吸入 3.7 Bq/L 的氡子体达平衡后呼吸道不同解剖部位单位面积子体平衡放射性活度(潮气量为 1 L)**

| 分　级 | 平衡放射性活度/($\times 10^{-2}$ Bq/L) | | |
|---|---|---|---|
| | RaA | RaB | RaC |
| 0 | 2.305 | 9.357 | 13.746 |
| 1 | 3.312 | 13.157 | 18.700 |
| 2 | 6.505 | 28.616 | 40.930 |
| 3 | 6.301 | 18.467 | 25.893 |
| 4 | 6.283 | 25.045 | 37.329 |
| 5 | 4.899 | 15.836 | 22.910 |
| 6 | 3.156 | 8.096 | 11.429 |
| 7 | 3.141 | 16.258 | 19.296 |
| 8 | 2.353 | 7.537 | 10.586 |
| 9 | 1.402 | 3.312 | 4.303 |
| 10 | 1.073 | 6.767 | 11.322 |
| 11 | 0.681 | 5.528 | 9.343 |
| 12 | 0.477 | 4.751 | 8.096 |
| 13 | 0.392 | 4.355 | 7.448 |
| 14 | 0.329 | 3.719 | 6.283 |
| 15 | 0.291 | 3.127 | 5.224 |
| 16 | 0.241 | 2.057 | 3.189 |

注：资料源自曾新元，1983。

人在较长时间暴露于含氡及其子体的空气环境中，氡子体在呼吸道的沉积和廓清终会达到动态平衡。在沉积和廓清达到平衡状况下，呼吸道不同解剖部位单位面积上的氡子体活度以叶支气管最高。因此叶支气管受到的剂量比呼吸道其他任何部位都大(表 10-25)。

## 四、氡子体致肺剂量的估算

沉积于呼吸道的氡子体对呼吸道各解剖区间的剂量分布，主要依靠数学模型进行估算。在估算过程中，既要考虑氡子体的物理化学特性，如子体核素的物理半衰期、浓度、平衡因子、未结合态份额和气溶胶粒子的粒径等；又要考虑人的肺部结构和生理状态。在肺部剂量估算过程中，由于采用不同的肺模型，所推导出来的剂量估算模型也不一样。ICRP 第 32 号出版物介绍的估算模型有：采用 Weibel 肺模型推导出来的 Jacobi-Eisfeld(J-E)剂量模型；

采用 Weibel 或 Yeh-Schurn 肺模型推导出来的 James-Birchall(J-B)剂量模型；采用 ICRPD 肺模型推导出来的剂量模型等。采用不同剂量模型估算的结果不尽相同。

要利用各种剂量模型估算肺部剂量，首先必须知道个体所受累积 α 潜能的照射量。

**（一）氡子体潜能照射量的估算**

1. 氡子体潜能照射量的单位

个体所受 $^{222}Rn$ 短寿命子体 α 潜能照射量是指该个体在一定的暴露时间内子体混合物潜能浓度的时间积分。因此其单位可用和表示。各单位之间的相互关系是：

$$1\ \mathrm{J\cdot h/m^3}=6.24\times10^{9}\ \mathrm{MeV\cdot h/L}=4.80\times10^{4}\ \mathrm{WL\cdot h}$$

$$1\ \mathrm{WL\cdot h}=1.3\times10^{5}\ \mathrm{MeV\cdot h/L}=2.08\times10^{-5}\ \mathrm{J\cdot h/m^3}$$

矿工所受氡子体 α 潜能照射量常用工作水平月 WLM(working level month)表示。1 WLM 相当于 1 WL 下照射一个月的参考工作时间（每年工作 2 000 h，即每月工作 2 000 h/12＝170 h）。因此 WLF 在其他照射量单位的换算关系为：

$$1\ \mathrm{WLM}=170\ \mathrm{WL\cdot h}=2.2\times10^{7}\ \mathrm{MeV\cdot h/L}=3.5\times10^{-3}\ \mathrm{J\cdot h/m^3}$$

$$1\ \mathrm{J\cdot h/m^3}=285\ \mathrm{WLM}$$

2. 根据氡子体浓度估算累积照射量

如果已知矿工工作环境中氡子体浓度和他在该浓度下累积暴露的时间，将两者相乘，其积便是该矿工所受到的氡子体累积照射量。例如，某矿工工作环境中氡子体平均浓度为 0.3 WL，在此浓度下工作 1 年，则该矿工受到的累积照射量（$q$）为：$q=0.3\ \mathrm{WL}\times12$ 月＝3.6 WLM。

但是在剂量监测资料不完备、矿工工作地点不固定、工作岗位和工种缺乏按时准确登记以及个体劳动条件、防护条件、呼吸习惯存在差异等因素的影响下，用子体浓度对暴露时间的积分方法估算个体照射量，会遇到一些困难，而且估算的结果可能会有一定的偏差。

3. 根据生物样品中氡长寿命子体含量估算累积照射量

氡短寿命子体由于物理半衰期很短，进入机体后除了肺组织外，其他组织中含量极少，而且要测量生物样品中的氡短寿命子体含量，就方法学来说难度很大。而氡的长寿命子体(long-lived daughter)尤其是 $^{210}Pb$ 和 $^{210}Po$ 的物理半衰期相对较长，测量这两个子体在生物样品中的含量不仅可能，而且测量方法成熟，测量结果可信度大，因此，人们希望利用生物组织中氡长寿命子体的含量来估算子体照射量。

(1) 根据骨骼 $^{210}Pb$ 浓度估算累积照射量：铀矿工体内 $^{210}Pb$ 约有 80％滞留在骨骼中。体内的 $^{210}Pb$ 排除分快组分和慢组分。快组分有效半减期为 88 d(0.241 a)，慢组分为 1 320 d(3.62 a)。

Black 曾检查 32 名死亡铀矿工骨骼中的 $^{210}Pb$ 浓度，发现其与氡子体累积照射量(WLM)之间呈一定的正相关，但离散度较大。原因是矿工从停止井下作业到死亡的时间间隔不同，因而骨骼 $^{210}Pb$ 有效排除量不同。所以应该对此进行校正。

根据体内 $^{210}Pb$ 排除参数，铀矿工骨骼 $^{210}Pb$ 浓度随时间的变化可用下述函数式描述：

$$Q=Q_0(0.25\mathrm{e}^{-\lambda_1 t}+0.75^{-\lambda_2 t}) \tag{10-21}$$

式中，$Q$ 为分析时（矿工死亡时）骨骼 $^{210}Pb$ 浓度(Bq/g)；$Q_0$ 为矿工停止井下作业时骨骼 $^{210}Pb$ 浓度；$t$ 为矿工停止井下作业到骨骼样品分析时的时间间隔(a)；$\lambda_1$ 为快组分排除常数；$\lambda_2$ 为

慢组分排除常数,它们的数值按下式算得:

$$\lambda_1 = 0.693/(0.241\ \text{a}) = 2.875\ \text{a}^{-1}$$

$$\lambda_2 = 0.693/(3.62\ \text{a}) = 0.192\ \text{a}^{-1} \tag{10-22}$$

利用上述指数函数,将实测的骨骼$^{210}$Pb 浓度换算到矿工停止井下作业时骨骼$^{210}$Pb 浓度,可使骨骼$^{210}$Pb 浓度 $Q$(Bq/g)与氡子体累积照射量 $C$(WLM)的相关性明显提高,相关系数为 0.84(图 10-16)。相关回归的函数式为:

$$Q = 1.58 \times 10^{-6} C^{1.439} \tag{10-23}$$

利用上述函数可以近似地估算出矿工在井下作业期间所受的累积照射量(WLM)。

Blanchard 测量 22 名铀矿工尸检骨骼中的$^{210}$Pb 浓度,发现其与累积照射量的关系可用下述函数式描述:

$$C = 454.4 Q^{0.790} \tag{10-24}$$

$C$ 为氡子体累积照射量(WLM);$Q$ 为铀矿工停止井下作业时骨骼浓度(Bq/g)。

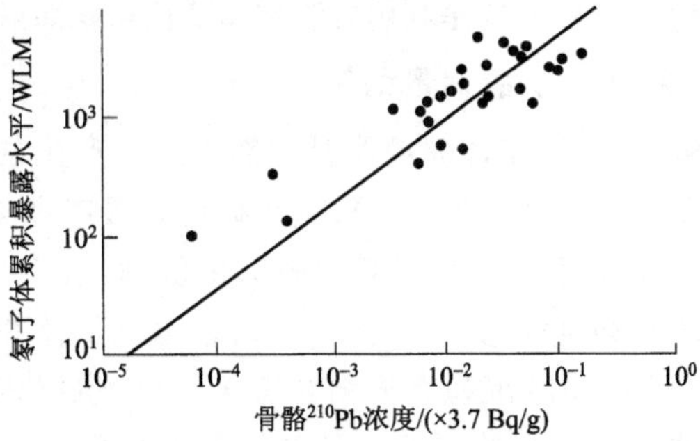


图 10-16 铀矿工停止井下作业时骨骼$^{210}$Pb 浓度与累积暴露水平的关系
(据资料源自 Black S C,1968)

(2) 根据血液中浓度估算累积照射量:除特殊情况下,要获得人骨骼样品有一定困难。有些学者发现,铀矿工血液中的$^{210}$Pb 浓度与骨骼$^{210}$Pb 浓度呈正相关,相关系数:肋骨为 0.84,脊椎骨为 0.87。因此。可以利用血液中的$^{210}$Pb 浓度估算累积照射量。通过对 25 名铀矿工的研究发现,血液中的$^{210}$Pb 浓度与累积照射量之间的关系可用下述函数式描述:

$$C = 346.0 Q \tag{10-25}$$

式中,$C$ 为累积照射量(WLM),$Q$ 为铀矿工停止井下作业时血液中的$^{210}$Pb 浓度(Bq/L),其与样品分析时实测的血液中$^{210}$Pb 浓度呈如下关系:

$$Q_0 = Q_t / e^{-0.1916t} \tag{10-26}$$

式中,$Q_t$为样品分析时实测的血液中浓度(Bq/L);$t$ 为铀矿工停止井下作业时与样品分析时的时间间隔(a)。

(3) 根据头发和胡须中$^{210}$Po 浓度估算累积照射量:为了估算吸入氡子体的照射量,最早测量的生物样品是尿中$^{210}$Po 含量。铀矿工尿中$^{210}$Po 含量随井下空气中氡浓度增加而增加。但它只能反映近期内作业环境中的氡浓度,而不能反映既往累积照射量。后来有些人开始测量毛发和胡须中的$^{210}$Po。认为它可以反映在一段时间内从血液掺入毛发中的$^{210}$Po 数量和空气中氡子体的浓度。铀矿工头发、胡须中$^{210}$Po 浓度与氡子体累积照射量呈下述幂函数关系:

头发:$C = 2.775 Q^{0.685}$

胡须：$C=2.507Q^{0.633}$

式中，$C$ 为氡子体累积照射量（WLM），$Q$ 为铀矿工头发或胡须中 $^{210}Po$ 浓度（Bq/g）。

测量毛发或胡须中 $^{210}Po$ 含量，取材简便易行，因此受到人们重视。但利用毛发 $^{210}Po$ 含量仅能估算近期氡子体累积照射量，对既往氡子体照射量则不准确。因此，为估算铀矿工早年累积照射量，较合适的方法还是测量骨骼中 $^{210}Pb$ 或 $^{210}Po$ 含量。然而测量骨骼 $^{210}Pb$ 或 $^{210}Po$ 受到取材的限制。为了克服这种限制，以便对更多的铀矿工骨骼 $^{210}Pb$ 浓度的测量，有人以 NaI-CsI(Tl)晶体置于被测者头部两侧，对颅骨内 $^{210}Pb$ 含量进行体外测量。这种特制探头可以检出 $^{210}Pb$ 所释放的 47 keV 的低能 γ 射线。$^{210}Pb$ 最小测出值为 $4.8\times10^{-3}$ Bq。

应该指出，根据骨骼 $^{210}Pb$ 浓度估算既往氡子体累积照射量，在早年井下氡浓度变动较大的情况下，会出现一定的误差。例如，假设矿工工作的矿井下氡浓度只是早年一度很高，以后一直处于较低水平，甚至低于容许浓度，这时仍按矿工自述的离井时间对骨骼 $^{210}Pb$ 的变化进行校正，显然是不准确的。在一些矿山中，当发现肺癌危害时，往往很难追溯早年井下的氡浓度及其转变为近年实测浓度的时间，这是利用方法估算既往累积照射量时常遇到的一个难题。

### （二）短寿命氡子体致肺组织的剂量估算

人吸入一定浓度的氡子体后，子体 α 潜能对肺部组织所产生的剂量主要取决于子体未结合态份额 $f_p$、子体气溶胶粒子的分散度 AMD、个体的呼吸率和年龄等因素。

从不同形式氡子体在呼吸道不同解剖部位的沉积份额（表 10-26）可知，为结合态氡子体几乎全部沉积在鼻咽区间和气管-支气管区间。结合态氡子体在呼吸道每个区间均有沉积。也就是说，气管-支气管区间既沉积有未结合态氡子体，也沉积有结合态氡子体。肺区间仅沉积有结合态氡子体。个体在给定浓度的氡及其子体空气环境中受到一定时间照射后，如果已知氡子体 α 潜能照射量 $q$（WLM 或 J·h/m$^3$），则气管-支气管区（T-B）和肺区（P）组织的平均吸收剂量 $D_{T\text{-}B}$ 和 $D_P$ 可由转换系数分别获得。当然选用不同的剂量估算模型，剂量转换系数也会存在差异。如果氡子体 α 粒子的品质因数 $Q$（quality factor）采用 20，肺区和支气管区间组织的权重因子 $W_T$ 均采用 0.06，利用转换系数还可进一步估算肺部组织的有效剂量当量 $H_E$。

1. 氡子体致肺组织的剂量转换系数

氡子体内照射时受到危险地细胞是支气管上皮基底细胞、黏液细胞以及肺上皮细胞，故可把它们视为计算氡子体肺剂量的靶细胞。

肺内靶组织和全肺平均剂量当量的剂量转换系数的数值，是氡子体混合物总 α 潜能中未结合态份额 $f_p$ 的函数。根据矿山的经验，在一般情况下，$f_p\leqslant0.05$。在这种范围内，利用不同剂量模型得出的剂量转换系数列于表 10-26 中。可见，根据不同剂量模型导出的职业性照射下，吸入每焦耳短寿命 $^{222}Rn$ 子体 α 潜能在支气管基底细胞层产生的平均剂量当量为 15～40 Sv，这相当于 0.01～0.07 Sv/WLM。

**表 10-26　$^{222}Rn$ 子体职业性照射的平均剂量估算转换系数**

| 靶组织及计量学模型 | 平均剂量当量/Sv | |
|---|---|---|
| | 吸入 1 J α 潜能 | 1 WLM α 潜能照射量 |
| 支气管基底细胞层<br>JACOBI-EISFELD 模型 | 18～27 | 0.076～0.11 |

续表

| 靶组织及计量学模型 | 平均剂量当量/Sv | |
|---|---|---|
| | 吸入 1 J α 潜能 | 1 WLM α 潜能照射量 |
| JAMES-BIRCHALL 模型 | 14～42 | 0.060～0.18 |
| ICRP 模型 | 15～20 | 0.064～0.085 |
| 肺区 | | |
| JACOBI-EISFELD 模型 | 5.2～4.9 | 0.022～0.021 |
| JAMES-BIRCHALL 模型 | 约 2 | 约 0.01 |
| ICRP 模型 | 8.0～7.0 | 0.33～0.031 |
| 全肺（$m=1$ kg） | | |
| JACOBI-EISFELD 模型 | 7.1 | 0.030 |
| JAMES-BIRCHALL 模型 | 未估算 | 未估算 |
| ICRP 模型 | 10 | 0.042 |

注：资料源自 ICRP 第 32 号出版物，1981。

ICRP 以前曾主张把整个肺脏视为一个综合器官。肺的危险度权重因子 $W_T=0.12$，适用于全肺的平均剂量。这就是所谓"平均肺剂量(MLD)"。当肺区剂量占主要地位时，这种 MLD 是合理的。但在吸入短寿命氡子体时，支气管上皮剂量远高于肺区或全肺的平均剂量。如果支气管上皮和肺上皮细胞的辐射敏感性相当，把全肺权重因子分为气管-支气管基底细胞层和肺区两部分，采用独立的权重因子($W_{T\text{-}B}=W_P=0.06$)，这样导出的氡子体的剂量称为"分区肺剂量(regional lung dose，RLD)"，它比平均肺剂量(mean lung dose，MLD)更合理。在 $^{222}$Rn 子体职业性照射条件下，当 $f_p \leqslant 0.05$ 时，由上述两种权重概念获得的 $^{222}$Rn子体的有效剂量当量与 $f_p$ 的函数关系示于图 10-17。由图可知，单位 α 潜能摄入量($I_P$)或照射量($q_p$)的有效剂量当量范围如下：

采用平均肺剂量概念($W_T=0.12$)时：

$$H_E/I_p=0.85\sim1.2\ \text{Sv/J}$$

$$H_E/q_p=0.003\ 6\sim0.005\ 0\ \text{Sv/WLM}$$

采用分区肺剂量概念($W_{T\text{-}B}=W_P=0.06$) 时：

$$H_E/I_p=1.0\sim2.5\ \text{Sv/J}$$

$$H_E/q_p=0.004\ 2\sim0.011\ \text{Sv/WLM}$$

在辐射防护实践中，一般采用 RLD 概念，并且习惯于把 1 WLM 换算为 0.01 Sv。

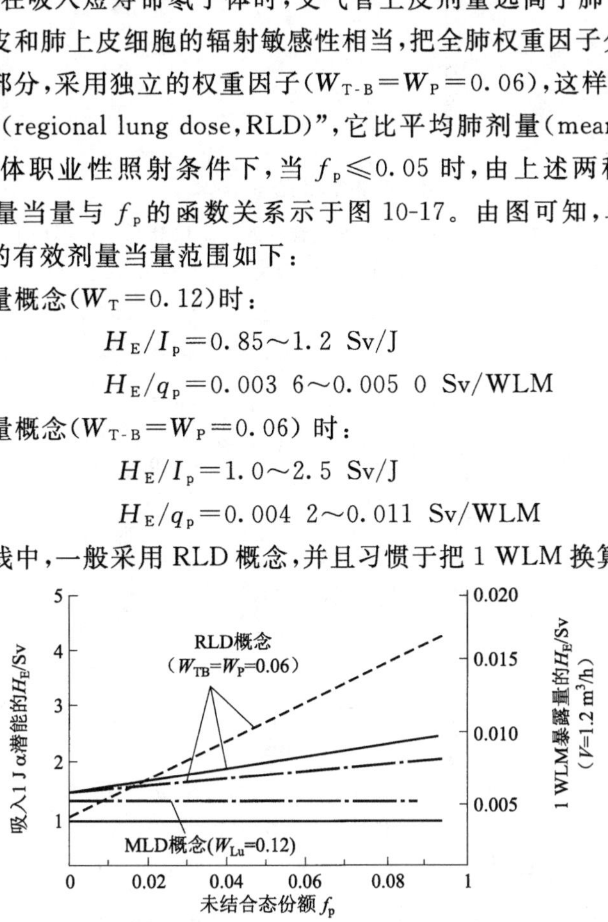


图 10-17　吸入 $^{222}$Rn 子体的有效剂量当量与子体混合物 α 潜能未结合态份额之间的函数关系

(据 ICRP 第 32 号出版物，1981)

2. 氡子体致肺部照射剂量的分布

从表 10-26 的剂量转换系数可以看出，气管-支气管区间受照剂量远大于肺区间。肺区间所受剂量将随氡子体未结合态份额增加而略有减少。而气管-支气管区间所示剂量却随氡子体未结合态份额增加而明显地增加。图 10-18 所示为气管-支气管区间基底细胞和肺区间上皮细胞所示平均剂量当量与 $f_P$ 的关系。气管-支气管区间的剂量分布也是不均匀的，其中以叶支气管和段及亚段支气管基底细胞层多受剂量最高。氡子体未结合态份额愈大，叶支气管和段及亚段支气管基底细胞层所受剂量最高。氡子体未结合态份额愈大，叶支气管和段及亚段支气管基底细胞层剂量的增大越明显（图 10-19）。

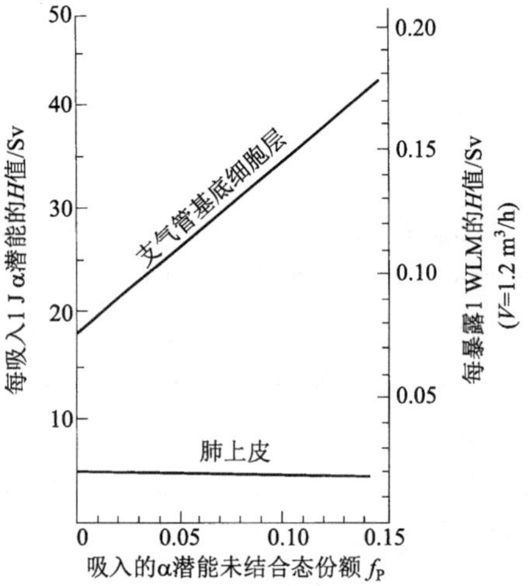


图 10-18　每暴露 1 WLM 氡子体在支气管基底细胞层和肺上皮形成的平均剂量当量与吸入氡子体混合物总 α 潜能中未结合态份额 $f_P$之间的关系

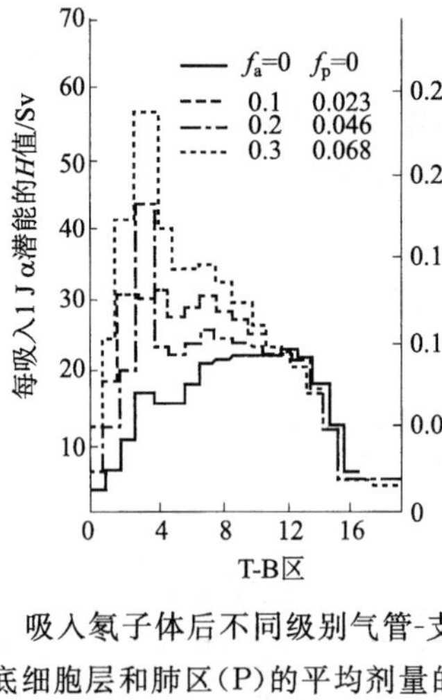


图 10-19　吸入氡子体后不同级别气管-支气管区（T-B）基底细胞层和肺区（P）的平均剂量的计算值

（据氡子体比值：RaA∶RaB∶RaC＝0.8∶0.4∶0.2，$F$＝0.37）

**例 3**：某矿工停止井下作业后 5 年测得骨骼中$^{210}$Pb 浓度为 1 Bq/g，试问肺部有效剂量当量（$H_E$）是多少？

**解**:按题意已知:$Q=1\ \mathrm{Bq/g}$;$t=5$ a。

1) 矿工停止井下作业时骨骼$^{210}$Pb浓度$Q_0$为:

$$Q_0=\frac{Q}{0.25\mathrm{e}^{-\lambda_1 t}+0.75\mathrm{e}^{-\lambda_2 t}}$$

$$=\frac{1}{0.25\mathrm{e}^{-2.875\times5}+0.75\mathrm{e}^{-0.1916\times5}}\ \mathrm{Bq/g}$$

$$\approx 3.5\ \mathrm{Bq/g}$$

2) 按 Blanchard 公式(9.29)计算该矿工的累积照射量$C$(WLM):

$$C=454.4\times(3.475)^{0.790}\ \mathrm{WLM}$$

$$\approx 1\,200\ \mathrm{WLM}$$

3) 采用 RLD 概念及目前铀矿山习惯使用的准换系数,即 1 WLM≈0.01 Sv,则肺区有效剂量当量$H_E$为:

$$H_E\approx 0.01\ \mathrm{Sv}\times 1\,200\approx 12\ \mathrm{Sv}$$

## 五、损伤效应

### (一) 确定性效应

在实践中,从来未见人类吸入氡及其子体引起急性损害的事例。只有给动物吸入氡浓度高达数 MBq/m$^3$的空气时,才能引起急性损害。急性损害的主要表现类似于急性放射性肺炎所见,即支气管炎、肺水肿、肺充血、出血和感染等,同时伴有与急性放射病相似的血液学指标的变化。人体在高浓度氡的影响下,发生确定性效应,主要表现为细胞(红细胞、白细胞)总数升高、血管扩张和血压下降等效应。长期慢性吸入氡时,氡子体会引起呼吸道的慢性损伤,表现为炎症、肺纤维性硬化、肺气肿以及可诱发肺癌。临床表现有不同程度的胸痛、胸闷、咳嗽、咳痰、咯血、呼吸困难、发绀等。

### (二) 随机性效应

1. 肺癌

联合国辐射效应科学委员会(UNSCEAR)2000 年报告,人类受天然辐射源照射的年平均有效剂量当量为 2.4 mSv,其中由于吸入氡及其子体所产生的辐射剂量约占全部天然辐射剂量的 54%(1.3 mSv)。氡及其子体对人类的辐射危害,主要发生在铀矿及存在氡污染的非铀矿山中。长期在氡浓度较高的矿井下工作的矿工,因为氡子体的慢性照射可引起肺癌(pulmonary cancer)。1986 年世界卫生组织(WHO)把氡及其子体作为 19 种主要的环境致癌物质之一。1987 年国际癌症研究所(IARC)已将氡及其子体划归入Ⅰ类人类致癌物,列入室内最危险的致癌物。据不完全统计,全世界患肺癌死亡的总人数中,10%左右可归因于氡及其子体的照射,其中英国为 6%～12%,德国为 7%,美国为 10%～14%,我国的估计值则为 15%。氡已成为继吸烟之后第二位主要的肺癌致病因子。

最早报告的矿工肺癌事例是德国的 Schneeberg 铀矿和相邻的捷克 Jachymov 铀矿。1879 年调查发现,死亡矿工中 75%患肺癌。肺癌病死率为对照区居民的 30～50 倍。为了解释肺癌的病因,早年曾提出过各种各样的假说,直到 1924 年才发现与矿井下的氡有关。当时测量矿井下氡浓度为(13.3～6.7)×10$^2$ Bq/L。

20 世纪 50～80 年代，捷克、美国、加拿大等国又相继报告矿工肺癌的流行病学调查资料。为氡子体致肺癌的剂量-效应相关模型提供了有力的证据。ICRP 先后出版相应出版物对氡致肺癌的流行病学研究进行了总结，其中 ICRP115 号出版物中对终生超额绝对危险(lifetime excess absolute risk，LEAR)的估计进行总结，如表 10-27 所示。

**表 10-27 铀矿工肺癌的终生超额绝对危险估计**

| 初始模型 | 预测模型 | 参考背景率 | LEAR($10^{-4}$/WLM) | 参考文献 |
|---|---|---|---|---|
| 65 号出版物<br>(ICRP，1993) | 相对危险 | 60 号出版物<br>(ICRP，1991) | 2.8 | ICRP(1993) |
| 65 号出版物<br>(ICRP，1993) | 相对危险 | 103 号出版物<br>(ICRP，2007) | 2.7 | Tomasek et al.<br>(2008b) |
| BEIR VI TSE-年龄-浓度模型<br>(NRC，1999) | 相对危险 | 103 号出版物<br>(ICRP，2007) | 5.3 | Tomasek et al.<br>(2008b) |
| Czech-Freech 联合模型<br>(Tomasek et al，2008a) | 相对危险 | 103 号出版物<br>(ICRP，2007) | 4.4 | Tomasek et al.<br>(2008b) |

(1) 氡子体致肺癌的剂量-效应模型：捷克和美国等铀矿工肺癌的流行病学调查资料表明，在数百 WLM 范围内，矿工肺癌发生率与氡子体累积照射量呈明显的线性无或关系。

第二次世界大战后，捷克在新的一代铀矿工中再次发现了肺癌病例。在这些铀矿工中，井下作业平均年限为 10 年。氡子体平均累积照射量为 310 WLM。经过为期 21～26 年的追踪调查发现，当累积照射量达到 100～149 WLM 时，肺癌发生率开始明显增加，而且肺癌增加率与累积照射量呈正相关(图 10-20)。其相关性可用下述指数函数式描述：

$$I_{TA}=aE\mathrm{e}^{-KE} \tag{10-27}$$

式中，$I_{TA}$为每 1 000 名铀矿工中的肺癌增加数；$a$ 为 $320\times10^{-6}$/WLM；$K$ 为 $6\times10^{-4}$/WLM；$E$ 为累积照射量(WLM)。

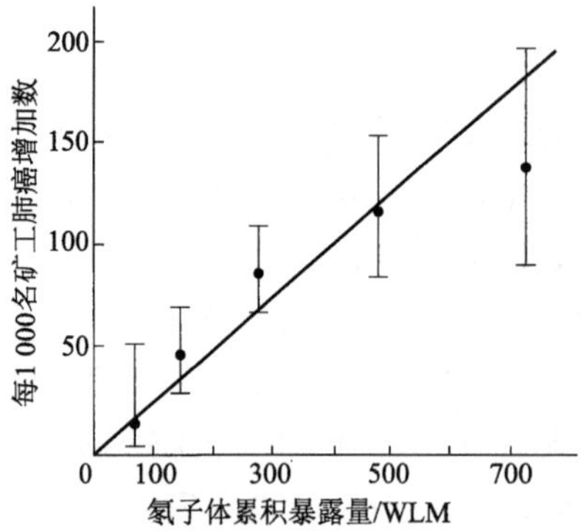


图 10-20 捷克铀矿工肺癌增加率与氡子体累积照射量之间的关系

第二次世界大战后，美国加紧开采铀矿。在开采初期，没有一个矿井安装机械通风设备，因此井下氡浓度与早年欧洲铀矿相似。鉴于有欧洲铀矿工肺癌的先例，从 1950 年起，开始进行流行病学追踪调查，到 1959 年开始发现矿工肺癌有增加的趋势。不久后又发现井下工龄 7 a 以上的铀矿工中，痰细胞学涂片出现核异质细胞的例数比工龄较短者明显增加，这是铀矿工肺癌病例增加的信号。到1968年止，根据累积照射量分组统计发现，从120 WLM组开始肺癌发生率增加。矿工肺癌死亡数为预期值的4.7～23.8倍。在整个追踪观察期间，矿工肺癌增加率与累积照射量呈线性无或关系（图10-21）。其相关性可用下述函数式描述：

$$I_{TA}=a+bE^{j} \tag{10-28}$$

式中，$I_{TA}$为肺癌增加率（$10^{-6}$/a）；$E$为累积照射量（WLM）；$a$为肺癌自然发生率；$b$为系数，其值为$3.5\times10^{-6}$/(a·WLM)；$j$为幂，其值为1.0、0.5和0.25。

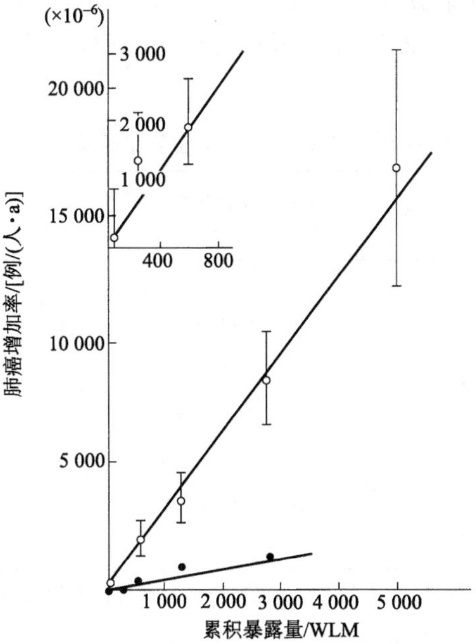


图10-21　美国铀矿工肺癌增加率与氡子体累积照射量之间的关系

（据UNSCEAR，1986）

我国铀矿山从20世纪50年代末投产，某些矿山井下氡子体浓度一度高达20 WL。对铀矿山的肺癌流行病学调查发现，肺癌超额相对危险度为0.01～0.02 $WLM^{-1}$。

近年来，国外有些非铀矿山陆续报告过矿工肺癌事例。我国也有非铀矿山矿工发生肺癌，最突出的事例是云南个旧锡矿。该矿开采已有千年历史。20世纪20～30年代最为兴盛。由于早年忽略了通风排氡，加之一些矿工曾在解放前土法开采的小矿洞内工作，因此矿工受氡子体照射量较高。估计早年矿工受氡子体累积照射量为400～1 000 WLM。在约14 000名有早年井下作业史的矿工中，近年来肺癌发病人数为80～100人，肺癌相对危险度增加约0.02 $WLM^{-1}$，为当地井上人群的12～17倍，云南省居民的50倍。值得注意的是，早年该矿矿工也暴露于含砷矿尘和地表环境砷污染。流行病学、化学分析和动物实验研究结果表明，砷是造成该矿矿工肺癌增加的不可忽视的复合因素。

（2）居民室内氡子体水平及其致肺癌危险：居民室内氡及其子体水平和致肺癌危险，近年来开始受到国内外注意。

居民室内氡主要来源及其浓度如表10-28所示。建筑材料中衰变形成的氡，是室内氡的最主要来源，首先是岩石建材，如花岗岩、大理石、玄武岩和建筑用沙，以及人造石材、陶瓷砖和洁具、水泥、混凝土等均含有不同程度的镭和铀，生成的氡便进入室内空气中；房基及周围土壤析出的氡，地基下岩石或土壤中的铀、钍、镭衰变形成的氡通过地层断裂带及建筑物的构造断裂扩展到室内；天然气和煤燃烧释放的氡，据测定，1 kg 煤燃烧产生 36 Bq 的 $^{222}$Rn，所以化石燃料也是室内氡污染的一个重要来源；饮用水中的氡，由于氡能溶于水中，生活用水的氡会直接通过饮用进入机体或是在使用过程中释放到室内空气吸入机体。在通常情况，以来自于房屋建筑材料、室内地面泥土、大气三个来源为主。上述诸来源造成的居民室内$^{222}$Rn 平均浓度为 10～100 Bq/m$^3$，其子体平均浓度（$EEC_{Rn}$）为 5～50 Bq/m$^3$（变化范围为 1～250 Bq/m$^3$），平均系数 $F$ 为 0.45。与$^{222}$Rn 及其子体相比，居民室内$^{222}$Rn 及其子体浓度较低，$^{222}$Rn 浓度为 2～20 Bq/m$^3$，其子体浓度（$EEC_{Th}$）为 0.1～1.0 Bq/m$^3$，平衡系数 $F$ 为 0.02～0.1。

**表 10-28　居民室内$^{222}$Rn 主要来源及其浓度**

| 来　源 | 进入室内的平均速率①②/（Bq/m$^3$ · h$^{-1}$） | 室内的平均速率①/（Bq/m$^3$） |
|---|---|---|
| 建筑材料 | | |
| 砖或混凝土房屋 | 2～20(1～50) | 3～30(0.7～100) |
| 木质房屋 | <1(0.05～1) | ≤1(0.03～2) |
| 泥土 | 1～40(0.5～200) | 2～60(0.5～500) |
| 大气 | 2～5(0.3～15) | 3～7(1～10) |
| 饮水或天然气 | ≤0.1(0.01～10) | ≤0.1(0.01～10) |
| 合 | 6～60(2～200) | 10～100(2～500) |

注：资料源自 ICRP 第 50 号出版物；① 平均通风率为 0.7 h$^{-1}$（变化范围为 0.3～1.5 h$^{-1}$）；② 括号内数值为变化范围。

居民接受室内氡子体照射所造成的肺癌危险为 47/(10$^6$ 人 · a)，其中$^{222}$Rn 子体为 42/(10$^6$ 人 · a)，$^{222}$Rn 子体为 4.7/(10$^6$ 人 · a)。一般居民肺癌 11.6%与室内氡子体照射有关，其中 10.4%与$^{222}$Rn 子体照射有关，1.2%与$^{220}$Rn 子体照射有关。

（3）氡子体致肺癌的危险度：氡子体致肺癌的危险度概念是基于如下的假说：在低剂量或数百情况下，氡子体致肺癌的剂量-效应关系是线性无阈的。剂量-效应关系曲线的斜率就相当于氡子体致肺癌的危险度。ICRP 第 50 号出版物对美国、捷克和加拿大铀矿工肺癌相对危险度（RR）和绝对危险度（AR）进行了再估算，结果表明，上述三国铀矿工肺癌 RR 分别为 0.003～0.01 WLM$^{-1}$，0.01～0.02 WLM$^{-1}$ 和 0.005～0.013 WLM$^{-1}$；而 AR 分别为 (3～8)×10$^{-6}$ 人 · a · WLM$^{-1}$、(10～25)×10$^{-6}$ 人 · a · WLM$^{-1}$ 和 (3～7)×10$^{-6}$ 人 · a · WLM$^{-1}$，并建议可以将 (5～15)×10$^{-6}$ 人 · a · WLM$^{-1}$ 看成是对职业性作用期间的所有年龄的平均危险度范围。假定平均表达时间为 30 a，则相当于终身肺癌危险度为 (1.5～4.5)×10$^{-4}$ WLM$^{-1}$。

根据上述危险度范围和职业人员有效剂量当量年限值为 0.05 Sv，则铀矿工吸入$^{222}$Rn 短寿命子体混合物总 α 潜能年摄入量限值（ALI）应为 (0.75～2.3)×10$^{-2}$ J。如果平均呼吸率定为 1.2 m$^3$ · h$^{-1}$，则相当于潜能年照射量限值（ALE）为 (0.63～2.0)×10$^{-2}$ J · hm$^{-3}$ 或 1.8～5.5 WLM。

(4) 吸烟对氡子体致肺癌复合作用：吸烟对氡子体诱发肺癌具有符合作用。其复合作用效应可用下述相乘模型描述：RR=(1+$a$)(1+$b \cdot p$)。

式中，RR 为肺癌的相对危险度；$a$ 为 $0.31\times10^{-2}\ WLM^{-1}$；$b$ 为 $0.5\times10^{-3}\ p^{-1}$；$p$ 为累积吸烟包数(见 UNSCEAR，1986)。

(5) 氡子体诱发肺癌的潜伏期：研究矿工肺癌潜伏期对预先判断癌情的发展动态极为重要。矿工在井下暴露时间和肺癌发生时间都很长，很难准确估算诱癌的潜伏期。因此，一般将首次下井到肺癌确诊的时间定为诱发-潜伏期。矿工肺癌诱发-潜伏期长达 15～40 a，从长期追踪观察的职业性受照者中观察到，开始下井时年龄越小，诱发-潜伏期越长。此外，吸烟可以缩短肺癌的诱发-潜伏期。因此，为判断氡暴露的远期效应和致癌的危险度，只靠短时间追踪观察是不够的。

(6) 氡子体致肺癌的动物实验研究：自从提出矿工肺癌的"氡子体病因"说以来，人们一直试图用动物实验证明氡及其子体的致癌作用。近十几年来已取得肯定性的结果。例如，给大鼠、仓鼠和犬长期吸入含氡气体，都可诱发肺癌。致肺癌的剂量-效应关系及每 WLM 引起大鼠肺癌危险度(表 10-29)与矿工肺癌的流行病学调查结果相似。而且肺癌组织学类型与铀矿工基本相似。我国的实验研究表明，当 Wistar 大鼠受氡子体累积照射量达到 800 WLM 时，肺癌发生率大约为 20%。美国与法国的实验室做过一些研究，对 SPF 大鼠和猎犬的实验结果表明，在总暴露量仅为 20 WLM，就可观察到肺癌的增加，并且在总暴露量为 320～5 120 WLM 的范围内，氡暴露量与致肺癌危险度存在逆剂量率-反应关系，氡诱发 SPF 大鼠和猎犬的肺癌，以腺癌和支气管肺泡癌为主。

**表 10-29　氡子体诱发大鼠肺癌的剂量-效应关系**

| 暴露量/WLM | 大鼠数/只 | 肺癌大鼠数/只 | 肺癌发生率/% | 危险度/($\times10^{-6}$/WLM) |
|---|---|---|---|---|
| 65 | 500 | 12 | 2.4 | 370 |
| 170 | 294 | 14 | 4.8 | 276 |
| 290 | 21 | 2 | 9.0 | 328 |
| 860 | 20 | 4 | 20.0 | 233 |
| 1 470 | 20 | 5 | 25.0 | 170 |
| 3 000 | 40 | 17 | 42.5 | 142 |
| 3 800 | 20 | 7 | 35.0 | 92 |
| 3 900 | 50 | 17 | 34.0 | 87 |
| 4 500 | 40 | 29 | 72.5 | 161 |
| 6 000 | 29 | 12 | 41.4 | 69 |
| 6 000 | 25 | 11 | 44.0 | 73 |
| 8 000 | 180 | 76 | 42.2 | 53 |

注：资料源自 Chameaud J，1981。

(7) 控制肺癌发生的措施：氡子体致肺癌已引起国内外广泛重视。为了控制肺癌，应采取必要措施。

① 采取积极防护措施。如改进采矿方法，改善井下通风，降低工作环境中氡及其子体的浓度，以减少受照剂量。

② 估算暴露水平和累积暴露水平，定期进行痰细胞学检查。氡子体致肺癌的早期诊断，至今仍无特异、敏感的指标和方法。目前受到人们重视的主要手段有：利用各种方法对矿工暴露水平和累积暴露水平进行估算，评价受照剂量，定期进行痰细胞学检查。实践证明，痰细胞学普查不仅是早期发现肺癌的重要手段，而且由于能发现处于癌前阶段的核异质细胞，因而有助于对群体肺癌危险水平与发病动态进行估计。

③ 停止井下作业，进行癌前阻断治疗。在对矿工进行医学观察中，一旦发现异常，务必根据实际情况，采取相应措施，防止肺癌发生。如停止井下作业，进行定期医学随访。如果痰细胞学检查发现肺内癌前性变化，应用维生素 A 类药物进行癌前阻断治疗。

上述措施如果得当，对控制肺癌是有效的。

2. 白血病

氡所形成的放射性气溶胶具有较强的水溶性和脂溶性，容易通过呼吸道黏膜和气血屏障，经血流分布至全身。氡在脂肪组织中的溶解度是机体其他组织的 16 倍，所以氡及其长寿命子体如$^{210}Pb$、$^{210}Po$ 等可以长期蓄积在骨髓的脂肪细胞内，从而对骨髓造血干细胞产生持续的 α 和 β 照射。长期接触氡及其子体气溶胶可能诱发的白血病成为近年研究的热点。

有研究者选取 23 043 名铀矿工人，确诊白血病患者 177 例，评估表明慢性淋巴细胞白血病与高浓度氡暴露成明显相关性。近年来，儿童白血病的发病率有明显的升高趋势。有研究者调查了包括室内高浓度氡暴露的辐射与儿童白血病之间的关系，表明两者之间呈明显相关。

部分流行病学的调查结果提示，白血病发病率与室内氡的污染水平有相关关系。当室内平均氡浓度为 50 $Bq/m^3$ 时，各年龄组白血病发病率中的 13%～25%可归因于氡暴露。有人通过连续十年的观察，发现室内氡水平与急性淋巴细胞白血病之间存在正相关，且有剂量-反应关系。然而，与肺癌的情况相似，一些病例对照研究的结果并未揭示出白血病与氡暴露间的显著相关性。从 1987—2000 年，已发表的 19 个生态地理学研究、6 个矿工队列研究和 8 个病例对照研究的结果显示，不同地区空气中氡的水平与人群的白血病危险度之间有一定的相关，但基于个体资料的队列和病例对照研究则未显示出有意义的关联。

有学者研究发现氡暴露人群出现骨髓细胞染色体不稳定性和染色体畸变；从地质学研究提示来自于土壤和建筑石材的室内氡暴露在白血病促发方面起了一个较重要作用，氡衰变产物在骨髓的脂肪细胞累积，也是一个重要因素。因而氡及其子体在机体循环通路中可能会对气管-支气管、循环血细胞和骨髓细胞形成损伤，出现生物学改变，最终导致肿瘤的发生。

小鼠氡染毒 $10^5$ WLM 后外周血出现了淋巴细胞和红细胞的减少，SOD 活性下降及 MDA 含量升高。小鼠骨髓细胞观察亦有 SOD 活性下降及 MDA 含量升高，骨髓粒-巨噬系祖细胞集落形成单位(CFU-GM)计数、$^3H$-TdR 掺入、细胞凋亡和细胞微核都有明显改变，与对照组比较都有显著性差异，提示小鼠骨髓细胞出现了氧化损伤和遗传改变。选取 105 WLM 氡染毒小鼠的外周血细胞和骨髓细胞，采用 SSH 方法筛选和构建细胞差异表达 cDNA 文库，采用反向 northern 杂交方法分析基因表达水平的上调或下调，运用荧光实时定量 PCR 验证部分差异基因。相关上调的基因有：S100A8 (No. B1216)、Methionine-tRNA synthetase ( No. B1092 )、Ptk9 ( No. E1113 )、mannoside cetylglucosaminy 1 transferase 2 (No. B1096)、Protein phosphatase 2，regulatory subunit B56 (No. B1126)、

CMP-N-acetylneuraminic acid synthetase （No. B1158）、polymyositis/scleroderma autoantigen 2(No. B1189)、Signal recognition particle 19(No. B1176)等；表达下调的基因有：TaoK1（No. 1109）、RP L19（No. 1186）、Ccar 1（No. B3051）、cullin 4A（No. B3120）、RPA1(No. B3074)、Casein kinase 1(No. B3081)、Hnrpk(No. E1065)等。生物信息学分析结果中，发现较多重复差异基因片段与血红素的合成和功能有关，例如外周血细胞中的差异基因片段(1065)和骨髓中的差异基因片段(B3058)等多个差异基因片段，生物信息学分析结果都显示其基因功能与 hemoglobin chain complex(血红蛋白 α 链或 β 复合链)有关。外周血细胞中的差异基因片段(3047)和骨髓细胞中的差异基因片段(B1173)，分析结果都显示其基因功能都与铁蛋白轻链(ferritin light chain 1)有关。铁蛋白具有两个亚基，为肝型(L 型)和心型(H 型)，不同比例的亚基聚合而成纯聚体和杂合体，可得到不同的同工铁蛋白图谱。在肿瘤发生时，酸性同分异构体铁蛋白增高。这些结果提示氡染毒有可能造成红细胞的生成、代谢或功能的紊乱。

# 第四节　钋的放射毒理学

## 一、辐射和化学特性

钋(polonium)，为银白色金属，原子序数为 84。钋在地壳中的含量为 100 万亿分之一，天然的钋存在于所有铀矿石、钍矿石中，是构成天然放射性本底的重要成分之一。每吨铀矿石约含$^{210}$Po 100 μg，每克镭中约含 0.2 mg。已发现质量数 192～218 的全部钋同位素，除钋 210、211、212、214、215、216、218 外，其余都是通过人工核反应合成的。所有钋的同位素都是放射性的。

钋同位素中最普遍、最易得的是$^{210}$Po。$^{210}$Po 可由稳定性的铅和铋在核反应堆中经中子活化而获得。$^{210}$Po 是 α 辐射源，α 粒子能量为 5.3 MeV，半衰期为 138.4 d，比活度较高，为 170 TBq/kg，0.2 mg$^{210}$Po 的放射性活度约为 0.037 TBq。在环境和人体内，$^{210}$Po 的放射性浓度一般与$^{210}$Pb 浓度密切相关，后者是前者的长寿命母体核素，并起载体作用。

250 ℃时可与氧反应，易与酸进行反应；能与氢或碱金属形成钋化物。其化合物在碱性、中性和弱酸性溶液中易于水解生成氢氧化物。$^{210}$Po 化合价多呈 4 价，与金属和氢反应时为 2 价。其化合物在碱性、中性和弱酸性溶液中易水解生成氢氧化物。

$^{210}$Po 比活度高，产生的 α 射线与氢元素作用能产生中子，制成体积小而中子强度高的中子源，可用于制造核弹的触发装置。

## 二、体内代谢

### (一) 吸收

(1) 胃肠道吸收：随饮食进入胃肠道的$^{210}$Po，由于在肠道中易水解生成难溶性的氢氧化物，因此吸收率较低。1 例患慢性粒细胞白血病的男性口服氯化钋后，大约吸收 20%。ICRP 第 30 号出版物建议，人食入$^{210}$Po 后，肠道吸收分数 $f_1$ 取 0.1。$^{210}$Po 化合物种类不同，会明显地影响肠道的吸收率。如给猫喂食柠檬酸钋和胶体钋制剂后，前者吸收率比后者高

10 倍以上。实验研究表明，动物长期喂食钋化合物后，胃肠道吸收率明显提高。原因是胃肠道在$^{210}Po$ α 粒子长期作用下，肠道屏障功能受到损伤。

（2）呼吸道吸收：吸入$^{210}Po$ 化合物后，它在呼吸道的沉积率随气溶胶粒径的不同而异。犬吸入计数中值直径为 0.04 μm 的氯化钋后，在呼吸道平均沉积率为 63.4%。沉积于呼吸道中的$^{210}Po$ 部分被吸收，部分转移到肺淋巴结中，并在那里长期沉积，形成浓集的放射灶。ICRP 第 30 号出版物建议，钋的氧化物、氢氧化物和硝酸盐均为 W 类，而其他一切化合物均为 D 类。

（3）完整皮肤和损伤皮肤吸收：给人手指面贴敷氯化钋溶液表明，完整皮肤接触$^{210}Po$ 6 h 的吸收率为 0.08%～0.4%，24 h 不超过 2%。如果皮肤损伤，24 h 吸收率明显提高。例如，当皮肤创伤时，24 h 吸收率可达 9.9%，在刺伤情况下，竟可达 25.9%。

### （二）分布和滞留

经静脉注入体内的$^{210}Po$ 选择性地分布在网状内皮系统的组织中，其他软组织和骨骼中相对较少。给人静脉注入$^{210}Po$ 后第 6 d，以肝脏$^{210}Po$ 浓度为 100%，则肾脏为 67%，脾脏为 20%，椎骨髓为 13%，肋骨和胸骨均为 8%。胆汁中$^{210}Po$ 浓度最高，为肝脏的 4.3 倍。$^{210}Po$ 的上述分布特点，主要是因为其化合物进入血液后，易水解形成难溶性胶体氢氧化物，或与血浆和血细胞蛋白质形成胶体复合物。如给人静脉注入钋后不同时间血细胞中钋浓度比血浆高数倍（表 10-30）。胶体氢氧化钋和与血浆蛋白结合的钋被吞噬细胞吞噬，选择性地分布在网状内皮系统的器官组织中。另有少量$^{210}Po$ 与体液中柠檬酸、乳酸和络氨酸等自然络合剂形成络合物，扩散到其他软组织中。肝脏中$^{210}Po$ 参与胆汁代谢过程，并由肝脏系统排至肠道。因此胆汁中$^{210}Po$ 浓度最高。

**表 10-30　静脉注入后不同时间钋在人血液各成分中的分布（占注入量的百分数/L）**

| 注入后时间/d | 全　血 | 血　浆 | 血 细 胞 |
|---|---|---|---|
| 1 | 3.7 | 1.6 | 7.0 |
| 3 | 4.7 | 1.4 | 9.0 |
| 5 | 4.5 | 1.3 | 7.9 |
| 7 | 3.5 | 0.7 | 7.3 |
| 43 | 0.6 | 0.4 | 0.9 |

注：资料源自 Fink R M，1950。

必须指出，毛发是多种微量元素浓集的场所，其中$^{210}Po$ 含量亦较高。5 例事故性吸入$^{210}Po$ 患者中，3 例头发中$^{210}Po$ 含量显著地高于正常人（$5.6\times10^{-3}$ Bq/g）。而且与摄入量和初始吸收量基本上呈正相关（表 10-31）。

**表 10-31　头发中$^{210}Po$ 浓度与最初摄入量和吸收量的关系**

| 患者编号 | 摄 入 量/Bq | 初始吸收率/Bq | 事故后时间/d | 头发中 Po 浓度/(Bq/g) |
|---|---|---|---|---|
| 1 | $2.0\times10^4$ | $1.2\times10^4$ | 94 | 3.05 |
| 2 | $1.7\times10^4$ | $1.0\times10^4$ | 89 | 4.00 |
| 3 | $6.7\times10^2$ | $4.0\times10^2$ | 32 | 0.47 |

注：资料源自方军，1982。

ICRP 第 30 号出版物建议，$^{210}Po$ 吸收后，除肝脏、脾脏和肾脏选择性蓄积较多外，其他器官组织中都呈均匀性分布。因此，体内 $^{210}Po$ 的滞留可用下列指数函数式描述：

$$R(t)=A\mathrm{e}^{-0.693t}/50$$

式中，$R(t)$为内污染后 $t(d)$时间体内 $^{210}Po$ 蓄积量占初始体含量的分数；$A$ 为系数，对全身滞留 $A$ 为 1.0，对肝脏、脾脏和肾脏则均为 0.1，所有其他器官合为 0.7。

铀矿工尸体各器官组织 $^{210}Po$ 浓度测量结果表明，钋主要沉积在骨骼中，约占体含量的 50%。软组织中以肺、肝脏、淋巴结和肾脏滞留量较高，但远低于骨骼。若以器官组织滞留 $^{210}Po$ 量占全身含量的百分率计，则骨骼（脊椎骨和肋骨）为 76.7%，肺（实质）为 5.6%，淋巴结为 4.3%，肌肉为 4.1%，肝脏为 3.3%，肾脏为 1.3%。这与上述 $^{210}Po$ 的亲网状内皮系统的特点不同，是由于 $^{210}Po$ 慢性长期小量摄入时，其在体内动力学分布不同于一次静脉注入，而且铀矿工体内 $^{210}Po$ 部分是主要沉积于骨骼的 $^{210}Pb$ 衰变而来。

**（三）排除**

$^{210}Po$ 主要是由粪便排除，其次由尿排除，少部分亦可由乳汁、唾液、皮脂腺和毛发排除。例如，分别给 4 人静脉注入 $^{210}Po$ 6.29～11.1 kBq/kg，注入后不同时间尿钋和粪钋的日排除量占注入量的分数分别是：第 1 周为 $1.0\times10^{-3}$ 和 $1.5\times10^{-2}$，第 2 周为 $0.6\times10^{-3}$ 和 $0.8\times10^{-2}$，第 3～6 周为 $0.3\times10^{-3}$ 和 $0.6\times10^{-2}$，第 7～10 周为 $0.2\times10^{-3}$ 和 $0.25\times10^{-2}$。粪钋排出量比尿钋高 10～20 倍。1 例事故性吸入 $^{210}Po$ 的患者，吸入初期，粪中钋量比尿钋量高 2～3 倍，5 个月后高 10 倍左右，而且此比值关系持续时间较长。在此阶段中尿钋排除分数为 $0.14\times10^{-2}$，粪钋为 $1.4\times10^{-2}$。

人体内 $0.3\times10^{-3}$ 有效半减期为 37～50 d。ICRP 建议采用 50 d。根据人体资料，体内 $0.3\times10^{-3}$ 排除遵循指数函数规律。尿排除方程为：

$$Y_u(t)=0.017\mathrm{e}^{-0.693t/50} \tag{10-29}$$

式中，$Y_u(t)$为内污染后 $t(d)$时刻 24 h 尿中排除量占最初体含量的分数。

体内 $^{210}Po$ 排除分快组分和慢组分，其有效半减期和生物半排期如表 10-32 所示。我国曾报道 5 例事故性吸入 $^{210}Po$ 者尿排除结果，快组分有效半减期为(1.1±0.4) d，生物半排期为(1.1±0.4) d；慢组分有效半减期为(35±2.6) d，生物半排期为(47.0±4.7) d（图 10-22）。

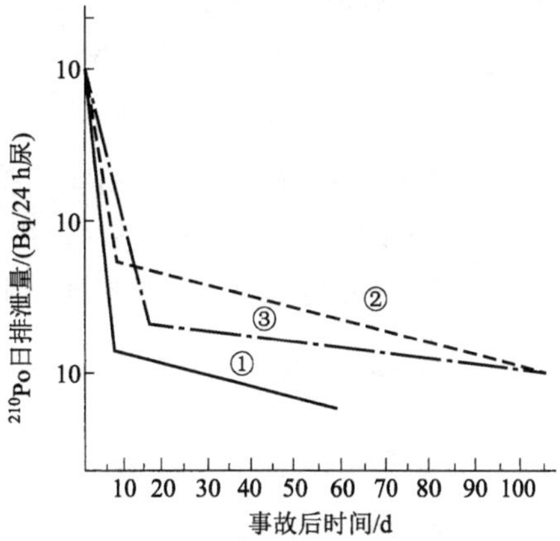


图 10-22 尿 $^{210}Po$ 排泄曲线

（①，②，③ 患者编号）

（方军，1982）

铀矿工骨骼 $^{210}Po$ 浓度与氡子体累积暴露量之间存在着一定的正相关关系。而血液、尿和毛发 $^{210}Po$ 的含量又与骨骼 $^{210}Po$ 的浓度有一定关系。由于取材方便，因此，人们希望通过血、尿和毛发的 $^{210}Po$ 含量来推算骨骼 $^{210}Po$ 浓度，进而估算铀矿工受氡子体的累积照射量；或通过毛发等样品中 $^{210}Po$ 浓度直接估算累积照射量（参阅本章第三节）。

表 10-32　体内$^{210}Po$由尿、粪排除的时相变化与有效半减期

| 排除途径 | 生物半排期/d | | 有效半减期 | |
|---|---|---|---|---|
| | 快相 | 慢相 | 快相 | 慢相 |
| 尿 | 42.9 | 621.0 | 32.7±1.3 | 135±18 |
| | 0.75 | 60.0 | 0.75 | 42.0 |
| 粪 | 65.0 | 814 | 44.3±2.3 | 118±20 |
| | 0.6 | 22.6 | 0.6 | 19.6 |

注：资料源自方军，1982。

## 三、损伤效应

$^{210}Po$对机体具有明显的损伤效应。比较放射毒理学研究表明，$^{226}Ra$、$^{239}Pu$和$^{210}Po$ 3 种 α 辐射体以$^{210}Po$的毒性最大，具有很高的相对生物学效应。

### （一）确定性效应

给狗皮下注射$^{210}Po$ 1.8～3.7 MBq/kg 后所致急性损伤效应类似于外照射：造血功能抑制，骨髓、淋巴结和脾脏等严重破坏；同时血管通透性增高，呈现出血症候群；肾脏出血、水肿、曲管上皮出现营养不良变性；胃肠分泌功能障碍，胆汁分泌显著抑制，肺部炎症。随后出现腹泻、贫血、白细胞和血小板大幅度减少。体温升高，体重逐渐减轻，各种物质代谢紊乱等。若皮肤受到大剂量$^{210}Po$污染，污染处可立即发生损伤，出现红斑、脱毛、水肿、水泡，直至皮肤和上皮变性、坏死等。

慢性损伤早期，机体出现乏力、食欲丧失、胃肠功能紊乱等症状。随后造血系统出现损伤，血象明显变化，主要表现为贫血、白细胞减少。造血器官功能受抑制，红细胞系和白细胞系分化细胞日益减少，有时出现脾脏髓外造血灶。肝脏和肾脏损伤明显。最后出现肾硬变、肝硬变，内分泌障碍，垂体前叶和甲状腺增生，寿命缩短(life-shortening)。如果以寿命缩短作为指标，$^{210}Po$的损伤效应比$^{226}Ra$大 5 倍，相当于$^{239}Pu$。

### （二）随机性效应

$^{210}Po$有明显的致癌作用。动物实验研究表明，其致癌多见于软组织。给犬皮下注入量为 92.5 Bq/g 时，30％的犬发生肿瘤，肿瘤多见于肝脏，少部分出现在肾脏、膀胱、胰腺和睾丸；也有少部分动物出现甲状腺瘤和甲状旁腺瘤。

## 四、加速排除

### （一）巯基型络合物

二巯基丙醇(BAL)进入机体后，能破坏$^{210}Po$与蛋白质结合的稳定性，使$^{210}Po$迅速与二巯基丙醇的两个流基发生络合反应，生成易溶于水的络合物，从而加速$^{210}Po$自体内排除。实验研究表明，经二巯基丙醇治疗的大鼠，在 10 d 内，尿粪中$^{210}Po$总排除量达到体含量的 53.5％，而对照组在同期内仅自然排除 25.7％，促排组对照组增加 1 倍多。但如在中毒晚期应用，促排疗效不显著。此外，BAL 的毒性反应较大，可有恶心、头痛、血压升高、心动过速、视力模糊、肝、肾功能损害等，现在基本已被二巯基丁二酸钠和二巯基丙烷磺酸钠取代，

它们是巯基型螯合剂，都有两个活性巯基，与金属亲和力大。

二巯基丙烷磺酸钠是 BAL 的衍生物，易溶于水，对$^{210}Po$有良好的促排效果。$^{210}Po$中毒后数小时内使用，可使尿粪中$^{210}Po$排除量比对照组同期内排除量提高 3 倍左右。动物各器官组织中$^{210}Po$滞留量明显减少，特别是造血器官、脾脏、淋巴结中的滞留量减少更为明显。一般认为，此药在促排及解毒作用方面，都优于 BAL。

国内解放军第 307 医院在 1963 年曾经收治过 4 例$^{210}Po$体内污染的患者，事故后 7 h 开始用我国研制的二巯基丙烷磺酸钠治疗。他们在事故后情况良好，其中 1 名女性于事故后脱离射线工作，生育 1 男 1 女，另 3 名男性继续从事射线工作，他们的夫人分别生育两个男孩、1 个女孩和 1 个男孩，这 6 个小孩均身体健康。15 年后他们再次到 307 医院进行详细检查，结果均未见异常改变。

**（二）氨基甲酸盐类**

二乙基二硫氨基甲酸钠无论在$^{210}Po$中毒早期或晚期应用，都具有良好的促排疗效。例如，早期给中毒动物应用后，脾脏和肾脏中$^{210}Po$滞留量减少 75％以上，淋巴结减少 80％，睾丸减少 50％。同时排泄物中$^{210}Po$显著增加，但尿中$^{210}Po$增加不多，因其主要是加速$^{210}Po$自肠道排除。

## 参考文献

[1] McDiarmid M A, Engelhardt S, Oliver M, et al. Health effects of depleted uranium on exposed Gulf War veterans a 10-year follow-up [J]. J Toxic Environ Health : Part A, 2004, 67(4): 277-296.

[2] Durbin P W, Kullgren B, Ebbe S N, et al. Chelating agents for uranium (Ⅵ): 2. efficacy and toxicity of tetradentate catecholate and hydroxypyridinonate ligands in mice [J]. Health Phys, 2000, 78 (5): 511-521.

[3] Ramounet-Le-Gall B, Grillon G, Rateau G, et al. Comparative decorporation efficacy of 3, 4, 3-LIHOPO, 4, 4, 4-LIHOPO and DTPA after contamination of rats with soluble forms of $^{238}Pu$ and $^{233}U$ [J]. Radiat Prot Dosimetry, 2003, 105(1-4): 535-538.

[4] Martinez A B, Mandalunis P M, Bozal C B, et al. Renal function in mice poisoned with oral uranium and treated with ethane-1-hydroxy-1, 1-bi-sphosphonate (EHBP) [J]. Health Phys, 2003, 85 (3): 343-347.

[5] 廖琪丽，胡文祥，周志明，等．羟基吡啶酮促排铀和钚的研究进展．中国药物化学杂志，2005，15(1)：60-64.

# ■第十一章■

# 钚及超钚核素的放射毒理学

钚的原子序数为94,在钚之后的元素称为超钚或钚后元素(transplutonium),目前已知的有11个。在自然界中,不存在超钚元素,它们都是借助于核反应而获得的人工放射性元素。

自从Seaborg于1941年发现钚以来,钚及超钚元素的研究工作进展很快,但就各个核素而言,研究得广泛且深入的是钚(Pu),其次是镅(Am)、锔(Cm)、锎(Cf),而有关锿(Es)、镄(Fm)、钔(Md)、锘(No)和铑(Lr)等的研究较少。从钚及超钚元素一些主要的理化特性(表11-1)可以看出:① 比活度、α粒子的能量随原子序数的增大而增高,而物理半衰期却随之变短;② 中子发射率随自发裂变半衰期的缩短而增大;③ 多数化合物为3价和4价。

**表11-1 钚及超钚核素的辐射特性和价态**

| 核素 | 物理半衰期/a | α粒子的能量/MeV | 比活度/(GBq/g) | 自发裂变半衰期/a | 中子发射率/($n \cdot s^{-1} \cdot g^{-1}$) | 价态 |
|---|---|---|---|---|---|---|
| $^{239}Pu$ | 24 400 | 5.16(73.35) | 2.28 | $5.5\times10^{15}$ | 0.03 | 3~4 |
| $^{238}Pu$ | 87.75 | 5.50(71.1%) | 644 | $5.0\times10^{10}$ | $3.4\times10^{2}$ | |
| $^{243}Am$ | 7 950 | 5.28(76%) | 7.25 | — | — | 3~4 |
| $^{241}Am$ | 458 | 5.49(85%) | 12 | $2\times10^{4}$ | 0.08 | 3~4 |
| $^{244}Cm$ | 17.6 | 5.87(76%) | 3 080 | $1.3\times10^{7}$ | $1.2\times10^{7}$ | 3.4 |
| $^{252}Cf$ | 2.646 | 6.12(82%) | 19 900 | 65.5 | $2.34\times10^{12}$ | 3 |
| $^{249}Bk$ | 0.860 | 5.42(0.02%) | 512 000 | $>1.4\times10^{9}$ | $2.7\times10^{5}$ | 3.4 |
| $^{254}Es$ | 0.756 | 6.44 | 692 000 | $>2.7\times10^{7}$ | $2.9\times10^{6}$ | 3 |

在溶液中,钚最稳定的价态是4价,而超钚元素中多数是3价。凡是3价或4价的金属阳离子都具有较强的水解和络合能力,尤其4价者更为强烈。它们的这种性质与离子势的大小呈正相关,与离子的荷电量及半径之比呈正相关。此外,溶液的pH对离子的水解和络合能力有重要影响。在生理pH条件下,钚及超钚核素的水解和络合能力极强,这对它们在生物体内的代谢过程起着重要的作用。钚及超钚核素在生物体内的代谢,主要取决于各自的理化特性,而诱发的生物效应则主要依赖于其辐射特性。

钚及超钚核素可用于军事工业、核动力工业、宇宙航行、气象研究、生物学和医学等领域内,具有广阔的发展前景。例如,$^{239}Pu$ 具有较高的热中子裂变截面,是核反应堆(nuclear reacter)和核武器(nuclear weapon)的重要燃料。$^{239}Pu$ 和 $^{244}Cm$ 的半衰期较长,是很有前途的能源,可作为人造地球卫星上热电转换电池的燃料、人工心脏起搏器的能源以及海底作业工作服加热器的热源等。

鉴于钚及超钚核素的应用范围广，实用价值大和产量的不断增长，这些核素对职业人员的潜在危害和对环境的污染引起了人们的极大关注。环境污染发生在以下几种情况：① 以钚为燃料的空间用能源在返回地球时的完全毁坏，这样可能造成半球性或全球性核污染(nuclear pollution)。例如，在 1964 年 4 月，发生的美国导航卫星事故，造成 550 TBq 的 $^{238}$Pu释放到大气层中，使世界各地落下灰中$^{238}$Pu/$^{239}$Pu 比活度增高。② 核工业(nuclear industry)设施(核燃料后处理厂、核燃料加工及核反应堆)向环境中的排放引起放射性污染(radioactive contamination)。例如，英国温茨凯尔后处理厂在 1970—1979 年的 10 年间排入爱琴海的$^{238}$Pu和$^{239}$Pu，$^{240}$Pu 和$^{241}$Pu 分别达 483 TBq、436. 2 TBq；在 1970 年 1 年中，排入的$^{244}$Cm 和$^{241}$Am 分别达到 0. 55 TBq 和 0. 33 TBq。③ 核武器试验(nuclear test)向环境中释放的$^{241}$Am活度为$^{239}$Pu、$^{240}$Pu 的 10 倍以上，$^{241}$Pu 的物理半衰期(β 衰变)较短，可衰变成为$^{241}$Am。④ 运输事故，包括钚源、核燃料和核武器部件在运输途中的破损、泄漏等。因此，钚及超钚核素的放射毒理学研究，尤其是对人体的危害，在毒理学中占有重要的位置。

# 第一节　钚的放射毒理学

## 一、辐射和化学特性

钚(plutonium，Pu)为银白色金属，原子序数为 94，质量数为 232～246。它有 16 种同位素，质量数为 232～246 及$^{237m}$Pu，其中最重要的为$^{239}$Pu。钚在自然界含量极微，在铀矿石内约为铀含量的 $1/10^{11}$，主要借助于核反应人工生产。$^{239}$Pu 是由$^{238}$U 俘虏中子后经 β 衰变生成的。中子照射天然铀生产钚的核反应过程如图 11-1 所示。由于$^{243}$Pu 物理半衰期短，反应堆中钚的同位素产物基本上终止到$^{242}$Pu。钚同位素的主要辐射特性见表 11-2。

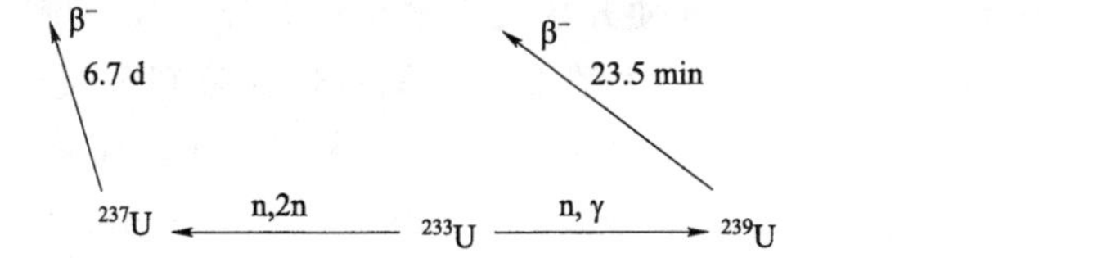


图 11-1　中子照射天然铀生成钚的核反应过程

**表 11-2　反应堆中生产的钚同位素的主要辐射特性**

| 同位素 | 半衰期/a | 比活度/(GBq/g) | α能量/MeV | 粒子分支比/% | 自发裂变/(n·s$^{-1}$·g$^{-1}$) | 子体核素 |
|---|---|---|---|---|---|---|
| $^{238}$Pu | 87.75 | 644 | 5.50 | 71.1 | $3.4\times10^3$ | $^{234}$U |

续表

| 同位素 | 半衰期/a | 比活度/(GBq/g) | α能量/MeV | 粒子分支比/% | 自发裂变/($n\cdot s^{-1}\cdot g^{-1}$) | 子体核素 |
|---|---|---|---|---|---|---|
| | | | 5.46 | 28.7 | | |
| $^{239}Pu$ | $2.44\times10^{4}$ | 2.28 | 5.16 | 73.3 | $3.0\times10^{-2}$ | $^{235}U$ |
| | | | 5.14 | 15.1 | | |
| | | | 5.11 | 11.5 | | |
| $^{240}Pu$ | $6.6\times10^{3}$ | 8.40 | 5.17 | 76 | $1.02\times10^{3}$ | $^{236}U$ |
| | | | 5.12 | 24 | | |
| $^{241}Pu$ | $1.52\times10^{1}$ | 0.169 | 1.90 | $<2.4\times10^{3}$ | | $^{237}U$ |
| | | | 1.85 | | | |
| $^{242}Pu$ | $3.87\times10^{5}$ | 0.144 | 1.90 | 76 | $1.7\times10^{3}$ | $^{238}U$ |
| | | | 1.86 | 23 | | |

$^{239}Pu$是高能α辐射源，物理半衰期为$2.44\times10^{4}$ a，比活度为2.28 GBq/g。$^{239}Pu$在衰变过程中释放出6种能量各异的α粒子，其中能量和分支比最大的是5.16 MeV，占73.3%。同时还释放出32～769 keV的γ射线和13.6～20.5 keV的X射线。衰变后生成的子体是$^{235}U$。

$^{238}Pu$也是高能α辐射源，物理半衰期为87.75 a，比活度为614 GBq/g。衰变过程中释放出5.50 MeV(71.1%)和5.46 MeV(28.7%)的α粒子，同时还释放出43.5 keV～1.09 MeV能量的γ射线和17 keV的X射线。衰变后生成的子体是$^{234}U$。

钚是锕系元素中化学性质较为活泼的元素之一，能与各种非金属元素及卤族元素形成3～4价的化合物，并分别以$Pu^{3+}$、$Pu^{4+}$、$PuO_2{}^{+}$、$PuO_2{}^{2+}$形式存在于溶液中。这4种价态的钚离子半径分别是0.1、0.09、0.08、0.081 nm(1 nm＝10 Å)。

在中性溶液中，由于有利于3价钚氧化成4价钚，5价钚或6价钚还原成4价钚。因此，钚离子趋向于单一的4价态。在生理条件下，4价钚最稳定，并常以某种复合物的形式存在，各种价态的钚离子都能水解，水解能力与离子势呈正相关。$Pu^{4+}$由于电荷多，离子半径小，最易于水解，在pH为1.5～2.8便开始发生水解和聚合。各种价态钚离子的水解能力为$Pu^{4+}>PuO_2{}^{2+}>Pu^{3+}>PuO_2{}^{+}$。水解形成的氢氧化物溶解度极低，如$Pu(OH)_3$和$Pu(OH)_4$的溶解度分别为$1.8\times10^{-20}$和$7\times10^{-56}$。钚水解形成的氢氧化物可以进一步聚合形成聚合物，聚合程度较低的称为“单体钚”(monomeric plutonium)，聚合程度较高的称为“聚合体”(polymeric plutonnium)。此外，钚离子的水解能力还受其他多种因素的影响，如钚离子的浓度、络合阴离子的存在等。

4价钚与酸反应形成钚盐，大部分钚盐在中性或碱性环境中易水解生成胶体氢氧化物。钚盐的水解程度视溶液中钚盐的种类及浓度而定，浓度愈高，水解趋势愈强。几种主要的钚化合物的化学特性见表11-3。

表 11-3　几种主要的钚化合物的化学特性

| 化合物 | 分子式 | 价　态 | 水解的 pH | 化合物类型 |
|---|---|---|---|---|
| 硝酸钚酰 | $PuO_2(NO_3)_2$ | 6 | >5 | 络合物 |
| 氯化钚 | $PuCl_3$ | 3 | >7 | 单盐 |
| 三醋酸钚酰钠 | $NaPuO_2(CH_2COO)_3$ | 6 | >8 | 络合物 |
| 五碳酸钚酰铵 | $(NH_4)_6PuO_2(CO_3)_5$ | 4 | >8 | 络合物（35 ℃分解） |
| 柠檬酸钚 | $Pu(C_6H_5O_6)_4$ | 4 | >8 | 络合物 |
| 硝酸钚 | $Pu(NO_3)_4$ | 4 | >2 | 单盐 |

难溶性钚化合物有氧化钚，氢氧化钚和氟化钚等。在钚的氧化物中，最重要的是二氧化钚。

## 二、体内代谢

### (一) 吸收

钚可通过呼吸道、消化道及皮肤进入体内，在事故情况下，最常见的是吸入，其次是吸入合并皮肤创伤。

1. 呼吸道吸收

吸入的钚在呼吸道中的沉积、吸收和转移是一个相当复杂的过程，它涉及巨噬细胞的吞噬作用、气管及支气管的纤毛运动、钚粒子的溶解和吸收，以及通过淋巴系统的转移等。整个过程中，在很大程度上取决于钚颗粒的大小，溶解度及价态。犬吸入不同粒径的$^{239}PuO_2$气溶胶后，在体内的分布及自体内的排除见表 11-4。可以看出，粒径小，比表面积大的粒子易于溶解和吸收，表现为在体内其他器官组织中的滞留量较多和自体内的排除量较大。不同的钚化合物自肺脏的吸收率差异很大，易溶解的钚化合物，如柠檬酸钚、抗坏血酸钚等极易吸收；易水解的钚化合物，如硝酸钚、氯化钚等吸收较少；难溶性的钚化合物，如氧化钚等吸收最少。给犬气管内注入不同的钚化合物溶液或悬浮液后 90 d，柠檬酸钚的吸收率为初始肺含量的 60%，硝酸钚为 35%～40%，氧化钚则不足 1%。钚的价态对肺部吸收亦有影响，3 价钚和 6 价钚化合物的吸收率高于 4 价钚化合物，这与 6 价钚在生理条件下形成易吸收的钚酰离子($PuO_2^{2+}$)有关，而 4 价钚易水解，不易吸收。此外，不同温度煅烧的 $PuO_2$，可影响其在肺内的廓清。犬的吸入研究结果表明，$PuO_2$ 的煅烧温度愈高，滞留在肺脏的钚愈多，而转移到胃和肝脏的量愈少。

表 11-4　$^{239}PuO_2$ 在犬体内的分布及排除

| 吸入后时间/周 | 粒子粒径(MMD)/$\mu$m | 肺 | 肺淋巴结 | 其他组织 | 尿 | 粪 |
|---|---|---|---|---|---|---|
| 1 | 0.65 | 68±1.5 | 0.09±0.09 | 11±5 | 6±2.5 | 21±14 |
| | 3.3 | 89±1.2 | 0.13±0.01 | 3.5±0.7 | 1.3±1.2 | 7±3 |
| | 4.3 | 95±2.3 | 0.09±0.2 | 1.3±0.9 | 0.2±0.1 | 3.6±1.7 |
| 2 | 0.65 | 49±1.3 | 0.32±0.66 | 19±8 | 1.2±6.6 | 32±15 |

续表

| 吸入后时间/周 | 粒子粒径(MMD)/$\mu$m | 肺 | 肺淋巴结 | 其他组织 | 尿 | 粪 |
|---|---|---|---|---|---|---|
| | 3.3 | 88±3 | 0.31±0.17 | 4.7±2.0 | 0.96±0.99 | 8.8±3 |
| | 4.3 | 95±0.3 | 0.14±0.02 | 1.9±0.9 | 0.56±0.55 | 3.5±1.7 |

2. 胃肠道吸收

胃肠道对钚的吸收极少，且波动幅度很大。一般认为吸收率介于 $10^{-6}$～$10^{-3}$之间，其主要原因在于，钚在 pH 较高的小肠中能迅速地水解成难溶性的氢氧化钚，同时钚离子也可与肠内容物中的磷酸盐或草酸盐等的阴离子反应形成难溶性钚化合物。

钚化合物形式对胃肠道的吸收具有重要影响。通常是，Pu-柠檬酸盐的吸收率＞硝酸盐＞Pu-氧化物。钚由胃肠道的吸收也显示出种系间的差异，仓鼠胃肠道吸收率为吸收范围的下限区，而小鼠则为上限区。摄入的钚量对胃肠道的吸收也有明显影响，摄入量较小时，吸收率相对较高；而摄入量较大时，吸收率相对较低。

动物的年龄对钚由胃肠道的吸收影响甚大，大鼠、豚鼠、仓鼠、猎犬猪的实验观察表明，在出生后的前几天或几周内，钚由胃肠道的吸收率比成年动物高 1～3 个数量级。刚断奶时，接近于成年动物的吸收水平。表 11-5 给出的是大鼠和猪的日龄对钚由胃肠道吸收的影响。

**表 11-5　大鼠和猪的日龄对钚由胃肠道吸收的影响**

| 动　物 | 日　龄/d | 钚化合物 | 摄 入 量/(g/kg) | 吸 收 率/($\times10^{-4}$) |
|---|---|---|---|---|
| 大鼠 | 1 | $^{239}$Pu-硝酸盐 | $2\times10^{-2}$ | 20 |
| | 7 | | $5\times10^{-3}$ | 10 |
| | 21 | | $2\times10^{-3}$ | 2 |
| | 39 | | $1\times10^{-3}$ | 0.3 |
| | 45 | | $6\times10^{-4}$ | 0.2 |
| 猪 | 1 | $^{238}$Pu-硝酸盐 | $1\times10^{-6}$ | 2 000 |
| | 5 | | $8\times10^{-7}$ | 1 000 |
| | 10 | | $4\times10^{-7}$ | 500 |
| | 14 | | $2\times10^{-7}$ | 200 |
| | 21 | | $2\times10^{-7}$ | 30 |

注：资料源自 ICRP 第 48 号出版物。

人胃肠道对钚的吸收率是根据动物实验资料外推而来的。ICRP 第 48 号出版物推荐的吸收率为：对放射性工作者，钚的氧化物、硝酸盐、其他化合物分别为 $10^{-5}$、$10^{-4}$、$10^{-3}$；对公众，所有钚化合物为 $10^{-3}$。同时还指出，对关键居民组或在估算群体剂量时，如果有更适合于特定情况的吸收率值应予采用。人在出生后的第 1 年，钚由胃肠道的吸收率为 $10^{-2}$，此后采用 $10^{-3}$。

3. 皮肤吸收

钚通过人的皮肤吸收很少。实验表明，溶于 0.4 mol/L 硝酸体系中的 10 μg 硝酸钚敷贴于人手掌面，延续 8 h，每小时的平均吸收率小于 $2\times10^{-6}$。在一起事故中，某工作者的整个手部浸泡在$^{239}Pu$磷酸三丁酯的四氯化碳中达数分钟，通过尿钚分析估算，吸收的钚量仅占手面初始污染量的 $2\times10^{-7}$。钚化合物的化学形式、溶解度、溶液的酸度及皮肤污染面积等，对吸收率有一定的影响。可溶性化合物的吸收率高于难溶性化合物；溶液的酸度增高，吸收率也相应增大。放射自显影观察表明，侵入皮肤的钚能长期沉积下来，主要定位在毛囊部位。

4. 伤口吸收

在核工业中，钚及其化合物可通过操作人员的伤口侵入机体。根据美国 Hanford 核工厂统计，从事钚操作的人员，创伤污染钚的事故发生率仅次于吸入事故的发生率。钚自伤口的吸收率与创面大小、深度及钚化合物种类有密切关系。

将核工业中常见的几种钚化合物植入小猎犬的前足蹠部（植入量为 3.7 MBq），模拟创伤污染，所得结果列于表 11-6。可见，钚化合物植入后数分钟，至数十分钟内，在伤口上端颈浅淋巴结即可测出放射性活度；其中可溶性钚化合物转移较快，植入后 10 d 转移 37%，1 年转移 82%；难溶性钚化合物转移较慢，植入后 14 d 仅转移 3%，1 年末转移 20%。转移的数量和速率与粒径大小有关。粒径大，自伤口向体内的转移缓慢，数量亦少。转移到体内的钚通过血液循环主要分布于淋巴结、肝脏及骨骼。特别值得重视的是，钚向淋巴结中的转移不仅数量多，而且速度快。植入 $Pu(NO_3)_4$ 后 1 h，颈浅淋巴结钚含量占植入量的 5%，30～60 d 时，高达 20%～30%；而植入（MMD 为 7 μm）时，钚向淋巴结的转移速率较为缓慢，但淋巴结中的钚含量却持续升高，并逐渐稳定在一个较高的水平上（图 11-3）。如果将犬的颈浅淋巴结切除，再经前足庶植入钚，则其他器官中的钚含量要比切除淋巴结前的高得多。

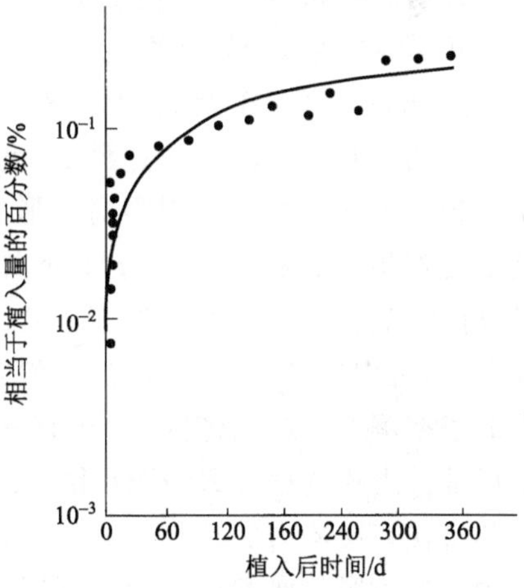

图 11-2 植入 $PuO_2$（MMD 为 7 μm）后钚在颈浅淋巴结中的沉积动态

**表 11-6 几种钚化合物植入后转入体的某些动态资料的比较（占初始植入量的百分数，%）**

| | $^{239}Pu(NO_3)_4$ | $^{239}PuO_2$(850 ℃) | $^{239}PuO_2$ |
|---|---|---|---|
| 植入部位 | | | |
| 前 10 d 的转移量 | 37% | 26% | 3%(14 d) |
| 1 年末的转移量 | 82% | 89% | 20% |
| 左颈浅淋巴结 | | | |
| 开始出现活性 | 数分钟内 | 数分钟至数十分钟内 | 数分钟至数十分钟内 |
| 8 h 时内蓄积量 | 16% | 6% | 2% |
| 峰值出现时间及量 | 约 10 d,25% | 约 30 d,15% | 无峰值 19% |

续表

| | $^{239}Pu(NO_3)_4$ | $^{239}PuO_2$(850 ℃) | $^{239}PuO_2$ |
|---|---|---|---|
| 血液中 | | | |
| 峰值出现时间及量 | 6 h | 约 6 h | |
| | 1.23×10$^{-2}$% | 1.5×10$^{-6}$% | 约 3×10$^{-2}$% |
| 峰值时全部血中钚量 | 约 1.8% | 约 2.1×10$^{-4}$% | |
| 主要器官中 | | | |
| 肝脏(全部) | 3.3% | 2.3×10$^{-5}$% | 1.2×10$^{-1}$% |
| 骨骼(全部) | 约 3.3% | 1.2×10$^{-5}$% | 1.1×10$^{-1}$% |

注：$^{239}PuO_2$(850 ℃)为金属钚在 850 ℃高温形成，MMD 为 0.7 μm；② $^{239}PuO_2$ 为金属钚在空气中自然氧化形成，MMD 为 0.7 μm。

人伤口污染钚的临床资料由于各个事故案例的情况不一，应急处理措施各异，以及其他种种原因所限，使钚经伤口吸收的情况难以全面概括阐述。据粗略估计结果可以看出，可溶性钚化合物的转移率比难溶性钚化合物高得多。例如，$Pu(NO_3)_4$ 转移量约为污染量的 3.4%～62%(6 例)，金属钚则为 0.5%～6.0%(5 例)，$PuCl_3$ 和 $Pu(C_2O_4)_4$ 分别为 5%和 14%(各 1 例)，$PuO_2$(1 例)仅为 0.8%。

钚经伤口向体内转移的过程是：创伤部位的钚有一小部分与体液中的络合剂阴离子形成络合物，然后向其他器官组织转移。一部分钚则在创伤部位水解形成胶体氢氧化物，经巨噬细胞吞噬，然后进入网状内皮系统，其中主要是进入淋巴结和肝脏，随后再以缓慢的速率解聚并进入体液中；还有一部分可残留于创伤局部。上述过程大致情况见图 11-3。

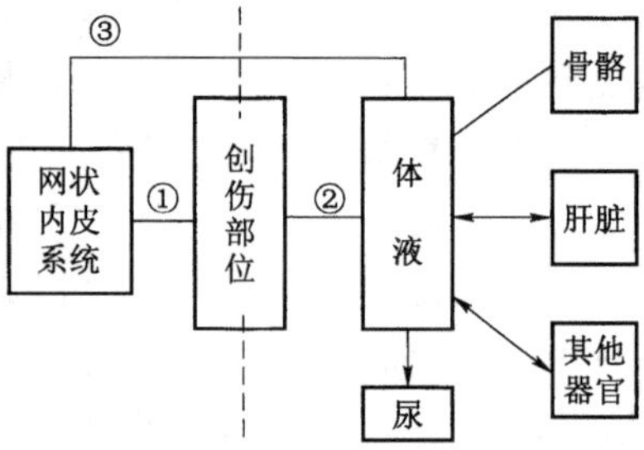


图 11-3　创伤部位钚转移的模式示意图
① 为胶体不溶性颗粒；
② 为 Pu-蛋白质和 Pu-其他络合物；
③ 为缓慢解聚、溶解

钚自伤口向体内的转移过程中，淋巴系统起着重要作用。植入实验研究证明，可溶性钚化合物主要通过与淋巴液中的铁传递蛋白(transferrin)及其他蛋白质结合转移；而难溶性钚化合物则主要有巨噬细胞吞噬后进行转移。与蛋白质结合的钚转移速率比吞噬细胞吞噬的钚快，因此先到达淋巴结中。

## (二) 在血液中的存在形式

进入血液的钚，一部分水解形成胶体氢氧化钚，进而聚合形成大分子聚合物；另一部分与血液中的蛋白质或其他天然络合剂形成络合物，整个过程如图 11-4 所示。

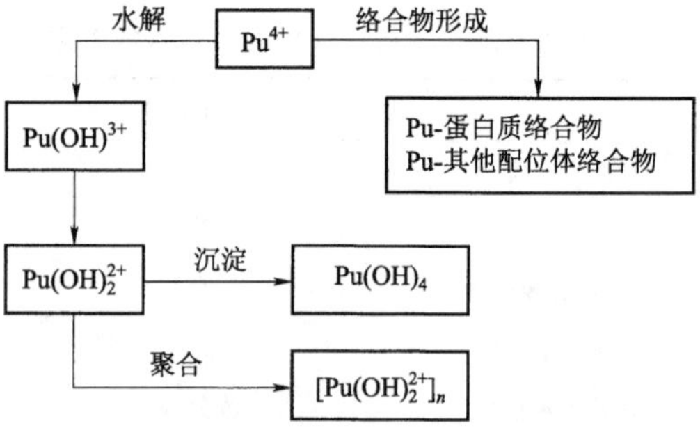


图 11-4　钚在血液中的存在形式

在生理 pH 条件下，钚极易水解和聚合，初始聚合成“单体钚”，进而聚合为“聚合钚”。两者在血液中的存在是相对的。

在机体的代谢过程中，它们可以相互转化。“单体钚”扩散性强，能透过生物膜，进入各个器官和组织，主要沉积在骨骼，其次是肝脏。“聚合钚”扩散性相对较弱，主要靠巨噬细胞的吞噬作用转移到器官合组织中，主要沉积在肝脏、脾脏和骨髓等网状内皮系统中。

血液中的钚离子可与铁传递蛋白，白蛋白以及天然络合剂形成络合物，其中主要是形成铁传递蛋白，其次是 Pu-白蛋白。在生理 pH 条件下，$Pu^{4+}$ 与铁传递蛋白的结合力最强。在机体正常代谢条件下，血清中铁传递蛋白浓度为 2.3 mg/ml，其中约有 30%被铁饱和，其余的 70%，即 $1\times10^{16}$ 个分子的铁传递蛋白处于游离状态，可与钚结合。一个铁传递蛋白分子最多可以结合 2 个钚原子，达到饱和状态时为 8 μg/ml(血清)。Pu-铁传递蛋白和 Fe-铁传递蛋白是同构体，但是，后者的稳定性比前者大。因此，血液中是否有铁离子存在以及存在量的多少对钚与铁传递蛋白的结合有明显的影响。动物实验资料表明，钚进入血液后立即与铁传递蛋白结合，7 h 结合率达到峰值。24 h 后，50%的铁传递蛋白离开血液进入器官组织，并且主要沉积在骨骼。血液中的柠檬酸或 DTPA 可将钚从 Pu-铁传递蛋白上置换下来。

### （三）分布

自血液清除的钚，选择性地滞留在骨骼和肝脏，其他器官组织中则很少。

#### 1. 钚在骨骼中的滞留

骨骼是钚的主要滞留器官。一般说来，腰椎骨、胸骨含量最高，股骨次之。肋骨、颅骨和颌骨最低，钚在骨骼中的沉积特点是：① 由于生长中的骨骼不断吸收和重建，沉积在骨表面的钚可被埋入或吸收，故钚在骨骼中的滞留是一个动态变化的过程；② 钚在骨内的分布不均匀，主要滞留在骨表面，即骨内膜、骨小梁表面和骨外膜，其中骨内膜和骨小梁表面的钚浓度最高(图 11-5)。骨内膜与骨外膜钚浓度之比：犬为 3.6∶1，兔为 4∶1。处于不同生理状态下的骨内膜，钚浓度也有显著差异。处于吸收状态的骨内膜钚浓度最高，其次是处于相对“静止”状态的骨内膜，新生的骨内膜钚浓度最低，沉积在骨表面的钚，在骨骼的重建过程中，或者被新骨覆盖，或者被破骨细胞吸收和巨噬细胞吞噬。这两种细胞解体后，钚重新被释放到血液中，进行再分布。

滞留在骨表面的钚，既能与基质中的蛋白质结合，又能与骨细胞表面的膜蛋白质结合，主要与糖蛋白、唾液蛋白和软骨蛋白结合，进入到骨细胞内的钚可与细胞器膜上的糖蛋白结合。体外实验表明，与其他骨蛋白相比较，钚与骨唾液蛋白、糖蛋白Ⅱ和软骨蛋白的亲和力很强。钚与牛骨蛋白的结合率见表 11-7。钚的这种结合，主要是与骨蛋白分子中的游离羟基相结合。当骨唾液蛋白中的唾液酸脱落，成为脱唾液酸唾液蛋白后，与钚的结合率则大幅度下降，从原来的 54.7%降低到 10.6%。

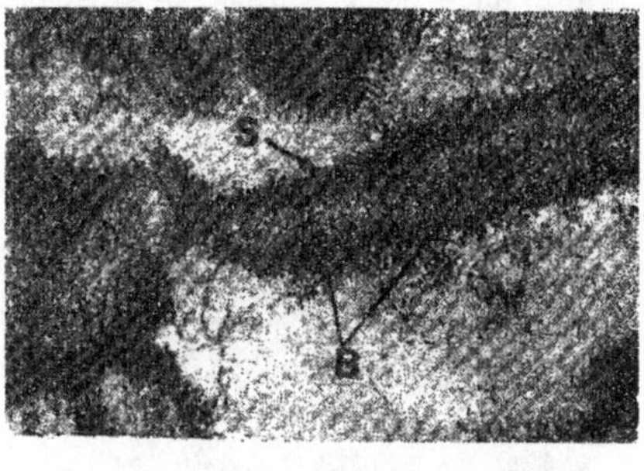


图 11-5　静脉注入钚后 3 周犬腰椎体骨小梁的中子诱发显微放射自显影像(×290)
B—骨小梁；S—骨表面有浓集的裂变径迹

表 11-7　钚与牛骨蛋白的结合率(试管内，pH 为 7.4)

| 骨蛋白 | 结合率/% |
| --- | --- |
| 骨唾液蛋白 | 54.7±9.3 |
| 脱唾液酸唾液蛋白 | 10.6±17.4 |

续表

| 骨蛋白 | 结合率/% |
| --- | --- |
| 软骨蛋白(硝酸盐) | 49.2±3.0 |
| 可溶性糖蛋白 | 36.6±5.1 |
| 糖蛋白Ⅰ | 30.0±12.4 |
| 糖蛋白Ⅱ | 50.3±9.1 |
| 可溶性胶原蛋白 | 23.3±4.3 |

钚也与骨表面的无机磷酸盐反应，其反应过程如下：

$$铁转递蛋白\text{-}Pu+(PO_4^{3-})_{骨}$$

$$\downarrow$$

$$(铁转递蛋白\text{-}PuPO_4)_{骨}$$

$$\downarrow$$

$$(PuPO_4)_{骨}+铁转递蛋白$$

在钚向骨表面滞留的同时，一部分钚也向骨髓中转移。聚合钚和易于水解的钚盐，在骨骼中滞留量较高。骨髓中的钚，多滞留在巨噬细胞中，并于其溶酶体相结合。钚在造血骨髓中的滞留量多于脂肪骨髓。

2. 钚在肝脏中的滞留

肝脏也是钚的主要滞留器官。最初钚均匀地分布在肝细胞内。随后逐渐浓集，晚期大量的钚沉积在窦状隙衬里的网状内皮细胞及肝门脉区域的组织中，形成浓集的放射灶，呈“星体状”（图 11-6；资料源自 Taylor G N，1972）。钚诱发的肝脏损伤与其在该器官由相对均匀到高度浓集的分布特征有关。肝实质细胞受钚粒子照射后，产生从退行性变直到坏死的一系列病理变化，释放出来的钚粒子重新被枯否细胞或网状内皮细胞吞噬，形成浓集的星状体。同时，星状体的增多也与肝脏受钚粒子照射后网状内皮细胞增生活跃有关。

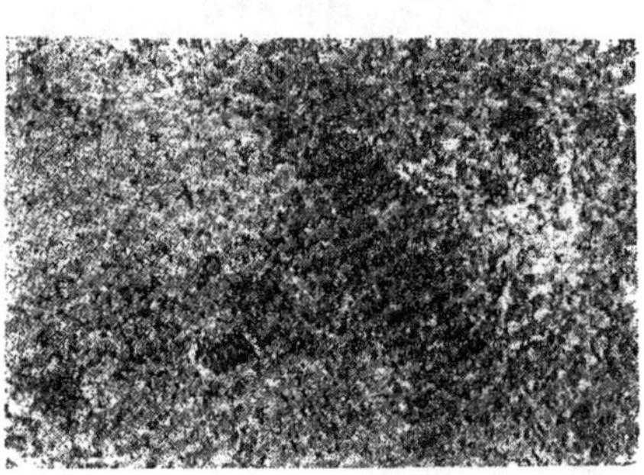

图 11-6(a)　犬静脉注入柠檬酸钚后 7 个月肝脏放射自显影像(×120)(表示钚自肝实质细胞转移到网状内皮细胞造成不均匀性分布，并可见到由钚 α 径迹组成的“星状体”)

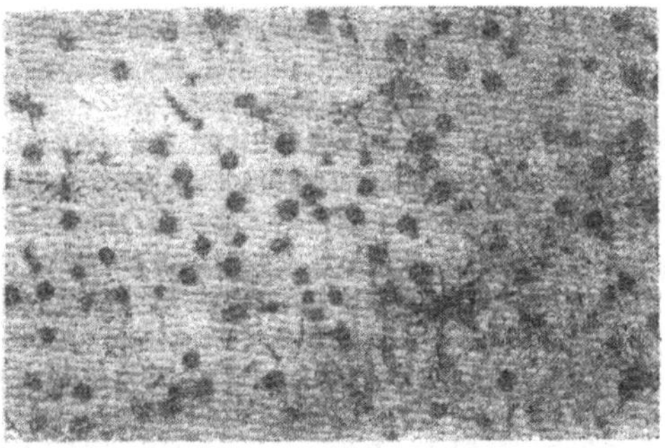

图 11-6(b)　犬静脉注入柠檬酸钚后 362 d 肝脏放射自显影像(×650)(表示钚在窦状隙衬里的网状内皮细胞内的两次沉着区)

钚在大鼠肝脏亚细胞内分布的研究表明，初始钚与肝细胞质内的可溶性蛋白质（主要是铁蛋白）结合，分布比较均匀；随后逐渐浓集在线粒体和溶酶体内（表 11-8），这是由于钚与细胞器的可溶性成分和非溶性成分结合的稳定性大于与铁蛋白结合的稳定性之故。

**表 11-8　钚在大鼠肝细胞的各亚细胞部位的分布**　%

| 时　间/d | 细胞质 | 线粒体 | 溶酶体 | 微粒体 |
|---|---|---|---|---|
| 0.5 | 41 | 16 | 14 | 25 |
| 2.0 | 44 | 22 | 16 | 17 |
| 7.0 | 12 | 42 | 26 | 13 |
| 8.0 | 14 | 45 | 17 | 12 |

肝钚可通过两种途径被清除：一是通过肝脏系统将钚转移至肠道，随粪便排除；二是通过血液循环，转移到其他器官组织。一般情况下，前者是主要的清除途径。肝钚的清除速度相当缓慢，生物半排期较长，犬为 10 a 左右。同时，肝钚生物半排期与钚化合物的性质有关，如大鼠肝脏的半排期单体钚为 22 d，聚合钚则为 600 d。

3. *钚在肺中的滞留*

滞留在肺的钚，如果是可溶性化合物，自肺廓清较快。以犬为例，其生物半廓清期为 200 d 左右，主要转移至骨骼和肝脏，向肺淋巴结转移量少。如果是难溶性化合物，则在肺的滞留时间长，滞留量相对较多，向其他器官的转移量少，过程也缓慢，而且主要向肺淋巴结转移。致使肺淋巴结中钚浓度持续增高。Bair 曾报道，犬吸入不同活度的 $^{238}PuO_2$ 气溶胶，至第 10 年末，初始肺滞留量 40％转移至肺淋巴结，15％转移至肝脏，分别有 5％转移至腹部淋巴结和骨骼，仍滞留在肺内的为 10％（图 11-7）。吸入 $^{238}PuO_2$ 气溶胶，自肺的廓清比 $^{239}PuO_2$ 迅速，在骨骼中的滞留量比 $^{239}Pu$ 高近一个数量级。因此，在吸入 $^{238}PuO_2$ 时，肺受到的照射剂量比 ICRP 肺模型预计的照射剂量要小，而骨骼所受的照射剂量要大。

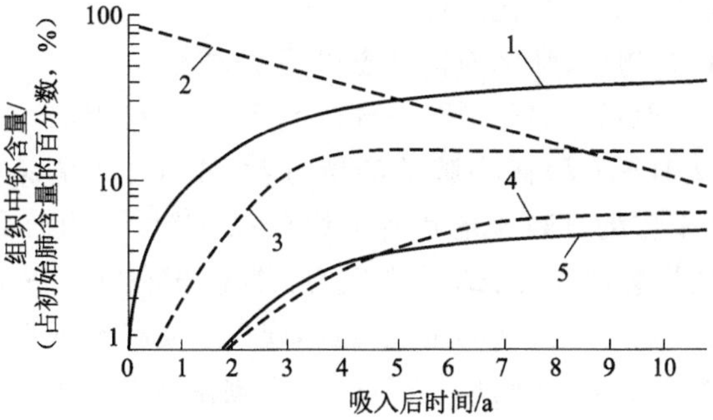


图 11-7　犬吸入 $^{239}PuO_2$ 后钚在体内的分布

1—肺淋巴结；2—肺；3—肝；4—腹部淋巴结；5—骨

钚职业性工作者吸入性内污染，一般以二氧化钚为主。表 11-9 所示为 17 例职业性工作者钚在体内主要器官中的分布。以含量计，骨骼最多；以浓度计，则气管-支气管淋巴结最高。

表 11-9 职业工作者钚在体内主要器官中的分布(占体含量的百分数,%)

| 病例号 | 肺 | 气管、支气管淋巴结 | 肝脏 | 肾脏 | 骨骼 | 其他 |
|---|---|---|---|---|---|---|
| 1-039 | 11.4 | 2.7 | 40.4 | 0.03 | 44.9 | 0.6 |
| 2-030 | 42.3 | 11.2 | 25.4 | 0.11 | 20.8 | — |
| 2-064 | 29.1 | 3.1 | 17.4 | 0.20 | 50.5 | — |
| 2-068 | 13.8 | 5.2 | 26.9 | 0.57 | 53.6 | — |
| 2-100 | 3.1 | 0.4 | 0.8 | 0.48 | 95.1 | — |
| 2-126 | 0.6 | 1.1 | 0.3 | 0.16 | 97.5 | — |
| 2-130 | 21.3 | 0.3 | 18.3 | 4.4 | 55.8 | — |
| 3-014 | 0.1 | 0.0 | 3.6 | 0.0 | 96.3 | — |
| 3-016 | 16.2 | 17.3 | 54.2 | — | 12.3 | — |
| 5-078 | 15.8 | 0.7 | 3.5 | — | 80.0 | — |
| 5-080 | 35.1 | 2.0 | 30.1 | — | 32.8 | — |
| 7-016 | 41.7 | 2.9 | 18.2 | — | 37.2 | — |
| 7-054 | 65.2 | 8.9 | 0.2 | 0.05 | 25.6 | — |
| 7-066 | 17.0 | 7.0 | 31.2 | 0.05 | 25.1 | 19.5 |
| 7-072 | 32.7 | 6.9 | 11.6 | — | 48.9 | — |
| 7-084 | 57.3 | 6.9 | 16.7 | 0.04 | 19.0 | — |
| 7-138 | 17.0 | 3.0 | 8.2 | 0.02 | 11.2 | 0.6 |
| 平均 | 28.2±22.6 | 4.7±4.6 | 18.1±15.3 | 0.51±1.24 | 47.5±29.3 | 6.9±10.9 |

难溶性钚化合物沉积在肺之后，很快被巨噬细胞吞噬并主要定位于溶酶体中。这些巨噬细胞或游离在肺泡腔内，或定位于肺泡膜上。前者，可部分转移到气管纤毛上皮上，随后被清除到胃肠道，另一部分可转移到肺淋巴结中，定位在肺泡膜上的巨噬细胞，或者转移到肺淋巴结中，或渗入到肺组织纤维化区域。

人吸入难溶性钚化合物后，肺钚滞留动态可用下式表述：

$$R(t)=Ae^{-0.693t}+Be^{-0.00533t}+Ce^{-0.00138t} \tag{11-1}$$

式中，$R(t)$为吸入后 $t$ 时刻($d$)钚在肺的滞留分数，$A$、$B$、$C$ 是钚粒子粒径大小的函数；$Ae^{-0.693t}$为沉积在纤毛上皮的钚粒子的快廓清组分；$Be^{-0.00533t}$为游离的巨噬细胞吞噬钚后自肺廓清至纤毛上皮的慢廓清组分；$Ce^{-0.00138t}$为长期沉积在肺上皮细胞内的钚廓清组分。

吞噬钚的巨噬细胞，或由于正常的生理过程，或由于受辐射损伤而死亡。这样游离出来的钚又会被其他巨噬细胞吞噬，如此反复多次，是钚逐渐浓集在肺部若干区域，形成浓集的放射灶。

4. 钚在其他器官中的滞留

钚在肝脏和骨骼中滞留的同时，也有少部分滞留在其他器官中。在早期，脾脏、肾脏和肾上腺的钚浓度仅次于肝脏，钚在脾脏中呈不均匀性分布，主要滞留在红髓及髓窦中，钚在肾上腺中，主要滞留在皮质内带及外带。放射自显影观察表明，早期肾乳头区域钚浓度很高，说明钚正处于排除过程中。一部分钚在肾脏结缔组织间隙和肾小管上皮细胞上呈弥散分布，另一部分在皮质内层和髓质内带中形成活性较强的放射灶。

钚在生殖腺内的滞留量很少，仅占体含量的 $3.5\times10^{-2}\%$。但值得注意的是，它在生殖腺中的分布呈现高度的不均匀性。小鼠睾丸的放射自显影观察表明，钚 α 径迹大多发自曲细精管间的间质细胞，其次是曲细精管外层的生精细胞，而细管管腔内最少，由于这种不均匀分布，使靶细胞（生精干细胞）受到的照射剂量比睾丸的平均剂量大 4.5～6 倍，这可能成为钚抑制生精干细胞成熟过程的原因之一。

根据早年注入钚的病例，落下灰钚受照者以及钚职业工作者的资料分析结果，ICRP 第 48 号出版物认为，进入血液的钚，其中 10% 直接排出体外，其余 90% 的分布是：骨骼占 50%，肝脏占 30%，其他器官占 10%。就人而言，肝钚的生物半排期为 20 a，骨钚为 50 a。ICRP 第 30 号出版物指出，钚在睾丸和卵巢的沉积分数分别是 $3.5\times10^{-4}$ 和 $1.1\times10^{-4}$，并假设钚在生殖腺中的沉积是永久性的。但是，ICRP 第 48 号出版物认为，这个假设有可能导致过高估计钚对生殖腺的照射剂量。

**（四）排除**

体内的钚主要是经肠道和肾脏排除，但排除速率非常缓慢。柠檬酸钚经肾脏排除较多，经肠道排除较少，特别是在早期。难溶性钚化合物及易水解的钚化合物经肠道排除较多，经肾脏排除较少，然而随着时间的推移，粪钚排除量相对减少，而尿钚排除量却相对增多。在早期，6 价钚化合物由尿排除为主，而 3 价和 4 价钚化合物由粪便排除为主；晚期时，均以粪便排除为主。例如，$PuCl_3$、$Pu(NO_3)_4$、$PuO_2(NO_3)_2$ 注入后的尿钚和粪钚比值，在 1 d 时分别为 0.1、0.14 和 3.3，而 30 d 时则都为 0.06。此外，体内钚的排除，还有明显的种系差异。如大鼠体内的钚排除较快，犬体内的钚排除较为缓慢，至于人体内的钚排除则十分缓慢。ICRP 第 48 号出版物指出，钚在人体内的生物半排期为 40～100 a。

Langham 曾对静脉注入钚的脑瘤病人和因事故而沾染钚的少数工作人员的尿钚排除情况进行了观察。并且得出以下的尿钚排除分数方程：

$$Y_u(t)=0.002t^{-0.74},1\ \text{d}<t<138\ \text{d} \tag{11-2}$$

但是，通过实际应用，发现根据这一方程估算出来的体钚含量比实际的数值大数倍，乃至 1 个数量级。近些年来，在估算体钚含量时，常用修正后的 Langham 尿钚排泄方程。

## 三、体内钚含量及照射剂量的估算

从事钚作业的人员，不仅在事故发生时，即使在正常作业情况下也有可能通过不同途径将钚摄入体内。为了评价工作环境的质量和事故过程中进入体内的钚的危害程度，以及为临床诊断和治疗提供依据，对体钚含量及内照射剂量进行估算是十分必要的。目前，体钚含量的估算可采用体外直接测量、由吸入的钚量估算肺含量及体含量或从分析排泄物中钚含量推算肺含量及体含量。最常用的推算方法是根据尿钚排除量估算体含量。

**（一）体外直接测量**

$^{239}$Pu 和 $^{238}$Pu 均能释放出低能 γ 射线和 X 射线，故可在体外直接测量体内的放射性活度。体钚含量可用整体计数器进行测量；吸入难溶性 钚化合物时，可用肺部计数器进行测量。此种方法准确度较高，但灵敏度较低。

**（二）由吸入钚量估算肺含量及体含量**

肺钚含量或体钚含量与吸入的钚量之间的关系式可以按照钚化合物的性质及其气溶胶

的分散度，应用肺模型及其有关的代谢参数而确立。吸入的钚量可由测得的在个人呼吸带空气中的钚浓度和吸入空气的体积数的乘积求得。

吸入暴露可分为单次和多次两种。单次吸入指持续吸入的时间不超过几个小时。在吸入污染条件下，就人而言，初始肺含量指的是暴露后第 5 d 的肺钚含量；体钚含量指的是由呼吸道各隔室吸收入血的累积钚量。当暴露后时间很长时，呼吸道各隔室最终吸收入血的钚量为最终体含量。

**（三）根据排泄物中的钚含量估算体含量及肺含量**

近些年来，在估算体钚含量时，常用修正后的 Langham 尿钚排泄分数方程：

$$Y_u(t)=0.002(1+0.0008t)t^{-0.74}, 1\ \mathrm{d}<t<10\,000\ \mathrm{d} \tag{11-3}$$

式中，$Y_u(t)$为 $t$ 时刻(d)24 h 内的尿钚排出量占注入量的分数；$t$ 为注入钚后到收集尿样的天数。

如果，已知某时刻发生单次可溶性钚化合物急性事故，则事故时刻初始体含量可由下式得出：

$$q_0=\frac{E_u(t)}{y_u(t)}=\frac{E_u(t)}{0.002(1+0.0008t)t^{-0.74}} \tag{11-4}$$

式中，$q_0$为初始体含量；$E_u(t)$为 $t(d)$时刻 24 h 内的尿钚排出量；$t$ 为事故后到收集尿样之间的天数。

**（四）内照射剂量估算**

为了评价钚对人体的危害，必须估算经 $t$ 时刻主要沉积器官的剂量当量 $H$，可由下式求得：

$$H(t)=1.6\times10^{-10}U(t)_s\cdot \mathrm{SEE}(\mathrm{T}\leftarrow\mathrm{S}) \tag{11-5}$$

式中，SEE(T←S)为器官所吸收的比有效能量(核转变)，可由 ICRP 第 30 号出版物查得；为到 $t$ 时刻的核转变总数，可由下式得到：

$$U(t)_s=\int_0^t q_0 r(t) \tag{11-6}$$

式中，$q_0$为某器官的钚初始沉积量(Bq)。

**例：**某职业人员肝脏$^{239}$Pu 初始沉积量为 1 kBq，试问该器官的待积剂量当量是多少？

**解：**已知 $q_0$为 Bq，$t$ 为 50 a，在肝脏的有效半滞留期为 20 a，故$^{239}$Pu 在肝脏的有效滞留分数方程 $r(t)=\mathrm{e}^{-0.0693t/20}$，其中时间 $t$ 以 a 为单位。

将上述各值及有效滞留分数方程代入式(11-6)，则得：

$$\begin{aligned}U(50)_{肝}&=\int_0^{50}10^3\times \mathrm{e}^{-\frac{0.693t}{20}\times \mathrm{d}t}\\&=10^3\int_0^{50}\mathrm{e}^{-\frac{0.693t}{20}\times \mathrm{d}t}\\&=10^3\times\frac{20}{0.693}\times(1-\mathrm{e}^{-\frac{0.693}{20}\times 50})\\&=10^3\times\frac{20\times3.156\times10^7}{0.693}\times(1-0.177)\\&=10^3\times\frac{6.312\times10^8}{0.693}\times0.823\\&=7.5\times10^{11}\end{aligned}$$

式中，3.156×10^7为全年的秒数。

再将$U(50)_{肝}$值代入式(10-5)，则得：

$$H_{50}(肝\leftarrow肝)=1.6\times10^{-10}\times7.5\times10^{11}\times5.8\times10^{-2}\ \text{Sv}=7.0\ \text{Sv}$$

## 四、损伤效应

钚是极毒类放射性核素之一，可诱发机体严重的辐射损伤效应，损伤的靶器官主要是骨骼和肝脏；但是，当吸入难溶性钚化合物时，肺及淋巴结也是受到危害的器官。其损伤主要是钚衰变时释放出能量较强的 α 粒子，对沉积部位组织造成破坏和损伤。与$^{226}$Ra 相比较，$^{239}$Pu 具有更大的危险性。如$^{239}$Pu 与$^{226}$Ra 的损伤效应之比值，对大鼠的 30 d 的 $LD_{50}$为 34，对小鼠(雌性)骨肉瘤为 17，对犬骨肉瘤为 5～10，小猎犬骨肉瘤为 16。对人的致骨肉瘤危险度而言，$^{239}$Pu 是$^{226}$Ra 的 4～33 倍。

### (一) 确定性效应

大鼠的实验研究表明，静脉注入$^{239}$Pu 剂量为 2.4 MBq/kg 时，可引起急性损伤效应，主要表现是食欲不佳、腹泻、体重急剧减轻、贫血、内出血、脾脏萎缩、骨髓严重破坏及白细胞数明显减少甚至完全消失，动物往往死于再生障碍性贫血。

急性钚中毒的动物，最早显示的辐射效应是外周血象的变化和造血系统的损伤。给犬静脉注入的钚量为 3.5 kBq/kg，白细胞数开始减少，随着注入量的增加，减少愈明显；当注入量增加到 107 kBq/kg 时，与对照组相比较，白细胞数减少 80%以上(图 11-8)。可见，在一定剂量范围内，白细胞数的减少与剂量有直接关系。如果以中毒前的白细胞数减少到 50%为比较指标，则$^{239}$Pu 的相对生物效应比$^{226}$Ra 大 4 倍。外周血象的变化，除去钚对血循环中的血细胞直接作用外，对造血系统的损伤也起着重要作用。在外周血象发生明显变化时，骨髓呈现出广泛性坏死及纤维化，出现胶样化骨髓和纤维化骨。在钚沉积较多的部位，如长骨两端，损伤最为严重，骨髓细胞明显减少，甚至消失。脾脏受到不同程度的损伤，严重时，出现脾萎缩。淋巴结严重损伤，失去正常淋巴成分，被纤维缔结组织所代替。

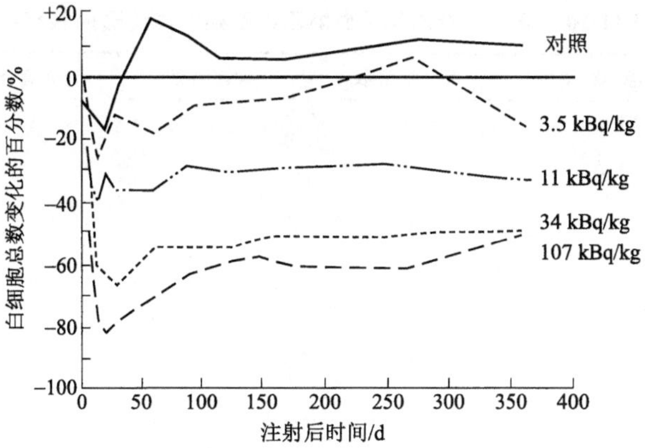


图 11-8　给犬注入$^{239}$Pu 后第 1 年白细胞总数的变化

在钚 α 粒子照射作用下，骨骼出现一系列的病理学改变。例如，给大鼠静脉注入的$^{239}$Pu活度大于 0.74 MBq/kg 时，在前 1 周内，出现大量的破骨细胞及骨质吸收增加；3～5

周时，表现为骨细胞大量死亡及骨生成受抑制。给小鼠注入的$^{239}$Pu 活度为 48 kBq 时，出现骨软骨细胞分解，骨小梁进行性坏死，骨板分解，哈氏系统不规则或坏死等。钚致骨骼的损伤效应除去直接作用外，钚致骨血管纤维化、使骨骼血液循环破坏也是重要因素之一。血管的病理变化，早期主要表现为内皮损伤导致的毛细血管通透性改变和间质细胞的损伤，进而发展为血-骨屏障增加，造成局部缺血和营养不良，最终导致细胞死亡。

肝脏的病理变化是：肝小叶坏死和结缔组织增生，或营养不良性变及脂肪浸润等。并往往出现腹水、皮下水肿及黄疸等。

给大鼠或犬吸入$^{239}PuO_2$，剂量为 185 kBq 时，肝脏的病变表现为两种类型：一种是以炎症性坏死性病变为特征，肺组织出现严重的炎症反应，如水肿、出血和广泛性坏死，动物常在1 周内因窒息而死亡；另一种是以广泛性的纤维性增生病变为特征，肺组织中胶原纤维明显增多，肺泡内胶原纤维聚集，或充满蛋白质和血性液体，泡壁增厚，终末支气管内充满纤维蛋白，各级血管损伤等，动物常在至数个月内死于肺功能不全。

给大鼠皮下注入$^{239}$Pu，剂量为 37 kBq，局部皮肤出现硬化并伴有恶性肿瘤发生。在皮肤及皮下结缔组织硬变部位，有纤维化灶，其中含有淋巴细胞、成纤维细胞和巨噬细胞，亦可见到胶原纤维透明性变，血管壁增厚、硬化、透明性变及血管周围细胞浸润等。

染色体畸变是钚内污染人员的医学观察指标之一。钚诱发的染色体畸变与剂量有一定的关系，但是，尚未确定与剂量呈线性相关。表 11-10 给出的是 9 例钚职业工作者的外周血淋巴细胞染色体畸变的观察结果，他们的体含量为 1.5 kBq 左右，工龄在 6 a 以上。另有 1 例伤口污染金属钚及氧化钚的人员，估计初始污染量约为 10 MBq，吸入入血的量为 0.21 MBq。事故后 21 d 扩创切除，切除前伤口局部残留量为 1.1 MBq，切除后残留量小于 37 Bq。在事故后 28～797 d 期间，共检查外周血淋巴细胞染色体 6 次，被检细胞数共 1 485 个，畸变细胞总数为 34 个，畸变率平均为 2.3%（波动范围介于 1.25%～7.0%），比同一单位一般人员的染色体自发畸变率（0.44%）高数倍。染色体畸变类型有双着丝粒体，微小体及缺失等。

**表 11-10　钚工作者的外周血淋巴细胞染色体畸形的观察结果**

| 例　号 | 体 含 量/kBq | 被检细胞数 | 双着丝点 | 无着丝点 | 钚 |
|---|---|---|---|---|---|
| 1 | 1.21 | 200 | 1 | 2 | 0 |
| 2 | 1.07 | 200 | 0 | 1 | 0 |
| 3 | 1.08 | 200 | 1 | 2 | 0 |
| 4 | 1.33 | 200 | 0 | 2 | 0 |
| 5 | 0.89 | 200 | 3 | 3 | 0 |
| 6 | 1.18 | 200 | 1 | 2 | 0 |
| 7 | 0.74 | 200 | 1 | 2 | 1 |
| 8 | 1.08 | 500 | 2 | 7 | 0 |
| 9 | 1.63 | 1 000 | 12 | 11 | 0 |

近些年来，一些学者注意到内照射诱发组织细胞（肝脏、骨髓和肺）染色体畸变的效应。仓鼠的实验观察结果表明：① 肝细胞染色体畸变率随剂量的增加而增高，两者呈线性关系，

并可用下列方程式描述：

$$y=0.04+4.8\times10^{-3}D \tag{11-7}$$

式中，$y$ 为肝细胞染色体畸变率；$D$ 为吸收剂量(Gy)。② 根据线性斜率可确定不同LED辐射的品质因数，如以 $^{60}Co$ 照射为对比，则 $^{144}Ce$ 为 1，$^{239}Pu$ 为 15，$^{241}Am$ 为 22，$^{252}Cf$ 为 10；③ $^{239}PuO_2$ 致肝细胞染色体畸变的分布极不均匀，个别肝细胞染色体畸变数高达 13 个，并有 3 个双着丝粒体畸变发生。这可能是由于钚在肝细胞中分布高度不均匀，因而不仅改变了畸变的分布，同时也使二次以上击中畸变的产额增高。

**(二) 随机性效应**

在钚诱发的生物效应中，致癌效应引起了人们的极大关注。大量的不同种系的动物实验证明，钚主要诱发骨肉瘤、肝癌和肺癌。可溶性钚(硝酸钚等)主要诱发骨肉瘤和肝癌；而吸入难溶性钚(二氧化钚等)时，主要诱发肺癌。

1. *骨肉瘤*

美国犹他大学曾经分别给猎犬静脉注入不同活度的 4 价柠檬酸钚。在第一批实验中，注入剂量为 0.6～110 kBq/kg，实验结果见表 11-11。可见，110 kBq/kg 的动物组骨肉瘤发生率比较小的两个剂量组为低，这与剂量过大造成一部分动物过早死亡有关。此后，随着注入量的减低，骨肉瘤的发生率也相应降低，且潜伏期延长。为观察小剂量钚的致癌效应，后来又增补了低剂量的实验，当注入量低至 26 Bq/kg 时，注入后 10 a，骨骼平均累积剂量仅为 0.03 Gy，仍有 1 只犬发生骨肉瘤。一般而言，根据动物实验资料，致骨肉瘤的下限剂量小于 1 Gy (表 11-12)。与其他亲骨性核素相比较，$^{239}Pu$ 诱发骨肉瘤的相对生物效应要大得多。若以骨肉瘤相同发生率时的骨骼吸收剂量之比计，如 $^{226}Ra$ 为 1，则 $^{90}Sr$ 为 0.1，而 $^{239}Pu$ 为 10。这种差别在于前两者主要沉积在骨无机质中，后者主要沉积在骨表面。因此，$^{239}Pu$ 给予骨表面下 0～10 μm 处的成骨细胞的照射剂量较大，而成骨细胞对电离辐射很敏感，容易发生癌变。

**表 11-11　犬骨肉瘤发生率与注入钚量的关系**

| 注入活度/(kBq/kg) | 实验犬数/只 | 死亡数/只 | 骨肉瘤发生率/% | 注入至死亡时间/a | 死亡前一年累积剂量/Gy |
|---|---|---|---|---|---|
| 110 | 9 | 9 | 78 | 4.1 | 49.3 |
| 34 | 12 | 12 | 100 | 3.6 | 13.1 |
| 11.0 | 12 | 12 | 100 | 4.5 | 6.02 |
| 3.6 | 12 | 12 | 83 | 7.2 | 3.13 |
| 1.8 | 14 | 13 | 69 | 8.5 | 1.91 |
| 0.6 | 14 | 12 | 33 | 9.9 | 0.78 |

注：资料源自 Jee W S, Health Phys, 1972。

**表 11-12　$^{239}Pu$ 诱发骨肉瘤的下限剂量**

| 动　物 | 钚化合物 | 摄入途径 | 摄入量/(kBq/kg) | 骨平均剂量/Gy | 骨肉瘤发生率/% |
|---|---|---|---|---|---|
| 小鼠 | $Pu(NO_3)_4\cdot5H_2O$ | 静脉 | 1.85 | 0.40 | 3.9 |
| 大鼠 | $Pu^{4+}$-柠檬酸 | 静脉 | 25.9 | — | 5.0 |
| 大鼠 | $Pu(NO_3)_4\cdot5H_2O$ | 吸入 | 0.30 | 0.17 | 1.3 |
| 大鼠 | $Pu(NO_3)_4\cdot5H_2O$ | 皮下 | 3.70 | 0.46 | 3.8 |

续表

| 动　物 | 钚化合物 | 摄入途径 | 摄 入 量/(kBq/kg) | 骨平均剂量/Gy | 骨肉瘤发生率/% |
|---|---|---|---|---|---|
| 大鼠 | $Pu^{4+}$-柠檬酸 | 食入 | 3.70 | 0.33 | 3.0 |
| 大鼠 | $Pu^{4+}$-柠檬酸 | 腹腔 | — | 0.34 | 3.0 |
| 犬 | $Pu^{4+}$-柠檬酸 | 静脉 | 0.60 | 0.78 | 33.0 |

注：资料源自 Jee W S, Health Phys, 1972。

依据美国犹他大学低剂量水平（0.026～0.59 kBq/kg）猎犬实验所得数据，推算得到的$^{239}$Pu 致猎犬骨肉瘤的危险度为 5 200/(10$^4$ 人 · Gy)。我国学者根据大鼠的实验资料认为，$^{239}$Pu 致这种动物的骨肉瘤危险度是 100/(10$^4$ 人 · Gy)。并指出，在用动物资料外推$^{239}$Pu致人骨肉瘤的危险度时，大鼠的资料比猎犬更有意义，因为后者推得的危险度偏大。

钚诱发的骨肉瘤多见于脊椎骨和长骨，但存在动物种系差异。如小鼠骨肉瘤多见于脊椎骨，而猎犬则多为四肢骨。骨肉瘤在致密骨的发生率远低于松质骨，有实验证实，40 只实验猎犬共发生 98 个骨肉瘤，其中 93.9%位于松质骨，仅 6.1%在致密骨。对犬的动物实验证明$^{239}$Pu 致骨肉瘤的下限剂量小于 1 Gy。犬吸入$^{239}PuO_2$，累积剂量在 1.5～40 Gy 时，肺癌发生率明显增加。犬吸入柠檬酸钚后，可诱发骨肉瘤和肝癌。$^{239}$Pu 诱发犬骨肉瘤为$^{226}$Ra 的 5～10 倍。

最近的一项研究结果采用比较基因组杂交技术揭示了$^{238}$Pu 诱发骨肉瘤的细胞遗传学和分子机制，发现在$^{238}$Pu 诱发的大鼠骨肉瘤中，多个染色体区段有反复性扩增和缺失，扩增区段 7q22-q34 与人 12q13-q15/8q24/22q11-q13，该区段包含 Mdm2，Cdk4，c-Myc 和 Pdgf-b 基因；缺失区段 5q21-q33，10q22-q25 和 15q 包括多个肿瘤抑制基因如 p16INK4a/p19ARF，Tp53 和 Rb1。

2. 肺癌

难溶性钚化合物沉积于肺脏，主要诱发肺癌。大鼠吸入$^{239}PuO_2$ 后的终身观察表明，累积吸收剂量小于 1 Gy 时，肺癌发生率与对照动物相比较无明显差异；当累积吸收剂量超过 1 Gy 时，肺癌发生率明显增高（表 11-13）。犬吸入$^{239}PuO_2$ 后肺癌发生率与肺吸收剂量间的关系见表 11-14。累积吸收剂量不足时，与对照动物相比较，肺癌发生率未见增高；累积吸收剂量介于 1.5～40 Gy 时，肺癌发生率显著增加。与吸入$^{239}PuO_2$ 相比较，在肺脏初始含量基本相同的条件下，吸入$^{239}PuO_2$ 的犬，肺癌发生率相对降低，而骨肉瘤发生率却明显增高。在吸入$^{239}PuO_2$ 的 116 只犬中，肺癌发生率为 44.8%，骨肉瘤发生率为 2.56%；而吸入$^{239}PuO_2$ 的犬中，肺癌和骨癌的发生率分别为 17.2%和 28.4%。这种现象与$^{239}PuO_2$ 的辐射裂解特性有关，它可裂解成直径约为 1 nm 的微小颗粒，易溶解在肺组织液中，从而使$^{239}$Pu 在肺脏的沉积量减少，而在骨骼中的沉积量相对增多。

**表 11-13　大鼠吸入$^{239}PuO_2$ 后肺癌发生率与肺吸收剂量间的关系**

| 组　别 | 动 物 数/只 | 累积吸收剂量/Gy | 肺癌发生率/% |
|---|---|---|---|
| 对照 | 464 | 0 | 0.65 |
| 实验 | 284 | 0.06±0.01 | 0.35 |
| 实验 | 198 | 0.11±0.02 | 0 |

续表

| 组　别 | 动 物 数/只 | 累积吸收剂量/Gy | 肺癌发生率/% |
|---|---|---|---|
| 实验 | 128 | 0.23±0.04 | 0 |
| 实验 | 89 | 0.47±0.09 | 3.40 |
| 实验 | 84 | 0.83±0.15 | 0 |
| 实验 | 33 | 1.90±0.38 | 12.1 |
| 实验 | 61 | 3.50±0.71 | 18.0 |
| 实验 | 44 | 7.40±0.14 | 65.9 |
| 实验 | 74 | 15.00±3.60 | 77.0 |

**表 11-14　犬吸入 $^{239}PuO_2$ 后肺癌发生率与肺吸收剂量的关系**

| 组　别 | 动 物 数/只 | 平均存活时间/a | 累积吸收剂量/Gy | 肺癌发生率/% |
|---|---|---|---|---|
| 对照 | 20 | 12 | 0 | 20.0 |
| 实验 | 24 | 12 | 0.04 | 4.17 |
| 实验 | 21 | 13 | 0.3～1.2 | 19.1 |
| 实验 | 20 | 12 | 1.5～5.6 | 50.0 |
| 实验 | 21 | 10 | 5.5～15 | 77.8 |
| 实验 | 21 | 6 | 17～40 | 95.2 |

钚诱发的肺癌，多数发生在肺周围区域，这与钚在肺脏的定位是一致的。肺癌的类型主要是鳞状上皮细胞癌，腺癌及血管内皮细胞癌等。

3. 肝癌

Mays 曾报道，给小猎犬注入 $^{239}$Pu-柠檬酸盐溶液后，在较高的剂量(11～110 Bq/kg)组中，发生骨肉瘤，但未见肝癌发生；而在较低的 3 个剂量组(表 11-15)同时发现骨肉瘤和肝癌。作者认为，就 $^{239}$Pu 诱发肿瘤而言，肝脏对 $^{239}$Pu 的敏感性比骨骼低，肝癌的潜伏期也比骨肉瘤的长。在高剂量条件下，动物由于过早地死于骨肉瘤，从而掩盖了肝癌的发生；但在低剂量条件下，骨肉瘤发生率低，动物存活时间长，肿瘤就有可能被显示出来。因此，对钚职业工作者发生肺癌的潜在危险性不应忽视。

**表 11-15　$^{239}$Pu 诱发肝癌与其剂量的关系**

| 注入量/(kBq/kg) | 死亡犬数/只 | 患肝癌犬数/只 | 存活时间/a | | 死亡时累积剂量/Gy | |
|---|---|---|---|---|---|---|
| | | | 最短 | 平均 | 最低 | 平均 |
| 3.52 | 12 | 1 | 8.0 | 8.0 | 4.10 | 4.10 |
| 178 | 12 | 4 | 7.6 | 8.8 | 2.00 | 2.27 |
| 0.59 | 12 | 2 | 12.5 | 12.8 | 0.91 | 1.02 |
| 对照 | 64 | 0 | — | — | — | — |

注：据 Mays C W, Health Phys, 1972。

## (三) 钚与其他放射性核素复合作用时的损伤效应

近些年来，国内外的一些学者重视放射性核素复合作用时对机体损伤效应的研究，因为在核能生产厂及核电站事故中，常有可能释放多种核素污染环境，再通过呼吸道或消化道等途径进入人体，造成混合型内污染案例的发生。

我国有学者研究表明，给大鼠腹腔内同时注入硝酸钚（7.4 MBq/kg）和硝酸锶（0.18 MBq/kg）的损伤效应比单一注入硝酸钚（7.4 MBq/kg）或硝酸锶（0.18 MBq/kg）大。

在钚和锶的复合作用下，除动物的存活时间更短和体重下降幅度更大外，骨肉瘤的发生具有如下特点：① 发生率高（64.3%），且具有相加性，在钚或锶单独作用时分别为42.9%和31.0%；② 潜伏期短，为275 d，在钚或锶单独作用时分别为337 d和632 d；③ 呈多发性。

在钚和锶的复合作用下，骨肉瘤发生率增高且具有相加性的特点，原因除两者复合作用比钚或锶单独作用是骨骼吸收剂量增大外，也与在钚 α 辐射作用下被杀死细胞周围存活的细胞对锶的 β 辐射敏感性增高有关。

**（四）人钚内污染资料分析**

有关人钚内污染资料的分析是放射毒理学研究的重要内容。这类资料大致包括：① 美国早年注入钚的病人资料，即1945—1947年期间，Langham等人曾先后给18例脑瘤病人静脉注入已知量的$^{239}Pu$或$^{239}Pu$化合物，随后进行了随访观察；② 事故性钚内污染人员的资料；③ 美国超铀元素登记处搜集的钚职业及非职业者死后的尸检资料；④ 钚职业工作者的定期健康检查资料；⑤居民受钚落下灰内污染者。上述资料表明：① 以人体器官组织钚浓度计，支气管淋巴结>肺>肝>骨>肾；② 根据尿钚分析结果估算的体含量比尸检组织分析结果高1～10倍；③ 居民受钚落下灰内污染者，肝钚浓度大于骨钚浓度，并发现随着年龄的增长，肝钚有累积现象；④ 尽管动物实验资料证实钚具有强烈的致癌性，且比镭大，但迄今在人体尚未得到证实。例如，美国早年注入钚的18例病人，到1975年7月，其中13例已故，1例情况不明，其余4例仍健在，且已证实，已故者死亡原因与钚无关。注钚后存活8年以上的8例（表11-16）中，有4例存活时间长达30年，骨表面的吸收剂量最高的已超过70 Gy，但仍未见骨肉瘤发生。另有26例早年参加美国曼哈顿计划的钚工作者，体钚含量平均为0.96 kBq，已随访观察达37年，已故的有3例，分别死于车祸、心肌梗死及心力衰竭，未发生与钚有关的损伤。到1982年，尚生存的23例中，有3例患皮肤癌，也与钚无关；其余人员多数患有老年性疾患。看来，就钚的致癌效应而言，人与动物之间存在着相当大的差异性。Mays认为，$^{239}Pu$诱发人骨肉瘤的效应只及小猎犬的1/25左右。

在估计钚的致癌危险度时，由于迄今尚缺乏人的资料，只能应用动物资料或其他有关人群的资料来进行推算。根据$^{226}Ra$人群辐射流行病学调查结果推算得到的钚致人骨肉瘤的危险度是80～100例/（$10^4$人·Gy）。BEIR-IV根据铀矿工受到氡及氡子体暴露后所得肺癌危险度推算出的超铀元素致人肺癌的危险度是700例/（$10^4$人·Gy）；根据钍造影剂（胶体）人群推算出的超铀元素致肝癌的危险度是300例/（$10^4$人·Gy）。

**表11-16　注入钚后人存活8年以上者的骨骼剂量**

| 病例号 | 注入钚量/kBq | 存活时间/d | 骨骼平均剂量/Gy | 骨表面剂量/Gy |
|---|---|---|---|---|
| Ca-Ⅰ男 | 131 | 7 545 | 5.80 | 74.2 |
| Ca-Ⅲ男 | 6.1 | 10 240 | 0.11 | 1.41 |
| HP-1男 | 10.4 | 5 201 | 0.33 | 4.22 |

续表

| 病例号 | 注入钚量/kBq | 存活时间/d | 骨骼平均剂量/Gy | 骨表面剂量/Gy |
|---|---|---|---|---|
| HP-3 男* | 11.1 | 10 838 | 1.00 | 12.8 |
| HP-6 男* | 12.2 | 10 772 | 0.70 | 9.73 |
| HP-8 男* | 14.8 | 10 736 | 1.40 | 17.9 |
| HP-10 男 | 14.1 | 3 974 | 0.34 | 4.48 |
| HP-12 男 | 10.7 | 2 925 | 0.20 | 2.56 |

注：* 存活到 1975 年时，注入钚后的时间约为 30 年。

## 五、加速促排

考虑到沉积在体内的钚排除十分缓慢，其辐射危害又颇严重，因此，尽快采用适当的促排措施极为重要。

### （一）应用络合剂

1. DTPA

目前加速体内钚的排除，主要是应用络合剂。其中应用最多、效果最佳的是 DTPA 钙盐和锌盐。DTPA 的疗效与用药时间，用药剂量及用药途径有密切关系。临床实践证明，如果用药得当，体内钚的沉积量可减少 50％以上，尿钚排除量增加 10～100 倍。用药途径有静脉滴注、肌肉注射和雾化吸入等。吸入可溶性化合物气溶胶后，使用雾化吸入 DTPA 气溶胶的方法促排效果最好。其优点是：可以小剂量多次用药，毒副作用小，病人乐意接受。如果用药及时或能预防性用药，药物效果发挥更佳。例如，大鼠的实验观察（表 11-17）表明，在吸入柠檬酸钚前 30 min，吸入 DTPA 气溶胶，肺、骨和肝钚沉积量都显著低于吸入钚后再用药的各组，即预防用药比治疗用药的效果好；就减少骨钚沉积量来看，同是中毒前 30 min 用药，吸入 DTPA1.8 mg 的效果相当于静脉注入 25 mg 的效果。其原因是：DTPA 在肺内是被逐渐吸收入血的，这有助于在较长的时期内保持它在血液中的有效浓度；而在静脉注入 DTPA 后，内其排除量高达 80％左右。

表 11-17　不同途径和时间应用 DTPA 对大鼠吸入柠檬酸钚的促排效果

| 用药途径 | 用药量/mg | 用药时间 | 5 d 后器官内钚的滞留量（占对照组鼠相应器官含量的百分数，％） | | |
|---|---|---|---|---|---|
| | | | 肺脏 | 骨骼 | 肝脏 |
| 吸入 | 1.8 | 中毒前 30 min | 8 | 18 | 15 |
| 吸入 | 1.8 | 中毒后 5 min | 22 | 52 | 26 |
| 吸入 | 1.8 | 中毒后 60 min | 20 | 53 | 18 |
| 吸入 | 1.8 | 中毒后 24 h | 51 | 65 | 43 |
| 吸入 | 1.8 | 中毒后 40 h | 83 | 105 | 94 |
| 静注 | 2.5 | 中毒前 30 min | 102 | 83 | — |
| 静注 | 25.0 | 中毒前 30 min | 33 | 18 | — |

为提高 DTPA 的促排效果，可将其与下列药物伍用：

(1) Glucan：Glucan 是一种生物制剂，DTPA 与其配伍用，对减少肝钚沉积量有明显的相加作用（表 11-18）。其作用机制是：Glucan 作为网状内皮细胞的刺激剂，可以促使细胞内的钚释放到细胞外液，同时也可以使肝细胞内的钚聚合物解聚后扩散到细胞外液，便于钚和 DTPA 络合，再通过血液循环经肾脏排出体外。

**表 11-18　DTPA 与 Glucan 伍用对大鼠体内钚沉积量的影响**

| 组　别 | 注入后 41 d 占注入量的百分数/% | | 注入后 89 d 占注入量的百分数/% | |
|---|---|---|---|---|
| | 肝　脏 | 股　骨 | 肝　脏 | 股　骨 |
| 对照 | 33.9±1.3 | 2.24±0.16 | 25.6±0.9 | 2.36±0.19 |
| Glucan | 23.3±1.0 | 2.94±0.19 | 14.4±1.0 | 2.94±0.07 |
| DTPA | 20.0±0.2 | 0.99±0.04 | 15.9±0.4 | 0.70±0.03 |
| Glucan+DTPA | 14.5±0.4 | 1.05±0.02 | 7.8±0.2 | 0.68±0.01 |

(2) DFOA：DFOA 也是一种生物制剂，临床上用于治疗急性铁中毒，DTPA 与其配伍用能较多地排除体内的钚（表 11-19），若将两者交替使用可增加骨钚的排除。

**表 11-19　大鼠静脉注入柠檬酸钚后 DTPA 与 DFOA 促排效果的比较（占注入量的百分数，%）**

| 给药途径 | 肝　脏 | 股　骨 | 肾　脏 | 尿 | 粪 |
|---|---|---|---|---|---|
| DFOA 腹腔注入 | 1.30 | 0.14 | 2.10 | 62.00 | 20.00 |
| DTPA 腹腔注入 | 0.58 | 0.28 | 0.24 | 67.00 | 17.00 |
| DFOA 肌肉注入+DTPA 腹腔注入 | 0.39 | 0.13 | 0.54 | 73.00 | 21.00 |
| 对照 | 20.00 | 3.00 | 1.40 | 25.00 | 6.50 |

(3) 四环素：动物实验资料证明，四环素可使体内钚或钍在骨骼中的沉积量减少。其作用机制可能是四环素具有阻抑钚与骨表面糖蛋白结合的作用。若将 DTPA 与四环素配伍用会有利于骨钚的排除。

2. Puchel

Puchel 是 DTPA 的一个亲脂性衍生物，因此与 DTPA 相比较，Puchel 具有脂溶性的特点，能透过生物膜，可清除细胞内的钚，对减少肝钚沉积量尤为显著。例如，给仓鼠注入柠檬酸钚后 3 d 用药，在第 9 天时，Puchel 组肝钚沉积量仅占注入量的 2%～3%，DTPA 组为 12%～14%，对照组为 18%～20%；而排泄物中的钚含量，Puchel 组则高于 DTPA 组（表 11-20）。吸入可溶性化合物后，Puchel 对降低肺钚沉积量亦有明显效果。例如，给大鼠气管内注入可溶性化合物后第 2 天，雾化吸入 DTPA 或 Puchel，第 8 天时，DTPA 组、Puchel 组及对照组动物的肺钚沉积量分别为注入量的 36%、18%和 63%。

**表 11-20　Puchel 和 DTPA 促排钚效果的比较（占注入量的百分数，%）**

| 组　别 | 肝　脏 | 排 泄 物 |
|---|---|---|
| 对照 | 18～20 | 1～2 |

续表

| 组　别 | 肝　脏 | 排泄物 |
| --- | --- | --- |
| DTPA-Ca,14 mg/kg | 12～14 | 2～3 |
| Puchel,28 mg/kg | 2～3 | 30～35 |

3. LICAM

近年来,国外合成的仿生螯合剂 LICAM 对钚具有很高的亲和力。小鼠及犬的实验证实,LICAM-C 和 LICAM-S 能有效地降低体钚含量,而且比 DTPA 钙盐的效果更佳,但增加了肾钚的沉积量。有学者认为,LICAM-C 是一种很有发展前途的促排剂,它对减少骨钚沉积量效果十分显著,对减少肝钚沉积量也有明显效果;若与碳酸氢盐或 DTPA 配伍用,还可降低肾钚沉积量。

在临床实践中,当处理事故性钚内污染案例时,早期应使用 DTPA 钙盐,晚期应使用 DTPA 锌盐,这样既可获得比较满意的治疗效果,又能较好地减少由于用药可能发生的毒副作用。

**(二) 扩创处理**

伤口污染难溶性钚化合物或金属钚时,如去污处理未见明显效果,对处在伤口深处的钚,手术扩创切除是有效地措施。在伤口部位允许的条件下,应采取一次性彻底切除受污组织。切除后,伤口部位残留的钚量应控制在 15 Bq 以下。在手术前后,应使用 DTPA,尽量将入血的钚排出体外,以防止或减少钚向骨骼和肝脏沉积。如果手术切除彻底,伤口已无或极少有钚向体内转移,为进一步减少体内钚的沉积量,可考虑对个别浓集有较多钚的局部淋巴结施行手术摘除。

为使手术去污取得满意效果,应注意如下事项:① 准确标定伤口污染的范围、深度及污染量,这是手术去污成败的关键。② 选择适宜的麻醉方式。放射性核素污染的伤口大多数为刺伤或小的切割伤,在局麻下施行简单的扩创手术时,由于局麻的穿刺过程、药液的浸润蔓延及手术过程中的挤压等,将会引起钚污染范围的扩大,因此,以选用远离伤口部位的神经阻滞麻醉为好。③ 为防止手术过程中的再污染,在每个操作阶段应更换器械及布巾等。④ 切除污染的组织时,应在标定污染范围外至少 5 mm 处进刀,并整块切除。

**(三) 洗肺疗法**

遇有吸入难溶性钚化合物的案例时,除合理应用一些清除呼吸道内钚的措施外,可在权衡利弊后,谨慎地使用洗肺疗法清除进入肺中的钚。若方法使用得当,可使肺钚沉积量减少 50%左右。

## 六、人体内污染钚的案例

以下对发生在美国 Los Alamos 国立实验室的一起钚暴露事故中所涉及的内污染人员的医学处理作一概括介绍。

**(一) 事故经过及鼻拭子检查**

本起钚暴露事故涉及的共有 5 人,其中 3 人为技术员,1 人为管理员,另 1 人为保健物理员。起因可能是一只放在手套箱中盛有钚的氟氧化物容器发生爆炸,使约 5 g 的钚释放到室内。

技术员 1 当时背向手套箱坐在工作台前，爆炸发生后，在室内停留有一小段时间，随后走出室外。其他 4 人在事故发生后即刻离开了房间。脱离现场后，他们迅速地脱去了被污染的衣服，并用清洁剂和水对污染严重的皮肤区域实施了去沾染。上述人员的鼻拭子检查结果显示，技术员 1、2、3 分别是 12 759 Bq/13 385 Bq、801 Bq/1 849 Bq 和 611 Bq/1 193 Bq，管理员和保健物理师分别是 1 091 Bq/1 193 Bq 和 226 Bq/577 Bq（斜线上方和下方的数值分别表示左、右鼻孔的活度）。这些数值都是在事故后 1 h 内获得的。

一般而言，采用鼻拭子法测得的活度为 500 Bq 或略小于此值，说明受到的是一次低水平暴露，可不考虑实施治疗。若左、右鼻孔之间的活度相差甚大。例如，一个是 50 Bq，另一个是 2 000 Bq，则显示污染的发生可能来自近邻面部皮肤的污染或是被污染了的手指。在吸入暴露时，将鼻拭子的测定结果用于估算吸入的钚量，得到的只是一个粗略的估计值。但因其操作简便、易行、及时，且具有预示性，故在吸入暴露条件下，依然是不可忽略的。

### （二）DTPA 治疗

为了获得最佳治疗效果，应力争在吸入暴露后头 3 d 内实施 DTPA 治疗，如有可能最好在事故后即刻给予。在事故早期阶段施予这种治疗时，应考虑到事故的状态、受照射时间的长短、事故现场空气的钚浓度（如有可能）以及区域的、受暴露人员衣服的、皮肤的钚污染水平。此外，也应考虑到在此次暴露前病人钚暴露史及鼻拭子的检查结果等。

主要依据鼻拭子的检查结果对技术员 1 实施了 DTPA 治疗，他吸入的可能是钚的氧化物。在事故后 3 h，经静脉注入 DTPA-Ca 1 g，随后，在第 2、6 和 9 天时分别注入 DTPA-Ca 1 g。其他 4 人未给予治疗。

### （三）肺部测量

体外肺部测量是确定吸入钚量的理想方法。为此，在事故后第 2 d 用灵敏度极高的 Phoswich 探测器进行了胸部测量。结果显示技术员 1 的局部皮肤表面存在明显的钚污染。从事故后 5～9 d 期间每天进行一次的测量结果来看，技术人员 1 的肺钚沉积量是 1.2 kBq，其他 4 人处在本底水平左右。在此后 10 周内，前 5 周每周测定 2 次，后 5 周每周测定 1 次。事故后 18～73 d 期间，5 例人员的肺 $^{239}Pu$ 沉积量没有出现明显的增高。此外，还测得 5 例人员的肺部 $^{241}Am$ 的活度均小于 37 Bq。这 5 人中，管理员肺部 $^{241}Am$ 的活度最高，是 24 Bq，但他在本次事故前曾多次遭受过吸入暴露。与 $^{239}Pu$ 相比较，在体外测量时，$^{241}Am$ 更灵敏，因为它在衰变时释放出 60 keV 的 γ 射线。因此，在钚污染事故发生后测定 $^{241}Am$ 的活度往往为它在衰变时释放出 60 keV 的射线。因此，在钚污染事故发生后测定的活度往往是有益的，因为在钚污染的总活度中，$^{241}Am$ 的活度通常占 10% 的份额，有时达到 15%。在本次事故中，测得的肺部总活度中有 96.3% 是 $^{239}Pu$、$^{240}Pu$，3.0% 是 $^{238}Pu$，0.7% 是 $^{241}Am$。

### （四）尿样分析

尿钚排出量是估算体钚沉积量最为灵敏的一种方法。尿钚排出水平反映了血钚的浓度。

事故发生后的 65 d 内，每天收集技术员 1 的尿样，此后数个月内，每周收集 1 次尿样。

测量结果显示尿钚排出量是增高的，这表明给予 DTPA 治疗是有效的。事故后第 1 天内，排出的钚量为 490 Bq，第 2 天仅排出 30 Bq。在事故后 65 d 内，共排出的$^{239}Pu$活度为 840 Bq，$^{238}Pu$ 为 30 Bq。技术员 1 的尿钚排出动态如图 11-9 所示，可以看出，事故后 65 d 内排入尿中的钚，其中 71%发生在事故后头 24 h 及首次 DTPA 给予之后，这就证明在事故发生后不久给予 DTPA 治疗的重要性。

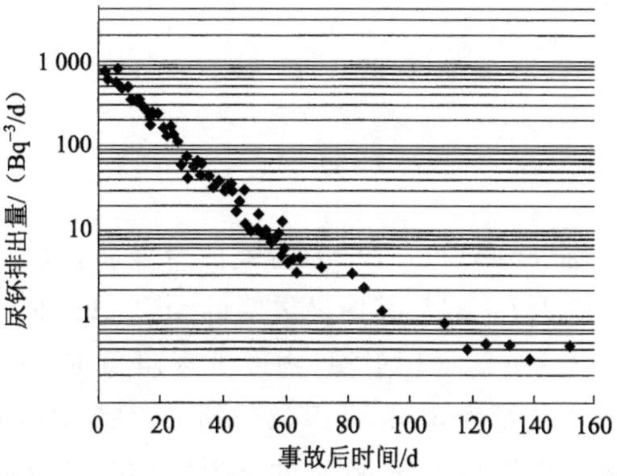

图 11-9　技术员 1 的尿钚排出动态

在本次事故后，上述 5 例人员没有再次受到可探查出的钚暴露。表 11-21 给出了该次事故吸入暴露前、后 5 例人员的钚沉积量和累积有效剂量（至 1998 年年底）。

表 11-21　吸入暴露前、后 5 例人员的钚沉积量和累计有效剂量*

| 人　员 | 事故前沉积量/kBq | 事故后沉积量/kBq | 本次暴露的沉积量/kBq | 到 1998 年年底的有效累积剂量/Sv |
|---|---|---|---|---|
| 技术员 1 | 0.14 | 0.98 | 0.34△ | 0.31 |
| 技术员 2 | 0.03 | 0.28 | 0.24 | 0.26 |
| 技术员 3 | 0.05 | 1.36 | 1.30 | 0.71 |
| 管理人员 | 0.69 | 0.98 | 0.29 | 1.04 |
| 保健物理师 | 0.09 | 0.13 | 0.03 | 0.13 |

注：* 由 Los Alamos 国立实验室剂量组的 Gathrie Miller 博士所做的推算而得；

△表示 DTPA-Ca 治疗清除掉 0.85 kBq 的钚，否则本次事故造成的沉积量应为 1.2 kBq。

### （五）粪样分析

在事故后头 1 周内，每天分别收集 5 例人员的粪样，并用 Phoswich 探测器直接测量样本。事故后第 2 天和第 3 天测得粪样计数结果最高，技术员 1 分别是每个样本 2.9 kBq 和 5.7 kBq。其他人员为每个样本 70～2 000 Bq。到第 6 天时，各个样本的计数均小于 37 Bq。所使用 Phoswich 的探测器的可探测水平是 37 Bq。事故后 10、30 和 60 d 的粪样测定结果再次表明，没有一个样本的活度达到可探测水平。用放射化学法测定的结果与探测器直接测定的结果一致。

### （六）治疗效果

经 DTPA 治疗后，清除掉技术员 1 体内的初始钚污染量（1.2 kBq）的，即 0.85 kBq，这使得该例人员到 1998 年年底时的累积有效剂量减低至 0.31 Sv，否则所受到的照射剂量将大大增加。

## 第二节　镅的放射毒理学

镅（americium，Am）是人工放射性元素，可用$^{239}Pu$ 做靶材料，通过中子照射制得：

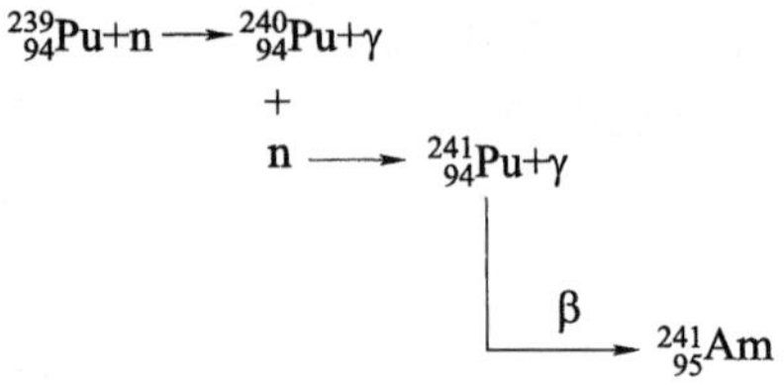

镅(americium,Am)为银白色金属，原子序数为 95。镅有 13 种同位素，质量数为 232、234 和 237～247，其中最重要的为$^{241}$Am 和$^{243}$Am。

$^{241}$Am 为 α 辐射源，物理半衰期为 433 a，比活度为 120 GBq/g。$^{241}$Am 在衰变过程中，除释放出能量为 5.49 MeV(85%)、5.439 MeV(13%)和 5.336 MeV(1.6%)的三组 α 粒子外，还释放出能量为 60 keV 的 γ 射线(36%)及低能 X 射线。

$^{243}$Am 也是 α 辐射源，物理半衰期为 $7.95\times10^3$ a，比活度为 7.25 GBq/g。$^{243}$Am 在衰变过程中，除释放出能量为 5.82 MeV(87%)和 2.23 MeV(11%)的两组 α 粒子外，还释放出 γ 射线及低能 X 射线。

镅在水溶液中，以 4 种价态存在，即 Am(Ⅲ)、Am(Ⅳ)、Am(Ⅴ)和 Am(Ⅵ)。Am(Ⅳ)在水溶液中很不稳定，迅速地歧化为 Am(Ⅲ)和 Am(Ⅴ)，而 Am(Ⅴ)和 Am(Ⅵ)则在其自身的 α 射线辐照作用下还原为 AmⅢ。因此，AmⅢ是最为稳定的。AmⅢ和其他高电荷阳离子一样，容易水解。当溶液的 pH>4.5 时，镅即可发生水解反应，生成难溶性胶体氢氧化镅，它被网状内皮细胞吞噬后，能长期滞留在含有这些细胞的器官组织中。此外，Am 也容易和蛋白质、氨基酸及一些天然络合剂络合。

常见的可溶性镅化合物有氯化镅、硝酸镅和硫酸镅，常见的难溶性镅化合物有氯化镅、氢氧化镅和镅的氧化物。

镅的应用范围相当广泛，如$^{241}$Am 在医学上可用作荧光扫描。扫描时，病人无需服用放射性同位素，只要仰卧在特制的病床上，用$^{241}$Am 作为外照射源对准甲状腺进行照射，就可得到甲状腺的扫描图像。在整个扫描过程中，受检者接受的照射剂量只有 0.15 Gy，比用$^{131}$I (0.5～1.5 Gy)或$^{125}$I (0.4～0.8 Gy)做甲状腺扫描时接受的照射剂量小得多。尤其适用于受检者因妊娠或其他原因不宜用放射性碘做甲状腺扫描时。$^{241}$Am 也适用于做活体骨密度测定，与 X 射线活体骨密度测定法相比较，该法不仅准确度高，而且受检者接受的照射剂量也较小。

$^{241}$Am 还可广泛应用于薄板测厚仪，湿度计及火灾自动报警器中。在制备原子序数更高的超钚元素，如锔、锫和锎时，$^{241}$Am 和$^{243}$Am 可作为靶材料。

## 一、体内代谢

### (一) 吸收

1. 呼吸道吸收

镅由呼吸道吸收的量及速度取决于其化合物的形式、溶解度及粒径大小等因素。例如，大鼠吸入可溶性硝酸镅后 40 d，吸收率为初始肺含量的 76%，气管内注入氯化镅后，吸收率为 77%；小猎犬吸入难溶性氧化镅后 127 d，吸收率为 85%。镅自肺脏廓清动态的研究表明，可溶性镅化合物由肺脏的廓清速度快，而难溶性镅化合物的廓清速度较为缓慢。例如，大鼠吸入硝酸镅后，当初始肺含量分别为 0.3 kBq、1.9 kBq 和 3.5 kBq 时，镅由肺脏的半廓清期为 9 d(占 96%)和 216 d(占 4%)；犬吸入高温(750 ℃)煅烧的$^{241}AmO_2$气溶胶(AMAD 为 0.6～1.3 μm)，初始肺含量为 0.04～44 kBq，镅由肝脏的半廓清期为 30 d(占 50%)和 400 d(占 50%)。人事故性吸入$^{241}AmO_2$后的观察表明，镅由肺脏的半廓清期为数 10 d。基于肺脏对镅的吸收率高及廓清速度快，ICPR 第 30 号出版物指出，在吸入条件下，应将镅的氧化物由原来归属的 Y 类化合物，改为归属 W 类化合物。

2. 消化道吸收

镅自胃肠道的吸收率介于 $4\times10^{-5}$～$6\times10^{-3}$。镅化合物的形式和动物的年龄是影响胃肠道吸收率的重要因素。$^{241}Am$ 的氯化物、硝酸盐和氧化物由大鼠胃肠道的吸收率分别为 $4\times10^{-5}$、$4\times10^{-5}$ 和 $4\times10^{-5}$，即硝酸镅>氯化镅>镅的氧化物。未成年动物胃肠道对镅的吸收率比成年者高 1～2 个数量级(表 11-22)。

**表 11-22 动物年龄对镅由胃肠道吸收的影响**

| 化学形式 | 动物种类 | 摄入量/(g/kg) | 日 龄 | 吸收率 |
|---|---|---|---|---|
| $^{241}Am$-硝酸盐 | 仓鼠 | $3\times10^{-6}$ | 1 d | $5.0\times10^{-2}$ |
| | 仓鼠 | $5\times10^{-6}$ | 4 d | $1.7\times10^{-2}$ |
| | 仓鼠 | $1\times10^{-6}$ | 7 d | $5.0\times10^{-3}$ |
| | 仓鼠 | $5\times10^{-6}$ | 22 d | $0.6\times10^{-4}$ |
| | 仓鼠 | $2\times10^{-6}$ | 30 d | $2.0\times10^{-4}$ |
| | 大鼠 | $1\times10^{-5}$ | 2 d | $6.0\times10^{-2}$ |
| | 大鼠 | $1\times10^{-5}$ | 180 d | $6.0\times10^{-3}$ |
| $^{241}Am$-氧化物 | 大鼠 | $9\times10^{-5}$ | 2 d | $3.0\times10^{-3}$ |
| | 大鼠 | $4\times10^{-5}$ | 成年 | $1.0\times10^{-4}$ |

注：ICRP 第 48 号出版物，1986 年。

至于职业性暴露或群体暴露，ICRP 第 48 号出版物给出的人胃肠道对镅的吸收率是 $1\times10^{-3}$，包括镅的全部化合物。

3. 皮肤及伤口吸收

当镅的有机溶液或酸度较大的溶液污染皮肤时，其经完整皮肤的吸收率是较高的。污染后 1 d，吸收率为 3.1%～3.2%。因此，当事故性污染时，应及时采取去污措施。

1 例放射化学工作者手指被$^{241}Am$ 污染的吸管刺破后 2 d，镅自伤口部位的吸收动态曲线如图 11-10 所示。

图中曲线可用下式表达：

$$A(t)=250\times(1-e^{-0.053t})+200\times(1-e^{-0.000\,37t}) \quad (11\text{-}7)$$

式中，$A(t)$为刺破部位$^{241}Am$ 的活度(kBq)，第一个组分的有效半减期为 13 d，第二个组分的有效半减期为 1 870 d，这与伤口部位瘢痕组织的形成有关，因为一旦瘢痕组织形成，$^{241}Am$ 由伤口部位的吸收速度就会大大减缓。在事故后 134 d 时，体内$^{241}Am$ 的含量为 1.3 kBq，伤口局部残留量为 3.33 kBq。在事故发生后 134 d 内，尿镅排除总量为 6.67 kBq。据估算，事故后最初 24 h 内的吸收率为 80%，表明在初始阶段$^{241}Am$经伤口的吸收率是很高的。

### （二）在血液中的存在形式

镅在血液中的存在形式与钚相似，一部分水解成氢氧化镅，以胶体形式存在；另一部分与蛋白质或体内的天然络合剂络合，以络合态形式存在。大鼠实验资料表明，镅在血清和血凝块之间的分配是各占 79%和 21%。在血清中，镅在蛋白质成分和非蛋白质成分内的含量各占 48%和 52%。血清蛋白成分中的镅主要与铁传递蛋白结合，约占 50%，与白蛋白和巨球蛋白结合的分别占 30%和 20%；而在血清非蛋白成分中的镅则处于游离状态。镅自血液中的清除动态可用下式表达：

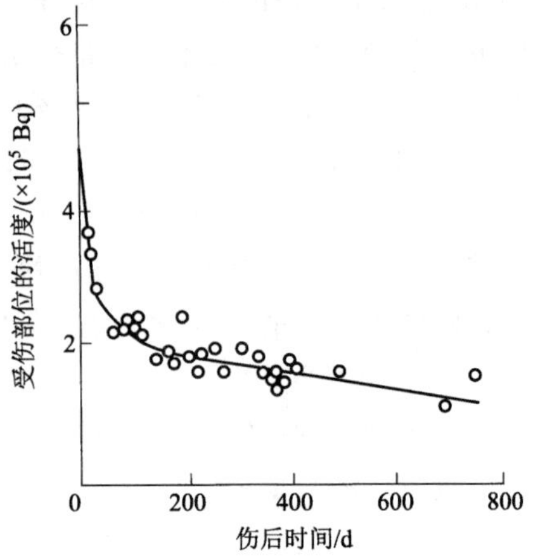


图 11-10 $^{241}Am$由人手指贯穿伤部位的吸收动态曲线

$$E(t)=0.66\ e^{-5.5t}+0.33\ e^{-0.69t}+0.01\ e^{-0.004t} \tag{11-8}$$

由上式看出，镅自血液的清除呈现三个时期，与之对应的三个有效半廓清期分别为 8 min、1 h、7 d。第一个半廓清期清除的主要是以游离态形式存在的镅，第二个半廓清期清除的主要是与铁转递蛋白结合的镅。

电泳分析表明，人和犬血清中的镅也主要与铁转递蛋白及白蛋白结合，镅自猴和犬血液中的清除速度与大鼠相似(表 11-23)。可以认为，镅自血液中的清除速度与动物种系无关，65%以上的镅半廓清期为 8～12 min，其余的半廓清期据估计为 1～2.2 h，镅自人血液中的半廓清期与此相当。

**表 11-23 $^{241}Am$自不同动物血液中的半廓清期**

| 动 物 | 快 组 分 | 慢 组 分 |
|---|---|---|
| 大鼠 | 8 min(66%) | 1 h(33%) |
| 犬 | 12 min(66%) | 1.3 h(34%) |
| 猴 | 8.7 min(90%) | 2.2 h(10%) |

### （三）分布

镅自血液中清除后，主要滞留在骨骼和肝脏，其他器官组织中的滞留量很少。

镅由肺脏吸收后的分布(表 11-24)表明，在骨中的滞留量最多，其次是肝脏。

**表 11-24 $^{241}Am$由肺吸收后的分布(占初始肺含量的百分数，%)**

| 化合物 | 动 物 | 途 径 | 吸入后时间/d | 骨 骼 | 肝 脏 | 脾脏+肾脏 |
|---|---|---|---|---|---|---|
| $^{241}AmCl_3$ | 大鼠 | 气管 | 30 | 13 | 5.5 | 0.49 |
| $^{241}Am(NO_3)_3$ | 大鼠 | 气管 | <30 | 31 | 10.5 | 0.83 |
| $^{241}Am(NO_3)_3$ | 大鼠 | 吸入 | 40 | 22 | 3.3 | — |
| $^{241}AmO_2$ | 犬 | 吸入 | <127 | 36 | 31.0 | 0.30 |

人事故性吸入镅的内污染案例分析表明，镅在人体内的转运，与动物特别是大动物的实验结果基本相似，镅主要滞留在骨骼和肝脏，愈是晚期，骨骼滞留量愈多。在一起事故发生后6年，体外测量发现，1例成年人(58岁)体内$^{241}$Am含量为3.3 kBq；另1例儿童(10岁)体内$^{241}$Am含量为1.5 kBq。前者骨镅含量为肝脏的3倍，后者骨镅含量为肝脏的8倍，这与儿童处于生长发育阶段，镅在骨骼中的滞留量相对较多有关。在另一起事故中，有两人吸入氯化镅，体含量各为2.2 kBq和0.96 kBq，事故后第324天，肺镅含量占体含量的41%，肝脏及骨髓镅含量各占体含量的47%和12%，到第1 392天时，肺镅含量下降至18%，肝脏镅含量仍占47%，而骨骼镅含量却增至35%。

镅自胃肠道吸收后的分布也以骨骼含量为最高，其次是肝脏、脾脏，肺脏的含量极少。

镅化合物的形式，对其在骨骼和肝脏中的分配比例有重大影响。例如，静脉注入氯化镅后，骨骼和肝脏镅含量的比值在早期小于1，而晚期则大于1；但在注入柠檬酸镅后，任何时刻骨和肝镅含量的比值始终大于1(表11-25)。

**表11-25 静脉注入镅化合物后在大鼠体内的分布(占注入量的百分数，%)**

| 器官组织 | 柠檬酸镅 | | | 氯化镅 | | |
|---|---|---|---|---|---|---|
| | 1 d | 21 d | 62 d | 3 d | 16 d | 64 d |
| 骨骼 | 44 | 39 | 37 | 20 | 21 | 18 |
| 肝脏 | 22 | 13 | 13 | 39 | 20 | 2.5 |
| 脾脏 | 0.4 | 0.3 | 0.2 | 0.18 | 0.17 | 0.15 |

镅在骨骼中的分布也有差异，椎骨中的镅含量为最高，桡骨、锁骨和腓骨中的镅含量最低(表11-26)。

**表11-26 静脉注入$^{241}$Am-柠檬酸盐后$^{241}$Am在狒狒骨骼中的分布(占注入量的百分数，%)**

| 骨骼部位 | 32 d | | 86 d | |
|---|---|---|---|---|
| | 每克骨 | 全骨 | 每克骨 | 全骨 |
| 椎骨 | 0.044 | 12.61 | 0.040 | 11.02 |
| 胸骨 | 0.032 | 0.52 | — | — |
| 肩胛骨 | 0.027 | 1.82 | 0.023 | 1.68 |
| 肱骨 | 0.027 | 3.61 | 0.019 | 3.12 |
| 髋骨 | 0.025 | 5.09 | 0.024 | 3.64 |
| 锁骨 | 0.024 | 0.19 | 0.024 | 0.16 |
| 股骨 | 0.022 | 3.64 | 0.019 | 3.20 |
| 肋骨 | 0.022 | 2.57 | 0.042 | 3.52 |
| 颅骨 | 0.022 | 6.50 | 0.023 | 3.77 |
| 胫骨 | 0.019 | 2.11 | 0.013 | 1.30 |
| 尺骨 | 0.016 | 1.02 | 0.013 | 0.74 |
| 腓骨 | 0.015 | 0.34 | 0.016 | 0.26 |
| 桡骨 | 0.015 | 0.88 | 0.011 | 0.66 |

放射自显影研究表明，骨内的镅主要定位在骨骺端和干骺端的骨小梁表面，其次是骨干的骨内膜和骨膜表面，以及皮质血管周围。据估算，年龄为 7 周的大鼠，静脉注入柠檬酸镅后 1～8 d，股骨各部位的剂量是：骨骺端为 1.02～1.08 Gy，干骺端为 0.30～0.65 Gy，骨干和骨内膜为 0.20 Gy，骨膜为 0.35 Gy，血管周围为 0.36 Gy。镅在骨髓中的分布，早期比较均匀，晚期则浓集在网状内皮细胞中，并可见到有 α 径迹浓集的放射灶。

镅在肝内早期呈弥散性分布，以后逐渐浓集在网状内皮细胞中，尤其是在有含铁血黄素的网状内皮细胞中浓集更为显著。

大鼠吸入可溶性硝酸镅或柠檬酸镅后，早期在肺组织中呈弥散性分布[图 11-11(b)]，但在气管软骨细胞及支气管管腔中可见到由 α 径迹浓集的放射灶[图 11-11(a)]。

镅在甲状腺中主要定位在间质内，而小动脉内膜，滤泡上皮和胶质内沉积量较少。镅在肾脏中大部分浓集在皮质，约为髓质 2～3 倍。皮质内的镅主要沉积在肾小球内。

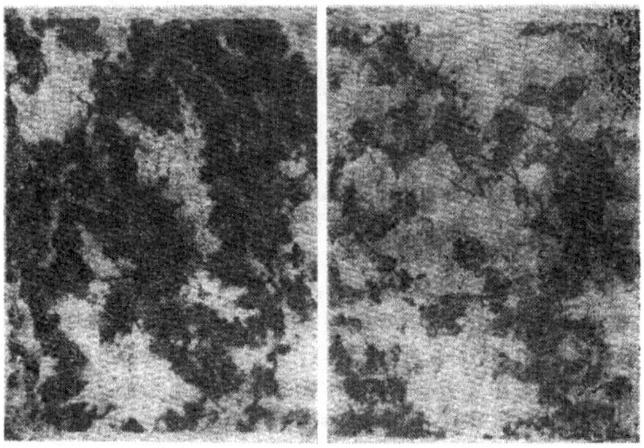

(a)　　(b)

图 11-11　大鼠吸入 $^{241}Am$ 后肺脏放射自显影像(×400)

(a) α 径迹浓集的放射灶；(b) α 径迹呈弥散性分布

**(四) 排除**

镅自体内排除的途径主要是肠道和肾脏。由胃肠道摄入体内的镅，由于吸收率很低，大部分由肠道排除。吸收入血的镅，其排除途径随动物种系不同而异。大鼠以肠道排除为主，犬以肾脏排除为主，这种差别与大鼠的胆汁排泄功能较强有关。例如，给大鼠和犬静脉分别注入氯化镅后，大鼠在 4～32 d 内，由粪和尿排除的分别为注入量的 8.1%～24.5% 和 5.6%～7.4%；犬在 10 d 内，由粪和尿排除的分别为注入量的 1.4% 和 6.6%。给犬静脉注入柠檬酸镅后 21 d，尿镅排除的占注入量的 9.72%，粪镅排除的只有 1.5%。

人体内镅的主要排除途径是肠道。例如，在 2 例 $^{241}Am$ 内污染人员中，1 例体含量为 3.29 kBq，每天排除量为体含量的 $10^{-3}$%～3.29%，粪镅排出量为尿镅的 29 倍；另 1 例体含量为 1.48 kBq，每天排除量为体含量的 $10^{-3}$%～7.1%；粪镅排除量为尿镅的 16 倍。体内镅的生物半排期可由下式求得：

$$T_b = \frac{0.693Q}{dQ/dt} \tag{11-9}$$

式中，$Q$ 为体含量(Bq)；$dQ/dt$ 为每天的镅排除量(Bq)。据此求得，上述两例内污染人员体内镅的生物半排期分别为 49 年和 27 年。

妊娠动物可经胎盘将体内一小部分镅转移到胎体内，如给孕鼠静脉注入柠檬酸镅后，其注入量的0.45%可进入胎鼠体内。在分娩当日，给授乳母鼠静脉注入柠檬酸镅后，经过24 h，自乳汁转移到仔鼠体内的镅量为母鼠注入量的1.04%。

基于镅和钚在体内的生物转运基本相似，ICRP 第48号出版物认为，钚的参数也适用于镅，即进入血液的镅有10%直接排除出体外，50%沉积在骨骼，30%沉积在肝脏，其余10%沉积在其他器官组织中；镅由骨骼和肝脏的生物半排期分别为50年和20年。

## 二、损伤效应

### （一）确定性效应

镅引起的辐射损伤效应与它进入体内的途径密切相关。静脉注入后，以造血系统的损伤最为严重；吸入时，以呼吸系统的损伤最为严重。

给犬静脉注入氯化镅0.37～2.2 kBq/kg时，可造成急性放射损伤，主要表现为严重的出血综合征和骨髓造血障碍。在注入后3 h，白细胞数增加，随后则减少，7 d后，白细胞和有核骨髓细胞数减少到初始水平的50%。在外周血液中，可见到未成熟的白细胞，嗜多染红细胞及有核红细胞。以上表明，骨髓的造血功能受到严重破坏。在注入镅14 d后，一些动物死于骨髓造血障碍。

呼吸系统的损伤征象是呼吸困难，脉率增快，动脉血氧过少，血氧容量降低以及氧化不完全的代谢产物所引起的毒血症。对循环系统的损伤特点是：早期表现为血容量增加及血流加快，以代偿机体氧不足和缓解由于肺高压所造成的右心室负荷过重；晚期出现血流减缓，心电图异常以及组织中的水潴留等。

镅在沉积器官及组织中引起的病理变化是，血管呈现扩张、淤血及管壁破坏。后者表现为内皮脱落，管壁增厚，以及部分区域出现胶原纤维分解，从而导致管壁通透性增高，蛋白漏出。肺脏可见多发性出血灶、灶性脱屑性支气管炎；晚期出现支气管扩张、肺纤维化及肺硬化。肝脏早期可见肝小叶内毛细血管扩张、充血，肝细胞蛋白变性，部分肝细胞出现凝固性坏死，肝细胞糖原减少，肝汇管区水肿及胆管变厚；晚期出现肝纤维化及硬化。骨骼表现为骨质分解占优势，致密骨及松质骨的骨小梁变薄，以及非典型性骨质的形成。肾脏出现肾小管均质化，肾小管皮上组织蛋白变性，在肾小管管腔内有蛋白质析出，进而出现颗粒管型及透明管型。甲状腺出现基质水肿、滤泡肿胀及液化等。

在大鼠妊娠后的14 d或17 d，静脉注入可溶性镅化合物，剂量为$LD_{50/30}$时，孕鼠的胚胎死亡率高达40%和82%，而对照鼠的胚胎死亡率是10%～17%。将相同剂量的镅注入雄鼠体内，然后与雌鼠交配，胚胎死亡率也明显增高。

与通常的孕鼠相比较，体内沉积有镅的孕鼠，除产仔数明显减少外，生下的仔鼠存活率低，发育迟缓，生殖能力低下。孕鼠体内沉积的量愈多，这些异常变化愈严重。

### （二）随机性效应

动物实验资料表明，长期沉积在体内的镅，晚期可诱发肿瘤。其中最常见的是骨肉瘤，但不同学者的观察结果略有差异（表11-27）。

表 11-27 $^{241}Am$ 致大鼠骨肉瘤效应

| 引入量/(kBq/kg) | 动物数/只 | 骨吸收剂量/Gy | 骨肉瘤出现时间/d | 骨肉瘤发生率/% |
|---|---|---|---|---|
| 92.5 | 32 | 11.0～14.0 | 475～671 | 16 |
| 92.5 | 20 | 8.0～11.0 | 400～520 | 25 |
| 215.0 | 30 | 18.0～25.0 | 360～510 | 17 |
| 259.0 | 32 | 17.0～31.0 | 287～525 | 47 |
| 1 180～2 220 | 32 | 78.0～160.0 | 290～350 | 19 |

给大鼠静脉注入硝酸镅后，当骨骼吸收剂量达 0.17 Gy 时，与对照大鼠相比较，实验大鼠骨肉瘤发生率开始出现有意义的增高。镅诱发大鼠骨肉瘤的最适剂量介于 7.0～7.5 Gy，在该剂量范围内，骨肉瘤发生率最高。但是，与犬相比较，大鼠骨肉瘤发生率较低。例如，当骨骼吸收剂量为 3.44～33.2 Gy 时，大鼠骨肉瘤发生率为 33%，而犬则为 100%。与成年大鼠相比较，幼年大鼠骨肉瘤发生率较高，分别是 13%和 29%。

大鼠吸入硝酸镅气溶胶后，骨肉瘤发生率与骨骼吸收剂量之间的关系见表 11-28，当骨骼吸收剂量在 0.12 Gy 时，未见肿瘤发生；当吸收剂量介于 0.36～5.2 Gy 时，骨肉瘤发生率随剂量的增加而增高。

表 11-28 大鼠吸入硝酸镅后骨肉瘤发生率与骨骼吸收剂量间的关系

| 初始肺含量/(kBq/kg) | 动物数/只 | 骨吸收剂量/Gy | 骨肉瘤发生率/% | 平均寿命/d |
|---|---|---|---|---|
| 13.30～16.70 | 174 | 5.15 | 19.5 | 543 |
| 9.25～9.99 | 160 | 3.85 | 14.6 | 619 |
| 4.81～5.55 | 126 | 2.15 | 14.3 | 642 |
| 3.03～3.10 | 190 | 1.38 | 7.4 | 753 |
| 1.55～1.59 | 177 | 0.70 | 4.0 | 750 |
| 0.56～0.96 | 395 | 0.36 | 2.0 | 650 |
| 0.26～0.33 | 262 | 0.12 | 0 | 672 |

骨肉瘤在骨骼不同部位的发生率有明显差异。例如：颌骨、盆骨、长骨和椎骨的发生率之比为 1∶2∶10∶16。

Mockajieb 曾观察到，大鼠吸入可溶性镅后，肺肿瘤发生率与肺脏吸收剂量间的关系如表 11-29 所示。当肺脏吸收剂量达 0.67 Gy 左右时，肺恶性肿瘤的发生率为 2.10%。他根据铀矿工资料的推算结果认为，人体受 α 辐射源照射后 50 年，肺脏吸收剂量达 0.75 Gy 时，肺支气管癌发生率预计为 2.36%。可见，大鼠肺组织和人肺组织对辐射源的敏感性是相近的。

此外，在镅中毒的晚期，肝脏、甲状腺和肾脏等亦可发生肿瘤。

表 11-29 大鼠吸入可溶性镅后肺肿瘤发生率与肺脏吸收剂量间的关系

| 吸入镅量/(kBq/kg) | 肺剂量/Gy | 大鼠数/只 | 肺肿瘤发生率/% | |
|---|---|---|---|---|
| | | | 良性 | 恶性 |
| | 0 | 1 026 | 0.58 | 0.19 |
| 1.63～2.07 | 0.25±0.038 | 262 | 2.70 | 1.90 |

续表

| 吸入镅量/(kBq/kg) | 肺剂量/Gy | 大鼠数/只 | 肺肿瘤发生率/% | |
|---|---|---|---|---|
| | | | 良性 | 恶性 |
| 3.48～5.92 | 0.67±0.034 | 395 | 1.70 | 2.10 |
| 9.62～9.99 | 1.27±0.28 | 177 | 2.80 | 3.90 |
| 18.90～20.00 | 2.55±0.75 | 190 | 5.20 | 7.40 |
| 29.80～34.80 | 4.14±0.38 | 126 | 5.50 | 4.80 |
| 58.10～64.80 | 7.62±0.31 | 260 | 8.10 | 6.90 |
| 83.30～104.00 | 11.28±0.67 | 174 | 4.00 | 8.00 |

## 三、加速排除

### (一) DTPA

给大鼠皮下注入镅后，早期使用 DTPA 促排效果显著，前 10 d 尿镅排除量增加 10 倍；晚期使用促排效果明显降低，尿镅排除量仅增加 2 倍。给大鼠腹腔注入氯化镅后 1～13 d 或 25～37 d 期间，每天注入 1 次 DTPA，每次用药量为 70 mmol · $L^{-1}$/kg，结果表明，早期用药的尿镅排除量为晚期用药的 4 倍。

大鼠吸入硝酸镅气溶胶后 1 d 开始肌肉注入或雾化吸入 DTPA，每周 1 次，共 13 次。两组动物的骨镅含量分别减少 97.2%和 94.2%，但是，雾化吸入的药量只是肌肉注入用药量的 1%，表明雾化吸入 DTPA 效果更佳。

临床实践表明，对事故性污染$^{241}$Am 的内污染案例，若能做到尽快用药，治疗方案选择得当，可取得满意的促排效果。对可溶性镅内污染者来说，用 DTPA 治疗后，能清除内污染量的近 90%，但是，对难溶性镅的促排效果不佳。

### (二) 透明质酸酶

给大鼠气管内注入硝酸镅后，即刻以同一途径注入透明质酸酶，用药后一天，体内含量减少，其机制在于透明质酸酶具有增高组织通透性的作用，从而使较多数量的镅自肺脏转移到血液，然后经肾脏排除出体外。若与 DTPA 合用可提高促排镅的效果。

## 四、人体内污染镅的案例

目前报道的镅内污染约有数 10 例。现将追踪时间长达 10 年、内污染量最大的 1 例简介如下。

### (一) 事故经过及紧急处理

美国汉福特核工厂曾于 1976 年 8 月发生一起特大的$^{241}$Am 污染事故。当时 1 名工作人员正在进行$^{241}$Am 的回收工作，手套箱内一只装有硝酸、离子交换树脂和 100 g $^{241}$Am 的不锈钢交换柱突然发生爆炸，飞溅的内容物及爆炸物碎片落在操作者的眼部、面颊、颈及右肩，除这些部位造成化学灼伤外，大量的$^{241}$Am 通过呼吸道和擦伤的皮肤进入体内。事故发生后，伤者两眼暂时失明，当即被撤离到一个去污染场所，进行了简单的去污处理，但未行严格的全面去污。随后，用加有塑料衬里的救护车将伤者送往具备紧急去污染设施处。据估算，伤者$^{241}$Am 的初始污染量为 0.18～0.56 TBq。到达去污染设施处时，伤面残留量为 0.22 GBq；事故后 12 h，伤者头面部残留的活度大约有 0.11 GBq。热释光剂量测量表明，伤者已受到 0.5 Sv 的全身照射。

通过测量$^{241}$Am 发出的 γ 射线，测定了面部、肺区及肝的$^{241}$Am 含量，用全身计数器对全身进行了微分线性扫描。此外，用 γ 照射机测量了皮肤表面下的污染情况。结果表明，绝大部分的$^{241}$Am 存在于面部右侧。

从伤者头面部定位测量结果看，在右眼眉和右眼睑之间的 1 $cm^2$ 面积内大约为 0.70 MBq，颌上的一个小伤口为 0.37 MBq。事故后最初几天内，面部活度约为 22 MBq，事故后 21 d 大约减少了一半，为 10 MBq。

### （二）治疗及效果评价

眼部按化学灼伤进行治疗。污染的头面部及伤面，用 25％的 DTPA-Ca 生理盐水溶液冲洗。体内沉积的$^{241}$Am，在对伤者进行紧急去污的同时，立即静脉注入 DTPA-Ca 1 g。在此之后的促排措施为：① 继续使用 DTPA，直至事故后 1 540 d。在此期间，除早期约有 10 d 使用 DTPA-Ca 外，其余时间均使用 DTPA-Zn，用药总量达 583 g 之多；② 蒸汽浴，加速$^{241}$Am由汗腺排除。方法是：让伤者身着塑料衣坐在水蒸气淋浴室内，待全身大汗淋漓，再脱去塑料衣，用 25％DTPA-Ca 生理盐水溶液进行冲洗，然后用特制肥皂及大量的水进行淋洗。在行浴的最初 1 周内，每天 2 次，以后每天 1 次，持续 60 d，直到淋洗液中测不出$^{241}$Am 为止。

通过初步的体表和伤口去污，以及静脉注入 DTPA，伤者在事故后当天，污染的$^{241}$Am 活度减少到约 0.18 GBq（表 11-30）。依据测量结果推算，事故后 5.3 年和 11 年的累积吸收剂量肺为 1.3 Gy 和 1.5 Gy，骨髓为 5.5 Gy 和 14 Gy，肝为 1.6 Gy 和 3.8 Gy，皮肤高达 $8.8\times10^3$ Gy 和 $1.0\times10^4$ Gy。

**表 11-30　$^{241}$Am 在污染者体内的分布**　　MBq

| 事故后时间 | 皮　肤 | 肺　脏 | 骨　骼 | 肝　脏 | 累积排除△ | |
|---|---|---|---|---|---|---|
| | | | | | 尿 | 粪 |
| 0 d | 180 | 2.0 | — | — | 4.8 | 4.7 |
| 3 d | 26 | 0.96 | 0.48 | 1.4 | 5.0 | 6.8 |
| 10 d | 14 | 0.29 | 0.32 | 0.59 | 5.2 | 7.0 |
| 60 d | 5.5 | 0.074 | 0.25 | 0.15 | 31 | 7.0 |
| 1 | 1.3 | 0.055 | 0.23 | 0.15 | 33 | 7.0 |
| 2 | 0.74 | 0 | 0.22 | — | 34 | 7.0 |
| 3 | 0.48 | 0 | 0.30 | $3.7\times10^{-3}$ | 34 | 7.0 |
| 4 | 0.31 | 0 | 0.28 | $9.3\times10^{-3}$ * | 34 | 7.0 |
| 5 | 0.20 | 0 | 0.28 | $9.6\times10^{-3}$ | 34 | 7.0 |
| 6 | 0.22 | 0 | 0.29 | $1.8\times10^{-2}$ | $5.4\times10^{-3}$ | $1.4\times10^{-3}$ |
| 7 | 0.19 | 0 | — | $1.7\times10^{-2}$ | $5.4\times10^{-3}$ | $1.4\times10^{-3}$ |
| 8 | 0.14 | 0 | 0.35 | $1.8\times10^{-2}$ | $9.5\times10^{-3}$ | — |

续表

| 事故后时间 | 皮　肤 | 肺　脏 | 骨　骼 | 肝　脏 | 累积排除△ | |
|---|---|---|---|---|---|---|
| | | | | | 尿 | 粪 |
| 9 | 0.12 | 0 | 0.35 | $2\times10^{-2}$ | $4.1\times10^{-3}$ | $0.3\times10^{-3}$ |
| 10 | 0.11 | 0 | 0.35 | $1.9\times10^{-2}$ | $4.8\times10^{-3}$ | $3.6\times10^{-5}$ |
| 11 | — | $1.9\times10^{-3}$ | — | $2.3\times10^{-3}$ | — | |

注：数据引自 Breitenstein BD，1989。＊表示肝内镅增加因临时停用 DTPA，△横线以上尿粪镅值是累积排除量，横线以下是每年的排除量；事故后 6～11 a 期间，每年只测定 1 次或两次。

由于及时、合理地应用 DTPA 进行促排和行蒸汽浴，从而取得了满意的治疗效果，有效地防止了$^{241}$Am 在骨骼和肝脏的沉积。

在 11 年的追踪观察期间，伤者没有出现可能要发生的急性或亚急性辐射损伤效应，如肺纤维化和严重的造血障碍。唯一观察到的是外周血淋巴细胞和中性粒细胞数减少，血小板及血红蛋白较正常水平为低。事故后 11 年，伤者死于慢性冠状动脉疾患并发症，与$^{241}$Am无关。尸检时，未见肿瘤发生。

在处理这一严重的内污染案例时，在长达 4 年的时间内，DTPA 的总用药量多达 583 g，但未见毒副作用发生。

# 第三节　锔的放射毒理学

## 一、辐射和化学特性

锔(curium，Cm)是人工放射性元素，可用$^{241}$Am 作靶材料，通过中子照射获得，其反应式为：

$$^{241}_{95}\mathrm{Am}+n \longrightarrow {}^{242}_{95}\mathrm{Am}+\gamma \xrightarrow{\beta} {}^{242}_{95}\mathrm{Cm}$$

或通过$^{239}$Pu 多次俘获中子而制得。

锔共有 14 种同位素，质量数为和 238～250 和 252，其中以$^{242}$Cm 和$^{244}$Cm 实用价值较大，因而，具有较大的毒理学意义。

$^{242}$Cm 为 α 辐射源，物理半衰期为 163 d，比活度为 $1.23\times10^{14}$ Bq/g。在衰变过程中，释放出能量为 6.113 MeV(73%)、6.070 MeV(26%)和 5.947 MeV(0.036%)的三组 α 粒子。

$^{244}$Cm 也是 α 辐射源，物理半衰期为 17.6 a，比活度为 3 080 GBq/g。在衰变过程中，释放出能量为 5.87 MeV(76%)和 5.763 MeV(24%)的两组粒子。

锔在溶液中以 $Cm^{3+}$ 为最稳定，在生理 pH 条件下容易水解和聚合，从而形成难溶性的胶体氢氧化锔，被网状内皮细胞吞噬后，沉积在含有这类细胞的器官组织中。此外，锔也可与体内的蛋白质、氨基酸等结合后，沉积在体内。

$Cm^{3+}$的水解反应，可因在溶液中存在有复合阴离子，如柠檬酸盐和 DTPA 等而受到抑制。因此，EDTA 尤其是 DTPA 是加速锔和其他超钚元素自体内排除的常用药物。

常见的可溶性锔化合物有氯化锔和硝酸锔等，常见的难溶性锔化合物有氟化锔、草酸锔、碳酸锔和锔的氧化物等。

$^{242}Cm$ 和$^{244}Cm$ 均可用于制造热电转换电池以及制取比锔原子序数更高的超钚元素，如$^{252}Cf$ 等。

## 二、体内代谢

### （一）吸收

1. 呼吸道吸收

犬吸入$^{244}Cm$-氯化物气溶胶（AMAD 为 1.6 μm）后 50 d，吸收率为初始肺含量的 84%；犬吸入$^{244}Cm$-氧化物（AMAD 为 0.5 μm）时，达到上述吸收水平需 64 d。大鼠吸入$^{242}Cm$-硝酸盐后 48 d，吸收率为初始肺含量的 96%。

猎犬吸入 AMAD 为 0.4 μm 的$^{244}CmO_2$ 后，$^{244}Cm$ 由肺脏的半廓清期小于 10 d（<50%）和 350 d（>50%）；大鼠吸入 AMAD 为 0.8 μm 的$^{244}CmO_2$ 后，$^{244}Cm$ 由肝脏的半廓清期为 0.5 d(76%)、12 d(22%)和 1 a(2%)。大鼠吸入不同分散度（AMAD 分别为 0.7、1.4 和 2.6 μm）的$^{244}Cm$-硝酸盐气溶胶，$^{244}Cm$ 由肺脏的半廓清期分别为 8、9 和 12 d。与$^{239}PuO_2$相比较，$^{244}CmO_2$ 由肺脏的半廓清期较短。

有关锔在人肺组织中的转运资料极为罕见。从 1 例事故性吸入$^{244}CmO_2$ 和$^{241}AmO_2$ 的内污染案例来看，$^{244}CmO_2$ 由肺脏的半廓清期为 28 d。

ICRP 第 48 号出版物指出，基于锔由肺脏的清除速度快，其所有化合物的半廓清期约为数十天，故应归属为 W 类化合物。

2. 胃肠道吸收

动物实验资料表明，锔由胃肠道的吸收率介于 $3\times10^{-5}\sim4\times10^{-3}$。影响锔由胃肠道吸收率的因素很多，如动物的种系差异、锔化合物的性质、溶液的 pH 及摄入量等。相比之下，锔化合物的性质及动物的年龄对吸收率的影响较大。

给大鼠灌入$^{244}Cm$-硝酸盐和$^{244}Cm$-柠檬酸盐后 7 d，胃肠道吸收率分别是 $2\times10^{-4}$ 和 $5\times10^{-4}$。若将上述两种锔化合物投予新生鼠（出生后 2 d），吸收率分别为 $3\times10^{-2}$ 和 $2.8\times10^{-2}$，比成年鼠约高 2 个数量级。ICRP 第 48 号出版物给出的锔由人胃肠道的吸收率为$1\times10^{-3}$，包括其所有化合物。

### （二）分布

锔自血液中的清除速度相当快，在静脉注入后 0.25～1 h 内，血液锔含量占注入量的 21%，而在注入后 2.5～10 h 内，则降低到注入量的 1%。在血液中，锔主要存在于血浆内，其中，半数以上与球蛋白结合，与白蛋白的结合量约占 5%～7%。自血液清除后的锔主要沉积在骨骼和肝脏。

犬吸入$^{244}Cm$-氯化物，由肺脏吸收后，在体内其他器官组织中的分布动态如图 11-12 所示。吸入后 256 d，肺锔含量降低到初始肺含量的 4%，在骨骼和肝脏的滞留量分别占初始肺含量的 45%和 30%。以浓度计，气管、肝脏中浓度最高，骨骼次之，肾脏最低（表 11-31）。

根据这些数值求得的肺脏、骨骼和肝脏的吸收剂量如表 11-32 所示。可见，在吸入$^{244}$Cm 的早期，吸收剂量最大的器官是肺脏；但是，由于$^{244}$Cm 不断地从肺脏向骨骼和肝脏转移，到晚期时，后两个器官的吸收剂量最大。

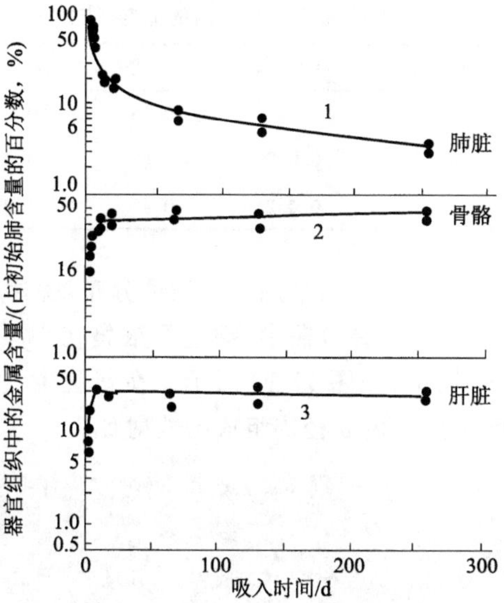


图 11-12　犬吸入的锔在肺脏、骨骼和肝脏内的分布动态

**表 11-31　犬吸入$^{244}$Cm 氯化物后在器官组织中的分布**
**(每克组织占初始肺含量的百分数，%/g 组织)**

| 吸入后时间/d | 肺　脏 | 肝　脏 | 骨　骼 | 肾　脏 | 气管-支气管淋巴结 | 甲 状 腺 |
|---|---|---|---|---|---|---|
| 0.1 | 0.57 | 0.003 9 | 0.008 1 | 0.005 8 | 0.019 | 0.005 7 |
| 2 | 0.34 | 0.084 | 0.020 | 0.033 | 0.130 | 0.290 |
| 8 | 0.14 | 0.120 | 0.034 | 0.022 | 0.175 | 0.056 |
| 16 | 0.12 | 0.110 | 0.037 | 0.011 4 | 0.140 | 0.042 |
| 64 | 0.055 | 0.008 7 | 0.043 | 0.012 9 | 0.180 | 0.056 |
| 256 | 0.024 | 0.110 | 0.045 | 0.007 8 | 0.043 | 0.014 |

**表 11-32　犬吸入$^{244}$Cm 氯化物后主要沉积器官的吸收剂量**　Gy

| 器　官 | 吸入后时间 | | | | | |
|---|---|---|---|---|---|---|
| | 64 d | 128 d | 256 d | 1 000 d | 2 000 d | 3 000 d |
| 肝脏 | 0.21 | 0.42 | 0.83 | 3.10 | 5.90 | 12.80 |
| 骨骼 | 0.08 | 0.15 | 0.30 | 1.10 | 2.10 | 4.60 |
| 肺脏 | 0.51 | 0.63 | 0.76 | 0.93 | 0.94 | 0.94 |

给小鼠腹腔注入柠檬酸盐后，骨骼和肝脏的总滞留量占体含量的 75%以上。在体内的滞留动态可用下式表达：

$$R(t)=0.412e^{-0.728t}+0.317\ e^{-0.148t}+0.271 \tag{11-10}$$

式中，$t$ 为注入后时间，d。

给犬静脉注入柠檬酸锔后，不论在何时刻均显示出骨骼和肝脏锔含量比其他器官多，这两个器官的总含量占注入量的 70%以上，早期肝脏锔含量较多，晚期则骨骼锔含量较多(表 11-33)。

**表 11-33　静脉注入柠檬酸锔后在犬体内的分布(占注入量的百分数，%)**

| 注入后时间/d | 肝　脏 | 骨　骼 | 甲状腺 | 肾　脏 | 淋巴结 | 脾　脏 | 肾上腺 |
|---|---|---|---|---|---|---|---|
| 6 | 39.4 | 36.5 | 0.020 | 0.78 | 0.127 | 0.085 | 0.003 |
| 13 | 34.5 | 44.7 | 0.028 | 0.62 | 0.057 | 0.079 | 0.003 |
| 20 | 34.4 | 42.7 | 0.022 | 0.47 | 0.074 | 0.091 | 0.004 |

放射自显影观察表明，锔在肝脏内，早期呈弥散性分布，晚期则主要浓集在枯否细胞内，并可见到由 α 径迹组成的放射灶。在骨骼中，锔主要浓集在小梁骨、骨膜和骨内膜，其次为关节表面和骨干密质骨血管周围，如图 11-13 所示。在肾脏中，主要浓集在皮质，尤其是浓集在肾小球内，在肾乳头区可见到由 α 径迹组成的放射灶。

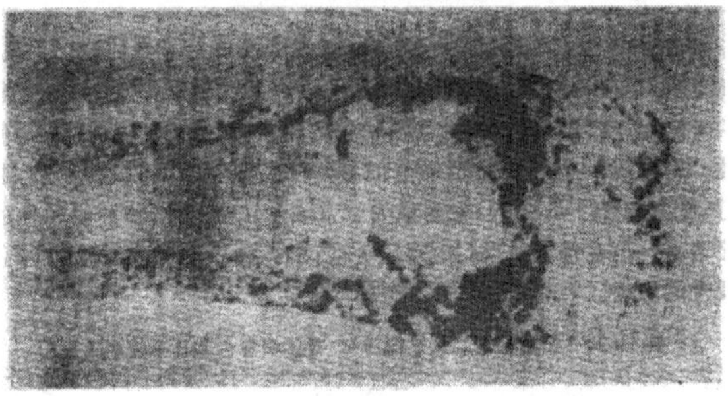

图 11-13　大鼠摄入 $^{242}Cm$ 后 7 d 股骨放射自显影像

## (三) 排除

锔自人体内的主要排除途径是肠道和肾脏。由胃肠道摄入体内的锔，因其吸收率很低，大部分自肠道排除。吸收入血的锔，自体内的排除因动物种系不同而异，大鼠主要自肠道排除，犬主要自肾脏排除。例如，给大鼠肌肉注入锔后的 21 d 内。粪锔排除量比尿锔高 4.6 倍；而给犬静脉注入锔后，在同样的时期内，尿锔排除量比粪锔高 2 倍。

锔自人体内的排除资料极少，曾对 1 例事故性吸入可溶性锔的内污染人员观察 247 d。在事故后 2.5 h，胸部锔含量为 0.52 kBq，4 d 后减低到 0.18 kBq。根据尿锔排除资料分析，在事故后的 85 d 内，锔的生物半排期为 10.3 d；而在 95～247 d 期间内，生物半排期为 77.8 d。根据事故后 9～73 d 期间的粪锔排除资料分析，锔的生物半排期为 10.5 d，与大致在同时期内根据尿锔排除资料所得的生物半排期是一致的。ICRP 第 48 号出版物认为，钚在人体内的代谢参数既适用于镅，也适用于锔，即进入血液的锔，有 10%直接排除出体外，50%沉积在骨骼，30%沉积在肝脏，其余 10%沉积在其他器官组织中。锔自骨骼和肝脏的生物半排期分别为 50 年和 20 年。

## 三、损伤效应

动物实验资料表明，锔对机体的损伤效应与镅相同。例如，给大鼠静脉注入柠檬酸锔或柠檬酸镅后 30 d 或 60 d 内，死亡 50%的中毒剂量相同，这是因为这两个超钚核素$^{244}Cm$和$^{241}Am$在衰变过程中释放出的 α 粒子的能量相近，以及化学特性相仿之故。

静脉注入可溶性锔后，造血系统遭受严重破坏，外周血中的红细胞数明显减少，白细胞除数量显著减少外，并发生质的改变；同时还可见到未成熟的白细胞，嗜多染红细胞及有核红细胞等。在肝脏中，肝细胞变性、坏死，毛细血管扩张、充血，以及肝小叶边缘区胆管增生。肾脏损伤表现为在血循环被破坏的基础上，发展为进行性肾小管坏死，尤以近曲细管和远曲细管相连部位更甚；在管腔内可见透明管型及颗粒管型；肾小球血管袢早期扩张充血；进而出现蛋白浸润，肾小球均质化。长期沉积在体内的锔，晚期可诱发各种肿瘤，如肺癌、骨肉瘤及乳腺癌等。大鼠吸入可溶性锔后，骨肉瘤、肝肿瘤及乳腺癌等肺外肿瘤的发生率比吸入难溶性锔时明显增高。当骨骼、肺脏和肝脏的累积吸收剂量各在 0.5 Gy 以下时，锔对骨骼和肺脏的致癌效应相近，而对肝脏的致癌效应较小。大鼠吸入高温煅烧的$^{244}CmO_2$、$^{239}PuO_2$及$^{238}PuO_2$后，当肺脏的吸收剂量达几个 Gy 时，这些核素诱发肺癌的效应无显著性差异；当肺脏吸收剂量更大时，吸入$^{244}CmO_2$的大鼠则死亡较早。组织学检查证实；可溶性锔诱发的肺肿瘤为支气管肺癌、支气管癌和肺淋巴网状细胞肉瘤；而难溶性锔诱发的肺肿瘤则属腺癌和鳞状细胞癌。肺肿瘤和骨肿瘤发生率与剂量间的关系见表 11-34。显然，在一定的剂量范围内，即肺剂量为 0.18～1.9 Gy、骨剂量为 0.018～4.4 Gy 时，肺肿瘤和骨肿瘤发生率随剂量的增加而增高。但在剂量过大(如 20 Gy 左右)时，由于动物在短期内(44 d)死亡，因而未能诱发肺或骨的肿瘤。

**表 11-34　大鼠吸入二氧化锔后肺、骨肿瘤发生率与剂量的关系**

| 肺沉积活度/Bq | 平均寿命/d | 肺脏 | | 骨骼 | |
|---|---|---|---|---|---|
| | | 剂量/Gy | 肿瘤发生率/% | 剂量/Gy | 肿瘤发生率/% |
| 0 | 690 | 0.066±0.072 | 0 | 0 | 0 |
| 20±12 | 651 | 0.066±0.072 | 1.8 | 0.015 | 0 |
| 160±50 | 676 | 0.18±0.15 | 1.7 | 0.018 | 3.3 |
| $(1.8±1.3)\times10^4$ | 637 | 0.27±0.19 | 13.0 | 0.40 | 9.0 |
| $(1.7±1.1)\times10^4$ | 506 | 1.9±1.3 | 32.0 | 4.4 | 11.0 |
| $(6.7±2.0)\times10^4$ | 44 | 21.0±8.3 | 0 | 19.0 | 0 |

## 四、加速排除

### (一) 动物体内锔的促排

给大鼠静脉注入柠檬酸锔后，立即腹腔内注入不同剂量的 DTPA，结果表明，大剂量 DTPA 对减少锔在器官组织中的沉积量显示出较好的效果(表 11-35)。

表 11-35 DTPA 用药量对镅在大鼠体内滞留量的影响

| 用药量/(μmol/kg) | 骨骼 | 肝脏 | 肾脏 |
|---|---|---|---|
| 对照 | 24.6±0.5 | 39.3±1.7 | 0.63±0.02 |
| 15 | 6.2±0.2 | 6.8±0.6 | 0.18±0.01 |
| 30 | 5.7±0.3 | 3.3±0.3 | 0.15±0.01 |

给大鼠肌肉注入柠檬酸镅后 30 min，给予 1 次 DTPA，骨镅沉积量减少 96%；若与注入镅后 1～15 d 期间用药，即使给予 4 次 DTPA，骨镅沉积量只减少 88%。显然，给药时间愈早，效果愈好。吸入氧化镅后，静脉注入琥珀酸钠或柠檬酸钠，尿镅排除量增加近 1 倍，但促排效果仍不及 DTPA，后者可使尿镅排除量增加 1.4 倍。

### （二）人体内镅的促排

1 例吸入二氧化镅和二氧化钚的内污染人员，吸入总量为 45 kBq，镅和钚的比例为 3∶1。吸入后 2.5 h，肺含量为 17 kBq；此时雾化吸入 DTPA 1 g，至事故后第 7 天，肺含量为 1.4 kBq，骨骼中的活度为 0.26 kBq，软组织中的活度从 0.14 kBq 减低到 0.078 kBq，排泄物中的活度从 28 kBq 增至 43 kBq，其中尿排除仅增加 0.067 kBq。在事故后 50～118 d 期间，又给予 14 次治疗 DTPA，其中 12 次为雾化吸入，2 次为静脉滴注，仅使排泄物中的活度增加 0.057 kBq。显然，不论是早期，还是晚期用药，DTPA 对难溶性的镅化合物（二氧化镅）和难溶性的钚化合物（二氧化钚）的促排效果都是很差的。到事故后第 365 天，排泄物中的总活度累积达 44 kBq，粪和尿中的活度分别是 43 kBq 和 0.20 kBq；沉积在体内的镅和钚几乎全部在骨骼内，而且它们由骨骼中的排除非常缓慢。

# 第四节 锎的放射毒理学

## 一、辐射和化学特性

锎（californium，Cf）是人工放射性元素，可用 $^{239}Pu$、$^{244}Cm$ 作靶材料，经中子多次照射后而获得。

锎有 15 个同位素，质量数为 240～254，其中 $^{249}Cf$ 和 $^{252}Cf$ 的毒理学意义较大。

$^{249}Cf$ 为 α 辐射源，物理半衰期为 352 a，比活度为 $1.48\times10^{11}$ Bq/g。在衰变过程中，释放出能量为 5.810（83.7%）、5.754（4.4%）和 5.940 MeV（3.4%）的等数组 α 粒子。此外，还释放出能量为 333 keV 和 388 keV 的 γ 射线。

$^{252}Cf$ 也是 α 辐射源，物理半衰期为 2.646 a，比活度为 19 TBq/g。在衰变过程中，释放出能量为 6.12（82%）、6.076（15%）和 5.174（0.27%）的三组 α 粒子。在自发裂变过程中，释放出大量裂变中子（fission neutron），计为 $2.34\times10^{12}$ n/(g·s)。

锎在溶液中以 $Cf^{3+}$ 形式存在，在生理 pH 条件下，容易水解和络合。水解后，生成难溶性的胶体氢氧化锎，溶解度很小，但仍大于氢氧化钚和氢氧化钚。

鉴于 $^{252}Cf$ 的中子产额高，能够利用它制成体积小、便于携带的小型中子源。这种中子源可用于中子活化分析、中子照相及中子测井等。此外，由 $^{252}Cf$ 制成的中子源在医学上用于生产医用短寿命放射性同位素，如 $^{80}Br$、$^{128}I$ 和 $^{38}Cl$ 等。还可将 $^{252}Cf$ 制成锎针直接插入肿瘤组织内,以治疗恶性肿瘤,并已取得较好的效果。

## 二、体内代谢

### (一) 吸收

锎自皮肤的吸收率约为 0.01%~0.05%。锎自胃肠道的吸收率为 0.05%~2%。但是,动物年龄对胃肠道吸收率具有重大影响。例如,成年大鼠经口摄入$^{252}$Cf-硝酸盐后 1~4 d,胃肠道吸收率为摄入量的 0.14%~0.17%;30 d 龄大鼠吸收率为 0.21%~0.25%,而 7 d 龄大鼠吸收率高达 1.1%~1.6%。可见,未成年鼠的吸收率约为成年鼠的 10 倍。ICRP 第 48 号出版物指出,锎自成人胃肠道的吸收率为 0.1%,包括锎的所有化合物。

给大鼠肌肉注入柠檬酸锎后 4 d,吸收率为注入量的 98.1%;给中国仓鼠腹腔注入柠檬酸锎后 1 d,吸收率达 100%。

### (二) 分布

锎在血液内主要与血浆蛋白结合,其浓度是血细胞的 8 倍,这种差别在 48 h 内随时间的延长而增大。在血浆中,锎主要与一种尚未查明的蛋白质相结合,这种蛋白质的分子量介于铁传递蛋白和白蛋白之间。此外,一部分锎也可与铁传递蛋白结合,但结合后的稳定性比钚的低,而且数量也较少。与钚和钍相比较,锎自血液中的清除速度较快;但比镅的清除速度慢(图 11-14)。这些核素由血液中的清除速度取决于它们与血浆蛋白结合的牢固程度,结合得愈牢固,清除速度愈缓慢。锎自血液清除后,除一小部分直接自体内排除外,绝大部分沉积在骨骼和肝脏中。

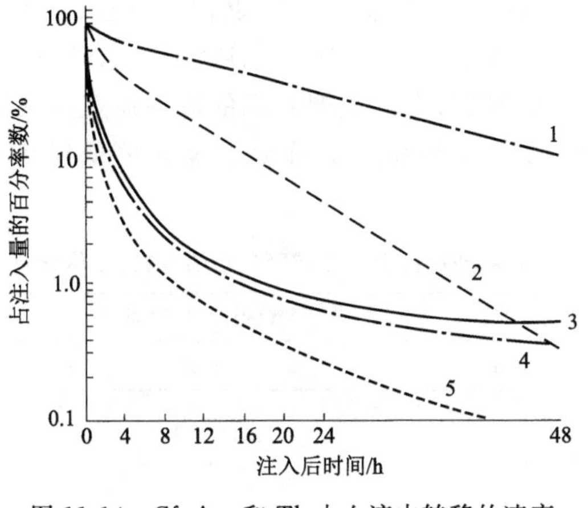


图 11-14　Cf、Am 和 Th 由血液中转移的速率

1—$^{239}$Pu;2—$^{232}$Th;3—$^{252}$Cf;4—$^{249}$Cf;5—$^{241}$Am

锎由胃肠道吸收后,在骨骼中的滞留量最高,其次是肝脏及脾脏等。骨锎及肝锎的比值随动物年龄的增长而降低。例如,7 d 龄大鼠的骨锎与肝锎的比值是 8;而 30 d 龄大鼠则为 3;至成年时,降低为 1(表 11-36)。

表 11-36　锎由胃肠道吸收后的分布（占食入量的百分数，%）

| 器官组织 | 成年大鼠 | 30 d 龄大鼠 | 7 d 大鼠 |
|---|---|---|---|
| 骨骼 | 0.048±0.006 | 0.079±0.015 | 0.583±0.130 |
| 肝脏 | 0.045±0.003 | 0.027±0.001 3 | 0.070±0.020 |
| 脾脏 | 0.001±0.000 1 | 0.002 8±0.000 6 | 0.005 3±0.001 2 |

给大鼠气管内注入氯化锎后，锎在肺的滞留动态可用下式表达：

$$R(t)=0.478\ e^{-1.64t}+0.384\ e^{-0.263t}+0.138\ e^{-0.038t} \qquad (11\text{-}11)$$

上式表明，滞留在肺的锎，其中 47.8%的半廓清期为 10 h，38.4%为 2.6 d，13.8%为 18.4 d。前两个半廓清期清除的锎来自被覆纤毛上皮的下呼吸道区域，后一个半廓清期清除的锎来自肺区。由肺吸收后的锎在骨骼中的沉积量最高，其次是肝脏（表 11-37）。

表 11-37　$^{252}CfCl_3$ 由大鼠肺吸收后的分布（占初始肺含量的百分数，%）

| 器官组织 | 气管注入后时间 | | | | | |
|---|---|---|---|---|---|---|
| | 1 d | 2 d | 4 d | 8 d | 32 d | 64 d |
| 肺脏 | 51.4 | 39.2 | 33.6 | 15.4 | 7.8 | 4.3 |
| 肝脏 | 2.7 | 3.2 | 2.8 | 2.7 | 1.8 | 0.9 |
| 骨骼 | 14.2 | 18.5 | 22.9 | 31.6 | 33.2 | 35.1 |
| 脾脏 | 0.05 | 0.05 | 0.06 | 0.08 | 0.07 | 0.06 |

由大鼠腹腔吸收后的锎也主要滞留在骨骼，其次是肝脏（表 11-38）。可以看出，滞留在肝脏的锎较滞留量在骨骼的易于清除。例如，在注入后 8 d，骨锎滞留量达峰值，占体含量的 65.7%，到注入后 64 d，降低到 53.4%，表明骨锎的清除速度很缓慢；而注入后 4 d，肝锎滞留量达峰值，占体含量的 43.2%，到注入 64 d 后，迅速地降低到 0.61%，表明肝锎的清除速度相当快。

表 11-38　$^{252}Cf$-柠檬酸盐由大鼠腹腔吸收后的分布（占体含量的百分数，%）

| 器官组织 | 气管注入后时间 | | | | | | |
|---|---|---|---|---|---|---|---|
| | 1 d | 2 d | 4 d | 8 d | 16 d | 32 d | 64 d |
| 骨骼 | 60.4 | 60.4 | 56.3 | 65.7 | 55.6 | 55.7 | 53.4 |
| 肝脏 | 7.48 | 6.70 | 43.2 | 34.7 | 2.53 | 0.78 | 0.61 |
| 肾脏 | 1.98 | 1.83 | 1.56 | 1.23 | 0.59 | 0.69 | 0.58 |
| 胃肠道 | 2.26 | 1.86 | 1.35 | 1.14 | 0.92 | 0.75 | 0.46 |

静脉注入硝酸锎或氯化锎后，早期肝锎滞留量大于骨锎，晚期则主要滞留在骨骼。而柠檬酸锎，在任何时刻均表现为骨锎滞留量大于肝锎（表 11-39）。与钚相比较，锎在骨骼中的滞留量较多，而在肝脏中的滞留量则较少。在超钚元素中，随着原子序数的增大，在骨骼中的滞留量相对增加，而在肝脏中的滞留量则相对减少。

表 11-39　$^{252}Cf$-柠檬酸盐静脉注入后在大鼠体内的分布(占体含量的百分数,%)

| 注入后时间/d | 肝　脏 | 骨　骼 | 甲状腺 | 肾　脏 | 脾　脏 | 体负荷量 |
|---|---|---|---|---|---|---|
| 7 | 24.6 | 44.1 | 0.049 | 0.859 | 0.023 | 80.80 |
| 21 | 20.1 | 53.1 | 0.009 | 0.021 | — | 80.30 |

锎在骨骼不同部位的分布是不相同的,它在脊椎骨中的沉积量最高,其次是肋骨,而在尺骨和桡骨中最低,这与镅和钚在骨骼中的分布类型相似(表 11-40)。

表 11-40　静脉注入柠檬酸锎、镅或钚后在犬骨骼中的分布(占骨骼总沉积量的百分数,%)

| 骨骼部位 | $^{249}Cf$ | $^{241}Am$ | $^{239}Pu$ |
|---|---|---|---|
| 颅骨 | 1.92 | 2.46 | 8.44 |
| 上颌骨 | 6.72 | 5.98 | |
| 下颌骨 | 3.23 | 2.72 | 2.76 |
| 脊柱骨 | 34.11 | 44.19 | 34.75 |
| 桡骨 | 1.29 | 1.09 | 1.08 |
| 尺骨 | 1.49 | 1.45 | 1.01 |
| 肱骨 | 7.62 | 6.34 | 9.87 |
| 胫骨+腓骨(包括髌骨) | 3.50 | 3.65 | 3.52 |
| 股骨 | 7.36 | 6.06 | 7.88 |
| 盆骨 | 7.00 | 5.26 | 7.21 |
| 肩胛骨 | 4.97 | 3.71 | 5.20 |
| 肋骨 | 11.97 | 8.50 | 11.59 |
| 胸骨 | 4.26 | 5.53 | 2.93 |

放射自显影观察表明,锎在骨骺端和干骺端的松质骨、软骨内成骨区的滞留量最高,其次是骨膜和骨内膜。与钚相比较:锎在骨内膜表面的滞留量较少,但是,在注入等活度的锎和钚的条件下,对骨内膜产生的放射剂量相同。因为在锎的衰变过程中,除去释放出的 α 粒子外,在其自发裂变过程中所产生的大量中子及裂片对骨骼的辐射剂量也有所贡献。在肝脏中,早期锎主要浓集在肝细胞,而在网状内皮细胞和肝门脉区的滞留量较少。

在肝细胞中,初期锎与胞浆的铁蛋白相结合,分布比较均匀,随后逐渐浓集在线粒体及溶酶体等亚细胞结构内,尤以线粒体的锎含量最高。锎及其他超锕元素在小猎犬肝脏不同亚细胞结构内的分布见表 11-41。在肾脏中,锎主要浓集在肾小球及肾乳头内,尤以肾小球囊基膜中的锎含量最高,而在肾小管和肾结缔组织中的含量较低。

表 11-41　锎及其他超锕核素在小猎犬肝脏不同亚细胞部结构内位的分布/%

| 亚细胞结构 | Cf (14 d) | Pu(Ⅳ) (38 d) | Am (21 d) | Cm (20 d) | Es (20 d) |
|---|---|---|---|---|---|
| 细胞质 | 17.1 | 6.0 | 26.2 | 19.1 | 14.4 |
| 线粒体 | 50.5 | 54.3 | 47.4 | 46.5 | 62.1 |

续表

| 亚细胞结构 | Cf (14 d) | Pu(Ⅳ) (38 d) | Am (21 d) | Cm (20 d) | Es (20 d) |
|---|---|---|---|---|---|
| 溶酶体 | 22.9 | 28.6 | 18.9 | 26.2 | 18.3 |
| 微粒体 | 9.5 | 11.1 | 7.5 | 9.0 | 5.1 |

### （三）排除

锎自体内的排除途径主要是肠道和肾脏。锎由胃肠道摄入体内后，吸收率很低，大部分由肠道排出体外。被吸收后的锎，在大鼠主要通过肝胆系统将锎排除到十二指肠，然后经肠道将其排出体外，犬主要通过肾脏将锎排出体外。例如，给大鼠肌肉注入柠檬酸锎后，尿锎和粪锎排除量各占注入量的6%和21%；犬静脉注入柠檬酸锎后21 d，尿锎和粪锎排除量各占注入量的13.8%和7.5%。与钚和镅相比较，锎自体内的排除速度较快。例如，给犬静脉注入锎、钚和镅的柠檬酸盐后21 d，锎自体内的排除量占注入量的23.9%，而钚和镅各占注入量的12.1%和11.1%。

锎自人体内的排除资料甚少。根据两例吸入难溶性三氧化二锎内污染人员的观察表明，尿锎排除量可分别用如下两个幂函数方程式表示：

$$E_u(t)=5.2t^{-1.6}$$

$$E_u(t)=0.37t^{-1.6} \qquad (11\text{-}12)$$

式中，$E_u(t)$为事故后$t$时刻(d)尿锎排除量(Bq/d)。式(11-12)亦可用二项指数函数式表示，生物半排期分别为0.8 d和10 d。

ICRP第48号出版物认为，进入血液的锎约有10%直接排出体外，65%沉积在骨骼，25%沉积在肝脏。锎自骨骼和肝脏的生物半排期分别为50年和20年。

## 三、损伤效应

当静脉注入$^{252}$Cf时，若剂量大于0.15 MBq/kg，可使大鼠发生典型的急性放射损伤，造血功能明显受抑制，在注入锎7～28 d后血细胞数全面下降，与红细胞相比较，白细胞的耐受性较低。例如，红细胞数减少到原有水平的50%，需注入的$^{252}$Cf活度为1.8 MBq/kg，而对白细胞则为0.56 MBq/kg。

在急性损伤期内，实质器官表现为进行性损伤。骨髓结构被破坏，在红细胞浸润的骨髓基质内，可见异常的造血细胞，其体积比正常造血细胞大。粒细胞系除细胞大小异常及形状不规则外，于云雾状嗜碱性胞浆内可见嗜酸区，胞核呈杆状或豆状。嗜碱成红细胞含有过量胞浆。这些变化表明，骨髓的造血功能遭受严重破坏。肝脏除弥散性肝细胞溶解外，在肝小叶中心区可见小的坏死灶，边缘部分的肝细胞含有大量脂肪滴，中央静脉和小叶中心区的毛细血管扩张。在肾中可见，肾小球血管袢受损害，肾曲管上皮颗粒变性；动脉内皮细胞核固缩、壁松弛、肌细胞空泡形成；血管周围水肿，静脉高度充血。

在慢性损伤期内，脾脏出现非成熟代偿性造血灶及脾萎缩，骨髓纤维化，肝脏出现以肝细胞坏死、结缔组织增生以及门静脉周围硬化为特征的肝前硬变，以致肝硬化。在锎中毒晚期，可诱发白血病、肝脏再生性腺瘤，胆管瘤及骨肉瘤等。

给大鼠静脉注入$^{252}$Cf，活度为18.5 kBq和300 kBq/kg时，骨肉瘤发生率分别为28%和

54.4%;对照为 8.3%。在骨肉瘤中,以股骨骨肉瘤发生率为最高。此外,$^{252}Cf$ 中毒的雌鼠,与对照组相比较,乳腺癌的发生率明显增高,同时潜伏期也显著缩短。

动物实验资料表明,锎的毒性大于镅和锔,而钚的毒性居中。例如,就大鼠而言,$LD_{50/30}$ 值,$^{252}Cf$ 为 0.44 MBq/kg,$^{241}Am$ 和 $^{244}Cm$ 均为 4.07 MBq/kg,$^{239}Pu$ 为 2.2 MBq/kg。

## 四、加速排除

给大鼠气管内注入氯化锎后,在 32 d 的观察期内,每 3 d 给予 1 次 DTPA 治疗,在疗程结束后,肝锎含量降至本底水平,骨锎及肺锎含量分别降低到对照大鼠的 1.7%和 4%。

实验研究证明,与 $^{239}Pu$、$^{241}Am$ 及 $^{244}Cm$ 相比较,DTPA 对锎的促排效果最佳(表 11-42)。

**表 11-42　DTPA 促排 Cf、Pu、Am 和 Cm 的效果比较(占对照小鼠效应器官含量的百分数,%)**

| 器官组织 | $^{252}Cf$ | $^{239}Pu$ | $^{241}Am$ | $^{244}Cm$ |
|---|---|---|---|---|
| 骨骼 | 13 | 41 | 27 | 23 |
| 肝脏 | 8 | 32 | 12 | 8 |
| 肾脏 | 18 | 39 | 30 | 24 |

1 例吸入 $^{252}Cf_2O_3$ 的内污染人员,分别于事故后 1.4 d 和 18 d 接受 1 次 DTPA 治疗,每次雾化吸入量为 1 g。在治疗结束后第 2 天,体含量由初始的 0.74 kBq 降低到 0.33 kBq,同时尿锎排除量亦有明显增加。

# 参考文献


[1] Yantasee W, Sangvanich T, Creim J A, et al. Functional sorbents for selective capture of plutonium, americium, uranium, and thorium in blood. Health Phys., 2010,99(3):413-419.

[2] 江泉观,纪云晶,常元勋. 环境化学毒物防治手册. 北京:化学工业出版社,2003:199-1180.

[3] Roch-Lefèvre S, Daino K, Altmeyer-Morel S, et al. Cytogenetic and molecular characterization of plutonium-induced rat osteosarcomas. J Radiat Res., 2010,51(3):243-450.

[4] 郭月凤,张慧芳. 钚中毒治疗药物的研究现状. 辐射防护通讯,2008,28(1):8-14.

[5] Gorden A E, Xu J, Ravmond K N, et al. Rational Design of Sequestering Agents for Plutonium and other Actinides. Che Rev, 2003,103(11):4207-4282.

[6] Grogan H A, Sinclair W K, Voillegu P G. Risk of Fatal Cancer from Inhalation of 239, 240 plutonium by humans: a Combined Fourmethod Approach with Uncertainty Evaluation. Health Phys, 2001, 80(5):447-461.

[7] Oghiso Y, Yamada Y. Comparisons of Pulmonary Carcinogenesis in Rats Following Inhalation Exposure to Plutonium Dioxide or X-ray Irradiation. J Radiat Res, 2003,44(3):261-270.

[8] Iarmoshenko I V, Kirdin I A, Zhukovskil M V. The Relative Biological Effectiveness of Alpha-radiation During Human Lung Exposure to Irradiation. Radiat. Biol. Radioecol, 2005,45(4):422-432.

[9] Durbin P W, Kullgren B, Xu J, et al. Multidenate Hydroxypyridinonate Ligands for Pu(Ⅳ) Chelation in Vivo: Comparative Efficacy and Toxicity in Mouse of Ligands Containing 1,2-HOPO or Me-3,2-HOPO. Int J Radiat Biol, 2000, 76(2):199-214.

# 第十二章

# 钍的放射毒理学

钍(thorium)的来源:钍由瑞典化学家永斯·贝采利乌斯(Jöns Berzelius)于1828年发现。钍是广泛分布于自然界的天然放射性元素,主要存在于独居石(Ce,La,Nd,Th)[$PO_4$],包含4%~12%的二氧化钍,$ThO_2$,其他矿物包括与锆石同晶型的方钍石[$(Th,U)O_2$]和钍石($ThSiO_4$)。榍石和锆石也含少量钍。在地壳里平均每千克物质含7~13 mg钍,钍是铀含量的2~3倍。所有硅酸盐中均含少量钍。澳大利亚、挪威、斯里兰卡、加拿大、美国、印度、拉普兰和巴西开采钍矿。土耳其有约80亿t未开采的矿藏。全世界年开采二氧化钍量估计为100万t。人的骨骼中每千克骨骼质约含0.002~0.012 mg钍。每天通过食物和饮水一个人约进食0.05~3 μg钍。

钍及钍的化合物的应用:钍及其化合物在工业上的用途很广。在电真空和照明工业,金属钍因具有很好的发射能和较小的电子逸出功能而主要用做大功率电子管的电极材料、磁控管阴极,$ThO_2$因受热发光而用于制造煤气灯纱罩,氧化钍用于生产长寿命白炽灯灯丝及电真空管的吸气剂;在冶金工业,主要用做耐高温的钨钍合金、不锈钢焊条以及生产用于喷气式飞机和火箭技术中的镁钍合金等;在耐火材料方面,$ThO_2$主要用于制造高级耐火坩埚和其他作业温度高达2 700 ℃的耐火材料;金属钍、$ThO_2$及钍的其他化合物主要用于化学工业的各种合成、脱氧过程的催化剂。

在原子能工业,在球床反应堆如THTR-300中钍可以用来制作铀同位素$^{233}U$:通过中子射击钍$^{232}Th$可以变成$^{233}Th$,后者通过镤$^{233}Pa$率变为铀$^{233}U$。铀可作核电站的燃料使用。由于钍比铀常见得多,随着铀的减少,钍可能成为重要的能源来源。与铀$^{235}U$和钚$^{239}Pu$相比钍有一个重要的优点:它每吸收一个中子的产量高。它的生产效率比目前使用的$^{238}U$和$^{239}Pu$还要高。20世纪60年代,美国橡树岭国家实验室是最早试验钍循环的实验室之一,他们制造了一座熔盐反应堆来试验这个技术的可行性,由于缺少经费这个项目于1976年停止。印度拥有大量的钍矿,因此计划在未来完全仅依靠钍作为其核燃料,将铀完全排挤掉。该计划包括快速和热增殖反应堆。但需要解决许多工艺技术和安全问题。

$$^{232}Th + n \longrightarrow {}^{233}Th \xrightarrow{\beta^-\ 22.3\ min} {}^{233}Pa \xrightarrow{\beta^-\ 26.967\ d} {}^{233}U$$

在医学应用方面,在1928—1955年间,美国、欧洲和日本医学界曾应用二氧化钍胶体造影剂(thorotrast,含$ThO_2$ 19%~22%),后来发现它对人体能够引起严重的远后效应而被禁用。鉴于原子能工业中$^{232}Th$作为次生核燃料而受到各国的重视。因此,研究钍及其化合物的放射毒理学具有重要的实际意义。

# 第一节　辐射、化学和物理特性

## 一、辐射特性

钍的质量数为 213～218、220～236 的 23 种放射性同位素，其中有 6 种天然放射性同位素：$^{232}Th$、$^{228}Th$(钍系)、$^{230}Th$、$^{234}Th$(铀系)、$^{227}Th$ 和 $^{231}Th$(锕系)，其余均为人工放射性同位素。放射毒理学意义较大的是前 4 种天然放射性同位素。

天然钍主要由 $^{232}Th$ 和 $^{228}Th$ 组成，在放射性平衡时，1 g 钍含有 $^{228}Th$ $1.37\times10^{-10}$ g。金属钍比活度为 4.1 kBq/g。$^{232}Th$ 的半衰期为 $1.4\times10^{10}$ a，衰变过程中生成具有不同半衰期的一系列子体，统称为钍系。钍和它的子体，除新钍 I 和射钍外，经数周后可达到放射平衡，由母体核素 $^{232}Th$ 衰变成稳定 $^{208}Pb$，其间经历 6 次 α 衰变和 4 次 β 衰变，并释放出一定量的 γ 射线。估算表明，α 粒子的能量占总衰变能量的 90%，而 β 占 9%，γ 仅占 1%。因此在估算钍的内污染剂量时，应特别注意 α 粒子的贡献。钍的辐射效应不仅取决于其自身的辐射作用，而且在很大程度上与其子体的辐射作用有关。在钍的子体中，放射毒理学意义较大的是 $^{228}Th$(射钍，符号为 RdTh)，$^{228}Ra$(新钍 I，符号为 MsThI)，$^{224}Ra$(钍 X，符号为 ThX)和 $^{220}Rn$(钍射气)。

$^{228}Th$ 为 α 辐射源，半衰期为 1.92 a，它具有与钍相同的化学性质，故在精选加工过程中很难与 $^{232}Th$ 分离，甚至在刚刚分离出来的钍中也含有微量的 $^{228}Th$。

$^{228}Ra$ 为钍的第一个衰变子体，是镭的同位素，β 辐射源，半衰期为 5.75 a。在钍系中除射钍外，它的辐射毒性较大。$^{224}Ra$ 也是镭的同位素，为 α 辐射源，半衰期为 3.64 d，释放出来的 α 粒子能量与 $^{239}Pu$ 相近似，辐射毒性较大。

$^{220}Rn$ 为氡的同位素，是钍系中唯一的惰性气体，半衰期为 55.6 s，α 辐射源。$^{220}Rn$ 在空气中的浓度可根据其衰变子体 $^{212}Pb$(钍 B，符号为 ThB)的测定结果来推算。

## 二、化学特性

钍的原子序数为 90，是锕系的第 2 个元素。钍的化学性质与稀土族相似，化学活性不如铀活泼。钍离子在水溶液中通常只以 4 价状态存在，在特定条件下生成的 2 价或 3 价化合物也很快被氧化为 4 价化合物。$Th^{4+}$ 离子半径为 1.02 Å，比 $U^{4+}$ 大，因而 $Th^{4+}$ 的碱性较 $U^{4+}$ 明显，所以易发生水解，也易于络合。当溶液的 pH>3 时，钍离子开始水解和聚合，其主要产物分别为 $Th(OH)_2^{2+}$，$Th_2(OH)_2^{6+}$。当 pH>3.5 时，则析出胶体 $Th(OH)_4$ 沉淀。钍化合物挥发性弱，溶解度小，钍的这种性质对其在体内的生物转运有很大的影响。

常见的钍的易容性盐类有硝酸钍[$Th(NO_3)_4$]、硫酸钍[$Th(SO_4)_2$]和氯化钍($ThCl_4$)，易溶于水和酮、醚、酯、醇等有机溶剂中。难溶性钍化合物有二氧化钍 $ThO_2$、草酸钍[$Th(C_2O_4)_2$]、氟化钍($ThF_4$)、和氢氧化钍[$Th(OH)_4$]，其中氢氧化钍溶解度最低，为 $1.37\times10^{-6}$ g/L。因此即使少量钍盐在体液中，也易于发生沉淀。

$$Th^{4+} + 4(OH)^- \rightarrow Th(OH)_4\downarrow$$

此外，钍易与某些酸如(草酸、碳酸、柠檬酸等)，蛋白质以及氨基酸等形成复盐或络合物。钍的难溶性化合物在水中溶解度低，但在体液中的溶解度明显增高。如 Bokoba 曾分别将 500 mg $ThF_4$ 加入 50 ml 血浆和 50 ml 胃液内，观察到在人血浆和人胃液中溶解的 $ThF_4$ 分别为 1%～2%和 16%～20%。他们还观察到金属钍和二氧化钍在胃液和乳酸中的溶解度也明显增高。

### 三、物理特性

纯的钍是银白色的金属，熔点 1 755 ℃，沸点 4 788 ℃，密度 11.7 g/cm$^3$。在室温下，空气中稳定，可以数月保持其金属光泽。它逐渐氧化为灰色，最后为黑色。钍的物理特性与它含多少氧化物有关。一般纯的钍含有百分之零点几的二氧化钍。但是也可以制造极纯的钍。纯钍柔软，延展性能很好，可以冷压滚和拉长。钍多态，有两个不同的晶态。在 1 400 ℃以上它是面心立方的，在这个温度以下它是体心立方的。水对钍的腐蚀作用很慢。在大多数稀酸里以及在浓盐酸和磷酸里它的溶解速度也很慢。在发烟硝酸和王水中它溶解迅速。粉状或者屑状的钍在空气里加温下很容易自燃。其火焰是白色、明亮的。

## 第二节　钍的体内代谢

### 一、吸收

钍可经呼吸道、胃肠道、皮肤及伤口进入机体内。在钍矿开采、冶炼及加工等生产条件下，钍进入人体的主要途径是呼吸道，其次是胃肠道。

#### （一）呼吸道吸收

钍化合物经呼吸道吸收的量，与其化合物形式、溶解度及颗粒分散度有密切关系。例如，大鼠吸入$^{234}ThCl_4$ 和$^{234}$Th 的柠檬酸盐络合物后 4 h，经肺脏的吸收率分别为肺初始滞留量的 10%～15%和 20%～30%。而气管内注入 $Th(OH)_4$ 4 mg/kg，两个月内有肺脏吸收 2%。犬连续吸入浓度为 5 mg/L 的二氧化钍气溶胶 7 年，在停止吸入后 7 年转移到体内其他组织器官中的钍量为 1 μg，相当于此时肺滞留量的 1.33%。可见，以上三种钍化合物经肺脏的吸收率为：柠檬酸钍＞氯化钍＞二氧化钍。

#### （二）胃肠道吸收

钍化合物经胃肠道吸收甚微，一般在 0.05%以下。人食入无载体的$^{234}Th(NO_3)_4$ 吸收率小于 0.03%。胃肠道的 pH、食入量均影响钍的吸收。如在酸性很高的胃内，钍化合物可有部分呈解离状态而被吸收，在碱性环境的肠道内极易形成氢氧化钍沉淀；不易于被吸收。大鼠食入可溶性硝酸钍 30 mg/kg 时，最大吸收率为 0.06%，当增加到 750 mg/kg 时，吸收率则低于 0.001%。

ICRP 第 30 号出版物将所有钍化合物的 $f_1$ 值均设为 $2\times10^{-4}$，将钍的氧化物和氢氧化物定为 Y 类，其他化合物定为 W 类。

#### （三）皮肤及伤口吸收

完好的皮肤基本上不吸收钍，即使钍污染伤口，吸收量也很少。实验证明，皮下注入不可称量的可溶性$^{234}$Th 222 kBq，28 d 内吸收率仅为 3%～4%。

钍经肺、胃肠、皮肤及皮下组织难以吸收的原因，在于钍滞留在这些组织器官内时易于水解和聚合，生成氢氧化钍胶体沉淀物，溶解度极低。

## 二、分布

钍吸收入血液的量虽少，单易与体内的碳酸、蛋白质等结合，以复合物的形式存在于血液中。它由血液内的转移速率比钚快，比镭和锶缓慢(图 12-1)。兔静脉注入 $ThCl_4$ 后 6 h 和 24 h，血液钍含量分别为注入量的 30%和 10%。5 例静脉注入无载体氯化钍的人员，在注入后 3 d，血液钍含量占注入量的 1%左右，10 d 时为 0.5%以下。

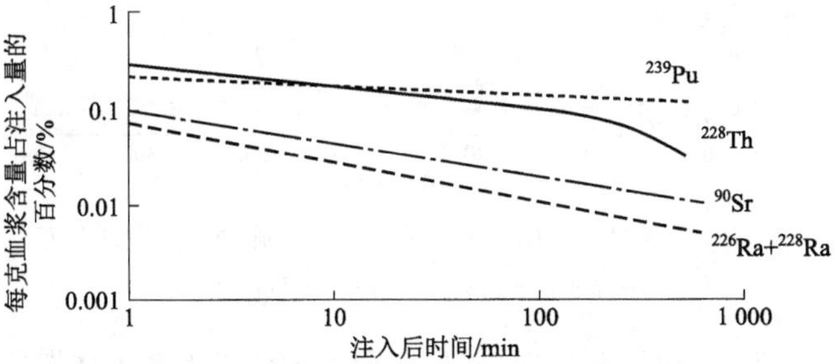


图 12-1　犬血浆内 Th、Pu、Ra 和 Sr 转移速率的比较

钍在体内的分布可因进入途径、化合物形式及摄入量的不同而异。吸入、食入及皮下或肌肉注射时，吸收后的钍主要滞留在骨骼，血管内的注入较大量时，钍易于水解成难溶性的氢氧化钍胶体颗粒。被吞噬细胞吞噬后主要滞留在肝脏、脾脏、骨髓和淋巴结等网状内皮系统，其次为骨骼。ICRP 第 30 号出版物认为，进入血液的钍有 70%进入骨骼，4%进入肝脏，16%均匀分布于全身。

有报道采用电感耦合等离子质谱法，检测了 31 例正常成年人体内钍的含量，钍在各器官组织内的浓度均数值(mg/g 湿重)依次为肺 11.02、骨骼 2.56、肝脏 0.42、肾脏 0.29、肌肉 0.26；若以含量计，则依次为：骨 20.48、肺 13.76、肌肉 6.50、肝脏 0.59、肾脏 0.08。

大鼠吸入可溶性氯化钍后，主要沉积在肺脏，钍由肺脏向其他组织器官转移的动态如图 12-2 所示。在吸入后 85 d 时，肺脏钍滞留量为初始沉积量的 30%左右，由肺吸收的钍主要滞留在骨骼。骨骼钍滞留量始终大于肝脏和肾脏滞留量之和。骨骼内的钍约有 80%～90%滞留在骨髓内，剩余的 10%～20%滞留在骨松质内。

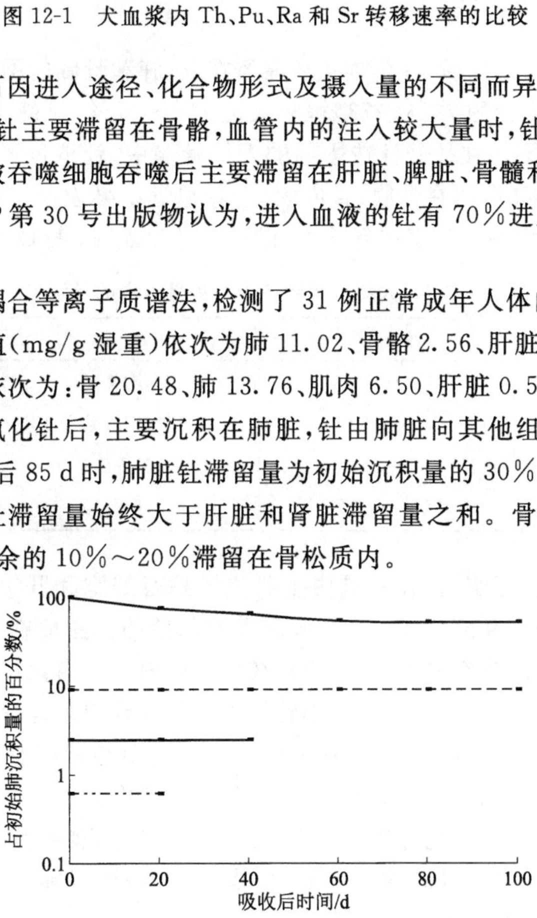


图 12-2　大鼠吸入氧化钍后钍在体内的分布

——■—— 肺脏；- - -■- - - 骨骼；——■—— 肝脏；-·-■-· 肾脏

大鼠食入硝酸钍 100 mg/kg，在一年内，骨骼内钍滞留量成线性增长，各组织器官中的钍滞留量以骨骼最高，甚至比脾、肝、肾和肺钍滞留量总和还高(图 12-3)。

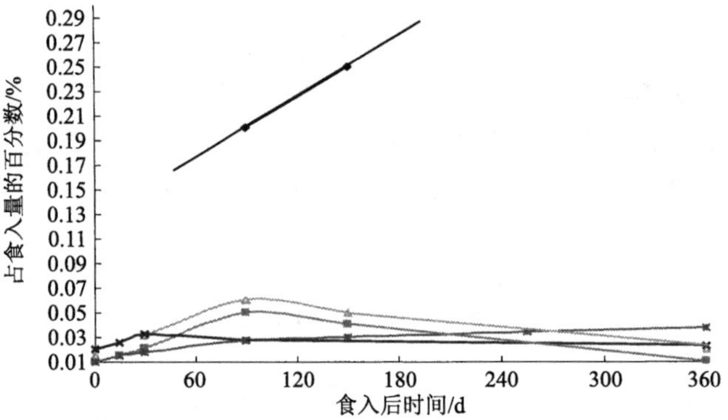


图 12-3　大鼠食入硝酸钍后钍在胃、肺、脾、肝、肾中的分布

—●— 骨骼；—■— 肺；—▲— 脾；—✱— 肝；—✱— 肾

大鼠肌肉内注入$^{227}$Th-柠檬酸盐后 32 d 时，骨骼的钍滞留量占体滞留量的 68.3%，而肝脏只占 4.66%。

钍造影剂静脉注入人体后，在体内主要滞留在肝，脾和骨髓的网状内皮细胞组织内。通常肝脏钍滞留量占注入量的 71%～73%，脾脏占 7%～17%，骨髓占 6%～10%，而去骨髓的骨，钍含量仅占 0.5%。在接受钍造影剂的人体骨骼中，钍浓度测定结果表明，在骨骼内分布类型与钚相似，主要滞留在骨膜、骨内膜、干骺端骨小梁表面。在骨膜和骨髓处有大量 α 径迹。另外，不同骨中的钍浓度差异很大，以脊椎骨为最高(表 12-1)。

**表 12-1　人体接受钍造影剂后骨骼中的钍浓度**　　μg/g

| 名　称 | 浓　度 | 名　称 | 浓　度 |
|---|---|---|---|
| 长骨密致骨 | 4～21 | 胸骨 | 130～1 060 |
| 骨髓(红髓) | 350～850 | 颅盖骨(除外基底部) | 31～240 |
| (黄髓) | 15～420 | 股骨头 | 14～1 290 |
| 脊椎骨(颈、胸、腰) | 530～2 320 | 肋骨 | 4～920 |

放射自显影的研究证明，钍在肝脏内主要位于枯否细胞和肝细胞内，初期见于细胞浆内，以后逐渐移入线粒体和溶酶体内。在脾脏和淋巴结的钍主要在滤泡部位的吞噬细胞和网状细胞内，最初在细胞浆空泡内，最后聚积在溶酶体内。肾内钍主要在肾近曲细管上皮细胞、集合管上皮细胞及肾小球部位，而肾小管管腔及肾被膜中只有少量的钍滞留。骨骼内的钍主要与胶原及多糖类蛋白质相结合，而肝脏内的钍主要与核酸及蛋白质相结合。滞留在肺内的钍，多在淋巴结内和支气管周围、肺泡和肺泡间隙内。

钍在体内的滞留量，可因化合物不同而异。如吸入柠檬酸钍和氯化钍，前者在肺内滞留量少于后者。Stover 给猎犬静脉注入$^{234}$Th-柠檬酸盐，连续观察 1 300 d 发现，钍在犬体内的滞留函数可用两项指数函数之和表示：

$$R(t)=18\mathrm{e}^{-0.001}+69\mathrm{e}^{-0.000\,14t} \tag{12-1}$$

式中，$R(t)$为注入钍后经 $t$ 时间(d)滞留在全身的活度占注入活度的分数，$t$ 为注入钍后的时间($d$)。

钍在人体的滞留动态曲线如图 12-4 所示。钍在体内的滞留量随时间延续而递减，但非常缓慢。

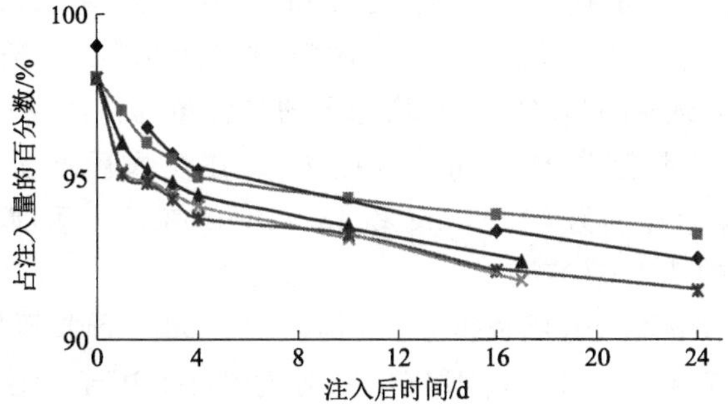


图 12-4　钍在 5 例人体内的滞留动态(静脉注入无载体氯化钍后经尿钍计算的结果，每条曲线为 1 例)

## 三、排除

ICRP 第 30 号出版物指出，进入转移隔室的钍中，有 70％向骨骼转移，并以 8 000 d 的生物半排期滞留在骨骼内；有 4％向肝转移，并以 700 d 的生物半排期滞留在肝脏中；有 16％均匀分布于身体的其他组织器官中，并以 700 d 的生物半排期从这些组织器官廓清；余下的 10％直接被排除。钍在转移隔室中将以 0.5 d 的生物半排期廓清。

食入时，90％以上的钍在前 3 d 内随粪排除，吸收入血的钍可经肾脏随尿排除。在体内形成不溶性胶体而滞留于网状内皮组织器官中的钍，可经肝胆系统排至肠道内随粪排除，并且极为缓慢。晚期时，钍的排除速率非常缓慢，数量也很少，粪钍与尿钍排除量几乎相等。大鼠食入或经气管注入硝酸钍的排除动态如表 12-2 所示。

**表 12-2　大鼠体内硝酸钍的排除动态(占注入量的百分数，%)**

| 注入后时间/d | 食　入 | | 气管内注入 | |
|---|---|---|---|---|
| | 粪 | 尿 | 粪 | 尿 |
| 1 | 54.4 | 1.1 | 6.8 | 0.8 |
| 2 | 27.2 | 1.2 | 8.2 | 1.0 |
| 3 | 7.1 | 0.8 | 1.7 | 1.0 |
| 4 | 1.4 | 0.2 | 1.8 | 0.2 |
| 5 | 0.2 | 0.1 | 0.8 | 0.3 |
| 6 | 0.1 | 0.07 | 0.9 | 0.3 |
| 7 | 0.2 | 0.1 | 0.8 | 0.3 |
| 8 | 0.2 | 0.06 | 0.9 | 0.3 |

Stover 给猎犬静脉注入柠檬酸钍($^{228}Th$)，连续观察 1 300 d 发现，早期尿钍排除量显著高于粪钍排除量；晚期时，两者排除量近似相等。每天由犬体内排除的总钍量可以下列 3 项指数函数之和表示：

$$E(t)=11.3e^{-1.4t}+0.35e^{-0.07t}+0.021e^{-0.001t} \tag{12-2}$$

式中，$E(t)$为$t$时刻单位时间内的排出量(Bq/d)，$t$为注入后时间(d)。

吸入时，早期粪钍排除量较尿钍高得多，但随后粪/尿比值随时间而递减。

人接受钍造影剂后，体内钍的排除缓慢，生物半排期长达400 a之久，主要排除途径为肝胆系统。例如，1例34岁的病人，静脉注入60 ml钍造影剂，含12.5 g钍，在注入后108 d内共排除12.6 mg钍，约占注入量的0.1%，其中随粪排除9.9 mg，随尿排除2.7 mg。据计算，在注入钍造影剂后24～108 d期间，平均每天的排钍量为注入量的$2.5\times10^{-4}$%。另一例58岁病例，静脉注入钍造影剂72 ml，含钍15 g，在注入后前7 d内共排除注入量的0.67%，粪和尿的排除量分别为51.99 mg和48.71 mg，在注入后前10～17 d期间内平均每天排钍量为注入量的$7.4\times10^{-4}$%。

$^{232}Th$衰变子体$^{220}Rn$可经呼吸道排除。8例在13～23年前接受钍造影剂的人员，测得呼出气中的钍浓度为7.4～259 Bq/L，呼气中钍射气浓度取决于所接受的钍造影剂用量及所经历的时间。

正常人每天也排除微量的钍。павловская测得20名正常人的排钍量，尿钍平均为(1.1+0.4) μg，粪钍平均为(3.2+1.35) μg，可见人体内钍主要经肝胆系统排除。

此外，实验证明孕鼠体内的钍，可经胎盘转入胎儿体内，但随着妊娠期的延长，转入量逐渐减少。

## 第三节　钍的损伤效应

就化学毒性而言，钍化合物是低毒性物质。就放射性毒性而言，钍是低活度放射性核素。而且，钍经任何途径的吸收率均甚低，故在通常情况下，钍不会使人发生明显的近期损伤效应或急性钍中毒。钍的远期损伤效应主要是钍及其子体的辐射作用所致，而钍的化学毒性及其作为异物而产生的长期刺激作用也有一定的生物学意义。

早在1933年就已证明钍对大鼠有致癌危险，然而放射学家和外科医生一直使用钍造影剂诊断疾病，直到12年后报告第一例人医源性癌症病例。钍造影剂能够引起受检查者全身多处病变，包括肝硬化、白血病、肺癌、骨肉瘤等。注入局部可引起血管周围组织肉瘤、上皮细胞癌等。

### 一、确定性效应

人体血管内注入钍造影剂，除引起短暂性发热、恶心、呕吐、上腹部不适及外周血一过性白细胞较少外，一般不易引起近期的损伤病变或急性中毒。

动物实验证明，钍的毒性作用与其化合物形式及其进入机体的途径等因素有关。例如，大白鼠急性吸入中毒时，氯化钍用量要比硝酸钍大5倍。三种常见的钍化合物的毒性大小为：$Th(NO_3)_4 > ThCl_4 > ThO_2$，这不仅与钍化合物的溶解度有关，还与组成化合物的其他成分有关。动物实验表明，$NO_3^-$的毒性大于$Cl^-$。上述三种钍化合物的急性损伤效应的比较列于表12-3。结果表明，硝酸钍或氯化钍由胃肠道、腹腔和静脉等途径进入体内时，在短时期内可导致动物死亡，而引入二氧化钍时，则无动物发生死亡，这是由于硝酸钍和氯化钍不仅具有强烈的刺激作用，而且还能导致蛋白质变性，因此，动物常死于休克和严重的溶血。与其他两个途径相比，静脉注入钍后，动物发生急性死亡所需的时间短，引入的钍剂量也小得多，故在急性致死效应中起决定作用的是钍化合物的化学毒性，而非钍的辐射效应。

表 12-3　三种常见钍化合物的急性损伤效应的比较

| 钍化合物 | 动　物 | 引入途径 | $LD_{50}$/(mg/kg) |
|---|---|---|---|
| $Th(NO_4)_4$ | 小鼠 | 静脉 | 19(即刻) |
| | 小鼠 | 腹腔 | 370(30 d) |
| | 小鼠 | 食入 | 1 770～2 200(14 d) |
| | 大鼠 | 静脉 | 20(即刻) |
| | 大鼠 | 腹腔 | 840(1 d) |
| | 大鼠 | 食入 | 1 800(1 d) |
| $ThCl_4$ | 小鼠 | 静脉 | 32(即刻) |
| | 小鼠 | 腹腔 | 589(30 d) |
| | 大鼠 | 静脉 | 21(即刻) |
| | 大鼠 | 腹腔 | 1 180(1 d) |
| | 大鼠 | 食入 | 3 900(1 d) |
| $ThO_2$ | 小鼠 | 腹腔 | 2 060(无反应) |
| | 大鼠 | 气管 | 1 000(无反应) |

动物慢性钍中毒的晚期，常表现为活动能力减弱，精神萎靡，食量减少，毛松易于脱落，黏膜出血，血压降低和易感染等。肌肉或皮下注入的局部发生坏死、肉芽肿及纤维化。大鼠静脉注入 25%的钍造影剂 4 ml，1.5 a 后能引起造血功能不全，中性粒细胞、淋巴细胞及血小板数量减少。难溶性钍化合物长期滞留于肺，可引起慢性化脓性支气管炎、支气管周围炎以及肺硬化等。

Albert 对一个钍精炼厂 693 名工人进行全面检查，他们的平均工龄为 10 年，工作场所空气中钍和钍射气的浓度分别为 10 Bq/L 和 $4.1\times10^2$ Bq/L。结果表明，4 名工人患尘肺病，肺部有纤维化改变。日本的随访调查资料表明，在 1932—1945 年期间接受钍造影剂的 202 名战伤人员，他们的生存率显著低于相同工龄而未注入钍造影剂的 1 414 名战伤者。1962 年时，前者的生存率为 76.2%，后者为 82.4%，到 1975 年则分别降为 51.5%和 77.8%。其他血液疾病，主要为中性粒细胞减少症和再生障碍性贫血。

陈兴安等对我国白云鄂博稀土铁矿进行了为期 19 年的流行病学调查，该矿矿石中含有 0.04%的 $ThO_2$，主要研究矿工肺内钍放射性活度对健康的影响。2001 年的调查结果表明，当矿工肺内钍沉积量不超过 11.11 Bq 时，矿工的外周血象和肝功能未受到影响。

目前已确认，钍造影剂能使外周血淋巴细胞染色体畸变率明显增高。在一些病例中，染色体畸变率增高常发生在肝功能异常和血细胞计数改变之前，并且这种变化持久而稳定。例如，在观察 25 例钍造影剂受检者和 27 例对照者外周血淋巴细胞染色体畸变中发现，前者染色体断裂数为 34/100 个细胞，而后者为 2/100 个细胞。畸变的类型主要是环状和双着丝粒染色体，无着丝粒断片及染色体缺失等。国内学者对包头钢铁公司白云鄂博稀土铁矿矿工肺内天然钍滞留量及其对健康的影响进行了多年的研究，发现作业工人肺内$^{232}Th$滞留量有增高，大约20%的接触钍矿工内天然钍的水平在0.74 Bq以上，最高值为44 Bq。采矿、破碎和高炉渣车间工人外周血淋巴细胞染色体畸变率显著高于其他车间工人（分别为$9.3\times10^{-3}$个细胞和$3.2\times10^{-3}$个细胞）。

钍的滞留器官可出现多种病理性改变。肝内可见肝细胞空泡形成，内皮细胞肿胀，脂肪变性和坏死，甚至出现纤维性变，进而发展成为肝硬化。脾和淋巴结的淋巴成分减少，结缔组织增生，尤其当钍粒子聚积于网状内皮细胞的溶酶体内时，可造成免疫功能障碍，肾脏出现肾曲细管上皮营养不良性改变及坏死，甚至发生肾硬化。肝、肾功能均可出现异常变化。

注入造影剂后19～27年间，对病人肝脏进行活检，证明均有不同程度的肝细胞坏死及纤维化为主的病变，变现为结缔组织增生，而且这种病变是进行性的。肝纤维化的进一步发展结果，一种是肝硬化，另一种是发展各种类型肿瘤。伴随病变的发展，肝脏功能出现明显变化，主要表现为血清总蛋白量下降，白蛋白减少，而α、γ球蛋白增多；碱性磷酸酶活性增高（异常率可达58%），溴四酚酞钠试验（BSP）异常。并有人认为异物排泄功能障碍时钍造影剂慢性损伤的特点之一。

但是，国内学者对长期接触钍的老纱罩工人进行了10年的临场观察，未见明显的和有临床意义的气质性损伤。

## 二、随机性效应

钍是一种天然放射性核素。$^{232}Th$的半衰期超过1 010年。它的主要衰变产物$^{228}Th$和$^{224}Ra$均是α辐射体。1930年日本和德国在临床实践中应用含有X射线对照材料的二氧化钍做脾脏扫描以后，从1931年问世的商品称为Thorotrast，它的组成是二氧化钍250 g/L（19%～20%W/W）的胶体溶液、16%～19%的葡聚糖和0.15%甲基对位羟基苯甲酸盐的防腐剂。它的主要用途是通过静脉注射二氧化钍照影剂时显现管腔结构。从1930—1950年期间，主要在欧洲、日本和北美广泛应用，据估计大约有1 000万人接受过二氧化钍的诊断（Ablatt，1979）。

钍可长期在体内沉积，排除率很低。尽管它的衰变产物是$^{222}Ra$可在体内移动，但很难扩散到钍沉积部位以外的组织或器官。注射到体内的二氧化钍胶体物很快形成颗粒物，被组织内的吞噬细胞细胞所吞噬，将其转移到所引流的淋巴结构内。钍在体内的各组织器官的沉积比例是：肝脏60%，脾脏29%，红骨髓9%，钙化骨2%，肺脏0.7%和肾脏0.1%。病人接受了25 ml钍照影剂后，肝脏、脾脏、骨髓、骨内膜层、器官、肾脏的年剂量率分别是0.25、0.7、0.09、0.16、0.013和0.004 Gy。

### （一）流行病学研究

有关国家对1929—1956年期间注射Thorotrast的病人做长期随访和长期效应的队列研究。其中大样本的队列有德国、丹麦、日本、葡萄牙、瑞典和美国，前5个国家已发表了他们的研究结果。

德国在1968年开始大队列研究，从前德意志联邦的50个医院记录中显示，大约在29

家医院里有 5 000 名注射 Thorotrast 的病人，除去没有跟踪到的、在注射后 3 年死亡的和在 1968 年死亡的病人，对余下 899 名进行定期的医学随访观察，大约 70%的病人是做脊髓血管造影的，其余的是做肢体血管造影。大部分病人受钍照射的剂量是根据整体 γ 射线测量结果，其余的病人根据注射钍体积的信息估计。按年龄和性别配对的对照组 662 名病人，此队列随访到 1998 年。癌症危险以“内部”危险比值(inter risk ratio)表示。

丹麦的队列研究始于 1949 年，他们是用钍做脊髓血管造影的 1 000 名病人，他们收钍的剂量是据记载记录或估计的注射体积估算的。对照组是其他的造影剂作脊髓造影的 1 480 名病人，他们与病例组的年龄、性别和日历并不匹配。结果以按年龄、性别和日历年相匹配的 SMR 和 SIR 表示(与一般人群癌症病死率或发病率比较)和以两种比值之比(病例组和对照组病人的 SMR：SIR 比值表示)。

日本用钍诊断的病人的流行病研究开始于 1963 年，病例组由做血管内注射诊断的 262 名受伤士兵组成，对照组为同时期的非军人受伤者，并按年龄和性别配对的 1 630 名病人组，此外还有在 1945—1992 年期间尸检时确知体内有钍 370 名病人。另一组是用钍诊断的 150 名非士兵受伤者。以上的病例组病人所受剂量是根据注射的体积估算的，有些是根据尸检组织中的钍含量估算的。特定原因病死率用研究队列“内部年龄”调整率比(internal age-adjusted rate rations，SMR)表示。

葡萄牙的队列研究始于 1961 年，病例组成功随访到 1996 年的 1 131 名(男性 705 人，女性 426 人)用钍作诊断的病人组成。对照组由未受照射的 1 032 名病人(男性 607 人，女性 425 人)组成。病例组和对照组死亡原因来自死后尸检者分别占 25.5%和 10.4%，其余是由医院的记录和有关单位的死亡证明。

瑞典队列由在 1932—1952 年期间注射钍做脊髓血管造影的神经系统疾病的 509 名病人组成，没有设对照组。数据以病例组癌症病死率与一般人群的预期癌症病死率计算的 SMR 表示。

美国在 1972 年确定了用钍做脊髓血管造影的 724 名病人和用其他造影剂的 315 名对照病人。目前尚未发表随访观察的结果。现将他们研究对象的背景和主要结果汇总于表 12-4 和表 12-5。

**表 12-4　使用 Thorotrast 病人队列研究的背景**

| | 德国 | | 丹麦 | | 日本 | | 葡萄牙 | | 瑞典 | 合计 | |
|---|---|---|---|---|---|---|---|---|---|---|---|
| | 用钍组 | 对照组 | 用钍组 | 对照组 | 用钍组 | 对照组 | 用钍组 | 对照组 | 用钍组 | 用钍组 | 对照组 |
| 使用时间 | 1937—1947 | 1937—1947 | 1935—1947 | 1946—1963 | 1931—1945 | 1930—1945 | 1931—1955 | 1930—1955 | 1932—1950 | | |
| 研究开始年份 | 1968 | | 1949 | | 1963 | | 1961 | | 1963 | | |
| 初始队列人数 | 5 159 | 5 151 | 1 095 | 1 480 | 412 | 1 649 | 1 931 | 2 258 | 1 117 | 9 714 | 10 538 |
| 合格的人数 | 2 326[a] | 1 890 | 999 | 1 480 | 412 | 1 630 | 1 131 | 1 032 | 509 | 5 377 | 6 032 |
| 男女比 | 2.82 | 2.91 | 1.23 | 0.92 | 男 | 男 | 1.65 | 1.43 | 1.3 | | |

**续表**

| | 德国 | | 丹麦 | | 日本 | | 葡萄牙 | | 瑞典 | 合计 | |
|---|---|---|---|---|---|---|---|---|---|---|---|
| | 用钍组 | 对照组 | 用钍组 | 对照组 | 用钍组 | 对照组 | 用钍组 | 对照组 | 用钍组 | 用钍组 | 对照组 |
| 剂量 | 1 163[c] | | (990)[d] | | 412[c] | | 1 131[d] | | 306[d] | 4 002 | |
| 注射体积/ml | 24 | | 18.7～18.8 | | 10～19 | | 26.3 | | 15.4 | | |
| 注射时年龄/岁 | 29 或 36[e] | | 37.4 | | >20 | | 34.1 | | 35 | | |
| 随访截止年份 | 1998 | | 1992 | | 1998 | | 1996 | | 1993 | | |
| 尚存活人数 | 48 | 239 | 40 | 42 | 37 | 481 | 38 | 173 | 35 | 198 | 1 296 |
| 出处 | van Kaick，等，1999 | | Andersson，等，1993，1995a，b | | Mori，等，1999b | | dos Santos Silva，等，1999 | | Martling，等，1999 | | |

注：a　不包括在注射后头 3 年内死亡的病人；b　不包括在注射后头一年死亡内或在 1952 年 1 月前死亡的病人；c　由注射 Thorotrast 的体积估计或生物物理测量[1 ml 的 Thorotrast 含有 0.2 g(810 Bq)的 $^{232}Th$] 的数据估计剂量；d　由注射 Thorotrast 的体积估计剂量；e　在注射时平均年龄 29 岁的那些病人发生肝脏肿瘤；另外的病人注射时平均年龄为 36 岁。

**表 12-5　使用过 Thorotrast 病人的 5 个队列中选择部位的癌和肝硬变例数、RR 和全部死因（IARC，2001）**

| 肿瘤类型 | 德国 | | 丹麦 | | 日本 | | 葡萄牙 | | 瑞典 | |
|---|---|---|---|---|---|---|---|---|---|---|
| | 例数 | RR[a] | 例数 | RR[b] | 例数 | RR[a]/% | 例数 | RR[a]/% | 例数 | SMR[c] |
| 肝癌 | 454 | 12.9[d]* | 84 | SIR=121*（97～150） | 143 | 36*（24～53） | 104 | 71*（20～251） | | |
| 肝硬变 | 372 | 6.0* | 32 | SMR=7.5（5.1～11） | 26 | 6.9*（4.0～12） | 50 | 5.7*（3.1～10） | 18 | 13[d]（7.6～20） |
| 胆管癌 | 29 | 7.8* | | | | | 3[d] | 1.4（0.4～5.6） | | |
| 胆囊癌 | 13 | 2.7 | 15 | Ratio=17*（4.9～110） | | | | | | |
| 间皮瘤 | 9 | e | 7[f] | Risk=2.5% | | | | | | |
| 胰腺癌 | 18 | 2.4 | 5 | 2.2（0.6～7.9） | | | | | | |
| 急性髓性白血病 | 40 | 4.6* | 16[f] | | | | | | | |
| 急性淋巴白血病 | 2 | e | 1[f] | | | | | | | |
| 非慢性淋巴白血病 | | | 20 | 20.35*（5.9～127） | 10[g] | 13*（4.5～35） | 11 | 15*（1.3～182） | | |
| 髓性发育不良 | 30 | 6.1* | 7[e] | | | | | | | |

**续表**

| 肿瘤类型 | 德国 | | 丹麦 | | 日本 | | 葡萄牙 | | 瑞典 | |
|---|---|---|---|---|---|---|---|---|---|---|
| | 例数 | RR$^a$ | 例数 | RR$^b$ | 例数 | RR$^a$/% | 例数 | RR$^a$/% | 例数 | SMR$^c$ |
| 非霍奇金淋巴瘤 | 15 | 2.5 | 2 | 1.5(0.2～8.9) | | | | | | |
| 霍奇金病 | 2 | 0.8 | 1 | 1.6(0.1～40) | | | | | | |
| 骨髓瘤 | 10 | 4.1 | 4 | 4.3(0.9～31) | | | | | | |
| 骨肉瘤 | 4 | 3.3 | 0 | | | | 16 | 7.1*(1.7～30) | | |
| 喉癌 | 7 | 1.9 | 1 | SIR＝1.1 (0.0～6.2) | | | | | | |
| 肺癌 | 53 | 0.7 | 21 | 1.6(0.9～2.9) | 11 | 2.0*(1.0～3.9) | 10 | 4.7(0.2～92) | | |
| 肾癌 | 10 | 0.8 | 5 | 2.6(0.7～10.6) | | | | | | |
| 膀胱癌 | 10 | 1 | 5 | 0.75(0.2～1.0) | | | | | | |
| 前列腺癌 | 21 | 0.9 | 6 | 0.98(0.9～12) | | | | | | |
| 中枢神经系统癌 | 19 | 1.1 | 21 | 3.2*(1.6～6.6) | | | 290 | 1.8(0.8～4.1) | | |
| 所有部位的癌 | | | 315 | 3.2* (2.7～3.9) | | | 509 | 6.0* (4.4～8.3) | 164 | 4.2* (3.6～4.9) |
| 全部死因 | | | 751 | SMR＝3.5* (3.2～3.7) | 375 | 2.5* (2.2～2.8) | 988 | 2.4* (2.0～2.7) | 464 | 2.8* (2.5～3.0) |
| 出处 | Van kaick，等.1999 | | Andersson，等.1993，1995a，b | | Mori，等.1999b | | dos Santos Silva，等.1999 | | Martling，等.1999 | |

注：* $P<0.05$；a　病死率比值；b　标准化发生率比值(用钍组和对照组的 SIR 的比值)；c　标化病死率比值；d　胆管癌加胆囊癌；e　对照组的例数为 0。因此没有 RR；f　根据未登记的数据；g　全部白血病。

总的来说，用钍做诊断的病人队列癌症或死于癌症增加 2～ 3 倍。在所有的研究队列中最一致的发现是肝癌的发生率或病死率增高大于 100 倍(Andersson，1997；van kaick，等，1999)。在这些队列中已经报告了与用钍诊断有关的原发性肝癌有 800 例以及在这些队列中没有包括的 400 例(Andersson，等，1994)。在上述 5 个队列中肝癌的相对危险存在差别，日本的研究病死为 36，3 个欧洲国家的研究为 71～129(两个以病死率表示，1 个以发生率表示)，这可能与日本肝癌率(1990 年时每 $10^5$ 个男性的每年标准化年龄的病死率为 21)明显地高于 3 个欧洲国家(德国为 4.4，葡萄牙为 4.1，丹麦为 3.9)有关(IACR，1998)。通常在使用钍后 15 年诊断肝癌。大约 2/3 的肝癌是胆管癌和 1/3 是血管肉瘤，它是一种极少见的肿瘤。在 3 项研究中均观察到钍的注射体积增大和肝癌危险明显增高的关系。假设 10 年为“无效”剂量，将注射后头 10 年死亡的病人除外，德国、丹麦和日本队列估计的累积危险分别是 405 例/($10^4$ 人 · 年)(van kaick，等，1999)、510 例/($10^4$ 人 · a)(Andersson，1997)和 523 例/$10^4$ 人 · a(Morri，等，999 a)。

### (二) 血液系统恶性肿瘤

用钍诊断的病人中非慢性淋巴细胞白血病和髓性发育不良症的发病率和病死率增高 5～20 倍，而慢性淋巴细胞白血病的危险在所有的研究队列中均没有增高。在上述的队列中与用钍的诊断有关的非慢性淋巴细胞白血病有 80 多例。在德国的研究队列中观察到注射钍的体积与白血病的危险有关，但在丹麦的研究队列中没有观察到两者的关联

（Andersson，等，1993，1995）。一般诊断白血病是在注射钍后 5 年。在多数的研究中大多数急性白血病是髓性的红白血病。假设无效剂量为 5 年，丹麦、德国和日本队列研究估计的非慢性淋巴细胞白血病累积危险分别为 140 例/（$10^4$人 · Gy）、135 例/（$10^4$人 · Gy）和 129 例/（$10^4$人 · Gy）。

### （三）其他部位的癌症

其他部位的癌症没有发现明显的增高，但在某些研究队列中发现肝对胆管癌、胆囊和胰腺癌以及间皮肉瘤的危险增高（Andersson，等，1995b；van kaick，等，1999），在某些研究队列中观察到的中枢神经系统肿瘤危险升高，推测是与原先存在的损伤有关。尽管在一些研究队列中观察到肺癌发生频率高，没有一致的证据说明它与用钍诊断有关。钍致脾脏、腹部淋巴结和血管周围区域的剂量较大，但没有观察到相应部位癌症危险增高。在上述所有的研究队列中都报告了钍致肝的非恶性疾病（肝硬化），由肝硬化所致的病人病死率增高 6～13 倍。

动物慢性钍中毒的晚期，其滞留组织器官可在慢性损伤的基础上发生癌变。癌变出现时间与动物种属等密切相关（表 12-6）。通常，大鼠的肿瘤潜伏期较短（约 12 个月），犬的潜伏期较长（约 2～3 年）。豚鼠乳腺内注入 0.2～0.3 ml 钍造影剂后发现乳腺癌及纵隔肿瘤，潜伏期平均约为 37 个月。大鼠气管内注入二氧化钍后，约在 12 个月左右开始出现肿瘤，发生率与摄入量有一定的关系，80 只动物的肿瘤发生率为 13.6%（表 11-7）。

**表 12-6　钍的致癌效应**

| 动　物 | 动 物 数/只 | 注入钍量/mg | 注入部位 | 肿 瘤 数 | 肿瘤出现时间/月 |
|---|---|---|---|---|---|
| 大鼠 | 10 | 200 | 腹腔 | 8 | 10～13 |
| 大鼠 | 27 | 158 | 腹腔 | 13 | ≥12 |
| 大鼠 | 50 | 100～1 000 | 皮下、腹腔 | 36 | 10～17 |
| 大鼠 | 135 | 100～1 000 | 皮下、腹腔 | 62 | 10～17 |
| 大鼠 | 60 | 40 | 皮下 | 9 | 9～23 |
| 兔 | 14 | 50～9 000 | 静脉 | 6 | 21～36 |
| 犬 | 20 | 160～240 | 胸腺 | 4 | 30～32 |

**表 12-7　$ThO_2$ 气管内注入对大鼠的致癌效应***

| 注 入 量/(mg/kg) | 患肿瘤动物数/只 | 肿瘤发生时间/月 | 肿瘤特征 |
|---|---|---|---|
| 2 | 2 | 19 | 股骨海绵状血管瘤、广泛转移的肺小细胞癌 |
| 20 | 2 | 13，21 | 广泛转移的股骨梭形细胞肉瘤和肺鳞癌 |
| 200 | 3 | 18～21 | 肺角化鳞癌和精原细胞癌 |
| 300 | 4 | 11～19 | 肺角化鳞癌和前纵隔区纤维肉瘤 |

在 1928—1952 年期间，许多国家把钍造影剂作为诊断药物，用与肝、脾、血管及气管造影，每次用量为 10～100 ml 不等，约相当于 2～20 g 二氧化钍。20 世纪 60 年代以后至今，各国学者都非常重视对以往接受钍造影剂人群的流行病学调查，对这类资料的分析研究，一

方面可对钍的危险度作出估计，另一方面可通过对比效应分析，推论其他核素损伤效应的危险度。

对钍造影剂致癌作用的报告，葡萄牙、丹麦、瑞典、前西德、日本及美国学者对接受钍造影剂人群的随访观察结果表明，钍造影剂所致的致癌效应主要为肝脏恶性肿瘤、骨肉瘤、肺癌、白血病等(表 12-8)。这种辐射致癌的平均潜伏期为 15～20 年。

**表 12-8　接受钍造影剂人群的随访观察**

| | 前西德 | | 葡萄牙 | | 丹麦 | | 日本 | |
|---|---|---|---|---|---|---|---|---|
| 随访例数① | 1967 | | 1045 | | 759 | | 202 | |
| | 发生数 | 预计数 | 发生数 | 预计数 | 发生数 | 预计数 | 发生数 | 预计数 |
| 肝脏恶性肿瘤 | 139 | 7 | 74 | 3 | 32 | 1 | 17 | 0.5 |
| 肝硬化 | 130 | 30 | 24 | 6 | 8 | 2 | 11 | 1.7 |
| 白血病(除淋巴性) | 23 | 8 | 12 | 2 | 10 | 2 | 1 | 0.4 |
| 其他血液病② | 10 | 4 | 11 | 1 | 5 | 1 | 1 | 0.2 |
| 骨髓瘤 | 2 | 0.4 | 1 | 0.2 | 2 | 0.2 | 0 | 0.04 |
| 淋巴恶性肿瘤③ | 6 | 1 | 1 | 0.6 | 2 | 0.4 | 0 | 0.1 |
| 骨肉瘤 | 2 | 0.2 | 4 | 0.1 | 0 | 0.1 | 1 | 0.01 |
| 肺癌 | 29 | 24 | 5 | 2 | 10 | 4 | 0 | 0.3 |

注：① 为注入钍造影剂后存活 3 年以上者；② 指再生障碍性贫血和中性粒细胞减少症；③ 包括淋巴肉瘤。

1. 肝脏恶性肿瘤

Mori 分析了 94 例生前接受钍造影剂死亡病例的死因发现，除 3 例外，其余均死于钍所致疾患。其中肝脏恶性肿瘤的发生率最高，占 63.9%(表 12-9)。与非钍造影剂所致肝脏肿瘤相比，钍所致肝脏肿瘤的类型具有特征性，即肿瘤的好发部位是肝胆管和肝血管内皮，肝胆管癌和血管内皮瘤的发生率占 88%以上；而非钍造影剂所致肝脏肿瘤得好发部位是肝细胞，肝细胞癌的发生率占 90%以上(表 12-10)。丹麦和前西德接受钍造影剂人群的肝血管内皮瘤与其他原发性肝癌(肝细胞癌和肝胆管癌)的比例为 1∶2，葡萄牙则为 3∶2。Saragoca 曾指出，在 13 000 例尸检标本中共发现 16 例肝血管内皮瘤，而其中就有 15 例是在接受钍造影剂死者中查到的，因此，一些学者认为肝血管内皮瘤是钍造影剂诱发的一种特异性肿瘤。

**表 12-9　94 例接受钍造影剂患者的死因**

| 死　因 | 病例数 | 占总病例的百分数/% |
|---|---|---|
| 肝脏恶性肿瘤 | 60 | 63.90 |
| 肺癌 | 2 | 2.1 |
| 骨肉瘤 | 1 | 1.06 |
| 注入部位纤维瘤 | 1 | 1.06 |
| 其他恶性肿瘤 | 6 | 6.36 |
| 白血病 | 5 | 5.26 |
| 再生障碍性贫血 | 4 | 4.30 |

续表

| 死　因 | 病 例 数 | 占总病例的百分数/% |
|---|---|---|
| 肝硬化 | 12 | 12.80 |
| 肝炎、胃溃疡、脑出血 | 3 | 3.18 |

**表 12-10　钍造影剂和非钍造影剂所致肝脏肿瘤类型的比较**

| 肿瘤类型 | 钍造影剂 | | 非钍造影剂 | |
|---|---|---|---|---|
| | 例数 | % | 例数 | % |
| 肝细胞癌 | 5 | 8.3 | 371 | 90.9 |
| 肝胆管癌 | 43 | 71.7 | 29 | 7.1 |
| 混合型肝癌 | 2 | 3.3 | 8 | 2.0 |
| 血管内皮瘤 | 10 | 16.7 | 0 | 0 |
| 合计 | 60 | 100.0 | 408 | 100.0 |

诱发肝脏肿瘤的潜伏期与注入钍造影剂的剂量有一定的关系，即随辐射吸收剂量（5～16 Gy）不同而异。一般认为，由钍造影剂 α 辐射所致肝癌的潜伏期为 10～33 年，平均为 20 年，其危险度估计为 260～300/（$10^4$人 • Gy）（BEIR，1988）。德国对钍造影剂患者的追踪研究表明，肝脏恶性肿瘤的相对危险度为 200；钍造影剂致肝脏恶性肿瘤的发病率男性显著高于女性；肝脏恶性肿瘤的累积率与注射的年龄无关。

2. 肺癌

钍造影剂致害主要是$^{232}$Th 产生的$^{220}$Rn 及其衰变子体，可导致肺呼出气和肺内的放射性增加，故预期可导致肺癌发生率增加。丹麦和葡萄牙接受钍造影剂的人群中，男性病例的随访观察数为 1 200 人，预计肺癌发生数为 6 例，而实际发生数为 15 例，超额数为 9 例。然而，丹麦接受钍造影剂人群的肺癌发病率与辐射剂量间无相关性。此外，前西德接受钍造影剂人群肺癌发生率与对照组人群相比无显著性差异。而 DeVathaire1998 年报道法国东北 Pargny sur Saulx 地区人群 1968—1994 年肺癌和膀胱癌超额死亡率增加，该地曾于 1934—1970 年从进口独居石中工业化提出钍和铈。因此，钍造影剂致肺癌有待进一步随访观察。

钍造影剂所致肺癌，主要是由于$^{232}$Th 衰变产生的$^{220}$Rn 及其衰变子体造成的辐射剂量。例如，气管、主支气管、叶支气管、段支气管和呼吸区带来自$^{232}$Th、$^{228}$Th、$^{224}$Ra 的 α 照射剂量率均为 $3\times10^{-4}$ Gy（/a • ml），而来自$^{220}$Rn 及其衰变子体的照射剂量率依次为 $8\times10^{-3}$、$5\times10^{-3}$、$2\times10^{-3}$、$1\times10^{-3}$、$1.2\times10^{-3}$ Gy（/a • ml）。

3. 骨肉瘤

葡萄牙和前西德两组接受钍造影剂人群的骨肉瘤发生数为 6 例，比预计发生数高得多，其中有 3 例为非组织学方法确诊。迄今为止，尚未查到大剂量的钍造影剂能诱发骨肉瘤。故认为钍造影剂所致骨肉瘤的效应有待进一步探讨。但是，也有人确认钍造影剂能诱发骨肉瘤，并且主要是$^{232}$Th 和$^{228}$Th 的 α 照射所致。动物实验证实，HNRJ 小鼠摄入$^{227}$Th 后，在累积剂量为 0.2～2.0 Gy 的情况下，其发生骨肉瘤的危险度大约为 1 100～2 300/（$10^4$人 • Gy）。而致人骨肉瘤潜伏期为 10 年，其危险的估计为 55～120/（$10^4$人 • Gy）（BEIR，1988）。

4. 白血病

德国应用钍造影剂的患者超过 5 000 人，其中 70%的脑动脉造影。30%为上下动脉造影。研究发现，骨髓增殖性疾病 37 例，钍造影剂组与对照组之比约为 10∶1；其中急性髓性白血病 25 例，红细胞性白血病 3 例，单核细胞白血病 5 例及慢性髓性白血病 4 例。丹麦、葡萄牙和前西德的 3 个接受钍造影剂的人群中，白血病发生率明显增高，达 1%左右，接近于日本原子弹爆炸幸存者或接受 X 线治疗的脊椎患者的白血病发生率。日本钍造影剂人群的白血病发生率高达 6.5%。一般认为，白血病潜伏期为 5 年(BEIR，1988)。由于钍长久地滞留于组织中并对骨髓持续地照射，若白血病的潜伏期平均为 5 年，并假定只计算此期间累积的 α 射线剂量，则白血病的危险度为 50～60/($10^4$人 · Gy)(BEIR，1988)。

有关辐射引起人肾肿瘤的资料很少。但有人用钍造影剂做肾盂逆行造影后，经过 29～37 年可发生肾癌(实质性的癌和肾盂癌)。

迄今为止，还未见报道有关钍所致后裔的有害效应。

## 第四节　钍内污染的医学监督和加速排除

鉴于超量钍在人体内的长期滞留，可导致严重的确定性效应和随机性效应，所以确定体内有无超量钍滞留并进行医学检查具有重大的实际意义。对体内有钍滞留的人员，应尽快采取促排措施，以便最大限度地减少体内钍的滞留量，这是防治钍所致损伤效应的根本措施。

### 一、医学监督

#### (一) 接触史

对就诊病人或被查对象应详细地查询有关钍内污染的情况，如与钍及其产物接触的时间、工作场所钍污染情况以及防护条件等。必要时应索取有关防护检测资料，或到工作场所进行实地调查。

#### (二) 病史

在询问病史时，应特别注意有无神经衰弱症候群的出现，如头痛、头晕、记忆力减退、易疲倦、失眠、多汗、食欲减退及脱发等。调查结果表明，钍作业者易于出现上述症状。先将我国有关钍厂、矿的一些调查结果列于表 12-11，以供参考。

表 12-11　钍作业者神经衰弱症候群症状的出现率　%

| 地区和厂别 | 头　疼 | 头　晕 | 乏　力 | 失　眠 | 记忆力减退 |
|---|---|---|---|---|---|
| 甲地钍厂工人 | 21.3 | 48.3 | 49.4 | 33.9 | 35.3 |
| 甲地对照厂工人 | 15.3 | 35.9 | 28.2 | 19.1 | 22.5 |
| 乙地含钍矿工人 | 17.7 | 31.2 | 9.0 | 6.4 | 2.1 |
| 乙地对照矿工人 | 7.8 | 6.5 | 1.7 | 1.8 | 0.9 |

#### (三) 医学检查

医学检查应包括血象、生化和染色体畸变率分析以及眼底和 X 射线检查。在检查中应着中注意肝功能的变化，如白蛋白降低，α 球蛋白及 γ 球蛋白升高，碱性磷酸酶活性增高及溴四酚酞钠滞留试验异常；外周血象变化，如白细胞、红细胞和血小板数量减少，尤其是白细胞形态学方面的改变；染色体畸变率增高；肺、骨等 X 射线摄片的异常变化等。国内有人对 84 名钍作业人员进行的健康检查发现，有 6 例为疑似尘肺，2 例为晚发 I 期尘肺。

对接受钍造影剂病人进行 X 射线检查，可在肝、脾和淋巴结等部位见到阴影，其大小与钍造影剂的注入量密切相关。日本学者报道，肝、脾和上腹部 X 射线检查的阳性率分别为 63%、81%、98%。

### （一）生物样品的钍测定

尿钍测定在内污染监测和医学监督上具有较大的实用价值。лярский 根据调查结果认为，尿钍排除水平低于 10 μg，或粪钍每天低于 20 μg，工龄为 20 年的钍作业者不会出现由于钍的辐射作用而引起呼吸器官的损伤效应，根据呼出气中的钍射气推算所得的肺滞留量不大于 5.55 Bq。

正常人头发钍含量为 0.015～0.020 mg/g，并且不同年龄正常人群头发钍含量比较恒定，因此头发可作为放射性核素钍的指示剂，通过发钍含量的测定反应体内钍含量水平。发钍测定取材方便，可作为钍作业工作人员的健康观察指标，对钍中毒病人的诊断和治疗亦具有重要作用。

### （二）体外测量

一般是用 γ 谱仪测定肺内钍滞留量。Morsy 等曾用 γ 谱仪测定 14 名埃及钍精炼厂工人和 10 名独居石矿区居民的体内钍滞留量，最低可测到 12.2 Bq。推算方法是，将测得的 $^{232}$Th衰变子体$^{208}$Tl 的活度（小于 12.9 Bq）乘以因代谢丢失的系数 2.5。此法应用于监测 12 名接受钍造影剂的患者，检出率为 97.7%，它比肺 X 线检查更为有意义的是，可根据射线能谱判定核素种类。

Jacobi 设计的重过滤法能测定受检者呼气中的钍射气浓度，以估算体内$^{232}$Th 滞留量。该法的检出水平达 3.7 Bq/m$^3$呼气，误差不超过 10%。我国目前也采取此法监测钍作业人员体内钍滞留量。也有人用闪烁计数器检测，但是检出率低。

## 二、加速排除

### （一）DTPA 和 EDTA

动物实验证实，EDTA 对体内钍的促排具有一定的效果，而 DTPA 得促排具效果较佳，这两种药物对钍的促排效果比较见表 12-12。结果表明，与对照大鼠相比，EDTA 组大鼠体内钍滞留量减少 16%，而 DTPA 组大鼠体内钍滞留量减少高达 60%。

**表 12-12　大鼠$^{234}$Th 中毒后即刻腹腔注入 EDTA、DTPA 促排效果的比较**

| 组　别 | 器官组织中钍滞留量（占注入量的百分数，%） | | | |
|---|---|---|---|---|
| | 肝　脏 | 脾　脏 | 肾　脏 | 骨　骼 |
| 对照组 | 51.1 | 0.91 | 1.47 | 41.8 |
| EDTA 组 | 44.7 | 0.92 | 1.35 | 28.9 |
| DTPA 组 | 29.2 | 0.57 | 0.38 | 5.45 |

然而,DTPA 和 EDTA 对钍的促排效果,受钍化合物的形式及聚合程度的影响很大。例如,大鼠静脉注入单体钍后 2、5、6 和 7 d,经腹腔各注入 1 次 DTPA 和 EDTA,于第 8 d 处死动物,对尿钍排除量和组织器官钍滞留量测定结果表明,EDTA 对钍的促排效果不显著,而 DTPA 在降低组织器官钍滞留量的同时,使尿钍排除量增加 20%左右(图 12-5)。然而,DTPA 对聚合钍的促排效果甚小,只有腹腔注入接近大鼠中毒剂量的 DTPA,即 660 mg/kg 时,才显示出一定的促排效果。

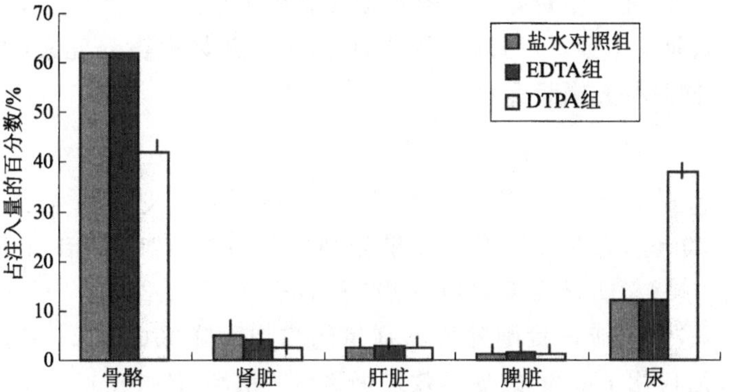


图 12-5 DTPA 和 EDTA 单体钍的促排效果比较

曾有学者报道,对二氧化钍(含有少量二氧化铀)爆炸事故受伤者,用 EDTA 静脉滴注,每天 1 g,连用 5 d,是尿钍和尿铀排除量明显增多。此外,1 例皮肤污染$^{227}$Th 患者,静脉滴注 EDTA 后,尿钍排除量也明显增多。

### (二) 喹胺酸

动物实验表明,喹胺酸对钍的促排效果比 DTPA 好。例如,大鼠静脉注入柠檬酸钍后,随即肌肉注入喹胺酸和 DTPA,每只大鼠用量均为 100 mg,48 h 后,喹胺酸组大鼠尿钍排除量为 DTPA 组的 3 倍,为对照组的 12 倍;而且在肝脏和骨内总钍滞留量也明显的低于 DTPA 组和对照组(表 12-13)。

**表 12-13 喹胺酸和 DTPA 促排钍(占注入量的百分数)的效果比较**

| 组别 | 用量/(mg/只) | 48 h 尿钍排除量/% | 钍滞留量/% | |
|---|---|---|---|---|
| | | | 肝脏 | 一侧股骨 |
| 喹胺酸 | 100 | 67.2±4.2 | 18.4±4.5 | 0.5±0.03 |
| DTPA | 100 | 22.5±3.5 | 67.6±6.8 | 1.2±0.05 |
| 对照组 | 0 | 5.6±1.2 | 80.5±4.5 | 1.1±0.08 |

喹胺酸不仅肌肉注射有较好的促排效果,口服(灌胃)也有一定的效果。例如,大鼠灌胃剂量为 4 g/kg,2 d 尿$^{234}$Th 排除量为注入量的 56.7%,而对照组仅为 14.2%,用药组为对照组的 4 倍。

临床上把喹胺酸用于人体内钍的促排,也显示出良好的效果。11 例汽灯纱罩厂工人事硝酸钍生产的工人,在脱离钍作业 8～14 年后,平均尿钍排除量为 0.48 μg/L,使用喹胺酸后尿钍排除量增加到 1.30 μg/L,但停药 1 d 降至 0.61 μg/L。喹胺酸用法为,每次肌肉注入 0.5 g，每天两次，3 d 为一个疗程，共用三个疗程。其中有 3 例是先用 DTPA1 个疗程，然后再用喹胺酸进行第二个疗程。

喹胺酸促排钍的效果，与给药时间有关。即刻给药的效果最佳，随着给药时间的延迟，促排钍的效果显著减低，再注入钍后 8 h 给药，已无明显促排效果。

喹胺酸对钍的促排效果，可随用药量的增加而增高。例如，大鼠静脉注入柠檬酸钍后，随即肌肉注入 25、50 和 100 mg/kg，48 h 后，尿钍排除量分别为注入量的 23.9%、36.2%和 52.8%，肝脏和股骨内钍滞留量则随用药量增加而相应减少。

对接触钍的职业工作者，应用以上促排剂时，应注意体内微量元素（如 Zn）的丢失而产生的副作用，故应同时补充微量元素。

**（三）703-26**

703-26 系苯羟基磺酸氨酸类络合剂。大白鼠静脉注入 $^{234}Th$ 后立即腹腔注射该药 100 mg，或灌胃 400 mg，它对钍的促排效果分别比对照组增加 11 倍和 5 倍之多。并且较 DTPA 为好，尿钍排除量明显高于 DTPA 组（表 12-14）。703-26 对 $^{234}Th$ 的促排效果随用药剂量的增加而增大，体内滞留量则随用药剂量的增加而降低（表 12-15）。实验证明，$^{234}Th$ 中毒后间隔 48 h 后应用 703-26 的促排效果仍比对照组高（$P<0.05$），但中毒后延缓用药组的促排效果比立即用药组显著下降。

**表 12-14　肌肉注射 703-26 和 DTPA 对大鼠体内 $^{234}Th$ 促排效果的比较**

| 药　物 | 剂　量/(mg/kg) | 用药次数 | 2 d 内尿 $^{234}Th$ 排出量（占注入量的百分数，%） | 组织内滞留量（占注入量的百分数，%） | |
|---|---|---|---|---|---|
| | | | | 肝　脏 | 股骨（一侧） |
| 703-26 | 600 | 1 | 22.39±5.82 | 35.56±13.67 | 0.57±30.08 |
| 703-26 | 600 | 2* | 20.13±3.66 | 42.58±7.45 | 0.50±0.06 |
| DTPA | 600 | 1 | 10.02±0.85 | 41.03±5.77 | 0.55±0.05 |
| DTPA | 600 | 2* | 12.57±27.8 | 41.71±2.77 | 0.60±0.08 |
| 对照 | — | — | 5.38±1.07 | 45.18±6.85 | 0.61±0.16 |

注：* 第 1 次注射后 24 h 再注射一次，数据来自：上海市工业卫生研究所五室 703 促排组．钍的促排药物研究Ⅱ——703-26 对钍-234 的促排效果．核防护，1977：3，4，71。

**表 12-15　肌肉注射 703-26 对 $^{234}Th$ 促排效果（占注入量的百分数）**

| 剂　量/(mg/kg) | 2 d 尿 $^{234}Th$ 排出量/% | 组织中滞留量/% | |
|---|---|---|---|
| | | 肝　脏 | 一侧股骨 |
| 125 | 22.27±11.53 | 40.57±14.19 | 1.27±0.47 |
| 250 | 27.59±22.64 | 32.02±11.79 | 1.16±0.34 |
| 500 | 36.88±5.07 | 30.13±6.78 | 0.97±0.22 |
| 1 000 | 42.16±6.50 | 22.93±8.70 | 0.66±0.22 |
| 2 000 | 59.16±10.82 | 15.36±9.40 | 0.48±0.12 |
| 对照组 | 5.83±0.40 | 46.14±10.67 | 1.33±0.17 |

注：数据引自：上海市工业卫生研究所五室 703 促排组．钍的促排药物研究Ⅱ——703-26 对钍-234 的促排效果．核防护，1977：3，4，71。

# 参考文献

[1] Luz, Muller W A, Gossner W E A. //Biological and Environmental Effects of Low Level Radiation, Vienna: IAEA, 1976, 11: 178-181.

[2] 上海市工业卫生研究所．钍的促排药物研究Ⅱ——703-26 对钍-234 的促排效果.核防护，1977，(z2)：72-75.

[3] Mays C W. Biological and Environmental Effects of Low Level Radiation, Vienna: IAEA, 1976, 11: 373-380.

[4] 陈兴安，龙升长，王济中，等．白云鄂博铁矿矿工肺内天然钍沉积量及其对健康影响研究. 中华放射医学与防护杂志，1986，6(4)：217.

[5] 沈哲中. 钍对人体影响的十年临床研究总结(1968—1978). 核防护，1980，2：25.

[6] 孙梅贞，罗梅初，沈彬源，等．苯酚氨羧酸类整合剂对放射性核素加速排除效果的研究．中华放射医学与防护杂志，1985，5(6)：409-412.

[7] 程学辉，赵罗元，张晓光．头发中微量放射性元素外测定及其意义．职业与健康，2001，17(9)：40.

[8] 陈兴安，韩轩茂，程永娥，等．中国矿工吸入钍尘后健康效应的研究．中国辐射卫生，2002，11(1)：6-7.

[9] 龚诒芬，叶常青. 人体内放射性污染的医学实践．北京：军事医学科学出版社，2004.

[10] 朱寿彭，李章. 放射毒理学，苏州：苏州大学出版社，2004.

# ■第十三章■

# 裂变产物的放射毒理学

裂变产物(fission product)又称裂片核素(fission-debris nuclides)。它是$^{235}U$、$^{239}Pu$等在中子的攻击下裂变生成的具有不同物理半衰期的许多种放射性核素。它可经核爆炸、核电厂事故泄漏等不同方式造成环境污染,直接吸入或者通过各种食物链进入人体内引起不同程度的内污染或损伤效应。目前,我国核电事业正在兴起,核技术的应用日益广泛,可能释放到环境中的裂变产物逐渐增多。特别是核电厂在各种地质灾害中可能带来的各种泄漏和损坏的风险。因此,了解裂变产物的放射毒理学更有现实意义。

## 第一节　混合裂变产物的毒理学

### 一、形成和组分

#### (一) 形成

核燃料在中子作用下发生裂变,通常分裂成两块质量相近的新核,同时释放出2～3个中子,光子和巨大能量。这些裂变反应(fission reaction)有许多种形式,目前已被阐明的裂变系列已有70多种。下面仅举的一种裂变方式:

$$^{235}_{92}U + ^{1}_{0}n \longrightarrow ^{95}_{39}Y + ^{139}_{53}I + 2^{1}_{0}n$$

两个新生成的放射性核素又分别沿其衰变链(decay chain)继续发生衰变,最后衰变成为稳定的核素。

$$^{95}Y \xrightarrow[10.3\ min]{\beta} {}^{95}Zr \xrightarrow[64.0\ d]{\beta} {}^{95}Nb \xrightarrow[35.0\ d]{\beta} {}^{95}Mo(\text{稳定})$$

$$^{137}_{55}Cs \xrightarrow[30.174\ a]{\beta} {}^{137m}_{56}Ba \xrightarrow[2.55\ min]{\gamma} {}^{137}_{56}Ba$$

核燃料在裂变过程中发生的裂变产物可包括原子序数从30(锌)到65(铽)的36种元素共300余种核素的混合体,称为混合裂变产物,其质量数分布在72～161的范围内,如图13-1所示。其中以84～104(包括等核素)及130～140(包括碘、钡、铈、钷等核素)的放射性同位素的比例较高。

#### (二) 组分

未分离的混合裂变产物(fission products mixture)包含许多化学与物理性质不同的放射性核素。每一种放射性核素都按其固有的衰变规律不断地发生衰变。因此,混合裂变产物的核素组分，将随着裂变产物的冷却时间而改变。表 13-1 列出了一些重要裂片核素的相对活度随冷却时间的变化。一般将核爆炸新形成不久者称为早期混合裂变产物因为它很快地局部沉降，又称早期落下灰（early fallout），它主要含有混合碘、$^{132}Te$、$^{99}Mo$、$^{95}Zr$-$^{95}Nb$ 和 $^{140}Ba$-$^{140}La$ 等；将存放或在空气中漂浮年月，较久的混合裂变产物称为晚期混合裂变产物因它常呈全球性沉降（word-wide fallout）又称延迟性下灰（delayed fallout），它主要含有物理半衰期较长的放射性核素，如 $^{89}Sr$、$^{90}Sr$、$^{137}Cs$、$^{144}Ce$、$^{144}Pr$、$^{147}Pm$、$^{106}Ru$-$^{106}Rh$等。

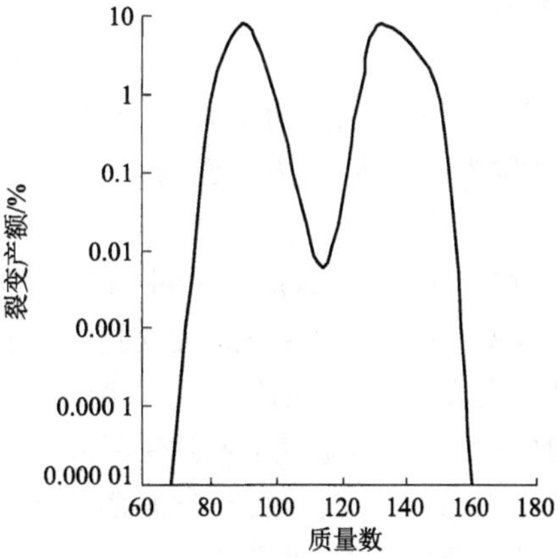


图 13-1 $^{235}U$ 热中子裂变产物的产额-质量数曲线

在混合裂变产物中，由于一些半衰期放射性核素的不断衰变，长半衰期的放射性核素在混合裂变产物总活度中所占的比例逐渐增大。裂变产物的组成、产额、总活度等，除与冷却时间有关外，还与反应堆的类型、核燃料的种类、运行（辐照）时间等因素有关。

**表 13-1 一些重要裂片核素的相对活度随冷却时间的变化（燃耗深度 3 000 MW · d · t$^{-1}$）**

| 裂片核素 | 半 衰 期 | 冷却 100 d | 冷却 3 a | 冷却 30 a |
|---|---|---|---|---|
| $^{85}Kr$ | 10.7 a | <1 | 1 | <1 |
| $^{89}Sr$ | 50.5 d | 7 | — | — |
| $^{90}Sr$ | 2.81 a | <2 | 15 | 约 49 |
| $^{95}Zr$～$^{95}Nb$ | 64.0 d($^{95}Zr$) | 33 | — | — |
| | 35.0 d($^{95}Nb$) | | | |
| $^{103}Ru$～$^{103}Rh$ | 39.4 d($^{103}Ru$) | 5 | — | — |
| $^{131}I$ | 8.04 d | <1 | — | — |
| $^{133}Xe$ | 5.3 d | <1 | — | — |
| $^{137}Cs$ | 30.17 a | <2 | | |
| $^{140}Ba$～$^{140}La$ | 12.79 d($^{140}Ba$) | <1 | — | — |
| | 40.3 h($^{140}La$) | | | |
| $^{144}Ce$ | 284.5 d | 45 | 50 | — |
| $^{147}Pm$ | 2.62 a | 3 | 15 | <1 |

## 二、辐射特性

混合裂变产物是 β、γ 辐射源，β 粒子和 γ 射线的平均能量与冷却时间有关：β 粒子在裂变后 1 d 内平均能量为 0.5～0.7 MeV，30 d 内逐渐降至 0.3 MeV 左右；γ 射线在裂变后数天内平均能量为 0.7～1.2 MeV。混合裂变产物的活度随着冷却时间的延长而逐渐衰减，其速率决定于放射性核素混合物的衰变率。混合裂变产物活度的衰变规律可用以下幂函数式表示：

$$A = A_0 (t/t_0)^{-n} \tag{13-1}$$

式中，$t_0$、$t$ 分别为爆后零时（等于单位时间，通常指 1 h 或 1 d）和爆后所经过的时间(d)；$A_0$、$A$ 分别为的活度；$n$ 为衰变指数。当取单位时间（1 h 或 1 d）时，上式可简化为：

$$A = A_0 t^{-n} \tag{13-2}$$

在整个衰变期间，不同的时间间隔（如图 13-2，$t_b$以前和以后）的衰变指数不同。实验表明，大多数情况是晚期比早期衰变指数大。这种情况可以理解为：从裂变后某一时刻开始（见图 13-2，$t_b$时刻），衰变时间的比值增加的倍数相同，则比早期（见图 13-2，$t_b$以前）放射性减弱的倍数大。衰变指数概略值：7 d 内为 1.2；7～100 d为 1.3；＞100 d 约为 1.4。

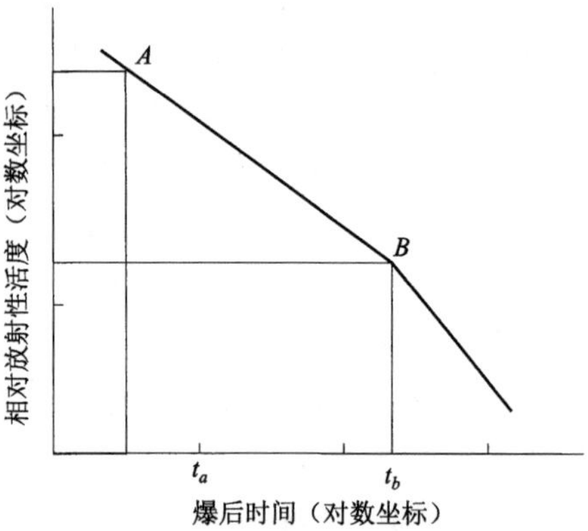


图 13-2　放射性落下灰的衰变曲线

（据裂片核素放化分析手册，1983）

为了实际中的应用方便，把早期混合裂变产物的衰变规律概括为“6 倍规律”，即时间每延长 6 倍，放射性活度就减弱到原来的 1/10。例如，核爆炸后 1 h 的放射性活度为 1 000 Bq，则爆炸后 6 h 为 100 Bq，36 h 为 10 Bq。晚期混合裂变产物中主要是含有半衰期较长的几种放射性核素，其活度随时间衰减得较慢，它们的辐射特性列入表 13-2。

**表 13-2　晚期混合裂变产物中主要放射性核素的辐射特性**

| 放射性核素 | 物理半衰期 | 辐射特性*（β、γ 能量/MeV） |
|---|---|---|
| $^{89}Sr$ | 50.6 d | β：1.463(99%)，0.553(1%) |
| $^{90}Sr$ | 28.1 a | β：0.546(100%) |
| $^{137}Cs$ | 30.17 a | β：1.176(6.5%)，0.514(93.5%) |
| $^{91}Y$ | 58.5 d | β：1.55(99.7%)，0.34(0.3%)<br>γ：1.21(2.2×$10^{-3}$) |
| $^{147}Pm$ | 2.62 a | β：0.225(99.99%)，0.10(0.10%) |
| $^{144}Ce$ | 284.5 d | β：0.32(76%)，0.24(4.5%)，0.184(19%)<br>γ：7 种介于 0.03～0.134 之间 |
| $^{95}Zr$ | 63.98 d | β：0.398(44.4%)，0.366(54.6%)<br>γ：0.76(5.46×$10^{-1}$)，0.724(4.3×$10^{-6}$)，0.235(1.8×$10^{-3}$) |
| $^{106}Ru$ | 368.2 d | β：0.039(100%) |

注：* 括号内数值为分配比率。

## 三、作用方式

核爆炸(nuclear blast)形成的放射性落下灰(radioactive fallout)、核反应堆事故及核燃料后处理工厂的生产过程中释放的混合裂变产物，都可以通过不同方式和不同途径作用于人体，造成人体内、外照射。

混合裂变产物对人体的照射方式有以下三种：① γ 射线对全身的外照射；② β 粒子对污染体表的照射；③ 进入体内造成的内照射。混合裂变产物进入人体内的途径为：吸入受污染的空气，食入受污染的食物或饮水，经污染的皮肤或伤口吸收。

核武器在地面或低空爆炸时形成的放射性落下灰，可使爆区及其附近受严重污染，使人体受较大剂量照射，引起人体的急性损伤；而在中空或高空爆炸时，地面放射性沾染轻微，放射性落下灰辐射不致引起人体的损伤。

核武器爆炸后，人员处于放射性落下灰沉降区中或进入沾染区时，可受到不同方式的照射。暴露人员有可能同时受到外、内及皮肤污染的符合照射。从对人体的危害角度看，三种作用方式中，以 γ 射线全身外照射最重要；就落下灰进入体内途径论，以经口食入为主。

反应堆事故时，混合裂变产物对人体的作用方式，随人员所处的位置不同而异，除核燃料事故的人员有可能受到 γ 射线的外照射外，还可有皮肤 β 照射和一定程度的内照射。核事故场所，反应堆事故性排放所污染的区域内，人员有可能吸入或食入裂片核素造成内照射。核燃料后处理厂的工作人员受裂变产物的照射方式也可因工作岗位不同而异。

在核武器试验和利用核电的过程中，有三起严重的事故，释出的裂变产物以不同方式致人体放射损伤。

### (一) 比基尼岛核爆炸事故

1954 年 3 月 1 日美国在比基尼岛进行氢弹试验(据 BNL 报道为 1 700 万 tTNT 当量)，因爆炸时触地，当时未预计到风向转变，使得放射性云团转向几个居民岛屿，造成爆区、下风向云集面积约为 18 100 $km^2$ 地域的严重放射性污染。在此地域内停留的日本渔船“福龙丸”号上的渔民 23 人，马绍尔群岛中的朗格拉普岛、艾林吉纳岛和乌提吉克岛上居民 239 人以及 28 名美军士兵，几乎同时受到不同程度的外照射及内照射损伤(表 13-3)。

**表 13-3　比基尼岛核爆炸后人员落下灰核辐射作用的概况**

| 组　别 | 受照地点 | 距爆心距离/km | 受照人数 | 外照射剂量/Gy | 皮肤 β 损伤程度 | 估计的体内污染量/MBq |
|---|---|---|---|---|---|---|
| 1 | 朗格拉普岛 | 169 | 64 | 1.53 | Ⅰ°、Ⅱ°、Ⅲ° | 110 |
| 2 | 艾林吉纳岛 | 161 | 18 | 0.60 | Ⅰ°、Ⅱ° | 56 |
| 3 | 朗格里克岛 | 242 | 28 | 0.68 | Ⅰ° | 28 |
| 4 | 乌提吉克岛 | 497 | 167 | 0.12 | — | |
| 日本渔民 | 比基尼东侧海面 | 145 | 23 | 1.48～6.02 | Ⅰ°、Ⅱ°、Ⅲ° | 56～460 |

### (二) 切尔诺贝利核电站事故

在混合裂变产物造成人体辐射损伤的事故中，以 1986 年苏联切尔诺贝利核电事故最引人注目。该事故从 4 月 26 日至 5 月 23 日期间，释放到环境中的裂变产物的总活度估计为 3.0 EBq。在事故后 2～3 d，由空气样品的 γ 谱分析结果看出，主要的放射性核素有 $^{95}Zr$-$^{95}Zb$、$^{99}Mo$、$^{103}Ru$、$^{106}Ru$、$^{131}I$、$^{132}Te$、$^{134}Cs$、$^{137}Cs$、$^{140}Ba$-$^{140}La$、$^{147}Nd$、$^{144}Ce$、$^{239}Np$ 等，各核素与 $^{95}Zr$ 相比的分凝系数以 $^{131}I$(5.22)和 $^{137}Cs$(5.64)最高。

核电站周围半径为 30 km 的区域内有严重的污染，事故后两个月，对该地区 γ 照射量率和总 β 放射性活度估计值见表 13-4，该地区内居民受照射量的估计值列于表 13-5。

**表 13-4 核电站周围地区的 γ 辐射水平及污染的总 β 放射性活度估计值**

| γ 辐射水平/($\times10^{-4}$ mC·$kg^{-1}$/h) | 地域面积/$km^2$ | 总 β 放射性活度*/EBq |
|---|---|---|
| >51.6 | 870 | 0.19～0.32(63.0) |
| 25.8～51.6 | 480 | 0.03～0.05(10.2) |
| 12.9～25.8 | 1 100 | 0.04～0.06(10.8) |
| 7.74～12.9 | 2 780 | 0.05～0.08(16.0) |
| 合计 | 5 230 | 0.300～0.52(100.0) |

注：* 括号内数值为相对百分数(%)。

**表 13-5 核电站周围 30 km 范围内居民受照剂量的估算值**

| 居民区 | 距核电站距离/km | 照射量率/($\times10^{7}$ C·$kg^{-1}$·$h^{-1}$) | 来自烟云照射量/($\times10^{-4}$ C·$kg^{-1}$) | 儿童甲状腺剂量/Gy | 7 d 后来自落下灰的剂量/Gy |
|---|---|---|---|---|---|
| 契斯托克罗夫卡 | 5.5 | 31 | 25.8 | 1.20 | 0.03 |
| 列列夫 | 9 | 64 | 18.1 | 2.50 | 0.10 |
| 切尔诺贝利 | 16 | 21 | 3.1 | 0.80 | 0.03 |
| 路德凯 | 22 | 21 | 1.5 | 0.80 | 0.02 |
| 奥列维奇 | 29 | 6.4 | 0.5 | 0.25 | 0.04 |

在此次事故中，严重受害者达数百人，受到 γ 射线外照射、皮肤污染的 β 核素照射以及经多种途径进入体内的放射性核素的内照射。三种作用方式所致急性损伤的次序为 γ 照射>β射线皮肤照射>内照射。在体内污染的 20 余中放射性核素所致的内剂量中，主要贡献来自$^{131}$I、$^{134}$Cs 和$^{137}$Cs。206 例病人体内$^{131}$I 致甲状腺的剂量分布为：小于 1.2 Sv 者 173 例，1.2～3.7 Sv 者 18 例，大于 3.7 Sv 者 15 例。有 2 例受到 4～5 Gy 的 γ 射线外照射病人，$^{134}$Cs和$^{137}$Cs 所致的内污染剂量为 1.5～4 Sv，其余病人$^{134}$Cs 和$^{137}$Cs 所致内污染剂量仅占外照射剂量的 1%～3%。

根据 UNSCEAR 2008 年的出版物对切尔诺贝利核电站事故的总结报告。事故的发生是由于人为的操作不当，4 号机组在低电力测试过程中发生不稳定，造成过度蒸汽产生使反应堆的建筑物发生破坏，反应堆完全破坏所致。

核事故造成了大量的混合放射性物质在最初 10 d 内释放到空气中，其中最主要的是$^{131}$I、$^{134}$Cs 和$^{137}$Cs 三种放射性核素。因为，这 3 种核素对公众的照射是主要的放射性核素。其释放量估计分别为 1 760 PBq，47 PBq 和 85 PBq。放射性沉积量大于 3.7 kBq(0.1 mCi)的地区为污染地区，主要是白俄罗斯、俄联邦以及乌克兰三个地区，污染的面积大约是 150 000 $km^2$，居住人口总计为 600 万人。苏联以外的地区，主要是西欧地区，约有 45.000 $km^2$的土地被放射性沉积物污染，$^{137}$Cs 放射剂量从 37 kBq/$m^2$到 200 kBq/$m^2$之间。环境中的放射性物质的转移。对短半衰期的$^{131}$I 核素的转移，主要是沉降在高原草场的牧草$^{131}$I 通过牛奶进入人体。而人类对叶菜类食物的摄入也是最初几周放射性物质进入人体的主要来源。随后，由于$^{131}$I 核素的衰变，放射性活度降低，对人类的影响的可以忽略不计。

同时发现了放射性核素锶和钚的释放，但主要沉积在反应堆的附近，环境中发生迁移的这类放射性核素的量很低。起初释放的这些放射性物质的量在不断地衰变。对于长半衰期的放射性核素，例如$^{137}Cs$，当今其对人体的影响是需要考虑的。此外，今后 100 年，放射性$^{239}Pu$和$^{141}Am$将继续存在，但其影响比较弱(图 13-3)。

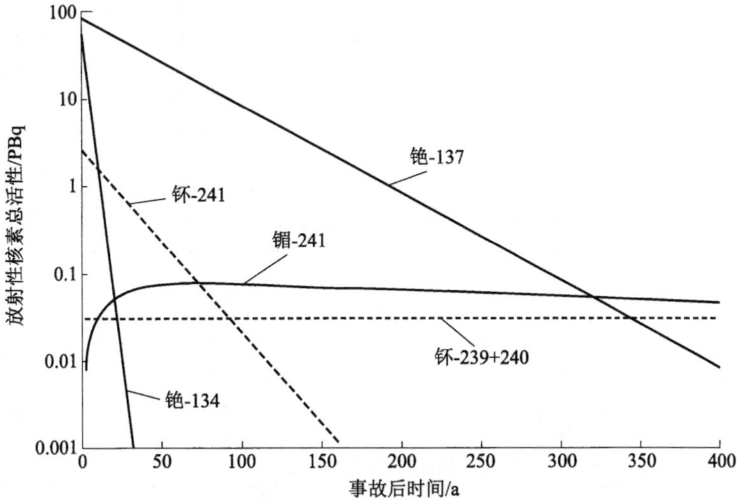


图 13-3　切尔诺贝利核事故主要放射性核素的变化(2008 年，UNSCEAR 的更新报道)

在距离事故发生的最近城市 Pripyat 和其周边地区，出现持续的外部辐射，以致整个城市的人口被疏散。而在其他城区，至今依然存在辐射作用。

在最初的几周和数月时间内，短半衰期核素碘迅速转移至牛奶中，放射性活度较高，由于当时的紧急环境，无法对摄入的碘进行及时的测量，而后续对碘的测量是根据滞留于甲状腺中的$^{129}I$进行推算而得到的。高浓度的放射性物质在地表水中的放射性活度在事故后下降非常快。而现在放射性物质在饮用水和灌溉水中的活度都非常低。在现今阶段，在污染过的土壤表面的空气中的放射性活度水平已经恢复到污染发生前的本底水平。而上升的剂量率主要是未翻动或处理的土壤。从 1986 年夏天至今，$^{134}Cs$和$^{137}Cs$在牛奶和肉类中的存在，是人类暴露于放射线的主要来源。20 世纪 90 年代中期以前，长半衰期的放射性核素在各种食物中的消失速度较快，90 年代中期以后，处于缓慢的消失过程中，在蘑菇、草莓、各种野味食物以及驯鹿中的放射性活度较高。总体而言，由于物理、气候、衰变以及迁移至土壤中等因素的作用，$^{137}Cs$从蔬菜、动物向人类中转移的量在持续地减少，但其趋势非常缓慢且难以定量。在水体污染方面。由于稀释作用，在水体中的$^{137}Cs$的放射性活度不再增加，因此，黑海和白俄罗斯海中鱼体内的$^{137}Cs$的放射性活度在不断地减少。放射性核素释放的估算量见表 13-6。

**表 13-6　切尔诺贝利核电站事故向环境释放的核素以及剂量的修正表(2008 年 UNSCEAR 的报道)**

| 核素种类 | 半衰期 | 释放的活度/PBq |
|---|---|---|
| 惰性气体核素 | | |
| $^{85}Kr$ | 10.72 a | 33 |
| $^{133}Xe$ | 5.25 d | 6 500 |

续表

| 核素种类 | 半衰期 | 释放的活度/PBq |
|---|---|---|
| 挥发性核素 | | |
| $^{129m}Te$ | 33.6 d | 240 |
| $^{132}Te$ | 3.26 d | ～1 150 |
| $^{131}I$ | 8.04 d | ～1 760 |
| $^{133}I$ | 20.8 h | 910 |
| $^{134}Cs$ | 2.06 a | ～47[b] |
| $^{136}Cs$ | 13.1 d | 36 |
| $^{137}Cs$ | 30.0 a | ～85 |
| 中等程度挥发性核素 | | |
| $^{89}Sr$ | 50.5 d | ～115 |
| $^{90}Sr$ | 29.12 a | ～10 |
| $^{103}Ru$ | 39.3 d | >168 |
| $^{106}Ru$ | 368 d | >73 |
| $^{140}Ba$ | 12.7 d | 240 |
| 反应核素（燃料粒子） | | |
| $^{95}Zr$ | 64.0 d | 84 |
| $^{99}Mo$ | 2.75 d | >72 |
| $^{141}Ce$ | 32.5 d | 84 |
| $^{144}Ce$ | 284 d | ～50 |
| $^{239}Np$ | 2.35 d | 400 |
| $^{238}Pu$ | 87.74 a | 0.015 |

1. 放射性核素的泄漏对公众和核电站工作人员的照射

对核事故应急处理的操作工人而言，在1986—1990年检测得到的平均接受的照射剂量为120 mSv，高于平均有效剂量，主要来自外部和内部的照射剂量。对普通公众而言，在1986—2005年期间，对疏散人员的照射剂量为30 mSv，对前苏联的居民是1 mSv，对欧洲的其他地区大概是0.3 mSv。对有记录的工人而言，接受的照射剂量差异很大，从少于10 mGy到1 000 mGy都有。但85%的工人接受的照射剂量在20 mGy到500 mGy之间。

甲状腺接受的照射剂量而言，主要是来自事故刚发生的最初几周来自牛奶的$^{131}I$，平均在疏散者甲状腺中的接受的剂量较高，估算为500 mGy，高于未疏散的苏联地区的居民（甲状腺中的接受的剂量为20 mGy），也高于污染地区的人们（甲状腺中的接受的剂量为100 mGy），在欧洲的其他地区人们（1 mGy），由于没有可靠的数据信息，对于核事故应急操作人员中甲状腺接受的剂量很难估算。

在各种人群组中的甲状腺接受的照射剂量个体差异非常大，如在疏散的人群组中，甲状腺接受的照射剂量范围从少于50 mGy到超过5 000 mGy不等。剂量差异最大的学龄儿童从1 000～2 000 mGy。但对其他的年龄剂量差异最大的是200～500 mGy。对于非疏散地区的白俄罗斯，俄罗斯联邦、乌克兰的980万人口中，约有93%的公众甲状腺接受的照射剂量小于50 mGy（图13-4和图13-5）。仅有1%的人们的甲状腺接受的剂量大于200 mGy。

与预料的一样，随年龄的增加，甲状腺的照射剂量降低。此外，学龄前儿童甲状腺的照射剂量是平均水平的 2～4 倍。4%的学龄前儿童甲状腺接受照射剂量大于 200 mGy，0.3%的儿童接受的剂量大于 1 000 mGy。

对三个国家的公众 980 万成员而言，1986—2005 年的平均有效剂量(不包括甲状腺的贡献)大约是 1.25 mSv。600 万污染地区的成员是 9 mSv。这两个数据比 1986 一年的估算值高了 3 倍多。对内部和外部的照射量而言也是 3 倍多。2005 年为止，估算出了大约 80%的照射剂量。多数的在这个地区居住的人们接受的 $^{137}Cs$ 的剂量小于 37 kBq/m$^2$，因此，70%的人们接受剂量少于 1 mSv，而 20%的人们接受剂量在 1～2 mSv。然而，有 15 000 人的接受剂量(约 0.1%)大于 50 mSv。

集体有效剂量对核事故应急处理的操作工人而言大概是 60 000 人 · mSv。最高的甲状腺集体有效剂量在苏联地区是 1 600 000 人 · mSv。单一国家而言，甲状腺集体有效剂量最高的是乌克兰，分布于 510 万公众的甲状腺集体有效剂量约 960 000 mSv。就地区而言，最高的甲状腺集体有效剂量是 Gomel Oblast，160 万公众的集体有效剂量是 320 000 mSv，相当于 200 mGy 的剂量。用集体有效剂量表示白俄罗斯、俄罗斯联邦和乌克兰的人口的照射剂量，小于 5 mSv 的个体的贡献大约是人口的 20%。超出 50 mSv 的个体的贡献约为人口的 10%。作为平均甲状腺集体有效剂量，白俄罗斯大于乌克兰，而集体有效剂量乌克兰大于俄罗斯联邦和白俄罗斯，主要是乌克兰的人口最多。最后，对于欧洲地区，集体有效剂量大约是 130 000 人 · mSv(表 13-7)。

**表 13-7　切尔诺贝利核电站事故对主要人群的照射剂量概括表(2008 年 UNSCEAR 的更新报道)**

| 人　群 | 人　数/万 | 1986 年人均接受剂量/mGy | 1986—2005 年人均接受剂量/mSv | 1986 年总甲状腺/(人 · Gy) | 1986—2005 年总接受剂量/(人 · Sv) |
|---|---|---|---|---|---|
| 复原操作工人 | 530 | [a] | 117[b] | — | 61 200 |
| 被疏散者 | 115 | 490 | 31[c] | 57 000 | 3 600 |
| 污染区居民乌克兰、白俄罗斯以及俄罗斯 | 6 400 | 102 | g[c,e] | 650 000 | 58 900 |
| 污染区乌克兰、白俄罗斯以及俄罗斯 | 98 000 | 16 | 1.3[c,e] | 1 600 000 | 125 000[e] |
| 偏远地区居民 | 500 000 | 1.3 | 0.3[c,e] | 660 000 | 130 000[e] |

注：a. 受影响的工人仅包括在 1986—1990 年直接受外照射的并在国家资料记录上剂量相同的人；b. 受照射的一般人包括内照射和外照射；c. 平均值和总值的计算是假设工人随机分布且记录的剂量适应全部一般人群；d. 表中甲状腺仅是检测的少部分工人；e. 表中被污染的地区的定义是指前苏联地区 $^{137}Cs$ 的平均水平高于 37 kBq/m$^2$；f. 偏远地区是指除白俄罗斯、俄罗斯、乌克兰、土耳其以外的全部欧洲地区。

2. 放射性核素泄漏早期对健康的影响

在世界范围内可见核泄漏造成的急性放射病，主要发生在核电站的工作人员以及紧急处置人员。起初有 237 人出现放射病症状，临床表现主要是恶心、呕吐与腹泻。后来证实有 134 个病人是急性放射病(0.8～16 Gy)，其中 85%的接受剂量超过 6.5 Gy 的病人 28 d 后发生了死亡。死亡的主要原因是骨髓细胞的再生障碍。对 13 例病人进行了异源性的骨髓移植，其中 6 个病人还增加了胎儿肝脏细胞的移植。除只有一个病人自身恢复了骨髓细胞的再生能力外，其他的病人都发生了死亡。2～3 个病人死于移植的复杂过程。皮肤的接受剂量超过骨髓剂量的分数在 10～30 之间的病人，至少 19 个病人死于外部的有 β 射线引起的烧伤感染。而在该种情况下，内部的污染是可以忽略的。

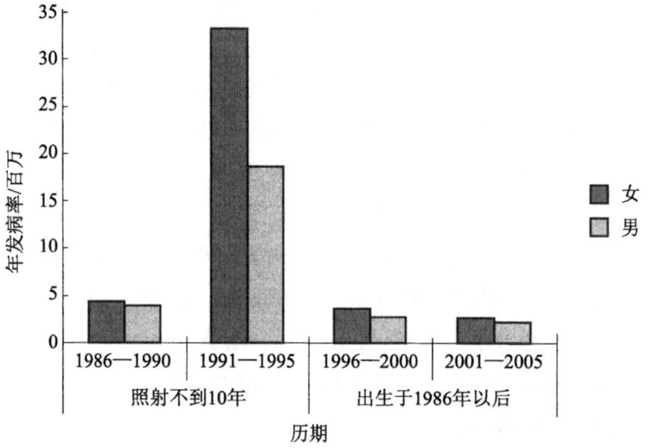


图 13-4　白俄罗斯 10 岁以下儿童中，切尔诺贝利核事故致甲状腺癌的发生率

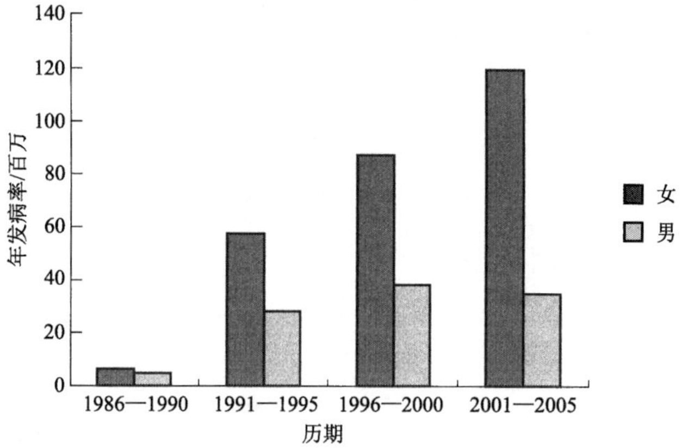


图 13-5　白俄罗斯 18 岁以下儿童、青少年中，切尔诺贝利核事故致甲状腺癌的发生率

3. *放射性核素泄漏晚期对健康的影响*

辐射诱导的皮肤损伤的长期效应与急性照射的严重程度相关。长期观察发现，接受高剂量的病人出现毛细血管扩张、反复出现溃疡以及皮肤纤维化。并且出现中等程度的萎缩和角质化。电离辐射诱导的白内障的发生与急性放射病人的级别和接受的剂量大小呈正相关(图 13-6)。多数辐射诱导的白内障在 5 年内发生，而 5 年后发生白内障的较低。在急性放射病存活的病人中，神经系统的疾病的发生显著升高。事故发生的 5 年内，调查了急性病人的耳鼻喉、胃肠道系统，以及心血管系统。发现对心血管疾病的显著增加，与患者的年龄

相关。13 个病人发现了实体瘤。其中 4 例来自急性放射病患者，其他的 9 例未得到确认。截至 2005 年，平均的发生肿瘤的潜伏期为 14 年。在应急处置人员和儿童中有白血病的发生。但未来的几十年整体上白血病的发生处于下降的趋势。尽管，没有翔实的证据表明白血病的发生和放射性的暴露相关。但是，由于核事故的泄漏，人类对核事故的恐惧的心理影响是非常大的。

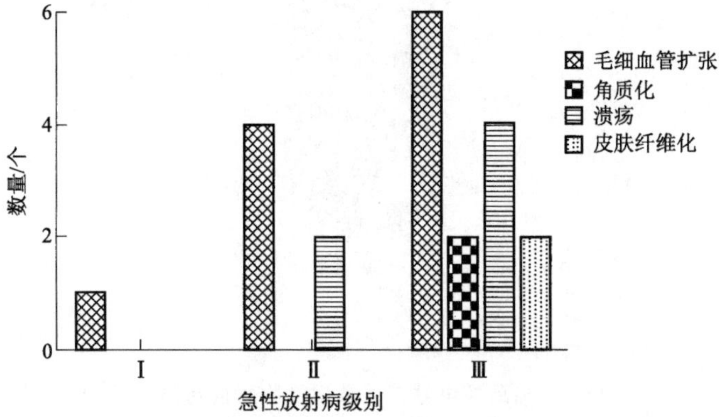


图 13-6　切尔诺贝利核事故中，急性放射病存活率者晚期的健康影响

### （三）福岛核电站事故

福岛一站 1 号机组于 1971 年 3 月投入商业运行，二站 1 号机组于 1982 年 4 月投入商业运行。福岛核电站的核反应堆都是单循环沸水堆，只有一条冷却回路，蒸汽直接从堆芯中产生，推动汽轮机。福岛核电站一号机组已经服役 40 年，已经出现许多老化的迹象，包括原子炉压力容器的中性子脆化，压力抑制室出现腐蚀，热交换区气体废弃物处理系统出现腐蚀。这一机组原本计划延寿 20 年，正式退役需要到 2031 年。2011 年东京电力计划为第一核电站增建两座反应堆。但在 2011 年 3 月 11 日，日本发生了 9 级地震。并引发特大海啸后，福岛核电站的反应堆都自动关闭。由于福岛核电站中的多个反应堆因内部温度太高，加之冷却系统全部失灵，反应堆中的氢气发生了爆炸，第一核电站损毁极为严重，大量放射性物质泄漏到外部，2011 年 4 月 12 日，日本原子能安全保安院根据国际核事件分级表将福岛核事故定为最高级 7 级。

据国际原子能机构的报道，核事故泄漏出的放射性物质在日本的 47 个县中的 16 个沉降物中检测到 $^{131}$I 的日沉降率是 860 Bq/m$^2$。$^{137}$Cs 的日沉降率是 100 Bq/m$^2$。在 3 月 18～25 日期间，28 县的土壤受到了放射性物质的污染。其中，位于福岛核电站西北的山形县的污染最为严重。检测到 $^{131}$I 的污染为 7 500 Bq/m$^2$。$^{137}$Cs 的污染为 1 200 Bq/m$^2$。超出了种植叶菜类蔬菜的推荐污染水平。而在福岛地区的污染应该更为严重。调查表明在靠近核电站 40 km 非常窄的区域的土壤中的最高放射剂量为 0.125 mSv/h。其他地区没有发现超过 0.3 mSv/h。该剂量水平在数月内会对人体带来健康上的负面影响。其辐射剂量在一年的时间里将达到 1 000 mSv，足够引起放射病症状，如恶性、头发脱落以及白细胞计数降低等。污染区域的分布图见图 13-7。

在 20 km 的疏散区，放射性物质的剂量小于 0.012 mSv/h。年剂量为 100 mSv，高于 5 倍在英国核电站的工作人员接受的辐射剂量。形成这种放射性沉积分布的模式与风向与降

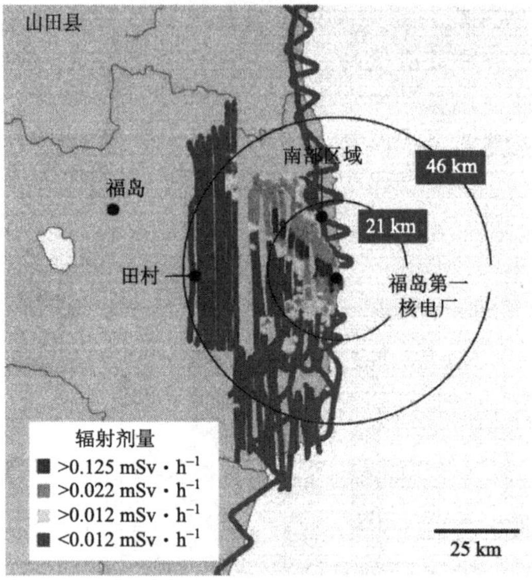


图 13-7　福岛核电站事故放射性物质的污染区域图

雨有关。其污染状况要低于切尔诺贝利核电站事故的污染水平。但在一些高污染的区域，3 月 22 日的检测结果，如福岛核电站西北 40 km 的区域，$^{131}$I 的污染为 1 170 000 Bq/kg，$^{137}$Cs 的污染为 163 000 Bq/kg，远远高于日本文部省规定的限值（几百个 Bq/kg）。在远离海岸 30 公里的海表水，检测到$^{131}$I 的 24.9～76.8 Bq/L，$^{137}$Cs 为 11.2～24.1 Bq/L。尽管呈现出下降的趋势。但在核电站排污口的海水中，检测到$^{131}$I 的放射性浓度为 74 000 Bq/L，$^{137}$Cs 和$^{137}$Cs 混合物的放射性浓度为 12 000 Bq/L。推荐核电站在海岸处的派出的最大放射性浓度为 4 000 Bq/L。

核泄漏的影响：据法国国家安全与核防护研究所的报道，在 300 m 的福岛海岸海水中，大约有 50 种放射性核素被释放到海水中，放射性浓度为 10 000 Bq/L。而事故发生前，$^{137}$Cs 为 0.003 Bq/L。$^{131}$I 的放射性浓度未检测到。在低泥中的放射性活度为 10 万～1 000 万 Bq/kg。而易吸收放射性碘的藻类，估算为 100 万 Bq/kg。鱼类可能携带的放射性为 10 万～100万 Bq/kg。日本对鱼类的放射性物质的限值是$^{137}$Cs 是 500 Bq/kg，对$^{131}$I 的限值是 2 000 Bq/kg。因此，从目前的数据看，对鱼类的生产带来了巨大的破坏作用（图 13-8）。

目前，对人类的影响未见到科学的报道。需要进一步观察其长期的影响。

## 四、体内代谢

### （一）吸收

早期混合裂变产物经口摄入后，主要在小肠吸收，它在胃肠道的吸收率受多种因素的影响，如冷却时间的长短、理化性质等。以放射性落下灰为例，地面爆炸时落下灰的溶解度低，因而它在胃肠道的吸收率较低；而空爆的落下灰溶解度较高，因而吸收率较高。观察结果表明，人口服核爆后 5 d 的近距离落下灰，胃肠道吸收率约为 3%～5%。比基尼核试验的落下灰水溶液中含裂片碘和锶较高，在胃肠道吸收率可达 30%左右。总的来说，混合裂变产物在胃肠道内的吸收率波动范围为 1%～30%。

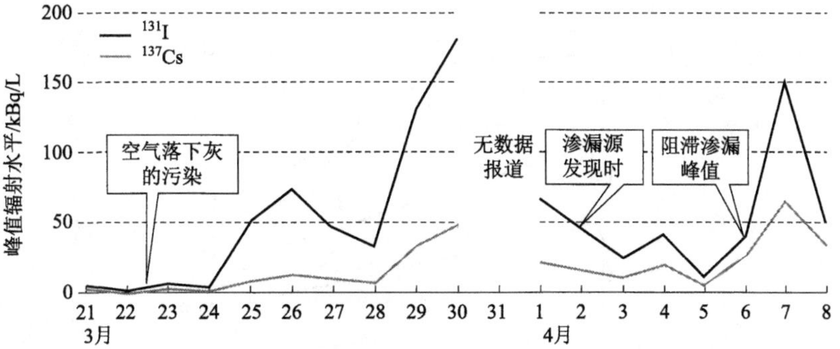


图 13-8 $^{131}I$ 和 $^{137}Cs$ 在福岛核电站附近海水中的放射性浓度污染随时间的变化趋势

在比基尼氢弹爆炸事故和苏联切尔诺贝利核电站事故中，对受到内污染的人员进行检测的结果表明，他们体内可分别测出 30 余种和 20 余种放射性核素，其中均以甲状腺内放射性碘的活度最高，其余放射性核素主要有 $^{89}Sr$、$^{90}Sr$、$^{134}Cs$、$^{140}Ba$、$^{144}Ce$、$^{147}Pm$ 和 $^{106}Ru$ 等。

### （二）分布

混合裂变产物在体内的分布及其动态随其冷却时间不同而有很大的差异。

早期裂变混合产物被吸收入血后，几乎在体内各组织器官中均可检出，但分布是不均匀的。其中以甲状腺的活度最高，这是由于裂变产物中碘核素（包括 $^{131}I$、$^{132}I$、$^{133}I$、$^{135}I$ 等）在早期混合裂变产物中的百分比高，它们在胃肠道几乎全部被吸收的缘故。目前认为，甲状腺是摄入早期混合裂变产物的靶器官。

由于混合裂变产物中放射性碘的母体——碲（如 $^{131}Te$、$^{132}Te$、$^{133}Te$ 和 $^{135}Te$ 等），可一并进入体内，在体内衰变生成内源性碘核素（$^{131-133}I$ 和 $^{135}I$ 等）滞留于甲状腺，因此在计算计量时应一并予以考虑。由于除 $^{132}Te$ 以外的放射性碲的半衰期均较短，在裂变后 12 h，母体的活度要比子体小得多，它们对甲状腺的剂量贡献可忽略不计。而 $^{132}Te$ 的半衰期远远大于其子体 $^{132}I$，进入机体后它在体内滞留的时间也比 $^{132}I$ 长，12 h 后 $^{132}Te$-$^{132}I$ 基本上已达平衡状态，此时 $^{132}Te$ 在体内生成的内源性 $^{132}I$ 在甲状腺内的积累活性为外源性 $^{132}I$ 的 12 倍。所以在爆后早期甲状腺内源性 $^{132}I$ 的剂量贡献较大。

摄入早期混合裂变产物经过较长时间或摄入晚期混合裂变产物后，它们在体内主要分布在骨骼。比基尼岛核试验受害渔民中，对 1 例事故后 9 个月死亡的渔民进行尸检，在肾脏、脾脏、肺脏和骨骼中均测出稀土族核素和 $^{106}Ru$，在肝、肾和骨组织中测出的 $^{90}Sr$ 含量数倍于当地的未受到内污染者。给大鼠静脉注射放置 2 年以上的混合裂变产物（其组分为：$^{89}Sr$0.1%，$^{90}Sr$-$^{90}Y$10%，$^{91}Y$0.25%，$^{95}Zr$0.75%，$^{95}Nb$1.2%，$^{106}Ru$-$^{106}Rh$6.1%，$^{137}Cs$8.5%，$^{144}Ce$-$^{144}Pr$51%，$^{147}Pm$20%，$^{155}Eu$2%）。连续观察 4 个多月，它们在体内主要组织内的分布动态（图 13-9）。

### （三）排除

早期混合裂变产物经口摄入后，10 d 内随粪便排除的约占食入量的 80%以上，主要在食入后第 1～2 天排除，并主要是难吸收的稀土族放射性核素。由尿排除约占食入量的 10%，主要是那些吸收率较高的 $^{131}I$、$^{132}Te$、$^{99}Mo$、$^{89}Sr$ 等。图 13-10 为给兔喂入早期放射性

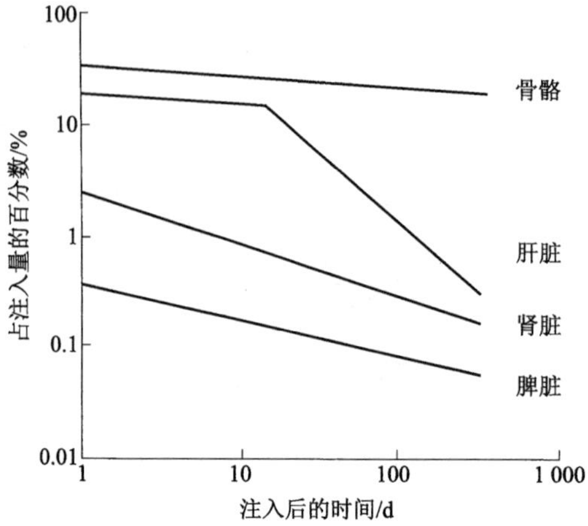


图 13-9　给大鼠静脉注入晚期混合裂变产物（冷却 2 年以上）后的主要组织内总 β 活度的动态分布

落下灰后的放射性核素经尿、粪便排除的动态曲线。

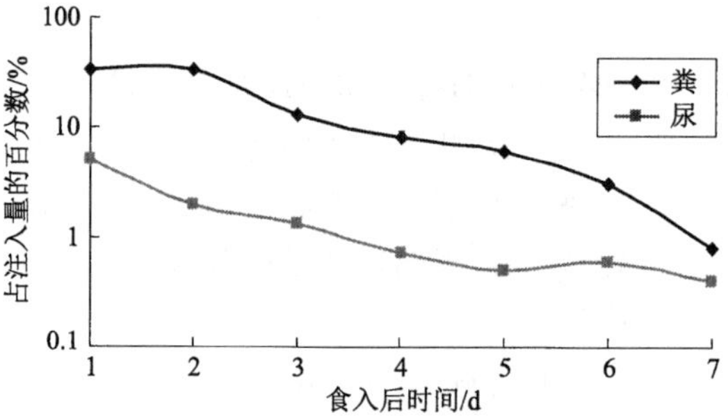


图 13-10　给兔喂入早期放射性落下灰的排除动态曲线

吸入难溶性落下灰，大部分可经上呼吸道转移到胃肠道，随粪便排除。

由胃肠道和呼吸道吸收入血的混合裂变产物，除经肾脏、汗腺、乳腺和唾液腺排除外，相当的部分经肠道随粪便排除。

静脉注入早期混合裂变产物（含放射性碘 10%，稀土族核素 42%，$^{89}$Sr1%，$^{90}$Sr0.02%和$^{140}$Ba 5%）后，第 1 天由尿、粪便排除量几乎相等；从第 2 天开始，粪排除量比尿高 6～7 倍。4 个多月的总排除量占注入量的 75%左右。

## 五、损伤效应

混合裂变产物对机体的损伤，与其裂变后冷却时间有关。早期混合裂变产物以引起甲状腺损伤为主；晚期混合裂变产物则多引起骨组织的损伤。

食入早期放射性落下灰所造成的内照射损伤，主要是放射性碘对甲状腺的损伤和其他不易被吸收的核素对胃肠道的损伤。例如，狗一次性食入早期混合裂变产物活度为 125～2 225 MBq · kg$^{-1}$，引起急性内照射损伤最早出现的是胃肠道损伤症状，随后出现血象变化，再以后观察到甲状腺功能低下所引起的代谢降低，进而出现黏液水肿，甲状腺组织出现严重的病理变化。这些动物最后死于感染和甲状腺功能严重低下所致的衰竭。又如，狗食入早期混合裂变产物水溶液 0.37 GBq，2.5 年后，出现甲状腺轻度萎缩和轻度黏液性水肿的症状；食入 1.8 GBq 时，甲状腺损伤严重，正常的滤泡结构被破坏，广泛纤维化，出现典型的黏液性水肿症状；食入 5.2 GBq 时，吸收入血和未被吸收的放射性核素分别在甲状腺、肠道内造成较大剂量照射，引起急性内照射放射病，出现急性辐射性胃肠炎症状和造血组织损伤所引起的全血细胞减少等。

对受氢弹实验伤害的马绍尔群岛的居民，按体内污染量的估算值分为 3 组：第 1 组居民食入落下灰量约为 111 MBq，第 2 组为 55.5 MBq，第 3 组为 27.8 MBq。分别计算了各组居民甲状腺所受的剂量。此外，当时尚有 4 个宫内受照射者。这些居民的甲状腺由于受内、外照射而发生了病变。表 13-8 为照射后 23 年随访中发现的甲状腺病变的发生率。可以看出，甲状腺受照剂量较大的第 1/2 组居民，其甲状腺病变发生率分别为 37.5% 和 33.3%。该两组连同宫内收照者在内的 86 例中，甲状腺病变发生数为 31 例，其发病率为 36.0%，明显高于当地未受照射居民组的发病率。尤其是第 1 组中受照时年龄小于 10 岁的儿童，甲状腺发病率高达 89.5%，而对照组仅为 1.6%。这种甲状腺发病率的增高，显然是混合裂变产物的内、外照射所致，其中内照射起重要作用。在第 3 组 158 名居民中，仅发现 10 甲状腺病变，其发病率为 6.3%，与对照组相比，没有明显差别。但是，在 1977—1979 年，该组又发现 5 例甲状腺病变，发病率为 9.5%(15/158)。值得注意的是，表 13-8 中 41 例甲状腺异常病例中，大部分病变为腺瘤和结节，有 7 例为甲状腺癌，其中第 1 组甲状腺癌发生率较高，达 6.3%(4/64)。

**表 13-8　马绍尔群岛受照居民甲状腺病变的发生率①**

| 组　别 | 外照射剂量/Gy | 受照时年龄/岁 | 估计甲状腺受照总剂量/Gy② | 甲状腺病变发生率/%⑤ | 甲状腺癌发生率/%⑤ |
|---|---|---|---|---|---|
| 1 | 1.75 | <10 | 8.1～11.5 | 89.5(17/19) | 5.3(1/19) |
| | | 10～18 | 3.4～8.1 | 25.0(3/12) | 8.3(1/12) |
| | | >10 | 3.4 | 12.1(4/33) | 6.1(2/33) |
| | | 合计 | 5.6③ | 37.5(24/64) | 6.3(4/64) |
| 2 | 0.69 | <10 | 2.8～4.5 | 33.3(2/6) | |
| | | 10～18 | 1.9 | 0.0(0/1) | |
| | | >10 | 1.4 | 36.4(4/11) | |
| | | 合计 | 2.2③ | 33.3(6/18) | |
| 3 | 0.14 | <10 | 0.6～1.0 | 1.7(1/58) | 1.7(1/58) |
| | | 10～18 | 0.3～0.6 | 14.3(3/21) | 4.8(1/21) |
| | | >10 | 0.3 | 7.6(6/79) | 1.3(1/79) |
| | | 合计 | 0.5③ | 6.3(10/158) | 1.9(3/158) |
| 胎儿受照者 | 1.75 | | | 3.3(1/3) | |
| | 0.69 | | | 0.0(0/1) | |
| 全部受照者 | | | 0.3～11.5 | 16.8(41/244) | 2.9(7/244) |
| 对照组④ | <10 | | | 1.6(3/199) | 0.5(1/199) |
| | >10 | | | 6.4(20/313) | |

注：① 截至 1977 年 9 月(照后 23 年)；② 甲状腺受照剂量包括 $^{131}I$、$^{132}I$、$^{133}I$、$^{135}I$ 和 γ 射线剂量的总和；③ 加权平均剂量；④ 1976 年随访的资料；⑤ 括号内数值为病例数/该组的人数。

晚期混合裂变产物无论经口服、吸入、皮下注射或静脉注入均能诱发肿瘤。但是，肿瘤发生的部位，则随着进入途径和裂变核素组分的不同而有差异。在口服或静脉注入时，多诱发骨肉瘤；而吸入时出现肺肿瘤。晚期混合裂变产物的危害主要是长半衰期放射性核素（如$^{90}$Sr，$^{137}$Cs，$^{147}$Pm，$^{144}$Ce，$^{106}$Ru等）引起的。$^{90}$Sr对骨质及骨髓产生照射而诱发骨肉瘤和白血病。

## 六、减少吸收和加速排除

### （一）早期混合裂变产物

在摄入早期混合裂变产物之前1 d或摄入后数小时内，应及时服用稳定性碘制剂，以减少放射性碘在甲状腺内的滞留。苏联切尔诺贝利核电站事故后2 d，核电站周围30 km范围内约13.5万居民撤离，并给予碘化钾预防放射性碘的吸收，事后监测了206例甲状腺内放射性碘的活度，其中97%的人员甲状腺内剂量小于0.3 Gy，预防性服用碘化钾起了良好的防护作用。在摄入混合裂变产物后1 d以内，可服用缓泻剂如$MgSO_4$，以加速肠内放射性核素的排除，降低大肠下端剂量。这些措施如使用得当，可明显加速放射性物质的排除。当超过上述时间，则收效甚微。

### （二）晚期混合裂变产物

主要是针对$^{90}$Sr、$^{137}$Cs、$^{144}$Ce以及$^{147}$Pm等核素。例如，褐藻酸钠可阻止$^{90}$Sr的吸收，亚铁氰化铁可阻止$^{137}$Cs的吸收；使用沉淀剂及缓泻剂，可减少胃肠道的吸收和加速胃肠道的排空。当检出体内稀土和$^{90}$Sr滞留量较大时，可考虑应用氨羧型络合剂如DTPA、喹胺酸等及氯化铵加速排除。实验结果表明，对摄入混合裂变核素采用综合治疗措施，使用阻吸收及促排药物，一般认为合并用药比单个交替使用的效果为佳。将组合剂（褐藻酸钙、普鲁士蓝、碘化钾）和Zn-DTPA同时混合在饲料中喂养的实验组大鼠与对照组相比，能减低全身Sr滞留量约9倍，Cs约40倍，I约12倍（甲状腺中碘减少70倍），但对Ce的疗效较差。

# 第二节　放射性碘的毒理学

放射性碘(radioiodine)是早期混合裂变产物中的主要成分之一。在核爆炸及反应堆事故中，它是污染环境的主要放射性核素。由于裂变碘在早期混合裂变产物中的份额较大，除$^{129}$I外，其他的物理半衰期都较短，因此，外环境中放射性碘含量增高，表明有新的早期混合裂变产物的污染。因而，放射性碘可以作为监测核爆炸或反应堆泄漏事故的信号核素。随着核医学的发展，放射性碘已广泛地应用于医学领域。与此同时，由于卫生防护措施不当，或临床上的滥用与误服，在某种程度上也增加了放射性碘对外环境的污染程度。因此，研究放射性碘的毒理学，无论在战时或平时都具有很大的意义。

## 一、辐射和化学特性

碘的原子序数是53，属元素周期表中Ⅶ族卤素，共有27种同位素，即$^{115}$I～$^{141}$I。$^{127}$I是其中唯一稳定的同位素。碘是人体内有重要生物活性的微量元素，是甲状腺素的主要成分。

在核爆炸时产生的早期落下灰中的裂变碘，是由不同半衰期的碘核素所组成的（表13-9）。它们在混合裂变产物中的产额可达30%以上。但是由于超短半衰期裂片碘的迅速衰变，几小时后，放射性碘在混合裂变产物中的份额即降至10左右。这些碘核素中，主要的是

$^{131}$I～$^{135}$I，尤其以$^{131}$I 最为重要。例如，切尔诺贝利核电站事故后第 2 d，释放到环境中的碘核素中$^{131}$I 的活度占 80%。

**表 13-9　放射性碘的半衰期及裂变产额**

| 质量数 | 半衰期 | 辐射类型 | 裂变产额*/% |
|---|---|---|---|
| 129 | $1.57\times10^7$ a | β、γ | 0.8 |
| 131 | 8.04 d | β、γ | 2.9 |
| 132 | 2.28 h | β、γ | 4.4 |
| 133 | 20.8 h | β、γ | 6.6 |
| 134 | 53.2 min | β、γ | 7.8 |
| 135 | 6.7 h | β、γ | 5.5 |
| 136 | 83 s | β、γ | 3.9 |
| 137 | 24.6 s | β | 2.7 |
| 138 | 6.55 s | β | 1.5 |
| 139 | 24 s | β | 0.8 |
| 140 | 0.86 s | β、γ | 0.3 |
| 141 | 0.44 s | β | 0.2 |

注：* 核爆炸后瞬时碘裂片的产额。

$^{131}$I 是 β、γ 辐射源，物理半衰期为 8.04 d，放射性比活度为 4.62 GBq/μg，发射 4 组 β 粒子，其能量分别为 0.605(90.4%)、0.333(6.9%)/0.812 和 0.257 MeV；还释放 5 组 γ 射线，其能量分别为 0.364(81%)、0.637(9.1%)、0.723、0.284 和 0.080 MeV。$^{131}$I 衰变后成为稳定性氙($^{131}$Xe)。

$^{131}$I 除可以从早期混合裂变产物中分离而获得外，还可以在反应堆和回旋加速器中分别以慢中子和氘核攻击$^{130}$Te 而获得。

$^{125}$I 的衰变方式是电子俘获，放出的 27.5 keV 的低能 X 射线，半衰期为 59.7 d。它是核裂变产物$^{125}$Xe 的衰变子体。$^{125}$I 也可在回旋加速器中通过核反应$^{123}$Sb(α,2n)$^{123}$I 来制得。

$^{129}$I 是 β、γ 辐射源，其裂变产额比$^{131}$I 要小得多，过去很少引人注意，但由于其半衰期很长($1.57\times10^7$ a)，随着核动力的发展，它的危害逐渐引起人们的重视。

碘易溶于有机溶剂(如酒精、乙醚、氯仿和苯等)，在水中的溶解度很小，但可溶于含有碘化钾的水溶液中，单质碘及许多碘化物在常温下有升华的特性。

碘具有典型的非金属性质，化学性质较活泼，是一种氧化还原剂，易与许多元素发生反应，生成碘化物和一系列含氧酸及盐类。例如，单质碘在强氧化剂(如浓硝酸)作用下，可进一步氧化成碘酸($HIO_3$)；在还原剂(如亚硫酸氢钠)作用下，能还原成碘离子。碘的盐类主要有以下两类：一种是碘化物，另一种是碘酸($HIO_3$)。所生成的盐类，其中 $NaIO_3$ 和 $KIO_3$ 为可溶性的，$AgIO_3$ 和 $Ba(IO_3)_2$ 为难溶性的。

## 二、体内代谢

### (一) 吸收

放射性碘极易经胃肠道、呼吸道、完整皮肤及伤口吸收，且吸收速度快，吸收效率高。

1. 胃肠道

口服碘化物后，几乎全胃肠道都能吸收，但主要在小肠。放射性碘能迅速而完全地通过肠壁进入淋巴管及血管内。1 h 内可吸收食入量的 75%～85%，经过 3 h，可全部被吸收入血。当胃肠内容物较多时，吸收速度减慢，但不影响总吸收量。ICRP 第 30 号出版物中，对于所有常见碘化物的 $f_1$ 值都取为 1，并将碘的一切化合物都定为 D 类。

2. 呼吸道

气态碘和碘气溶胶吸入后 1 h 吸收率可达 82%以上。吸入放射性碘化钠气溶胶，经过 5 min，约 61%的碘被吸收；40 min 时，可达 80%，第 3 d 时吸收率已近 100%。

3. 皮肤与黏膜

放射性碘化物的溶液或 $I_2$ 蒸气，可经黏膜和完整的皮肤吸收。伤口对碘核素比皮肤黏膜的吸收率高。

### （二）分布

进入血液中的放射性碘，约 70%存在于血浆中，30%在血液有形成分中，但它能很快地由血液转移到体内各组织器官内，呈高度不均匀分布，选择性的浓集于甲状腺。按其浓度计，甲状腺组织中浓集的碘为血液中的几百倍至几千倍。相应地在其他组织器官中只有很少量的放射性碘存在。表 13-10 列出了 $^{131}I$ 在动物体内各组织或器官中的相对浓度。按 $^{131}I$ 在体内各组织器官的滞留量递减顺序排列是：甲状腺、血液、骨髓、肝脏、肾脏、小肠、肺、心、脑、肾上腺和性腺等。

**表 13-10　动物体内各组织器官中 $^{131}I$ 的相对浓度***

| 组织和器官 | $^{131}I$ 的相对浓度 |
|---|---|
| 肌肉、脾脏、胸腺 | 1 |
| 肾脏、肝脏、卵巢 | 2～3 |
| 唾液腺 | 3～5 |
| 乳汁 | 5～15 |
| 甲状腺 | 10 000 |

注：* 以血液浓度为 1。

各种不同物理半衰期的裂变碘一次进入机体后，在甲状腺内的最大滞留量（以占摄入量的百分率表示）及其出现的时间均不同，半衰期愈短的裂变碘，在甲状腺内的最大滞留量愈少，其出现的时间也愈早，如表 13-11 所示。

**表 13-11　几种碘的同位素在人甲状腺内的滞留特点**

| 同位素 | 物理半衰期/h | 最大滞留量（占摄入量的百分数，%） | 达到最大滞留值的时间/h | 持续进入条件下达到平衡的时间/h |
|---|---|---|---|---|
| $^{127}I$（稳定） | — | 48 | 51 | 6 000 |
| $^{125}I$ | 1 440 | 47 | 45.5 | 120 |
| $^{131}I$ | 193 | 34 | 24 | 100 |
| $^{132}I$ | 2.28 | 7 | 3 | 15 |

续表

| 同位素 | 物理半衰期/h | 最大滞留量（占摄入量的百分数，%） | 达到最大滞留值的时间/h | 持续进入条件下达到平衡的时间/h |
|---|---|---|---|---|
| $^{133}I$ | 21 | 21 | 14 | 30 |
| $^{134}I$ | 0.89 | 4 | 1.2 | 7 |
| $^{135}I$ | 6.7 | 13 | 7 | 36 |

值得注意的是，$^{131}I$ 能够透过胎盘进入胎儿体内，并选择性地滞留在胎儿甲状腺中。有人曾对 9 名不同适应证而需要进行剖宫产的孕妇，在术前给予示踪量的 $^{131}I$，观察到妊娠 10 周后的胎儿甲状腺就具有聚积放射性碘的能力，其聚积程度可随胎儿发育而增高。因此，不能轻易地给孕妇应用 $^{131}I$ 进行诊断与治疗。

碘在人体内的滞留分数可用下列指数函数式描述：

$$R(t)=0.7e^{-1.98t}+0.08e^{-0.0057t} \tag{13-3}$$

式中，$R(t)$为摄入碘后第 $t$ 天全身的滞留份数，$t$ 为碘引入体内后的时间(d)。

大鼠摄入 $^{125}I$、$^{131}I$ 和 $^{132}I$ 后，它们在甲状腺的代谢参数列于表 13-12。

**表 13-12　$^{125}I$、$^{131}I$ 和 $^{132}I$ 在大鼠甲状腺内的代谢参数**

| 核　素 | $K_1$* | $K_2$* | $T_{b1}$ /d | $T_{b2}$ /d |
|---|---|---|---|---|
| $^{125}I$ | 2.0 | 3.74 | 0.82 | 4.60 |
| $^{131}I$ | 0.09 | 0.06 | 0.25 | 3.75 |
| $^{132}I$ | 0.8 | 0.6 | 0.21 | 2.10 |

注：* 为不同隔室的滞留分数。

### （三）生物转化

放射性碘进入血液后，与血浆蛋白结合得不牢固，能迅速离开血液而选择性的浓集到体积很小的甲状腺内，并经历摄取、有机结合、胶体储存和释放等一系列生物转化过程。

甲状腺吸收碘遵循逆浓度梯度和逆电位差的规律，而不是简单的扩散过程。一般认为腺体内有专门转运碘的所谓"碘泵"，能使碘从细胞外迅速主动地吸收到细胞内。实验证明，碘的主动转运过程是要耗能的，与细胞呼吸密切相关。

无机碘离子进入甲状腺滤泡上皮细胞后，必须在氧化剂($H_2O_2$)作用和在过氧化酶催化下，转化为游离碘，再与酪氨酸结合成为一碘酪氨酸(MIT)和二碘酪氨酸(DIT)。然后，二碘酪氨酸再被游离碘或过氧化酶氧化，两个分子的二碘酪氨酸结合形成四碘甲状腺原氨酸，即甲状腺素。它与球蛋白结合生成甲状腺球蛋白，并被转移储存在胶体内。甲状腺球蛋白是甲状腺滤泡腔内胶状物的主要成分，相对分子质量约 600 000，不能透过毛细血管壁进入血流。当机体需要时，甲状腺球蛋白经蛋白水解酶和黏液分解酶作用后，分解成较小分子的甲状腺素，由甲状腺滤泡分泌到血流中去。向体内注入 $^{131}I$ 数分钟，用放射自显影的方法观察，在甲状腺滤泡上皮部位可见到 $^{131}I$ 的径迹。

### （四）排除

ICRP 第 30 号出版物推荐进入转移隔室的碘有 30％向甲状腺转移，余下的直接经细胞外通过肾排除。又推荐甲状腺内碘的生物半排期为 120 d；均匀分布于甲状腺以外的其他器官和组织中的有机碘的生物半排期为 12 d。

放射性碘可经肾脏、肠道、肺、皮肤、唾液腺、乳腺及汗腺排除。其中以尿排为主。一般来说，尿中放射性碘的排除率与甲状腺吸$^{131}$I 率之间呈负相关。甲状腺吸$^{131}$I 率增高，尿中$^{131}$I 排除率相应地降低。因而，可通过$^{131}$I 尿排除率间接地了解到甲状腺的功能状态。如甲状腺功能亢进时，放射性碘的排除量显著减少，24 h 为 9.4%，48 h 也只有 12.5%。在甲状腺功能低下时，尿碘排除率明显增高，24 h 为 61.7%，48 h 可达 68.8%。尤其是黏液水肿患者，其甲状腺的吸碘能力几乎完全丧失，48 h 的$^{131}$I 排除率竟高达 93.6%。

碘核素在人体甲状腺内的生物半排期，因年龄不同而存在明显的差异，即婴儿＜儿童＜成年人（详见总论第三章）。

$^{131}$I 从体内排除的规律，可用以下指数方程来描述：

$$Y(t)=1.4e^{-2.038t}+2.8e^{-2.092t} \tag{13-4}$$

式中，$Y(t)$为摄入$^{131}$I 后第 $t$ 天每天经各种途径排除的份数。第 3 d 以后，式中第一项就可忽略不计。

### （五）代谢的隔室模型

对$^{131}$I 在人体内甲状腺中代谢规律的研究，得出的$^{131}$I 的隔室代谢模型如图 13-11 和表 13-13 所示。

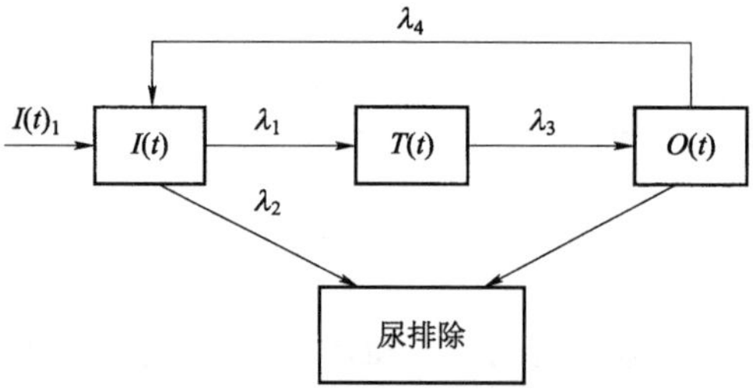


图 13-11　$^{131}$I 在人体内的隔室代谢模型

I—无机碘；O—有机碘；T—甲状腺组织；$t$—滞留时间；$\lambda_1$～$\lambda_4$—各不同隔室的代谢速率常数

**表 13-13　$^{131}$I 在人体内代谢模型的常数值**

| 途　径 | 代谢速率常数（$\lambda_i$）/$d^{-1}$ | 有效半减期/d |
|---|---|---|
| 1 | 0.93 | 0.74 |
| 2 | 1.92 | 0.36 |
| 3 | 0.008 7 | 79 |
| 4 | 0.053 | 13 |
| 5 | 0.005 0 | 139 |

## 三、损伤效应

进入体内的放射性碘主要滞留在甲状腺组织中，因而它对机体的危害主要表现在甲状腺的辐射损伤。

**（一）确定性效应**

研究摄入小量$^{131}$I(105 Bq)对甲状腺产生的内照射剂量为数 Gy 时，可见起初甲状腺功能增高，而后个别人可出现持续性发展的甲状腺功能低下。甲状腺照射剂量若达 30 Gy，便可发生永久性功能低下；受照射剂量达 100 Gy(相当于摄入 4 GBq)时，甲状腺则遭受严重破坏，腺体滤泡萎缩，间质及血管纤维化等。为治疗目的而摄入大量$^{131}$I(0.74～3.7 GBq)的病人中，有些已发生了轻度(偶尔是重度)的甲状腺炎。

值得指出的是，青年人的甲状腺对$^{131}$I 的敏感性要比老年人高。这与老年人的甲状腺体积减小，滤泡及滤泡上皮细胞减少，腺体内结缔组织成分增加等因素有关。

早年在临床上应用$^{131}$I 治疗甲状腺功能亢进，取得了积极的效果。但在以后的随访观察中，也发现部分病人因治疗量$^{131}$I，在远期发生甲状腺功能低下(hypothyroidism)。表现为血清中 $T_3$、$T_4$ 浓度降低，TSH 浓度升高。

甲状腺功能低下的发生率与$^{131}$I 的摄入量有关(表 13-14)。还观察到甲状腺功能低下(简称甲低)的发生率随观察年限的延长而增高(表 13-15)。

**表 13-14 不同剂量$^{131}$I 内照射引起成人甲状腺功能低下的发生率**

| 甲状腺中的$^{131}$I 量/(MBq/g) | 甲状腺的吸收剂量/Gy | 照射后不同时间甲低发生率/% | |
|---|---|---|---|
| | | 1 a | 5 a |
| 0.962～1.85 | 34 | 0.06 | 0.13 |
| 1.89～2.78 | 56 | 0.09 | 0.17 |
| 2.81～3.70 | 80 | 0.14 | 0.20 |
| 3.74～4.63 | 100 | 0.16 | 0.24 |
| 4.66～5.55 | 130 | 0.17 | 0.28 |
| 5.59～6.48 | 150 | 0.20 | 0.31 |
| 6.51～7.40 | 170 | 0.20 | 0.24 |
| 7.44～8.33 | 190 | 0.19 | 0.45 |

**表 13-15 甲亢患者经$^{131}$I 治疗后甲状腺功能低下的发生率**

| 随访时间/a | 病例数 | $^{131}$I 治疗量/MBq | 甲低发生率/% |
|---|---|---|---|
| 1 | 85 | 130 | 7.1 |
| 2～3 | 30 | 100 | 17.0 |
| 1 | 55 | 100 | 3.7 |
| 5.5 | 102 | 130 | 24.0 |
| 5.6 | 35 | 270 | 48.0 |

给 5 名甲状腺功能亢进女病人口服$^{131}$I 185 MBq，在 2 h～1 a 期间，外周淋巴细胞的染色体畸变率明显增高(表 13-16)。畸变类型有断片、双着丝点及环，以断片为主，有时可见一个细胞中同时存在两个畸变，出现畸变分布的不均一性。未观察到血浆中放射性活度和畸变率两者之间的平行关系。

**表 13-16　5 名甲亢女患者口服 185 MBq $^{131}$I 后的染色体畸变率(平均值)**

| 观察时间 | 分析细胞数 | 断片发生率/% | 环发生率/% | 双着丝点发生率/% | 观察时间血浆中平均比活度/(kBq/ml) |
|---|---|---|---|---|---|
| 正常人 | 1 569 | 0.1 | 0 | | — |
| 服$^{131}$I 前 | 482 | 0 | 0 | | — |
| 服$^{131}$I 后 2 h | 453 | 2.8 | 0.22 | | 4.6 |
| 1 d | 242 | 1.2 | 0 | 0.42 | 0.41 |
| 30 d | 777 | 1.5 | 0.38 | | 0.03 |
| 60 d | 321 | 3.7 | 0.31 | 0.31 | 0.007 6 |
| 120 d | 711 | 1.0 | 0.28 | | 0.001 6 |
| 180 d | 314 | 3.2 | 0 | | 0.002 4 |
| 1 a | 640 | 2.5 | 0.31 | 0.15 | 0.001 8 |

$^{132}$I 对大鼠甲状腺功能损伤的实验结果表明，无论是同一剂量组的不同时间，还是同一时间的不同剂量组，血清 $T_4$ 水平随甲状腺吸收剂量的增加而有规律地降低，表明$^{132}$I 可使大鼠甲状腺原发性功能低下，其程度与吸收剂量成正比。剂量相同时，$^{132}$I 对甲状腺的损伤程度远比$^{125}$I 和$^{131}$I 严重。因此，在评价放射性碘对甲状腺的损伤时，$^{132}$I 的作用应引起足够的重视。国内研究表明，$^{132}$I 在较高剂量更为明显，这不仅表现为甲状腺重量与体重的比值有差异，而且同一数量滤泡长、宽乘积的计数值及组织学改变上也有差别。$^{131}$I 25 Gy 照射组，滤泡计数值为对照组的 97.7%，未见明显组织学改变，而$^{132}$I 17 Gy 组，滤泡计数值为对照组的 62.5%，滤泡呈广泛轻度萎缩及散在分布的小灶性解体，镜下所见，类似$^{131}$I 59 Gy 组的组织学改变；$^{131}$I 92 Gy 组及$^{132}$I 29 Gy 组，滤泡计数值分别为对照组的 56.4% 及 32.7%，$^{132}$I 组滤泡萎缩，解体及上皮细胞退变程度都比$^{131}$I 严重。表明两种核素中毒后，尽管$^{132}$I 组大鼠甲状腺吸收剂量低于$^{131}$I 组，但组织学改变却明显比$^{131}$I 组严重。

### (二) 随机性效应

临床病例调查结果表明，甲状腺功能亢进患者应用 23～1 400 MBq 不同活度$^{131}$I 治疗后，经过 4 个月至 24 年后的随访观察，其中$^{131}$I 治疗量为 0.02～0.31 GBq 的甲状腺功能亢进患者中发生甲状腺癌 5 例。

通过调查分析了大量使用过$^{131}$I 的病例，得出的$^{131}$I 诱发甲状腺癌、甲状腺结节和甲状腺功能低下的危险度估计值列于表 13-17。

**表 13-17　$^{131}$I 内照射引起甲状腺病变的危险度估计**

| 甲状腺疾病和观察对象 | 平均吸收剂量/Gy | 危险度*/[例数/($10^4$ 人 · Gy)] |
|---|---|---|
| 甲状腺癌 | | |
| 儿童 | 90 | 0.06(0～0.16) |
| 成人 | 80 | 0.06(0.044～0.075) |
| 甲状腺结节 | | |
| 儿童 | 90 | 0.23(0～0.52) |
| 成人 | 88 | 0.18(0.13～0.23) |

续表

| 甲状腺疾病和观察对象 | 平均吸收剂量/Gy | 危险度*/[例数/($10^4$人·Gy)] |
|---|---|---|
| 甲状腺功能低下 | | |
| “低剂量”儿童 | 0.1～19 | 4.9(3.9～22.9) |
| “高剂量”成人 | 25～200 | 4.6(2.8～7.8) |

注：* 括号内数值为统计学范围。

$^{131}$I、$^{132}$I及$^{125}$I对大鼠甲状腺致肿瘤的比较效应研究表明，对成年及断乳鼠分别给予$^{131}$I、$^{132}$I，经20个月观察期，活杀动物后观察甲状腺肿瘤的发生率结果列于表13-18。可见碘核素诱发甲状腺肿瘤存在一最适剂量，$^{131}$I约为59 Gy，$^{132}$I约为10 Gy。低于或高于此剂量值时，肿瘤发生率皆低。$^{131}$I与$^{132}$I比较效应的实验性研究证明，诱发相同肿瘤发生率所需的吸收剂量，$^{131}$I比$^{132}$I高约6倍。

**表13-18　$^{131}$I及$^{132}$I诱发大鼠甲状腺肿瘤的剂量与效应关系**

| 组　别 | 大鼠数/只 | 吸收剂量/Gy | 肿瘤发生率/% | 良性肿瘤发生率/% |
|---|---|---|---|---|
| 成年鼠 | | | | |
| $^{131}$I | 17 | 26 | 41 | 100 |
| | 16 | 59 | 75 | 58 |
| | 21 | 130 | 62 | 85 |
| $^{132}$I | 9 | 5 | 44 | 25 |
| | 14 | 10 | 86 | 67 |
| | 8 | 26 | 62 | 100 |
| 断乳鼠 | | | | |
| $^{131}$I | 18 | 44 | 72 | 38 |
| | 18 | 103 | 72 | 69 |
| | 21 | 321 | 29 | 100 |
| $^{132}$I | 18 | 4 | 56 | 60 |
| | 16 | 13 | 94 | 60 |
| | 18 | 35 | 67 | 58 |
| 对照 | 39 | | 0 | |

注：资料源自：吴德昌.国际放射防护委员会1987年科莫会议情况[J].中华放射医学与防护杂志，1988，8(1)：59-67。

$^{131}$I与$^{125}$I的比较效应研究表明，$^{125}$I诱发肿瘤亦存在一最适剂量，即94 Gy，低于此值时，在6.3～94 Gy范围内，肿瘤发生率似与剂量的增加呈平行关系，反之则肿瘤发生率下降。在此研究中还观察到，诱发70%的肿瘤发生率时，$^{131}$I仅需7.8 Gy，而$^{125}$I则需56 Gy，两者相比，$^{131}$I诱发肿瘤的效率似比$^{125}$I高7倍。由上述比较可见碘核素诱发肿瘤的效率为：$^{132}$I>$^{131}$I>$^{125}$I。

据报道，白俄罗斯在切尔诺贝利核电站事故前，在不同年龄人中，甲状腺癌的发生以14岁以下儿童最少(1966—1985年仅发生21例)；可在事故后，儿童甲状腺癌的发生例数迅速增加。如事故前 10 年(1975—1985 年)仅有 7 例诊断为儿童甲状腺癌；而事故后 6 年 9 个月中(1986—1992 年)共发生 147 例。这些儿童中，分别有 83 例(51.5%)和 22 例(15%)是在事故发生时处于放射性碘高污染区的戈梅利和布雷斯特地区。事故后，俄罗斯和乌克兰的儿童甲状腺癌的出现也增加(图 13-12)。

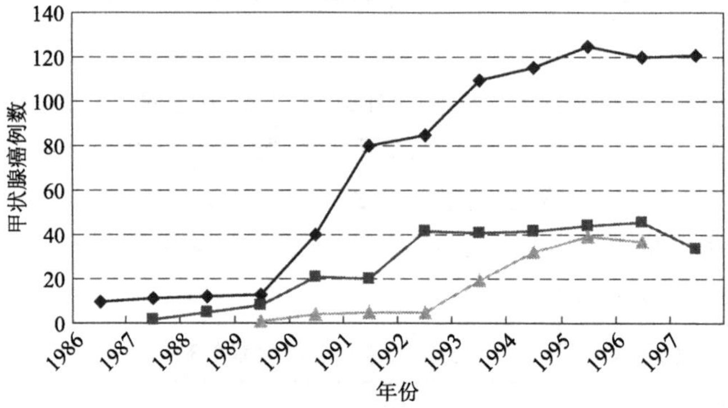


图 13-12　切尔诺贝利核电站事故时<14 岁儿童的甲状腺癌发病例数(引自 UNSCEAR,2000)

—◆— 白俄罗斯；—■— 俄罗斯；—▲— 乌克兰

## 四、减少吸收

对体内污染放射性碘的医学处理目的，主要是阻断甲状腺吸收碘。

### (一) 稳定性碘

为了阻止或减少放射性碘在甲状腺内的沉积，可应用稳定性碘。其作用机制为：① 阻止腺体中有机碘的释放；② 抑制有机碘的形成；③ 饱和碘化物输送系统，从而有效地阻止放射性碘进入腺体内；④ 通过形成的有机碘化物，抑制腺体内进一步摄取放射性碘。

通过上述机制，进入体内的放射性碘，大部分是以无机碘化物的形式排除。其作用与服碘量大小、使用时间以及放射性碘的种类有密切关系。

*1. 用药量与药效的关系*

人体服用不同量的稳定性碘化钾后，甲状腺吸收放射性碘的量及其总吸收剂量是不相同的。例如，研究人一次性摄入 37 kBq $^{131}I$ 的同时服用不同剂量的稳定性碘对甲状腺的防护效果及尿 $^{131}I$ 排除量的影响表明，服稳定性碘 10 mg 已有明显防护效果，在 10～100 mg 剂量范围内，稳定性碘的剂量与防护效果密切相关。服 100 mg 稳定性碘可使甲状腺吸收放射性碘的剂量降低到只占对照组的 2%。

*2. 用药时间与效果的关系*

服用稳定性碘时间可明显影响对放射性碘的防护效果。从表 13-19 可见，在 $^{131}I$ 进入人体前 1 d 内使用稳定性碘的防护效果较好，甲状腺的吸收剂量大致可降低一个数量级。同时用药的效果更好，甲状腺吸收剂量只相当于对照组的 2.6%。如在给 $^{131}I$ 前 36～48 h 给药，甲状腺的吸收剂量只能减少 1/3 左右。治疗使用稳定性碘的有效时间间隔极为有限，只是在 $^{131}I$ 进入人体后 2 h 用药，还有一定的防护效果，对甲状腺吸收剂量减少到对照组的 40%，如迟至 8 h 或更长时间给药则无效。

表 13-19 稳定性碘服用时间对$^{131}$I 所致人甲状腺剂量的影响

| 服用 KI 时间 | 甲状腺所受剂量/($\times 10^{-4}$ Gy/kBq) | 效 率/% |
| --- | --- | --- |
| 对照 | 6.2±1.4 | — |
| 给$^{131}$I 前 48 h | 4.2±0.6 | 33 |
| 36 h | 4.2±0.9 | 32 |
| 24 h | 0.84±0.11 | 86 |
| 16 h | 0.81±0.03 | 87 |
| 8 h | 0.41±0.11 | 93 |
| 给$^{131}$I 同时 | 0.16±0.14 | 97 |
| 给$^{131}$I 后 2 h | 2.4±0.1 | 61 |
| 24 h | 5.9±2.7 | 4 |

注：每组受试者 3～5 人，对照 10 人服 KI 100 mg。

3. 对几种放射性碘核素的防护效果

稳定性碘对甲状腺的阻吸收效果还因碘核素的不同而异，对半衰期愈短的碘阻吸收效果愈差。人口服 100 mg 或 200 mg 碘化钾对几种放射性碘所致辐射剂量的影响见表 13-20。

表 13-20 稳定性碘对几种放射性碘的防护效果

| 同位素 | 半衰期/h | 甲状腺吸收剂量/(μGy/kBq) | | | 防护效果/(占对照的百分数，%) | |
| --- | --- | --- | --- | --- | --- | --- |
| | | 对 照 | 100 mgKI | 200 mgKI | 100 mgKI | 200 mgKI |
| $^{131}$I | 193 | 620 | 19 | 12 | 3.1 | 1.9 |
| $^{133}$I | 20.8 | 170 | 10 | 8 | 5.6 | 4.4 |
| $^{135}$I | 6.7 | 35 | 5 | 4 | 13 | 12 |
| $^{132}$I | 2.28 | 8 | 3 | 2 | 30 | 27 |
| $^{134}$I | 0.89 | 2 | 1 | 0.8 | 57 | 43 |

4. 碘化钾的副作用

经口服用碘化钾的毒性很低，成人服用剂量为 100～600 mg/d，长期服用未观察到不良影响。儿童服用 100 mg/d 持续数年，也未观察到甲状腺肿和中毒效应。但在个别病例观察到出现甲状腺中或甲状腺中毒的各种副作用，使原有心脏病、肾脏病和肺结核加重。有的出现甲状腺肿，停药后即恢复；对碘过敏者，服用碘化钾后可发生皮疹、发热、气喘等过敏反应。

鉴于上述动物毒性和临床用药的经验，为阻止放射性碘的吸收而服用碘化钾时，推荐剂量为 100 mg/d，必要时，可连续 10 d，儿童用量酌减。用药前注意询问有否碘过敏史，或用碘酊做皮试，阳性者禁忌。

### （二）抗甲状腺功能剂

硫脲基类化合物能抑制碘化物氧化成碘的过程。进而抑制酪氨酸的碘化，而影响甲状腺素的生成。实验观察表明，给予大白鼠放射性碘，同时一次性使用抗甲状腺功能剂丙基硫脲嘧啶、硫脲或甲硫噻唑，甲状腺内放射性碘一昼夜的滞留量显著降低。前者可降到对照组的 1/30，后两者则分别降到对照组的 1/4 和 1/10。大白鼠服用$^{131}$I 后 4 h 再给予丙基硫尿嘧啶，48 h 尿中$^{131}$I 的排除量也可比对照组高出 7 倍多。相同条件下使用无机离子类药物如过氯酸钾，尿中碘含量只增加 3 倍多。从促排$^{131}$I 的效果看来，以硫脲嘧啶类药物为最好。

在临床上曾观察到数例甲状腺功能亢进病人，预先服用丙基硫脲嘧啶，再给予示踪量的$^{131}$I，测得甲状腺的吸$^{131}$I 率明显降低，以 1 h 为最明显，只占对照组的 18%，24 h 为对照组的 52%。说明硫脲嘧啶类药能明显阻断甲状腺吸收$^{131}$I。但这类药物能引起白细胞减少，应予以注意。

另外，促甲状腺素（TSH）能加速碘的代谢，从而可以缩短$^{131}$I 在甲状腺内的滞留时间。因此，适当使用，就能加强上述三种抗甲状腺药物的作用。

## 第三节　放射性锶的毒理学

在混合裂变产物中，放射性锶（radiostrontium）产额较高，对生物机体的危害较大，是具有重要毒理学意义的核素。自 20 世纪 50 年代以来由于核爆炸后落下灰的全球性沉降，致使$^{90}$Sr 对环境的污染不断加剧。因此，人们对放射性锶可能引起的危害研究更为重视。

### 一、辐射和化学特性

锶的原子序数为 38，属元素周期Ⅱ族，为碱土族金属元素。共有 21 种同位素，即$^{78}$Sr～$^{98}$Sr 除$^{84}$Sr、$^{96}$Sr、$^{87}$Sr 和$^{88}$Sr 为天然稳定性同位素外，其余均为放射性同位素，且多是 U 和 Pu 的裂变产物。其中$^{85}$Sr、$^{89}$Sr 和$^{90}$Sr 是锶的重要放射性核素，其辐射特性列于表 13-21。

**表 13-21　锶的重要放射性同位素的辐射特性**

| 质量数 | 半衰期 | 主要衰变方式* | 粒子能量/MeV |
|---|---|---|---|
| 85 | 65.19 d | β(100) | 0.514 |
| 89 | 50.5 d | β(100) | 1.463 |
| 90 | 28.6 a | β(100) | 0.546 |

注：* 括号内为分支比，%。

$^{90}$Sr 和$^{89}$Sr 分别是$^{235}$U 裂变时产生的$^{90}$Kr 与$^{89}$Br 裂片经 β 衰变而成的。其衰变链如下：

$$^{90}\text{Sr}:\ ^{90}\text{Kr}\xrightarrow[33\ \text{s}]{\beta}\ ^{90}\text{Rb}\xrightarrow[2.7\text{min}]{\beta}\ ^{90}\text{Sr}\xrightarrow[28.1\ \text{a}]{\beta}\ ^{90}\text{Y}\xrightarrow[64\ \text{h}]{\beta}\ ^{90}\text{Zr}(\text{稳定})$$

$$^{89}\text{Sr}:\ ^{89}\text{Br}\xrightarrow[4.5\ \text{s}]{\beta}\ ^{89}\text{Kr}\xrightarrow[3.16\ \text{min}]{\beta}\ ^{89}\text{Rb}\xrightarrow[15.6\ \text{min}]{\beta}\ ^{89}\text{Sr}\xrightarrow[50.5\ \text{d}]{\beta}\ ^{89}\text{Y}(\text{稳定})$$

$^{90}Sr$ 的衰变子体 $^{90}Y$ 半衰期为 64h，β 粒子最大能量为 2.270MeV，$^{90}Sr$～$^{90}Y$ 达到放射平衡约需 3 周。$^{90}Sr$ 可用作核电池、β 辐射源等，在军事、科学研究、发光仪表制造及医学上均有重要用途。$^{89}Sr$ 也是 β 辐射源，作 β 辐射源应用。锶的另一个重要的人工放射性同位素 $^{85}Sr$，是纯 γ 辐射源，为一种常用的示踪剂，衰变后变成稳定性 $^{85}Rb$。锶为碱土族 2 价元素，其硝酸盐、氯化物及与有机酸形成的许多盐，都易溶于水，而碳酸盐、磷酸盐和硫酸盐则难溶于水。锶也能和络合剂形成可溶性的络合物，但与稀土族元素的络合物相比，锶络合物稳定性较差。

## 二、体内代谢

由于锶与钙为同族元素，化学性质类同，故其在生物体内的转运也与钙很相似，并且与磷的转运有密切关系。人体内的放射性锶，主要由于摄入含放射性锶的动、植物饮食而致，而后者又是核试验、核反应堆和核燃料后处理工业释放到环境中的放射性锶通过生物链转移的结果。

### （一）吸收

1. 胃肠道

单次经口摄入可溶性的放射性锶，约 30％可在为肠道内被吸收。而难溶性的 $SrTiO_3$ 在胃肠道内的吸收率很低，仅 1％左右。例如，成人一次性口服稳定性 $SrCl_2$ 100～200 mg，平均吸收率为 36％。5 例正常人口服 3.7～14 kBq/kg $^{85}SrCl_2$ 后平均吸收率波动在 20％～32％。

锶的吸收部位主要是小肠，吸收最多的是十二指肠和回肠，其次为结肠，胃部吸收较少。

锶在为肠道内的吸收速率很快。食入后 5 min 在血浆中即可测出，约 4 h 达到最大值，但以第 1 h 内吸收量最多。

放射性锶在胃肠道内吸收量大小和吸收速度，与观察对象的种类、年龄、饮食、胃肠道功能状态密切相关。小白鼠、大白鼠、兔和幼猪口服 $^{90}SrCl_2$ 5 min 后在血液中即可测出，10 min 后在淋巴液中可测出。肠道吸收量可达食入量的 60％～80％。总的看来，动物的胃肠道吸收锶的能力要比人高得多。

ICPR 第 30 号出版物将锶的可溶性盐定为 D 类，设 $f_1$ 值为 0.3；而将 $SrTiO_3$ 定为 Y 类，$f_1$ 值为 0.01。

碱土族核素由胃肠道的吸收速率与原子量的大小有密切的关系。核素的原子量愈小，吸收速率就愈大，反之则吸收速率愈小，其相互间吸收速率的比例关系为：Ca∶Sr∶Ba＝10∶5∶1。

饮食中钙的水平可显著影响放射性锶的吸收。成年大鼠一次性口服 $^{90}Sr$ 7.4 kBq，如接受高钙饲料，$^{90}Sr$ 吸收减少；如摄入低钙饲料，则 $^{90}Sr$ 的吸收率增高。

2. 呼吸道

放射性锶的可溶性盐类较易于肺吸收，如 $^{90}SrCl_2$ 气溶胶由呼吸道的吸收速率可达 30％～50％，并且吸收速率很快。如果吸入粒径为 1 μm 左右的易溶性 $^{90}Sr$ 气溶胶，其中，50％左右是在最初几分钟内由肺中消失，经过 1 h，其 95％吸收入血液，肺中含量仅占吸入量的 5％。但吸入相同粒径的难溶性放射性气溶胶时，50％左右滞留于上呼吸道，并接上呼吸道纤毛上皮运动转移至咽部而吞入胃肠道；在肺内沉积的也只有少量被吸收。

3. 皮肤及伤口

放射性锶的可溶性化合物可穿透完整皮肤侵入体内。将$^{90}SrCl_2$溶液涂布在剃毛的大白鼠皮肤上，$^{90}Sr$的吸收率可随时间的延长而增加：6 h后，约吸收0.3%；4 d后吸收1.8%；到12 d时，吸收率达4%。在人的正常皮肤上涂布无载体$^{85}SrCl_2$，6 h后锶的吸收率为0.26%。此值与上述大白鼠实验值非常接近。放射性锶的难溶性化合物如$^{90}SrSO_4$污染皮肤，很难经皮肤吸收。

放射性锶由创面进入体内的量，在很大程度上受伤情的影响。将可溶性的$^{85}SrCl_2$污染擦伤皮肤，由于放射性锶在伤口上呈离子状态，易被吸收，在毛细血管暴露多的新鲜伤口处吸收最高，在30 min内吸收值可占污染量的38%，6 h可高达57.4%，比正常皮肤相应时间内的吸收值高200多倍。因此，从防护角度考虑，不能忽视小的皮肤创伤受放射性核素污染的危害性。

4. 注入

$^{90}SrCl_2$经腹腔注入后，3 min即可出现于外周血液中，经30 min血中浓度逐渐降低，而淋巴液中的浓度则上升；当静脉注射时，血液中$^{90}Sr$的浓度很快下降，而淋巴液中的浓度则上升；皮下注射后，经5～20 min，$^{90}Sr$就出现血液及淋巴液中，经过25 min，$^{90}Sr$在血液中的含量最高，以后则逐渐减少，而淋巴液中仍保持较高浓度。

**（二）分布**

放射性锶在体内的分布特点与钙类似，主要分布在含钙较多的组织，如骨骼和牙齿。

经不同途径进入机体的放射性锶，在血液及淋巴液中的动态分布过程如图12-7中所示。由图可见，$^{90}Sr$由不同途径入体后，在体液中的动态变化是相类似的，而体液中浓度的高低主要取决于不同途径的吸收率大小。在腹腔、皮下注射和灌胃三种途径中，以腹腔注射的吸收率最高。

放射性锶在体液中为2价正电荷离子，与血浆蛋白中各组分或各组织中蛋白质的结合并不牢固。因此，$^{90}Sr$的化合物主要是以离子状态或部分与有机酸结合成络合物的形式，循环于血液中。它在血液中滞留的时间是短暂的，离开血液后，小部分滞留在软组织中，大部分则选择性的滞留于骨骼中。如给猴腹腔注入$^{90}Sr$ 5 min后血内放射性锶的含量最高，为注入量的2.8%，24 h后降至0.05%。此时体内的$^{90}Sr$，约70%已转移并滞留于骨骼的无机质中。

曾给4名志愿者静脉注入18.5 kBq $^{85}SrCl_2$，5 min后血浆中含量为注入量的20%，1 h后为10%，24 h为3%，一周后仅占0.5%。在注入后10～12 h，注入量的65%滞留于骨骼内。锶在脾脏、肝脏和肾脏等软组织内滞留量约为骨骼中含量的1/500～1/1 000，且结合不牢固，易于重新分布或排除。

放射性锶在骨骼中达到最高浓度的时间，静脉注入为8 h，腹腔注入为24 h，口服为48 h。

实验证实，每天给大鼠经口喂入24 kBq的$^{90}Sr$，肝脏、脾脏、骨骼中$^{90}Sr$维持在恒定的水平。持续1个月，$^{90}Sr$在体内达到平衡。

母体污染的放射性锶，可经胎盘及乳汁转移到子体。如在母体产后 24 h 注入$^{90}Sr$，则通过哺乳转移到子体的$^{90}Sr$ 可达母体滞留量的 4%左右。

关于放射性锶在体内滞留与时间的指数函数关系，ICRP 第 20 号出版物提出一个表达式详见第二章公式(2-16)。为数学处理方便起见，ICRP 第 54 号出版物采用了以下的滞留函数：

$$R(t)=7.3\times10^{-1}e^{-\frac{0.693}{3}t}+1.0\times10^{-1}e^{-\frac{0.693}{44}t}+1.7\times10^{-1}e^{-\frac{0.693}{4\,000}t} \quad (13\text{-}5)$$

**(三) 排除**

放射性锶经口进入时，主要由粪便排除。给 4 名志愿者口服$^{85}SrCl_2$ 3.7～15 kBq/kg 体重后，连续观察 12 d，粪中排除量占口服量的 79%～82%，而尿中排除量仅占 2.9%～15%。另有 4 名志愿受试者，虽然$^{85}SrCl_2$ 口服量增加至 0.18～0.37 MBq/kg 体重，它随尿和粪的排除比例与前 4 例大体相似。

被吸收入血或静脉注入的放射性锶，主要由尿排除。例如，10 名受试者静脉注入$^{85}SrCl_2$ 3.7～15 kBq/kg 体重后，连续观察 12 d，尿中排除量波动在 14%～48%，而经粪排除量仅占 6.5%～17%。

吸入放射性锶难溶性化合物后的排除规律与经口摄入的排除规律相似，以粪便为主(表 13-22)。

**表 13-22 大白鼠吸入放射性锶后经粪、尿的排除量(占吸入量百分数，%)**

| 吸入后时间/d | 粪 | 尿 | 累 积 |
|---|---|---|---|
| 1 | 46.6 | 2.6 | 49.2 |
| 2 | 15.3 | 1.8 | 65.9 |
| 3～4 | 6.4 | 1.4 | 73.8 |
| 5～7 | 2.3 | 0.4 | 76.6 |
| 8～9 | 0.7 | 0.05 | 77.3 |
| 10～16 | 0.6 | 0 | 77.9 |

年龄对$^{90}Sr$ 的排除有影响。由兔的实验可见，静脉注入时，年幼家兔在 9 d 内的总排除量仅为注入量的 40%，而年老者却排除了注入量的 70%～80%。

妊娠期或哺乳期的母体摄入放射性锶后，部分经胎盘或乳汁转移给子代。转移到子体内的放射性锶，也选择性的滞留于子体的骨骼中，血浆中约 10%的放射性锶可转移至乳汁中，这是应该特别注意的。

给两例健康受试者静脉注入$^{85}SrCl_2$ 18 kBq/kg 体重，连续观察了 5 个月，$^{85}Sr$ 的排除动态曲线如图 13-13 所示，并由此拟合了放射性锶从体内排除的方程。由图可见，早期排除较多，因为这时放射性锶尚未与软组织呈牢固结合，部分在骨晶格表面呈疏松吸附。但是，当放射性锶已进入骨晶格深层后，就难以排除；在晚期放射性锶每天排除量约占体含量的 0.005%～0.02%。这种排除规律，可用幂函数式表示：

$$E(t)=7.1t^{-1.17},t\geqslant15\ \text{d} \quad (13\text{-}6)$$

式中，$E(t)$为注入放射性锶后 $t$ 时刻(d)日排除量。

## （四）生物转化

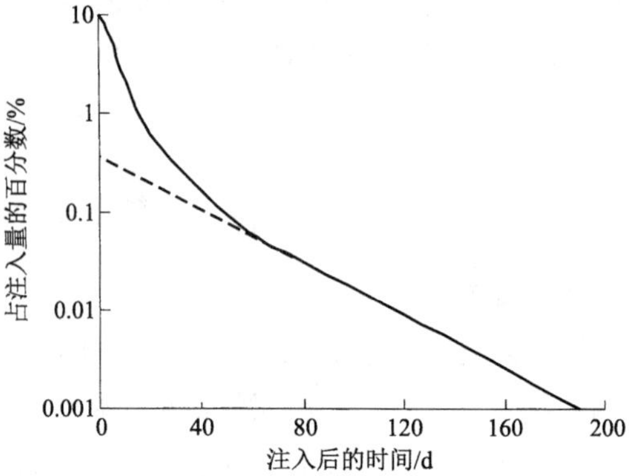


图 13-13　人静脉注入$^{85}SrCl_2$后的排除动态

在骨的生成过程中，血中钙、磷等无机盐类滞留于骨组织中，构成骨盐；骨吸收时，原来滞留于骨组织中的钙、磷等无机盐又释放入血。健康者，骨骼中约有1%的骨盐，与血中的钙等经常处于不断的交换和平衡过程中。放射性锶在体内，参与钙的这种生物转化过程。

### 1. 骨组织的摄入

血液及软组织中的放射性锶，可大部分迅速转移入骨组织内。ICRP 提出，放射性锶由血液进入骨组织的分数分别是$^{85}Sr$为 1、$^{89}Sr$为 0.7、$^{90}Sr$为 0.3；骨组织中放射性锶占全身活度的份数为：$^{85}Sr$为 1，$^{89}Sr$和$^{90}Sr$均为 0.99。

### 2. 骨组织内的沉积

放射性锶进入骨骼后，主要沉积在骨细胞间质中的骨盐部分，即无机质部分。一般认为，锶在骨盐部分的沉积，包括离子交换与生理性成骨作用两个过程。

(1) 离子交换：骨盐表面的离子成分经常不断地与细胞外液中的各种离子成分自由进行交换。体内的放射性锶可通过与骨盐晶体表面的钙离子交换而沉着于骨盐结晶中。

骨盐的基本成分是无定形的磷酸氢钙和高度结晶的羟基磷灰石。用 X 射线分析法证明，骨组织晶体为羟基磷灰石的微细结晶，其组成为：$3Ca_3(PO4)_2$、$Ca(OH)_2$或$Ca_{10}(PO_4)_6 \cdot (OH)_2$。在骨盐的晶体表面，被水化层所包围。在这层的表面，含有非特异性的结合离子如$Ca^{2+}$、$PO_4^{3-}$、水化层的周围就是液体。在液体和水化层之间可进行离子交换，即$Ca^{2+}$与$Sr^{2+}$的交换过程。由于钙的离子半径为 1.04 A，锶的离子半径为 1.20 A，两者很近似，易发生离子交换：$Ca_3(PO_4)_2 + 3Sr^{2+} = Sr_3(PO_4)_2 + 3Ca^{2+}$。一般成年人骨盐晶体的表面积为 100 $m^2/g$ 体重，因此一个 60 kg 体重的人，其骨盐表面积为 $6\times10^6$ $m^2$。放射性锶一旦进入人体，在早期很快通过离子交换过程，形成$Sr_3(PO_4)_2$而输送的沉积在骨盐表层。

(2) 生理性成骨过程：成骨作用除了由血浆中钙、磷乘积超过其溶解度乘积而产生沉淀的生理过程外，还依赖于骨细胞的活力。随着时间的延续，放射性锶参与骨盐的形成而进入骨无机盐的晶体中。随生理性成骨过程而在骨内沉积的放射性锶是难以转移的。

放射性锶在骨组织中的沉积，可因机体的年龄和骨骼的不同而异。

1) 年龄因素的影响。幼年机体摄入放射性锶，可选择性的滞留于骨形成区域钙化旺盛的部位，以骺板处最多，放射自显影可见骺板处有稠密的 β 粒子径迹的分布，然后逐渐转移至股骨干骺端小梁骨部位，呈局限性滞留。老年机体由于不再发生活跃的成骨过程，故锶在骨内多呈弥散性分布。

放射性锶在不同年龄人骨骼中的滞留，有明显的差异。以骨组织中放射性锶的含量（以锶单位表示，即 1 SU = $^{90}$Sr $3.7\times10^{-2}$ Bq/g 钙）计，胎儿为 1.57，0～4 岁时为 3.42，5～19 岁为 2.03，大于 20 岁时为 0.63。这说明，在成骨过程中最活跃的 4 岁以下儿童骨骼中，放射性锶含量最高，成人则最低。

2）不同骨骼的差异。放射性锶在不同骨骼中的沉积量是有差异的，脊椎骨和肋骨内的含量明显高于长骨。$^{85}$Sr 和 $^{90}$Sr 在人体不同骨骼内的沉积见表 13-23，即使在同一骨骼中，放射性锶的分布也是不均匀的，在骨无机盐部分的滞留量比骨其他部分高出 10～20 倍。

**表 13-23　$^{85}$Sr 和 $^{90}$Sr 在人体不同骨骼中的沉积***

| 骨骼种类 | $^{85}$Sr | $^{90}$Sr |
|---|---|---|
| 脊椎骨 | 4.8 | 3.4 |
| 肋骨 | 2.1 | 1.5 |
| 长骨干 | 0.6 | 0.8 |

注：* 骨样品浓度/全身骨骼平均浓度。

值得指出的是，放射性锶在牙齿内的滞留量，与骨骼内的放射性锶含量有一定的比例关系。根据人的资料，每克牙齿与每克骨骼放射性锶比活度之比值为 1.22。因此，从测得牙齿中的 $^{90}$Sr 含量，可间接推算人体内的放射性锶总含量。

锶在机体内的生物转化虽然与钙类似，但是，机体在生理代谢过程中对锶和钙有鉴别能力，常以鉴别因数（discrimination factor，DF）表示。锶和钙在机体内被吸收的程度、在骨骼中的滞留比例以及经肾脏的排除份额，都有明显的差别。总的说来，当外源性锶和钙同时进入体内时，钙优先被吸收和滞留在骨组织中，且排除缓慢。例如，给人同时口服 $^{85}$Sr 和 $^{45}$Ca，前者可吸收 25%，后者为 36%。因此，饮食中钙的水平可明显影响锶的吸收。为说明机体在代谢过程中对锶与钙的鉴别能力（DF），一般用观察比（observed ratio，OR）表示，人体对锶和钙的总观察比为 10 左右。$OR_{总} = DF_{吸} \times DF_{骨} \times DF_{排} = 1.5\times1.9\times3.5\approx10$。其中 $DF_{吸} = Ca_{吸收率}/Sr_{吸收率}$；$DF_{骨} = Ca_{在骨中滞留率}/Sr_{在骨中滞留率}$；$DF_{排} = Sr_{肾排除率}/Ca_{肾排除率}$。

## 三、损伤效应

锶在机体内主要滞留在骨骼，因此它的辐射效应以骨髓造血组织和骨骼组织的确定性效应和随机性效应为主。

### （一）确定性效应

1. 骨髓造血组织的破坏

$^{90}$Sr 进入骨组织后，主要滞留于长骨靠近骨髓腔的无机质中，使骨髓受到 β 粒子的照射。$^{90}$Sr 的子体 $^{90}$Y 半衰期短（64 h），β 粒子能量大（2.270 MeV）。因此，它对骨内膜、骨髓、骨中血管均会造成较强的照射。

$^{90}$Sr 内照射的早期致死原因，主要是骨髓造血组织受到严重破坏而导致白细胞、红细胞和血小板数量的显著减少，发生再生障碍性贫血。实验研究表明，给猴注入 74 MBq/kg 体重的 $^{90}$Sr 时，骨髓中含大量脂肪细胞而造血细胞成分很少，80% 以上是网状细胞，也看不到

分裂细胞，猴在1～2周内死亡；给猴注入37 MBq/kg体重的$^{90}Sr$时，骨髓中造血细胞成分亦减少，但可见到少数成髓细胞及成红细胞，猴在3～4周内死亡；给猴注入18 MBq/kg体重的$^{90}Sr$时，则骨髓细胞成分较多，可见有丝分裂细胞，但细胞形态异常，动物于1～2个月内死亡。病理解剖发现再生障碍性贫血、淋巴结及脾脏萎缩，肺、心、胃肠道及膀胱等器官出现广泛的出血性病变。

2. 骨质形成的异常

由于摄入体内的放射性锶可大量的侵入骨盐中，骨组织的钙化过程受到严重抑制，可诱发自发性骨折及弥散性骨质疏松等。

3. 白内障

实验观察发现，给家兔或狗经腹腔注入低于半致死量的$^{90}Sr$7.4 MBq/kg体重，实验动物在几个月内出现晶体混浊，继而发生白内障。

4. 其他损伤

放射性锶的持续作用下，血液中组织胺的含量随着累积剂量的增大而增加。如骨吸收剂量为0.28 Gy时，组织胺即可比对照组高38%；当骨吸收剂量累积到5.4 Gy时，组织胺的含量即可比对照组增加85%，这与骨髓及其邻近器官组织受到$^{90}Sr$的照射密切相关（肥大细胞损伤后释放引起的）。

人体内累积74 kBq $^{90}Sr$时，骨髓细胞的染色体畸变增加。大白鼠长期摄入小剂量$^{90}Sr$后，骨髓出现畸形细胞。在实验期间对照组畸形细胞变化为0.1%～0.4%；而实验组是1.2%～8.1%，明显高于对照组。而畸形细胞中又以双核细胞，尤其是核棘突细胞的增高更为明显。

### （二）随机性效应

$^{90}Sr$所致的随机效应主要为骨组织肉瘤（骨肉瘤、软骨肉瘤、骨纤维肉瘤和骨血管肉瘤），其中尤以骨肉瘤多见；其次为白血病。

1. 骨肉瘤

实验动物表明，给小鼠、大鼠、家兔、猴、狗和猪注射$^{90}Sr$后，致骨肉瘤最低剂量分别为33、35、57、25、39、63 Gy。$^{90}Sr$诱发骨肉瘤的发生率较高（见表13-24）。据估计，给狗注入$^{90}Sr$后诱发骨肉瘤的危险概率≤$5\times10^{-4}$/Gy。

**表 13-24　动物注入$^{90}Sr$后骨肉瘤的发生率**

| 动物种类 | $^{90}Sr$剂量/(MBq/kg) | 动物数 | 发生骨肉瘤动物数/只 | 骨肉瘤发生率/% |
|---|---|---|---|---|
| 猎犬 | 3.6 | 14 | 8 | 57 |
| 小鼠 | 16 | 42 | 34 | 81 |
| 大鼠 | 9.2 | 78 | 40 | 51 |

$^{90}Sr$致骨肉瘤的发生率，在一定剂量范围内，累积剂量与致骨肉瘤发生率呈正相关。如小鼠注入$^{90}Sr$后累积剂量从0.9～120 Gy时，骨肉瘤发生率由1.7%上升到73.1%。大白鼠的累积剂量为35～58 Gy时，骨肉瘤发生率为38%和51%。两种动物相比，累积剂量与骨肉瘤发生规律相似，但大鼠更为敏感。

$^{90}Sr$致骨肉瘤发生率还与动物种属有关。例如，在注入$^{90}Sr$的活度为37 kBq/g体重时，每个动物发生骨肉瘤的数目小鼠为4.3，中国仓鼠仅为0.23，小鼠较中国仓鼠敏感。

$^{90}Sr$诱发骨肉瘤的发生率，还因骨骼类型不同而异。管状骨的发生率很高，占骨肉瘤发生数的61%；脊椎骨为22%；下颌骨为10%；盆骨仅为1%。骨肉瘤多发生在长骨的两端，与这些部位代谢过程较活跃、血流供应较丰富、放射性锶的滞留率较高等因素有关。

放射性锶诱发骨肉瘤的相对生物效应，比一些亲骨性α放射性核素小。分别注射$^{90}Sr$和$^{226}Ra$之后8年，以猎犬死于骨肉瘤的剂量而论，$^{90}Sr$与$^{226}Ra$相比的RBE为0.07～0.24。

2. 白血病

$^{90}Sr$对各种动物(小鼠、大鼠、兔、狗、小猪)骨髓造血组织损伤的随机性效应，主要表现为白血病，致白血病的最适骨平均剂量为6～70 Gy，骨髓剂量为3.6～42 Gy。实验动物表明，大鼠摄入$^{90}Sr$后，其骨髓累积剂量为3.6 Gy时，白血病的发生率由对照组的1.5%上升到6.1%。小鼠慢性摄入$^{90}Sr$115 MBq/d时，白血病的发生率最高；摄入37 kBq/d时，已可诱发白血病。成年猪或幼年猪对$^{90}Sr$诱发骨髓细胞性白血病的敏感性相同，发生白血病的概率系数为$(20\sim28)\times10^{-4}$/Gy和$28\times10^{-4}$/Gy。$^{90}Sr$诱发狗和猪的粒细胞白血病所需的骨累积量分别为8～70 Gy和120 Gy。猎犬每日摄入$^{90}Sr$的活度为0.15、0.44、1.3 MBq时，白血病的发生率分别为12%、30%和20%，其峰值依次出现于5.5～6 a、4～4.5 a和1.5～2 a。

有研究表明，在一定的计量范围内，白血病的发生率随$^{90}Sr$摄入量的减少而增加，如表13-25中22 kBq/g体重以下注入量所示，较低剂量率时，易诱发白血病，但剂量率过低时，诱发白血病的发病率也下降。

**表13-25 $^{90}Sr(NO_3)_2$腹腔注入量与CBA小鼠的白血病发生率及其潜伏期之间的关系**

| 注入量/(kBq/g体重) | 动物数/只 | 发生数(发生率)/% | 潜伏期/月 |
|---|---|---|---|
| 44 | 50 | 4(8.0) | 285 |
| 30 | 100 | 7(7.0) | 200 |
| 26 | 400 | 22(5.5) | 221 |
| 22 | 50 | 6(12.0) | 216 |
| 15 | 100 | 23(23.0) | 222 |
| 7 | 50 | 14(28.0) | 262 |
| 对照 | 100 | 1(1.0) | 806 |

## 四、减少吸收和加速排除

### (一) 减少吸收

对尚未进入血流的放射性锶，根据不同的污染途径，采取相应的措施，以组织放射性锶的吸收。在胃肠道特异性阻吸收的药物中，以褐藻酸钠为最佳。日用量为10 g。褐藻酸钠的用药时间，是影响阻吸收效果的关键。13例受试者在不同时间服用相同量的褐藻酸钠，其阻吸收效果以褐藻酸钠与放射性锶同时服用的效果最佳(表13-26)，预防用药时给药的间隔越短，效果越佳。

**表 13-26 摄入 $^{85}SrCl_2$ 前后不同时间服用褐藻酸钠对人体胃肠道 $^{85}SrCl_2$ 的阻吸收效果**

| 用药时间 | 例 数 | 观察指标 | 阻吸收效果* |
|---|---|---|---|
| 前 30 min | 11 | 血浆 | 1.6 |
| | | 血浆 | 23.0 |
| 前 20 min | | 全身 | 9.0 |
| 前 2 min | 2 | 全身 | 19.0 |
| 后 20 min | | 全身 | 3.0 |

注：* 以用药前、后血浆或全身 $^{85}Sr$ 的浓度或含量之比表示。

实验观察表明，日服褐藻酸钠 10 g，连服 7 d，未见其对钙、磷、铁、铜、锌等元素吸收的影响及胃肠道不适等副作用。

实验研究证实，磷酸铝凝胶、磷酸三钙和氢氧化铝等，也有阻止胃肠道吸收放射性锶的效果。吸入放射性锶时，这类制剂也有实用价值（表 13-27）。

**表 13-27 口服不同阻吸收剂对吸入 $^{89}Sr$、$^{90}Sr$ 的阻吸收效果**

| 阻吸收剂 | 用 量 | 阻吸收效果(对照组:用药组) |
|---|---|---|
| 褐藻酸钠 | 10 g | 8～10 |
| 磷酸铝凝胶 | 首次 100 ml，以后每 1～2 h 口服 40 ml，共 4 次 | 7.7 |
| 氢氧化铝 | 首次 65 ml，以后每 1～2 h 口服 40 ml，共 4 次 | 2 |

### （二）加速排除

1. 络合剂的应用

大多数的氨羧型络合剂对钙的亲和力要比锶高，所以不能有效地与锶结合，无明显的促排效果。但是，双(二氨基乙基)醚四乙酸钙(Ca-BAETA)与钙、锶结合的稳定常数比较接近，它对放射性锶的促排效果已为人体的促排治疗所肯定。曾有人对 3 例静脉注入 $^{85}SrCl_2$ 的病例，静脉注射 Ca-BAETA，每天 4 g，连续 3 d，给药后第 1 天尿中 $^{85}Sr$ 分别由对照期的 1%、9%和 14%增加到 5%、18%和 25%。5 d 的累积排除率由对照期的 4%、28%和 38%增加到 8%、42%和 50%。延迟应用 Ca-BAETA 也有一定的促排效果。有 2 例 $^{85}Sr$ 内污染者，于污染后 2 周给予 Ca-BAETA 促排，在用药后第 1 天分别由用药前的 0.6%和 0.8%而增到 1.3%。

双(二氨基乙基)硫四乙酸钙(Ca-BASTA)对放射性锶也有促排效果。在注射放射性锶的同时，使用 Ca-BASTA，骨骼中的放射性锶滞留量减少 40%～50%。BASTA-Ca 能与体内血浆蛋白结合的放射性锶和尚未固着于组织中的放射性锶形成可溶性的络合物，经肾由尿排除。

近年来，国内报道了有机膦酸络合剂 $S_{106}$(丙酰胺基乙烯二磷酸)对放射性锶的促排效果。大白鼠注入 Sr 后立即肌肉注射 $S_{106}$ 100 mg/鼠和 $S_{186}$ 600 mg/鼠，2 d 尿锶排除量分别比对照组高 8 倍和 9 倍；整体滞留量分别为对照组的 39%和 35%；骨骼滞留量分别为对照组的 41%和 32%(表 13-28)。两药对锶的促排效果随用药剂量的增加而提高，组织中滞留量相应地下降。当剂量增至 800 mg/kg 体重时，效果趋于稳定，剂量再增加则出现毒性作用。该剂量以下与促排效果呈线性关系，经相关回归分析，$S_{186}$ 排锶效果优于 $S_{106}$，延迟给药效果下降，预防性给药的效果与立即给药者无差别。

**表 13-28　$S_{106}$ 和 $S_{186}$ 对大白鼠体内放射性锶排除和分布的影响的影响(占注入量的百分数,%)**

| 组　别 | 剂　量/mg | 排除量/% | | 滞留量/% | |
|---|---|---|---|---|---|
| | | 尿 | 粪 | 整体 | 股骨 |
| $S_{106}$ | 100 | 56.8 | 4.9 | 33.3 | 1.4 |
| 对照组 | 0 | 7.1 | 6.3 | 85.0 | 3.4 |
| $S_{186}$ | 600 | 50.4 | 12.6 | 30.5 | 1.0 |
| 对照组 | 0 | 5.5 | 7.1 | 87.8 | 3.1 |

注：资料源自：落梅初等，辐射防护，1984。

2. 影响骨质代谢

(1) 置换疗法：大量服用钙盐，可减少放射性锶在骨内的沉积，从而促进 $^{90}Sr$ 的排除。给家兔喂高钙饮食，尿中放射性锶的排除量可增加 7.9%～14.0%，同时股骨中的滞留量则降低。摄入低钙饮食时，在成年或幼年动物均可见到骨中的滞留量增加(表 13-29)。

**表 13-29　膳食中钙含量对不同年龄阶段的家兔股骨 $^{90}Sr$ 含量的影响**

| 年龄阶段 | 组　别 | 每天食入钙量/g | 股骨 $^{90}Sr$ 总量/ mBq | $P$ 值(与中钙组比较) |
|---|---|---|---|---|
| 成年 | 高钙组 | 2.60 | 5.4 | <0.02 |
| | 中钙组 | 0.50 | 6.9 | — |
| | 低钙组 | 0.05 | 19 | <0.001 |
| 幼年 | 高钙组 | 1.80 | 7.0 | <0.05 |
| | 中钙组 | 0.28 | 12 | — |
| | 低钙组 | 0.03 | 24 | <0.01 |

有研究者曾对 4 例静脉注入 $^{85}SrCl_2$ 的受试者，观察了静脉给予葡萄糖酸钙对排除量的影响。给药后几小时，排除量显著增加。其中 1 例 24 h 尿中排锶量提高 4 倍(表 13-30)。

**表 13-30　葡萄糖酸钙对静脉注入人体 $^{85}SrCl_2$ 24 h 内的尿排除量的影响(占排除量的百分数,%)**

| 受试者 | 注入葡萄糖酸钙前 | 注入葡萄糖酸钙后 |
|---|---|---|
| 1 | 4.40 | 21.5 |
| 2 | 4.20 | 13.7 |
| 3 | 8.90 | 18.2 |
| 4 | 18.60 | 29.5 |

当饮食中加入稳定性锶时，放射性锶在体内的滞留量可减少。如较长时期预防性给予稳定性锶，进入骨骼的放射性锶平均可减少 10%～15%。有研究者曾给大白鼠同时一次性腹腔注入大量的稳定性锶和 $^{89}Sr$，24 h 后 $^{89}Sr$ 在骨骼中的滞留可减少 30%左右。

(2) 口服氯化铵：口服氯化铵能明显促进放射性锶的排除。因为氯化铵能造成体内代谢性酸中毒，骨质分解代谢增强，使骨质钙离子进入血流的量增加，肾脏对钙的廓清率亦增加，因而尿钙排除明显增多。与此同时，机体内的放射性锶也伴随着钙自骨中释出而使排除量增加，并与尿钙大致平行，其效果如表 13-31 所示。

**表 13-31　人服用氯化铵后尿钙与尿 $^{85}Sr$ 排除的变化**

| 观察病历号 | 对照组 | | 促排期 | | 促排倍数 | |
|---|---|---|---|---|---|---|
| | 尿中钙量/mg | 尿中 $^{85}Sr$ 排除量（占摄入量的百分数，%） | 尿中钙量/mg | 尿中 $^{85}Sr$ 排除量（占摄入量的百分数，%） | 尿钙 | 尿 $^{85}Sr$ |
| 1 | 38 | 8.3 | 76 | 18.4 | 2.0 | 2.2 |
| 2 | 33 | 3.9 | 87 | 17.7 | 2.6 | 4.5 |
| 3 | 81 | 18.0 | 177 | 36.0 | 2.2 | 2.0 |
| 4 | 81 | 19.5 | 155 | 29.0 | 1.9 | 1.5 |
| 5 | 108 | 9.5 | 132 | 13.6 | 1.2 | 1.4 |

临床观察证实，用氯化铵治疗放射性锶污染病例，有良好的促排效果。口服量每天 9 g，共 5 d，12 d 内尿中放射性锶的排除量增加 50%～80%。当氯化铵与葡萄糖酸钙合并应用时，促排效果更好。$^{85}Sr$ 排除量普遍增加 100%～150%（表 13-32）。

**表 13-32　氯化铵及葡萄糖酸钙对 $^{85}Sr$ 体内滞留量及排除率的影响（占摄入量的百分数，%）**

| 组　别 | 例 1 | | 例 2 | | 例 3 | |
|---|---|---|---|---|---|---|
| | 尿排除率 | 体内滞留量 | 尿排除率 | 体内滞留量 | 尿排除率 | 体内滞留量 |
| 对照 | 39 | 43 | 18 | 66 | 20 | 68 |
| 口服氯化铵 | 63 | 22 | 32 | 55 | 30 | 52 |
| 静脉注射葡萄糖酸钙 | 61 | 20 | 31 | 58 | 32 | 55 |
| 氯化铵＋葡萄糖酸钙 | 77 | 8 | 45 | 40 | 42 | 45 |

对 $^{85}Sr$ 内污染者，单独采用高钙饮食治疗，10 d 的尿 $^{85}Sr$ 排除量（占摄入量的 27%）比对照病例（17%）增加 60%。高钙饮食合并氯化铵，受试者体内的 $^{85}Sr$ 排除量（占摄入量的 44%）为对照的 2.6 倍。

## 第四节　放射性铯的毒理学

放射性铯（radiocesium）是核裂变产物的重要组分之一，也是核电站事故的信号核素之一。它在 $^{235}U$ 的核裂变产物中，最初只占 1%左右，随着短半衰期放射性核素的不断衰变，2 年后可占 4.85%，5 年时达 15.2%。铯的放射性同位素在工业、农业以及医学上得到广泛应用。

### 一、辐射和化学特征

铯的原子序数是 55，为元素周期表中的碱金属元素，铯有 $^{116}Cs$～$^{146}Cs$ 31 种同位素，其中只有$^{133}Cs$是天然存在的稳定性同位素。放射毒理学意义最大的是$^{137}Cs$、$^{134}Cs$和$^{131}Cs$。

$^{137}Cs$是β辐射源，半衰期为30.17 a，放射比活度为3.2 MBq/μg，其β射线能量为0.514 MeV(93.5%)和1.176 MeV(6.5%)。衰变子体是位于激发态的$^{137m}Ba$，半衰期仅为2.55 min，释放能量为0.662 MeV的γ射线，最终产物为稳定性$^{137}Ba$，其衰变链为：

$$ {}^{137}_{55}Cs \xrightarrow[30.174\ a]{\beta} {}^{137m}_{56}Ba \xrightarrow[2.55\ min]{\gamma} {}^{137}_{56}Ba $$

$^{134}Cs$是β、γ辐射源，半衰期为2.062 a，β射线能量为0.662 MeV(71%)和0.089 MeV(27%)。主要的γ射线能量为0.605 MeV和0.796 MeV。

$^{131}Cs$的衰变方式是电子俘获，放出29.6 keV的氙特征X射线。

$^{137}Cs$可作为γ辐射源，用于辐射育种。辐照贮存食品、医疗器械的杀菌、癌症的治疗以及工业设备的γ探伤等。

$^{137}CsCl$注射液可用于心脏扫描，辅助诊断心肌梗死及病变，此外还可用来诊断甲状腺肿瘤等。

放射性铯的化学性质与钾相似，可和非金属作用，生成1价的化合物。其生成的盐类如卤化物、硝酸盐、碳酸盐和硫酸盐都易溶于水，只有磷酸盐的溶解度较小。稳定性铯是生物体中的微量元素，在自然界中都以化合物的形式存在于地壳中。

## 二、体内代谢

### (一) 吸收

人体内的放射性铯来自外环境。环境中的放射性铯主要来自核试验。核反应堆和燃料后处理厂。切尔诺贝利核电站事故向外环境释放出大量放射性物质(约3.0 EBq)，经接受人体内放射性监测人员的数据表明，在食入照射中放射性铯要占88%以上。环境中铯主要通过食物链进入人体，经呼吸道吸入的量只占食入量的1%。

放射性铯无论经呼吸道、胃肠道或注入等途径进入机体，都极易被吸收，而且吸收迅速。如$^{137}CsCl$由气管注入后，在最初几天由呼吸道消失得很快。气管注入后5 min，即有39.5%的摄入量被吸收；在注入后1 d，已有89.7%被吸收；到第6天的吸收率为97.5%，而停留于呼吸道的部分只占0.2%。

$^{137}Cs$由胃肠道进入时，吸收率几乎为100%，吸收部位主要是小肠。口服10 min后，在血液中、肾脏和肌肉等部位均可测出$^{137}Cs$。

ICRP第30号出版物将所有铯化合物均定为D类，将$f_1$设为1。由皮下、腹腔注入或伤口污染$^{137}Cs$时，均可被迅速吸收。

### (二) 分布

放射性铯进入机体后的分布与钾类似，表现为全身性、相对均匀性分布。主要滞留于全身软组织尤其是肌肉中，而且看进入细胞内，在骨骼和脂肪中的浓度较低。

吸收入血的Cs呈离子态存在，不与血浆蛋白相结合，部分Cs可进入红细胞内。有人给11例肿瘤患者静脉注入或口服0.3～1.85 MBq $^{137}Cs$，起初在全血和血浆中的浓度比较接近，24 h以后，血浆中的$^{137}Cs$浓度显著减少，此时在全血和血浆中的浓度为4∶1，如图13-14所示。说明$^{137}Cs$可迅速进入红细胞内。

实验观察表明，放射性铯进入大白鼠体内后，各组织器官中的相对放射性活度无明显差别，大致呈均匀性分布。但从整个器官的含量来看，由于肌肉占体重的比例大，所以肌肉中$^{137}Cs$的含量（占注入量的百分比）较高，如表13-33所示。静脉注入$^{137}Cs$后30 min，肌肉中滞留量为18.7%，占组织器官的第一位；注入后第4天，肌肉中的滞留量（52.2%）达高峰，此时，皮肤中占3.2%，肝脏中为2.3%，骨骼中为1.6%，睾丸中约为1%，其余部位都在0.5%以下。1个月后肌肉中滞留的放射性铯大部分被排除出体外。

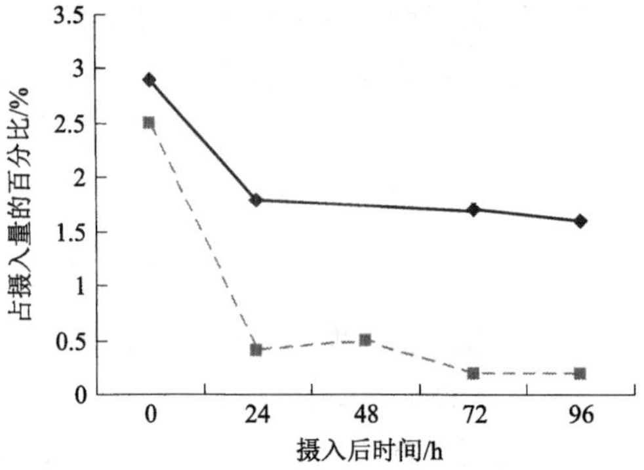


图 13-14　人口服$^{137}Cs$后全血和血浆中的$^{137}Cs$浓度

—◆— 全血；- -■- - 血浆

**表 13-33　给大鼠静脉注入$^{137}Cs$后各器官组织中$^{137}Cs$的含量和浓度比较**

| 项　目 | 注入后时间/d | 肝　脏 | 肾　脏 | 大　肠 | 皮　肤 | 肌　肉 | 骨　骼 | 睾　丸 |
|---|---|---|---|---|---|---|---|---|
| 含量* | 0.02 | 6.52 | 9.19 | 4.80 | 5.14 | 18.70 | 4.04 | 0.37 |
| | 1 | 5.82 | 1.35 | 1.54 | 5.52 | 40.80 | 3.42 | 0.72 |
| | 4 | 2.31 | 0.65 | 0.86 | 3.23 | 52.20 | 1.60 | 0.88 |
| | 16 | 0.88 | 0.26 | 0.40 | 1.64 | 32.40 | 0.88 | 0.54 |
| 浓度△ | 0.02 | 1.00 | 7.53 | 3.09 | 0.21 | 0.33 | 0.54 | 0.18 |
| | 1 | 0.71 | 0.93 | 0.77 | 0.22 | 0.48 | 0.45 | 0.33 |
| | 4 | 0.30 | 0.50 | 0.39 | 0.13 | 0.62 | 0.21 | 0.42 |
| | 16 | 0.10 | 0.16 | 0.17 | 0.05 | 0.28 | 0.09 | 0.16 |

注：* 为占注入量的百分数（%）；△为每克湿组织中含量占注入量的百分数（%）。

$^{137}Cs$从呼吸道、胃肠道、腹腔或皮下进入，在体内的相对分布规律基本一致。

长期多次口服$^{137}Cs$后的体内分布规律，与一次性口服后基本类似，只是肌肉内的滞留量相对增多。

对30岁的健康成年人体内$^{137}Cs$的含量调查表明，男性体内$^{137}Cs$平均含量为6.3 Bq/kg体重，而相应的女性平均含量为4.1 Bq/kg体重。两者的比例为1.5∶1。儿童体内的放射性铯滞留量，明显低于成年人。

$^{137}Cs$进入母体后，很易通过胎盘进入胎儿体内，它的分布和滞留规律和母体是一致的。所不同的是胎儿体内的滞留能力较低，如对几个主要组织器官（如肌肉、肾脏、肝脏和皮肤等）的滞留程度作比较，可以看出，母体中的滞留程度要比胎儿体内大4～5倍。

一般认为，$^{137}Cs$在人体内的滞留可以用下列方程式表示：

$$R(t)=K_1e^{-0.693t/T_{b_1}}+K_2e^{-0.693t/T_{b_2}} \tag{13-7}$$

式中，$K_1$为0.02～0.22（平均0.15），$K_2$为0.78～0.97（平均0.85）。$T_{b_1}$为0.5～2.1 d（平均1 d），$T_{b_2}$为60～165 d（平均115 d）。

另有实验表明：$^{137}Cs$在人体内的滞留方式为三项指数式，最初时刻的$K$值为0.01～0.05，$T_b$为0.5～2.5 h。

人体内$^{137}Cs$生物半排期随人的生活地区。年龄与性别的不同而异(表13-34)。孕妇$^{137}Cs$的生物半排期相当于正常妇女的1/3～1/2。$^{137}Cs$在动物体内的生物半排期可因动物种属不同而异，如小白鼠为3～4 d，大白鼠平均为13 d，豚鼠为19～20 d，家兔为23～25 d，狗为42 d。

表13-34　不同地区人体内$^{137}Cs$的生物半排期

| 国家或地区 | 测量人数 | $T_b$/d |
|---|---|---|
| 美国(阿拉斯加州除外) | 65 | 107.5 |
| 阿拉斯加州 | 35 | 85.7 |
| 加拿大 | 5 | 117.0 |
| 德国 | 15 000 | 140.0 |
| 法国 | 23 | 87.6 |
| 意大利 | 1 | 165.0 |
| 联合王国 | 22 | 94.1 |
| 日本 | 67 | 78.2 |
| 斯堪的那维亚半岛(挪威、瑞典、丹麦) | 132 | 65.1 |

在实际应用中可以认为$^{137}Cs$转移到快排出隔室的份额$K_1$为0.1，其生物半排期$T_{b_1}$为2 d；慢排出隔室的份额$K_2$为0.9，$T_{b_2}$为110 d。

### (三) 排除

放射性铯不论以何种途径摄入体内，主要通过肾由尿排除，肠道排除量很少。放射性铯排除速率很快，在摄入后早期尤其以最初两昼夜排除最多，以后逐渐下降。人体静脉注入或经口摄入$^{137}Cs$后，尿和粪排除量之间可相差数倍以上。以静脉注入为例，$^{137}Cs$在最初两昼夜从尿中排除20.8%，粪中只排除1.7%，1个月中尿的总排除量占摄入量的60%，粪中仅为9.2%。两例人员口服$^{137}Cs$后，持续观察20 d，从尿、粪中的累积排除量见表13-35。

表13-35　2例经口摄入$^{137}Cs$后尿、粪累积排除量(占摄入量的百分数，%)

| $^{137}Cs$摄入后时间/d | 尿累积排除量 | | 粪累积排除量 | |
|---|---|---|---|---|
| | 例1 | 例2 | 例1 | 例2 |
| 1 | 5.92 | 3.34 | 0.54 | 0.52 |
| 3 | 11.4 | 5.07 | 1.05 | 0.94 |
| 5 | 14.2 | 6.41 | 1.44 | 1.32 |
| 7 | 16.5 | 7.55 | 1.65 | 1.70 |
| 11 | 20.0 | 8.14 | 2.13 | 2.26 |
| 15 | 23.3 | 10.53 | 2.51 | 2.63 |
| 20 | 27.0 | 12.4 | 3.12 | 3.07 |

放射性铯进入母体后，能很快经乳汁排除。曾有1例授乳妇女，摄入$^{137}Cs$ 310 Bq，22 d期间从乳汁的排除量可达11.1%。在动物实验中，亦得到类似的结果。如雌性大白鼠一次性摄入$^{137}Cs$后30 d期间，自乳汁排除的$^{137}Cs$量达12%～15%，奶牛食入$^{137}Cs$后，自乳汁中

的排除量达 12.6%。

## 三、损伤效应

### （一）确定性效应

机体摄入较大量放射铯时，可引起急性损伤和慢性损伤。美国国立阿贡研究所（ANL）给不同年龄（0.5、1、5 岁）的 70 只猎犬一次性静注 $^{137}Cs$ 61～159 MBq/kg，并作为终身观察，其中 25 只死于注铯后 1～2 个月，其余猎犬死于 7～13 a 内；在注射 $^{137}Cs$ 后 30 d 内，内照射剂量介于 5.79～11.04 Gy。$^{137}Cs$ 急性损伤类似外照射急性放射病，主要表现为体重下降、胃肠道损伤、骨髓破坏和出血症候群。例如，肺、胃肠道、皮下组织和脑膜等部位出血和大肠溃疡；白细胞和血小板显著降低、贫血，出现中毒性粒细胞，红细胞大小不均和异形；肝肾肿大，脾萎缩等。实验动物急性损伤引起死亡的原因是：骨髓极度破坏、造血障碍、贫血、败血症和出血症候群。放射性铯由呼吸道吸入，可引起支气管周围腺体增生，血管周围水肿，肺泡和血管周围有出血灶。

国外有 3 例 $^{137}Cs$、$^{134}Cs$ 内照射所致急性放射病的报道。1987 年巴西的 $^{137}Cs$ 事故中最先死亡的 4 名内污染者（其中 1 名 6 岁女孩受照剂量高达 36 Gy）均死于肺炎、败血症和多灶出血等急性放射病骨髓综合征。1 例 1 次经口吞服 0.15 GBq $^{137}Cs$ 和另 1 例因事故摄入 0.19 GBq $^{137}Cs$ 的临床观察发现，患者的主要症状为 3 d 后出现不适、头痛、头晕、多汗、无；力、手足震颤和皮肤感觉过敏等神经症状。第 9 d 起脉搏和血压不稳定，心音低，2 周后出现心悸和心区疼痛等心血管系统症状。同时出现恶心、呕吐、胃痛、胃和结肠部位压痛。肝肿大和肝压痛等消化系统症状，经治疗后有所好转。但在事故发生半年内，上述症状时好时坏，白细胞减少，时有核左移，血小板亦减少，且衰老型增多。其中 1 例原有的多发性神经炎症状加重。第 3 个事故性摄入 $^{137}Cs$ 的病例，是因不慎打碎了一个放射性活度为 18.5 GBq 的 $^{137}Cs$ 安瓿，因而上身受到污染，事故 10 d 后出现出血症候群，粒细胞降到 $1.5\times10^9$/L，血小板降到 $70\times10^9$/L。在摄入后第 2 天还观察到血钾猛增，这可能与放射性铯大量进入红细胞并使之破裂，或血铯和血钾置换有关。

$^{137}Cs$ 对机体的慢性损伤那个，临床上分为三个阶段：第一阶段是刺激期，主要表现为血象波动不稳定，心血管系统、中枢神经系统、植物神经系统和内分泌系统功能不稳定。这个阶段通常持续 1 年。第二阶段为假愈期，血象变化和功能失调有所恢复。但当有附加的生理或病理因素时，日妊娠、分娩、出血以及药物作用等，可以出现病理改变。第三阶段时，造血功能明显减弱，表现为网织红细胞减少、周期性贫血、白细胞减少和淋巴细胞绝对数减少等。

临床上曾观察了 5 名一次性进入体内 2.2～3.7 MBq $^{137}Cs$ 而引起的慢性损伤病例。患者于半年至 1 年后，出现肝肿大，肝功能异常，网织红细胞增多，红细胞脆性增高，白细胞较原始水平降低 24%，并有天门冬酰胺转氨酶活性增高。这些表现均与心肌和骨骼肌的坏死有密切关系，因而在探讨放射性铯对人体的危害时，应注意其对心肌和骨骼肌的损伤效应。

$^{137}Cs$ 对机体的慢性损伤效应的另一表现为各组织器官的炎症性病变，最明显的是肺部、胃肠道、泌尿道及生殖系统炎症。

在另一起 3 例 $^{137}Cs$ 内污染事故中，体内污染量低于 1.1 MBq、其中 1 例污染后 76 d 时，眼晶体散在少许粉尘状小混浊点，右眼外侧边缘部见一小条索状混浊；另两例分别有双晶体皮质内散在粉尘状、点状浓油滴性混浊。双晶体皮质密度较大，周边散在粉尘状、点状混浊，间有1～2个棒状混浊。

### （二）随机性效应

动物实验表明，放射性铯可引起软组织肿瘤。如大白鼠摄入78～130 kBq/g体重$^{137}Cs$，7个月后出现肺、肾、血管、乳腺等部位的肿瘤。实验表明，$^{137}Cs$对狗的最低致癌累积剂量为10～14 Gy。由放射性铯引起的软组织肿瘤有甲状腺癌、卵巢癌、乳腺癌、膀胱癌、胆管癌、神经细胞肉瘤和淋巴肉瘤等。

## 四、减少吸收和加速排除

### （一）亚铁氰化钾

在减少放射性铯自胃肠道吸收的合阻吸收剂中，最有实际应用价值的是亚铁氰化物。其中亚铁氰化铁即普鲁士蓝和亚铁氰化镍是目前公认的阻止铯吸收的最好的药物。普鲁士蓝可使大白鼠体内$^{137}Cs$的生物半排期从原来的15.1 d缩短至9.1 d，亚铁氰化镍则可缩短到7.5 d，即亚铁氰化镍的阻吸收效果优于普鲁士蓝。一男性口服$^{137}Cs$后第1天，自身对照的体内核素滞留量为摄入量的94%，服用亚铁氰化镍后，$^{137}Cs$滞留量即降至60%。亚铁氰化镍可使$^{137}Cs$在1 d内排除量接近于不给药的7倍。

国内的研究发现，普鲁士蓝对大白鼠体内$^{134}Cs$有明显的促排效果。给动物注射0.19 MBq $^{134}CsCl$后，立即一次性给普鲁士蓝50 mg/kg体重，72 h $^{134}Cs$总排除率达53.9%，如中毒后立即给普鲁士蓝500 mg/kg，1周内连续给6 d，第7天$^{134}Cs$总排除率可达94.3%。促排效果随中毒后给药时间后移而降低，但中毒后10 d开始给药。仍能明显地加速铯总排除量，使$^{134}Cs$的生物半排期缩短。临床观察表明，即使在污染后68 d或79 d开始用普鲁士蓝，仍能显著地增加粪$^{134}Cs$排除。

### （二）稳定性铯

实验结果表明，给大白鼠注入$^{137}Cs$的同时，一并给予稳定性铯，在1周内$^{137}Cs$的排除量比对照组增加1倍左右。在摄入$^{137}Cs$ 6周后活杀，对照组体内尚滞留注入量的10%左右，而在使用稳定性铯的动物体内，未能测出放射性铯。

### （三）高钾饮食

机体受$^{137}Cs$内污染后，服用稳定性的氯化钾或食用多钾食物（如肉类、马铃薯），利用钾离子与$^{137}Cs$的置换，可促使内$^{137}Cs$的排除。有人观察到，饮食中的钾浓度增加9倍时，在5周内$^{137}Cs$的排除量可增加2倍左右。同时$^{137}Cs$在各组织器官中的滞留量明显下降。

### （四）氨羧型络合剂

临床上曾对5例误食$^{137}Cs$ 0.15 GBq的病人在EDTA盐进行促排治疗，先后共用两个疗程，第1疗程始于误食后的第5天，静脉点滴2 g，每天两次，持续4 d。在此阶段中，由粪排除的$^{137}Cs$达11.1 MBq，尿中排除6.3 MBq。第2个疗程在10 d后进行，其用量和持续时间同前，观察到$^{137}Cs$排除的第2个高峰，在此阶段中，共排除$^{137}Cs$ 10.6 MBq，从尿中排除约3.3 MBq。对因事故摄入0.19 GBq $^{137}Cs$的病例，也曾用DTPA作促排治疗，用药后最初10 d内$^{137}Cs$排出量明显增加。

### （五）其他

进来国内外有人将混合剂（包括海藻酸钙盐、普鲁士蓝、碘化钾）和 Zn-DTPA 同时混入饲料中喂食的实验组大鼠与对照组相比，能减少全身放射性铯滞留量约 40 倍；如果去掉 Zn-DTPA，只给予混合剂，那么$^{137}$Cs 的滞留量减少 56 倍。

# 第五节　放射性钷的毒理学

钷（promethium，Pm）是 1945 年 Marinsky 等从裂变产物中首次分离得到的自然界尚未发现的人工放射性同位素。在早期混合裂变产物中，钷的放射性活度所占份额较低，仅为 0.4%，但随着时间的延长，在混合裂变产物总放射性活度中所占份额不断增加：第一年为 6%，第二年为 13%，第五年可达 22%。钷是造成环境污染的重要放射性裂变产物之一。

## 一、辐射和化学特性

钷的原子序数是 61，在元素周期表第Ⅲ族，属稀土族。它有$^{136}$Pm 和$^{139}$Pm～$^{154}$Pm 17 个同位素，其中$^{147}$Pm 和$^{143}$Pm 的放射毒理学意义较大。$^{147}$Pm 为 β 辐射源，半衰期为 2.62 a，比活度为 $3.43\times10^{7}$ Bq/μg，衰变后变为稳定的 Sm。其衰变链为：

$$^{147}_{60}\mathrm{Nd}\xrightarrow[10.98\ \mathrm{a}]{\beta}\,^{147}_{61}\mathrm{Pm}\xrightarrow[2.62\ \mathrm{a}]{\beta}\,^{147}_{62}\mathrm{Sm}(\text{稳定})$$

$^{147}$Pm 的 β 粒子能量为 0.225 MeV（99.99%）和 0.1% MeV（0.01%）。其 β 粒子在水中的最大射程是 0.54 mm。近年来，$^{147}$Pm 在工业上已替代镭作为夜光涂料的激发能源，其主要优点是辐射毒性远远低于镭。由于$^{147}$Pm 的半衰期适当，并且又是纯 β 辐射源，因此可作为核电池的能源。

$^{143}$Pm 发射能量为 0.74 MeV 的 γ 射线，半衰期为 265 d，适宜用于体外测量及示踪代谢的研究。

钷的化学价为 3 价，其盐类中硝酸盐、醋酸盐、氯化物都易溶于水；而碳酸盐、磷酸盐和氟化物难溶于水；氧化物则不溶于水。在生理 pH 条件下，钷盐可发生水解而生成放射性氢氧化物胶体，溶解度极小。它能与羟基型络合剂和氨羧型络合剂形成络合物。

## 二、体内代谢

### （一）吸收

放射性钷一旦进入呼吸道、胃肠道和沾染皮肤及伤口，都有部分被机体吸收，尤以第 1 d 吸收份额较高。

1. 呼吸道吸收

$^{147}$Pm 进入肺后第 1 d，吸收率较高，吸收分数为 0.094。第 2 d 以后，吸收分数明显下降。可将肺吸收$^{147}$Pm 的速度分为快组分和慢组分。进入后第 1 d 为快组分；第 2 d 以后为慢组分，其吸收分数随时间变化可用下列指数函数式描述：

$$f_2=3.1\times10^{-3}\mathrm{e}^{-0.6312t},2\ \mathrm{d}\leqslant t\leqslant22\ \mathrm{d} \tag{13-8}$$

式中，$f_2$为$^{147}$Pm 进入肺后 $t$ 天吸收入血量占进入量的分数。

2. 肠道吸收

肠道吸收$^{147}Pm$份额与初始给予活度有关。随着初始给予浓度的增加，吸收份额减少。例如，给大鼠两种摄入量，灌胃后第1天，925 kBq/鼠组吸收份额为$2.31\times10^{-2}$；9.25 MBq/鼠组吸收份额为$4.03\times10^{-3}$。两组相差5.7倍。肠道吸收$^{147}Pm$主要出现在灌胃后第1天；第2天明显减少，仅为第1天的1/4～1/3；第3天仍有少量吸收，其原因可能与肠道重吸收有关。实验研究表明，$^{147}Pm$进入血液后，最初约有35%滞留于肝脏。肝脏内$^{147}Pm$通过肝胆系统排至肠道，部分$^{147}Pm$被重吸收。

ICRP第30号出版物兼所有钷化合物的$f_1$值均取为$3\times10^{-4}$。将钷的氧化物、氢氧化物、碳化物和氟化物均指定为Y类，其他化合物定为W类。

3. 皮肤吸收

如同肠道吸收一样，不同活度钷沾染皮肤后，初始给予量愈多，吸收分数愈小。其原因为：钷是稀土族元素，在生理条件下，易水解生成溶解度极小、不易被机体吸收的胶体氢氧化钷。而且随着钷量增加，水解生成胶体氢氧化物的量相对增加，处于易被机体吸收的离子钷的量相对减少。另外，随着沾染后时间的延长，吸收份额逐渐下降，而下降的速率与皮肤初始沾染活度相关。

钷由伤口吸收明显增多，比完整皮肤吸收高20～30倍，如表13-36所示。

**表13-36 $^{147}Pm$夜光涂料敷贴于大鼠完整或擦伤皮肤后各主要组织器官中的含量（以敷贴总活度的百分数计）**

| 组织器官 | 敷贴5 h/% | | 敷贴24 h/% | |
|---|---|---|---|---|
| | 完整皮肤 | 擦伤皮肤 | 完整皮肤 | 擦伤皮肤 |
| 血液 | 0.010 | 0.046 | 0.011 | 0.070 |
| 肝脏 | 0.014 | 0.665 | 0.019 | 1.10 |
| 骨骼 | 0.017 | 0.695 | 0.035 | 1.90 |
| 肾脏 | 0.016 | 0.590 | 0.024 | 1.33 |
| 脾脏 | 0.014 | 0.065 | 0.016 | 0.13 |
| 肺脏 | 0.011 | 0.088 | 0.015 | 0.145 |
| 肌肉 | 0.019 | 0.032 | 0.014 | 0.055 |
| 心脏 | 0.012 | 0.080 | 0.014 | 0.145 |
| 总吸收量 | 0.11 | 2.2 | 0.15 | 4.9 |

## （二）分布

临床观察表明，将活度为3.7 kBq的$^{143}Pm$经静脉注入人体后，大部分在几小时内就离开血液。

放射性钷离开血液后，可选择性滞留于肝脏和骨骼。同时，有一部分进入血细胞，随着观察时间的延长，血细胞内的量有增加的趋势。肝内含量随注入后的时间延长而下降，或排除出体外，或再行转移。组织放射自显影表明，$^{147}Pm$进入机体后早期，在肝脏组织中呈均匀弥散性分布。$^{147}Pm$在骨骼中的滞留随着时间的延长而增加，且滞留时间久，在注入后8个月仍维持在较高水平。$^{147}Pm$在骨组织中的分布不均匀，初始主要滞留在股骨的表面，如骨外膜、骨内膜和小梁骨表面(用放射自显影法证实有浓集的放射性钷存在)。给大鼠注入$^{147}$Pm 后 6 h，从股骨的放射自显影像可见到股骨组织及软骨生长区有大量的放射性钷存在。

在摄入$^{147}$Pm 后的早期，肾小球和肾曲细管上皮细胞处有较多密集的$^{147}$Pm 滞留。

当动物吸入$^{147}$Pm 夜光涂料后，经肺吸收后也主要滞留于肝脏和骨骼内。

根据注入后不同的时间全身和器官中$^{147}$Pm 滞留量的数据计算，大鼠体内和主要滞留器官滞留函数 $R(t)$亦可用二项指数式表示，方程内各参数值列于表 13-37。

**表 13-37　给大鼠体内注入$^{147}$Pm 后各组织和器官滞留函数的参数值($\times 10^{-3}$)**

| 组织和器官 | $K_1$ | $K_2$ | $\lambda_{b_1}$/d | $\lambda_{b_2}$/d |
|---|---|---|---|---|
| 全身 | 576.5 | 381.2 | 2.5 | 77.5 |
| 骨骼 | 573.5 | −85.7 | 4.3 | 219.2 |
| 肝脏 | 272.0 | 139.0 | 61.4 | 362.3 |
| 肾脏 | 45.6 | 20.0 | 34.4 | 434.6 |
| 脾脏 | 15.6 | 2.9 | 1 637.0 | 34.0 |
| 肺脏 | 8.8 | 2.35 | 1 759.0 | 21.3 |

## (三) 排除

ICRP 第 30 号出版物推荐的钷代谢参数是 10%直接排除，其生物半排期为 3 500 d。

根据给大鼠静脉注射$^{147}$Pm 后逐日尿和粪排出量拟合的排除函数 $Y_u(t)$和 $Y_f(t)$如下：

$$Y_u(t)=0.113e^{-0.844t}+0.019e^{-0.213t} \tag{13-9}$$

$$Y_f(t)=0.179(t+1)^{-1.185} \tag{13-10}$$

式中，$t$ 的单位为 d。

$^{147}$Pm 吸入血后，最初几天内$^{147}$Pm 主要经尿排除，粪排除相对较少。但随着时间的延长，逐渐以粪排除为主。如静脉注入后逐日尿与粪$^{147}$Pm 量的比值，第 1 天为 5.3，第 2 天为 3.8，第 3 天为 1.4，第 4 天以后小于 1，第 20 天以后，粪中$^{147}$Pm 排出量仍较高，而尿中$^{147}$Pm 排出量低于尿钷，大约 4 天后体内钷主要随粪便排除。

哺乳动物吸收$^{147}$Pm 后约有摄入量的 2.5%由乳汁排除。

人静脉注入$^{143}$Pm 后持续观察 6 个月时，其排除过程极为缓慢，由尿和粪排除总量仅占注入量的 15%左右，而注入量的 80%以上仍滞留在体内，如图 13-15 所示。从对$^{143}$Pm 吸收

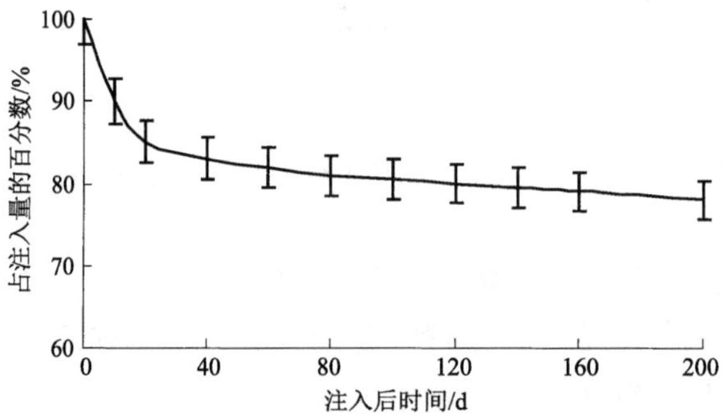


图 13-15　6 例正常人静脉注入$^{143}$$PmCl_3$后的体内滞留曲线

入人体后 20～184 d 的滞留曲线外推，得到$^{143}$Pm 自人体排除的生物半排期为 1 000 d 左右。

## 三、损伤效应

### (一) 确定性效应

当机体摄入大剂量放射性钷时，可出现急性放射损伤，突出表现为胃肠道、造血器官的病变和血液学指标的变化，实验动物表现为萎靡不振、拒食等。主要症状和变化为胃肠道功能紊乱和出血性坏死性病理变化，体重显著下降，毛发脱等。急性死亡的动物，其造血功能损伤表现为全血细胞降低，器官出血和肝、脾萎缩。

小鼠的实验研究表明，$^{147}$Pm 诱发的骨髓细胞染色体畸变，以染色单体型畸变为主，且随着$^{147}$Pm 摄入量的增加而相应增多，并可出现染色体断片和易位。骨髓细胞染色体畸变率和畸变细胞数均与$^{147}$Pm 摄入量呈线性关系。$^{147}$Pm 亦可使骨髓细胞 SCE 频率和微核阳性率明显升高，且与剂量有依赖关系。

### (二) 随机性效应

放射性钷进入机体后的晚期，可诱发骨肉瘤、肝癌、白血病及其他软组织肿瘤。肿瘤的好发部位与放射性钷滞留部位一致，即主要是骨和肝肿瘤等。如给大白鼠腹腔注入$^{147}$Pm 37～130 kBq/g 体重。在 8 个月至 2 年内，动物相继出现骨肉瘤和肝癌。$^{147}$Pm 的最小致癌量为 38 kBq/g 体重，150 d 内骨累积剂量达到 26 Gy 时，大白鼠骨肉瘤发生率为 8.3%。$^{147}$Pm 的最适致瘤量为 126 kBq/g 体重，当其 150 d 骨累积剂量为 86 Gy 时，骨肉瘤的发生率可达 38%。

由于$^{147}$Pm 极易水解，吸收较差，因而所致肿瘤在很大程度上与放射性钷的进入途径有关：口服时，主要诱发大肠癌；吸入时，可诱发气管癌和肺癌；皮下注入时，可诱发皮下组织肉瘤；静脉注入可诱发骨肉瘤等。

## 四、加速排除

在放射性钷的加速排除措施中，以氨羧型络合剂的促排 效果为最佳，如 DTPA、TTHA、EDTA 和喹胺酸等，它们对大白鼠体内$^{147}$Pm 的促排效果见表 13-38。由表内结果看出，这些络合剂均能显著地加速放射性钷自体内排除，其中尿钷排除量增加 6～10 倍，明显地降低了肝脏和骨骼中$^{147}$Pm 滞留量。且以 DTPA 的效果最佳，其后依次为 TTHA、喹胺酸和 EDTA。延缓用药的效果仍以 DTPA 为佳。在放射性钷内污染后 24 h 用 DTPA，动物体内的滞留量显著下降，而在钷污染后延缓 4 h 用喹胺酸，效果已不明显。7 名受试者静脉注入$^{143}$Pm 后用 DTPA 治疗，结果表明，DTPA 用药愈早，效果愈好。在$^{143}$Pm 注入前 5 min 预防性用药，可得到满意的促排效果。使用络合剂的时间离摄入$^{147}$Pm 的时间愈长，促排效果愈差。这说明 Pm 在体内滞留愈久，排除愈困难。当延迟至 24 h 用 DTPA，排除量只为摄入量的 20%以下。

**表 13-38　腹腔注入氨体内羧型络合剂对大白鼠$^{147}$Pm 的促排效果***

| 络合剂 | 2 d 尿中排除量/（占注入量的百分数，%） | 滞留量/（占注入量的百分数，%） | |
|---|---|---|---|
| | | 肝　脏 | 一侧股骨 |
| DTPA-$CaNa_3$ | 70.7±3.8 | 1.41±0.11 | 0.17±0.05 |

续表

| 络合剂 | 2 d尿中排除量/（占注入量的百分数，%） | 滞留量/（占注入量的百分数，%） | |
|---|---|---|---|
| | | 肝脏 | 一侧股骨 |
| TTHA-$CaNa_4$ | 70.6±4.3 | 2.64±0.42 | 0.11±0.02 |
| EDTA-$CaNa_2$ | 47.7±7.3 | 4.33±0.47 | 0.62±0.05 |
| 喹胺酸 | 52.6±5.6 | 3.25±0.31 | 0.25±0.02 |
| 对照组 | 6.6±1.4 | 27.36±2.96 | 1.08±0.15 |

注：* 各络合剂用量均匀 1 mmol/kg 体重。

# 第六节　放射性铈的毒理学

铈是核裂变产物中产额较高的一种核素，初始份额可达 6%。随着裂变产物冷却时间的延长，其相对份额逐渐增大，如放置 2 年后$^{144}Ce$的份额可占放射总活动度的 30%左右。因而它在环境放射性监测中已被列为重点监测核素。

## 一、辐射和化学特性

放射性铈(radioactive cerium)的原子序数是 58，是镧系元素之一，共用$^{128}Ce$～$^{151}Ce$ 24 种同位素，其中除$^{136}Ce$、$^{138}Ce$、$^{140}Ce$是稳定性同位素外，其余均为放射性核素。$^{144}Ce$的放射毒理学意义最大，其次是$^{141}Ce$。

$^{144}Ce$是 β 辐射源，并伴有 γ 射线，其物理半衰期为 284.5 d。释放三组 β 粒子，能量分别为：0.32 MeV(76%)、0.245 MeV(4.5%)和 0.184 MeV(19.5%)；7 组 γ 射线，能量介于 0.03～0.134 MeV，以 0.134 MeV 的分支比最高(15.3%)。$^{144}Ce$的衰败链为：

$$^{144}Ce \xrightarrow[284.5\ d]{\beta,\gamma} {}^{144}Pr \xrightarrow[17.5\ min]{\beta,\gamma} {}^{144}Nd(稳定)$$

衰变子体$^{144}Pr$的 β 粒子能量很高，其中 2.99 MeV 的分支比为 97.8%；γ 射线的能量介于 0.695～2.185 MeV。故$^{144}Ce$可作为辐射源或特殊能源。

$^{144}Ce$亦为 β 辐射源，衰变时伴有 γ 射线，其物理半衰期为 32.5 d。其 β 粒子能量为 0.58 MeV(30%)和 0.44 MeV(70%)；γ 射线能量为 0.14 MeV 和 0.036 MeV。

铈具有镧系元素典型的化学特征，它的化合物有 3 价和 4 价两种。它的氧化物、碳酸盐和磷酸盐难溶于水，其他铈盐则易溶于水。但在 pH 为 6.8 的介质内极易水解，形成难溶性氢氧化铈胶体。当铈遇到络合剂时，则形成易溶性络合物。

## 二、体内代谢

### （一）吸收

放射性铈在体内胃肠道 pH 条件下，极易水解，吸收率很低，一般小于 0.05%。值得指出的是，未断奶的猪胃肠道对$^{144}Ce$的吸收率较高，可吸收 1.6%以上。因此，应注意婴儿胃肠道对$^{144}Ce$的吸收。

ICIP 第 30 号出版物将所有铈化合物的 $f_1$ 值均设为 $3\times10^{-4}$；将铈的氧化物、氢氧化物和氟化物均定位 Y 类,其他化合物定为 W 类。

放射性铈经肺吸入时吸收率较高,可达到 12%左右。皮下注入的放射性铈,可在局部水解,16 d 内能吸收 14.4%。

放射性铈经皮肤的吸收率随接触时间而变化,将 $^{144}CeCl_3$ 敷贴于大白鼠剃毛的正常皮肤后 6 h,吸收值达 4.7%±1.2%,其中表皮层为 2.4%±0.4%,真皮层为 2.3%±0.8%。铈至皮肤不同深度的累积活度如图 13-16,可见增高较快的是 1～300 μm 处。

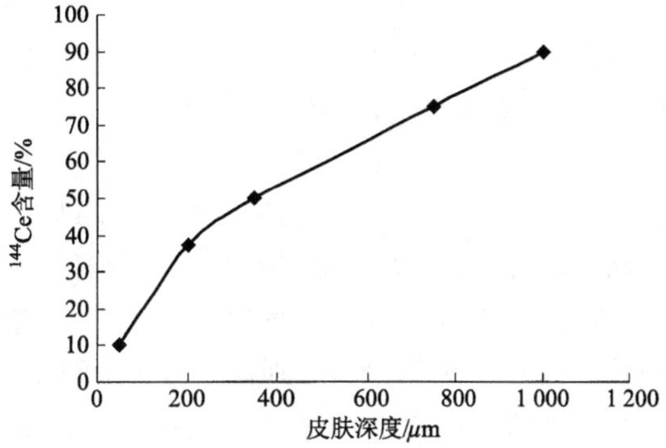

图 13-16　$^{144}Ce$ 污染皮肤后皮肤不同深度累积吸收曲线

放射性铈[$^{144}Ce(NO_3)_3$]32 kBq 污染大鼠的擦伤皮肤后,骨骼、肝脏等器官 $^{144}Ce$ 的滞留率随伤口深度的加深而增高。骨骼、肝脏等器官的滞留率的对数与随污染后时间的对数间可拟合成抛物线回归方程。$^{144}Ce$ 污染大白鼠皮肤切割伤,吸收较慢,24 h 吸收仅为污染量的 10%左右。这可能与 $^{144}Ce$ 在体液中易形成难溶性的氢氧化铈有关。

## (二) 分布

放射性铈经皮下注入时,可进入淋巴毛细管,其含量逐渐增高,显著超过放射性铈在血液中的浓度。给大白鼠皮下一次性注射 $^{144}Ce$0.74 MBq,在初期(6～12 d)肝脏内滞留量较多,骨骼、肾脏次之,其他器官滞留量很少。但随着时间的延长,肝滞留量减少,骨骼含量增加。骨骼含量增加。骨骼中 $^{144}Ce$ 的含量次序为股骨＞肋骨＞胸骨。

放射性铈在血液 pH 环境下易形成氢氧化物胶体,其中大部分被网状内皮系统的巨噬细胞吞噬,小部分在血液中可与有机酸形成络合物,另一部分与血浆蛋白结合或与白细胞结合。放射性铈离开血液后,主要分布于肝脏和骨骼中。如静脉注入 $^{144}Ce$ 5 min 后,肝脏中可滞留 30%,6 h 后达峰值的 65%,此时骨中的含量为 25%,放射性铈在肌肉、肾脏和脾脏等部位总滞留率为 10%。$^{144}Ce$ 在肝内生物半排期仅为 15 d,而自骨组织内排除较缓慢,其生物半排期可达 240 d。在 $^{144}Ce$ 进入体内后的一段时间内,还可出现在分布,即肝脏内的滞留浓度逐渐减少而骨内则逐渐增加。$^{144}Ce$ 主要在骺端小梁骨部位和关节面胶原部分浓集。

吸入或气管内注入的 $^{144}Ce$-柠檬酸盐大部分滞留于肺部。其动态分布曲线如图 13-17 所示。对 1 例事故性吸入 $^{144}Ce$气溶胶的工作人员,体外测量肺内 $^{144}Ce$ 的活度,持续 420 d,由所得的结果推算的 $^{144}Ce$ 在肺内的生物半排期为 190 d。

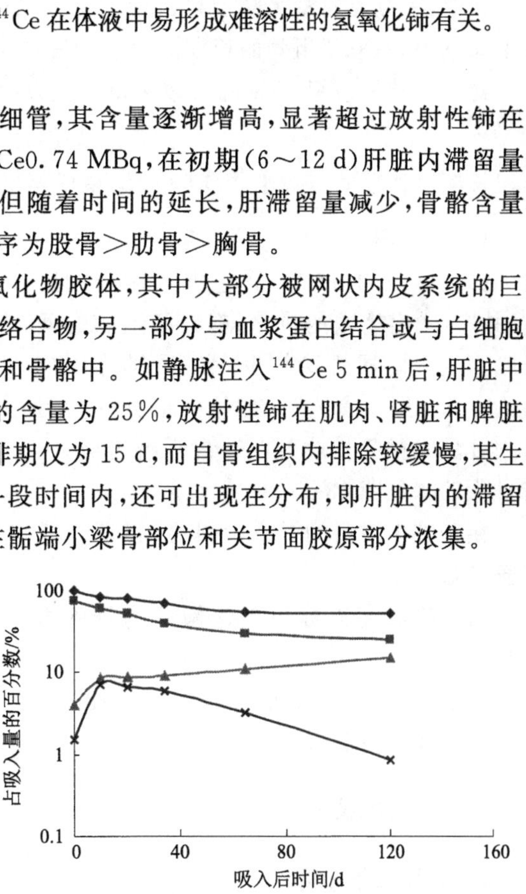

图 13-17　大白鼠吸入 $^{144}Ce$-柠檬酸盐后各组织器官放射性活度的滞留动态分布曲线

—◆—全身; —■—肺脏; —▲—骨骼; —×—肝脏

在体内成离子态的放射性铈,可较快地透入细胞内,经微观放射自显影证实,$^{144}Ce$ 在胞浆中滞留量最多,其次为线粒体,再次为微粒体,胞核中最少。

给妊娠母狗注入$^{144}CeCl_3$，发现有少量放射性铈进入胚胎中，在胚胎肝中的$^{144}Ce$占母体的2%。胚胎骨中只测出微量的$^{144}Ce$，可见，放射性铈较难透过胎盘。ICIP第10号出版物推荐的4只小猎犬静脉注入标记氯化铈的滞留分数方程为：

$$R(t)=0.99e^{-0.00018t} \tag{13-11}$$

给大鼠一次性注射$^{144}Ce$ 0.74 MBq，注后初期，由幼鼠全身滞留曲线见到一快速下降的组分，而成年组未发现。两组的滞留分数方程为：

$$幼年组：R(t)=0.40e^{-1.26t}+0.22e^{-0.00858t}+0.38e^{-0.0085t} \tag{13-12}$$

$$成年组：R(t)=0.41e^{-0.0156t}+0.59e^{-0.0027t}$$

幼鼠全身滞留分数方程的第一项占全身含量的40%，以0.6 d的有效半减期从体内快速减少；第二和第三项分别占全身的22%和38%，有效半减期为81.9 d和199 d。成年鼠全身滞留分数方程由二项式组成，分别占全身含量的41%和59%，有效半减期为44.4 d和257 d。

从器官滞留来看，由于肝脏、骨骼$^{144}Ce$含量在注入后一定时间内是增加的，滞留曲线有明显上升段，上升到最大值后逐渐下降。有效滞留分数方程为：

$$r(t)=A\left(1-e^{\frac{-0.693t}{T_1}}\right)\cdot e^{\frac{-0.693t}{T_2}} \tag{13-13}$$

式中，$A$是器官最大滞留量占初始注入量的份额。成年鼠肝脏$A$值明显高于幼鼠，而骨中幼鼠稍高；成年组骨骼长期滞留项的有效半减期($T_2$)大于幼鼠，而肝脏两组接近。

肾、脾、肺等组织$^{144}Ce$的有效滞留分数方程为：

$$r(t)=A_1e^{\frac{-0.693t}{T_1}}+A_2e^{\frac{-0.693t}{T_2}} \tag{13-14}$$

长期滞留项的有效半减期($T_2$)均是成年鼠大于幼鼠。

### （三）排除

铈在体内的分布不受它进入途径的影响，故$^{144}Ce$由体内的排除，都以肠道随粪便排除为主。随尿排除较少，粪、尿排除比例为10∶1。经口食入$^{144}Ce$，绝大部分在食后3～4 d随粪排除。放射性铈自呼吸道吸入，其排除动态见图13-18。

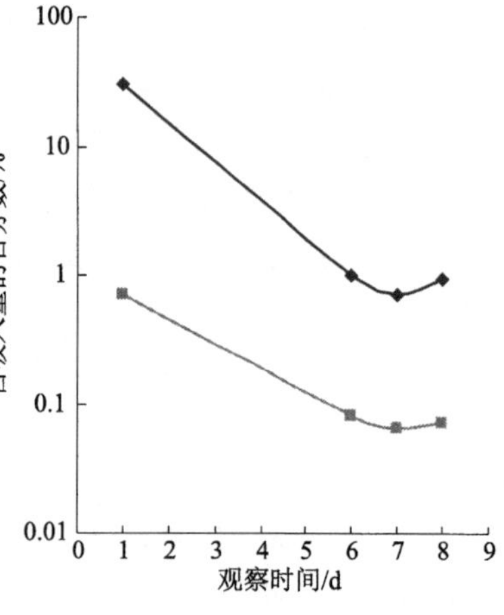


图13-18　兔吸入$^{144}Ce$后从粪和尿中的排除动态

—◆— 粪；—■— 尿

在肝脏中滞留的$^{144}Ce$，可以通过胆汁排至肠道随粪排除。

猎犬静脉注射标记氯化铈后的排除方程为：

$$Y(t)=1.8\times10^{-4}e^{-0.00018t} \tag{13-15}$$

其有效半减期为264 d。

## 三、损伤效应

### （一）确定性效应

1. 肝脏的损伤

由放射性铈所致的肝急性损伤可致肝功能障碍、黄疸和腹水。病理检查可见到肝脏缩小、肝细胞脂肪沉着、坏死灶、萎缩及纤维增生等。实验观察表明，给小鼠每隔 3 d 注入 $^{144}CeCl_3$ 19 kBq，连续两周，即可引起肝细胞萎缩。而慢性损伤时，可见肝坏死。当 $^{144}Ce$ 在肝脏组织中累积剂量达到 88 Gy 时，6.25%的实验犬发生肝硬化。

2. 骨骼和造血器官的损伤

由 $^{144}Ce$ 引起的急性损伤，表现为骨髓多发性出血、外周血全血细胞减少。骨骼中的骨质形成发生严重紊乱，呈弥散性的骨质疏松。放射性铈慢性损伤的病例可见骨质坏死、自发性骨折等。

3. 胃肠道的损伤

$^{144}Ce$ 及其子体 $^{144}Pr$ 进入肠道后，不仅肠道黏膜受到辐射损伤，而且邻近器官如肝脏也可受到影响。胃肠道急性、亚急性损伤时，表现出胃肠道功能障碍、黏膜溃疡，尤以回盲部最严重，甚至穿孔而导致腹膜炎。肠组织中的组胺含量可迅速增多。慢性损伤时，胃肠道可发生难治愈的慢性溃疡和炎症。

4. 支气管和肺部损伤

吸入放射性铈气溶胶致动物急性中毒，在肺组织中有高浓度的 $^{144}Ce$ 放射灶，诱发辐射性肺炎和肺纤维化，致使动物死于心肺功能不全。

### (二) 随机效应

放射性铈对机体的随机效应主要表现为肝脏肿瘤、骨肉瘤、胃肠道肿瘤和肺肿瘤。

1. 肝脏肿瘤

$^{144}Ce$ 诱发大鼠的肝肿瘤中，最多见的是胆管上皮的腺癌(占 70.5%)，其次为肝细胞瘤(占 6%)和血管内皮瘤(占 17.6%)。给狗注入 $^{144}Ce$ 3.7 kBq/g 体重，2 只中有 1 只发生肝细胞癌。注入 $^{144}Ce$ 以后，随着剂量的增高，肝肿瘤的发生率也有对照组的 1.3%逐渐升高到 8.1%(剂量为 108 Gy 时)。就上述剂量而论，大鼠发生肝肿瘤的危险概率为 0.000 63/Gy，当累积剂量为 162 Gy 时，发生肝肿瘤的危险概率为 0.000 23/Gy。

2. 骨肉瘤

在给大鼠腹腔注入 $^{144}Ce$ 0.2～2.0 kBq/g 体重所形成的骨剂量为 3.3～30 Gy 的情况下，引起骨肉瘤的危险概率为 0.000 3/Gy。至于 $^{144}Ce$ 诱发大鼠骨肉瘤的最高发生率(43 只中有 28 只发生，占 65%)见于腹腔注入 28 MBq/g 体重，在骨组织中的累积剂量约为 290 Gy 的情况下，引起骨肉瘤危险度为 0.000 22/Gy。

给断奶的仔鼠注入 $^{144}Ce$ 后，骨肉瘤的发生率高于成年鼠，且潜伏期较短。

3. 胃肠道肿瘤

大鼠摄入 $^{144}Ce$ 后，胃肿瘤发生率很低(3.9%)。当经口摄入 $^{144}Ce$ 0.33～0.67 MBq/g 体重时，经过 250～485 d，胃息肉的发生率为 3.3%，胃扁平细胞癌的发生率为 1.9%；小肠腺癌发生率为 1.9%，多发性小肠腺样息肉或小肠腺瘤发生率为 10.5%，其中 40%(6/15)为恶性肿瘤。此外，有 13.8%的大鼠出现大肠腺癌、弥散性的实质性癌、平滑肌瘤、肉瘤等。另有实验证实，给家兔气管注入 $^{144}CeF_3$ 925 kBq 后，食管扁平角化细胞癌的发生率仅为 1/20。

4. 肺肿瘤

成年猎犬吸入不溶性的放射性铈气溶胶后，经 2～4 年，肺部累积剂量达 250～590 Gy，肺血管瘤和支气管肺癌的发生率可达 27%。大鼠气管内注入$^{144}CeCl_3$的剂量为 6.5 Gy 时，肺肿瘤的发生率为 2%。小鼠反复吸入$^{144}CeO_2$的情况下，能诱发原发性肺癌。

## 四、减少吸收和加速排除

### （一）氨酸型络合剂

由于放射性铈与氨酸型络合剂形成的络合物较稳定，因此，EDTA、DTPA 和 TTHA 对放射性铈都有明显的加速排除效果。如给大白鼠由静脉注入$^{144}$Ce 后，立即肌肉注射不同量的 DTPA 加速排除放射性铈的效果如表 13-39 所示。其促排效果可随络合剂用量增加而提高。用药剂量在 2.5 g 以上的各组尿中$^{144}$Ce 的排除量均比对照组高 10 倍以上。与此同时，在肝脏和骨骼中$^{144}$Ce 的滞留量亦明显下降。

**表 13-39　DTPA、EDTA 对小鼠体内$^{144}$Ce 的促排效果**

| 络合剂 | 络合剂用量*/（mg/鼠） | 3 d 尿中排除量/（占注入量的百分数，%） | 组织中滞留量/（占注入量的百分数，%） | | |
|---|---|---|---|---|---|
| | | | 肝　脏 | 股　骨 | 肾　脏 |
| DTPA | 50 | 52.4±14.3 | 5.6±2.0 | 0.093±0.023 | 0.86±0.77 |
| | 25 | 55.2±3.9 | 5.5±1.0 | 0.097±0.024 | 0.89±0.16 |
| | 10 | 53.5±7.7 | 6.6±1.3 | 0.15±0.015 | — |
| | 2.5 | 48.7±5.6 | 12.3±1.4 | 0.20±0.009 5 | 1.01±0.013 |
| | 1 | 39.3±5.6 | 16.6±3.6 | 0.28±0.006 7 | 1.32±0.45 |
| EDTA | 50 | 27.0±7.6 | 18.3±1.9 | 0.68±0.007 8 | 0.93±0.086 |
| 生理盐水 | | 4.5±4.4 | 35.6±8.2 | 0.63±0.20 | 1.77±0.42 |

注：* 大鼠静脉注入$^{144}$Ce 后，立即肌肉注射络合剂。

肌肉注射不同剂量的 TTHA，其加速排除效果基本上与 DTPA 类似。当延迟 1 h 给药，DTPA 和 TTHA 的促排效果明显降低，但 DTPA 的促排效果优于 TTHA，DTPA 仍是$^{144}$Ce 的首选药物。

以前对伤口污染放射性铈后局部使用络合剂的问题有争议。最近几年国内的研究表明，局部注射络合剂后，能有效的降低局部组织$^{144}$Ce 残留量，增加尿$^{144}$Ce 排除，并不增加$^{144}$Ce的体内含量，对污染伤口的局部应用络合剂给予了肯定。

### （二）洗肺

考虑吸入难溶性放射性铈气溶胶后，可长期滞留在肺组织内，构成潜在的辐射危害。为了加速肺内难溶性铈的排除，可采用洗肺疗法。

洗肺疗法的效果表现在：① 一次洗肺能清除最初肺中$^{144}$Ce 滞留量的 12%；② 多次洗肺，可清除最初肺滞留量的 45%；③ 洗肺的同时应用络合剂可提高疗效；④ 对肺内滞留时间长的难溶性放射性铈，晚期洗肺仍有一定的效果。

# 第七节　放射性钌的毒理学

在核燃料后处理工艺中，由于钌的化学为复杂，价态多变，因为它是最难去污的裂变产物之一。随着核燃料后处理工艺的发展，放射性钌(radioruthenium，Ru)的放射毒理学也受到重视。

## 一、辐射和化学特性

钌的原子序数为44，属元素周期表中第Ⅷ族轻铂金属。它的同位素有$^{92}Ru$～$^{112}Ru$共21种，其中$^{106}Ru$和$^{103}Ru$具有放射毒理学意义。

$^{106}Ru$为纯β辐射源，物理半衰期为368.2 d，β粒子能量为0.039 MeV。其衰变子体$^{106}Rh$为β辐射源，物理半衰期为30 s。$^{106}Rh$释放4组β粒子，能量分别为3.53 MeV(79.3%)，3.10 MeV(8.4%)、2.44 MeV(9.7%)和2.0 MeV(1.5%)；其γ射线能谱较复杂(0.52～2.46 MeV，共9组)。钌对机体所致的辐射效应，主要取决于$^{106}Ru$的子$^{106}Rh$产生的高能量β粒子。

$^{103}Ru$为β、γ辐射源，物理半衰期为39.35 d。它释放的3组β粒子能量分别为0.225 MeV(87.1%)、0.720 MeV(6.4%)和0.112 MeV(6%)；伴随释放的γ射线能量为0.49 MeV和0.61 MeV。

$^{97}Ru$为纯γ辐射源，半衰期为2.9 d，释放的γ射线能量为0.22 MeV。

由于钌具有亲肿瘤的特性，进入机体后可在肿瘤部位呈高浓度的滞留。因此，$^{97}Ru$和$^{103}Ru$适于作临床诊断显影的扫描剂。

钌因有两层的电子壳层的结构没有填满，故其价态易变，化学性质活泼。钌的氧化物难溶于水，而盐类易溶于水。尤其值得注意的是钌的盐类具有挥发性，所以在制备与操作含它的样品时，不宜作高温处理。

## 二、体内代谢

### (一) 吸收

人经口摄入放射性钌后，胃肠道难溶性钌化合物的吸收率较低。如临床上观察1例吞服$^{103}RuO_2$的患者，其吸收率为5%左右。给豚鼠食入26 kBq的放射性钌，其胃肠道的吸收率为5%，与人体观察相符。摄入可溶性$^{103}Ru$化合物时，胃肠道的吸收率可达13%左右。

$^{106}RuCl_3$经胃肠道吸收的份额为0.035。ICRP第30号出版物将所有钌的化合物$f_1$设为0.05，把钌的氧化物和氢氧化物归入Y类，卤化物归入W类，其他化合物归入D类。

由呼吸道吸入放射性$^{106}RuCl_3$后，吸收率可达15%左右。吸入溶解度较小的硫酸钌气溶胶后，吸入的$^{106}Ru$大部分滞留在支气管和鼻咽部，经肺吸收入血约占9%。

给大鼠皮下注入$^{106}RuCl_3$，第1 d内可吸收注入量的50%；3个星期后，吸收接近70%；延续到4个月时，在注入局部尚滞留注入量的2.4%。

给大白鼠气管注入26 MBq的难溶性$^{103}Ru$氧化物，发现除肺组织中呈高浓度滞留外，其他组织器官中只有微量$^{103}Ru$存在，说明$^{103}Ru$的氧化物很难被肺组织吸收。

### (二) 分布

大白鼠吸入$^{106}RuCl_3$的气溶胶时，吸收入血的$^{106}Ru$在血浆中可呈游离态，部分可与血浆蛋白结合，滞留到血管间隙中。游离态的放射性钌可由肾脏迅速排除，或者滞留于骨骼中。由图13-19可见，大鼠吸入$^{106}Ru$后肺内$^{106}Ru$的滞留水平一直较高，由高到低依次为肾脏、骨骼和肝脏。

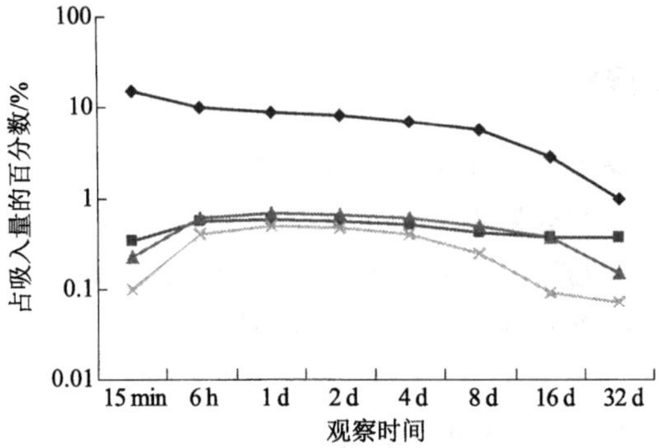


图 13-19　大白鼠吸入 $^{106}Ru$ 后不同时间 $^{106}Ru$ 在主要器官的滞留动态曲线

—◆—肺脏；—■—骨骼；—▲—肾脏；—×—肝脏

将 $^{106}RuCl_3$ 由静脉一次性注入大白鼠体内后，连续一个多月，$^{106}Ru$ 主要滞留在肌肉、骨骼、肝脏和肾脏内(表 13-40)。当多次注入时，软组织内的浓度相应减低，骨骼中的滞留量相对增多。

**表 13-40　大白鼠由静脉注入 $^{106}RuCl_3$ 后 $^{106}Ru$ 在各组织器官中的含量(占注入量的百分数，%)**

| 注入时间 | 肺　脏 | 肝　脏 | 肾　脏 | 脾　脏 | 骨　骼 | 血　液 | 肌　肉 |
|---|---|---|---|---|---|---|---|
| 6 h | 1.25 | 6.13 | 2.02 | 1.0 | 10.4 | 21.4 | 19.4 |
| 1 d | 1.08 | 6.92 | 3.45 | 1.0 | 12.3 | 10.2 | 21.6 |
| 2 d | 1.04 | 8.92 | 3.82 | 1.09 | 8.5 | 7.8 | 19.8 |
| 4 d | 0.82 | 8.05 | 4.22 | 1.16 | 8.2 | 3.5 | 16.2 |
| 8 d | 0.64 | 6.22 | 2.96 | 1.71 | 6.0 | 1.2 | 10.8 |
| 16 d | 0.31 | 2.83 | 2.55 | 0.76 | 4.5 | 0.9 | 7.2 |
| 32 d | 0.29 | 1.15 | 1.23 | 0.71 | 2.7 | 0.08 | 6.3 |

实验表明，当给豚鼠皮下注入 $^{106}RuCl_3$ 26 kBq 后，主要滞留在肾脏(占 13.9%)，其次是肝脏(占 6.4%)、脾脏(占 2.1%)、肾上腺(占 2%)、肺脏(1.7%)和骨骼(占 1.6%)。当放射性钌由胃肠道进入时，其吸收入血后的滞留与皮下注射时基本一致，亦以肾脏为最多，其次为肝脏和脾脏，肺脏和骨骼等处只有微量。

有一女性病例，她在从中子辐照过的 $^{235}U$ 样品中分离 $^{103}Ru$ 的过程中，不慎吸入了四氧化钌气体。对该病例用全身测量装置进行检查，从患者躯体的正面和背面分别进行由上到下的扫描，结果见图 13-20。在正面颜面处的计数有一高峰，它对应于鼻咽部，这也许是四氧化钌被水解成难溶性的二氧化钌而滞留于鼻咽部。在事故后第 11 天时，测得患者全身的放射性钌滞留量为 13 kBq。患者的全身和颜面放射性活度的变化如图 13-20 所示。其有效半减期分别为 11.3 d 和 10.1 d。

由钌经口服和静脉注入后在不同种属的动物体内的滞留动态数据，推导出适用于人的全身滞留方程为：

$$R(t)=0.15e^{-2.31t}+0.35e^{-0.087t}+0.30e^{-0.0198t}+0.2e^{-0.000693t} \qquad (13\text{-}16)$$

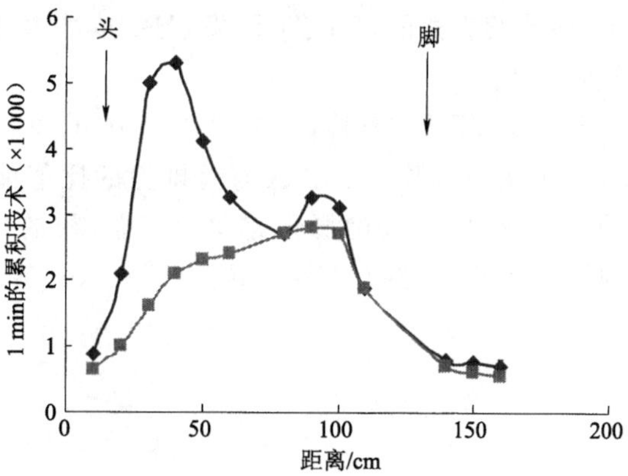


图 13-20　事故性吸入 $^{103}$Pu 后全身计数曲线
—◆— 躯体正面；—■— 躯体背面

一些实验还证实，给大鼠注射放射性钌后早期，肾脏浓度较高。但注入后超过 86 d 时，体内所有器官和组织内的钌浓度相似。

**（三）排除**

ICRP 第 30 号出版物推荐，进入体内的钌 15％直接排除，而剩余的 85％均匀地分布在体内所有的器官和组织中，其中 35％生物半排期为 8 d，30％生物半排期为 35 d，20％生物半排期为 1 000 d。

放射性钌经呼吸道进入机体后，由尿、粪排除动态列于表 13-41。可见吸入的 $^{106}$Ru，主要是借纤毛运动至咽部，吞咽后转入胃肠道而随粪便排除，16 d 内粪便排除的量占摄入量的 84.9％，而尿中排除的量只占 8.21％。

**表 13-41　大白鼠吸入 $^{106}$Ru 后的排除动态（占摄入量的百分数，％）**

| 吸入后时间/d | 尿排除 | 粪排除 | 累积排除 |
|---|---|---|---|
| 1 | 1.55 | 36.4 | 38.0 |
| 2 | 0.99 | 27.3 | 66.2 |
| 3 | 1.19 | 10.1 | 78.3 |
| 4 | 0.43 | 2.85 | 81.6 |
| 5～6 | 1.01 | 3.30 | 85.9 |
| 7 | 0.40 | 1.19 | 87.5 |
| 8 | 0.22 | 0.75 | 88.5 |
| 9 | 1.16 | 0.53 | 90.2 |
| 10 | 0.08 | 0.33 | 90.6 |
| 11 | 0.24 | | |
| 12 | 0.18 | 0.75 | 92.1 |
| 13 | 0.36 | | |
| 14 | 0.14 | 0.23 | 92.5 |
| 15 | 0.18 | 0.21 | 92.9 |
| 16 | 0.09 | 0.17 | 93.1 |

由皮下注入$^{106}RuCl_3$，在持续观察的 47 d 期间，发现尿、粪中共排除 36%，其中从尿排除 28%，且主要在 1～10 d 内排出。

将$^{106}Ru$ 由腹腔注入小白鼠、豚鼠和狗体内，连续观察 16 d，总排除量分别为 82%、68%和 57%，主要由尿排除，而粪便中排除量少。尿与粪排除的比值前者为 2，而后者均为 4。但口服时，钌经胃肠道的吸收率低，主要经肠道排除。其尿、粪的排除比例为 1∶10～30。可见，放射性钌从体内的排除途径，因摄入途径而异。

## 三、损伤效应

### （一）确定性效应

由于钌主要滞留在肾脏和骨骼，特别是由其子体$^{106}Rh$ 释放的硬 β 粒子和 γ 射线，可对机体引起急性损伤效应，主要表现为骨髓造血功能的抑制，出现全血细胞减少；引起肾脏实质变性。经口摄入时，急性损伤主要是胃肠道多处出血和坏死性结肠炎。给大白鼠气管注入$^{106}RuO_2$ 0.19 GBq 时，动物在注入后 4～11 d 死于放射性肺炎。

在放射性钌慢性作用下，主要表现为骨髓细胞增生性病变，并出现异型细胞。此外，还有肠黏膜变性，溃疡性大肠炎，盲肠、乙状结肠或直肠息肉。肾脏的病变主要是肾硬化症，以肾小球和肾血管硬化为主。

### （二）随机性效应

放射性钌进入机体后的晚期可诱发软组织肿瘤，如肾肿瘤、肠癌和肺鳞状细胞癌。实验观察表明，给大鼠气管注入 26 MBq 难溶性$^{106}RuO_2$后，肺肿瘤的发生率发生显著增加，经过 7～9 个月后，诱发了肺癌。

## 四、加速排除

氨羧型络合剂中的 EDTA 和 DTPA，对放射性钌自体内的加速排除效果不显著，只有双(二氨基乙基)硫四乙酸钙(BASTA-Ca)盐能与放射性钌形成稳定的络合物。BASTA-$CaNa_2$的结构式如下：

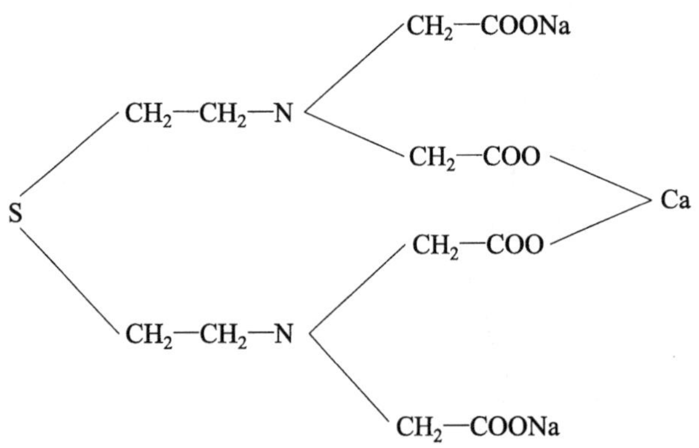

BASTA-$CaNa_2$

由于 BASTA 与放射性钌的络合物比$^{106}Ru$ 与蛋白质结合得牢，因此对受放射性钌内污染者用 BASTA 后，使放射性钌迅速由血液廓清，经肾排除，同时滞留于肝脏中的放射性钌的浓度显著降低，尿中排除量在最初 2 d 内增加 3 倍以上。

# 参考文献

[1] UNSCEAR Report. Health effects due to radiation from the Chernobyl accident，2008.
[2] Quirin Schiermeier. Radiation release will hit marine life. Nature，2011，145，146：472.
[3] Declan Butler. Radioactivity spreads in Japan. Nature News，2011-03-29.
[4] 叶常青．辐射危害与评价．北京：军事医学科学出版社，1999.
[5] 郭力生，葛忠良．辐射事故的医学处理．北京：原子能出版社，1992.
[6] 谢国良，马柳舫，涂开成，等．$^{131}$I 及 $^{132}$I 在大鼠甲状腺的比较效应．中华放射医学与防护杂志，1986，6(2)：92.
[7] 田伍训，赵山根，刘同水，等．$^{144}$Ce 在大鼠体内的滞留、分布、剂量及年龄的影响．中华放射医学与防护杂志，1989，9(3)：189.
[8] 刘雁玲．经伤口对大鼠的体内污染及其实验治疗．辐射防护，1987，7(4)：292.
[9] 罗梅初，沈彬源，俞志昌，等．S106、S86 对放射性锶促排效果的研究．辐射防护，1984，4(3)：221.
[10] 朱寿彭．荧光涂料中的钷放射毒理．北京：原子能出版社，1994.
[11] 朱寿彭，李章．放射毒理学．苏州：苏州大学出版社，2004.

# 第十四章

# 氚的放射毒理学

氚(tritium, $^{3}H$ 或 T)是产生氢聚变反应(fusion reaction)的重要核素之一。目前核能的获得可通过两种方式实现:一种是重核的裂变反应;另一种是轻核聚变反应。氘氚聚变反应释放的能量,就等同质量来说,约为铀核裂变反应的 3 倍多。目前许多国家都在大力研究受控核聚变反应。

随着核能事业的不断发展,核反应堆的建立日益增多,氚向环境中的排放量不断增加,氚对人类的健康影响愈来愈受到人们的关注。因此,研究氚的放射毒理学、防止氚对工作人员及公众的照射是非常必要的。

## 第一节　氚的辐射和化学特征

氢有 3 种同位素,即氢(又称氕, $^{1}H$)、氘(deuterium, $^{2}H$ 或 D)和氚($^{3}H$ 或 T)。氚是氢的放射性同位素,又称超重氢,质量数为 3,原子核中含有一个质子和两个中子。产生氚的核反应有:

$$^{14}_{7}N+^{1}_{0}n \longrightarrow ^{12}_{6}C+^{3}_{1}H$$

$$^{2}_{1}H+^{2}_{1}H \longrightarrow ^{3}_{1}H+p$$

$$^{6}_{3}Li+^{1}_{0}n \longrightarrow ^{3}_{1}H+^{4}_{2}He$$

其中,在反应堆中用中子辐射 $^{6}_{3}Li$ 是人工氚的主要来源。

氚的物理半衰期为 12.33 年,发射软 β 粒子后衰变为稳定性元素 $^{3}He$。氚的 β 粒子平均能量是 5.7 keV,最大能量为 18.6 keV,在空气中平均射程为 0.56 μm。

核素氚易转化为氚水(tritium oxide, HTO, $T_2O$)。在空气中氚气是通过氧化反应和同位素交换反应生成氚水。同位素交换反应通常比氧化反应速率快。氚气转化为氚水反应速率随氚浓度增加而加快。在氢弹(hydrogen bomb)爆炸过程中产生的氚,几乎完全转化为氚水。

氚的化学性质与氢相似。但是由于氚的质量数是氢的 3 倍,因此氚所参与的化学反应的反应常数与氢不同。从化学键能上看, $C-^{3}H$ 共价键比 $C-^{1}H$ 共价键稳定。因此与 $C-^{1}H$ 有关的生化反应可因氚取代了氢而发生改变。这称为同位素质量效应。但是只有在大部分氢原子被氚取代后,才会出现这种后果。机体内,在达到同位素质量效应所需要的比活度之前,就已经出现了辐射损伤效应。

1 g 氚的活度为 360 TBq,1 g 纯氚水的活度为 110 TBq。当 $10^{18}$ 个氢同位素混合原子中含有 1 个氚原子时，称为 1 个氚单位(tritium unit，TU)。1 个氚单位水的浓度为 0.12 Bq/L。我国地面水中的氚，沿海地区为几十个氚单位，内地则为几百个氚单位。

在放射性核素中氚的 β 粒子能量是最低的，相当于 $^{14}C$ β 粒子能量的 1/8，$^{32}P$ β 粒子能量的 1/100。因此在放射自显影方法观察物质在细胞或亚细胞水平定位，在氚标记的化合物，则最高的分辨率。

具有放射毒理学意义的氚化合物，根据它们的生物学特征，大致可分成 5 类：① 氧化物，其中主要是氚水；② 氚气，其中主要是 HT 或 $T_2$；③ 难溶性氚化合物，如金属化合物(TiT，ZrT)和含氚的发光涂料等；④ 可溶性氚的有机化合物，主要是生物物质；⑤ 氚标记的核酸前身化合物，如 $^3$H-TdR 等。最后一种在机体具有特殊的代谢特性，因而与前 4 种氚化合物不同。

## 第二节 环境中氚的来源和循环

### 一、环境中氚的来源

环境中氚主要来源于天然生成和人工制造。天然氚主要是宇宙射线与大气中氮、氧作用而产生的，年产量约为 $7.4\times10^{10}$ MBq。目前全球累积贮量约为 $1.3\times10^{12}$ MBq。小部分天然氚来自太阳系和其他星球。生成的氚 90%存在于水圈，10%在平流层内，仅有 0.1%在对流层中。天然氚 99%转化为氚水，并参与自然界的水循环。海洋表层水中氚的浓度约为 0.1 Bq/L，淡水中氚的浓度高于海水，平均约为 0.4 Bq/L。

人工氚主要来源于核爆炸(尤其是氢弹试验)和核反应堆。截至 1982 年，全世界核爆炸试验所产生的氚积累量已达到 $3.7\times10^{13}$ MBq。大气层核爆炸产生的氚，大部分注入同温层，在若干年内，逐渐与对流层混合，氧化为氚水并随雨、雪降到地球表面。地下核爆炸时，岩石中的锂俘获中子可产生大量的氚。

核反应堆的氚来源于核燃料的三裂变，以及氘、硼和锂等轻元素的中子活化。尤其是在以重水作为慢化剂的反应堆中，氘俘获中子可产生大量的氚。

根据学者们预测，未来聚变反应堆正常运行情况下，每年大约有 $7.77\times10^8$ MBq 氚释放到环境中，其中 $4.44\times10^8$ MBq 是氚水，$3.33\times10^8$ MBq 为氚气。随着核电站的增加，到 2000 年全世界动力堆产生的氚可达到 $3.55\times10^{12}$ MBq。

此外，加速器使用的氚靶也释放氚；氚在工业中也有应用，如用氚制造发光涂料等；在生物医学研究领域中，氚标记化合物应用极为广泛。这些都有可能对环境造成一定程度的污染。

### 二、氚在环境中的循环

核素氚释放到环境中后，经氧化反应和同位素交换反应转化为氚水，并加入自然界水的循环。因此大气、江河、湖海、土壤、植物和动物体内都存在着氚。氚水中的氚又能结合到植物和动物有机分子中去，形成氚的化合物，称为有机结合氚(organically bound tritium，OBT)。氚在环境中的循环过程如图 14-1 所示。可见，环境中的氚可通过物理、化学交换和生物转化等方法在自然界中循环。环境中的无机和有机结合氚可通过呼吸道和食物链进入人体。研究资料表明，陆生动物体内有机结合氚的20%来自饮水，55%来自土壤中的水（通过植物食料），20%来自空气中的氚水。人体内有机结合氚1/3来自动物性实物，2/3来自植物性食物。因此，研究环境中氚的迁移规律，对于了解氚的毒性及其对人类健康的危害是极为重要的。

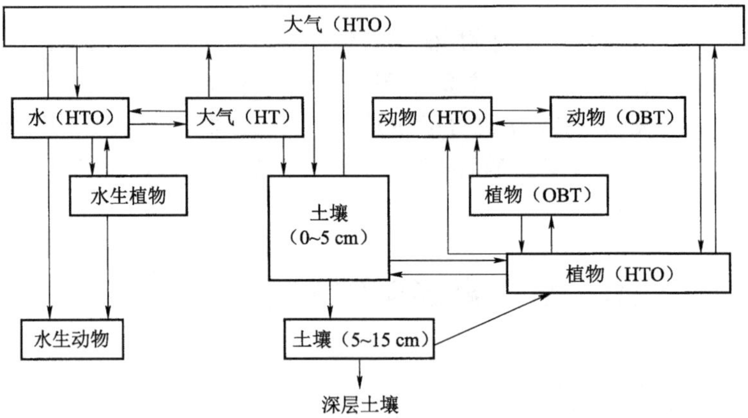


图 14-1 氚在环境中的循环过程

［据 Shaw P V. Radiation Protection Dosimetry，16(1/2)，1986］

## 三、氚在环境中的发生与人类的暴露

氚在自然环境中是独一无二的，但环境中的氚的水平很低。并且，在20世纪60年代以后，当世界范围内停止了核武器的空爆试验后，氚的环境水平在持续地降低。人类暴露于氚的主要是通过食物、饮水、吸入水蒸气以及氢气。而食物和饮水是人类暴露于氚的主要来源。

### （一）氚在空气中的暴露水平

自从停止核空爆试验后，大气中环境中氚的水平呈现下降的趋势。Okada 和 Momoshima 监测日本福冈市大气中氚的浓度，发现在6年的时间里，水蒸气、氢气和甲烷中氚的浓度处在同一水平，从13～47 mBq/m$^3$（0.4～1.3 pCi/m$^3$）。平均值为24 Bq/m$^3$。与美国的 Lawrence Berkeley National Laboratory's（LBL）实验室的监测的结果非常接近（表14-1）。

**表 14-1 1984—1990 年日本福冈市空气中氚的浓度（Okada 等，1993）**

| 来　源 | 氚的浓度/（mBq/m$^3$空气） |
|---|---|
| 水蒸气 | 19～23 |
| 氢气 | 33～47 |
| 甲烷 | 13～15 |

### （二）氚在土壤中的暴露水平

氚在土壤中的浓度差异比较大，取决于人类的活动。对美国 LBL 氚标记研究所的土壤和底泥的现场测量，发现其平均值为3 Bq/kg（81 pCi/kg）。对11部门污染点的测量统计结果，氚在土壤中的浓度（重量体积比）是3 600 pCi/g（133 Bq）（表14-2）。

表 14-2　11 个研究所土壤中氚的浓度(来源于 SC&A,1995)

| 地　点 | 单位重量的氚浓度/(pCi/g) | 土壤体积/$ft^3$① |
|---|---|---|
| Argonne 研究所 | — | — |
| Brookhaven 国家实验室 | 2.99 | $1.9\times10^6$ |
| Hanford 保护地 | 9.9 | $7.9\times10^5$ |
| Idaho 国家工程实验室 | — | — |
| Oak Ridge 气体混合工厂 | — | — |
| Los Alamos 国家实验室 | — | — |
| Lawrence Livermore 国家实验室 | — | — |
| Rocky Flats 工厂 | — | — |
| Sandia 国家实验室 | — | — |
| Savannah 河 | 65 000 | $3.4\times10^5$ |
| Y-12 工厂 | — | — |

注:1 $ft^3$=0.028 $m^3$。

## (三) 氚在水中的暴露水平

Okada and Momoshima (1993)报道了各种类型环境水中氚的浓度(表 14-3)。水体中氚的浓度在氚源的附近要高于其他地方。其次,氚在降雨和地表水中的浓度高于其他水体。降雨中的氚浓度范围大约是 0～290 Bq/L,体表水体的浓度范围大约是 10～100 Bq/L。

表 14-3　氚在日本不同水体中的暴露水平(Okada 等,1993)

| 样　品 | 氚的浓度/(Bq/L) |
|---|---|
| 沉淀物 | 0.1～3.4 |
| 地下水 | 0～10.7 |
| 河水 | 1.9 |
| 海岸水 | 0.4～1.1 |
| 海洋水 | 0～0.6 |

## (四) 氚在食物中的暴露水平

Okada 等人测量了各种食物中的氚浓度(表 14-4)。据估算,人每天通过食物摄入的氚的量大约是 4.2 Bq/d(114 pCi/d)。

表 14-4　氚在各种食物中的暴露水平(Okada 等,1993)

| 食　物 | 氚的浓度/(pCi/L)(Bq/L) | 参考文献 |
|---|---|---|
| 大米 | 68 (2.5) | Okada 和 Momoshima (1993) |
| 绿色蔬菜 | 30 (1) | Okada 和 Momoshima (1993) |
| 其他蔬菜 | 27 (1) | Okada 和 Momoshima (1993) |
| 鱼/蛤,蚌等 | 13 (0.5) | Okada 和 Momoshima (1993) |
| 牛奶/乳制品 | 54 (2) | Okada 和 Momoshima (1993) |

续表

| 食　物 | 氚的浓度/(pCi/L)(Bq/L) | 参考文献 |
|---|---|---|
| 肉 | 35 (1) | Okada 和 Momoshima (1993) |
| 蛋 | 46 (2) | Okada 和 Momoshima (1993) |
| 水果 | 300 (11) | PNL (2002a) |
| 葡萄酒 | 100～300 (3.7～11) | PNL (2002a) |
| 牛奶 | 0～260 (0～9.6) | PNL (2002b) |

# 第三节　氚的体内代谢

## 一、吸收

胃肠道呼吸道和皮肤黏膜都能吸收氚水。饮入氚水后，经 40～45 min 就被完全吸收。吸收部位主要在小肠，它吸收的氚水量比大肠高 4 倍。97%的氚水是经过肠黏膜毛细血管吸收到门静脉系统，然后分布到全身；通过毛细淋巴管吸收仅占 3%。

体表污染的氚水经浸渍和扩散作用可透过皮肤。皮肤吸收氚水，然后转移入血的过程称浸渍作用；氚水分子从浓度高的一侧穿过膜层向浓度低的一侧移动称为扩散作用。接触氚水蒸气时，布料服装的阻挡作用很小，形同全身皮肤暴露于氚水蒸气中，氚水经扩散作用进入人体内。如果空气中氚水的浓度为 $C$（单位是 $Bq/m^3$），则通过皮肤吸收率为 $C\times10^{-2}/min$，相当于每分钟吸收 10 L 空气中的氚水。

氚水表面积很大，每立方厘米空气可与 500 $cm^2$ 气-血交换表面接触，所以吸入的氚水蒸气能够全部扩散至血液。参考人呼吸率为 $2\times10^{-2}$ $m^3/min$，吸入氚水的速率为 $C\times2\times10^{-2}$ Bq/min，相当于每分钟吸收 20 L 空气中的氚水。可见，当人暴露于浓度为 $C$ 的氚水污染的大气中时，通过皮肤和呼吸道的总吸收率是 $C\times3\times10^{-2}$ Bq/min。因此，在一个 2 000 h 的工作年中，吸收氚水的量为 $C\times3.6\times10^3$ Bq。

吸入核素氚对人的危害小得多。例如，分别给大鼠吸入氚水蒸气和氚气，即使吸入空气中氚气浓度比氚水蒸气大 1 000 倍，大鼠血液中氚浓度仅为吸入氚水蒸气的 1/2，即使大鼠摄入氚水蒸气要比摄入氚气大 2 000 倍（表 14-5）。因为核素氚在血液中溶解度很低，吸收入血的核素氚量仅占吸入量的 1.6%。血液中核素氚半廓清期约为 1 h。由于清除快，血液中核素氚氧化为氚水的量仅占如血氚量的 0.6%。因此，吸入核素氚组织的剂量仅有同等浓度氚水蒸气的万分之一。

**表 14-5　大鼠吸入氚水或氚气后血液中氚浓度的比较**

| 氚化合物 | 吸入时间/min | 空气中氚浓度/($Bq/cm^3$) | 血液中氚浓度 |
|---|---|---|---|
| HTO | 140 | 0.37 | 0.051 |
| HT | 137 | 370.00 | 0.027 |

注：资料源自 Ichimasa Y. Proceedings of the Second Workshop on Tritium. Radiobiology and Health Phys，1985，Japan。

人体湮没在核素氚的放射云中，氚 β 粒子对皮肤的外照射剂量可以忽略不计，只需考虑核素氚对肺部的照射剂量。根据 ICRP 第 30 号出版物推算，吸入核素氚对肺部的剂量率是其他组织的 60～150 倍。

有机结合氚可通过胃肠道吸收，并可通过胎盘转移到胎儿中。例如，妊娠母猪在分娩前 84 d 到分娩后 42 d，一直喂食含有机结合氚的干水藻、土豆粉和奶粉的混合饲料，其中有机结合氚比活度为 577 Bq/g。出生后第 1 天仔猪主要脏器中有机结合氚比活度与母猪相似，且都高于饲料中有机结合氚的比活度，而氚水的比活度相对较低，如表 14-6 所示。由表可见，在哺乳期间，即出生后 40 d，子体内有机结合氚浓度一直保持相对恒定，各主要脏器有机结合氚浓度仍维持在出生后的第 1 天的水平。断奶后，脏器中有机结合氚浓度才开始逐渐下降。可见，母体内有机结合氚还可以通过乳汁转移到子体内。

**表 14-6　哺乳期间(40 d)和断奶后不同日龄仔猪主要脏器氚的浓度**　Bq/g

| | 日龄 | | | |
|---|---|---|---|---|
| | 1 d | 40 d | 61 d | 145 d |
| 红细胞 | 1 307 | 1 342 | 530 | 54 |
| 肝脏 | 626 | 1 036 | 209 | 20 |
| 肾脏 | 1 171 | 1 201 | 265 | 25 |
| 肌肉 | 641 | 1 040 | 668 | 69 |
| 心脏 | 1 200 | 1 090 | 419 | 42 |
| 皮肤 | 840 | 845 | 463 | 80 |
| 骨骼 | 634 | 844 | 278 | 23 |
| 脑 | 921 | 935 | 574 | 127 |
| 脂肪 | 未测 | 未测 | 未测 | 29 |
| 氚水 | 194 | 270 | 2.9 | 未测到 |
| 体重/kg | 1.296 | 11.9 | 21.3 | 101 |

注：资料源自 Hee M V. Radiation Dosimetry，16(1/2)，1986。

在通常情况下，多数有机结合氚不会挥发。因此，它们以蒸气形式被吸入的可能性很小，一旦进入肺内，不经化学变化就能迅速完全转移到血液中。

食入氚标记的有机化合物和 DNA 前身物，相当大的份额在胃肠道内分解生成氚水。例如，啮齿类动物食物传标记的胸腺嘧啶核苷($^3$H-TdR)，90%以上在胃肠道内分解，真正掺入 DNA 的仅占食入量的 2%，即只有静脉注入后掺入 DNA 量的 1/5。

## 二、分布和滞留

摄入体内的氚，不管是氚水还是氚气，都呈全身性相对均匀性分布。摄入有机结合氚，多数也是如此。

通过不同途径摄入氚水后，氚水迅速而均匀地分布在体液中。血液中氚水浓度达到峰值所需时间，因摄取途径和接触时间而异。静脉注入后 10 min 内，氚水便在血液中混合均匀。经皮肤吸收，2 h 内血液中氚水便达到峰值浓度。饮氚水后数分钟内就出现在血液中；含水量多的组织，氚含量相对较多。如肝脏和肌肉组织中氚含量相对多于脂肪组织和骨组织。通过同位素交换或酶促反应，体内氚部分掺入到有机分子中，成为组织结合氚。凡与有机分子中的氧、氮、硫和磷结合的氚，容易再交换出来，这种有机结合氚称为“可交换的有机结合氚”；凡与有机分子中的碳结合的氚比较稳定，因为它是通过酶促反应与碳结合的，因此不易再交换出来，这种有机结合氚称为“牢固的有机结合氚”。实验研究结果表明，骨髓和肾上腺中牢固的有机结合氚比其他组织多，这可能与这类组织的合成功能旺盛有关。氚水在体内分布的代谢动力学，可用三隔室模型来描述，如图 14-2 所示。按照三隔室模型，体内氚的滞留动态可用三项指数函数式之和来描述：

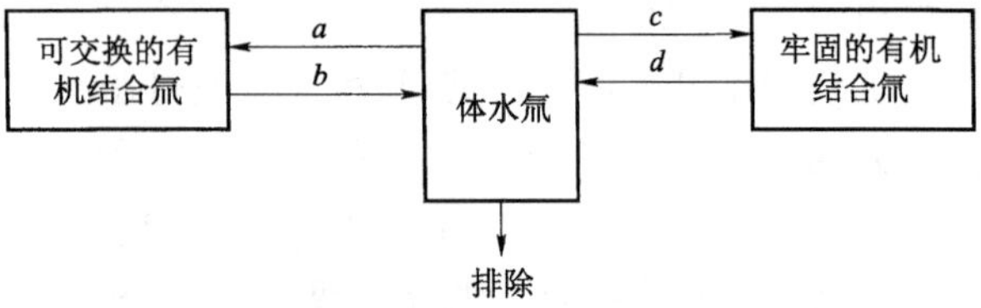


图 14-2　体内氚代谢的三隔室模型示意图

（据 Sanders S M，DP-MS-66-77，1967）

$$A(t)=A_1 e^{-\frac{0.693t}{T_1}}+A_2 e^{-\frac{0.693t}{T_2}}+A_3 e^{-\frac{0.693t}{T_3}} \tag{14-1}$$

函数中第一项是描述体内水氚滞留；第二和第三项分别描述可交换的有机结合氚和牢固的有机结合氚的滞留。小鼠主要脏器中氚滞留函数的有关参数列于表 14-7 中。可见氚在体内不仅呈相对均匀性分布，而且各脏器中氚的滞留动力学过程亦相似。

**表 14-7　小鼠体内主要脏器中氚的滞留动力学参数**

| 组　织 | 第 一 项 | | 第 二 项 | | 第 三 项 | |
|---|---|---|---|---|---|---|
| | $A_1$/kBq | $T_1$/d | $A_2$/kBq | $T_2$/d | $A_3$/kBq | $T_3$/d |
| 脾脏 | 116.2 | 2.5 | 2.4 | 14.7 | 0.28 | 373 |
| 肝脏 | 121.8 | 2.5 | 1.6 | 13.9 | 0.05 | 187 |
| 肠 | 133.8 | 2.2 | 1.4 | 15.7 | 0.09 | 558 |
| 肺脏 | 112.8 | 2.5 | 1.7 | 16.2 | 0.05 | 211 |
| 肾脏 | 117.0 | 2.3 | 2.1 | 15.2 | 0.10 | 558 |
| 心脏 | 112.5 | 2.6 | 2.3 | 15.2 | 0.30 | 103 |
| 脑 | 121.0 | 2.5 | 5.0 | 10.8 | 2.82 | 147 |

注：数据引自 Saito M，Radiation Protection Dosimetry，16(1/2)，1985。

我国曾报道过 7 例事故性单次摄入氚水案例，并用二隔室转运模型分析氚水在体内的代谢动态，得到的隔室运转速率常数 α、β 和 γ 值列于表 14-8 中。所谓二隔室运转模型就是将体内氚分为体水氚和有机结合氚两部分。α 代表体水氚向有机结合氚转移，β 代表有机结合氚向体水氚转移，γ 代表体内氚的排除。将初始入体氚归一化后，得到病例 4 体水氚隔室和有机结合氚隔室中氚的相对滞留量 $X(t)$ 和 $Y(t)$，并示于图 14-3 中。

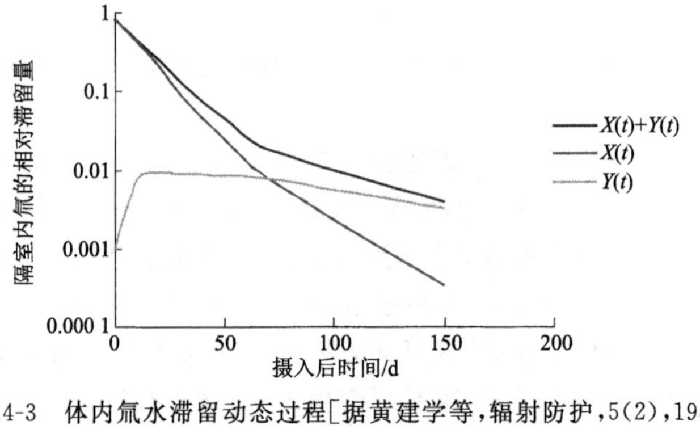


图 14-3　体内氚水滞留动态过程[据黄建学等，辐射防护，5(2)，1985]

表 14-8　7 例人体内氚水转运速率常数　　$d^{-1}$

| 病历号 | α | β | γ |
|---|---|---|---|
| 1 | 0.002 2 | 0.017 | 0.074 |
| 2 | 0.003 6 | 0.033 | 0.086 |
| 3 | 0.002 9 | 0.015 | 0.098 |
| 4 | 0.001 0 | 0.015 | 0.085 |
| 5 | 0.004 4 | 0.020 | 0.080 |
| 6 | 0.001 8 | 0.01 3 | 0.060 |
| 7 | 0.002 4 | 0.028 | 0.065 |

注：数据引自黄建学，伍宝清，晁德胜，等．氚污染工作人员体内氚排出规律的观察．辐射防护，1985，5(2)：811。

可见，开始体内氚主要是体水氚。随着时间的延长，体水氚相对滞留量不断地减少，有机结合氚相对滞留量不断地增加，到 20～30 d 时，有机结合氚相对滞留量达到顶峰值，随后体内氚主要是有机结合氚。

吸入氚气后，氚在体内亦呈相对均匀性分布，并绝大部分迅速排出体外，在体内转成氚水的量极少，仅为吸入量的 $7\times10^{-5}$。

摄入体内的有机结合氚在体内亦呈相对均匀性分布，如图 14-2 所示。但与氚水相比，有机结合氚转化成机体组织的有机结合氚较容易。

摄入体内的氚水能够迅速地和体内的水混合在一起，并吸收进入血液。用二室模型研究发现，各种结合的有机氚在体内的保留时间不尽相同，其保留时间取决于各种组织的代谢活性。ICRP (1989)报道有机氚在肝脏和小肠的保留时间短于大脑和皮肤。在人体内的分布与年龄无关，但生物半衰期年龄与有关。年龄越大，保留时间越长，如表 14-9 和表 14-10 所示。

$$R=A\mathrm{e}^{-0.693t/T_1}+B\mathrm{e}^{-0.693t/T_2} \tag{14-2}$$

$R$ 保留系数，$A$ 代表体内水体的氚，$B$ 代表体内的有机氚。

表 14-9　氚水的生物动力学(ICRP，1989)

| 年　龄 | 体内分布百分比/% | | 生物半衰期/d | |
|---|---|---|---|---|
| | 体内水体氚 ($A$) | 体内有机氚 ($B$) | $T_1(A)$ | $T_2(B)$ |
| 3 个月 | 97 | 3 | 3.0 | 8.0 |
| 1 年 | 97 | 3 | 3.5 | 15 |
| 5 年 | 97 | 3 | 4.6 | 19 |
| 10 年 | 97 | 3 | 5.7 | 26 |
| 15 年 | 97 | 3 | 7.9 | 32 |
| 成人 | 97 | 3 | 10 | 40.0 |

表 14-10　有机氚水生物动力学(ICRP,1989)

| 年　龄 | 体内分布百分比/% | | 生物半衰期/d | |
|---|---|---|---|---|
| | 体内水体氚（A） | 体内有机氚（B） | $T_1(A)$ | $T_2(B)$ |
| 3个月 | 50 | 50 | 3.0 | 8.0 |
| 1年 | 50 | 50 | 3.5 | 15 |
| 5年 | 50 | 50 | 4.6 | 19 |
| 10年 | 50 | 50 | 5.7 | 26 |
| 15年 | 50 | 50 | 7.9 | 32 |
| 成人 | 50 | 50 | 10 | 40.0 |

摄入DNA前身物，如$^3$H-TdR，它将进入细胞核，参与DNA合成，在小鼠体内处于合成DNA的细胞，45%在胃肠黏膜上，15%在骨髓中，余下40%分布在脾脏、淋巴组织、皮肤和实质器官中。吸收入血的$^3$H-TdR约有30%被上述细胞摄取。血液中$^3$H-TdR半廓清期不到1 h。作为DNA前身物的其他含氚化合物($^3$H-TdR)被机体内所有有核细胞不等量地吸收，因此广泛地分布于整个软组织中。

## 三、排除

机体吸入核素氚后，绝大部分立即随呼气排出，溶入血液的部分约有80%在1.5 h内经呼吸道排除。

不论经何种途径摄入的氚水，都是经尿、呼气和汗（包括不显汗）排除。唾液、乳汁和粪便中也含有少量的氚水。

静脉注入氚水后9 min，呼出气中氚便达到最大浓度。氚水蒸气压略低于轻水（即普通水），就是说在同样条件下，轻水更易蒸发，使呼出气中氚水浓度略低于体水氚的浓度。观察表明，呼出气中的氚浓度为体液氚浓度的78%～96%。由于体液的迅速更新，蒸发过程中的同位素效应不致造成体液氚的浓缩。

一位工作人员偶然在短期内食入370 MBq氚水，经过4 h，尿中累积排氚量达到82.9 MBq。对12名年龄在22～42岁的男性进行观察，发现静脉注入氚水后的最初40～60 min，血液和唾液中氚的半减期为6～9 min，而尿中的氚浓度以同样速率增高。经过1～3 h，血液、总量唾液和尿中氚浓度趋于一致。

体液氚的有效半减期与体水的更新有关，后者与液体的摄入量密切相关。参考人体液总量为42 000 g，每天摄水量为3 000 g（包括有机物氧化生成的水）。因此，体水氚的有效半减期为：

$$T_e = 0.693 \times 42\ 000/3\ 000\ \mathrm{d} \approx 10\ \mathrm{d} \tag{14-3}$$

体水氚的有效半减期可因环境温度、劳动强度和年龄等不同而有很大波动。凡是影响水代谢的因素，都能影响体液氚的半减期。如对310名受氚水照射的人进行调查，得到$T_e$的平均值为(9.5±4.1) d，夏季为8.3 d。冬季为10.5 d。曾有报道，同一个人如果每天摄入2.7 L水，$T_e$值为10 d；每天摄入12.8 L水，则$T_e$值2.4 d。尽量少饮水，$T_e$值可长达19 d。婴儿水代谢较快，因而$T_e$值比一般成年人短。由此可见，在估算人体氚滞留时，应考虑对象的具体情况。

当氚以氚水的形式吸收入体液后，绝大部分（约为初始吸收量的 99%）仍存留在体液中，随后按照人体水的代谢规律，以较快的速率排除；其余一小部分（约为初始吸收量的 1%）结合到人体组织成分中，成为组织有机结合氚，这些氚将通过与体液中的氚相互交换和人体组织成分的新陈代谢重新进入体液，因而排除的效率较慢。能够比较全面地反映体内氚排除情况的尿氚排除函数，可以用三项或二项指数函数之和的形式描述。

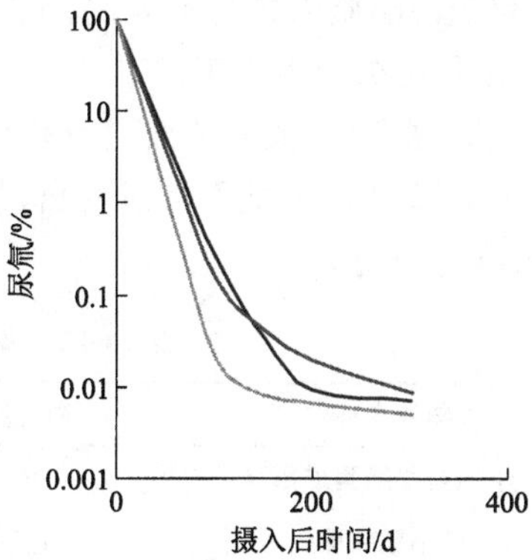


图 14-4　人单次摄入氚水后尿氚排除曲线比较

—— 四隔室模型；—— Sanders, et al；—— Snyder, et al

Sanders 等人曾用三隔室转运模式分析 1 例摄入者体内的代谢动态，拟合的排除函数所用的尿氚浓度数据是在较长时间内追踪监测的，如图 14-4 所示。拟合的尿氚排除函数为三项指数函数。我国曾报道过用二隔室转运模式分析 7 例事故性摄入氚水的尿氚排除动态，追踪监视时间为 150～200 d，拟合的尿氚排除函数为二项指数函数，函数式如下：

$$C_u = A e^{-\frac{0.693t}{T_{b1}}} + B e^{-\frac{0.693t}{T_{b2}}} \tag{14-4}$$

函数中有参数见表 14-11。可见在可见在氚水摄入体内最初几十天内，尿氚主要是体水氚。尿氚排除函数中的 $T_{b1}$ 定量地反映转运速率常数 $\gamma$；在氚水摄入体内百余天后，尿氚主要来自组织的有机结合氚，基本上是由转运速率常数 $\beta$ 决定的。

**表 14-11　7 例尿氚排除函数的有关参数**

| 病历号 | $A$ | $B$ | $T_{b_1}$ | $T_{b_2}$ |
|---|---|---|---|---|
| 1 | 0.989 9 | 0.010 1 | 9.00 | 42.5 |
| 2 | 0.967 1 | 0.032 9 | 7.56 | 22.5 |
| 3 | 0.994 2 | 0.005 8 | 6.84 | 48.5 |
| 4 | 0.997 0 | 0.003 0 | 8.10 | 46.5 |
| 5 | 0.979 7 | 0.020 3 | 8.10 | 37.0 |
| 6 | 0.991 2 | 0.008 8 | 11.10 | 57.0 |
| 7 | 0.962 9 | 0.037 1 | 10.0 | 26.4 |

注：数据引自黄建学，伍宝清，晁德胜，等．氚污染工作人员体内氚排出规律的观察．辐射防护，1985，5(2)：811。

# 第四节　氚内照射剂量的估算

## 一、氚 β 粒子的品质因数（$Q$）和相对生物效能（RBE）

氚 β 粒子能量低，与高能 β 粒子相比，平均电离密度较大，相当于硬 β 粒子射程末端的电离密度。$Q$ 值与射线传能线密度(LET)相关。据估计，氚的 LET 变化在 6～10 keV/$\mu$m 之间，可按下式计算：

$$Q=0.8+0.16\ L_{\infty} \tag{14-5}$$

氚 β 粒子的品质因数为 1.7～2.4。以单能电子 LET 能谱推算，在软组织中氚 β 粒子 $Q$ 值为 2.7，在骨组织中为 4.1。

关于氚致癌效应、致遗传效应及杀死生殖细胞效应等的研究证明，氚 β 粒子 RBE 均大于 1，见表 14-12 从表中结果可以看出，氚 β 粒子 RBE 值变化范围一般在 1.4～2.4 之间，因此 $Q$ 平均值可采用 2。

**表 14-12　氚水的相对生物效能(RBE)**

| 生物效应终点 | 剂 量/Gy | 参考辐射 | RBE | 作 者 |
|---|---|---|---|---|
| 小鼠精原细胞损伤 | 0.12 | 200 keV 的 X 射线 | 2.4 | Lambert，1969 |
| 雌性小鼠乳腺癌 | 1.5～6 | $^{137}$Cs γ 射线 | 1.8 | Moskalev，1973 |
| 小鼠初级卵母细胞损伤 | 0.1～0.4 | $^{60}$Co γ 射线 | 1.6～2.8 | Dobson，1976 |
| 小鼠睾丸萎缩 | 0.14～0.6 | $^{60}$Co γ 射线 | 1.4 | Carr，1979 |
| | 0.12～2 | $^{137}$Cs γ 射线 | 1.8～2.3 | Balonov，1984 |
| 小鼠精原细胞特异性局部突变 | 6.2 | $^{60}$Co γ 射线 | 2.2 | Russel，1979 |
| 小鼠初级精母细胞和精细胞显性致死突变 | 0.5～4 | $^{137}$Cs γ 射线 | 1.7～2.4 | Balonov，1984 |
| 小鼠精原细胞染色体互换易位 | 1～4 | $^{137}$Cs γ 射线 | 2 | Pomerantzeva，1984 |

注：数据源自 Balonov M I，Health Phys，47(5)，1984。

## 二、氚水和氚气在人体内的运转速率常数

人由不同途径摄取氚水或氚气后，氚在体内转运模式如图 14-5 所示。图中各途径氚水或氚气运转速率常数 λ($d^{-1}$)值分别如下：

$\lambda_1=7680$；$\lambda_2=13.0$；$\lambda_3=60.0$；$\lambda_4=24.0$；$\lambda_5=1.85$；$\lambda_6=1.1\times10^{-4}$；$\lambda_7=1.1\times10^{-3}$；$\lambda_8=2\times10^{-3}$；$\lambda_9=2\times10^{-2}$；$\lambda_{10}=6.93\times10^{-2}$。

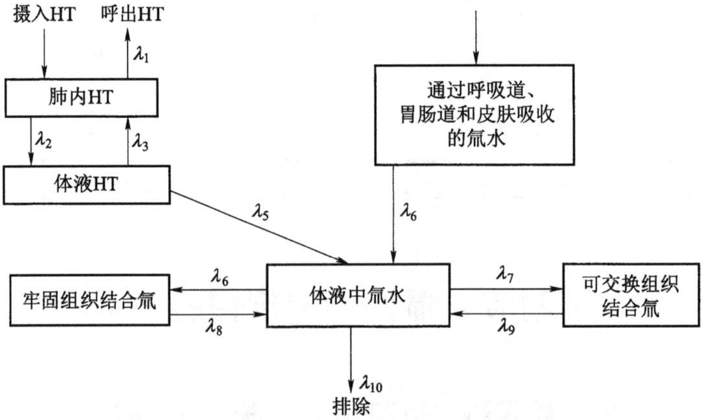


图 14-5　氚水和氚气在体内的转运模式图[据 Balonov M I，Health Phys，47(5)，1984]

## 三、摄入氚水内照射剂量的估算

人体摄入氚后，氚迅速地全部被吸收，并在全身软组织中均匀分布，尿中氚的活度浓度与人体水中的活度浓度相等，因此只凭单次尿样的氚活度浓度监测结果就可了解取样时被检者体水氚活度浓度。参考人体水的总容积为 42 L。吸收的氚 97%仍为氚水，其生物半排期为 10 d，结合在有机分子内的为 3%，其生物半排期为 40 d。

摄入量换算因子系指单位摄入量所致的尿中氚活度浓度。

急性摄入摄入换算因子，即单次摄入 1 Bq 氚水后 $t$ 时刻尿中氚的活度浓度，可由式(14-6)给出：

$$m(t)=\frac{1}{42}[0.97\exp(-0.069\,47t)+0.03\exp(0.017\,48t)] \tag{14-6}$$

式中：$m(t)$——急性摄入的摄入量换算因子，$Bq \cdot L^{-1}$/Bq 摄入量；

$t$——单次摄入氚水后经过的时间，d。

慢性摄入的摄入量换算因子，即以 $\Delta I$ 的速率连续均匀摄入氚水，在 $t$ 时刻的尿中氚的活度浓度，可由式(14-7)给出：

$$m'(t)=\Delta I\{0.332\,4[1-\exp(-0.069\,47t)]+0.040\,86[1-\exp(-0.017\,48t)]\} \tag{14-7}$$

式中：$m'(t)$——慢性摄入的摄入量换算因子，$Bq \cdot L^{-1}$/Bq 摄入量；

$\Delta I$——连续均匀摄入氚水的速率，$Bq \cdot d^{-1}$；

$t$——单次均匀摄入氚水的时间，d。

### (一) 剂量系数

剂量系数 $e(50)$为摄入某放射性核素单位活度所致的待积有效剂量。摄入氚水的待积有效剂量系数 $e(50)$为 $1.8\times10^{-11}$ $Sv \cdot Bq^{-1}$。

### (二) 摄入量估算

1. 急性摄入

急性摄入氚水后 $t$ 时刻测得尿中氚的活度浓度的测盘值为 $C_u(t)$，由公式(13-5)可算出对应的 $m(t)$再由式(14-8)可算得摄入量 $I_1$ 为：

$$I_1=C_u(t)/m(t) \tag{14-8}$$

式中：$I_1$——急性摄入氚水的摄氚量，Bq；

$C_u(t)$——急性摄入氚水后 $t$ 时刻尿中氚的活度浓度，$Bq \cdot L^{-1}$；

$t$——急性摄入氚水后至采取尿样(即排尿)所经过的时间，d；

$m(t)$——急性摄入的摄入量换算因子，$Bq \cdot L^{-1}$/Bq 摄入量。

2. 慢性摄入

以某一速率慢性摄入氚水，在 $t$ 时刻测得尿中氚的活度浓度测量值为$\overline{C}_u(t)$，由公式(14-7)可算出对应的 $m'(t)$，再由式(14-9)可算得摄入量 $I_2$ 为：

$$I_2=\overline{C}_u(t)/m'(t) \tag{14-9}$$

式中：$I_2$——慢性摄入氚水的摄氚量，Bq；

$\overline{C}_u(t)$——慢性摄入氚水后 $t$ 时刻尿中氚的活度浓度，$Bq \cdot L^{-1}$；

$t$——慢性摄入氚水后至采取尿样（即排尿）所经过的时间，d；

$m'(t)$——慢性摄入的摄入量换算因子，$Bq \cdot L^{-1}/Bq$ 摄入量。

3．短期内数次相关摄入

短期内数次相关摄入系指某次摄入前数次摄入的氚水尚未排泄到可以忽略不计的程度，此时又发生了该次摄入。在这种第一次摄入后进行监测，第二次摄入后又进行监测，以后再摄入再进行监测，获取历次监测值情况下，按慢性摄入估算出与各次监测值对应的摄入量换算因子。第一次的摄入量由第一次监测值按急性摄入估算。其后各次的监测值必须扣除以前所有各次的摄入对本次监测值的贡献后，再按急性摄入估算本次摄入量。总的摄入量为各次摄入量之和。

4．剂量估算

剂量估算的摄入量乘以待积有效剂量系数，由下式估算出待积有效剂量。

$$H=I \cdot e(t)=1.8\times10^{-11}I \tag{14-10}$$

式中：$H$——摄入氚水所致的待积有效剂量，Sv；

$I$——剂量估算的摄入氚水的摄入量，Bq；

$e(t)$——氚的待积有效剂量系数，$Sv \cdot Bq^{-1}$。

在因事故单次摄入的情况下，若摄入量和所致剂量有可能超过相应摄入量限值和年剂量限值时，应尽可能采用从受照个体测得的有关氚水代谢动力学和剂量估算参数进行摄入量及剂量的估算。

急性摄入情况下由多次尿氚浓度测量值计算摄入量可采用下列公式进行：

$$I_{\text{best}}=\frac{\sum_i\left[m_{\text{尿}}(t)_i \cdot M(t)_i\right]}{\sum_i m_{\text{尿}}(t)_i^2} \qquad i=1,2,\cdots,N \tag{14-11}$$

式中：$I_{\text{best}}$——摄入量的最佳估计值，Bq；

$m_{\text{尿}}(t)$——第 $i$ 次尿氚样品取样时刻 $t$ 的对应的预期分数，$(Bq \cdot L^{-1})/Bq$ 摄入量；

$M(t)_i$——第 $i$ 次尿氚取样时 $t$ 的尿氚样品的测量值，Bq/L；

$N$——总测量次数。

## 四、氚气的内照射剂量的估算

湮没在氚气放射云中的人，一方面受氚的内照射，同时上呼吸道和皮肤也受到氚的外照射。

氚气可以气体形态通过皮肤、呼吸道进入人体，叫浸没吸收。当裸露皮肤接触被氚气污染的器皿、材料表面时，吸附在材料表面的氚可通过裸露皮肤进入人体，叫接触吸收。由接触吸收导致氚的内照射，人们很早就注意到了。1975 年 J.D.Eakins 通过实验肯定了皮肤接触被氚气污染的金属表面，将造成严重的氚吸收。同时报道，皮肤接触被氚气污染的其他材料表面，也有相似的后果。但其严重程度如何，直到 1980 年，C.E.Easterly 才简单地提到：在某些氚气污染环境中，双手的接触吸收可高于全身浸没（在空气中）吸收的 10 倍以上。

氚气的初始摄入量可由下式算得：

$$I=W \cdot 60\%c_0 \tag{14-12}$$

式中：$I$——氚气初始摄入量；

$c_0$——实测的尿氚最高浓度(不同氚样中氚浓度最高的一次,通常是织开始留尿的第一次或第二次尿样);

$W$——被测人员的体重(体水约为体重的 60%)。

然后用下式可以估算工作人员的待积剂量当量 $H$:

$$H = Ih_{50T} = W \cdot 60\% \cdot c_0 \cdot h_{50T} \tag{14-13}$$

式中:$Ih_{50T}$——为初始摄入量与待积剂量当量的转换因子,在吸入或食入的情况下取值 $1.7\times10^{-11}$ Sv/Bq。

# 第五节　氚的损伤效应

目前,有关氚对机体的损伤效应,人的资料很少,大量的资料来自于实验动物。用动物进行实验研究的最终目的之一是将动物实验资料外推到人,从而对氚致人的危害作出评价。比较核素氚和氚水对机体损伤效应的研究声明,吸入核素氚,由于它在机体血液中溶解度很低、排除很快,对机体危害比氚水要小得多。氚水的毒性为核素氚的 520 倍。因此,人们着重关注的是氚水对机体的辐射危害。进入 DNA 分子中的氚更新缓慢,对人体危害更大。

## 一、确定性效应

### (一) 实验研究资料

1. 致动物急性毒性作用

实验研究发现,当给兔口服氚水 9.25 kBq/g,在 10 d 内既可见到血红蛋白、红细胞、白细胞和网织红细胞的数量明显下降。当氚水一次口服量增至 11.1 MBq/g 时,即可引起轻度放射病。一次摄入量为 14.8 MBq/g 时,可引起重度急性放射病,在 33~45 d 内死亡。动物摄入氚水后第 1 天开始,白细胞逐渐减少,胞浆内出现中毒性颗粒及核右移的退行性变。在氚水引入后第 3~5 天,体重即显著的出血症候群——尿血和便血,并出现萎靡现象和拒食。红细胞的变化出现较晚,血红蛋白、红细胞和网织红细胞数量减少,红细胞大小不均。尸检可见心、肺及胃肠道多发性出血,常呈点状,也可见大出血灶,特别是在腹部和下肢。脾和睾丸等器官明显萎缩。肝细胞肿胀,出现核固缩,间质轻度出血,并有白细胞浸润。

Wang 等人(1999 年)观察了氚暴露对新出生的小鼠(C57BL/6J)大脑发育与诱导的脑细胞凋亡的影响。一次性腹腔注射 481 kBq/g 氚水进入怀孕的小鼠体内(13 μCi/g),估算子宫的吸收剂量为 1 Gy(100 rad),发现在注射后的一天一直到出生后的一周,都观察到神经微管细胞的凋亡。Wang 和 Zhou 等人在早期的同样试验环境下,也发现了神经轴突的减少。

2. 亚急性毒性作用

Balonov 等人评价了小鼠和大鼠不断地摄入 370 kBq/$(g\cdot d^{-1})$[10 μCi/$(g\cdot d^{-1})$]氚水对骨髓相关的参数影响,发现在动物的整个生命周期内红细胞的前体细胞与对照相比减少了 50%~60%。在 370 kBq/$(g\cdot d^{-1})$剂量连续作用下,CBA 小鼠体内未分化的干细胞在 5 d 观察期内,减少了 25%,30 d 时,减少了 50%。90 d 以后也只恢复到了原来的 50%。

Cahill and Yuile (1970) 观察了雌性大鼠摄入 1、10、20、50 和 100 μCi/ml(37、370、740、

1 850 和 37 000 kBq/ml)氚水的生物学影响。发现在 36 支大鼠中，仅有 2 只在高剂量的处理组中(50，100 μCi/ml)出现了乳腺的纤维瘤。表明肿瘤的发生率是比较低的，此外，在这两个处理组中，雌性大鼠以及她们的后代的生命周期与对照比较都缩短了。

3. 慢性毒性作用

Carsten 等人用 3 μCi/ml 的氚水终身饲喂 20 个雄性和雌性的小鼠，并与自来水和相当于 3 μCi/ml 处理 γ 射线比较。结果未发现在三种处理在生存中有差别。估算氚水的非影响的限制是 $6.85\times10^{8}$ pCi/kg。

Balonov 等人评价了 3.7～370 kBq/g 氚水对大鼠生命周期的影响，发现大鼠的生命周期在 3.7 kBq/(g・$d^{-1}$)作用下，比对照长 12%，而 37 kBq/(g・$d^{-1}$)处理与对照无区别。在 192 kBq/(g・$d^{-1}$)和 370 kBq/(g・$d^{-1}$)的处理中，生命周期分别减少了 18%和 33%。估算氚水的非影响的限制是 37 kBq/(g・$d^{-1}$)[$1.4\times10^{6}$ pCi/(kg・$d^{-1}$)]。

4. 对 DNA 的损伤作用

Balonov 等人报道(1993)，Wistar 大鼠不断地摄入氚水，剂量从 37～1 850 kBq/(g・$d^{-1}$)。在高剂量组，发现诱导了 Wistar 大鼠的血液 DNA 的单双链的损伤。在单次小鼠的注射实验中，11～33 MBq/g (0.3～9 mCi/g)剂量范围内，DNA 损伤的百分比都在增加。未观察到的负面影响的剂量是 37 kBq/(g・$d^{-1}$)[$1.37\times10^{10}$ pCi/(kg・$d^{-1}$)]。

5. 对细胞的损伤效应

由于氚标记的各种代谢前身物可以掺入生物分子，而且氚 β 粒子射程和细胞核的大小有相同的量级，所以在细胞水平研究各种氚标记化合物的效应具有特殊的意义。

实验表明，用含有$^{3}$H-TdR 的培养液培养小鼠淋巴白血病细胞，经一次细胞分裂造成子细胞 DNA 分子的单链标记；经 4 个细胞周期(生长 4 代)，DNA 分子几乎都成为双链标记。比较细胞的存活曲线，发现单链标记的为单击单靶型，$D_{37}$ 相当于细胞核吸收剂量为 0.45 Gy，如图 14-6 所示；双链标记的存活曲线为单击多靶型，$D_0$ 相当于细胞核的吸收剂量为 0.20 Gy，如图 14-7 所示；而$^{60}$Co γ 射线对于细胞系的 $D_0$ 值是 3.0 Gy，比前者高。所以$^{3}$H-TdR的氚 β 粒子的 RBE 为 15，细胞存活曲线中，$D_0$ 为灭活剂量；$D_{37}$ 为存活率 $e^{-1}$ 的剂量；$D_Q$ 为准阈剂量；$\alpha$ 为失活常数，$\alpha=I/D_0$，$n$ 为外推数，代表多靶单击模型中的靶数。当将$^{3}$H-TdR、$^{3}$H-赖氨酸和氚水分别加在细胞培养液中培养细胞，观察细胞存活率，发现$^{3}$H-TdR 的细胞致死作用最强。这是因为 TdR 可直接掺入染色体中的 DNA 分子，而赖氨酸则主要用于合成染色体上的组蛋白，氚水则在细胞中均匀分布。为什么 DNA 分子上的氚衰变所致的生物效应大于紧邻 DNA 分子组蛋白上的氚衰变所致的效应？这可以用转换突变(transmutation)效应来解释。单就氚的 β 粒子电离作用而言，对组蛋白分子

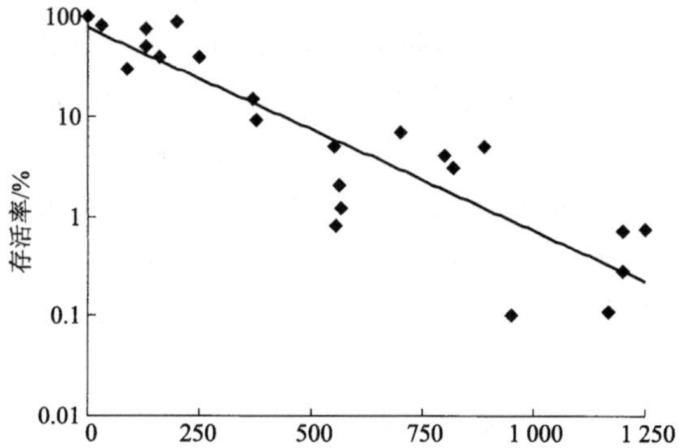


图 14-6　DNA 单链标记细胞的存活曲线

*为小鼠淋巴白血病细胞核的直径为(8.01±1.23) μm，DNA 中每次$^{3}$H 衰变对细胞核的剂量为 $25\times10^{-4}$ Gy，$D_{37}$=175 衰变/细胞，$\alpha$=0.006)

(赖氨酸)和对 DNA 分子没有什么不同。但是 DNA 上的氚衰变为$^{3}$He 引起了 DNA 分子结构的改变,这种附加的转变突变效应是不能忽视的。业已证明,将$^{3}$H 标记在尿嘧啶的第 5 位碳上(5-$^{3}$H 尿嘧啶)加入培养大肠杆菌的培养基中,其诱发大肠杆菌突变的概率,比 6-$^{3}$H 尿嘧啶提高将近 7 倍。因为部分 5-$^{3}$H 尿嘧啶转化为 DNA 上的胞嘧啶,胞嘧啶第 5 位上的氚衰变使胞嘧啶变为胸腺嘧啶,改变了 DNA 分子上碱基排列顺序,引起了遗传密码的改变。

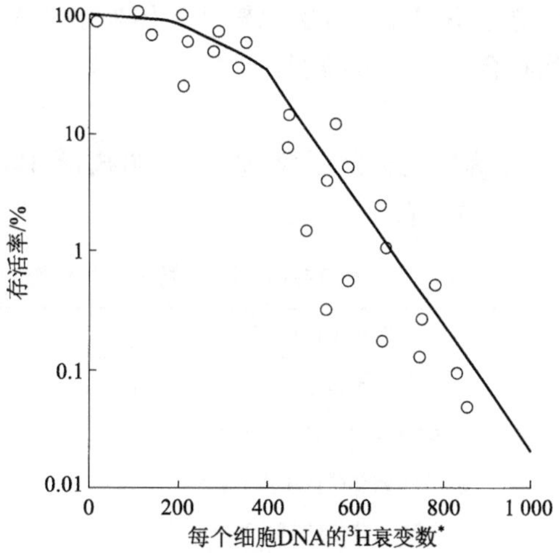


图 14-7　DNA 双链标记细胞的存活曲线
($*n=23$,$D_Q=250$ 衰变/细胞,$D_0=80$ 衰变/细胞,$\alpha=0.0125$)

6. 对生殖细胞的影响

生殖细胞对氚很敏感。例如小鼠和猴引用氚水所致的连续照射,卵巢中初级卵母细胞存活率与氚剂量呈负相关。小鼠在子宫内收氚水照射,直致产后 14 d 服用含氚的乳汁,其卵母细胞的 $LD_{50}$ 为 0.045 Gy,与 $^{60}$Co γ射线外照射相比,氚的 RBE 值为 3。受氚水慢性照射的猴胎儿卵母细胞的 $LD_{50}$ 为 0.05 Gy。在同样的条件照射下,初级卵母细胞比精原细胞的辐射敏感性更高。这是因为雄性的卵母细胞在出生后不再增殖,在胚胎期掺入胎儿卵母细胞 DNA 中的氚,在整个成年期不断地分裂,细胞周期较短,如果接受同等水平的氚照射,其累积的剂量要比雌性细胞低。

Dobson 和 Kwan 观察了 1、3、6 和 9 μCi/ml 氚水对 Swiss-Webster 卵母细胞发育的影响。连续 14 d 处理后,发现卵母细胞数量大大减少,且呈现出剂量效应。最低处理剂量组中的卵母细胞数量比对照减少了 30%。Cahill 和 Yuile 用 1、10、20、50 和 100 μCi/ml(37、370、740、1 850 和 37 000 kBq/ml)的氚水注射怀孕的 prague-Dawley 大鼠体内,结果发现大于 20 μCi/ml 处理中,后代的发育迟缓,大于 10 μCi/ml 处理剂量使后代睾丸重量减少。Laskey 等人发现 Sprague-Dawley 大鼠射入 0.01、0.1、1.0 和 10 μCi/ml(0.37、3.7、37 和 370 kBq/ml)氚水。相当于 3～3 000 mrads 的暴露剂量。在子代大鼠中,睾丸的重量减少了 30%,在 1～10 μCi/ml 处理中体重和大脑的重量也发现减轻。Kashiwabara 等人报道,一次性注射 23.2、46.3 和 96.5 MBq 的氚水进入雄性大鼠生殖器官内(相当于 28、56 和 108 μCi/动物),在三种类型的大鼠(C3H/HeNCrj,C57BL/6NCrj,F1Crj/B6C3Fj)30 d 的观察期内,大鼠的睾丸重量都减轻,出现了剂量效应。在最小的作用剂量下,三分之二的大鼠的睾丸重量都发生了变化。

尽管在动物实验中,大量的证据表明,雌性动物的卵母细胞对氚很敏感,肯能很难推测到对人类的影响。鼠的卵母细胞对氚的致死剂量要敏感是人类的卵母细胞的 30～40 倍。

7. 致染色体畸变

氚致血液淋巴细胞染色体畸变的研究认为,氚 β 粒子诱发淋巴细胞染色体畸变的类型决定于受照细胞所处的细胞周期。照射 $G_0$ 期细胞诱发染色体型畸变,照射 S 期、$G_2$ 期细胞诱发染色单体型畸变,剂量-效应关系都是线性相关。

氚致染色体畸变还与氚化合物形式有关。因为不同氚化合物在体内的生物转化有差异。选用不同氚化合物比较氚致体外培养人淋巴细胞染色体畸变的剂量-效应关系，结果表明均符合线性平方模型：

$$\overline{y}=A+Bx+Cx^2 \tag{14-14}$$

式中，$\overline{y}$ 为染色体断裂数/细胞，$x$ 为剂量(Bq/ml)；$A$、$B$ 和 $C$ 为系数，其数值随氚化合物种类不同而异(表 14-13)。

**表 14-13　不同氚化合物致染色体畸变剂量-效应关系模型的系数**

| 氚的化合物 | $A/(\times10^{-1})$ | $B/(\times10^{-5})$ | $C/(\times10^{-10})$ |
|---|---|---|---|
| HTO* | 0.44 | 7.76 | −89.5 |
| $^3$H-胸腺嘧啶($^3$H-Thymine) | 0.17 | 0.23 | −0.027 |
| $^3$H-胸苷($^3$H-TdR) | 1.02 | 5.17 | −2.99 |
| $^3$H-尿苷($^3$H-UdR) | 0.37 | 4.38 | −3.74 |
| 3H-赖氨酸($^3$H-Lysine) | 0.33 | 0.56 | −0.05 |
| $^3$H-亮氨酸($^3$H-Leucine) | 0.18 | 0.12 | $0.34\times10^{-2}$ |

注：数据引自饶用清，中华放射医学与防护杂志，7(5)，1987。

结果表明，各种氚化合物致染色体畸变率按下列顺序递减：$^3$H-胸苷＞$^3$H-尿苷＞$^3$H-胸腺嘧啶＞$^3$H-亮氨酸＞HTO。

$^3$H-TdR 和$^3$H-UdR 诱发淋巴细胞染色体畸变效应最高。就是因为$^3$H-TdR 是合成 DNA 的前身物，可专一性地掺入到细胞核合成的 DNA 中，氚跃迁的 β 粒子能量沉积在 DNA 分子上，引起 DNA 分子损伤。$^3$H-UdR 是 RNA 的前身物，RNA 主要存在于细胞质中，在细胞核中含量较少。但是在哺乳动物细胞中，RNA 的合成主要在细胞核中进行，然后进入细胞质中。在哺乳动物细组织合成新的胞核染色质内，含有大量的富含赖氨酸的组蛋白，组蛋白与 DNA 的比例恒定为 1∶1。组蛋白合成是在细胞质中进行的。但合成后很快进入细胞核内，组织合成新的 DNA，成为有功能活性的染色体。就细胞核内定位而言，$^3$H-TdR、$^3$H-UdR 上的氚跃迁在 DNA 分子上，而$^3$H-赖氨酸上的氚跃迁主要是在 DNA 分子邻近的组蛋白分子上，因此上述氚化合物致染色体畸变性质上相似。$^3$H-胸腺嘧啶是 DNA 间质前身物，因此它致染色体畸变性质与$^3$H-TdR 相似，但产额较低。亮氨酸是非特异性蛋白的前身物，因此，$^3$H-亮氨酸可诱发一定数量的染色体畸变，但畸变率较低。氚水很快均匀性地分布于细胞内，仅有极少部分掺入到 DNA 中，因此诱发染色体畸变率很低。

给小老鼠静脉注入氚水后 2 d 或 3 d，骨髓多染红细胞微核细胞发生率与剂量呈正相关。与$^{137}$Csγ 射线外照射相比，氚水致骨髓多染红细胞微核细胞发生率的 RBE 值在照射后第 2 天为 2.2，第 3 d 为 2.7(图 14-8)。

8. 对子代的影响

用氚水喂养怀孕大白鼠，在整个妊娠期间，使体水氚浓度保持稳定。各组动物体水氚浓度在 37～$37\times10^2$ MBq/L，对胚胎辐照的吸收剂量率为 $3\times10^{-3}$～$3\times10^{-1}$ Gy/d，总剂量为 $6.6\times10^{-2}$～6.6 Gy。结果表明各剂量组新生鼠的外形正常；体水氚浓度为 370 MBq/L 组新生鼠的性腺和脑的重量减轻；体水氚浓度大于 740 MBq/L 组，胚胎发育停滞，新生鼠的身长较短、体重减轻，器官重量普遍下降，而且剂量愈高，下降得愈多；体水氚浓度为 $37\times10^{-2}$

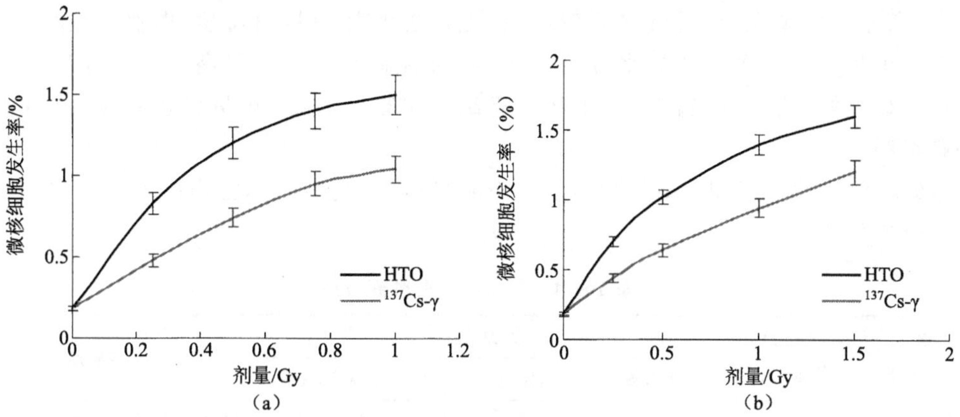


图 14-8　氚水和 137Csγ 射线致小鼠骨髓多染红细胞微核细胞发生率与剂量的关系曲线

(a) 照射后第 2 d；(b) 照射后第 3 天

(Kashima M，et al，同表 13-1)

MBq/L 组，死胎增多，产仔数减少。

胎鼠性腺和脑发育对氚水照射最为敏感，如使大鼠体水氚浓度维持在 3.7 MBq/L 水平，则所产仔鼠的卵巢缩小，加大体水氚的浓度，仔鼠脑重即见减轻。饮用 111 MBq/L 的氚水小白鼠，当代的骨髓多能干细胞减少，后代的显性致死率增加。

妊娠大白鼠摄入 11.1 MBq/g，胚胎死亡率显著增加。如在妊娠第 4 天摄入，85％的胚胎死亡；若在第 7 天摄入，65％的胚胎死亡。

### （二）急性损伤病例援引

急性氚水中毒时表现为急性放射病。氚水对人的急性致死量为 740 GBq。

文献中曾报道过两批遭受严重氚照射的病例，他们都是从事生产氚水发光涂料的工作人员。在第一批的 4 例中，有 1 例在 8 年中曾处理 277 TBq 的氚水和氚气，其中有一半左右的氚是以气态或蒸气状态释放于工作环境中，其尿氚浓度波动在 5.18～41.4 MBq/L 的范围内，估算总剂量约为 3.0 Gy。该例在工作末期出现了倦怠、恶心等症状，红细胞进行性减少，最后死于再生性全骨髓细胞减少症。尸检测定尿和其他体液中氚浓度为 4.1 MBq/L，而干燥骨髓或睾丸的氚含量约为 0.888 MBq/kg。另 1 例接受的剂量约为前 1 例的一半，在工作三四年后，也出现了中度贫血。第二批有 3 名工作人员受到氚的严重照射，3 年中共接触 $10^2$ TBq 的氚，其中 1 例在第 3 年因恶心、倦怠等症状而停止工作，1 年多后死于骨髓细胞减少症。此例生前尿氚浓度为 1.96～4.33 MBq/L。估计 3 年内接受的总剂量约为 10 Gy。尸检测得组织中的氚浓度为尿氚浓度的 6～12 倍。以上两例与氚有关的病例，以往曾有 $^{226}$Ra 和 $^{90}$Sr 的作业史。

## 二、随机性效应

### （一）致癌效应

氚致人类恶性肿瘤效应的病例目前尚未见报道。但动物实验研究证实，氚水和有机氚化合物均有致癌作用。给小鼠腹膜内注入氚水后，发现氚有明显的致癌作用，如

表 14-14所示。结果表明，受氚水照射后，首先出现的肿瘤是白血病，白血病发生率与受照剂量呈正相关。同样活度氚水分 4 次注射，白血病发生率明显高于一次性注射，而且潜伏期明显缩短。除白血病外，几乎所有组织都出现了肿瘤，可见氚水致癌效应没有特殊的靶组织。

给幼小鼠注射$^{3}$H-TdR，小鼠肿瘤发生率明显增加，其中以淋巴肉瘤增加为主，其次是肝癌和甲状腺癌。

**表 14-14 氚水致小鼠肿瘤效应**

| 活 度/ $\times10^{2}$ MBq/鼠 | 实验动物数/只 | 白血病 | | | 其他肿瘤 |
|---|---|---|---|---|---|
| | | 动物数/只 | 发生率/% | 潜伏期/d | |
| 7.40 | 66 | 8 | 12.1 | 120～257 | 子宫癌、Harderian 腺癌 |
| 5.60 | 82 | 13 | 15.9 | 146～570 | 卵巢肿瘤、肺癌、肝癌、甲状腺癌、垂体肿瘤、肺癌、乳腺癌、肾上腺肿瘤、Harderian 腺癌 |
| 2.80 | 60 | 4 | 6.7 | 273～467 | 卵巢肿瘤、肝癌、肾上腺肿瘤、胃癌、RCN、Harderian 腺癌 |
| 1.40 | 61 | 2 | 3.3 | 481～523 | 卵巢肿瘤、肝癌、垂体肿瘤、乳腺癌、子宫癌、骨癌、RCN |
| 1.90/4* | 60 | 27 | 45.0 | 77～163 | |
| 1.40/4* | 62 | 17 | 27.4 | 87～382 | 卵巢肿瘤、肝癌、垂体肿瘤、Harderian 腺癌 |
| 对照 | 128 | 1 | 0.8 | 584 | 卵巢肿瘤、肝癌、子宫癌、肾肿瘤、RCN |

注：* 数据引自 Yokoro K，Radiation Protection Dosimetry，16(1/2)，1986。

## （二）致遗传效应

氚致机体的遗传效应可分为基因突变和生殖细胞染色体畸变。

1. 基因突变

氚 β 粒子诱发基因突变已为大量的动物实验所证实。例如，连续给小鼠饮用 111 kBq/ml的氚水，性腺剂量率为$(3\sim4)\times10^{-3}$ Gy/d。当累积剂量约为 0.3 Gy 时，胚胎生存率下降，显性致死突变率增加。让小鼠连续饮用浓度为 370 kBq/ml 的氚水，并反复进行兄妹交配 10 代，结果第 10 代子体数减少为对照组的一半以下，显性致死突变率增加到对照组的两倍。长期饮用浓度为 111 kBq/ml 或 37 kBq/ml 氚水的雄性小鼠与饮用普通水的雌性小鼠交配，胚胎的显性致死率增加，表现为胚胎早期死亡和植卵前丢失增加。小鼠受精体外培养，培养液中分别加入氚水或$^{3}$H-TdR，发现$^{3}$H-TdR 对体外胚胎发育的阻碍作用为氚水的 $10^{3}$倍。

氚可致骨骼发生显性突变。如给 10 周龄雄性小鼠注射氚水 839.9～4 521.4 kBq/g，35 d 时与正常雌鼠交配，受孕后 19 d 检查 $F_1$骨骼变化发现有缺肋、少肋、弯曲肋、点状肋、胸骨发育不全和骨骼早骨化等突变。而且 $F_1$骨骼突变率随注射氚水活度增加而增加，注射活度为 839.9～4 521.4 kBq/g 体重时，骨骼显性突变率为 0.51%～1.32%，与 $^{60}Co\gamma$ 射线相比测定，氚水 RBE 值为 3.8。

美国橡树岭实验室所做的氚水诱发小鼠特定位点突变实验中测定的辐射剂量和遗传效应之间的定量关系，在辐射遗传研究中很有意义。它们培育的品系在 2、4、7、9 和 14 对染色体上有共有 7 个特定的基因位点，由它们决定的性状是明确的。例如，在第 9 对染色体上就有两个特定基因位点 Se 和 d，决定的性状分别是短耳和淡色毛。在氚水照射下，这两个位点的突变频率较高。氚水照射小鼠精原细胞，7 个特定位点的平均突变频率为每个位点 $15\times10^{-10}$ 次/Gy。与 X 射线或 γ 射线的外照射相比，氚 β 粒子的 RBE 值为 2.2。

氚之所以诱发基因突变，是因为氚可以掺入携带遗传信息的 DNA 分子中。DNA 嘧啶环第 5 位碳上的氚衰变，诱发遗传突变的概率等于 1。而嘧啶环第 6 位碳上的 $^3H$ 和甲基上的 $^3H$ 衰变诱发遗传突变效应仅及第 5 位碳上 $^3H$ 衰变诱发的 1/6～1/3。分离提取的 DNA，嘧啶环第 6 位碳上的 $^3H$ 衰变，每次引起 DNA 单链断裂的概率约为 0.3。一般而言，细胞核吸收 β 辐射引起的 DNA 结构改变较氚引起的转换突变效应大，只有嘧啶环第 5 位碳上的 $^3H$ 衰变才可使两者所致的损伤效应大致相当。

2. 生殖细胞染色体畸变

与遗传密切相关的是生殖细胞稳定性染色体畸变，其中主要是染色体相互易位。精原细胞染色体易位已成为研究氚水遗传效应的很有意义的指标。给雄性小鼠注射氚水后，初级精母细胞染色体畸变(易位)率明显升高，而且与氚 β 粒子的剂量呈正相关。

### (三) 剂量效应的评价

1. 非致癌的剂量效应

短期和长期的毒性动物实验表明，在 $10^8$～$10^9$ pCi/(kg · $d^{-1}$)的暴露剂量下，对动物的血液系统、生殖能力和器官的体重减轻、生命周期以及后代未见影响(表 14-15)。

表 14-15　无影响和最低影响的剂量效应总结

| 暴露与影响 | 剂　量 pCi/(kg · $d^{-1}$) | 无影响剂量 pCi/(kg · $d^{-1}$) | 最低无影响剂量 pCi/(kg · $d^{-1}$) | 备　注 | 参考文献 |
|---|---|---|---|---|---|
| 小鼠的生存 | $6.86\times10^8$ | $6.86\times10^8$ | | 估算每天饮用 8 ml 水，平均体重 0.003 5 kg | Carsten et al.，1989 |
| 血液的影响 | $10^8$～$10^{10}$ | $10^9$ | $10^{10}$ | 大鼠与小鼠 | Balonov et al.，1993 |
| 大鼠的生存 | $10^8$～$10^{10}$ | $10^9$ | $5.2\times10^9$ | 6 个月的暴露 | Balonov et al.，1993 |
| 大鼠的生殖 | $1.7\times10^7$～$1.7\times10^9$ | $1.7\times10^8$ | $1.7\times10^9$ | 观察二代 | Laskey et al.，1980 |

2. 致癌效应的剂量效应

目前为止，没有证据表明，氚的暴露会增加人类肿瘤发生的概率。表明氚的致癌效应是非常弱的。大量的研究发现，在低剂量的辐射作用下，电离辐射能够启动细胞的自适应反应。可以增强 DNA 损伤的修复能力(UNSCEAR 1994)。在低剂量的作用下，染色体畸变的数量在一定的条件下，发生减少，而不是增加。尽管如此，美国 EPA 根据有机氚的暴露水平给出了饮用水的氚致癌效应的风险系数(图 14-16)。

表 14-16 饮用水的氚致癌效应的风险系数

| 放射性核素 | 风险系数/$Bq^{-1}$ | |
|---|---|---|
| | 死 亡 | 致 病 |
| $^{3}H$ | $9.44\times10^{-13}$ | $1.37\times10^{-12}$ |

# 第六节 氚的加速排出

1. 大量饮水

体内氚和水的生物运转相同。因此，在氚内污染的病例，临床上大都采用大量饮水措施来加速体内氚的排除。初期每天饮水 1～2 L，以后每天饮水 5～10 L，连续 1～2 周，能使体内氚含量迅速减少，同时尿氚排除量可增加 10～20 倍。1 例病人的尿氚生物半排期因饮水疗法由原来的 11.5 d 缩短为 2.4 d。

2. 利尿剂

实验观察到，受氚水内污染的大鼠服利尿剂双氢克脲噻和 2% 的茶水，尿氚排除量显著增加，为对照组的 9 倍。说明利尿剂对氚的加速排出具有实际应用价值。

# 参考文献

[1] Gerber G. The metabolism of $^{3}H$ compounds and limits for intakes by workers. et al. Environmental and Human Risks of Tritium. Radiation Protection Dosimetry，1986，16(1/2)：3.

[2] Matsudaira H. The metabolism of $^{3}H$ compounds and limits for intakes by workers. et al. Proceedings of the Second Workshop on Tritium Radiobiology and Health Physics，Chiba. National Institute of Radiobiology Sciences，1985，260.

[3] Balonov M I，Likhtarev I A，yui M，et al. The metabolism of $^{3}H$ compounds and limits for intakes by workers. Health Physics，1984，47(5)：761-773.

[4] 周湘艳．氚生物效应研究近期概况．中华放射医学与防护杂志，1986，6(1)：58-62.

[5] 饶用清．氚化合物致体外培养人淋巴细胞染色体畸变的比较及剂量的关系．中华放射医学与防护杂志，1987，7(5)：329-335.

[6] 黄建学，伍清宝，晁得胜，等．氚污染工作人员体内氚排出规律的观察．辐射防护，1985，5(2)：81-86.

[7] 周湘艳，高卫民，王冰．低剂量氚水对发育中鼠中枢神经系统的影响及其机理研究．中华医学杂志，1999，79(7)：1-5.

[8] Wang B，Tekeda H，Gao W M，et al. Induction of apoptosis by beta radiation from tritium compounds in mouseembryonic brain cells. Health Physics，1999，77(1)：16-23.

[9] Yin H，Bhattacharjee D，Roy G，et al. Tumorigenesis in infant C3H/NeN mice exposed to tritiated water. J Radiat Res，2002，43：345-351.

[10] UNSCEAR. Sources and Effects of Ionizing Radiation. United Nations Scientific Committee on the Effects of Atomic Radiation，UNSCEAR 1994. Report to the General Assembly with Scientific Annexes. United Nations.

[11] ICRP. Age-dependent doses to members of the public from intake of radionuclides：Part 5

Compilation of ingestion and inhalation does coefficients, ICRPP publication 72. Ann ICRP,1996,26(1):1-91.

[12] 国防科学技术工业委员会. EJ/T 287—2000 氚内照射剂量估算与评价方法 [S],2001.

[13] 曲治华. 氚气接触吸收严重程度评估——一起氚内照射事件的启示. 辐射防护, 1993,13(2): 148-151.

# 第十五章

# 医用放射性核素毒理学

放射性核素的医学应用，是核科学技术和平利用的一个重要方面，根据 IAEA 和 WHO 公布的资料，各国生产的放射性核素，约 80%～90%应用于医学领域中。它不但应用于疾病的诊疗，而且为医学研究开辟了新途径，对认识生命现象的本质、揭示疾病的病因及药物作用机制等具有重大的意义。

应用于医学领域内的放射性核素约有百余种。主要应用于示踪研究（常用的放射性核素为$^{3}H$、$^{14}C$、$^{131}I$、$^{125}I$）和器官及肿瘤显像（应用最多的是$^{99m}Tc$，其次为$^{111}In$和$^{113m}In$）、放射免疫分析（主要为$^{125}I$、$^{3}H$、$^{131}I$等）和治疗某些疾病（主要是$^{131}I$、$^{153}Sm$、$^{32}P$、$^{90}Sr$-$^{90}Y$等）。此外还有$^{51}Cr$、$^{60}Co$、$^{55}Fe$和$^{59}Fe$等也较为常用。放射性核素的医学应用，给人类带来了极大利益，但也带来了一定的危害或潜在的危险。因此，在核医学（nuclear medicine）中的医疗照射也应遵循正当化、最优化的原则。这里所讲的最优化，意味着病人受到的照射剂量不应当超过为提供必要的临床资料所需要的剂量。这可以通过限制给予的活度来控制。在估算所给予的活度时，必须考虑测量或显像仪器的类型、病人的体质、代谢特点及临床条件等。

为了合理、准确地使用放射性核素，有必要了解医学常用放射性核素的毒理学。但是由于篇幅所限，本章仅就$^{18}F$、Tc、In、C、P、Fe 及 Co 和 Sm 的放射毒理学作扼要介绍（有关放射性碘和氚已分别在第十二章、十三章作了介绍）。

## 第一节　医用放射性核素的来源

临床应用的放射性核素可通过加速器生产、反应堆生产、从裂变产物中提取和放射性核素发生器淋洗获得。① 加速器能加速质子、氘核、α 粒子等带电粒子，这些粒子轰击各种靶核，引起不同核反应，生成多种放射性核素。医学中常用的加速器生产的放射性核素有：$^{11}C$、$^{13}N$、$^{15}O$、$^{18}F$、$^{123}I$、$^{201}Tl$、$^{67}Ga$、$^{111}In$等；② 反应堆是最强的中子源，利用核反应堆强大的中子流轰击各种靶核，可以大量生产用于核医学诊断和治疗的放射性核素。医学中常用的反应堆生产的放射性核素有：$^{99}Mo$、$^{113}Sn$、$^{125}I$、$^{131}I$、$^{32}P$、$^{14}C$、$^{3}H$、$^{89}Sr$、$^{133}Xe$、$^{186}Re$、$^{153}Sm$等；③ 核燃料辐照后产生 400 多种裂变产物，有实际提取价值的仅十余种。在医学上有意义的裂变核素有：$^{99}Mo$、$^{131}I$、$^{133}Xe$等；④ 放射核素发生器是从长半衰期的核素（称为母体）中分离短半衰期的核素（称为子体）的装置。放射性核素发生器使用方便，在医学上应用广泛。医学中常用的发生器有：$^{99}Mo$-$^{99m}Tc$ 发生器、$^{188}W$-$^{188}Re$ 发生器、$^{82}Sr$-$^{82}Rb$ 发生器、$^{81}Rb$-

$^{81m}$Kr发生器等。

# 第二节　放射性核素的临床应用

临床中的放射性核素的应用主要分为用于诊断与治疗用。

## 一、诊断放射性药物

核射线中以 γ 光子(能量以 100～300 keV 为宜)穿透力强,引入体内后容易被核医学探测仪器在体外探测到,从而适用于显像;同时 γ 光子在组织内电离密度较低,从而机体所受电离辐射损伤相对较小,因此,诊断用放射性药物多采用发射 γ 光子的核素及其标记物。

(1) $^{99m}$Tc 标记放射性药物:$^{99m}$Tc 核性能优良,为纯 γ 光子发射体,能量 140 keV,$T_{1/2}$ 为 6.02 h、方便易得、几乎可用于人体各重要脏器的形态和功能显像。$^{99m}$Tc 是显像检查中最常用的放射性核素,目前全世界应用的显像药物中,$^{99m}$Tc 及其标记的化合物占 80%以上,广泛用于心、脑、肾、骨、肺、甲状腺等多种脏器疾患的检查,并且大多已有配套药盒供应。

(2) $^{131}$I、$^{201}$Tl、$^{67}$Ga、$^{111}$In、$^{123}$I 等放射性核素及其标记药物:这类 γ 光子的核素及其标记药物也有较多应用,在临床中发挥着各自的特性和作用。

(3) 正电子放射性药物:$^{11}$C、$^{13}$N、$^{15}$O 和$^{18}$F 等短半衰期放射性核素(表 15-1)在研究人体生理、生化、代谢、受体等方面显示出独特优势,其中氟[$^{18}$F]脱氧葡萄糖($^{18}$F-FDG)是目前临床应用最为广泛的正电子放射性药物。

**表 15-1　常用正电子放射性核素核反应过程**

| 核　素 | 半衰期 | 核反应式 |
|---|---|---|
| $^{15}$O | 2.05 min | $^{14}$N(d,n)$^{15}$O/$^{15}$N(p,n)$^{15}$O |
| $^{13}$N | 9.96 min | $^{16}$O(p,α)$^{13}$N |
| $^{11}$C | 20.34 min | $^{14}$N(p,α)$^{11}$C |
| $^{18}$F | 110 min | $^{18}$O(p,n)$^{18}$F/$^{20}$Ne(d,α)$^{18}$F |

注:$^{14}$N(d,n)$^{15}$O 中,$^{14}$N 为靶材料,$^{15}$O 为生成的正电子放射性核素,(d,n)为氘核,中子核反应,加速粒子为氘核。

## 二、治疗放射性药物

适宜的射线能量和在组织中的射程是选择性集中照射病变组织而避免正常组织受损并获得预期治疗效果的基本保证,各种常用治疗放射性药物的理化性能见表 15-2。发射纯 $\beta^-$ 射线的放射性治疗药物$^{32}$P、$^{89}$Sr、$^{90}$Y 等。发射 $\beta^-$ 射线时伴有 γ 射线的放射性治疗药物$^{131}$I、$^{153}$Sm、$^{188}$Re、$^{117m}$Sn、$^{117}$Lu 等。

$^{131}$I 目前仍是治疗甲状腺疾病最常用的放射性药物;$^{89}$SrCl$_2$、$^{153}$Sm-EDTMP、$^{117m}$Sn-DTPA 和$^{177}$Lu-EDTMP 等放射性药物在骨转移癌的缓解疼痛治疗中也取得了较为满意的效果。近年来可由$^{188}$W-$^{188}$Re 发生器获得$^{188}$Re 作为治疗用放射性药物受到重视,它发射的 $\beta^-$ 射线能量为 2.12 MeV;γ 射线能量为 155 keV,$T_{1/2}$ 为 16.9 h。通过发射 $\beta^-$ 射线产生电离辐射生物效应破坏病变组织,并可利用其发射的 γ 射线进行显像,估算内照射吸收剂量和

评价治疗前后病变范围变化。目前$^{188}$Re-HEDP 已用于治疗恶性肿瘤骨转移骨痛、$^{188}ReO_4^-$治疗或预防血管成型术后再狭窄和$^{188}$Re-碘油介入治疗肝癌等。

**表 15-2　各种常用治疗放射性药物的理化性能**

| 核　素 | 标记化合物 | $T_{1/2}$ | $\beta^-$最大能量/MeV | $\gamma$射线/keV(%) | 组织内最大射程/mm | 主要临床应用 |
|---|---|---|---|---|---|---|
| $^{32}$P | 磷酸盐 | 14.3 d | 1.71 | — | 8 | 真性红细胞增多症，原发性血小板增多 |
| | 胶体磷酸铬 | | | | | 腔内治疗 |
| | 玻璃微球 | | | | | 肝癌动脉栓塞 |
| $^{131}$I | | 8.06 d | 0.61 | 365(81%) | 2～3 | 甲亢，分化型甲癌及转移灶 |
| | MIBG | | | | | 嗜铬细胞瘤 |
| $^{153}$Sm | EDTMP | 40.6 h | 0.8 | 103 (28%) | 3.4 | 骨转移癌疼痛 |
| $^{89}$Sr | | 50.5 d | 1.46 | — | 2～3 | 骨转移癌疼痛 |
| $^{186}$Re | HEDP | 3.8 d | 1.07 | 137(9%) | 4.7 | 骨转移癌疼痛 |
| $^{188}$Re | HEDP | 19.6 h | 2.12 | 155(10%) | | 骨转移癌疼痛 |
| $^{117m}$Sn | DTPA | 13.6 d | CE | 159(86%) | 0.3 | 骨转移癌疼痛 |
| $^{117}$Lu | EDTMP | 6.75 d | 0.497 | 113(6.4%) | | 骨转移癌疼痛 |
| $^{90}$Y | EDTMP | 2.67 d | 2.27 | — | 10 | 骨转移癌疼痛 |
| | 玻璃微球 | | | | | 肝癌动脉栓塞 |

# 第三节　放射性氟的毒理学

## 一、辐射和物理化学特性

氟(fluorine，F)，原子序数 9，第ⅦA 族第二周期，属于卤族元素相对原子质量 18.998 403 2。氟共有 18 个同位素，质量数为 14～31，只有$^{19}$F 是稳定的。其他放射性氟中，$^{18}$F 在现代医学中的应用最为广泛，其毒理学意义是非常重要的。

1. 物理化学特性

常温下，氟为淡黄色气体，有刺激性臭味；熔点 −219.62 ℃，沸点 −188.14 ℃，密度 1.69 g/L，电负性为 3.98，电离能为 1 687 kJ/mol。氟是化学性质最活泼、氧化性最强的物质，除氦、氖、氩外，氟能同所有其他元素化合：其中与水反应生成水和氢氟酸；氟与溴、碘、硫、磷、碳、硅等物质在低温下就能猛烈化合；氟离子体积小，容易与许多正离子形成稳定的配位化合物；氟与烃类会发生难以控制的快速反应（表 15-3）。

**表 15-3　氟的同位素的辐射特性**

| 氟的同位素 | 质子数 | 中子数 | 同位素质量激发能 | 半衰期 | 衰变模式 | 子　体 |
|---|---|---|---|---|---|---|
| $^{14}$F | 9 | 5 | 14.035 06(43)# | | p | $^{13}$O |

续表

| 氟的同位素 | 质子数 | 中子数 | 同位素质量激发能 | 半衰期 | 衰变模式 | 子体 |
|---|---|---|---|---|---|---|
| $^{15}F$ | 9 | 6 | 15.018 01(14) | 410(60)E−24 s [1.0(2) MeV] | p | $^{14}O$ |
| $^{16}F$ | 9 | 7 | 16.011 466(9) | 11(6)E−21 s [40(20) keV] | p | $^{15}O$ |
| $^{17}F$ | 9 | 8 | 17.002 095 24(27) | 64.49(16) s | $\beta^+$ | $^{17}O$ |
| $^{18}F$ | 9 | 9 | 18.000 938 0(6) | 109.771(20) min | $\beta^+$ | $^{18}O$ |
| $^{18m}F$ | | | 1 121.36(15) keV | 162(7) ns | | |
| $^{19}F$ | 9 | 10 | 18.998 403 22(7) | 稳定核素 | | |
| $^{20}F$ | 9 | 11 | 19.999 981 32(8) | 11.163(8) s | $\beta^-$ | $^{20}Ne$ |
| $^{21}F$ | 9 | 12 | 20.999 949 0(19) | 4.158(20) s | $\beta^-$ | $^{21}Ne$ |
| $^{22}F$ | 9 | 13 | 22.002 999(13) | 4.23(4) s | $\beta^-$(89.0%) | $^{22}Ne$ |
| | | | | | $\beta^-$, n (11.0%) | $^{21}Ne$ |
| $^{23}F$ | 9 | 14 | 23.003 57(9) | 2.23(14) s | $\beta^-$(86.0%) | $^{23}Ne$ |
| | | | | | $\beta^-$, n (14.0%) | $^{22}Ne$ |
| $^{24}F$ | 9 | 15 | 24.008 12(8) | 400(50) ms | $\beta^-$(94.1%) | $^{24}Ne$ |
| | | | | | $\beta^-$, n | $^{23}Ne$ |
| $^{25}F$ | 9 | 16 | 25.012 10(11) | 50(6) ms | $\beta^-$(76.0%) | $^{25}Ne$ |
| | | | | | $\beta^-$, n (24.0%) | $^{24}Ne$ |
| $^{26}F$ | 9 | 17 | 26.019 62(18) | 9.6(8) ms | $\beta^-$(68.0%) | $^{26}Ne$ |
| | | | | | $\beta^-$, n (32.0%) | $^{25}Ne$ |
| $^{27}F$ | 9 | 18 | 27.026 76(40) | 4.9(2) ms | $\beta^-$ | $^{27}Ne$ |
| $^{28}F$ | 9 | 19 | 28.035 67(55)# | <40 ns | n | $^{27}F$ |
| $^{29}F$ | 9 | 20 | 29.043 26(62)# | 2.6(3) ms | $\beta^-$ | $^{29}Ne$ |
| $^{30}F$ | 9 | 21 | 30.052 50(64)# | <260 ns | | |
| $^{31}F$ | 9 | 22 | 31.060 43(64)# | 1# ms [>260 ns] | | |

注：# 表示理论计算值，未经过实验证明的数值。

2. $^{18}F$ 的辐射特性

γ 光子的能量 511 keV (193%)，β 正电子的能量是 634 keV (97%)。物理半衰期是 1.83 h，生物半衰期是 6 h。放射性活度为 $3.52\times10^{18}$ Bq/g。γ 射线的照射率在 1 mCi 的点源未防护的条件下，照射率见表 15-4。

**表 15-4 1 mCi $^{18}F$ 点源的 γ 射线的照射率**

| 距离 | mR/h |
|---|---|
| 1 cm | 6 950 |
| 5 cm | 278 |
| 10 cm | 69.5 |
| 100 cm | 0.7 |

## 二、$^{18}$F 的医学应用

20 世纪 70 年代，美国布鲁克海文国家实验室（Brookhaven National Laboratory）的 Tatsuo Ido 首先完成了氟代脱氧葡萄糖是 2-脱氧葡萄糖氟代衍生物（$^{18}$F-FDG）的合成。1976 年 8 月，宾夕法尼亚大学的 Abass Alavi 首次将这种化合物施用于两名正常的人类志愿者。其采用普通核素扫描仪（非 PET 扫描仪）所获得的脑部图像，表明了 FDG 在脑部的浓聚。

$^{18}$F-FDG 或 FDG，最常用于正电子发射断层扫描（PET）类的医学成像设备：FDG 分子之中的氟选用的是属于正电子发射型放射性同位素的氟-18（fluorine-18，$^{18}$F，氟-18），从而成为$^{18}$F-FDG（氟[$^{18}$F]-脱氧葡糖）。在向病人（患者，病患）体内注射 FDG 之后，PET 扫描仪可以构建出反映 FDG 体内分布情况的图像。随后核医学医师或放射医师对这些图像加以评估，从而作出关于各种医学健康状况的诊断。

作用机理与代谢命运：作为一种葡萄糖类似物，FDG 将为葡萄糖高利用率细胞（high-glucose-using cells）所摄取，如脑、肾脏以及癌细胞。在此类细胞内，磷酸化过程将会阻止葡萄糖以原有的完整形式从细胞之中释放出来。葡萄糖之中的 2 位氧乃是后续糖酵解所必需的；因而，FDG 与 2-脱氧-D-葡萄糖相同，在细胞内无法继续代谢；这样，在放射性衰变之前，所形成的 FDG-6-磷酸将不会发生糖酵解。结果，$^{18}$F-FDG 的分布情况就会很好地反映体内细胞对葡萄糖的摄取和磷酸化的分布情况。

在 FDG 发生衰变之前，FDG 的代谢分解或利用会因为其分子之中 2' 位上的氟而受到抑制。不过，FDG 发生放射性衰变之后，其中的氟将转变为 18O；而且，在从环境当中获取一个 $H^+$ 之后，FDG 的衰变产物就变成了葡萄糖-6-磷酸，而其 2' 位上的标记则变为无害的非放射性“重氧”（heavy oxygen，oxygen-18）；这样，该衰变产物通常就可以按照普通葡萄糖的方式进行代谢。

**临床应用**

在 PET 成像方面，$^{18}$F-FDG 可用于评估心脏、肺脏以及脑部的葡萄糖代谢状况。同时，$^{18}$F-FDG 还在肿瘤学方面用于肿瘤成像。在被细胞摄取之后，$^{18}$F-FDG 将由己糖激酶（在快速生长型恶性肿瘤之中，线粒体型已糖激酶显著升高）），加以磷酸化，并为代谢活跃的组织所滞留，如大多数类型的恶性肿瘤。因此，FDG-PET 可用于癌症的诊断、分期（staging）和治疗监测（treatment monitoring），尤其是对于霍奇金氏病（Hodgkin's disease，淋巴肉芽肿病，霍奇金病）、非霍奇金氏淋巴瘤（non-Hodgkin's lymphoma）、结直肠癌（colorectal cancer）、乳腺癌、黑色素瘤以及肺癌。另外，FDG-PET 还已经用于阿耳茨海默氏病（Alzheimer's disease，早老性痴呆）的诊断。

在旨在查找肿瘤或转移性疾病（metastatic disease）的体部扫描应用当中，通常是将一剂 FDG 溶液（通常为 5～10 mCi，或者说 200～400 MBq）迅速注射到正在向病人静脉之中滴注生理盐水的管路当中。此前，病人已经持续禁食至少 6 h，且血糖水平适当较低（对于某些糖尿病病人来说，这是个问题；当血糖水平高于 180 mg/dl＝10 mmol/L 时，PET 扫描中心通常不会为病人施用该放射性药物；对于此类病人，必须重新安排 PET 检查）。在给予 FDG 之后，病人必须等候大约 1 h，以便 FDG 在体内充分分布，为那些利用葡萄糖的器官和组织所摄取；在此期间，病人必须尽可能减少身体活动，以便尽量减少肌肉对于这种放射性葡萄糖的摄取(当我们所感兴趣的器官位于身体内部之时),这种摄取会造成不必要的伪影(artifacts,人工假象)。接着,就会将病人置于 PET 扫描仪当中,进行一系列的扫描(一次或多次);这些扫描可能要花费 20 min,直至 1 h 的时间(每次 PET 检查,往往只会对大约体长的四分之一进行成像)。

医用回旋加速器(medical cyclotron)之中用于产生$^{18}F$的高能粒子轰击条件(bombardment conditions)会破坏像脱氧葡萄糖(deoxyglucose,脱氧葡糖)或葡萄糖之类的有机物分子,因此必须首先在回旋加速器之中制备出氟化物形式的放射性$^{18}F$。这可以通过采用氘核(deuterons,重氢核)轰击氖-20 来完成;但在通常情况下,$^{18}F$的制备是这样完成的:采用质子轰击富$^{18}O$水($^{18}O$-enriched water,重氧水),导致$^{18}O$水之中发生(p,n)核反应[中子脱出,或者说散裂(spallation)],从而产生出具有放射性核素标记的氢氟酸(hydrofluoric acid,HF)形式的$^{18}F$。接着,将这种不断快速衰变的$^{18}F$-(18-氟化物,18-fluoride)收集起来,并立即在"热室(hot cell)(放射性同位素化学制备室)"之中,借助于一系列自动的化学反应(亲核取代反应或亲电取代反应),将其连接到脱氧葡萄糖之上。之后,采取尽可能最快的方式,将经过放射性核素标记的 FDG 化合物($^{18}F$的衰变限定其半衰期仅为 109.8 min)迅速运送到使用地点。

### 三、$^{18}$F 的防护

处理$^{18}F$应当穿工作服和戴手套,用铅屏阻挡减少放射性的暴露。并且尽可能用远程工具来操作。将$^{18}F$存储于铅罐中。

### 四、$^{18}$F-FDG 的毒性

$^{18}F$-FDG 是 PET 诊断最重要的放射性药物。一次给患者的注射活度为 185～370 MBq。其可被细胞迅速吸收。未被代谢的$^{18}F$-FDG 在 60 min 内,有 16%以尿的形式被排出。135 min 后,有 50%的被排出。$^{18}F$-FDG 的衰变主要是 $\gamma$ 光子,能量为 511 keV。整个身体接受的辐射剂量为 21～27 μSv/ MBq。注射 370 MBq 的$^{18}F$-FDG,估算接受的剂量为 7.8～10 mSv。其作用器官主要是膀胱壁。有效的作用剂量约为 120～170 μSv/MBq。10 mSv 的致突变的风险系数为 1∶2 000。$^{18}F$-FDG 诊断致遗传突变的风险系数为 1∶100 000 至 2∶100 000 之间。高于隐性突变的 5 倍。

## 第四节 放射性锝的毒理学

### 一、辐射和化学特性

锝(chnetium,Tc)的原子序数为 43,在元素周期表中与锰(Mn)和铼(Re)同属ⅦB 族,其化学性质更近似于铼。

锝是 1937 年利用回旋加速器以氘核轰击钼(Mo)取得的第一种人工放射性元素。它有$^{90}Tc$～$^{108}Tc$和$^{110}Tc$等 20 种同位素。

锝(－1)到(＋7)多种价态,其中最稳定的是(＋7)价,在溶液中以 $TcO_4$ 的形式存在。锝的另一种稳定价态是(＋4)价,其余的价态仅在不同的络合物中才能见到。低于(＋4)价

的锝易氧化为(+4)价，而(+5)、(+6)价的锝离子易转化为(+4)或(+7)价。

高锝酸的钠盐和铵盐易溶于水，而它的钾盐、铷盐及铯盐等的溶解度却很小。

锝的同位素都是放射性核素，其中毒理学意义较大的是$^{99}$Tc和$^{99m}$Tc。

$^{99}$Tc的物理半衰期为$2.13\times10^5$ a，比活度为629 MBq/g，是β辐射源，β粒子能量为0.292 MeV(99%)，可被普遍玻璃所阻挡。

$^{99m}$Tc的物理半衰期为6.02 h，是γ辐射源，其光子能量为0.140 MeV(98.6%)，适于做活体测量。$^{99m}$Tc的衰变纲图，如图15-1所示。

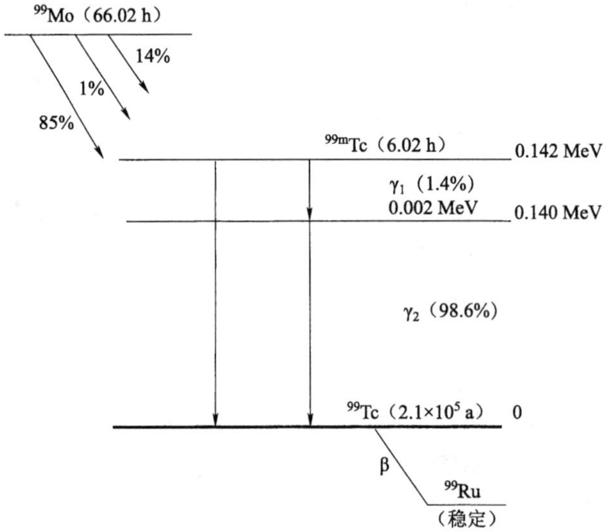


图15-1　$^{99m}$Tc衰变图

$^{99m}$Tc因为具有理想的核衰变特性和适宜的物理半衰期(6.02 h)，在核医学中被广泛应用。临床上使用的$^{99m}$Tc是由$^{99}$Mo-$^{99m}$Tc发生器分离得到的，在生理盐水中以高锝酸钠($Na^{99}TcO_4$)的形式存在，它可以口服或静脉注射方式，用于脑、甲状腺、腮腺、唾液腺、骨及关节的现象。此外，利用$^{99m}$Tc的某些化合物及络合物可以进行肝、肾、肺、心、血池、脾、淋巴、骨髓、脑池、脊髓、骨骼等器官组织的显像以及肿瘤、炎症等病理组织的定位。迄今为止，仅有$^{99m}$Tc可广泛地应用于人体各个器官和系统的显像。

## 二、体内代谢

### (一) 吸收

大鼠食入氯化锝后，锝自胃肠道的吸收率为50%。人口服高锝酸钠盐后24 h内，锝自胃肠道的吸收率为50%左右，48 h内为96%。ICRP第30号出版物推荐，锝元素的所有化合物自胃肠道的吸收率都是80%。同时指出，锝的少数放射性药物，如硫化锝等的吸收率较低。

给人肌肉注射高锝酸钠，锝的吸收速度更快，且吸收率达100%。

### (二) 分布

锝自血液的廓清速度极快，人的半廓清期为3 h。锝离开血液后，选择性地浓集在唾液腺、甲状腺、胃及肠道(横结肠及降含量极高)，分布在肝及其他器官的量较少。但是，锝在小鼠肝脏的滞留份额较高，且排出缓慢。

人静脉注入 $Na^{99m}TcO_4$ 或 $Na^{95m}TcO_4$，$^{99m}Tc$ 在器官组织中的分布列于表 15-5，$^{95m}Tc$ 在体内滞留动态曲线如图 15-2 所示。图中的曲线可用下式表示：

$$R(t)=0.767^{-0.4331t}+0.190e^{1.873t}+0.043e^{-0.0315t} \quad (15\text{-}1)$$

**表 15-5 静脉注入后 $^{99m}Tc$ 在器官组织中的分布（占注入量的百分数，%）**

| 注入后时间 /h | 器官组织 | | | | | | | | |
|---|---|---|---|---|---|---|---|---|---|
| | 血管外 | | | | | | | | 排泄物 |
| | 血浆 | 间隙 | 红细胞 | 胃 | 唾液腺 | 甲状腺 | 大肠 | 其他 | 尿+粪 |
| 0.1 | 37 | 45 | 10 | 1 | 2 | 1 | — | 4 | — |
| 1.0 | 21 | 44 | 6 | 7 | 2 | 1 | 6 | 6 | 7 |
| 10.0 | 2 | 24 | 1 | 2 | — | — | 19 | 6 | 46 |
| 100.0 | — | 2 | — | — | — | — | 2 | — | 96 |

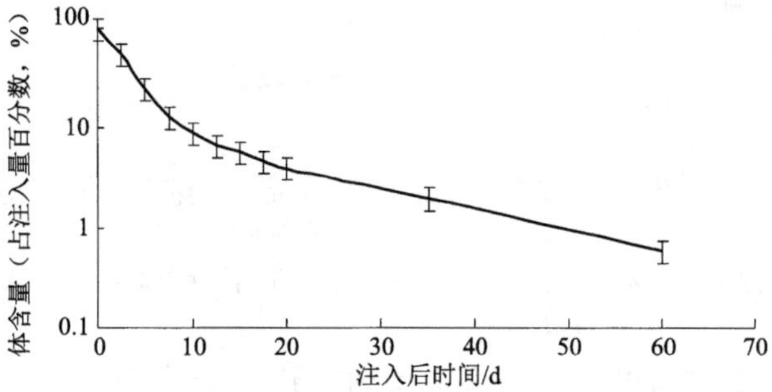


图 15-2 静脉注入 $Na^{95m}TcO_4$ 后 $^{95m}Tc$ 在体内的滞留动态曲线

临床观察和动物实验资料表明，锝的生物转运与无机碘基本相似，但也存在着某些差异。在静脉注射初期，锝与无机碘以大体相当的程度浓集在唾液腺、甲状腺和胃黏膜；然而由于唾液腺和胃黏膜分泌出来的锝和无机碘进入小肠后，无机碘被迅速地重吸收，而锝滞留在小肠内。此外，在注入后 72 h 内无机碘由尿中的排除量高达注射量的 98%，而锝的排除量一般不超过 60%。

## （三）排除

不论是口服或静脉注入体内，$^{99m}Tc$ 自体内唯一排除途径主要为肾脏和肠道，在 72 h 内排除量约占注入量的 60%。

经口服或静脉注入后，$^{99m}Tc$ 自体内的排除动态如图 15-3 所示，图中曲线可用下式表示：

$$Y(t)=25.90e^{-3.1500(t-1)}+1.52e^{-3.465(t-1)}+0.34e^{-0.0693(t-1)} \quad (15\text{-}2)$$

据估算，锝的生物半衰期约为 48 h。

需要着重指出的是，在临床上，给妊娠和授乳妇女应用 $^{99m}Tc$ 标记药物时，应当特别慎重，因为有相当数量的 $^{99m}Tc$ 可通过胎盘或乳汁转移到胎儿或婴儿体内。如静脉注入 $Na^{99m}TcO_4$ 后，乳汁中的 $^{99m}Tc$ 浓度与时间密切相关(图 15-4)。根据图中查得乳汁锝浓度乘以婴儿每次哺乳量，一般以 150 ml 计，则可算得摄入婴儿体内 $^{99m}Tc$ 的放射性活度，进而计算出婴儿的受照剂量。

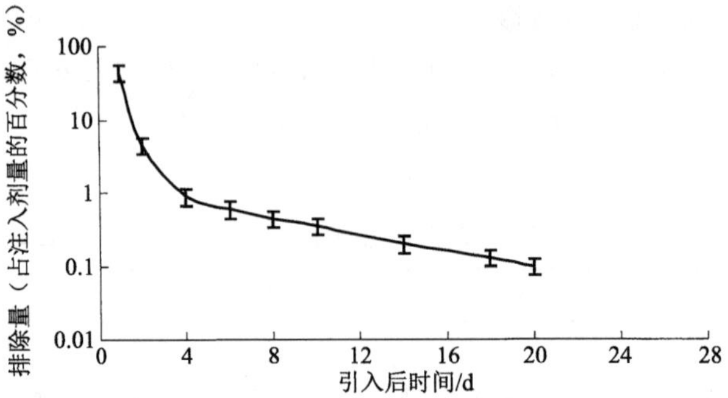


图 15-3　静脉注入或口服 $Na^{95m}TcO_4$ 后 $^{95m}Tc$ 由人体的排除动态

（据 Beasley T M，Health Phys，1966）

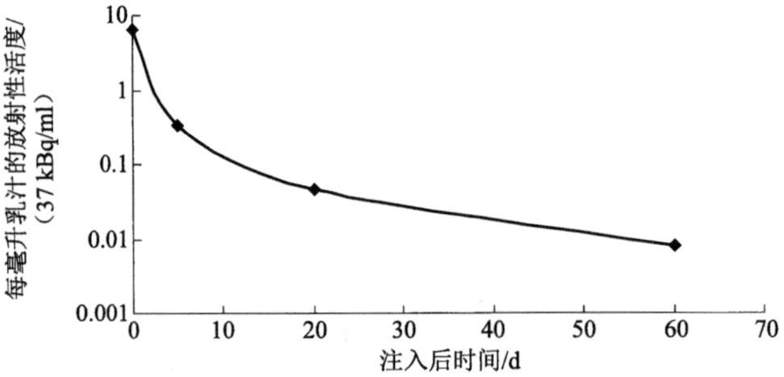


图 15-4　静脉注入 $^{99m}Tc$ 后乳汁中 $^{99m}Tc$ 浓度与时间的关系

ICRP 第 52 号出版物指出，为避免婴儿受到照射，产妇在接受 $^{99m}Tc$-磷酸盐，$^{99m}Tc$-红细胞或 $^{99m}Tc$-DTPA 等放射性药物后，至少 4 h 内，不得给婴儿授乳；若是其他的 $^{99m}Tc$-放射性药物，则在 12 h 内禁止授乳。

## 三、损伤效应

临床核医学检查时，给予受检者 $^{99m}Tc$-放射性药物时，其接受的吸收剂量及有效剂量当量见表 15-6，但是据一些学者的估算，在静脉注入 $Na^{99m}TcO_4$ 时，每 37 MBq 放射性活度给予睾丸的吸收剂量是 0.017 Gy，加之睾丸的精原细胞对电离辐射非常敏感，因此，在估计这种药物的损伤效应时应充分注意到这一点。

**表 15-6　在进行器官功能检查时成人不同器官接受的吸收剂量和有效剂量当量**

**（据 ICRP 第 52 号出版物，1987）**

| 器　官 | $^{99m}Tc$ 放射性药物 | 吸收剂量/（mGy/MBq） | | | 有效剂量当量/（mSv/MBq） |
|---|---|---|---|---|---|
| | | 器官Ⅰ | 器官Ⅱ | 器官Ⅲ | |
| 骨骼 | 磷酸盐或膦酸盐 | 6.3E（骨表面） | 5.0E-02（膀胱） | 4.6E-03（骨髓） | 8.0E-03 |
| 肾脏 | DTPA | 6.5E-02（膀胱） | 7.9E-03（子宫） | 4.4E-03（肾脏） | 6.3E-03 |

续表

| 器 官 | $^{99m}Tc$ 放射性药物 | 吸收剂量/(mGy/MBq) | | | 有效剂量当量/(mSv/MBq) |
|---|---|---|---|---|---|
| | | 器官Ⅰ | 器官Ⅱ | 器官Ⅲ | |
| DMSA | 1.7E-01（肾脏） | 1.9E-02（膀胱） | 1.3E-02（肾上腺、脾脏） | 1.6E-02 | |
| 肝脏（带胆囊） | 大颗粒胶体 | 7.7E-02（脾脏） | 7.4E-02（肝脏） | 1.2E-02（胰腺） | 1.4E-02 |
| 脑 | 高锝酸盐封闭甲状腺 | 3.2E-02（膀胱） | 6.6E-03（子宫） | 1.0E-02（肾脏、卵巢） | 5.3E-03 |
| 肺脏 | MAA | 6.7E-02（肺脏） | 1.6E-02（肝脏） | 1.0E-02（膀胱） | 1.2E-02 |
| 心脏 | RBC | 2.3E-02（心脏） | 1.5E-02（脾脏） | 1.4E-02（肺脏） | 8.5E-03 |
| 胃肠道 | 高锝酸盐（口服、不封闭） | 7.4E-02（下段大肠） | 5.0E-02（胃） | 3.0E-02（小肠） | 1.5E-02 |

随着$^{99m}Tc$-放射性药物的应用范围日益增大，婴儿有母乳中摄取$^{99m}Tc$的研究已引起人们的极大关注。从现有资料来看，由母乳中摄取$^{99m}Tc$数量是相当可观的。例如，1例哺乳期妇女，在静脉注入$Na^{99m}TcO_4$(555 MBq)后4 h，给婴儿授乳一次，转移到婴儿体内的$^{99m}Tc$活度时2.80 MBq。据此计算，婴儿的甲状腺、胃、大肠、小肠和全身的吸收剂量分别是3.00、1.00、2.48、1.00和0.12 mGy。因此，由乳汁摄入到婴儿体内的$^{99m}Tc$可能带来的危险值得重视。

小鼠的观察结果表明，在电离辐射作用下，精子数的变化先于睾丸重量，是更为敏感的生物学观察指标。当睾丸的吸收剂量为0.253 Gy和0.283 Gy时，精子数量显著减少，分别为对照组的80%和70%；而睾丸重量的变化在吸收剂量达到0.283 Gy时才出现，相当于对照组的92%。每37 MBq的$^{99m}Tc$给予小鼠睾丸的吸收剂量是0.049 Gy。

与$^{137}Cs$外照射相比较，静脉注入的$Na^{99m}TcO_4$对睾丸的损伤效应较大。当精子数量减少到70%时，睾丸的吸收剂量为0.283 Gy，而$^{137}Cs$ γ外照射为0.40 Gy，这可能与$^{99m}Tc$在睾丸内的不均匀分布有关，使精原细胞接受了较大的剂量。

$^{99}Tc$对机体损伤效应不同于$^{99m}Tc$，特别是事故情况下大剂量摄入时，主要是化学毒作用，而辐射作用的危害性要小很多，这与其辐射特性有关。

ICRP第30号出版物(1980年)给出的$^{99}Tc$的年摄入量限值为200 MBq(317.9 mg)。动物实验资料表明，$^{99}Tc$具有中度程度的化学毒性作用。J. L. Coffey给小鼠静脉注入$Na^{99}TcO_4$后其$LD_{50/30}$值为(240±10) mg/kg($^{99}Tc$为130 mg/kg)。他将此结果外推到职业暴露者(体重以70 kg计)，$^{99}Tc$年摄入量大概是100 mg，即130 mg/kg×70 kg×(1/10)×(1/10)。因为人对毒物的耐受性相当于小鼠的1/10，由急性中毒到小剂量慢性摄入的转换系数为0.1。据此认为，ICRP推荐的$^{99}Tc$的年摄入量偏高。

### 四、减少吸收和加速排除

#### （一）减少吸收

当大量高锝酸钠进入体内后，口服 KI 100 mg/d 或高氯钾 100 mg，3 次/d，可减少或阻止锝的吸收，或加速其从体内排除，从而降低降低它在甲状腺，胃肠道内的滞留。

#### （二）加速排除

（1）大量饮水以增加尿的排除量；

（2）口服双氢克脲噻，每天 2 次，每次 50 mg；

若能在锝进入体内尽早使用上述药物，则可大大减少碍在体内的沉积量，增加尿锝排除量；若延缓用药，则效果显著降低。

## 第五节 放射性铟的毒理学

### 一、辐射和化学特性

铟（indium，In）的原子序数为 49，在元素周期表中属ⅢA 族，具有从＋1 到＋3 三种价态，能与多种元素生成化合物，多见的是 3 价化合物。目前已知铟的化合物有 30 多种。

铟离子（$In^{3+}$）易于水解和聚合，当溶液的 pH≥4 时，即发生水解反应，形成难溶性的胶体氢氧化铟［$In(OH)_3$］。

铟的可溶性化合物有硫酸铟、硝酸铟、氯化铟和氰化铟等，难溶性化合物有氧化铟、三氧化二铟及氢氧化铟等。

铟的同位素有 28 个，除了$^{131}In$ 为稳定的同位素外，其余的都是放射性同位素。在铟的同位素中，人们常接触的是$^{111}In$、$^{113m}In$、$^{113}In$ 和$^{135}In$。$^{111}In$ 和$^{113m}In$ 是人工制得的放射性核素，$^{113}In$ 和$^{115}In$ 是天然存在的。在自然界存在的铟中，$^{113}In$ 和$^{115}In$ 各占 4.28%和 95.72%。

$^{111}In$ 的物理半衰期是 1.658 h，在衰变过程中，释放出能量为 0.393 MeV 的 γ 射线。

$^{115}In$ 的物理半衰期是 $5\times10^{14}$ a，是纯 β 辐射源，β 粒子能量为 0.486 MeV。

在核医学中，$^{111}In$ 和$^{113m}In$ 可用于器官和肿瘤显像。

### 二、体内代谢

#### （一）吸收

大鼠一次性吸入 $In_2O_3$后 1 h，吸收率为 3%～6%；若连续吸入 4 次，每天 1 次，则吸收率可达 18%。

动物实验资料表明，铟自胃肠道的吸收率很低，介于 $1\times10^{-3}$～$5\times10^{-3}$之间。

可溶性铟化合物自皮肤和黏膜的吸收率相当高。例如，将硝酸铟涂于动物皮肤或黏膜表面时，可引起全身性损伤症状，如乏力、厌食及后肢麻痹等。

#### （二）在血液中存在形式

吸收入血的铟离子态、络合态及胶体态形式存在。在血液中，与血浆中的铁转运蛋白生成 In-铁转运蛋白络合物，与其他蛋白如 α-球蛋白及白蛋白很少结合。一个转铁运蛋白分子可以结合两个铟原子。

铟自血液廓清的速度极快，静脉注入后 24 h，血液残留量仅为注入量的 1%左右。

### （三）分布

动物实验资料和临床观察表明，示踪量的离子铟（$^{114m}InCl_3$）和胶体铟[$^{114m}In(OH)_3$]在体内的分布显著不同，前者呈亲肾性分布；后者呈亲网状内皮型分布，主要沉积在肝脏、脾脏和骨髓和淋巴结等部位（表 15-7）。进一步的研究表明，离子铟浓集在肾皮质及髓质，胶体铟主要浓集在肾皮质。在肝脏中离子铟分布比较均匀，而胶体铟主要滞留在枯否细胞中。

**表 15-7　静脉注入示踪量离子铟及胶体铟后小鼠体内各器官中含量的分布**

**（每克组织中占注入量的百分数，%）**

| 器官组织 | 注入后时间 | 离子铟 | 胶体铟 |
|---|---|---|---|
| 肝脏 | 1 h | 17.5 | 69.9 |
| | 1 d | 9.9 | 64.7 |
| | 3 d | 8.0 | 8.3 |
| 肾脏 | 1 d | 21.2 | 1.1 |
| | 3 d | 20.4 | 0.1 |
| 脾脏 | 1 h | 10.0 | 31.7 |
| | 1 d | 6.7 | 18.2 |
| | 3 d | 6.4 | 16.3 |
| 肺脏 | 1 h | 9.5 | 1.7 |
| | 1 d | 4.5 | 0.9 |
| | 3 d | 2.3 | 0.5 |
| 股骨（去骨髓） | 1 h | 7.4 | 1.0 |
| | 1 d | 10.6 | 0.7 |
| | 3 d | 11.9 | 0.8 |
| 肌肉 | 1 h | 7.4 | 1.0 |
| | 1 d | 1.9 | 0.1 |
| | 3 d | 1.2 | 0.5 |

离子铟和胶体铟在小鼠体内的滞留动态可用下式表达：

$$\text{离子铟：}R(t)=0.31e^{-3.647t}+0.69e^{-0.010t} \tag{15-3}$$

$$\text{胶体铟：}R(t)=0.18e^{-3.150t}+0.82e^{-0.0094t} \tag{15-4}$$

### （四）排除

铟自体内的排除途径主要是肾脏和肠道。离子铟以肾脏排除为主，胶体铟则以肠道排除为主。给小鼠静脉注射示踪量$^{114m}InCl_3$和胶体$^{114m}In(OH)_3$后 30 d 内，前者经肾脏和肠道的排除量分别占注入量的 52.46%和 34.58%；而后者在同一时期内经肾脏的排除量只有 9.68%，而经肠道的排除量却高达 53.11%。离子铟自体排除较快，生物半排期约为 14 d。

## 三、损伤效应

### （一）急性毒性作用

静脉注入离子铟（$^{114m}InCl_3$）和胶体$^{114m}In(OH)_3$后，小鼠 $LD_{50/4}$值分别为 12.5 mg/kg 和 0.3 mg/kg；$LD_{100/4}$值分别为 16.5 mg/kg 和 0.8 mg/kg。离子铟的毒性效应比胶体小。

小鼠经口摄入胶体氢氧化铟和氧化铟时，前者的致死量是 $2\times10^3$ mg/kg，而后者的致死量是 $1\times10^3$ mg/kg。可见，胶体氢氧化铟的毒性效应比氧化铟大。

急性致死剂量铟[$^{114m}InCl_3$或$^{114m}In(OH)_3$]中毒的小鼠，在中毒后 1 d，精神萎靡、不活动及后肢麻痹；第 2 天，出现呼吸急促或呈痉挛样呼吸；第 3 天起，口、鼻、眼及肠道出血；到第 4 天末，动物 100%死亡。

在不同种系的动物中家兔对铟最敏感，其次是犬、大鼠及小鼠。

### （二）主要沉积器官的损伤

离子铟主要引起肾脏损伤，而胶体铟则主要损伤肝脏，脾脏和骨髓等，这与他们分布特点是一致的。

1. 肾脏

小剂量中毒时，肾脏的病理变化较轻，可见肾小管上皮细胞肿胀，核固缩，肾近曲小管嗜酸细胞增多。大剂量中毒时，病变程度重，肾近曲小管细胞坏死，表现为细胞固缩，分解及细胞结构破坏，肾小管的其他部位及肾小球无明显变化。铟对肾脏的损伤，是动物死亡的主要原因。

2. 肝脏

呈现出中等程度的急性炎症浸润，脂肪变性及酶原减少，而胆道系统无明显变化，枯否细胞未见异常改变。

3. 脾脏

结构模糊，可见髓外造血灶。淋巴细胞随剂量的增加呈进行性减少，而网状内皮细胞未见明显损伤。

4. 骨髓

出现多发性坏死灶。由于骨髓受到严重破坏，外周血中的白细胞及血小板数量明显减少。若动物在短期内没有死亡，白细胞及血小板的数量可逐渐恢复到正常水平。

### （三）致畸效应

给妊娠仓鼠静脉注入离子铟，剂量<1 mg/kg，胎鼠出现趾畸形。在妊娠后 8 d，注入 2～20 mg/kg，可导致胚胎死亡。

值得注意的是，迄今为止，尚未发现铟诱发的肿瘤。

一些学者认为，根据铟对动物损伤效应的研究结果判断，临床上使用$^{111}In$和$^{113m}In$-放射药物的用药剂量安全系数很大，约为 $10^5$，不会对受检者产生危害。据统计，在 770 例被做过肝扫描的病人中，只有 3 例在扫描后 20 min 出现严重血管休克。扫描时，给病人注入胶体铟（$^{113m}InCl_3$）活度为 18.5 MBq。

# 第六节　放射性碳的毒理学

## 一、辐射和化学特性

碳(carbon,C)的原子序数为 6,在元素周期表中属ⅣA 族。碳是化学性质相当稳定的一种非金属元素,主要价态为 4 价。任何形式的单质碳或含碳的可燃物质在空气中燃烧均可生产二氧化碳气体。

碳是自然界分布最广的元素之一,又是构成某些无机化合物及一切有机化合物不可缺少的成分。

碳共有$^{9}C \sim {}^{19}C$共 11 种同位素,除$^{12}C$及$^{13}C$为稳定性同位素外,其余的都是放射性同位素。其中$^{14}C$与人的关系最为密切,其次是$^{11}C$。

$^{14}C$的物理半衰期为 5 730 a,是纯辐射源,释放的 β 离子能量为 0.156 MeV(100%),比活度为 $1.57\times10^{11}$ Bq/g。

$^{11}C$的物理半衰期为 20.38 min,在衰变过程中,释放正电子,能量为 0.960 MeV。

$^{14}C$作为示踪剂,在医学及生物学领域中应用十分广泛。用$^{14}C$标记蛋白质、脂肪、氨基酸等,可观察这些物质在体内 代谢过程。用$^{14}C$标记某种药物,可观察其在体内的代谢行径及由体内的排除情况。近年来,由于快速、高效分离技术的发展,使短半衰期同位素标记化合物的合成成为可能。如$^{11}C$标记化合物用于临床进行符合测量和体外扫描,可提高测量的准确性和可靠性;加之它的半衰期短(20.38 min),病人接受的辐射剂量小,因此,$^{11}C$的医学应用正受到各国的关注。

## 二、环境中$^{14}C$的来源及在人体内的转移

### (一) 环境中$^{14}C$的来源

1. 天然生成

在大气层由于宇宙射线中的中子轰击氮而形成$^{14}C$,其核反应式为:

$$^{14}_{7}N + ^{1}_{0}n \rightarrow ^{14}_{6}C + ^{1}_{1}H$$

据计算,地表$^{14}C$的产率是 2.5±0.5 个原子($cm^{2}\cdot min^{-1}$),按质量计是 22.5 g/d,按活度计是 $4\times10^{2}$ Bq/d。当生物圈内的$^{14}C$处于平衡状态时,其含量是 $1.295\times10^{19}$ Bq。

2. 人为因素

(1) 生成和使用(包括医用)单位发生事故时,可造成$^{14}C$对局部环境的污染。

(2) 核反应堆和核燃料后处理厂向环境中排放$^{14}C$,大部分是以$^{14}CO_2$的形式排放。随着核能的大力发展,$^{14}C$对环境的污染日趋严重。据估计,如果对核燃料后处理厂排放$^{14}C$不进行回收,到 2075 年排放到环境中的$^{14}C$将是天然本底的 2.3 倍。即使能回收(100%),单是核反应堆排放的$^{14}C$,在 2015—2020 年,也将达到天然本底产率的 37%。

(3) 核爆炸时,每百万吨级氢弹能够产生 $3.2\times10^{26}$个$^{14}C$原子,质量为 7.5 kg。地爆为空爆产量的 50%。

在环境中,放射性$^{14}C$和稳定性碳共存。$^{14}C$有两大仓库:① 包括大气圈、生物圈及人类,

总碳储量为 $2\times10^{18}$ g；② 海洋，总碳储量为 $44\times10^{18}$ g。

**（二）环境中的$^{14}C$向人体内的转移**

不论天然生成的或认为因素造成的，凡是进入环境中的$^{14}C$都能在大气层中或臭氧层中被氧化成$^{14}CO_2$，然后借光合作用滞留在植物体内。大气层中的$^{14}C$向陆生植物转化系数是1，陆生植物和海洋植物（主要是浮游植物）对$^{14}C$的浓集比例是1∶9，植物体内的$^{14}C$可转移至动物体内。

$^{14}C$向人体内转移途径是：① 人直接吸入环境的$^{14}CO_2$；② 经口摄入含有$^{14}C$的动、植物性食品。在1964—1965年期间所作的尸检资料分析表明，人体内的$^{14}C$浓度比天然本底高出50％。

需要指出的是，直接吸入人体内的$^{14}CO_2$，其危险性较小，因为它在血液中与碳酸氢盐生成稳定性极差的$NaH^{14}CO_3$，在体内滞留量很少。但是，经口摄入$^{14}C$化合物时，在体内滞留量讲大大增加，与吸入时相比较，增加数十倍，乃至百倍。因此，其构成的危害性值得重视。

## 三、体内代谢

### （一）吸收

ICPR第30号出版物指出，当吸入放射性一氧化碳（CO），有40％吸收入血，并立即与血红蛋白相结合，其余60％被呼出。吸入二氧化碳（包括放射性二氧化碳）时，100％吸收入血。

大鼠实验表明，$Na_2^{14}CO_3$、$K_2^{14}CO_3$和$NaH^{14}CO_3$，自胃肠道的吸收率介于90％～100％；而$Ca^{14}CO_3$，的吸收率不超过85％，且吸收速度也比较缓慢。此外，经口摄入$^{14}C$标记的有机化合物时，如$^{14}C$-葡萄糖、$^{14}C$-十八碳烯酸和$^{14}C$-奶油后，自胃肠道的吸收率都是100％，前者的半吸收期为15 min，后两者分别是1.5 h和3 h。

ICRP第30号出版物指出，食物中的碳，不论是放射性或稳定性的，自胃肠道的吸收率通常都超过90％。放射性碳标记的有机化合物自胃肠道的吸收率为100％。

### （二）分布

碳是构成人体不可缺少的宏量元素之一。人体（按70 kg算）总量含量为16 kg，脂肪组织、骨骼肌和骨骼的碳含量分别为9.6、4.0和0.7 kg。每天从食物中和液体中摄入人体内的碳为0.3 kg。

据统计，每天随稳定性碳进入人体内的放射性$^{14}C$为100 Bq，人体内$^{14}C$总活度为（34～36）$\times10^2$ Bq，相当于人体内$^{40}K$总活度的50％，居第二位。$^{14}C$在人体内的分布及主要滞留器官的年吸收剂量如表15-8所示。

**表15-8　$^{14}C$在人体内的主要分布及主要滞留器官**

| 器官组织 | 质　量/g | $^{14}C$浓度/(10 Bq/g) | 年吸收剂量/mGy |
|---|---|---|---|
| 脂肪 | 10 000 | 17.8 | 0.05 |
| 骨骼 | 7 000 | 6.7 | 0.02 |
| 肌肉 | 30 000 | 30.0 | 0.008 |

续表

| 器官组织 | 质　量/g | $^{14}C$ 浓度/(10 Bq/g) | 年吸收剂量/mGy |
|---|---|---|---|
| 红骨髓 | 1 500 | 2.6 | 0.007 |
| 黄骨髓 | 1 500 | 16.7 | 0.05 |
| 睾丸 | 40 | 2.3 | 0.007 |
| 全身 | 70 000 | 4.2 | 0.01 |

动物实验资料表明，经口摄入的$^{14}C$主要滞留在肌肉、脂肪、骨骼和肝脏。例如乳牛和母山羊经口摄入$^{14}C$-葡萄糖后，肌肉和脂肪中的$^{14}C$含量各占体含量的47%和40%。大鼠经口摄入的$Na_2^{14}CO_3$后，以浓度计，肝脏和骨骼为最高，其次是脂肪及肺脏等。

13例正常人静脉注入$NaH^{14}CO_3$后120 min内，$^{14}C$的滞留动态可用下式表达：

$$R(t)=0.175e^{-0.1386t}+0.825e^{-0.1386t} \tag{15-5}$$

式中，$t$的单位以min计。

ICRP第30号出版物指出，假设以$CO_3$形式吸入的碳均匀地分布在人体所有的器官和组织中，其滞留动态可用下式表达：

$$R(t)=0.18e^{-0.1386t}+0.81\ e^{-0.0115t}+0.01\ e^{-0.000012t} \tag{15-6}$$

式中，$t$的单位以min计。

$NaH^{11}CO_3$进入人体后，由于$^{11}C$的物理半衰期只有20.38 min，至少有70%滞留在体内，而且均匀地分布在体内所有的器官和组织中。

### （三）排除

$^{14}C$的无机化合物，如碳酸盐和碳酸氢盐，自体内的排除主要是以$^{14}CO_2$的形式由呼吸道呼出体外。其特点是，不但排除速度快，而且数量多。大鼠或犬经口摄入$K_2^{14}CO_3$、$Ca^{14}CO_3$和$NaH^{14}CO_3$后4～24 h内，以$^{14}CO_2$形式排除的占摄入量的73%～95%。$^{14}C$的有机化合物，如$^{14}C$-葡萄糖、$^{14}C$-十八碳烯酸和$^{14}C$-奶油，在体内大部分被氧化成$^{14}CO_2$后随呼气排除体外，但排除速度较缓慢，数量也较少。大鼠经口摄入的$^{14}C$的有机化合物时，经过24 h，随呼气排除的分别占摄入量的56%、30%和30%。

$^{14}C$亦可经乳汁排除小部分。例如，乳牛和母山羊经口摄入$^{14}C$-葡萄糖（共5 d），在48 h内，乳汁中的$^{14}C$活度持续增高，与72 h达到顶峰，其后维持在这一水平上，相当于日摄入量的26%。在停止摄入后，乳汁中的$^{14}C$含量迅速下降。若将保持在稳定水平时的乳汁$^{14}C$活度视作100，则乳汁的$^{14}C$活度与时间的相关性可用下式表达：

$$R(t)=0.90e^{-0.5775t}+0.10\ e^{-0.0578t} \tag{15-7}$$

式中，$t$是停止摄入后的时间(d)。

## 四、损伤效应

基于$^{14}C$有机化合物在体内滞留量比无机化合物多，带来的危害性也较大。另外在估计$^{14}C$对机体的危害时，还必须考虑到它是可参与机体碳代谢的一个长寿命放射性核素。

在$^{14}C$化合物的生物转化过程中，$^{14}C$可掺入到DNA和RNA分子中。掺入DNA分子内的$^{14}C$，对DNA的损伤来自两个方面，一是$^{14}C$衰变时释放的β粒子产生的电离作用，二是$^{14}C$衰变后转变成$^{14}N$的转变突变效应，后者可使DNA分子中含有$^{14}C$的化合键发生断裂，造成基因点突变。这种突变仅仅与密码子的化学结构改变有关，并且一旦发生改变很难修复的，或者根本不可能修复。

掺入在Saccharomyces Cerevisiae酵母细胞DNA分子内的$^{14}C$和$^{32}P$转换突变效应的对比研究表明，当活度都是0.2Bq时，$^{14}C$的转换突变效应时$^{32}P$的4倍。在比较$^{14}C$ β粒子的电离作用和其转换突变效应对酵母细胞的致突变效应时，观察到掺入细胞内的活度为0.01 Bq时，前者的突变效应时后者的1/4；而活度为0.13 Bq时，前者是后者的1/40。但是，$^{14}C$转换突变效应对酵母细胞的存活率无影响。

用含有$^{14}C$-葡萄糖的培养基观察$^{14}C$对大肠杆菌存活率影响时，发现至少有90%的大肠杆菌死于β粒子的电离作用，相比之下转换突变效应对大肠杆菌存活率影响很小。

有的学者根据哺乳动物生殖细胞内的天然$^{14}C$含量以及假设掺入DNA分子中的每一个$^{14}C$在发生衰变时都能诱发遗传突变，由此推算出，任何一个给定的生殖细胞的遗传物质发生$^{14}C$衰变的概率是$6\times10^{-4}$。此外，还根据当年世界总人口(2.5亿)、出生率(3%)和假定突变/转换突变比值是1，求得新生儿中4.5万人存在基因突变。

将核能未来发展前景估算在内，由人为因素造成生物圈内$^{14}C$的蓄积所带来的，据估计，到2005年时，每百万人口恶性肿瘤发生率为1例，每百万新生儿中有先天严重缺陷者为0.2例，这是值得关注的。但是，与自然发病率和其他电离辐射源相比较，上述的危害还是小的。

## 第七节　放射性磷的毒理学

### 一、辐射和化学性特性

磷(phophorus,P)有$^{27}P$～$^{38}P$共12个同位素。其中除$^{31}P$为稳定性同位素外，其余的都是放射性同位素。

$^{32}P$的物理半衰期为14.26 d，是纯β辐射源，β粒子最大能量为1.71 MeV，平均能量为0.695 MeV，衰变成为稳定的$^{35}S$。$^{32}P$的β粒子在组织中的射程为1～8 mm，平均为4 mm，故大部分能量被体表层吸收。

$^{32}P$是一个应用范围较广、应用较多的放射性核素。临床上$^{32}P$可治疗真性红细胞增多症、继发性红细胞增多症、血管瘤及恶性肿瘤等，也可用于治疗皮肤病(如神经性皮炎等)，并有良好的治疗效果。此外，$^{32}P$也广泛地应用于工业、农业及基础医学等领域。

在放射性磷的化合物中，磷酸二氢盐都易溶于水，而磷酸氢盐及磷酸盐除其钠盐、钾盐及氨盐溶于水外，其他多为难溶性的。

### 二、体内代谢

#### (一) 吸收

$^{32}P$的可溶性化合物，无论是以口服或其他途径进入体内，不仅吸收速度快，而且吸收率高。例如，人口服$Na_2H^{32}PO_4$后30 min出现在血液中，至8 h，吸收率高达75%左右。

ICRP 第 30 号出版物指出，凡是磷的化合物由胃肠道的吸收率均为 80%。

$^{32}P$ 的难溶性化合物($Cr^{32}PO_4$)皮下注入时，在 36 d 内吸收率仅为 7%。

在皮下、静脉及肌肉等不同途径注入等活度的 $^{32}P$ 可溶性化合物后，经过 5～6 h，在血液中出现相同的平衡度，并能维持较长时间(图 15-5)。

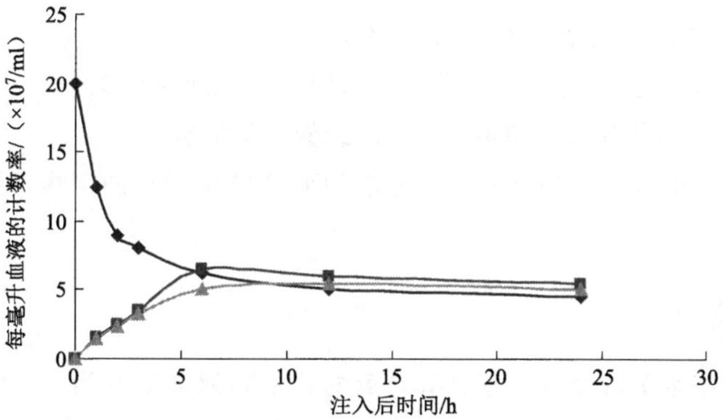


图 15-5 不同途径注入后大鼠血液 $^{32}P$ 浓度的动态变化

—◆— 静脉；—■— 皮下；—▲— 肌肉

## (二) 分布

磷是构成人体内不可缺少的元素之一，总含磷量为 780 g，骨骼含磷量为 700 g，肌肉内含磷量为 50 g。每天从食物及液体中摄入的磷为 1.4 g。机体各个组织器官摄取磷的能力主要取决于体内可更新的总磷量、磷的更新速率以及组织的再生和分化能力。磷在肝脏。脾脏、肾脏和肌肉等软组织中的更新速度快，故 $^{32}P$ 得滞留与排除较迅速；相比之下，进入骨组成的磷，由于由于形成难溶性磷酸钙的复盐，滞留较迟缓，沉积时间久，不宜排除。所以，$^{32}P$ 一旦进入骨骼，就很难被排除。

进入血液的 $^{32}P$ 分布见图 15-6。以浓度计，骨骼最多，其次是肝脏及肌肉等(图 15-6)。$^{32}P$在骨组织中分布也不均匀，在骨髓及骨生长活跃部位的沉积量比骨皮质多。

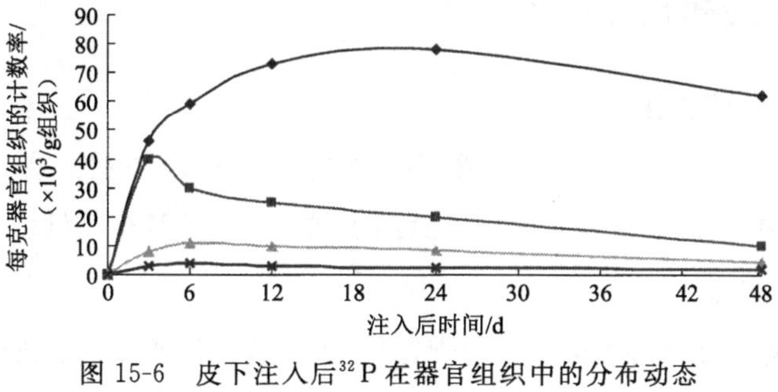


图 15-6 皮下注入后 $^{32}P$ 在器官组织中的分布动态

—◆— 骨骼；—■— 肝脏；—▲— 肌肉；—✱— 血液

静脉注入 $Cr^{32}PO_4$，约有 90%沉积在肝脏，其余的几乎全部沉积在脾脏、骨髓和淋巴结，其他器官仅有痕量。

如将胶体 $Cr^{32}PO_4$，注入肿瘤组织内，则大部分滞留在注入部位，故临床上利用这一特性，用于治疗前列腺癌和子宫颈癌。

### （三）排除

体内$^{32}P$ 主要随尿排除，经由肠道排除的要少得多。摄入途径不同，尿，粪$^{32}P$ 的排除比例差异甚大，口服:腹腔或皮下注入:静脉注入为 5∶10∶50。

临床观察表明，静脉注入 $Na_2H^{32}PO_4$后 24 h 内，随尿排除的$^{32}P$ 约占注入量的 5%～10%，随后的 4～6 d 内排除注入量的 25%，而经粪排除的极少。

$^{32}P$ 在尿和粪中多以二磷酸钙或二磷酸酶的形式排除。$^{32}P$ 的生物半排期和有效半减期分别为 257 d 和 13.5 d。

## 三、损伤效应

放射性$^{32}P$ 属于中等毒核素。据估算，$^{32}P$ 对人的致死剂量约为 $3.7\times10^8$ Bq/kg。$^{32}P$ 引起急性放射性损伤的特点是：病情发展较缓慢，原发反应不明显。但需指出，$^{32}P$ 引起出血症候群较严重，几乎全部内脏器官均显示出不同程度的出血。造血器官的损伤明显而持久，表现为粒细胞系列完全被破坏，骨髓极度衰竭。外周血除白细胞及血小板减少外，血红蛋白及红细胞数量也大幅度下降，动物出现贫血。同时，由于骨质的钙化过程发生改变，其后果是骨骼遭受破坏。

长期给兔饲以小剂量$^{32}P$，初期时白细胞呈现短暂性增多，随之而来的是大幅度减少；血红蛋白及红细胞长期处于低水平；血细胞对$^{32}P$ 敏感性高低依次为：红细胞、淋巴细胞、中性粒细胞、嗜酸粒细胞、单核细胞。此外，还可出现体重明显下降、寿命缩短及肿瘤发生等。$^{32}P$ 诱发的肿瘤，以骨肉瘤为多见，这与他在骨组织中浓集有关。大鼠骨肉瘤的好发部位为额骨，潜伏期约为 10 月。

$^{32}P$ 对性腺的损伤值得注意。例如，给雄性大鼠注入$^{32}P$ 2.44 Bq/g 体重，1.5 个月后，睾丸可明显萎缩。

## 四、减少吸收和加速排除

### （一）硫酸铁和硫酸铋

当大量的$^{32}P$ 经口摄入时，应尽早服用硫酸铁和硫酸铋，这些药物在胃肠道内可与$^{32}P$ 形成难溶性化合物，从而阻止或减少$^{32}P$ 经胃肠道吸收，增加其排除量。

### （二）甲状旁腺素

甲状旁腺激素能加快磷在体内的代谢速度，因而可以促使体内滞留的$^{32}P$ 向体外排除。

### （三）多磷饮食及稳定性磷制剂

依据稳定性磷与放射性磷在体内竞争效应，服用稳定性磷制剂或食用含磷量高的食物（如卵黄等），可加速$^{32}P$ 自体内排除。

# 第八节　放射性铁的毒理学

## 一、辐射和化学特性

铁(ferrum,Fe)有 12 个同位素,即$^{49}$Fe 和$^{51}$Fe～$^{61}$Fe,其中除 $^{54}$Fe、$^{56}$Fe～$^{58}$Fe 为稳定同位素外,其余均为放射性同位素。铁的放射性同位素中,$^{59}$Fe 和$^{55}$Fe 是较为常用的放射性核素,他们的辐射特性见表 15-9。

**表 15-9　$^{51}$Fe 和$^{59}$Fe 的辐射特性**

| 核　素 | 衰变类型 | 物理半衰期 | β 能 量/MeV | γ 能 量/MeV |
|---|---|---|---|---|
| $^{55}$Fe | K 俘获 | 2.6 a | | X 射线,0.005 9 |
| $^{59}$Fe | $\beta^-$ | 45.1 d | 1.58(0.18%) | 1.29(43%) |
| | | | 0.46(53.7%) | 1.10(57%) |
| | | | 0.27(45.3%) | |
| | | | 0.13(1.3%) | |

$^{59}$Fe 的应用范围及实用价值比$^{55}$Fe 大,医学及生物学领域常用的是$^{59}$Fe。用回旋加速器生产的$^{59}$Fe 比活度很低,不能满足临床使用的要求。因此临床上使用的高比活度的$^{59}$Fe 是由反应堆产生的。

铁可与多种元素生成不同价态的化合物,多见是 2 价铁化合物及 3 价铁化合物。临床上做铁的吸收试验时,使用的是 2 价铁化合物,如$^{59}FeSO_4$、$^{59}FeCl_2$和柠檬酸亚$^{59}$铁。

铁是构成人体不可缺少的元素之一,它存在于所有的器官及组织中。据估计,成人体内的铁含量为 4～5 g,其中约 60%～70%存在与红细胞的血红蛋白内,3%～5%存在与肌红蛋白中,15%～30%滞留在肝脏、脾脏及骨髓内,约 1%在血浆中转运。用放射性铁,可研究机体在生理或并列状态下铁的转运和生物转化等一系列的动态过程。

## 二、体内代谢

### (一) 吸收

铁由胃肠道的吸收率主要取决于铁化合物的溶解度、价态、溶液的酸度以及机体的年龄、胃肠道状态、体内铁储备等。

动物实验资料表明,$^{59}FeCl_3$自家兔胃肠道吸收率是 5%,大鼠的吸收率为 10%。一般介于 5%～10%之间。与碱土族元素相比较,$Fe^{3+}$由胃肠道的吸收率低得多,因为它在肠道的弱碱性环境中易水解生成难溶性的胶体铁的胶体氢氧化铁。

铁由胃肠道的吸收率,受体内铁储备的影响较大。铁进入肠道黏膜后,立即被氧化并形成铁蛋白。临床上$^{59}$Fe 的吸收试验表明,$Fe^{2+}$由人胃肠道吸收率为 20%～30%。但是缺铁性贫血及自发性血红蛋白沉着症患者的胃肠道对铁的吸收率明显增高,前者吸收率可高达 50%～80%。此外,儿童、孕妇或在慢性失血的情况下,铁的吸收率也有增高。非缺铁性贫血者等,未见铁吸收率的增高。

气管内注入$^{59}Fe$的吸收试验表明，$Fe^{2}$－柠檬酸盐，吸收率高达50%左右；而注入$^{59}Fe_2O_3$后，同一时期内，吸收率却低于1%。

### (二) 分布

吸收入血的铁，在最初几小时内，按指数规律减少，这个递减曲线的斜率反映出铁向红细胞、过氧化氢酶及细胞色素的转运速率。用$^{59}Fe$标记血浆测得，正常人血浆$^{59}Fe$的半廓清期为70～120 min，平均为80 min；而真性红细胞增多症及再生不良性贫血患者分别为50 min和500 min。随着血浆中$^{59}Fe$的迅速减少，红细胞中$^{59}Fe$含量急剧增高，约在10 d时达峰值（图 15-7）。并在相当长的时期内（约 3 个月）维持在这一水平上，呈"坪"形。

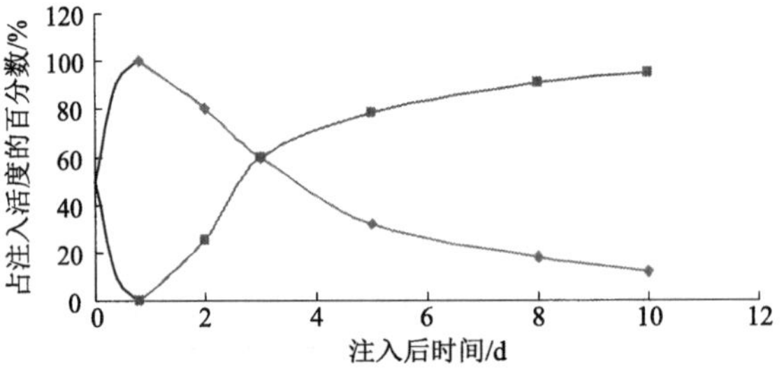


图 15-7　血浆、红细胞和骨髓中$^{59}Fe$的变化动态

—血浆；—◆—骨髓；—■—红细胞

在血循环内的红细胞带有的$^{59}Fe$，都是在红细胞生成时掺入的。这些红细胞到寿命（100 d）终了时，就以很快的速度从血液中消失（图 15-8）。

由红细胞中释放出来的铁，可优先被利用，作为造血原料制造出新的红细胞。因此，机体（包括人）对铁的需求是有限的。就人而言，每天需要从食物中摄取的铁为6～12 mg。

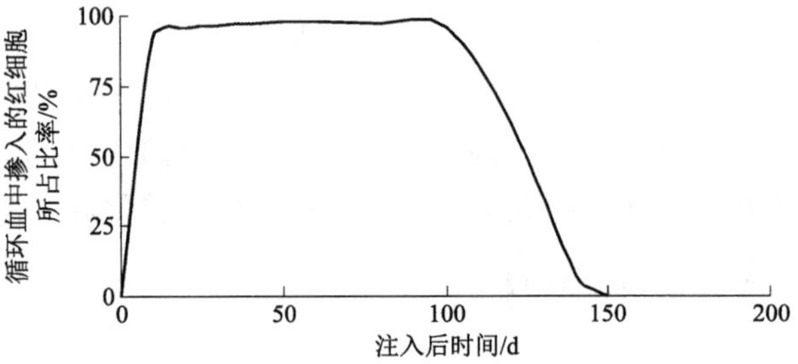


图 15-8　新生红细胞的寿命曲线

离开血液的铁，大部分以铁蛋白的形式滞留在肝脏、脾脏等网状内皮器官；其余的，一部分进入骨髓，合成红细胞的血红蛋白，另一部分则合成肌红蛋白及各器官组织内的含铁氧化酶。$^{59}Fe$在器官组内的分布动态如图 15-9 所示。

一般认为，肝脏是铁储存库。机体可根据需求，由肝脏或由血浆中直接释放出铁进入骨髓内合成血红蛋白。

在红细胞、肌肉组织及许多酶分子中的$^{59}Fe$，常以氧化血红素化合物的形式存在，而肝脏和脾脏中的$^{59}Fe$，则以铁蛋白或含铁血黄素的形式存在。

直接注入血液中的胶体态放射性铁（$^{59}Fe$-糖铁），由血液中廓清后，几乎全部集中肝脏、脾脏和骨髓内。随后，与球蛋白结合，被缓慢地释放到血循环中。

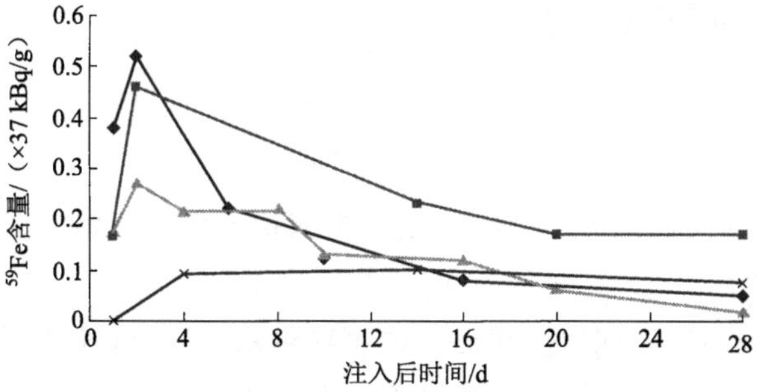


图 15-9　$^{59}$Fe 在器官组织内的分布动态

—◆— 骨髓；—■— 肝脏；—▲— 脾脏；—×— 血液

### (三) 排除

铁自体内的排除途径主要是肠道，其次是肾脏。经肝胆系统排至肠道内的铁，一部分可经肠黏膜重吸收。胆红素是血红蛋白的卟啉环分解产物，其中的铁大部分保留在体内，被排除的仅占 3%。

给大鼠静脉注入$^{59}FeCl_3$后 72 h 内，尿、粪$^{59}$Fe 的总排除量仅为注入量的 4%；滞留在体内的$^{59}$Fe 排出缓慢。在其后 42 d 内，尿，粪总排量仅为注入量的 26%，将$^{59}$Fe-柠檬酸盐注入大鼠气管内，初期排除极快，7 d 内，尿、粪排除量为注入量的 42.6%，以后每天的排除量在 3%以下；而气管内注入难溶性$^{59}$Fe -氧化物时，则大部分滞留在肺脏，其余的主要借纤毛运动转移至咽部吞入胃肠道后随粪排出体外，经尿排除的极少。

临床铁吸收试验表明，口服给予的$^{59}FeCl_2$或$^{59}FeSO_4$等，除 20%～30%被吸收外，其余的在 24 h 内大部分被排出体外，且主要自肠道排除。

## 三、损伤效应

$^{59}$Fe 主要对肝脏、脾脏及骨髓等造成。例如，家兔长期经口摄入$^{59}FeCl_3$，日剂量为 37 kBq/kg。在早期，骨髓造血功能呈现一过性刺激现象，表现为红细胞及血红蛋白的数量平行增多，网织红细胞数增加；此后，红细胞数减少；到 8～9 个月时，红细胞发生质变(如大小不等)及红细胞容积增高；12 个月时，淋巴细胞生成受抑制。当剂量增大为 370 kBq/kg 时，1 个月后，红细胞数减少并伴有质的改变，而血红蛋白的含量则增加；2 个月时，淋巴细胞减少；12 个月时，出现整个粒细胞生成受抑制。一些学者认为，血红蛋白含量增加是$^{59}$Fe 慢性损伤的特点；而红细胞生成的一系列变化是$^{59}$Fe 的辐射作用及化学毒协同作用的结果。此外，引起的其他损伤有：① 脾脏的淋巴成分减少，出现多发性髓外造血灶；② 肝脏及肾脏表现为营养不良性改变及进行性细胞坏死；③ 血糖降低；④ 血清总蛋白尽管没有发生明显变化，但白蛋白的含量却明显下降，而球蛋白的含量则明显增高；⑤ 胃肠道黏膜萎缩，且有硬化性改变；⑥ 心脏水肿，心电图表明，P 波及 Q 波的波峰增高及波幅增宽；⑦ 脑功能发生改变，但未见器质性损伤；⑧ 动物抵抗力下降，易发生继发性感染。

气管内注入难溶性$^{59}$Fe-氧化物后，主要引起肺组织损伤，多见的是支气管炎、支气管扩张及肺硬化。晚期可诱发支气管癌。

## 四、减少吸收和加速排除

### （一）减少吸收

1. 洗胃

当遇有急性铁中毒的病例时，可用5%的碳酸氢钠或磷酸氢钠溶液洗胃。

2. 口服果胶

果胶的特性是不经胃肠道吸收，其结构中含有羧基，可与金属离子形成络合物。因此，果胶可减少或阻止铁自胃肠道的吸收，促使铁由胃肠道排除。

### （二）加速排出

1. 氨羧型络合剂

肌肉内注入或静脉滴注 EDTA 或 DTPA 能有效地增加尿$^{59}Fe$排除量，并减少$^{59}Fe$在肝脏、脾脏等器官内的沉积量。用药时间愈早，效果愈好。

2. 去铁草酰胺（去铁敏）

去铁草酰胺是治疗铁中毒的有效络合剂，它对放射性铁及稳定性铁具有同样的亲和力，可与其生成络合物并迅速排出体外。其用法是将5～10 g去铁草酰胺溶于25 ml生理盐水中口服。在服用去铁草酰胺后，可见到粉红色尿液及橘红色粪便排出，不要误认为是血尿或血便。

# 第九节　放射性钴的毒理学

## 一、辐射和化学性质

钴（Cobalt，Co）的原子序数为27，在元素周期表中属第Ⅷ族。钴在自然界中分布很广，在动、植物体内也含有微量的钴。同时，钴也是人体内不可缺少的微量元素之一。缺少时，可患恶性贫血及维生素$B_{12}$缺乏症。所需的日摄入量为$7\times10^{-8}$ g。

钴的同位素有12种，即$^{53}Co$—$^{64}Co$。除$^{59}Co$是稳定的同位素外，其余都是放射性同位素，其中应用较多的是$^{60}Co$、$^{57}Co$和$^{58}Co$。

$^{57}Co$的物理半衰期是270.9 d。在衰变过程中，释放10种不同能量的γ射线，占份额最大的是0.112 MeV（88.0%）和0.136 MeV（10.0%）；

$^{58}Co$的物理半衰期为71.3 d。在衰变过程中释放3种不同的γ射线。占份额最大的是0.810 MeV（99%）及0.006 4 MeV的低能X射线。此外，还释放正电子，能量为0.47 MeV（15.5%）。

$^{60}Co$的物理半衰期为5.26 a，是β，γ辐射源。在衰变过程中，释放能量为0.313 MeV（>99%）和1.48 MeV（0.01%）的两组β粒子及能量为1.17 MeV（约100%）和1.33 MeV（99.98%）的两组γ射线。

常见的钴化合物有氧化钴、三氧化二钴、硫酸钴及氯化钴。3价钴盐不稳定，易分解而变为2价钴盐，故在通常条件下不存在3价钴盐，钴的特点是易生成络合物，在这些络合物

中常以 3 价态形式存在。

在医学上，利用$^{57}Co$或$^{58}Co$作示踪原子，标记的维生素 $B_{12}$可用于诊断恶性贫血及骨髓联合变性。$^{60}Co$在工农业及医学领域内应用极广，可作为 γ 外照射源，用于治疗恶性肿瘤、辐照育种、辐照消毒及 γ 探伤等。

## 二、体内代谢

### （一）吸收

放射性钴可由各种途径进入体内。动物实验资料表明，可溶性钴进入胃肠道的吸收率为 30%作用，而难溶性钴的吸收率则低得多。例如，大鼠或家兔经口摄入$^{60}CoCl_2$后，胃肠道吸收率分别为 17%～33%和 13%～30%；仓鼠经口摄入氧化钴后，吸收率只有 0.5%。人经口摄入$^{60}CoCl_2$，吸收率为 5%～44%，变异范围很大，这与胃肠道的充盈程度和摄入的钴量有关。与胃肠道比较，肺脏的吸收率要高得多。例如，仓鼠经呼吸道摄入 CoO 后，吸收率达 33%左右。完整皮肤对钴的吸收很少，1%左右。人肌肉内注入$^{60}CoCl_2$后 18 h 内，吸收率为 18%。

### （二）分布

钴进入血液后，大部分以离子态形式存在，约有 50%经肾脏排出体外，其余部分与血浆白蛋白及球蛋白结合。两者的结合比例是 6∶4。钴离开血液后，在肝脏的滞留量最多，其次是肾脏，肾上腺及胰腺，再次是骨髓、脾脏、肺脏及淋巴结，而睾丸、脑及骨骼肌最少。人的肝脏钴含量为体内含量的 20%。若以浓度计，肝脏的钴浓度时全身其余部分平均浓度的 4 倍。

ICRP 第 30 号出版物推荐的钴在人体内的滞留分数方程为

$$R(t)=0.5e^{-1.3860t}+0.3e^{-0.1155t}+0.1\,e^{-0.0116t}+0.1\,e^{-0.0009t} \qquad (15\text{-}8)$$

### （三）排出

钴自体内的排出途径主要是肾脏及肠道。经口摄入的钴，大部分自肠道排除；经非胃肠道摄入的钴以肾脏排除为主。但是，经呼吸道摄入难溶性的钴化合物时，则以肠道排除为主。大鼠经口摄入$^{60}CoCl_2$后 7 d 内，经肠道排除摄入量的 80%，经肾脏排除 13%；兔在同期内，经肠道排除摄入量的 54%。经肾脏排除 11%。大鼠皮下注入$^{60}CoCl_2$后 7 d 内，经肾脏排除注入量的 77%，经肠道排除 5%。6 例人体资料表明，静脉注入$^{60}CoCl_2$后 3 d 内，经肾脏排除率为 21.7%～46.0%，经肠道排除 0.3%～7.1%。

ICRP 第 54 号出版物推荐的尿钴排除分数方程为：

$$Y(t)=4.9\times10^{-1}e^{-\frac{0.693}{0.5}t}+2.4\times10^{-2}e^{-\frac{0.693}{6}t}+8.1\times10^{-4}e^{-\frac{0.693}{60}t}+6.1\times10\,e^{-\frac{0.693}{800}t} \qquad (15\text{-}9)$$

## 三、损伤效应

放射性钴进入人体内后，参与造血过程，因此对造血系统损伤较重。慢性作用时，主要表现为红细胞和淋巴细胞生成障碍。

兔每天口服$^{60}Co$ 46.25 kBq/kg 时，红细胞数出现一过性增多，随后明显减少，并有发展成再生障碍性贫血的趋向。到一个月时，淋巴细胞数开始减少，虽然有所波动，但总趋势是进行性减少，这是由于$^{60}Co$破坏淋巴组织，使淋巴细胞生成能力降低及成熟过程延缓所致。与其他的放射性核素（如$^{137}Cs$、$^{90}Sr$和$^{59}Fe$等）相比较，$^{60}Co$引起的贫血不仅发生时间早，也较重。

在$^{60}Co$的长期作用下，机体抵抗力低下，常死于肺炎及其他化脓性感染。病理检查可见：骨髓内成熟型细胞多见，脾脏出现脾外造血灶，肝细胞呈营养不良性改变及渐进性坏死，脂肪浸润及含铁血黄素沉着；淋巴结滤泡减少；坏死性肾病；胃肠道黏膜萎缩。

由于$^{60}Co$对肝脏的损伤，血清白蛋白降低，γ球蛋白增高，造成血清白蛋白和球蛋白比值下降。晚期时，血糖含量明显增高，这可能与肝脏的酶系统，特别是磷酸化酶遭破坏有关。

### 四、加速排除

当大量的放射性钴进入人体内时，尽早使用氨羧型络合剂可获得较好的促排效果，若延缓用药，促排效果明显降低。

给大鼠静脉注入$^{58}CoCl_2$后，即刻肌肉内注入 DTPA 或喹胺酸，可见该两种促排剂都能明显增加钴在体内的排出量。在用药量为 100 mg/kg 时 24 h 内尿、粪中$^{58}Co$排除总量，DTPA 为注入量的 86.3%（对照组为 67.6%），喹胺酸为 81.8%。用药量为 200 mg/kg 或 400 mg/kg 时，这两种药的促排量均为 90%以上。

## 第十节　放射性钐的毒理学

### 一、辐射和化学性质

钐（Samarium，Sm）的原子序数为 62，在元素周期表中属稀土元素。这族元素又分为轻、重两个组，钐属于轻组。

钐可与多种元素生成化合物，其化合价态为＋3 价和＋2 价。钐的化合物有氯化物、氧化物、硫化物、氢氧化物、硝酸盐、柠檬酸等，其中氯化物和硫化物均易溶于水和酸，而氢氧化物在水中的溶解度极小。钐也可与 EDTA、DTPA 及氨基酸形成稳定的络合物。

在自然界，钐与其他稀土族核素一样，存在于和钐共存的磷酸盐矿石中。它可用于制造磁性材料。

钐的同位素有两种，一种是稳定性同位素，包括$^{144}Sm$、$^{147}Sm$ ～ $^{150}Sm$、$^{152}Sm$；另一种放射性同位素，包括$^{145}Sm$、$^{151}Sm$、$^{153}Sm$、$^{156}Sm$。放射性同位素辐射特性如表 15-10 所示。

**表 15-10　钐放射性同位素辐射特性**

| 核　素 | 衰　变 | | β能 量/MeV | 能　量/MeV |
|---|---|---|---|---|
| | 类　型 | 半衰期 | | |
| $^{145}Sm$ | EC | 340 d | | 0.061(12.4%)<br>0.492(0.025%) |
| $^{151}Sm$ | $β^-$ | 90 a | 0.805(20%)，0.702(46%) | 0.022(0.03%) |
| $^{153}Sm$ | $β^-$ | 46.8 h | 0.632(33.5%) | |
| $^{156}Sm$ | | 9.4 h | 0.715(45%)、0.430(55%) | 0.088(24%)、0.166(11%)<br>0.204(21%) |

## 二、体内代谢

有关钐的生物代谢资料很少，鉴于其理化性质与稀土族其他元素相似，故它在体内代谢途径与这些元素相似。

### (一) 吸收

经口摄入的钐，因其在弱碱性肠道内易形成的难溶性的胶体氢氧化物，经由胃肠道的吸收率是低的，一般在0.05%之下，且随着摄入量的增加而降低。

接触皮肤的钐，吸收率亦很低。但若皮肤有损伤时，则吸收率明显增高。

### (二) 分布

直接入血或吸收入血的钐，也因其易形成难溶性的胶体氢氧化物，被网状内皮细胞吞噬后，主要滞留在网状内皮系统中。一般而言，在肝脏和骨骼中的滞留量大约分别为50%和20%，其他器官组织中的滞留量很少。

### (三) 排除

钐经口摄入后，由于在肠道中形成难溶性的胶体氢氧化物，故在未吸收前，绝大部分已随粪排出体外，经尿排除的极少。

直接入血或吸收入血的钐，主要通过肝胆系统排入肠道后随粪排除，经尿排除的亦很少。

## 三、损伤效应

给大鼠器官注入钐的氧化物或氢氧化物，均可使血中免疫活性下降，溶酶菌、补体水平下降。大鼠实验也表明，当剂量达到1～3 mg/kg时，钐与其他轻组稀土族元素一样，可使肝脏发生脂肪性变性，血中游离脂肪酸增加和甘油三酯增高。由于钐及其他稀土族元素与钙离子的半径相似，在体内可拮抗或取代钙，从而干扰细胞的正常生理功能，若于眼内直接滴入氯化钐，可引发角膜混浊或角膜溃疡。

动物实验表明，钐对动物的损伤效应与给予途径、动物种类及性别有关。现将钐化合物的中毒剂量及$LD_{50}$列于表15-11。由表中可看出，将硝酸钐(钐金属)以不同途径给予大鼠时，其毒性大小的顺序是：静脉＞腹腔＞口腔；将柠檬酸钐腹腔注入小鼠或豚鼠体内时，前者的$LD_{50}$是164 mg/kg，而后者仅为75 mg/kg。若将硝酸钐静脉注入大鼠或雄性大鼠体内时，前者$LD_{50}$是20 mg/kg，而后者只需3 mg/kg。

**表15-11　钐化合物的中毒剂量及$LD_{50}$**

| 化合物 | 动物种系 | 给予途径 | $LD_{50}$ mg/kg | 化合物 | 动物种系 | 给予途径 | $LD_{50}$ mg/kg |
|---|---|---|---|---|---|---|---|
| 氯化钐 | 小鼠 | 腹腔 | 241 | 柠檬酸钐 | 小鼠 | 腹腔 | 164 |
| | 小鼠 | 口腔 | 7 840 | | 豚鼠 | 腹腔 | 75* |
| | 小鼠 | 腹腔 | 365 | 硝酸钐 | 豚鼠 | 腹腔 | 106* |
| | 豚鼠 | 皮下 | 412 | | 大鼠 | 口腔 | 975* |
| | 豚鼠 | 皮下 | 500 | | 大鼠 | 腹腔 | 96* |

续表

| 化合物 | 动物种系 | 给予途径 | $LD_{50}$ mg/kg | 化合物 | 动物种系 | 给予途径 | $LD_{50}$ mg/kg |
|---|---|---|---|---|---|---|---|
| | 大鼠 | 皮下 | 2 000 | | 大鼠 | 静脉 | 雄性:3 雌性:20 |
| 醋酸钐 | 大鼠 | 静脉 | 1 000 | | 豚鼠 | 皮下 | 500* |

注：* 代表钐化合物对于不同的给予途径以及不同的动物之间的 $LD_{50}$ 存在显著差异。

给兔、犬静脉注入 7.4～74 MBq/kg 的 $^{153}$Sm-EDTMP（$^{153}$Sm-乙二胺四甲基磷酸）后，末梢循环血象及骨髓象均未见明显抑制；注入剂量为 370～1 295 MBq/kg 时，末梢血循环中的白细胞及血小板的数量明显减少，但在 6～12 周后可自行恢复到原有水平。每周注入 1 次剂量为 370～740 MBq/kg，连续 4 次，可出现与上述类似的变化。

动物实验表明，将 $^{153}$Sm-EDTMP 静脉注入体内后，经过 3 h，几乎已全部由血液中清除，尿排除占注入量的 40%；其余的主要滞留在骨组织中，占注入量的 50%以上；肝脏、脾脏、肾脏中仅有少量滞留。72 h 后，全身非骨组织的滞留量已降到 0.5%以下。滞留在骨组织中的清除速度缓慢，注入后 5 d 扔保持较高的滞留量。需要指出的是，它在病灶骨组织中滞留量是正常骨组织的 1～2 个数量级。加之，$^{153}$Sm 具有适宜的物理半衰期(48.6 h)，衰变是释放的 β 射线平均能量为 0.725 MeV，在骨骼组织中的射程仅为 3 mm，故可对病灶组织产生集中照射。体外实验表明，$^{153}$Sm 仅可以抑制人骨肉瘤细胞的增殖，也可以使骨肉瘤细胞凋亡。

人体资料表明，静脉注入 $^{153}$Sm-EDTMP，当剂量小于 18.5 MBq 时，血象未见明显变化；剂量为 18.5～74 MBq/kg 时，一部分病人的血象呈轻度下降，经 6～12 周后可自行恢复到原有水平。若注入剂量低于 74 MBq/kg 时，末梢血中的白细胞和血小板的数量保持在 $2.8\times10^9$/L 和 $5\times10^9$/L。

目前，$^{153}$Sm-EDTMP 这一内照射放射性药物已作为治疗转移性骨癌和由这种骨癌引起的骨痛的主要药物，特别是以传统方法镇痛无效时，首选的是 $^{153}$Sm-EDTMP，镇痛的剂量是 7.4～74 MBq/kg。

$^{153}$Sm-EDTMP 在临床上的应用已取得良好的治疗效果，可使骨癌的体积缩小，镇痛有效率达 80%，总缓解率达 20%。通常使用的剂量是 30～37 MBq/kg，一次总用量是 1 850～2 200 MBq，每 37 MBq 给予骨病灶骨组织的照射剂量是 40 Gy，给予正常骨组织的是 0.25 Gy。在用药时，每个月 给病人静脉注射 1 次，连续 3 次是一个疗程。

## 四、加速排除

由于钐可与 EDTA 和 DTPA 在体内形成稳定的络合物，故临床上若遇钐中毒的病例时，可给予 EDTA、DTPA 或喹胺酸治疗，其中 DTPA 的治疗效果较好。在使用时，肌内注射每天 2 次，每次 0.25～0.5 g；也可静脉滴注，每天 1 次，每次 1 g，3 d 为一疗程，间隔 3 d 后，可再次用药。给药时间越早，取得的治疗效果越佳。

# 参考文献

[1] Летавета А А. идр. Материалы по токсикологий радиоактиых веществ. вып. 3. Медгиз, Москва, 1962.

[2] uhlmann J, Oehr P, Bender H, et al. Toxicity and radiation dosage of 2-($^{18}$F)-2-desoxy-D-glucose in positron emission tomography. Acta Med Austriaca, 1998,25(1):1-6.

[3] Beasley T M, Palmer H E,Nelp W B,et al. Distribution and excretion of technetium in humans. health Phys. ,1966,12(10):1425.

[4] Annual of the ICRP,Publication,1987:52.

[5] ICRP. 国际放射防护委员会第 54 号出版物．李树德译．北京:原子能出版社,1990.

[6] 苏崑源,赵光成．$^{14}$C 的代谢及生物学效应．国外医学(放射医学分册),1984,(3):145-149.

[7] 何凤生．中华职业医学．北京:人民卫生出版社,1999.

[8] 潘允中．临床核医学．北京:原子能出版社,1994.

[9] 朱寿彭,肖东,韩晓枫．DNA 凝胶电源和放射自显影研究$^{153}$Sm 诱发骨肉瘤细胞凋亡[J].中华放射医学与防护杂志,1999,19(5):307-309.

[10] 朱寿彭,李章．放射毒理学．苏州:苏州大学出版社,2004.